系統看護学講座

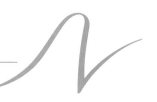

別巻

# 臨床外科看護各論

■編集

北川雄光　　慶應義塾大学教授
江川幸二　　神戸市看護大学教授

■執筆

朝本　俊司　　牧田総合病院脳神経外科部長
池田　徳彦　　東京医科大学主任教授
石川　雅之　　牧田総合病院脊椎脊髄センター長
石橋　曜子　　福岡国際医療福祉大学講師
江川　幸二　　神戸市看護大学教授
大釜　徳政　　創価大学教授
太田　正之　　大分大学グローカル感染症研究センター教授
大家　基嗣　　慶應義塾大学教授
小澤　宏之　　慶應義塾大学教授
尾原　秀明　　慶應義塾大学准教授
北川　雄光　　慶應義塾大学教授
北郷　実　　慶應義塾大学准教授
木村　成卓　　慶應義塾大学専任講師
齋藤　慶幸　　伊藤病院外科
櫻谷美貴子　　北里大学助教
佐藤　正美　　東京慈恵会医科大学教授
篠田　昌宏　　国際医療福祉大学教授
志水　秀行　　慶應義塾大学教授
神野　浩光　　帝京大学教授
田口　眞一　　防衛医科大学校教授

竹内　裕也　　浜松医科大学教授
武田　利和　　慶應義塾大学専任講師
内藤　剛　　北里大学主任教授
中村　聡　　AOI七沢リハビリテーション病院
二宮　啓子　　神戸市看護大学教授
長谷川博俊　　東京歯科大学市川総合病院主任教授
林　みよ子　　静岡県立大学教授
半田　浩美　　神戸市看護大学准教授
比企　直樹　　北里大学主任教授
樋口伊佐子　　大阪母子医療センター小児看護専門看護師
彦坂　信　　国立成育医療研究センター形成外科診療部長
藤野　明浩　　慶應義塾大学教授
堀口　崇　　慶應義塾大学教授
宮谷　恵　　聖隷クリストファー大学教授
山田　紋子　　静岡県立大学教授
吉田　昌　　国際医療福祉大学病院教授
渡辺　稔彦　　東海大学教授
和田　則仁　　湘南慶育病院外科部長

医学書院

系統看護学講座　別巻　臨床外科看護各論

| 発　行 | 1980 年 2 月 1 日 | 第 1 版第 1 刷 |
| | 1983 年 10 月 15 日 | 第 1 版第 5 刷 |
| | 1984 年 1 月 6 日 | 第 2 版第 1 刷 |
| | 1987 年 2 月 1 日 | 第 2 版第 4 刷 |
| | 1988 年 3 月 1 日 | 第 3 版第 1 刷 |
| | 1993 年 2 月 1 日 | 第 3 版第 8 刷 |
| | 1994 年 3 月 15 日 | 第 4 版第 1 刷 |
| | 1997 年 2 月 1 日 | 第 4 版第 5 刷 |
| | 1998 年 3 月 1 日 | 第 5 版第 1 刷 |
| | 2001 年 2 月 1 日 | 第 5 版第 5 刷 |
| | 2002 年 1 月 6 日 | 第 6 版第 1 刷 |
| | 2005 年 2 月 1 日 | 第 6 版第 5 刷 |
| | 2006 年 2 月 1 日 | 第 7 版第 1 刷 |
| | 2010 年 9 月 1 日 | 第 7 版第 9 刷 |
| | 2011 年 2 月 1 日 | 第 8 版第 1 刷 |
| | 2016 年 2 月 1 日 | 第 8 版第 6 刷 |
| | 2017 年 1 月 6 日 | 第 9 版第 1 刷 |
| | 2022 年 2 月 1 日 | 第 9 版第 6 刷 |
| | 2023 年 1 月 15 日 | 第 10 版第 1 刷Ⓒ |
| | 2024 年 2 月 1 日 | 第 10 版第 2 刷 |

編　者　北川雄光・江川幸二
　　　　きたがわゆうこう　えがわこうじ

発行者　株式会社　医学書院
　　　　代表取締役　金原　俊
　　　　〒113-8719　東京都文京区本郷 1-28-23
　　　　電話　03-3817-5600（社内案内）
　　　　　　　03-3817-5657（販売部）

印刷・製本　大日本法令印刷

# はしがき

●**本書のねらい**

　既存の「系統看護学講座」の多くは，「成人看護学」として，各臓器の疾患とその看護について系統的に詳しく解説されているのが一般的である。また，それらは1つの系統の疾患に対する病態生理，およびその治療および看護を，内科・外科の区別なく一貫して学習できるように記述されている。もちろん，これは学習方法としては，合理的な記載であると言える。個々の疾患の内科的な観点・外科的な観点からみた病態像や診断法はほぼ共通している。しかし適用される治療法については，内科的治療と外科的治療とでは，その内容は著しく異なってくることも稀ではない。とくに外科的治療においては，手術という侵襲的な方法を治療の主体とするために，これらの治療による合併症への不安や術後の苦痛をもたらし，患者にとって大きな負担となることは周知の事実である。さらに，手術によって引きおこされる生体反応は短期間に身体的に大きな変化を示すために，その処置と看護には適切な外科学の知識・技術，および豊富な経験が要求される。

　とくに近年，外科の各領域においてそれぞれが専門細分化して，低侵襲・個別化が手術の基本概念になっている。それゆえに各分野においてロボット支援手術を含む内視鏡下手術が主流となっている。その結果，医工・産学連携が推進され，各種の新しい手術器具が取り入れられている。

　現在の外科看護学では，個々の疾患の病態生理に対する深い理解と知識や，麻酔および手術による影響についての知識が要求される。さらに術後合併症の対応や患者の心理面・生活面の変化も十分に理解・認識し，それに迅速に対応できるよう必要な知識・技術を習得しておかなければならない。こうした姿勢が外科看護において極めて重要であると考えている。

　このような観点にたって編集したのが本書である。

　本書の執筆にあたった各筆者は，いずれも看護教育に対して豊富な経験をもち，前述のごとく現代における先進的外科看護学の必要性を十分に理解し，現代の外科診療に対応できる外科看護学書がぜひとも必要であると認識している医療者ばかりである。期せずして，これに賛同してくださった執筆者が集まり，本書の編集に着手した次第である。まさに時代のニーズにあった，先進的外科看護における需要と要求が本書を生み出したといってよいと思う。

　今日，看護に携わる者1人ひとりが，人々のヘルスニーズや健康問題，さらには健康問題に対する人間の反応を的確に判断する能力をもち，さらに倫理的態度，チーム医療・チームケアの質を高めていく職業的アイデンティティを確立することが，ますます求められてきている。

　外科看護を学ぶうえでの参考書あるいはテキストとして，別巻「臨床外科看護総論」と合わせてこの「臨床外科看護各論」を活用され，看護に必要な最先端の外科的疾患の病態と治療を理解し，患者が望む安心で安全な看護を行ううえでの基礎的知識を十分に身につけられることを願っている。また執筆にあたっては，ベッドサイドで実際に役だつ内容を，

つねに念頭において記載されており，本書が臨床外科看護の必携書となれば編集者として望外の喜びである。

● **改訂のねらい**

　本書は，1980年に初版が発行されてから，実に40年以上を経過している。その間，定期的に改訂を行ってきた。

　第10版では，これまでの編集方針を踏襲しつつ，今日の外科的治療法の進歩により対応することを目ざした。医学の項では，新たに第一線で治療にあたられている先生方のご参画をいただき，最新の外科的治療を，多数のイラストと症例写真を用いながら解説した。同時に，疾患とその外科的治療が患者に及ぼす影響を理解するために必要な基礎的事項として，解剖生理，検査，共通する手術方法を，各節の冒頭に整理してまとめている。

　看護の項においては，新たに胃瘻造設術，ヘルニアの手術，脊髄腫瘍摘出術，甲状腺がんの手術を受ける患者の看護の項を新設した。また，実習などで学生の皆さんがロボット支援手術を受ける患者に出会う機会も増えていることから，column「ロボット支援手術と看護」を掲載した。

　紙面デザインも刷新し，新しく側注（NOTE）を設けた。発展的な知識や補足的な説明を記述するなど，初学者の理解の助けとなるように各執筆者が工夫を凝らしている。

　今回の改訂でも，これまでご活用いただいた教育現場からの多くのご質問やご意見を参考にさせていただいた。本書をより良いテキストにしていくため，今後とも忌憚のないご意見をお寄せいただければ幸いである。

　2022年12月

編者

# 目次

# 第2章　心臓および脈管系

田口眞一・志水秀行・尾原秀明・石橋曜子

# 第3章　消化器および腹部

竹内裕也・北川雄光・櫻谷美貴子・比企直樹・長谷川博俊・内藤　剛・和田則仁・
篠田昌宏・北郷　実・太田正之・武田利和・大家基嗣・吉田　昌・佐藤正美

## II 消化器・腹部疾患患者の看護
佐藤正美 **298**

第 4 章

# 脳および神経

堀口　崇・中村　聡・石川雅之・朝本俊司・林みよ子

第5章 **頭部および頸部の疾患**

小澤宏之・齋藤慶幸・大釜徳政

## 第6章　小児の外科

渡辺稔彦・彦坂　信・藤野明浩・木村成卓・堀口　崇・
宮谷　恵・樋口伊佐子・半田浩美・二宮啓子

# 序 章

## はじめに

　手術による外科的治療は，その効果がほかの治療に比べて迅速に得られるという特徴がある一方で，一定の侵襲を加えることにより，それを受ける者に肉体的・精神的にさまざまな影響を及ぼす治療法である。手術後に予測される痛み，一定期間の日常生活の制限，整容上の変化，体力の低下や合併症が生じた場合の病態やその対処，さらには長期的な身体機能の変化や原疾患の予後などを，医療者も患者本人も十分に理解したうえで行われるべき治療である。

　また，この場合の医療者とは，外科手術を直接担当する外科医のみならず，術前・術中・術後においてさまざまな支援を担当する医療者によるチームであることを認識することが重要である。

# 1 外科的治療の特徴と手術適応

● **外科的治療の特徴**　内科的な治療は，生活習慣の改善や薬物によって行われ，原則として非侵襲的な治療である。一方，外科治療はメス・はさみなどの医療器械による患部の摘出および針・縫合糸による創部縫合を行うものであり，体表の切開や出血を伴う侵襲的なものである。

　外科学の歴史は，外科手術に伴う「痛み」や「感染」とのたたかいであった。麻酔学の発展や消毒・滅菌法の進歩，さまざまな抗菌薬の開発によりその安全性が向上してきた。近年，患者の負担となる侵襲を軽減するための内視鏡手術や，より精緻（せいち）な操作を行うことを可能にするロボット支援手術などが開発され，さらに術前・術中・術後管理，リハビリテーション治療の発展に支えられ，手術を受ける患者の身体機能や生活の質を保持しながら外科的治療を行うことが可能になってきた。

　外科的侵襲による内分泌代謝系の変化は従来より知られていたが，近年の分子生物学，生化学の発展により，手術による生物学的反応がより詳細に解析され，これを修飾する治療法も開発されつつある。侵襲に対する生体反応を客観的に評価することができるさまざまなバイオマーカーが同定され，術後合併症やがんの長期成績を予測するスコアシステムも提唱されている。

　一方，消化器がんに対する内視鏡的治療や，さまざまな病態に対する血管内治療も目ざましい進歩をとげている。こうした治療は従来の内科的治療と外科的治療の中間に位置する侵襲の少ない治療として，内科医，外科医いずれもが携わっている。内科的治療と外科的治療の境界は連続的なものになりつつあるといえよう。

● **手術適応**　適応の決定に際しては，的確な診断を前提に，それぞれの患者における背景因子を十分に考慮し，患者の年齢，循環・呼吸機能などの危険因子（リスクファクター）や社会的背景を十分に考慮したうえで，手術後の患者の生活を念頭において決定されることが重要である。

　外科的治療によって術後機能低下の可能性がある場合は，患者の職業や生活における希望，趣向などと照らしてその機能低下の影響はかわってくる。外科的治療を行う際は，それ以外の治療選択の可能性を必ずていねいに患者

に説明し，リスクとベネフィットを客観的に伝えることが必要である。ときにはより低侵襲な内科的治療を行ったうえで，その効果を勘案してさらに侵襲の高い外科的治療を行うといった段階的な治療方針も必要となる。いずれにせよ患者の自己決定権を尊重し，インフォームドコンセント informed consent に基づいた最終決定を行うことが必要である。

# 2　外科看護の特徴と看護目標

　手術を受ける患者の状態は，手術前・手術中・手術後といった周術期の各段階によって大きく異なるため，外科看護の特徴と看護目標も，段階によって大きくその内容を異にする。ここでは，外科看護の特徴と看護目標を周術期の各段階別に述べる。

## 1　手術前の看護と看護目標

● **意思決定の支援と信頼関係の構築**　手術は健康回復のための1つの治療方法であるが，組織，臓器の切開や切除といった内容は，生体に対して意図的な損傷を加えることでもある。それが合法的であるためには，原則として患者の意識がある場合には，患者の同意を得ることが大前提である。また，手術それ自体は効果的な治療法であっても，合併症を引きおこす危険性もあるため，患者はそれを選択すべきか迷う場合も多い。

　したがって，外科看護の最初の段階では，まず手術に関する患者の意思決定の支援が重要である。看護師は，さまざまな情報提供をしたり，患者の思いや考えを聞いたりする。そうしたかかわりを通して，患者・家族との信頼関係を築くことも，その後の看護を展開するうえで大切である。

● **身体的な準備**　手術をするという意思決定がなされた場合，手術に向けて身体的な準備を整えていく必要がある。たとえば，術前検査の結果から貧血や栄養状態の悪化などがわかれば，手術までに可能な限り改善し，万全の身体的状態で手術にのぞめるようにする。また術中・術後に影響を及ぼすような薬剤（抗凝固薬など）や嗜好品（タバコやアルコールなど）については，一時的に中止する必要がある。加えて，消化管の清浄化や，感染予防のために手術部位の清潔をはかるとともに，睡眠・休息をとり落ち着いた状態で手術にのぞめるようにすることも重要である。

● **合併症予防法のイメージ化**　合併症予防のために術後に行われる呼吸理学療法や呼吸練習，排痰法，および体位変換や離床の方法について，手術前から練習してイメージをつかみ，術後に向けての準備性を高めることも大切である。

● **リスクの予測**　術前検査の結果や，手術に対する患者の認識，術中・術後に生じる可能性のあるリスクを予測することも重要である。外科看護は予測性をもって行わなければ，意図的なモニタリングができない。その結果，患者の回復を遅延させてしまうことや，場合によっては生命の危機に陥ってしまうことすら，まれではない。

● **不安の緩和** 手術前の患者は，自分の身体を切開して病変を修復するという治療法により，術中・術後にどのような状態になってしまうのかわからず，少なからず不安感や恐怖心をいだく。そうした術前不安を緩和する必要性があることはいうまでもない。

## 2 手術中の看護と看護目標

● **手術侵襲を最小限にする援助** 手術は生体にとって侵襲的な治療法である。手術侵襲（ファーストアタック）によって，サイトカインの誘導や神経内分泌反応が生じ，ホメオスタシスを維持しようとするさまざまな生体反応が生じる。しかし過度の侵襲が加わると生体反応の程度も激しくなり，かえってホメオスタシスの破綻をきたすことになる。したがって，手術中の看護では，麻酔科医と協力して生体反応のモニタリングを行い，変化があれば早期に適切な処置をとることが大切である。

手術時間の延長を避けることは，手術侵襲を最小限にすることでもある。看護師は，十全に準備を行い，手際よく手術が実施されるよう，チームの一員として役割を果たすことが求められる。

● **感染防止** 手術では生体の防御機構の1つである皮膚を切開するため，感染のリスクが高まる。よって，手術室全体で徹底的な感染防止対策をとることが必要になる。

● **事故防止** 全身麻酔の場合には，患者は意識レベルが低下し，自分で身の安全をまもることができなくなる。そのため，手術台からの転落や長時間の同一体位による褥瘡や圧迫による神経麻痺といったさまざまな事故を防止するための配慮が必要となる。

## 3 手術後の看護と看護目標

● **身体的回復への援助** 手術侵襲によって引きおこされた生体反応は，術後数日間から数か月間にわたって生体に影響を及ぼし，生体の状態は徐々に変化していくことになる。看護師は，患者の変化をモニタリングし，ホメオスタシスが維持され正常に回復するように援助を行う。感染や低酸素血症，ショック，および合併症を併発した場合には，生体への二次的な侵襲（セカンドアタック）が生じ，過剰な生体反応によって臓器障害をおこす危険性が高くなる。したがって，セカンドアタックが最小限になるように援助する必要がある。そのためには術前のリスク評価の結果，および術中の経過の情報から，とくに予測される問題点について注意深く観察し，異常の早期発見・対処を行うことが大切になる。

● **苦痛の緩和** 手術による皮膚・組織・臓器などの切開や修復，ドレーン・点滴チューブなどの挿入は，患者に疼痛などの苦痛や不快感をもたらす。患者の安楽確保はもちろんのこと，早期離床を進め合併症を予防するためにも，苦痛の緩和は重要である。苦痛の緩和のための看護技術には，近年，代替・補完療法（CAM）が取り入れられるなど，さまざまな工夫がされるようになってきた。患者の希望に応じてこうした方法も取り入れながら，苦痛の

緩和に心をつくすことは，看護師にとって独自の介入であり，やりがいのあるケアであろう。

● **セルフケアの支援**　術後の患者は，手術の影響によりセルフケアの不足が生じていることが多い。術後の看護では，不足しているセルフケアに対して支援を行うことで日常生活を整え，回復を促進することが重要である。術式によりその影響は異なるため，それぞれの患者のニーズに合わせた支援を行う必要がある。

● **心理的援助**　手術によって患者自身がボディイメージに変化を感じている場合には，受容のための援助も必要となるだろう。その際には，変化に対する患者の思いの程度を十分に把握してかかわる。精神的にショックを受けているような場合には，危機理論などをふまえた援助が必要になることもある。

● **退院に向けた支援**　多くの患者は，退院後の日常生活において，それぞれの術式に応じた注意を必要とする。社会復帰あるいは日常生活への復帰が見通せる段階になれば，看護師は退院後の生活についての教育・指導を行う。教育・指導は，患者の理解度や退院後の環境に合わせて，また必要に応じて家族も交えて実施する。

# 3　学習の心構え

● **アセスメントの視点を学ぶ**　外科的侵襲に伴う急激な身体的変化や，多くの術式に共通する合併症，およびそれぞれの術式に特徴的な合併症の危険性について理解し，フィジカルアセスメントの視点を知っておくことは不可欠である。そのため，本書においてもアセスメントの項目では，なにを観察するかだけでなく，観察した内容からどのようなことが判断でき，そこからどのような看護上の問題があると考えられるのかを系統的に示すようにしている。それぞれの手術を受ける患者のアセスメントの視点と，その結果からなにが考えられるのかについて十分に理解してほしい。

● **展開を予測する**　筆者は学生から，「外科看護の実習は展開が早くて，ついていくのがむずかしい」という言葉を聞くことが多い。外科看護では周術期の各段階において患者の身体的・心理的状態が大きく変化する。そのため，昨日と同じだろうと考えて患者の前に立つと状況の変化にとまどい，患者の変化やニーズに応じた看護ができなくなる。したがって，各術式における周術期経過の全体像を知り，予測性をもって看護を行うことが求められる。

　上記のような理由から，本書では可能な限り，代表的な術式におけるクリニカルパス（クリティカルパス）を掲載した。ただし，クリニカルパスは標準的な経過をたどる場合には有効であるが，患者によっては合併症などのさまざまな要因により，バリアンス（標準からの逸脱）が生じる。いつ，どのような合併症が生じる可能性があるのかといったこともあわせて理解しておいてほしい。

● **理論・概念の理解と自己洞察を行う**　患者が体験する手術という治療法

は，日常的に慣れ親しんだものではない。患者にとっては期待もあるが，恐怖や不安を伴う大きな脅威となることが多い。患者の家族にとっても手術は未知の体験であるため，今後の生活の予想が困難となり，不安を感じる場合が多い。したがって，患者・家族ともに心理・社会的な援助を必要としている存在であるといえる。このことを十分に理解したうえで，どのように不安を緩和し，患者・家族が感じている脅威をどのようにやわらげていけばよいのかを考えることも，学習者に求められる。

　「不安の緩和というのは，口に出して言うのは簡単だけど，実際にどうすればよいかわからない」という学生の声もよく耳にする。確かに，テキストを読むだけで実践できるほど簡単ではない。まず，不安の概念やストレスコーピングといった理論を理解してほしい。そして，実習などで体験した，不安やストレスを感じている患者とのかかわりをふり返り，自己のかかわりの意味を探って，なにが大切なのかを探求する気持ちをもつことが，心構えとして重要であろう。

● **外科看護の学習のために**　最後に，本書だけで外科看護に必要なことがらのすべてが網羅できているわけではないことを書き添えておく。『系統看護学講座　臨床外科看護総論』とあわせて読み，生体侵襲理論に基づく生体の変化や，不安や疼痛の概念とその緩和方法について学習する必要がある。そのほか，ストレスコーピングや危機理論といった各種の理論についても十分に学習されることを期待する。そうすることではじめて，周術期にある患者を身体・心理・社会およびスピリチュアルな側面から全人的にとらえ，患者のニーズにそった看護を実施するための基礎を学ぶことができると考える。

# 第 1 章

## 肺および胸部

# I 肺・胸部の疾患

## A 肺および気管支の疾患

## 1 基礎知識

### 1 構造と機能

● **気管支と肺**　気道の出入口は鼻腔・口腔であり，終点は**肺胞**である。まず，気管分岐部で第 1 回目の分岐を行い，右主気管支と左主気管支になる。右主気管支は第 2 回目の分岐を経て右上葉気管支，右中葉気管支，右下葉気管支となり，左主気管支は左上葉気管支と左下葉気管支になる。

　肺葉気管支に支配される領域は**肺葉**とよばれ，右肺は上葉・中葉・下葉の 3 葉，左肺は上葉・下葉の 2 葉からなる。肺葉はいくつかの**肺区域**から構成され，右肺には 10 区域，左肺には 8 区域存在する（◉図 1-1）。気管，主気管支から区域気管支枝までの構造はほぼ同一である（◉図 1-2）。

● **気管支の組織**　気管支の内腔は，主として線毛上皮細胞に裏打ちされている。線毛上皮細胞は，線毛運動により異物を口腔側に排出している。また，線毛上皮細胞の間には杯<sub>さかずき</sub>細胞が存在し，粘液を分泌している。線毛上皮細胞の下は粘膜固有層となり，ここには気管支腺が散在している。気管支腺は杯細胞と同様に粘液を分泌する。粘膜固有層の下には平滑筋があり，その外側には軟骨が存在する。

● **肺胞**　区域気管支以降は 10 回以上分岐し，終末細気管支，呼吸細気管支を経て，肺胞にいたる。区域気管支から肺胞までは合計 20 回以上分岐する。

　肺胞領域は，肺の機能を有する肺実質と間質からなる。肺胞は肺実質に含まれ，換気・ガス交換をつかさどる。

　肺胞は 95 % を占める I 型肺胞上皮細胞と，残りの 5 % を占める II 型肺胞上皮細胞でなりたっている。前者はガス交換に関与する。後者はたけの高い大型の細胞で，界面活性物質を分泌し，肺胞が虚脱するのを防いでいる。

　間質は肺胞上皮間の隔壁に相当し，膠原線維や弾性線維からなる。

### 2 おもな検査

　① **胸部単純 X 線検査 chest X-ray**　胸部疾患の診断の基本となる。通常は前後方向と横方向の 2 方向からの撮影が行われる（◉10 ページ，図 1-3-a）。

　② **肺機能検査**　呼吸機能検査ともいわれる。**肺活量** vital capacity（VC），**% 肺活量**（% VC），**1 秒量** forced expiratory volume in 1.0 second（$FEV_{1.0}$），**1 秒**

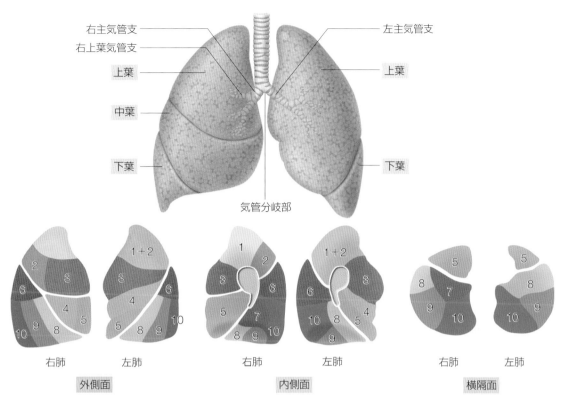

◉図 1-1　肺・気管支の全景と肺区域

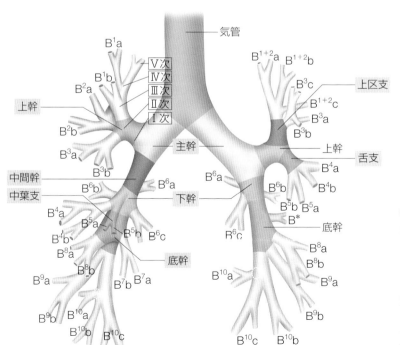

◉図 1-2　気管支の分岐

気管支の分岐次数は主幹を 0 次とし，以後，分岐を重ねるごとにⅠ次，Ⅱ次，Ⅲ次と表記する。図中の「B¹a」といった記号はⅢ次気管支の名前を示している。気管支分岐の命名・記載方法にはルールがあり，最初の B はⅠ次分岐を示し，以降の 1 はⅡ次，a はⅢ次分岐の番号を記す。

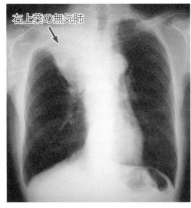

a. 胸部X線像（無気肺の例）

無気肺は肺胞内の含気が減少して肺の容積が低下する病態である。

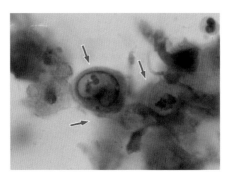

b. 喀痰細胞診中のがん細胞

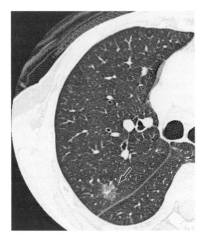

c. 肺腺がんのCT像

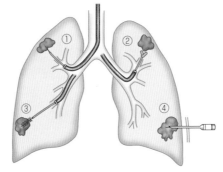

d. 気管支鏡検査および経皮針生検

①経気管支吸引針生検（TBAC）
②経気管支肺生検（TBLB）
③X線透視下擦過生検（TV-brushing）
④経皮針生検（PTNB）

**◖図1-3 呼吸器外科領域の検査**

率（$FEV_{1.0}$％）が重要であり，呼吸器外科手術前には必ず測定・評価される。一般に，呼吸器疾患があり，これらの指標の低下がみられる症例は，術後肺合併症の頻度が高いので注意を要する❶。

　喫煙者では肺気腫の傾向が強く，多くの場合1秒率が低下しやすい。そのほかクロージングボリューム closing volume，フローボリューム flow volume などの細気管支機能の低下もみられる。

　③ **心電図** electrocardiography（ECG）・**心臓超音波検査（心エコー** ultrasound cardiography〔UCG〕）　呼吸器外科手術前の検査で心電図上の異常（不整脈・心筋虚血など）がみられた場合は，十分な術前対策が必要である。その場合は，さらに心臓超音波検査（心エコー），24時間心電図（ホルター心電図）など，必要に応じて詳しい心機能評価を行う場合がある。

　④ **血液ガス検査**　体表面に近い動脈を穿刺して動脈血中の酸素分圧（$PaO_2$），二酸化炭素分圧（$PaCO_2$）を測定する。高齢になるほど酸素分圧は低下してくるが，呼吸器外科手術症例では酸素分圧が 70 mmHg 以上，二酸化

▭| NOTE

❶％肺活量が80％未満となる場合は拘束性換気障害，1秒率が70％未満となる場合は閉塞性換気障害とよばれる。

炭素分圧が 40 mmHg 以下が望ましい。

　⑤ **喀痰細胞診**　喀痰中の細胞を採集してパパニコロウ染色などを行い，がん細胞の有無などを検索する。中枢気管支にがん病変がある場合，陽性率は高い（▶図 1-3-b）。

　⑥ **CT（コンピュータ断層撮影）**　肺や縦隔の病変の有無や性状，肺門・縦隔リンパ節腫大の様子がわかる。最近では，肺がん検診へ導入されはじめている（▶図 1-3-c）。

　⑦ **MRI（磁気共鳴画像）**　肺野の情報は CT と比較してやや劣るが，心臓，大血管，脊椎，胸壁などの正確な所見が得られる。腫瘍がこれらに浸潤しているか否かの診断に有用である。

　⑧ **核医学検査**　肺換気・血流シンチグラフィによる肺塞栓の診断や，肺気腫・肺機能の程度を解析する。

　⑨ **気管支鏡検査**　気管支鏡は亜区域気管支まで挿入可能である。中枢気管支に異常をみとめた場合は，生検や細胞診を行う。また，胸部 X 線検査，胸部 CT で末梢肺野に異常陰影が発見された場合には，**経気管支肺生検** transbronchial lung biopsy（TBLB）を行う。TBLB では，関与する気管支に気管支鏡を可及的に挿入し，X 線透視下に鉗子を末梢気管支に導き，陰影に的中していることを確認したあと，組織を採取する。細胞診材料をブラシで採取する **X 線透視下擦過生検** TV-brushing や，針で採取する**経気管支吸引針生検** transbronchial needle aspiration cytology（TBAC）も行われる（▶図 1-3-d）。

　⑩ **経皮針生検** percutaneous transthoracic needle biopsy（PTNB）　肺野末梢の小型腫瘍や TBLB で確定診断が得られなかった陰影をおもな検査対象とする。皮膚を局所麻酔し，CT で病変の位置を測定したうえで，体表から生検針を刺入する（▶図 1-3-d）。おもな合併症は気胸で，頻度は 15% 程度とされる。

　⑪ **胸腔鏡検査**　胸腔内の観察や，肺・胸膜・リンパ節などの病変が疑われる場合は，組織採取する。TBLB や経皮針生検で診断が得られなかった肺結節で，画像上，悪性が強く疑われる場合に行われる。また，原因が明らかでない胸水の検査，びまん性肺疾患の組織診断なども行われる。

## ③ 手術方法

### ◆ 開胸術

　肺がん手術やほかの疾患の手術の際に汎用されるのが，**後側方開胸**である（▶図 1-4）。側臥位で皮膚，皮下組織を切開後，僧帽筋，菱形筋，広背筋にいたる。これらを切断もしくは剝離すると骨性胸郭に達することができ，第 4 もしくは第 5 肋間で開胸する。

　また，自然気胸など血管や気管支の手術操作を必要としない場合は，前・中腋窩線に縦切開を行って開胸する，**腋窩開胸**が用いられる（▶図 1-4）。

　気管や前縦隔腫瘍の手術には，仰臥位で胸骨上縁から剣状突起にいたる正中に皮膚切開をおき，胸骨も縦に切開する**胸骨正中切開**を用いる（▶図 1-4）。

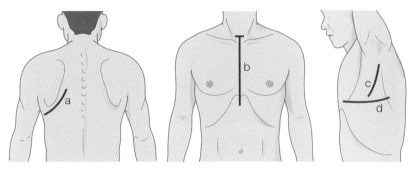

**◎図 1-4　各種開胸法**
aは後側方開胸，bは胸骨正中切開，cは腋窩開胸，dは側方開胸の切開位置を示す。

## ◆ 肺切除術

　肺の切除範囲（術式）は，疾患の種類，病変の大きさや占拠部位，呼吸機能などを勘案し決定する。たとえば肺がんの標準的な術式は，**肺葉切除術**である（◎図 1-5-b）。腫瘍が位置する肺葉を他肺葉から剝離し，関連する肺動脈，肺静脈の枝を切離し，葉気管支を遮断して肺葉を摘出する。腫瘍が中枢の気管支や血管に浸潤しており，葉切除では切除しきれない場合は**肺全摘術**が行われる（◎図 1-5-a）。

　一方，良性腫瘍や早期肺がんで腫瘍径が 2 cm 以内の場合は，**肺区域切除術**（◎図 1-5-c）や**楔状切除**（◎図 1-5-d）などの縮小手術が行われる。本来はより大きな切除範囲が望ましいが，低肺機能で呼吸機能を温存する場合にも適応がある。

　中枢気管支に病巣が存在するような場合は，肺葉と気管支の一部を一緒に切除し，環状に切断された気管支を縫合，再建する**気管支形成術**が行われる（◎図 1-5-e）。

## ◆ 胸腔鏡下手術 video-assisted thoracic surgery（**VATS**）

　通常は胸腔鏡用のポート孔のほか，2, 3 ポート孔から手術器具を挿入して手術を行う。

　たとえば右上葉切除の場合は，術者：右手が前腋窩第 4 肋間，左手が前腋窩第 6 肋間，助手：聴診三角❶，胸腔鏡：中腋窩第 6 肋間にポート孔を作成する（◎14 ページ, 図 1-6）。術式によってポートの位置は調整する。

## ◆ 気道のインターベンション治療

　近年，気道（気管・気管支）の閉塞や高度狭窄の改善目的で，各種のインターベンション（介在）治療が実施されることが多くなった。

　最も頻度が高い場合は進行肺がんによる中枢気道の閉塞や狭窄で，患者が強い呼吸困難や窒息症状を訴えるため，緊急でインターベンション治療が適用される。ほかに，食道がん，甲状腺がんの浸潤による気管狭窄でもインターベンション治療が実施される。

━━NOTE
❶聴診三角
　広背筋上縁，大菱形筋下縁，僧帽筋外側縁でできる三角形を，聴診三角とよぶ。この領域は，筋層が薄く，呼吸音が聞きとりやすいために，このようによばれる。

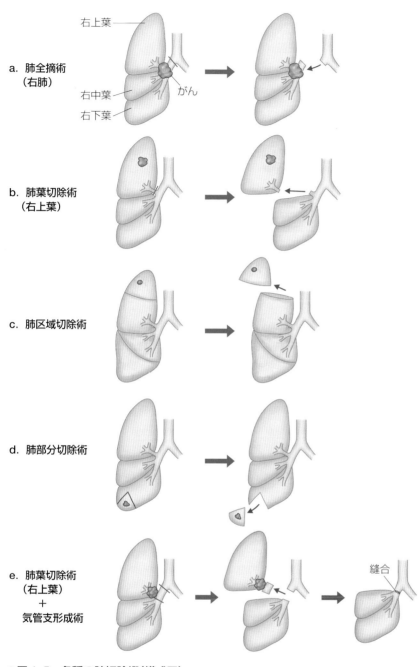

右上葉

a. 肺全摘術
（右肺）

右中葉
右下葉
がん

b. 肺葉切除術
（右上葉）

c. 肺区域切除術

d. 肺部分切除術

e. 肺葉切除術
（右上葉）
＋
気管支形成術

縫合

◎図1-5　各種の肺切除術（模式図）

　具体的な方法としては，局所麻酔あるいは全身麻酔下に，硬性気管支鏡あるいは通常の気管支鏡を用いて，適切なタイプのステントを狭窄部に挿入して緊急に気道の開大をはかる。ステントの素材は金属製やシリコン製など，いろいろ工夫されている。最近，よく使用されるものとしては，デューモンチューブ，ウルトラフレックス気管・気管支用ステントなどがあげられる。
　インターベンション治療は，全身状態（パフォーマンスステータス performance status〔PS〕）❶が非常にわるい患者を対象に緊急的に実施されることか

▭NOTE

❶パフォーマンスステータス（PS）

　一般に肺がん患者の全身状態は PS であらわす。PS0 は無症状で社会活動ができる状態，PS1 は軽度の症状があり軽い家事や事務などはできる状態，PS2 は歩行や身のまわりのことはできるが少し介助が必要な状態，PS3 は日中の 50% 以上を就床している状態，PS4 は終日就床の状態をさす。

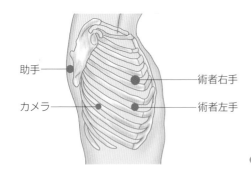

助手

カメラ

術者右手

術者左手

◘図1-6　胸腔鏡下手術におけるポートの設置例（右上葉切除）

ら，十分なインフォームドコンセントのもとに，複数の医師や看護師などの協力のもとで行われることが望ましい。

### ◆ 肺移植

　肺移植の方法としては，**生体肺移植**と**脳死肺移植**があり，後者はさらに片肺移植・両肺移植・心肺同時移植などに分けられる。間質性肺炎・肺線維症にはおもに片肺移植が，重症肺気腫には両肺移植が，また心奇形や心不全を伴った肺高血圧症には心肺移植などが適用されている。

　生体肺移植は，近親者の健康な肺をドナー（提供者）臓器としてレシピエント（受容者）に移植する方法で，通常は両側に行われることが多い。一方，脳死肺移植では，脳死判定により脳死と判断された人の摘出肺をレシピエントに移植する❶。

■NOTE
❶**肺移植の症例数**
　2020（令和2）年末までにわが国で行われた肺移植の累計数は835例，うち脳死片肺移植306例，脳死両肺移植278例，生体肺葉移植251例である[1]。

## 2 気管支拡張症 bronchiectasis

　咳・喀痰・喀血などを主症状とする気道疾患で，末梢の気管支の軟骨・平滑筋の正常構造が破壊され，永続的に拡張した状態をさす。先天性のものとして，気管支拡張症と副鼻腔炎・内臓逆位を三徴とするカルタゲナー Kartagener 症候群が存在する。しかし，気管支拡張症の大部分は後天性で，既往の肺炎・肺結核などを基礎とした続発性のものが多く，形態的に嚢状，円筒状，混合型などに分類される。

● **症状**　症状としては咳と喀痰が一般的であるが，喀痰は膿性のことが多く，感染の合併が重度になると血痰や喀血まで呈することがある。

● **治療**　気道のクリーニング，マクロライド療法❷など，内科的治療が中心である。一般に外科的治療は，大量喀血や内科的管理が困難な，限局した感染病巣がある場合に考慮される。

■NOTE
❷**マクロライド療法**
　14員環マクロライド系抗菌薬を少量，長期間投与する方法である。

## 3 肺結核症 pulmonary tuberculosis

　結核菌による感染症であり，空気感染（飛沫核感染）によりおきる。無症状

1）日本肺および心肺移植研究会：本邦肺移植症例登録報告 2021. 日本移植学会雑誌 56（3）：245-251，2021.

から，継続する咳・微熱などの呼吸器症状，感染症状を有するものなどさまざまである。

● **診断**　結核菌・らい菌以外の抗酸菌による感染症を総称して，非結核性（非定型）抗酸菌症という。抗酸菌を証明するナイアシンテスト❶を行って，結核症（陽性）と非結核性抗酸菌症（陰性）を鑑別する。

● **治療**　治療前に喀痰・胃液などから菌検出を行い，培養・感受性試験を行う。菌量はガフキー号数で表現する。なお，DNA プローブを用いる方法や PCR 法などにより，早期に検査結果が得られるようになった。また，血液を結核菌に特異的なタンパク質で刺激したときに T 細胞が産生するインターフェロンを測定して結核感染を診断する検査（クォンティフェロン®）は，精度の高い検査である。

　1 **化学療法**　抗結核薬には一次薬と二次薬があり，通常，初回治療患者には一次薬であるストレプトマイシン硫酸塩（SM），パラアミノサリチル酸カルシウム水和物（PAS-Ca），イソニアジド（INH）が使用される。

　一次薬の効果が低下した場合，あるいは耐性化が生じた場合には，二次薬に切りかえる。二次薬としては，エタンブトール塩酸塩（EB），リファンピシン（RFP），カナマイシン一硫酸塩（KM）などがあり，最近ではたとえば INH＋RFP（＋SM）または INH＋RFP＋EB というかたちで治療が開始されることが多い。また，これら 3 剤に加えて，強化療法としてピラジナミド（PZA）を短期間併用することも多い。

　2 **外科的治療**　外科的治療は，前述の抗結核薬の効果が不十分な場合や，大量喀血が継続する場合に適応となる。具体的な手術の適応例として，結核菌の排菌が持続する空洞症例，および穿孔性慢性膿胸などがあげられる。

# 4 肺真菌症 pulmonary mycotic disease

## ◆ 肺アスペルギルス症 aspergillosis

　気管支拡張症や結核性空洞に続発することが多い。血痰・喀血が主で，空洞の中に菌球が存在する特徴的な X 線像および CT 像と，菌検出，抗体価測定で診断する。

　治療は，抗真菌薬の静脈内投与や空洞内注入による内科的治療を行う。改善しない症例や喀血を繰り返す症例に対しては，手術（肺切除術）が適応となる。一般状態不良例や低肺機能例，さらに術中汚染が予想される例などには空洞切開術を行い，創部処置，抗真菌薬で創部の浄化を行ったあと，二期的に筋肉弁などを用いて創部の閉鎖を行う。

## ◆ 肺クリプトコッカス症 cryptococcosis

　ハトなど鳥類の糞
(ふん)
から経気道感染で発症する。胸部 X 線上で円形の孤立型，散布型，浸潤型などの像を呈する。

　治療は抗真菌薬を投与し，治療抵抗例，限局例には肺切除術を行う。髄膜

□ NOTE
❶ナイアシンテスト
　抗酸菌は増殖の際に，ナイアシンを合成する。結核菌は，非結核性抗酸菌に比べて多くのナイアシンを合成する性質があることから，鑑別できる。

炎を合併することもあり，注意を要する。

# 5 肺良性腫瘍 benign lung tumor

　悪性腫瘍に比べると頻度は低く，過誤腫や硬化性血管腫などがある。無症状で，検診によって発見されることが多い。過誤腫は，胸部X線像およびCT像で，分葉状，ポップコーン状の所見や，石灰化をみとめる。画像上，肺がんと鑑別が困難な場合もある。手術は，腫瘍核手術，楔状肺切除術を行う。

# 6 肺がん lung cancer

●**原因**　肺がんの発生と発がん物質との関連が指摘されており，アスベスト（石綿），ベンゾピレン❶，六価クロム，ニッケル，ラドン❷，塩化ビニルなどへの曝露（ばくろ）が原因になるといわれている。また，非喫煙者と比較して喫煙者の肺がん死の危険性は5倍以上とされる。

●**組織型とその特徴**　主要組織型は，**腺がん** adenocarcinoma（◐図1-7），**扁平上皮がん** squamous cell carcinoma，**小細胞がん** small cell carcinoma，**大細胞がん** large cell carcinoma の4型である。

　腺がんはわが国で最も頻度の高い組織型であり，末梢肺に発生する。低分化な悪性度の高いものから高分化な予後良好なものまで，多彩な性質を示す。扁平上皮がんはおもに中枢気管支に発生し，とくに喫煙歴との関係が指摘されている。小細胞がんは悪性度が高く，発見時にはリンパ節転移や遠隔転移をきたしていることが多い。大細胞がんは大型のがん細胞が特定の分化傾向を示さずに増殖するもので，ほかの3組織型に分類不能なものをこれに分類することが多い。

## 1 症状

　症状は，肺がんの発生部位と進展度によってさまざまである。一般に中心型肺がん（亜区域気管支より太い気管支に発生したがん）は，喀痰・血痰・咳嗽などの症状が早期から出現する傾向にある。末梢型肺がん（亜区域気管支より末梢に発生したがん）は，胸部X線像やCT像などで発見されることが

**▢ NOTE**

**❶ベンゾピレン**
　タバコの煙，自動車の排気ガスなどに含まれる，芳香族炭化水素である。

**❷ラドン**
　岩石や土壌，水から検出される自然に存在する気体の放射性物質である。

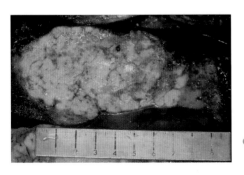

◐図1-7　切除された肺がん（腺がんの進行がん）

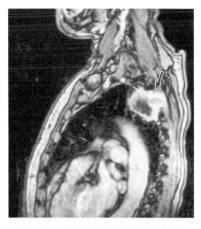
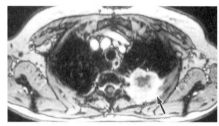

第1肋骨と椎体横突起に浸潤している。

◉図1-8　肺尖部肺がんの MRI 像

多く，小型のものは無症状のことが多い。腫瘍の胸壁への直接浸潤により，背部痛や胸痛をきたす。肺がんまたは転移リンパ節が反回神経に浸潤することによって，嗄声（させい）をきたす。

◉ **合併症**　肺がんと関連する症候群として代表的なものに，上大静脈症候群とホルネル Horner 症候群がある。上大静脈症候群は，肺がんや転移リンパ節が上大静脈に浸潤し，血管内腔が狭窄することによって上半身からの静脈還流を阻害し，脳・顔面・両上肢の著しいうっ血・浮腫をきたすものである。また，ホルネル症候群は，がんの浸潤が頸部交感神経節に及ぶと交感神経が麻痺して眼球陥凹が生ずるもので，肺尖部肺がん（パンコースト Pancoast 腫瘍）❶で併発しやすい（◉図1-8）。

## 2 診断

　肺がんであることを確定するために，細胞・組織を病巣から採取して肺がんであることを証明する確定診断を行う。また，肺がんがどの程度進行しているかを診断する病期診断を行い，治療方針の決定と予後の推定に役だてる。

　□1 **画像診断**　腺がんでは，棘状突起形成，切痕形成，胸膜陥入像などの所見がある（◉図1-9）。中枢気管支に発生した肺がんが太い気管支を閉塞すると無気肺を生じ，これは進行した扁平上皮がんにみられることが多い。中枢気管支に発生した早期がんでは，X線像やCT像でまったく異常をみとめず，喀痰細胞診によってのみ肺がんの存在が示唆されるので，注意を要する。

　□2 **血清腫瘍マーカー**　下記のような血清腫瘍マーカーがある。

　①**がん胎児性抗原** carcinoembryonic antigen（**CEA**）　おもに腺がんに特異性が高い。

　②**扁平上皮がん関連抗原** squamous cell carcinoma antigen（**SCC**）　扁平上皮がんに特異性が高い。

　③**神経特異エノラーゼ** neuron specific enolase（**NSE**）　肺小細胞がんや肺カルチノイド腫瘍は発生母地が神経内分泌系細胞と考えられ，高値を示すことがある。

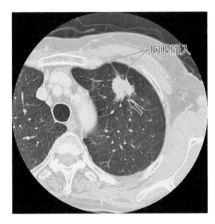

◗**図1-9 肺腺がんのCT像**
棘状突起形成(→)，胸膜陥入が見られる。

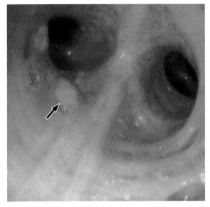

◗**図1-10 中心型早期肺がんの気管支鏡像**
左上区支に発生した結節型中心型早期肺がん(→)がみとめられる。

④**CYFRA21(シフラ21)** サイトケラチン19フラグメント cytokeratin 19 fragment ともいう。扁平上皮がんに特異性が高い。

⑤**ガストリン放出ペプチド前駆体** pro-gastrin releasing peptide(**Pro-GRP**) 小細胞がんやカルチノイドなどの神経内分泌系腫瘍に特異的なマーカーである。

③**確定診断** 喀痰細胞診，気管支鏡検査(◗図1-10)，経皮的肺生検，胸腔鏡検査などにより確定診断を行う。最近は，診断がつきにくい小型の陰影を示す症例が増加しており，診断と治療を兼ねて肺部分切除を施行することも多い。

④**遠隔転移の診断** 他臓器転移の有無を十分に検索する必要がある。肺がんの遠隔転移の頻度が高い臓器は，肺・骨・脳・副腎・肝臓などである。通常，各部のCTや骨シンチグラフィ，PET(positron emission tomography)などの画像診断が行われる(◗図1-11)。

⑤**病期診断** 腫瘍の進展度はTNM分類❶で評価される(◗20ページ，表1-1)。

## 3 治療・予後

● **治療方針** 肺がんの治療方針は，臨床病期と，非小細胞がん non-small cell carcinoma か小細胞がんかの腫瘍学的因子と，全身状態(PS)(◗13ページ，NOTE❶)などの身体的因子によって決定される。

①**非小細胞がんの治療方針** 一般に病期分類(◗20ページ，表1-1)で，I期からⅢA期の一部までは外科切除の適応となるとされる。ⅢA期のうち，縦隔リンパ節が多発性に腫大したり，大きなかたまりを形成しているときは，手術適応としないことが多い。ⅢB期以上の症例は，原則として化学療法や放射線療法の適応で，手術適応にはならない。同時併用療法の治療効果が高いといわれている。他臓器に転移がある場合は化学療法の適応である。

②**小細胞がんの治療方針** 小細胞がんは発見時にほとんどの症例がリン

**NOTE**

❶**TNM分類**

　T(tumor)はおもに腫瘍の大きさ，周囲への浸潤の程度，N(node)はリンパ節転移の程度，M(metastasis)は他臓器転移の有無を示す。病期は国や施設の違いをこえて共通の基準のもとに，がんの診断・治療を行うことを目的としており，世界各国で使用されている。

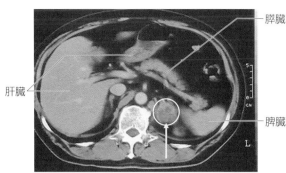

膵臓

肝臓

脾臓

● 図 1-11　肺がんの副腎転移

パ節や他臓器に転移を伴う進行がんであり，全身病と考えて対処する必要がある。治療の主体は化学療法で，外科治療の役割は限られている。病巣が原発巣と同側のリンパ節に限局している場合は，化学療法と放射線療法の併用療法が最も治療効果が高いとされている。

### ◆ 治療方法

　1 **外科療法**　肺がんに対する標準術式は肺葉切除と肺門・縦隔リンパ節郭清である。中枢気管支に発生した腫瘍や，末梢肺から中枢気管支に浸潤した腫瘍に対して，肺機能温存を目的として気管・気管支形成術が工夫されている（● 13ページ，図 1-5-e）。低肺機能例に対しては，肺葉切除より小範囲の肺区域切除，楔状肺切除などの縮小手術が行われることがある。開胸による胸壁への侵襲を軽くするために，胸腔鏡下手術が行われる。

　2 **化学療法**　Ⅲ，Ⅳ期の進行がんや再発，術後補助療法などが適応となる。通常はプラチナ製剤と抗がん薬（ドセタキセル水和物，パクリタキセル，ゲムシタビン塩酸塩，ビノレルビン酒石酸塩など）の 2 種の薬剤の投与を行う。

　分子標的治療は，特定の遺伝子（ドライバー遺伝子）に変異がある場合に効果がある❶。代表的なものとして，上皮成長因子受容体（EGFR）に変異がある場合，EGFR チロシンキナーゼ阻害薬が高い奏功率を示す。さらに肺がんにおいて，*EML4-ALK* 融合遺伝子に特化した薬剤も存在する。また，最近では，ニボルマブ，ペムブロリズマブ，アテゾリズマブなどの免疫チェックポイント阻害剤も開発され，単独あるいは抗がん薬との併用で用いられる。

　3 **放射線療法**　Ⅲ期の進行した症例に対し，抗がん薬との同時併用をしたり，局所治療により症状の改善が期待される場合に行う。

### ◆ 予後

　肺がんの予後は，他臓器がんに比べると良好とはいえず，手術症例の 5 年生存率は約 30〜40％ である。また，肺がん全体での切除率は一般に約 40％ 前後であり，依然として肺がんの治癒率はたいへん低い。しかし，Ⅰ期症例の 5 年生存率は約 60〜80％ 程度であるので，早期発見・早期治療が大切である（● 21ページ，図 1-12）。

□ NOTE

❶**分子標的治療**

　がんの発生や進行に大きな役割を有するドライバー遺伝子を標的とした治療法である。腫瘍のゲノム解析により遺伝子の変化を特定したうえで適切な薬剤を選択する。

## ○ 表 1-1　肺がんの TNM 分類

**病期分類**

| | N0 | N1 | N2 | N3 | M1a | M1b | M1c |
|---|---|---|---|---|---|---|---|
| **TX** | 潜伏がん | | | | | | |
| **Tis** | 0 期 | | | | | | |
| **T1mi** | ⅠA1 期 | | | | | | |
| **T1a** | ⅠA1 期 | ⅡB 期 | ⅢA 期 | ⅢB 期 | ⅣA 期 | ⅣA 期 | ⅣB 期 |
| **T1b** | ⅠA2 期 | ⅡB 期 | ⅢA 期 | ⅢB 期 | ⅣA 期 | ⅣA 期 | ⅣB 期 |
| **T1c** | ⅠA3 期 | ⅡB 期 | ⅢA 期 | ⅢB 期 | ⅣA 期 | ⅣA 期 | ⅣB 期 |
| **T2a** | ⅠB 期 | ⅡB 期 | ⅢA 期 | ⅢB 期 | ⅣA 期 | ⅣA 期 | ⅣB 期 |
| **T2b** | ⅡA 期 | ⅡB 期 | ⅢA 期 | ⅢB 期 | ⅣA 期 | ⅣA 期 | ⅣB 期 |
| **T3** | ⅡB 期 | ⅢA 期 | ⅢB 期 | ⅢC 期 | ⅣA 期 | ⅣA 期 | ⅣB 期 |
| **T4** | ⅢA 期 | ⅢA 期 | ⅢB 期 | ⅢC 期 | ⅣA 期 | ⅣA 期 | ⅣB 期 |

**要約**

| | |
|---|---|
| **TX** | 潜伏がん |
| **Tis** | 上皮内がん carcinoma *in situ*：肺野型の場合は，充実成分径 0 cm かつ病変全体径≦3 cm |
| **T1** | 充実成分径≦3 cm |
| 　**T1 mi** | 微少浸潤性腺がん：部分充実型を示し，充実成分径≦0.5 cm かつ病変全体径≦3 cm |
| 　**T1a** | 充実成分径≦1 cm かつ Tis・T1mi に相当しない |
| 　**T1b** | 充実成分径＞1 cm かつ≦2 cm |
| 　**T1c** | 充実成分径＞2 cm かつ≦3 cm |
| **T2** | 充実成分径＞3 cm かつ≦5 cm，あるいは主気管支浸潤，臓側胸膜浸潤，肺門まで連続する部分的または一側全体の無気肺・閉塞性肺炎 |
| 　**T2a** | 充実成分径＞3 cm かつ≦4 cm |
| 　**T2b** | 充実成分径＞4 cm かつ≦5 cm |
| **T3** | 充実成分径＞5 cm かつ≦7 cm，あるいは壁側胸膜，胸壁，横隔神経，心膜への浸潤，同一葉内の不連続な副腫瘍結節 |
| **T4** | 充実成分径＞7 cm，あるいは横隔膜，縦隔，心臓，大血管，気管，反回神経，食道，椎体，気管分岐部への浸潤，同側の異なった肺葉内の副腫瘍結節 |
| **N1** | 同側肺門リンパ節転移 |
| **N2** | 同側縦隔リンパ節転移 |
| **N3** | 対側縦隔，対側肺門，前斜角筋または鎖骨上窩リンパ節転移 |
| **M1** | 対側肺内の副腫瘍結節，胸膜または心膜の結節，悪性胸水，悪性心囊水，遠隔転移 |
| 　**M1a** | 対側肺内の副腫瘍結節，胸膜結節，悪性胸水（同側・対側），悪性心囊水 |
| 　**M1b** | 肺以外の一臓器への単発遠隔転移 |
| 　**M1c** | 肺以外の一臓器または多臓器への多発遠隔転移 |

（日本肺癌学会編：臨床・病理　肺癌取扱い規約，第 8 版．pp. 6-7，金原出版，2017 による，一部改変）

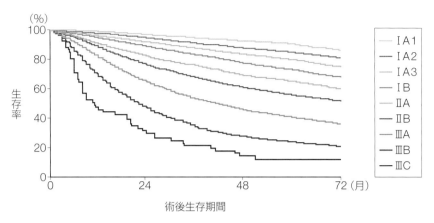

◗ **図 1-12　肺がんの病理病期別の生存曲線**

(Goldstraw, P., et al: The IASLC Lung Cancer Staging Project: Proposals for Revision of the TNM Stage Groupings in the Forthcoming (Eighth) Edition of the TNM Classification for Lung Cancer. *Journal of Thoracic Oncology*, 11 (1) : 39-51, 2016 による)

## **7**　**転移性肺腫瘍** metastatic lung tumor

　肺転移の頻度の高い腫瘍としては，骨肉腫，乳がん，腎細胞がん，結腸・直腸がん，頭頸部がん，肺がんなどがある。

● **診断・分類**　転移性肺腫瘍の発見は，胸部 X 線検査，胸部 CT などの画像診断によることがほとんどであり，多発性の腫瘍（しゅりゅう）を形成する場合が多い。

　孤立結節型（腎がん，結腸・直腸がん，乳がん），粟粒（ぞくりゅう）結節型（甲状腺がん），リンパ管炎型（胃がん，膵がん，乳がん，肺がん），空洞形成型（子宮頸がん，頭頸部がん）などがある。

● **治療**　原則として全身化学療法を行い，使用する抗がん薬の種類は原発巣に準じたものを選択する。また，原発巣が完全にコントロールされており，肺以外に遠隔転移がなく，肺転移巣の完全切除が可能な場合は手術の対象となる。一般に肺部分切除が行われる。

# **B**　**胸膜の疾患**

## **1**　**基礎知識**

### ■　**構造と機能**

　胸膜は肺の表面をおおう**臓側胸膜**と，胸壁の内層をおおう**壁側胸膜**からなる。**胸腔**は臓側と壁側の胸膜に囲まれている。胸腔には少量の**胸水**が存在し，マクロファージ，リンパ球，中皮細胞などを含んでいる。

# 2 自然気胸 spontaneous pneumothorax

　一般にブレブやブラの破裂によっておこる（◐図1-13, 14）。**ブレブ**とは臓側胸膜の内外弾力板の間に発生した異常な気腔であり，**ブラ**とは胸膜直下の肺胞壁が破壊され隣接する肺胞が癒合し，異常気腔を生じたものである。両者を区別する臨床的意義はなく，まとめてブラとよぶことが多い。ブラそのものは一般に治療の対象とはならないが，破裂によって自然気胸をおこすものや，巨大なものは治療対象となる。

　長身でやせ型の若年男性に好発し，60歳代にも小さなピークを示す二峰性分布を示す。

● **症状**　突然の胸痛・呼吸困難をもって発症することが多い。胸部単純X線像で肺の虚脱がみとめられれば，診断は確定する。また，胸部CTでブラの部位や性状を確認する。

　肺虚脱の程度が著しく，患側の胸腔内圧が上昇すると縦隔は健側に偏位する（緊張性気胸）。吸息時に破裂したブラから空気が患側胸腔に流入するため，放置すると吸息ごとに健側肺も圧迫され，強度の呼吸苦を訴える。また，大血管の圧迫により循環動態も変調をきたす。

● **治療**　ごく軽度なものは安静で改善することもあるが，それ以外では胸腔ドレナージを行う。手術は，胸腔鏡下にブラの切除を行う方法が主流となっている。また，気胸を併発していなくても巨大肺嚢胞症の場合，ブラが進行性に肺実質を破壊しながら大きさを増し，正常肺を圧迫するため，外科療法（嚢胞切除術）の適応となる。

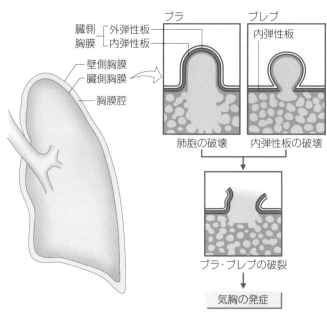

◐図1-13　自然気胸の病態

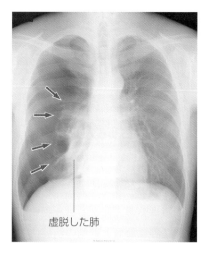

◐図1-14　自然気胸のX線像
右自然気胸。右肺が高度に虚脱している。

# 3　膿胸 empyema

　**膿胸**とは，胸膜腔に膿が貯溜した状態をさす。

● **急性膿胸**　急性膿胸は肺感染症や手術，胸部外傷後にみられ，悪寒戦慄を伴う発熱，胸痛，呼吸困難などがおもな症状である。適切な治療が行われず，3か月以上経過すると慢性膿胸となる。

● **慢性膿胸**　慢性膿胸では胸膜はかたく肥厚し，肺は虚脱したままとなる。微熱・胸痛・全身倦怠感などを呈し，肺瘻を形成すると膿性痰の排出をみる。診断は胸部 X 線像で胸水の貯留を確認し，胸腔穿刺を行って膿を確認する。

● **治療**　感受性を有する抗菌薬の投与を行うほかは，急性と慢性で治療法が異なる。急性膿胸では持続ドレナージを行うなど，保存的な治療が中心となるが，慢性膿胸では手術療法が中心となり，剝皮術，胸膜肺切除術，開窓術などの手術が行われる。

　① **剝皮術**　おもに慢性膿胸の治療として行われる。膿胸腔の肥厚した胸膜を切除し，肺を再膨張させて膿胸腔を消失させる術式である。胸腔鏡を利用して行う場合と開胸で行う場合がある。

　② **開窓術**　有瘻性膿胸で胸腔ドレナージでの治療に限界がある場合，膿胸腔の直上の肋骨を 2, 3 本切除して，腔の壁と皮下組織を縫合し開放状態にする。開窓部の感染がおさまったあと，筋肉充塡などで創を閉鎖する。無瘻性膿胸であっても，難治性で全身状態不良のため根治術が困難な場合は，本術式を行うこともある。

　③ **胸膜肺全摘術**　胸腔内の炎症が長期間に遷延し，かつ肺組織が線維化して機能が失われている場合は本術式が考慮される。胸膜外に肥厚した胸膜を胸壁から剝離し，片肺を包み込んだ形で摘出する。悪性胸膜中皮腫の治療にも行われる。手術の侵襲が大きいため，適応を見きわめる必要がある。

# 4　悪性胸膜中皮腫 malignant pleural mesothelioma

● **原因・症状**　**悪性胸膜中皮腫**の主因は，アスベスト（石綿）である。アスベストへの曝露から発症までの平均潜伏期間は，30〜40 年を要する。初発症状として多いのは，息切れと胸痛である。息切れは胸水の貯留によることが多い。痛みは比較的広範囲で持続性の鈍痛であることが多い。

● **診断**　画像所見では，胸膜に多発する結節，腫瘤，凹凸不整な胸膜肥厚を呈する（◯図 1-15）。80% 以上に胸水を併発している。

　胸水細胞診，経皮的胸膜生検での確定診断は，病理学的に困難なこともあり，開胸生検や胸腔鏡を用いた生検を必要とすることが多い。胸水中のヒアルロン酸が高値を示すことがある。

● **治療・予後**　腫瘍が一側胸腔内に限局していてリンパ節転移のないものは，手術（胸膜肺全摘術）を考慮する。進行例には化学療法や免疫治療を行う。

　平均生存期間は 6〜15 か月であり，予後不良である。

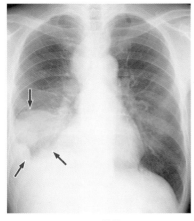

a．X線像

腫瘤が右胸腔下部に存在する。

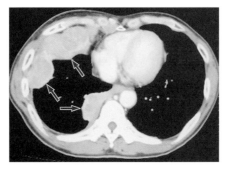

b．CT像

右胸腔内に発生した悪性胸膜中皮腫。胸膜に
腫瘤が多発している。

図1-15　悪性胸膜中皮腫

# C　縦隔の疾患

## 縦隔腫瘍 mediastinal tumor

縦隔に発生する腫瘍を総称して**縦隔腫瘍**という。縦隔は胸骨柄下縁と第4
胸椎下縁の上方が**上縦隔**，下方が**下縦隔**で，下縦隔は**前縦隔・中縦隔・後縦
隔**の3つに区分される（◗図1-16）。

　それぞれの領域には，好発しやすい腫瘍がある。前縦隔には**胸腺腫**（◗図
1-17）・**胚細胞性腫瘍・奇形腫・縦隔内甲状腺腫**が，中縦隔には**悪性リンパ
腫・心膜嚢腫**が，後縦隔には**神経原性腫瘍**が好発する。

● **症状**　縦隔腫瘍は無症状で経過することも多く，検診や人間ドックで発
見されることが多い。腫瘍が増大し周囲臓器への圧迫・浸潤により症状が出
る場合がある。

　①**一般症状**　腫瘍の圧迫による症状としては，上大静脈症候群，気管・
気管支の狭窄による呼吸困難がある。浸潤により横隔神経麻痺，反回神経麻
痺（嗄声），ホルネル症候群（◗17ページ）が発症したり，播種により胸水や，
心タンポナーデを併発したりする。

　②**特異症状**　胸腺腫における重症筋無力症，赤芽球癆，胸腺カルチノイ
ドにおけるクッシング症候群などがある。

● **診断**　画像診断としては，胸部CTあるいは胸部MRIが有用であり，腫
瘍の存在部位や内部性状の評価，さらには周囲臓器への進展度診断を行うこ
とができる。確定診断のためには病理診断が必要であり，CTまたは超音波
ガイド下での針生検で組織採取が可能である。しかし，針生検による微小な
組織では診断が困難なこともある。その場合は外科的に，縦隔鏡，胸腔鏡あ

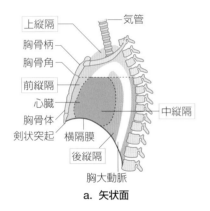

a. 矢状面

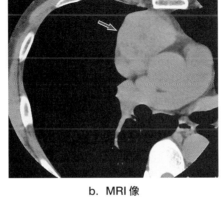

b. 水平面

◉図1-16　縦隔の区分

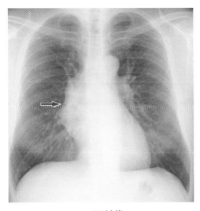

a. X線像　　　　　　　　　　　b. MRI像

◉図1-17　胸腺腫

るいは開胸生検により十分な組織を採取したうえで，確定診断を行う必要がある。

● **治療**　縦隔腫瘍の大部分は，外科的切除が第一選択である。手術は胸骨正中切開や後側方切開で腫瘍を摘出するが，最近では胸腔鏡下手術（VATS）で腫瘍を摘出する症例も多い。

　悪性腫瘍で外科的切除が困難な症例は，放射線療法や化学療法が行われる。

● **予後**　胸腺腫の予後は比較的良好で，すべての病期を含む全体の5年生存率は約70% である。胸腺がんは胸腺腫と異なり，一般に予後は不良である。悪性胚細胞性腫瘍のうち，精上皮腫（セミノーマ）は放射線感受性も高く，予後も良好であるが，非精上皮腫（非セミノーマ）の予後は一般に不良である。

# D　胸部外傷

## 1　外傷性肺損傷

　肺挫傷・肺裂傷・肺内血腫のほか，刃物による刺創・銃創・杙創❶などがあり，症状には，血痰・喀血・呼吸困難などから胸腔内出血によるショック状態まである。気胸・血胸が合併することが多く，これには胸腔ドレナージを行う。高度の出血・空気漏のある症例では，緊急手術の適応である。

□NOTE
**❶杙創**
　先端が比較的鈍的な物体（たとえば鉄パイプ，杭，棒など）が刺入したことによる創である。「杙」は，くい（杭）のことである。

## 2　外傷性気管・気管支損傷

　胸部の鈍的外力によるものが多く，大部分が頸部，とくに気管分岐部から 2 cm 以内の気管支膜様部に発生しやすい。

　呼吸困難や頸部の皮下気腫の症状とともに，胸部 X 線検査，CT で気胸や縦隔気腫の存在がみとめられた場合，気管支鏡検査を行い，損傷部位を同定する。

## 3　肋骨骨折 rib fracture

　打撲などによる肋骨の骨折であり，治療対象となるものは多発性骨折である。肋骨の骨折部により肺を損傷し大量に出血すると，血胸に移行する。血胸が進行すると，胸部の圧迫感，呼吸困難が生じる。骨折端による肺の損傷によって同時に気胸も伴う場合がある（**外傷性気胸**）。

● **胸壁動揺**　多発性骨折のなかでも，連続する 3 本以上の肋骨が前後 2 か所以上で折れるとその部分の胸壁の支持力が失われ，**胸壁動揺（フレイルチェスト** flail chest）が生じる。胸壁動揺になると吸息時に胸壁が陥凹し呼息時に隆起するという，通常とは逆の呼吸運動が生じて換気が著しく阻害される（**奇異呼吸**）。縦隔も吸息時に健側に，呼息時に患側に移動し，**縦隔動揺**をきたす（▶図 1-18）。

　治療法は，胸壁動揺が軽度であれば，胸壁を外側から固定（外固定）して経過をみる。動揺が強いときは，人工呼吸器を装着して奇異呼吸を防ぎ，内側から胸壁を固定して換気を維持する（内固定）。

## 4　外傷性気胸 traumatic pneumothorax・外傷性血胸 traumatic hemothorax

　**外傷性気胸**の多くは，胸部打撲時に生じた肺の部分的な裂傷，あるいは肋骨の骨折端における肺損傷で生じると考えられている。また**外傷性血胸**は，肋骨の骨折端からの出血や肺・血管の損傷などによって発生する。

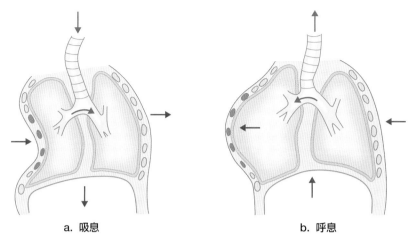

a. 吸息　　　　　　　　　　　　　　b. 呼息

**◎図 1-18　胸壁動揺(フレイルチェスト)による奇異呼吸**
吸息時には多発骨折部に該当する胸壁が陥没し, 呼息時には同部位は膨隆する。
また, 吸息時には吸息は患側気管支から健側気管支へ移動し, 呼息時に呼息は健側気管
支から患側気管支に移動する。このように空気が行き来することを振り子様空気という。

　治療は気胸・血胸ともに, ただちに胸腔ドレーンを刺入し, 胸腔内の空気
あるいは血液を吸引して, 肺を膨張させる必要がある。血胸では, 一般に 1
時間に 200 mL 以上の排液量が持続する場合には, 開胸手術が考慮される。

# E　乳腺の疾患

## 1　基礎知識

### 1　構造と機能

　**乳房**は, 小葉および乳管とその周囲の線維性間質, さらにそれらを取り囲
む脂肪組織により構成されている(◎図 1-19)。乳腺組織の重要な機能は, 乳
汁を分泌する**小葉**, および産生された乳汁を乳頭まで導く**乳管**によって担わ
れている。皮膚と乳腺組織, 乳腺組織と浅在筋膜浅層の間には**クーパー靱帯**
とよばれる膠原線維束が存在し, 乳房を支持している。妊娠・授乳期以外は,
乳汁分泌機能は休止している。

### 2　おもな検査

　基本かつ必須となる乳房の画像検査は, マンモグラフィ検査と超音波検査
である。
　①**マンモグラフィ検査**　マンモグラフィは, 左右の乳房それぞれを内外
斜位方向(MLO)および頭尾方向(CC)の 2 方向で撮影する X 線撮影である
(◎図 1-20)。マンモグラフィでは腫瘤や石灰化などが描出され, とくに石灰

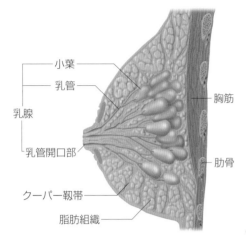

小葉
乳管
乳腺
乳管開口部
クーパー靱帯
脂肪組織
胸筋
肋骨

▶図1-19　乳房断面図

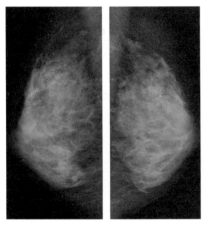
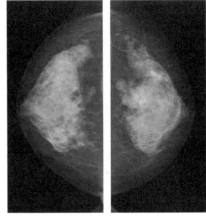

a. 内外斜位方向撮影　　　　b. 頭尾方向撮影

▶図1-20　正常乳腺のマンモグラフィ像

化の描出にすぐれている。乳がんに特徴的な所見は，スピキュラ（棘状突起）を伴う腫瘤陰影（▶図1-21）や集簇する微細石灰化（▶図1-22）である。

　圧迫された乳房を短時間で複数の角度からスキャンする三次元撮影技術である，トモシンセシスも臨床に導入されている。

　②超音波検査　乳房の超音波検査には，10 MHz 以上の高周波探触子（プローブ）を用いる。超音波検査は腫瘤の描出にすぐれており，腫瘤の内部構造や辺縁の状態などの情報が診断に有用である。さらにドップラー法により腫瘍の血流の状態，エラストグラフィ❶により病変のかたさをみることもできる。また，被曝がないために，妊婦であっても検査が可能である。

　乳がんに特徴的な所見としては，境界部高エコー（ハロー halo）像，前方境界線の断裂，不正な形状などがある（▶図1-23）。また，乳がんの場合は，縦横比が0.7をこえることが多い。

NOTE
❶エラストグラフィ
　組織のかたさやその分布を画像上に色表示する技術である。

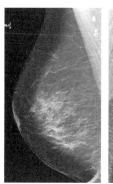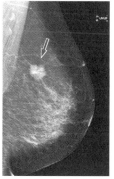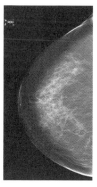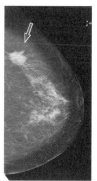

|  a．内外斜位方向撮影  |  b．頭尾方向撮影  |

▶図1-21　乳がんのマンモグラフィ像（スピキュラを伴う腫瘤）
スピキュラ（→）を伴う腫瘤がみとめられる。

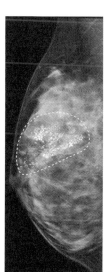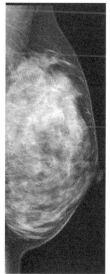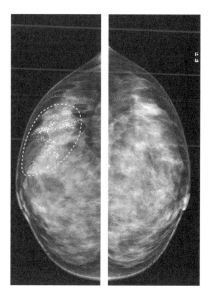

|  a．内外斜位方向撮影  |  b．頭尾方向撮影  |

▶図1-22　乳がんのマンモグラフィ像（石灰化）
集簇する石灰化がみられる。

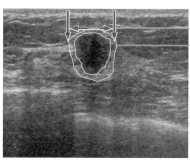

―― 前方境界線の断裂
―― ハロー

▶図1-23　乳がんの超音波像
ハローおよび前方境界線の断裂を伴っている。

## 3　手術方法

　乳房の手術は，おもに乳がんに対して行われる。詳細は乳がんの項を参照されたい（▶31 ページ）。

# 2　乳がん breast cancer

## 1　症状

　乳がんの症状は，多くが無痛性の腫瘤（いわゆる，しこり）である。検診にて発見された早期乳がんの場合は，腫瘤を触知しないこともある。また，乳がんがクーパー靱帯に浸潤すると，周囲の皮膚を寄せた際に腫瘍の直上の皮膚が陥凹する**えくぼ症状**をおこすことがある。クーパー靱帯の短縮がさらに進むと，皮膚陥凹がみられる。

　授乳期以外に乳頭から分泌をみとめるものは，すべて異常乳頭分泌である。とくに血性乳頭分泌をみとめる場合には，乳がんの可能性も否定はできない。ただし，乳管内乳頭腫や乳腺症などの良性疾患が原因であることが多い。

　乳がんが皮膚に浸潤すると，腫瘤に加えて皮膚の発赤や潰瘍などの症状を呈することもある。このような状態を局所進行（手術不能）乳がんとよび，初期治療は薬物療法となる。

## 2　診断

　まず，問診および視診，触診を行ったのちに，画像診断に進む。画像診断にて乳がんが疑われる場合，確定診断を目的に針生検を施行する。

●**乳房 MRI 検査**　MRI は良悪性の鑑別に加えて，乳がんの広がりの診断の精度が高いため，乳房部分切除術の適応決定や，術前薬物療法の効果判定に有用である。ただしガドリニウム造影剤が必須であるため，喘息や腎機能障害がある場合は禁忌となる。

### 確定診断

●**細胞診**　腫瘤部分を注射針で穿刺し，吸引して細胞を採取する。また，異常乳頭分泌がある場合には，分泌液を直接スライドグラスに塗抹する。皮膚切開が不要であり，安価で手軽であるというメリットはあるが，偽陽性や偽陰性の可能性がやや高いというデメリットがある。

●**生検**　太い針で腫瘍を穿刺し組織を採取する針生検は，乳がん確定診断の最も標準的な方法である。がんの確定診断に加えて，組織型や，薬物療法の選択に重要なホルモン受容体（エストロゲン受容体またはプロゲステロン受容体）や HER2（ヒト増殖因子受容体 2）の発現情報も得られる。針生検は通常，超音波ガイド下にて行うが，石灰化病変のみの症例に対してはマンモグラフィガイドで行われる。針生検にて確定診断が得られない場合は，外科的に腫瘤を切除する摘出生検を行う。

◯表1-2　サブタイプ分類

| サブタイプ | ホルモン受容体 | HER2 | Ki-67 |
|---|---|---|---|
| Luminal A-like | 陽性 | 陰性 | 低値 |
| Luminal B-like | 陽性 | 陰性 | 高値 |
| HER2 | 陽性 | 陽性 | —— |
|  | 陰性 |  |  |
| Triple negative | 陰性 | 陰性 | —— |

### 病期とサブタイプ

　乳がんの確定診断がなされたら，次に治療方針決定のために病期とサブタイプを確認する。病期は，TNM 分類に従い，触診や画像診断による腫瘤の大きさ，リンパ節転移の状況，および遠隔転移の有無により決定する。

　サブタイプは，本来は多遺伝子検査により決定されるが，実地臨床では病理組織の免疫組織染色によるホルモン受容体(エストロゲン受容体またはプロゲステロン受容体)，HER2 および Ki-67❶の発現によって分類される(◯表 1-2)。

## 3　治療

　乳がんの治療は，手術療法，薬物療法および放射線療法を組み合わせた集学的治療が行われる。病期やサブタイプ，さらには全身状況を検討し，症例ごとに最適な治療の組み合わせを決定する。乳がんの薬物療法には化学療法，内分泌療法および分子標的治療が含まれる。

　5 cm 以上の大きさ，皮膚や胸壁に浸潤がある場合，腋窩以外のリンパ節にも転移がある場合は，局所進行(手術不能)乳がんであるため，まず薬物療法にて腫瘍の縮小をはかる必要がある。一方，手術可能な早期乳がんであっても，切除範囲の縮小と薬剤に対する感受性の確認を目的として，術前に薬物療法を行うことがある。

　乳がんの約 70〜80% は完治するが，残りの 20〜30% の患者では再発がおこる。再発の時期は術後 5 年以内が多いが，まれに 10 年以上経過したのちに再発をみとめることもある。再発の形態としては，骨・肺・肝の遠隔転移再発と，手術部位やその近傍のリンパ節などの局所再発がある。

　がんの再発とは，術時にすでに全身に存在していたが画像診断ではとらえられなかった微小転移が，時間の経過に伴い増大し，顕在化したものである。したがって，根治を目ざすためには局所療法に薬物療法を追加することが多い。再発乳がんの治療は薬物療法が主体となる。しかし，基本的に再発乳がんの根治は望めないため，治療の目的は生存期間の延長とその間の QOL の維持となり，根治を目ざす術前後の薬物療法とは目的が異なる。

### ◆ 手術療法

　乳がんの手術療法は，大きくは**部分切除**と**全切除**に分けられる。部分切除

NOTE
❶Ki-67
　細胞分裂の休止期を除くすべての細胞核に発現するタンパク質である。

の最も大きなメリットは整容性である。全切除の場合でも，**乳房再建術**を併用することにより整容性の保持が可能である。また，乳頭乳輪および皮膚を切除しない**乳頭温存乳房全切除術**では，乳房再建術と併用することで一層すぐれた整容性が保持される。

### ▌乳房部分切除術（乳房温存術）

腫瘍の直上の皮膚を切開し，腫瘍縁から1〜1.5 cm離して切離する（◉図1-24-a）。その後，周囲の乳腺および脂肪組織を授動❶することにより，欠損部を充填する。切除断端にがんが露出していないことは，病理検査で確認する。

乳房部分切除術で重要なことは，整容性の保持と根治性の確保のバランスである。整容性のためには組織切除量をできる限り少なくするべきだが，根治性のためには腫瘍から十分距離をとって切除する必要があるため，両者は相反する。整容性と根治性の両立のために，乳房部分切除術の適応は，腫瘍径が小さく，腫瘍が多発していない症例となる。

さらに部分切除術では，術後に乳房照射が必須であるため，放射線療法が禁忌の患者では部分切除術は適応とならない。また，患者本人の希望も重要である。

### ▌乳房全切除術

腫瘍直上の皮膚および乳頭を含めた紡錘形に皮膚を切開し，乳房全体を切除する（◉図1-24-b）。大胸筋は切除しないため，術後は男性の胸部のような平坦なシルエットとなる。大きな腫瘍径，多発病変，放射線療法が禁忌，あるいは部分切除術を希望しない場合が適応となる。切除範囲が広いため，皮下にドレーンを留置する。

### ▌乳頭温存乳房全切除術

乳頭乳輪を含めた乳房の皮膚を切除せず，皮下の乳腺組織のみを全切除する術式である（◉図1-25）。再建術と併用することにより，整容性の維持が可

─ NOTE
❶授動
　固定されている器官や組織を動かせるようにすることである。

凡例：
▬ ：皮膚切除範囲
▬ ：乳腺組織の切除範囲

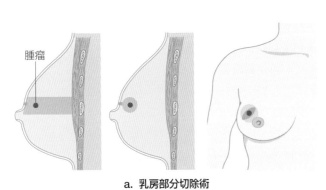

腫瘍

**a. 乳房部分切除術**
腫瘍の周囲に乳腺をつけて，円柱状あるいは球状に切除する。

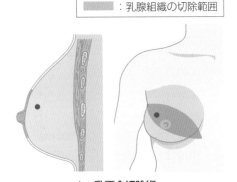

**b. 乳房全切除術**
腫瘍上の皮膚および乳頭を含めた紡錘形に皮膚を切開し，乳房全体を切除する。大胸筋は残す。

◉**図1-24　乳がんの手術方法**

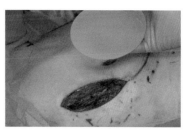
b. インプラントによる再建

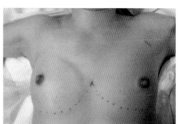
c. インプラントによる再建後

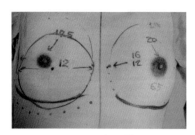
a. マーキング
術前に乳頭の位置を確認し，
乳房下溝線をマーキングする。

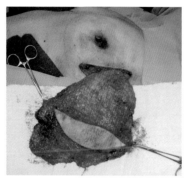
d. 広背筋皮弁による再建

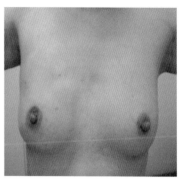
e. 広背筋皮弁による再建後

●図1-25　乳頭温存乳房全切除術

能となる。皮膚切開の部位としては外側，乳房下溝，あるいは乳輪縁などがある。前述の2つの切開線を併用することもある。乳がんが皮膚に近接している場合は腫瘍直上の皮膚は切除する。

### 乳房再建術

乳房全切除の適応となった場合でも，乳房再建を併用することにより整容性の保持が可能となる。再建する際には，病期，患者の希望および今後の治療計画（放射線療法や化学療法）を考慮する必要がある。

乳房再建の時期には，乳房切除と同時に行う**一次再建**と，切除後に時間を空けて行う**二次再建**がある。また，1回の手術で再建を完了させる**一期再建**と，組織拡張器（ティッシュエキスパンダー）にて組織を拡張させたあとに行う**二期再建**がある。また，再建には，人工物（シリコンインプラント）か，自家組織（筋皮弁など）を用いる。

特徴的な手術の合併症としては，人工物の感染，皮弁壊死があげられる。また，非常にまれであるが，シリコンインプラントに関連した未分化大細胞型リンパ腫の報告もある。

### 腋窩リンパ節郭清

以前は，乳がんの外科的治療においては，**腋窩リンパ節郭清**が標準治療であった。病理学的腋窩リンパ節転移の有無や個数は，現在でも最も有力な予後規定因子であり，術後の薬物療法や放射線療法の決定に役だつ重要な情報である。しかし，腋窩リンパ節郭清の合併症として，患側上肢のリンパ浮腫，感覚異常や運動障害などが生じうるため，不要な腋窩リンパ節郭清は避けることが望ましい。

　センチネルリンパ節とは，腫瘍からのリンパ流を最初に受けるリンパ節であり，センチネルリンパ節に転移をみとめなければ，腋窩リンパ節郭清の省略が可能となる。つまり，臨床的に腋窩リンパ節転移陰性の乳がんにおいては**センチネルリンパ節生検**は，腋窩リンパ節郭清にかわる低侵襲の腋窩リンパ節の転移状況を調べる方法であり，センチネルリンパ節生検を用いた腋窩郭清の省略は標準治療となっている。センチネルリンパ節の同定には，ラジオアイソトープや色素を用いる。

### ◆ 放射線療法

　乳がんは，腺がんのなかでは比較的放射線感受性の高い腫瘍である。乳房部分切除術に温存乳房照射を追加することで，温存乳房内再発が有意に減少するのみならず，生存率も向上することが確認されているため，温存乳房照射は標準治療となっている。

　また，乳房全切除術を受けた患者においても，腋窩リンパ節転移をみとめる場合は，術後に胸壁照射を追加することにより，局所再発率の減少のみならず，生存率も向上することが確認されている。したがって，腋窩リンパ節転移をみとめる場合は，乳房全切除後であっても胸壁照射がすすめられる❶。

　術後に乳房や胸壁に照射を行った場合の合併症としては，皮膚の発赤・炎症，乳房の硬化，放射線肺炎などがある。

　再発乳がんに対する治療は薬物療法が基本となるが，局所制御目的（おもには骨転移に対する疼痛緩和）で放射線療法を併用することがある。

### ◆ 薬物療法

　薬物療法は，全身に散らばっている可能性がある微小転移の根絶を目的として，手術前後に行う。乳がん治療における薬物療法には，化学療法，内分泌療法，および分子標的治療が含まれる。現在，標準治療として行われている薬物療法は，いずれも無作為化比較試験にて再発率を低下させ，生存率を上昇させることが確認されている。

　内分泌療法および分子標的治療は，それぞれ腫瘍のホルモン受容体およびHER2発現状況により，その適応が決定される。化学療法は，再発リスクにより適応を決定する。いずれの場合も，予後改善のメリットと薬剤の副作用やコストなどのデメリットのバランスを考えることが重要である。

#### ▌ 化学療法

　化学療法は，内分泌療法および分子標的治療と異なって，ホルモン受容体やHER2発現の有無にかかわらず薬剤は決まっており，おもにタキサン系抗がん薬とアントラサイクリン系抗がん薬が用いられる。以前は腫瘍の大きさ，グレードやリンパ節転移の状況に加えて，年齢などの臨床的病理学的因子から高リスクと判断された場合，化学療法を施行していた。しかし近年，腫瘍における21個の遺伝子の発現解析により再発スコアを算出するシステムが開発され，高スコアの場合のみ化学療法の追加が有効であることが示されている。

## ▌内分泌療法

　乳がん全体の約7割を占めるホルモン受容体陽性乳がんは，エストロゲンによりその増殖が刺激される。そのため，ホルモン受容体陽性乳がんでは内分泌療法が有効である。そのメカニズムには，エストロゲンのはたらきを阻害する方法と，体内のエストロゲンレベルを低下させる方法がある。

● **種類**　エストロゲンのはたらきを阻害する薬剤としては，抗エストロゲン薬のタモキシフェンクエン酸塩が代表的である。タモキシフェンクエン酸塩の副作用には，更年期症状，おりものの増加などがある。静脈血栓塞栓症や子宮内膜がん発症などの報告もみられるが，頻度は低い。

　閉経後のエストロゲンは，アロマターゼにより産生される。そのため，アロマターゼ阻害薬は，閉経後のエストロゲンレベルを低下させる薬剤として用いられる。アロマターゼ阻害薬の副作用としては，更年期症状に加えて，関節痛や骨密度低下がある。

　LHRH(黄体形成ホルモン放出因子)アゴニストは，卵巣機能を一時的にとめ，エストロゲンレベルを低下させる。LHRH アゴニストは単独ではなく，抗エストロゲン薬あるいはアロマターゼ阻害薬との併用で閉経前患者に用いられる。

● **期間**　内分泌療法は，術後5年から10年の長期間にわたって行われる。副作用が比較的軽度であるため，長期間投与が可能となっている。

## ▌分子標的治療

　がんの進展・増殖のメカニズムの解明に伴い，ある特定の分子を標的とする分子標的治療が開発され，臨床応用されている。

　①**トラスツズマブ**　乳がんの10〜15% において，HER2 が過剰発現しており，HER2 過剰発現乳がんは予後不良であることが知られていた。しかし，HER2 を標的とした抗体薬であるトラスツズマブにより，HER2 過剰発現乳がんの予後は著しく改善されている。現在，HER2 過剰発現乳がんでは，術後1年間のトラスツズマブ投与が標準治療となっている。特徴的な副作用として心毒性があるが，頻度はまれである。

　②**CDK4/6 阻害薬**　細胞周期を調節しているサイクリン依存性キナーゼ(CDK)4/6 が，内分泌療法の耐性メカニズムとして重要であり，内分泌療法とCDK4/6 阻害薬の併用療法は内分泌療法単独に比べて効果が高い。再発リスクの高いホルモン受容体陽性乳がんでは，内分泌療法5年間に加えて，CDK4/6 阻害薬を2年間併用する。副作用としては好中球減少および下痢がある。

　③**PARP 阻害薬**　遺伝子の修復に重要なはたらきをする*BRCA1/2* 遺伝子の変異は，遺伝性乳がん，卵巣がんの原因遺伝子としても知られている。*BRCA1/2* 遺伝子に変異をみとめる乳がんにのみ効果を示す PARP 阻害薬は，術後1年間の投与が標準治療となる予定である。

# 3 その他の乳腺疾患

## 1 乳腺症 mastopathy

　日常臨床で最も多く遭遇する乳腺疾患であり，症状としては，乳房痛，しこり，乳頭異常分泌などがある。乳房痛の原因は多くの場合，乳腺症である。腫瘍でも炎症性でもなく，組織学的には乳腺の増殖・萎縮・化生を呈し，硬化性腺症 sclerosing adenosis，閉塞性腺症 blunt duct adenosis，乳管乳頭腫症 duct papillomatosis，嚢腫 cyst，アポクリン化生 apocrine metaplasia が混在している。

　乳腺症は良性疾患であり，治療は存在しないため，対処としては経過観察となる。

## 2 線維腺腫 fibroadenoma

　若い女性に多い良性腫瘍であり，症状は無痛性のしこりである。触診では境界明瞭，可動性良好の腫瘤であり，マンモグラフィおよび超音波検査でも，境界明瞭の陰影として描出されることが多い。陳旧化すると粗大な石灰化を伴うこともある。

　線維腺腫と診断されれば治療は不要であるが，増大傾向をみとめる場合は，摘出生検も考慮する。

## 3 葉状腫瘍 phyllodes tumor

　葉状腫瘍は線維腺腫と同様に，上皮成分と間質成分の両者の増殖がみられる腫瘍であるが，急速増大が特徴であり，皮膚の菲薄化や潰瘍を伴うこともある。病理学的に良性，境界領域，および悪性に分類され，悪性の場合は遠隔転移を伴うこともある。臨床所見のみでは，葉状腫瘍は線維腺腫との鑑別がむずかしいため，葉状腫瘍が疑われた場合は病理検査を目的として摘出生検を施行する。

　葉状腫瘍に対しては，外科療法が根治を目ざせる唯一の治療である。腫瘍縁から1cm以上離して切除することが重要であり，必ずしも乳房切除をする必要はない。境界領域あるいは悪性葉状腫瘍に対して乳房部分切除を施行した場合は，術後に乳房照射がすすめられる。

## 4 乳腺炎 mastitis

　乳腺炎は乳腺におこる炎症で，授乳女性に多い。一般的な炎症と同様に，発赤，腫脹，熱感や痛みが症状である。

●うっ滞性乳腺炎　産褥早期にみられる非細菌性の乳腺炎であり，乳管の通過障害に起因する乳汁うっ滞に伴う硬結と疼痛が主症状である。まず，本症の予防のために規則正しい授乳を行うことが大切であり，分娩直後の乳汁停滞がみられた場合には，予防的乳房マッサージを行う。また，この状態は細菌感染を誘発しやすく，細菌感染がおこると，後述の化膿性乳腺炎や膿瘍

に移行するため，治療としてはやはり搾乳や乳房マッサージによるうっ滞解除となる。冷湿布や鎮痛薬は痛みの軽減に有効である。

### 5 急性化膿性乳腺炎 acute purulent mastitis

　急性化膿性乳腺炎は，細菌感染による炎症である。産褥期におこることが多いが，うっ滞性乳腺炎が背景となっていることが多いため，うっ滞性乳腺炎よりもやや遅れた時期におこることが多い。また，陥没乳頭などがあると産褥期以外でもおこる。

　ブドウ球菌が起因であることが多いが，乳汁培養により抗菌薬を選択する。治療としては，抗菌薬に加えて，冷湿布・鎮痛薬などを使用するが，膿瘍形成をきたした場合は切開排膿が必要となる。

### 6 女性化乳房症 gynecomastia

　男性の乳房における，乳腺組織の良性増殖病変である。原因としてはアンドロゲンに対するエストロゲンの相対的過剰であり，肝硬変に伴うことや，カルシウム拮抗薬や抗不安薬による有害事象としておきることもある。

　思春期と老年期にみられることが多く，症状は腫瘤と疼痛である。男性乳がんとの鑑別が重要であるが，女性化乳房症と診断がつけば治療は不要である。

# Ⅱ 肺・胸部疾患患者の看護

## A 肺切除術を受ける患者の看護

　肺切除術を受ける患者は，切除の部位や範囲，および術式によって手術侵襲の程度が異なる。とくに切除範囲が広いと呼吸面積が減少し，手術後は換気障害を伴い活動耐性も低下する。また，気管形成術後は吻合不全を伴いやすく，術後感染症は社会復帰を遅らせ，その患者の生活やQOLに影響を与えることになる。

　肺がん患者は，リンパ節にがんが転移していることが多いので，肺切除とともに縦隔リンパ節・肺門リンパ節の摘出（リンパ節郭清）を同時に行うことが多い。そのため，手術時間の延長による侵襲も大きいので，術後管理はとくに慎重に行わなければならない。

　肺切除術にはさまざまな術式があるが，ここでは，肺がんの標準術式である肺葉切除術を受ける患者の看護について述べる。

# 1 手術前の看護

　肺葉切除術を受ける患者は，通常の場合，手術の2日前くらいに入院することが多い。そのため，外来からのかかわりが重要となってくる。また，病態に応じて，早期に入院して術前に内科的治療が行われるので，その間に患者に対する理解を深めておくことも重要である。

## 1 アセスメント

●**基本的な視点**　肺葉切除術を受ける患者の術前アセスメントは，呼吸機能だけでなく幅広いアセスメントが必要になる（●表1-3）。広範囲の肺葉を切除することになると，肺血管床の減少による心臓への負担が大きくなるため，循環機能についても確認しておく必要がある。また，開胸術になると手術側の上肢の運動障害の可能性もあるため，患者の不安やボディイメージに対する反応もアセスメントすることが求められる。

　加えて，肺切除術では胸膜切開を行うため，切開範囲が大きい後側方切開などの術式では患者はほかの手術よりも強い痛みを経験することになる。したがって患者の痛みに対する過敏な反応の有無や，鎮痛薬使用についての否定的な考え方がないかを十分に知っておくことが必要となる。

●**とくに重視すべきこと**　肺葉切除術の適応疾患で最も多いのは，原発性肺がんを含む悪性肺腫瘍である。肺がんで手術を受けた患者の5年生存率は約30〜40%程度とされており，他の臓器のがんと比べて再発もしやすく予後不良である。そのため肺がんであると告知された患者は，がんの種類や病期にもよるが，予後への不安や恐怖を感じやすい傾向にある。したがって術前のアセスメントにおいても，医師からの説明の受け止め方，手術に対する不安，術後の再発や生存の可能性なども含めた予後への不安をどの程度感じているのかなど，患者の認識や思いに注目する必要がある。手術を受けること，および肺がんであるという事実に対して，どの程度の脅威を感じており，それに対してどのような対処機制やサポートを有しているのかをアセスメントすることは，術後の回復へ向けての患者の姿勢に影響してくるため重要である。

　また，肺葉切除術後の合併症のうち，約80%は肺合併症であるといわれている。そのため，肺合併症を引きおこすリスク要因（鎮痛薬に対する考え方，呼吸機能検査結果，痛みへの過敏性など）についてのアセスメントは，とくに重要となる。

## 2 看護目標

（1）肺葉切除術や追加治療（術後の化学療法）・処置・検査および看護などについて，理解が不十分な点が表現でき，不安が緩和される。

（2）腹式呼吸が意図的に行えるようになるとともに，深呼吸を促す道具の使い方がわかる。

◯表1-3　肺葉切除術を受ける患者の手術前のアセスメント

| アセスメント項目 | 判断の指標 | 看護上の問題 |
|---|---|---|
| 健康知覚-健康管理 | ・術前禁煙ができているか。<br>・手術に向けての術前の身体的な準備を積極的に行えているか。 | ◯不十分な身体的準備 |
| 栄養-代謝 | ・栄養状態<br>　・血清総タンパク質 6.0 g/dL 以下<br>　・貧血の有無<br>・水・電解質バランス<br>・肥満度(BMI：30 以上は要注意) | ◯低栄養状態に関連した手術に向けての予備力低下<br>◯〈感染のハイリスク〉<br>◯〈横隔膜挙上による換気面積低下のハイリスク〉 |
| 排泄 | ・腎機能データ(血清 Cr 上昇，BUN 上昇，尿量減少など) | ◯〈排尿パターンの変調のハイリスク〉 |
| 活動-運動 | ・呼吸状態<br>　・高齢者→肺機能の低下の危険性<br>　・喫煙習慣の有無と，手術前 1 週間以上前からの禁煙ができているか。<br>　・痰の量と粘稠度<br>　・肺機能検査で 1 秒率($FEV_{1.0}$%)と% 肺活量(% VC)が 60% 以下の場合，手術リスクは高い。<br>・循環状態<br>　・血圧，脈拍の異常，不整脈，脱水症状の有無<br>・運動機能<br>　・術前のセルフケアの状況<br>　・術式(開胸術か胸腔鏡下手術か) | ◯〈排痰困難のハイリスク〉<br>◯〈ガス交換障害のハイリスク〉<br><br>◯〈循環動態変動のハイリスク〉<br><br>◯〈身体可動性障害(手術側上肢)のハイリスク〉(開胸手術の場合) |
| 睡眠-休息 | ・術前の夜間不眠(不安，頻回の咳嗽などによる)<br>・咳嗽の頻度と休息状況 | ◯不眠 |
| 認知-知覚 | ・痛みへの過敏性<br>・医師の説明内容と患者の理解のズレ | ◯〈急性疼痛のハイリスク〉<br>◯知識不足 |
| 自己概念-自己知覚 | ・術後の身体的外観や機能の変化に対する気がかりを示す言動 | ◯〈ボディイメージ混乱のハイリスク〉 |
| 役割-関係 | ・退院後の社会的役割<br>・退院後の周囲のサポートの程度 | ◯〈退院後の社会的役割遂行困難のハイリスク〉 |
| コーピング-ストレス耐性 | ・不安・脅威を感じている徴候<br>　・生理的(交感神経興奮徴候；血圧上昇，動悸，呼吸数増加，顔面紅潮または蒼白，筋緊張，発汗，口腔内乾燥，不眠，食欲不振など)<br>　・行動(何度も同じ質問をする，面会を避ける，異常な興奮，よくしゃべる，攻撃的態度など)<br>・これまでの人生でストレスを感じたときにどのように対処してきたか。 | ◯術前の不安 |
| 価値-信念 | ・がんと告知された場合の患者の動揺，不安<br>・鎮痛薬に対する否定的な考え方 | ◯意思決定の葛藤<br>◯〈急性疼痛のハイリスク〉 |

〈　〉内は術前評価により予測される術後の問題

（3）禁煙がまもられ，術後回復のために必要となる腹式呼吸法・喀痰排出法・体位変換や離床の方法などが修得できている。

（4）手術に向けて体液バランスや栄養状態が改善される。

（5）手術野の皮膚の清潔が保たれる。

## 3 看護の実際（看護介入）

**1 治療・看護の理解と不安の緩和のためのサポート**　医師から手術療法について情報提供や説明が十分にあったとしても，心構えができるまでにはある程度の時間が必要となる。また，術後の入院生活に関する具体的な説明も必要となる。たとえば，ベッド上での生活期間，日常生活行動レベル，胸腔ドレーンの挿入状態，酸素療法などの質問に応じながら，手術への準備を整えていく。とくに切除範囲の広い術式の場合には，創部痛の緩和方法について説明し，不安を取り除いておく。

手術後，集中治療室（ICU）に入室する場合は，医療機器に取り囲まれた生活環境や監視システムについて前もって説明をしておく。また，手術後2〜3日間は胸腔ドレーンの挿入によって体動が制限されるので，ベッド上での体位変換や上肢の運動，排泄法などについて練習を行い，疼痛がある場合や不眠時における看護師への連絡法についてもオリエンテーションを行っておく。これらは，治療的な人間関係を成立させるためにも重要である。

**2 手術前の呼吸練習**　術後は肺葉切除による呼吸面積の減少と残存肺の萎縮によって換気量が減少し，酸素欠乏をきたしやすい❶。また，手術後は疼痛のため胸郭運動が制限される。

このような理由から，肺切除術を受ける患者は意図的に腹式呼吸を行うことが大切である。腹式呼吸を意識するように促すとともに，手術前の呼吸機能のアセスメントに応じて，スーフル®Souffle（●図1-26），トリフロー®Triflo（●図1-27），間欠的陽圧呼吸❷などについても練習するように促す。

**3 吸入・排痰の練習**　開胸術を行うと，肋間筋・横隔膜の活動が減退するため，気道分泌物の喀出力が低下し，換気障害が誘発される。そのため手術後には，気道の清浄化をはかるため吸入療法が行われるので，手術前に吸入の要領を習得できるようにする。

吸入療法を習得したら，ハフィング huffing（●46ページ，図1-30）など咳嗽の誘発法，体位ドレナージなどの説明を行い，実際に定期的に練習するプログラムを計画する。また，排痰後の口腔内の清潔を保つために，含嗽の練習も忘れないように実行することをすすめる。

NOTE
❶肺胞換気量が持続的に減少し，Pacо₂が45 mmHg以上となると換気不全の状態となる。
**❷間欠的陽圧呼吸**
人工呼吸器によって，間欠的に陽圧で酸素・薬液を送り込む方法（吸入療法）で，肺胞換気を促進し，効果的に気道分泌物を除去するのに役だつ。患者の呼吸に合わせて作動する補助呼吸が可能で，無呼吸患者には調節呼吸ができる。
使用に際しては，吸気・呼気時間，呼吸数，マウスピース・マスクの使用方法，練習時間などをあらかじめ説明しておく。呼吸器としては，圧規定型のベネット®PR-2レスピレータが多く使用されている。マウスピースやマスク・回路は個人使用とし，適切な時期に取りかえ，感染予防に注意する。

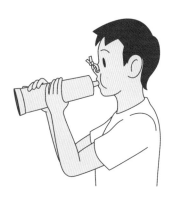

**●図1-26　スーフル®による手術前の呼吸練習**
スーフル®による呼吸練習の目的は大きく次の3つがある。
（1）深い呼吸ができるようになり，換気量を増加させる。
（2）肺に残る空気量を増加させ，肺合併症を予防する。
（3）気道分泌物の排泄を容易にする。

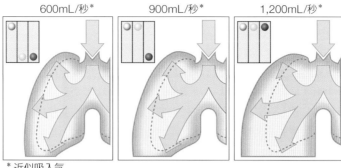

600mL/秒＊　　　900mL/秒＊　　　1,200mL/秒＊

＊近似吸入気
トリフロー®による呼吸訓練の状態は，持ち上げられるボールの数および
持ち上げられる時間で測定できる。

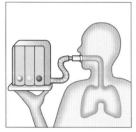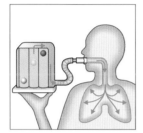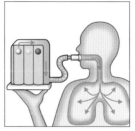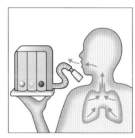

① 器具をまっすぐに立て，ふつうに息を吐き出す。次に唇を吸い口にしっかりと固定する。

② 3つのボールのうちの，できるだけ多くを持ち上げるように息を吸い込む。

③ 患者はできるだけ多くのボールをできるだけ長く持ち上げるように努力する。または医師の指示に従う。

④ 医師の指示に従って練習を繰り返す。

◐**図 1-27　トリフロー®の使用方法**

　とくに喫煙習慣が長期に及ぶ患者は，気管支粘膜の炎症を伴っているため分泌物は粘 稠（ねんちゅう） で量が多く，線毛運動も低下しているため気道内分泌物が貯留しやすい。これは気道閉塞を生じ，換気障害の要因となる。手術前から禁煙がまもられるよう指導するとともに，排痰法を十分に指導する必要がある。

　④ **体液バランスや栄養状態の改善**　開胸手術は血液・体液の喪失が大きく，筋タンパク質の異化亢進による体力の消耗も大きいので，手術前は高エネルギー・高タンパク食とし，バランスのよい栄養がとれるようにする。とくに貧血や低タンパク血症・脱水傾向のあるときは，新鮮凍結血漿やアルブミン・濃厚赤血球などの輸血と，電解質などの輸液によって，体液バランスや栄養状態の改善をはかる。また，放射線の術前照射を行っている患者では，食前の照射を避け，食欲低下への影響をできるだけ少なくする。

　⑤ **手術野の皮膚の準備**　手術前の剃毛は原則として実施しないことが多い。肺葉切除術の場合では，腋下や胸部の毛が手術操作上問題となる場合にのみ行う。手術前日のシャワー浴や入浴は，皮膚表面を清潔にするため可能な限りすすめる。

## ② 手術後の看護

肺の手術を受けた患者は，病態の進行状況や，後側方切開術・前方腋窩切開術・胸腔鏡補助下手術といった術式による侵襲の程度の違いなどから，回復過程が大きく異なる。しかし，いずれの場合にも肺切除術によって胸腔内に血液・滲出液・空気が貯留し，胸膜腔内圧が陽圧になるため残存肺の再膨張が妨げられ，呼吸困難や非効果的な呼吸パターンをきたしてガス交換の障害をおこす。また，肺の切除に伴って肺血管床が減少するため右心負荷がかかり，心不全や不整脈を引きおこす可能性がある。そこで，外科的侵襲が大きい場合，手術後1日程度は，濃厚な監視ケアシステムを完備したICUや呼吸器疾患集中治療部 respiratory care unit（RCU）へ収容し，経過観察が行われることがある。

この間の看護は，術後創部痛の緩和や残存肺の再拡張，術後合併症の予防的ケアが中心となる。また，手術後の呼吸管理には患者の治療参加の意思が非常に重要であり，そのための情緒的サポートが重要となる。

### 1 アセスメント

●**基本的な視点**　合併症の大半が呼吸器合併症といわれていることから，肺葉切除術後のアセスメントは，無気肺・肺炎・血胸・気胸・肺水腫・気管支瘻・膿胸などの徴候に注意する必要がある（◯表1-4）。また，肺切除の範囲が大きくなると，肺血管床の減少により右心系への負荷がかかるため，高齢者や心機能の低下がある患者では，循環動態の変動にも注意をはらう必要がある。

●**とくに重視すべきこと**　術後のアセスメントの重要なポイントの1つは急性疼痛である。とくに後側方切開術や前方腋窩切開術などの開胸術の場合，痛みはほかの手術と比べて強いといわれている。したがって，患者が痛みを

---

| plus | **肺切除術後の輸液管理** |
| --- | --- |

肺葉切除術や片肺全摘術では，肺葉を切除したぶんだけ肺血管床が減少するため，心拍出量がかわらないとすると肺動脈圧は上昇し，肺血管抵抗は増大する。つまり右心系に負荷がかかることになり，消化器の手術などと比べて，容易に不整脈や右心不全を引きおこす危険性がある。

また，肺血管抵抗が高くなると，肺の間質や肺胞壁，肺胞内へ血管内水分が漏出し，肺水腫の状態となることがある。

そのためこうした状態を防止するために，肺切除術後は一般的に輸液量を少なくする管理方法がとられる。

しかし，近年では食生活の欧米化によって動脈硬化をもった患者が多くなり，また手術療法の進歩により高齢で動脈硬化があっても手術を受ける場合が増えている。こうしたケースでは，輸液量の減少により脱水状態になると，容易に虚血性心疾患・脳梗塞・肺塞栓などの合併症を引きおこしかねない。

肺切除術後は，一般的には疼痛や胸腔ドレーン，呼吸状態などに目を奪われがちであるが，高齢者や肥満患者においては，以上のような理由から術後輸液管理には細心の注意が必要となる。

**表 1-4　肺葉切除術を受けた患者の手術後のアセスメント**

| アセスメント項目 | 判断の指標 | 看護上の問題 |
|---|---|---|
| 健康知覚-健康管理 | • 手術後や退院後の日常生活でどのような点に注意して生活すればよいかがわからない。<br>• 家族内のサポートが十分でない。<br>• 追加治療(化学療法)の可能性も含めた治療計画の必要性を理解していない。<br>• 家族内の関係性がわるい，経済的に困窮している，術後の治療計画が複雑で理解できていない。 | ○知識不足<br><br>○健康管理が十分に行えない危険性 |
| 栄養-代謝 | • 術前評価時の低栄養状態(血清総タンパク質 6.0 g/dL 以下)<br>• 負の水分出納バランス，尿量の低下 | ○感染の危険性<br><br>○体液量不足 |
| 排泄 | • 尿量の低下(0.5 mL/時/kg 以下) | ○急性腎不全の危険性 |
| 活動-運動 | • 呼吸機能<br>　・呼吸音(肺雑音)<br>　・痰貯留の徴候はあるが痰を出せない。<br>　・呼吸困難の訴え，喘鳴，淡いピンク色の泡沫状の痰，チアノーゼ，不穏，起座呼吸<br>　・発熱，胸部 X 線像の浸潤陰影，WBC・C 反応性タンパク質値上昇<br>　・発熱，咳嗽，痰の増加，呼吸困難などの症状，ドレーンからのエアリーク<br>　・発熱，胸痛，膿血性痰<br>• 胸腔ドレーン<br>　・ドレーン内での呼吸性移動が小さくならない。<br>　・エアリークがある。<br>　・ドレーンの水面の呼吸性移動がない(閉塞の可能性)。<br>　・排液の性状が鮮明な血性で，100 mL/時以上の出血が 2〜3 時間持続<br>　・持続的な出血が急に中断した場合(閉塞の可能性)<br>• 循環機能<br>　・血圧低下，不整脈，頸動脈怒張，体重増加<br>• 活動，運動<br>　・(後側方切開による開胸術後)手術側の肩関節の拘縮，痛み，可動域の低下 | ○自力排痰困難<br>○無気肺の危険性<br>○肺水腫<br><br>○肺炎<br>○気管支瘻<br><br>○膿胸<br><br>○残存肺の再膨張不全<br><br><br><br>○後出血<br><br>○血胸<br><br>○右心不全<br>○手術側上肢の運動機能障害<br>○セルフケア不足のハイリスク |
| 睡眠-休息 | • 夜間，眠れていない。<br>• 筋緊張が強い。 | ○睡眠パターンの混乱 |
| 認知-知覚 | • 痛みの部位・性状・強さ<br>• 痛みを引きおこす誘因(不安定な姿勢，不安，緊張など)が存在する。<br>• 鎮痛薬使用後の効果が不十分(体動時の苦痛表情)である<br>• 術前のイメージ以上の痛み，回復の遅れ，肺がんであることの認識，痛みやドレーン挿入による体動制限 | ○急性疼痛<br><br><br>○不安 |
| 自己概念-自己知覚 | • 開胸術では，手術側上肢の運動機能障害が生じる可能性がある。<br>• 胸腔鏡下手術でも腋窩に小さな創部が残るが，それに対する患者の否定的反応 | ○ボディイメージの混乱 |
| 役割-関係 | • 疼痛の持続，手術側上肢の運動機能障害の持続，広範囲の肺葉切除の場合，労作時の呼吸困難，ボディイメージの障害などの存在 | ○社会的役割遂行困難の危険性 |
| 性-生殖 | • 広範囲の肺葉切除に伴う心肺機能の低下による術後のパートナーとの性生活に対する心配の言動 | ○性的機能障害のハイリスク |
| コーピング-ストレス耐性 | • 術前のアセスメント表(○39 ページ，表 1-3)の内容を参照 | ○不安 |
| 価値-信念 | • 痛みをがまんすることを美徳としている。 | ○急性疼痛のハイリスク |

がまんしていないかに注意する必要がある。急性疼痛があると深呼吸の抑制，咳嗽抑制，離床遅延などから無気肺・肺炎などの肺合併症の危険性が高まり，残存肺の再膨張をはかることも困難となる。また，睡眠・休息もとれなくなり，患者の回復は遅延する。回復の遅延は患者の不安を増し，それにより筋緊張が高まることでさらに疼痛は増強し，悪循環に陥る。

　さらに術前のアセスメントでも述べたように，肺がんの予後は不良であることから，不安や死への恐怖といった脅威に患者がどのように立ち向かおうとしているのかによって，術後の患者の回復への姿勢も影響される。そのため，患者の心理的反応にも注意をはらう必要がある。

## 2 看護目標

(1) 後出血の徴候がなく，呼吸・循環動態が安定している。

(2) 気道の清浄化がはかられ，呼吸器合併症の出現がみられない。

(3) 胸腔に貯留した空気・血液はドレナージされ，残存肺の再膨張がはかられている。

(4) 急性疼痛が緩和され，十分な休息や睡眠をとることができる。

(5) 生活行動を徐々に拡大させていくことができる。

(6) 手術側上肢の運動機能障害を最小限にすることができ，ボディイメージの混乱をきたさない（切開範囲が大きい開胸術の場合）。

(7) 術後の生活についての注意点が理解できている。

## 3 看護の実際（看護介入）

　① **呼吸機能・循環動態のモニタリング**　高齢者および手術前の心電図に異常がみとめられた患者では，手術後もモニターによって心電図・血圧・脈拍数を経時的に監視する❶。◯表1-4で示した呼吸・循環系の合併症の徴候がみとめられたら，すぐに医師に連絡をとり，早期対処を行う。

　② **気道の清浄化**　喀痰の気道内貯留は無気肺や気道感染の原因となり，これを放置すると肺炎をおこして急性呼吸不全状態に移行することがある（◯図1-28）。そのため，痰の排出を促すように援助する。手術直後は麻酔による気道粘膜の浮腫，気道上皮線毛運動の抑制，手術操作による気道分泌の亢進によって気道浄化の不良をおこしやすい。また，麻酔薬・鎮痛薬・筋弛緩薬による呼吸筋の機能低下や，創部や胸腔ドレーン挿入部位の痛みなどによって効果的に痰を喀出することが困難となる。

　① **吸引**　気管挿管されている場合は，清潔操作下で気管吸引を行う。気管挿管されておらず自力で痰を喀出できない患者に対しては，鼻腔から吸引用カテーテルを挿入して痰を吸引する。さらに，痰の貯留が細気管支に及ぶ場合は，医師に相談して気管支ファイバースコープを用いて吸引することもある。

　② **排痰の援助**　手術後は，体液バランスの変化などにより，気道内分泌物の組成・粘稠度や量が変化するので，気道の浄化をたすけるために，吸入気の加湿，気道粘膜の乾燥予防，末梢気道への溶解剤・抗菌薬の吸入療法（ネ

──NOTE
❶このような状態におかれた患者はモニターが気がかりになり，十分な睡眠・休息がとれなくなることが多いので，監視する看護師も患者の態度に注意して観察にあたる必要がある。また，気管切開時には，患者との意思疎通をはかるためのコミュニケーションの技術が求められる。

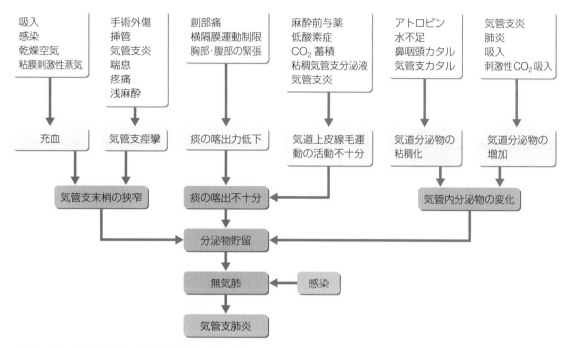

◉**図 1-28　術後無気肺と気管支肺炎の原因**

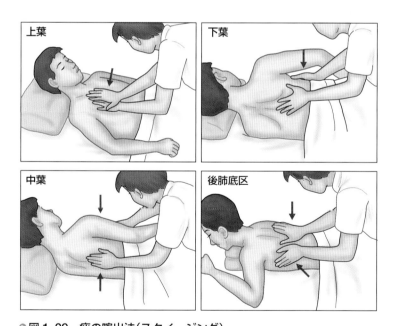

◉**図 1-29　痰の喀出法（スクイージング）**
矢印はスクイージングを加える方向を示す。

ブライザー）を行い，肺換気を維持して低酸素状態を改善する。なお，手術前に練習した口腔含嗽・ネブライザー・スクイージング（◉図 1-29）・ハフィング（◉図 1-30）による咳嗽誘発などによって排痰を良好に維持することは，看護師の重要な役割である。ただし，スクイージングは，胸壁圧迫による痛みを伴うため，疼痛コントロールが困難な開胸術の場合は避けるとともに，

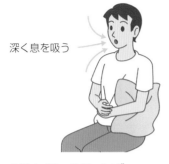　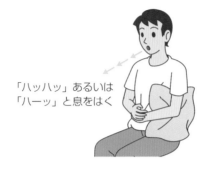

深く息を吸う

「ハッハッ」あるいは
「ハーッ」と息をはく

○図1-30　ハフィング

実施する場合は鎮痛薬を効果的に使用し，患者の痛みの程度をアセスメントしながら実施する。また，咳嗽時の痛みに対しては，創部に枕をかかえて痛くない程度に圧迫してもらい，咳嗽時にやや強めに圧迫することで緩和できる。

　ネブライザーの使用においては，粒子の大きさ❶を考慮する必要がある。末梢の気管支にまで吸入器の粒子を到達させるため，小さな粒子を発生させることが可能な機器を選ぶ必要がある。超音波ネブライザーは超音波振動によって薬液槽内の液体に分子運動をおこさせ，$0.3\sim3\,\mu m$ の均一の細かい粒子を発生させるので，手術後の排痰目的での使用に適している。

　また喀痰の排出後には，口腔内の清潔保持と不快感の緩和のために必ず含嗽をすすめる。1人でできないときには援助する。

　③十分な深呼吸と酸素療法の実施　手術後は開胸術による胸腔内の陽圧，肺コンプライアンスの低下，肺切除による呼吸容量の減少，麻酔薬による呼吸筋の弛緩，創部痛に伴う呼吸パターンの変調（浅い非効果的な呼吸パターン）が，肺胞低換気をもたらし低酸素状態を引きおこす。さらに前述した細気管支の気道浄化が不十分であれば，一層，肺胞換気は低下する。

　そこで手術後は，麻酔覚醒直後から深呼吸を促すことで，肺胞低換気を予防することが大切である。

　また，酸素療法として酸素マスクや鼻腔カニューレが用いられる。肺葉切除の範囲にもよるが，一般に手術当日は酸素マスクを使用し，手術後1日目に息苦しさや経皮的酸素飽和度（$SpO_2$）の値に問題がなければ，酸素療法は中止されることが多い。

　④効果的なドレナージの実施　開胸手術後には胸膜腔内にドレーン（トロッカーカテーテル）を挿入し，空気・血液・滲出液の排除をはかる。胸腔ドレーンは，一般に側胸部中腋窩線上の第7〜8肋間から挿入され，胸膜腔内の後ろ側に先端が留置される。

　血液・滲出液の貯留は肺の再膨張を妨げ，種々の合併症の誘因となる。排液ルートの確保は重要であるので，ドレーンが詰まらないように注意する。ドレーンは，排液バッグに接続され，術後の肺の状態に応じて低圧持続吸引を行うこともあれば，持続吸引をしないで水封式（ウォーターシール方式）とすることもある（○図1-31）。

NOTE
❶ネブライザーの粒子の大きさ
　$20\,\mu m$ 以上の粒子は鼻腔・咽頭までしか到達せず，$10\,\mu m$ 前後で気管支・細気管支まで到達し，$0.5\sim3\,\mu m$ で肺胞に達し沈着することができるとされている。

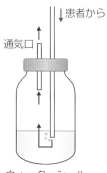

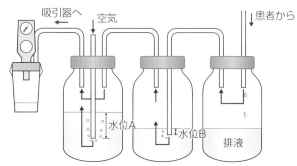

**a. 水封式（ウォーターシール方式）**
この方式の欠点は，患者の胸膜腔内が極端な陰圧になった場合，水が胸膜腔内に逆流し，吸い込まれることである。

**b. 三連ボトル方式**
胸腔内圧は水位Aと水位Bの合計となる。たとえば水位Aが13 cm，水位Bが2 cmなら，－15 cmH₂Oの陰圧が胸膜腔内にかかっている。この方式では，患者の胸膜腔内が極端に陰圧となっても水が入り込むことはない。

◉**図1-31　胸腔ドレーン**

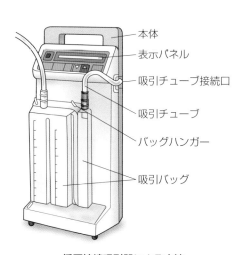

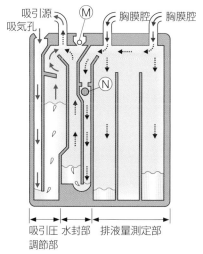

Ⓜ 陽圧防止弁
Ⓝ 強陰圧防止弁

┈┈▶ 患者の胸膜腔からの空気の流れ

──▶ 大気からの空気の流れ

──▶ 胸膜腔から排出された液の流れ

**a. 低圧持続吸引器による方法**　　　　**b. 低圧持続吸引バッグの構造**

◉**図1-32　低圧持続吸引法**

　一般的に片肺全摘術の場合は水封式とし，それ以外の肺切除術の場合には，低圧持続吸引が行われる。三連ボトル方式の原理を1つの容器にしたものが低圧持続吸引バッグである（◉図1-32）。

　胸腔ドレーンが挿入されている間は，次の事項に注意しながら援助する（◉図1-33）。

（1）排液バッグは滅菌されたものを用意し，ドレーンと接続する部分は無菌操作で扱う。

（2）水封式で行っているときは，ドレーンは必ず水中に2 cm程度入り，一端は外気に開放する❶。

（3）低圧持続吸引器を用いて吸引するときは，器械の作動状況を確認し，吸

▭NOTE
❶これは，排液バッグの中に滲出液が貯留したぶんだけ，排液バッグの中の空気が外に逃げることができるようにするためである。

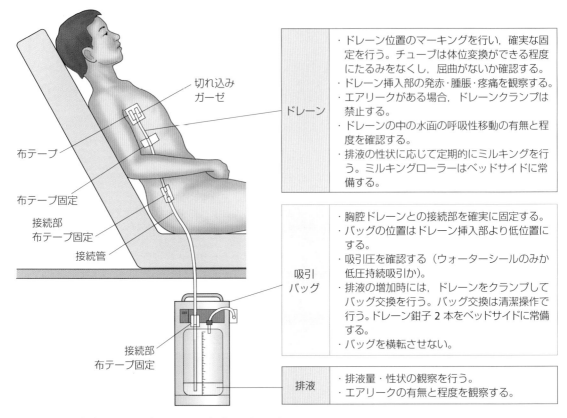

| | |
|---|---|
| ドレーン | ・ドレーン位置のマーキングを行い，確実な固定を行う。チューブは体位変換ができる程度にたるみをなくし，屈曲がないか確認する。<br>・ドレーン挿入部の発赤・腫脹・疼痛を観察する。<br>・エアリークがある場合，ドレーンクランプは禁止する。<br>・ドレーンの中の水面の呼吸性移動の有無と程度を確認する。<br>・排液の性状に応じて定期的にミルキングを行う。ミルキングローラーはベッドサイドに常備する。 |
| 吸引バッグ | ・胸腔ドレーンとの接続部を確実に固定する。<br>・バッグの位置はドレーン挿入部より低位置にする。<br>・吸引圧を確認する（ウォーターシールのみか低圧持続吸引か）。<br>・排液の増加時には，ドレーンをクランプしてバッグ交換を行う。バッグ交換は清潔操作で行う。ドレーン鉗子2本をベッドサイドに常備する。<br>・バッグを横転させない。 |
| 排液 | ・排液量・性状の観察を行う。<br>・エアリークの有無と程度を観察する。 |

図中ラベル：切れ込みガーゼ／布テープ／布テープ固定／接続部布テープ固定／接続管／接続部布テープ固定

▶**図1-33　胸腔ドレーナジシステムと観察のポイント**

入圧は通常 −10〜−15 cmH₂O に調節する。

（4）各接続部位はしっかりと固定し，気密が保たれていなければならない。また，ドレーンの圧迫・屈曲・抜去がないように注意し，吸引器を倒したり，排液バッグを患者の身体の位置（高さ）より上げてはならない。

（5）排液の血性度が高い場合，ドレーンはときどきミルキングローラーを用いてしごき，凝血によって閉塞しないように注意する。

（6）排液バッグの中の排液の量・性状の観察は1〜2時間ごとに正確に行う。

（7）排液量が多く排液バッグを交換する必要がある場合や患者を移動するときは，必ずドレーンを2本のドレーン鉗子で閉鎖し，持続吸引を中止した状態で行う。ドレーン鉗子はベッドサイドに常時用意しておく。

（8）ドレーン挿入中は体動が制限され，抜去の心配もあって休息がとれないので，体位を工夫し，体位変換によって安楽をはかる。

⑤ **残存肺の再膨張を促進するための試み**　肺葉切除術後は，残存肺の再膨張を促進することが大切である。そのため患者が起きている間は，1時間ごとに30回ぐらい深呼吸をするようにすすめる。手術前から練習を進めていた腹式呼吸法による深呼吸法や，トリフロー®などの器具を活用した方法によって最大吸気量を高めていき，肺胞内に空気を十分に取り入れる。しかし，胸腔ドレーンから空気もれ（エアリーク）が多量に生じているときは，積極的な深呼吸を避け，安静をはかる❶。

NOTE
❶胸膜におおわれない肺組織は，手術時に糸針で修復しても，ある程度空気のもれが生じることがある。安静にしていれば，通常は数日以内に自然に治癒する。

6 **痛みの緩和**　肺切除術後の疼痛は，主として次のような原因による。原因に応じた疼痛緩和方法を行う。

①**皮膚切開に起因する疼痛**　鎮痛薬を必要とすることはほとんどない。寝衣・シーツなどのしわが手術創部を刺激しないように注意する。

②**筋肉の切離・縫合に起因する疼痛**　この疼痛は筋クローヌス❶によるものである。術側上肢の運動を行って，筋クローヌスの除去に努める。

③**肋骨切断(肋骨骨折)による疼痛(後側方切開の場合)**　肋間開胸の場合は考慮する必要はない。肋骨を切断して肋骨床で開胸した場合には，切断した肋骨の復元を確実に行えば，疼痛の発生をかなり防止できる。

④**胸膜切開に起因する疼痛**　鎮痛薬でコントロールする必要がある。

また，激しい痛みは不安を増強させ，呼吸を抑制して痰の貯留につながるので，鎮痛薬を効果的に使用したり，頻繁に訪室して安心感を与える。とくに胸腔ドレーンが外されるまでは痛みが強いので，夜間の痛みのコントロールに気を配る。

手術後の創部痛の緩和の方法として，硬膜外腔にチューブを留置し，持続的に鎮痛薬を注入する硬膜外鎮痛法を用いることが多い。一般的に電気などの動力を必要とせず，バルーンリザーバーが風船のように自然にしぼむ力を利用して鎮痛薬を一定の速度で持続注入することができる小型携帯式のディスポーザブル製品を用いる(◐図1-34)。バルーンの容量は 50 mL，100 mL，250 mL，300 mL などさまざまな大きさがあり，疼痛管理が必要な日数に応じて選択するようになっている。

近年では，患者自己管理鎮痛法 patient controlled analgesia(PCA)❷も用いられるようになってきた。

硬膜外チューブの留置中は痛みは緩和されているが，抜去したのちは注意深くアセスメントしていく必要がある。ただし，痛みは主観的なものであり，硬膜外チューブ留置中であっても患者によっては痛みを訴える場合も少なくない。こうした場合には，そのほかの鎮痛薬の併用やマッサージの活用とともに，そばにいる時間をできるだけ多くして訴えを傾聴する。

7 **胸腔ドレーン抜去の介助**　胸腔ドレーンは，通常，手術後 48〜72 時間で抜去する。抜去の目安としては，エアリークの消失，排液量の減少(60〜100 mL/日以下)，呼吸性移動が消失して肺の再膨張がはかられている場合

🗐 NOTE
❶**筋クローヌス**
　筋肉を急激に伸展させると筋収縮が不随意に出現することをいう。

🗐 NOTE
❷**患者自己管理鎮痛法 (PCA)**
　患者が疼痛を感じたときに，硬膜外腔や静脈内に挿入されたチューブに接続された PCA ポンプを用いて，患者自身がボタンを押す操作をすることにより，一定量の鎮痛薬を自身で投与できる方法である。

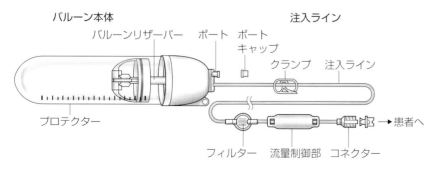

◐**図1-34　加圧式医薬品注入器(シュアーフューザー A®)の構造**

である。胸腔ドレーンを抜去するときは、ドレーン挿入部にあらかじめ縫合糸が掛けられていない場合には、切開・縫合セットを用意する❶。

抜管時には安楽な起座位とし、抜管のタイミングは吸気が呼気に転じる瞬間がよい❷。それは抜管時に、胸膜腔内への空気流入を最小限にするためである。

⑧ **胸腔穿刺の介助**　胸腔ドレーンを抜去したあと、再び血液や滲出液が貯留してくることがある。そのままにしておくと肺の再膨張が妨げられるため、貯留した液を胸腔穿刺針またはテフロン針で穿刺排液する。胸腔穿刺時には、局所麻酔薬、局所麻酔用注射器（短針および長針を含む）、胸腔穿刺針（またはテフロン針）、胸腔穿刺用の注射器（50 mL または 100 mL）、大きな膿盆などを用意する。

座位では背部中腋窩線上の第6〜7肋間、仰臥位では側胸部前腋窩線上の第5〜6肋間を穿刺するので、安楽を考慮した体位を整える必要がある。患者は強い恐怖心におそわれるので、看護師は治療の進行を伝えながら安心感を与える。

⑨ **手術側上肢の運動機能障害の予防**　手術中の強制肢位や、後側方切開術のように肋骨および胸部運動に関連した筋群の切断を伴う場合には、患側上肢の挙上障害や上腕神経麻痺による運動障害がおこることもある。そのため、手術後1日目から患者の痛みや可動域を考慮しながら徐々に運動を進めていく（◯図1-35）。

⑩ **肺葉切除術後の生活行動の拡大と生活指導**　肺葉切除術後は、肺の容積が縮小しているために低酸素状態になりやすく、活動耐性が低下する。したがって、患者の日常生活の活動範囲や活動の性質、活動時間と量を理解して徐々に生活行動の拡大をはかり、社会適応の準備を進めていく必要がある。

このとき、患者自身の目標設定が実際の肺機能の回復過程と一致していれば問題ないが、目標設定が高すぎる場合や、低すぎる場合がある。そこで、患者自身が感じる、活動・運動の拡大に伴って生じてくる息切れ・倦怠感・体力の減退などの自覚症状、および客観的なデータとしてあらわされる筋力・筋肉量、体重の増減、栄養状態、呼吸機能の検査結果、さらに患者のニーズや意思を統合させながらアセスメントを行い、患者と相談しながら回復状況に応じた目標設定ができるように促していく。

ボディイメージの変化や機能低下により、手術前とは生活行動パターンが変化したとしても、可能な限り、その患者の強み（肯定的側面）をいかした援助を行う❸。

体力や機能低下は、活動性に影響を与えるので、十分な睡眠、栄養改善、適切な活動によって、気分転換をすすめ、自尊感情や目標行動が高まるように支援する。

自分の状態を肯定的にとらえることができるようになると、退院後の生活を予測しながら新しい価値観や信条、問題への対処行動への学習意欲も高まってくる。手術前に病名と治療について十分に理解をしていなかったり、治療の選択についての葛藤が続いている場合は、継続的な支援が必要である。

---

**NOTE**

❶手術のとき、抜管時の縫合糸を掛けておくのが一般的であり、その場合には切開・縫合セットの準備は必要ない。

❷呼気終末期には胸腔内の陰圧が弱くなり、抜去部から胸腔内に空気が入りにくくなる。しかし、息をとめていることが苦しくなり、抜去時に吸息を開始してしまうと、胸腔内の陰圧が高まり、逆に抜去部から胸腔内に空気が流入する危険性がある。したがって呼息開始時が望ましいとされている。

---

**NOTE**

❸効果的な呼吸法を指導し、鏡を活用して立位の姿勢を正しく整えるセルフアセスメントをすすめる。肋間神経に沿って痛みが残存することがまれにあるが、やがて消失していくことを説明する。

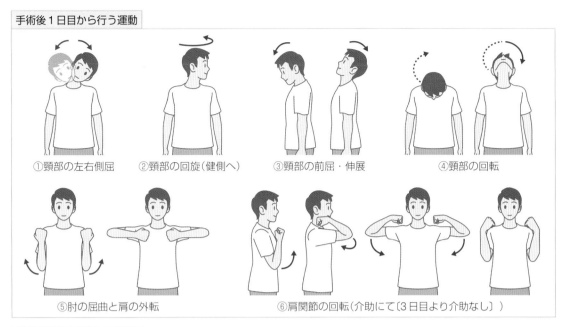

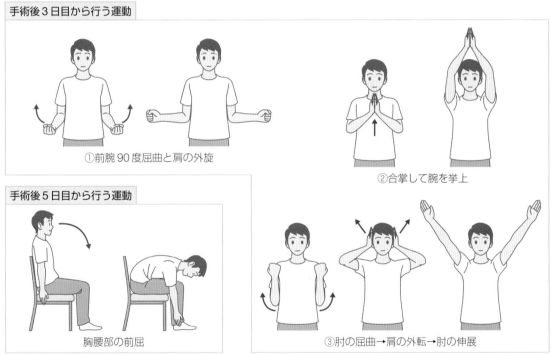

◎**図1-35　患側上肢運動障害防止のためのリハビリテーション**

　肺葉切除術を受ける患者の一般的な治療・検査・ケアの流れがイメージできるよう，医療者用と患者向けのクリニカルパス（クリティカルパス）の例を紹介する（◎表1-5,6）。

◎表1-5　肺葉切除術のクリニカルパス（医療者用）

| 月／日 | ／ | ／ | ／ | ／ |
|---|---|---|---|---|
| 術前・術後日数 | 手術前々日 | 手術前日 | 手術当日 術前 | 手術当日 術後 |
| アウトカム | ・禁煙できている。<br>・不安が最小限で手術の準備ができる。 | ・安心して手術が受けられる。<br>・十分な休息と睡眠がとれる。 | ・安心して手術が受けられる。<br>・無事に手術が終了する。<br>・術後の疼痛コントロールができている。<br>・後出血徴候がなく，術後のバイタルサインが安定している。 | |
| 検　査 | ・指示簿参照 | | | |
| 治療・処置 | | □○剃毛 | □○術前静脈ライン確保<br>□○抗菌薬持参 | ・胸腔ドレーン（−15 cmH$_2$O）<br>・術後指示簿参照（疼痛・悪心時）<br>□○尿量（　　）[1]mL/時以下のとき，乳酸リンゲル液 500 mL を 4 時間で付加。<br>□○尿量（　　）[1]mL/時以下のとき，ラシックス®0.5 A＋5% ブドウ糖 50 mL を 30 分で投与。<br>□○酸素 off 可（Spo$_2$≧95% キープ） |
| 食　事 | ・常食 | ・常食 | ・絶食 | □○病棟帰室後，飲水，内服可（〔　　〕[2]時から） |
| 排　泄 | ・トイレ | ・トイレ | □○浣腸 60 mL（手術前々日より排便なし，希望時） | ・バルーンカテーテル留置，尿量測定 |
| 清　潔 | ・フリー | ・フリー | | ○全身清拭 |
| 安静度 | ・フリー | ・フリー | | □○ベッド上フリー |
| 看護・活動 | ○術前オリエンテーション<br>○身長，体重測定 | ○術前オリエンテーション<br>○センノシド（プルゼニド®）2 錠内服確認 | | □○〈希望時〉エアマッサージャー除去可<br>○〈喀痰排出困難時〉ブロムヘキシン塩酸塩（ビソルボン®）吸入 |
| 同意書 | □○感染症<br>□○手術<br>□○輸血 | | | |
| 準　備 | | □○マーキング（右・左）<br>○必要物品確認（T字帯，ティッシュ，三角巾） | | |
| 観察内容 Spo$_2$(%) | | | | |
| 呼吸音 | | | | |
| 吸入 | | | | |
| 排痰・色 | | | | |
| エアリークの程度 | | | | |
| ドレーン排液量 | | | | |
| ガーゼ汚染の有無 | | | | |
| 皮下気腫の有無 | | | | |
| 創痛の有無 | | | | |
| 鎮痛薬使用 | | | | |
| 尿量(mL)，排尿回数 | | | | |
| 排便回数 | | | | |
| 食事摂取量(主/副) | | | | |

1)尿量低下時は，手術中の出血量や輸液量，患者の体重などを考慮して医師が数値を指示する。
2)飲水・内服の開始時間は，術式（開胸手術か胸腔鏡下手術かなど）や手術終了時間を考慮して医師が指示する。
（神戸市立医療センター中央市民病院，一部改変）

| 術後第1病日 | / 術後第2病日 | / 術後第3病日 | / 術後第4病日 | / 術後第5病日 | / 術後第6病日 | / 術後第7病日 |
|---|---|---|---|---|---|---|
| ・疼痛が軽減し効果的な排痰ができる。<br>・感染徴候がない。<br>・離床が進む（立位・歩行） | ・創痛がコントロールできており，歩行できる。<br>・感染徴候がない。<br>・排痰ができている。 | | ・創痛がコントロールできている。<br>・感染徴候がない。<br>・排痰ができている。<br>・退院後の生活上の注意点について理解できている。 | | | |
| □○胸部X線<br>□○血液検査<br>　（全血算，生化学） | □○胸部X線 | □○胸部X線<br>□○血液検査<br>　（全血算，生化学） | □○胸部X線 | □○胸部X線<br>□○血液検査<br>（全血算，生化学） | □○胸部X線 | □○胸部X線<br>□○血液検査<br>（全血算，生化学） |
| ・胸腔ドレーン<br>　（−15 cmH$_2$O）<br>□○歩行時には水封ドレナージ可<br>・鎮痛薬内服<br>□○術前に中止した薬剤を再開<br>□○持続点滴80 mL/時<br>→○食事摂取半分以上でoff | □○持続点滴80 mL/時<br>→○食事半分以上摂取でoff<br>・術後指示簿参照<br>□○硬膜外カテーテル抜去<br>・エアリークがなく，排液量が落ち着けば，胸腔ドレーンをクランプ予定。 | ・持続点滴80 mL/時<br>→食事半分以上摂取でoff<br>・術後指示簿参照<br>・鎮痛薬内服<br>・前日に胸腔ドレーンをクランプしている場合，胸腔ドレーン抜去。 | ・術後指示簿参照 ————→<br>・鎮痛薬内服　　　　　　　　　　　　　　　退院指示 | | | |
| ・全かゆ食 | ・全かゆ食 or 基本食 | ・基本食 ————————————————————→ | | | | |
| □○歩行可能時，バルン-カテーテル抜去<br>□○バルン-カテーテル抜去後，自尿が確認できれば尿量測定中止 | ・トイレ ————————————————————→ | | | | | |
| ・全身清拭 | ・全身清拭<br>・陰部洗浄 | ・胸腔ドレーン抜去後，シャワー可 | | | | |
| ・離床可 | | | | | | |
| ○歩行可能時，ストッキング除去<br>○〈喀痰排出困難時〉ブロムヘキシン塩酸塩吸入<br>・離床を促す<br>　（立位→歩行へ）<br>□○バルン-カテーテル抜去後，1日1回体重測定 | ○〈喀痰排出困難時〉ブロムヘキシン塩酸塩吸入 ————→<br>□○バルン-カテーテル抜去後1日1回体重測定 | | ○〈頓用〉ブロムヘキシン塩酸塩吸入 ————————→<br>□○バルン-カテーテル抜去後1日1回体重測定 | | | |

注)□印は医師の指示をあらわす．指示する際に☑のようにチェックをつける．
　　○印は看護師の確認・実施をあらわす．確認・実施した場合，⊘のようにチェックする．

## ▶表1-6　肺葉切除術を受ける患者向けのクリニカルパスの例

| | 手術前日まで | 手術当日 | | 手術翌日 | 手術2日目 | 手術3日目 | 手術4日目 | 手術5日目以降 |
|---|---|---|---|---|---|---|---|---|
| | | 手術前 | 手術後 | | | | | |
| 治療・処置 | 氏名確認のためのリストバンドを装着させていただきます。必要に応じて剃毛します。 | 車椅子または徒歩で手術室に向かいます。 | ICUで数時間～一晩過ごします。酸素投与のマスクと血栓予防のための機械が足についています。胸に管が，背中から痛みどめのチューブが出ています。 | 状態に問題がなければ徐々に動いて離床してもらいます。 | 背中の痛みどめのチューブを抜きます。 | レントゲンで確認後，よければ胸の管を抜きます。 | からだを動かすことができ，検査結果に問題がなければ退院可能となります。 | |
| 検査 | 採血・レントゲン撮影 | | | 採血・レントゲン撮影 | レントゲン撮影 | 採血・レントゲン撮影 | レントゲン撮影 | 採血・レントゲン撮影適宜 |
| 薬剤（点滴・内服） | 内服中のお薬を確認させていただきます。中止・変更になる場合もあります。 | 点滴を開始します。 | 痛みどめの点滴・内服，吐きけどめの点滴を用意しています。 | 痛みどめの内服は続行します。24時間点滴は，食事のぐあいをみながら減らして終了します。 | 痛みのぐあいをみつつ，痛みどめの薬は減量していきます。 | | | |
| 安静度 | とくに制限はありません。 | 病棟内で待機。 | ベッド上フリーです。座ってもかまいません。 | はじめての歩行は看護師が付き添います。検査などは車椅子または歩いて行きます。 | トイレ歩行⇒病棟内⇒院内へと，活動範囲を拡大しましょう。 | | | |
| 食事 | 常食（手術前日の夜は麻酔医の指示により，制限がある場合もあります。） | 絶飲食 | 絶食です。問題がなければ水分・内服薬摂取可能です。 | 全がゆ食 | 常食 | | | |
| 清潔 | 剃毛，シャワー | | | 痛みの状況などに合わせて看護師がからだをふいたりします。胸の管を抜いた日からシャワー可能です。 | | | | |
| 排泄 | | 希望すれば朝に浣腸を行います。便の性状を看護師が確認します。 | 尿は尿道に入れたチューブから出てきます。 | 尿道に入れたチューブを抜きます。痛みのぐあいにより，ベッドサイドで排泄または，トイレに行くことも可能です。 | トイレを使用しましょう。 | | | |
| 患者様および家族の方への説明・指導 | 手術・検査・入院生活などについて担当医師・看護師から説明があります。全身麻酔や絶食時間などについて麻酔医より説明があります。禁煙し，腹式呼吸の練習を行います。 | ご家族の方は手術の1時間～30分前に来院してください。手術中は必ず手術室の前でお待ちください。手術後，医師の説明とICUでの面会があります。 | | 気分がわるかったり，動けないほどの痛みがあるときはすぐにお知らせください。痰ぎりの吸入，腹式呼吸をして，痰を効果的に出すようにします。手術をした側の腕は，注意して少しずつ動かしていくようにしましょう。 | | | | 退院後の生活，次回外来日について説明します。 |

（神戸市立医療センター中央市民病院，一部改変）

# B　胸部外傷患者の看護

　わが国では，胸部外傷の約 65% は交通外傷によるものであり，圧倒的多数を占めている。そのほかには，高所からの墜落，重量物の下敷きとなる，暴行などが原因としてあげられる。

　胸部には生命維持に重要な役割を果たす臓器が含まれているので，外傷によって生命の危機に陥ることもまれではない。また，外観的には損傷のあとがなくても，突然，ショック・呼吸困難・呼吸停止・心停止にいたることもある。したがって受傷直後から一定期間は，医師とともに潜在的な重症度のアセスメントを行わなければならない。

## 1　アセスメント

● **基本的な視点**　胸部外傷後の死因の多くは呼吸不全であるため，その徴候を注意深く観察しなければならない。①口腔・咽頭における気道閉塞，②緊張性気胸や胸郭動揺，③骨折に伴う奇異呼吸などを早期に発見する必要がある。

　**1 呼吸不全の徴候**　頭部外傷の形跡がないにもかかわらず，ときに患者の意識がぼんやりしたり，混乱したりすることがある。これは肺損傷によって動脈血中の酸素分圧が低下し，組織の低酸素 hypoxia をきたしたことによるものと考えられる。また低酸素血症に伴う交感神経系の反応や乳酸アシドーシスによる症状❶についても注意深く観察する。また受傷後 12〜24 時間は，$SpO_2$ の値や動脈血ガス分析の結果，およびこれらの症状から，呼吸不全の徴候を観察する必要がある。

　**2 口腔・咽頭における気道閉塞の有無**　口腔内および鼻咽頭への分泌物や血液の貯留は，気道閉塞の原因となり窒息を引きおこす。したがって，呼吸状態を観察し気道閉塞の徴候をアセスメントするとともに，口腔内の観察，鼻腔からの吸引などによって分泌物や凝血塊の有無を確認する。

▭ **NOTE**

❶低酸素血症では交感神経が興奮し，カテコールアミンが分泌されるため，まず頻脈・血圧上昇・呼吸数の増加などが生じる。しかし，低酸素状態が進行すると嫌気性代謝によって乳酸が蓄積して乳酸アシドーシスとなり，逆に徐脈・不整脈・血圧低下・呼吸数の低下などが生じてくる。

---

| plus | **胸腔鏡（内視鏡）下手術と看護上の注意点** |
|---|---|

　従来は，自然気胸や巨大ブラの囊胞性肺疾患に対するブラ切除術や肺がんの部分切除術などが中心であったが，徐々にその適応は拡大し，肺がんなどでの肺区域切除術，肺葉切除術，縦隔腫瘍切除術も胸腔鏡下で行われるようになってきた。この手術方法は VATS（video-assisted thoracic surgery）とよばれている。

　この方法では通常の開胸手術と比べて傷が小さく，術後疼痛が少なくてすみ，早期退院や職場復帰が可能となるという利点がある。一方，欠点としては手術中の視野が狭いため，鉗子類の出し入れの際に臓器や血管を損傷する危険性が高く，損傷に気づきにくいということがある。したがって，胸腔鏡下手術においては，術後出血や胸腔ドレーンからのエアリークの徴候にとくに注意をはらう必要がある。

　こうした欠点を考慮し，肺がんの手術のように癒着剝離など手術操作が複雑な場合には，完全な胸腔鏡下手術ではなく，小開胸と胸腔鏡を併用する胸腔鏡補助下手術が行われることが多い。

3 **緊張性気胸の徴候の有無**　緊張性気胸が生じると呼吸停止や心停止につながり生命の危険が生じる。そのため，緊張性気胸による縦隔移動の状態を早期に発見することが必要となる。聴診呼吸音の片側減弱，呼吸困難，呼吸促迫，心拍数の増加，血圧の低下，静脈怒張などの徴候がみられる。胸部X線像での確認も必要となる。緊張性気胸に対しては，生命維持のためにただちに胸腔穿刺や胸腔ドレーンの挿入，低圧持続吸引などの処置を必要とするので，正確な観察を要する。

4 **胸郭動揺の徴候の有無**　健側肺の換気は障害され心拍出量も低下する。この場合，創部を気密にするための処置がとられる。銃創・爆発による損傷では，とくにこの点に留意する。

5 **骨折に伴う奇異呼吸の有無**　胸部外傷により複数の肋骨骨折が生じると胸壁動揺（フレイルチェスト）による奇異呼吸が出現する。胸壁動揺は換気効率の低下につながるため，同側の複数の肋骨骨折がある場合には，吸息・呼息時の胸壁の動きを観察し，奇異呼吸の有無に注意をはらう。胸壁動揺が著しい場合には，ただちに気管挿管と人工呼吸器による持続的気道陽圧法（内固定とよばれる）を行う必要がある。したがって自覚症状や動脈血ガス分析のデータに基づいて医師に報告をし，その時期を相談しなければならない。

## 2 看護目標

(1) 受傷直後に生命の危機感を感じたことから生じる患者および家族の恐怖心や興奮がやわらぎ，安心のニーズが保証される。
(2) 痛みや呼吸困難などの苦痛が緩和される。
(3) 人工呼吸器療法による患者の苦痛が緩和されるとともに，合併症の出現がない。
(4) 緊急手術・人工呼吸器装着などの治療・処置の変化に対応して，現状が理解できるとともに感情・意思の伝達ができる。

## 3 看護の実際（看護介入）

1 **不穏・興奮患者および家族の不安への援助**　開放性損傷・緊張性気胸・胸腔内出血・心タンポナーデ・換気不全を伴っていると，呼吸困難と努力性呼吸を示し，現実的知覚を欠いて不穏状態となる。まず，静かで緊急措置の行いやすい個室を用意することが望ましい。患者に付き添い，意識状態を確かめながら緊急治療の必要性と方法について説明して安心感を与える。また，家族がそばにいることで患者の不安が緩和するため，家族の支援・協力を求める。

しかし，家族が患者の受傷によって精神的余裕がない場合には，まず家族の不安を緩和する必要がある。家族のそばに寄り添い，思いを傾聴するとともに，今後の方向性について家族が納得いくまで説明を行う。

2 **痛みや呼吸困難などの苦痛の緩和**　肋骨骨折を伴っていると，痛みのために呼吸運動が制限されるので，正常な呼吸ができるように鎮痛薬が用いられる。また，臥位よりも起座位としたほうが横隔膜が下がり呼吸をしやす

いため，胸腔内大出血や血胸によるショック徴候に注意しながら，体位の工夫をはかる。気道内の分泌物・血痰を除去し，気道を確保するとともに十分な酸素吸入を行うことで呼吸苦を緩和する。

③人工呼吸療法中の患者への援助　胸壁動揺や開放性胸部損傷・胸腔内出血によって呼吸不全をおこした場合は，ただちに気管挿管を行い，人工呼吸器による呼吸管理が行われる。これは骨折部が強固になるまで，また呼吸不全の状態が回復するまで2～3週間は継続される。

人工呼吸器装着中は，機器の作動を注意深く定期的に確認する。また，長期使用中におこりやすい合併症に注目し，その予防対策として治療ケアについても知り，気管チューブの管理と人工呼吸器の管理を行う必要がある（▶表1-7～9）。さらに，挿管中は鎮静薬や鎮痛薬を使用して，患者の苦痛を緩和することが重要となる。鎮静の深度は一般的には鎮静深度スケールであるRASS（Richmond Agitation-Sedation Scale）を用いて行うことが多い。

④現状理解の促進と患者の思いの傾聴　患者は受傷時からあわただしく次々と治療・処置が行われることから，その変化に応じて自分がおかれている現状について十分に理解することができない場合が多い。現状理解ができていないと，不安・緊張が強くなり不穏状態となることもあるため，患者が覚醒している状況ではゆっくりと患者の理解度を確認しながら，現状につい

▶表1-7　人工呼吸器装着中におこりやすい合併症

| 肺の加圧に伴う合併症 | 加温・加湿に伴う合併症 |
|---|---|
| ・頭蓋内圧亢進<br>・心拍出量減少<br>・肝臓や腎臓の血流量低下<br>・体液の貯留<br>・尿量の減少<br>・肺胞破裂・緊張性気胸・皮下気腫 | ・高温による気道粘膜の損傷<br>・呼吸器感染症 |
| | **消化管の障害** |
| | ・腸管蠕動運動の抑制<br>・鼓腸<br>・ストレス性潰瘍 |
| **気管吸引に伴う合併症** | **高濃度酸素投与に伴う障害** |
| ・呼吸器感染症<br>・低酸素血症<br>・気道粘膜の損傷 | ・無気肺<br>・肺間質の線維性変化 |

▶表1-8　気管チューブの管理

| 内容 | 理由 |
|---|---|
| チューブの固定と位置の確認 | 片肺挿管や自然抜管の防止 |
| チューブの長さの調節 | 死腔の減少と屈曲の予防 |
| チューブの定期的な交換 | 感染の防止，分泌物付着による閉塞・狭窄の防止 |
| チューブ固定位置の変更 | 皮膚の圧迫壊死やテープによる皮膚損傷の防止 |
| チューブの保護（バイトブロックによる） | 気道の確保 |
| カフ圧の調整 | 気管粘膜圧迫による粘膜損傷の防止 |

○表1-9　人工呼吸器の管理

| 内容 | 理由 |
| --- | --- |
| 設定条件の確認 | 医師の指示，患者の状態に合った条件設定 |
| ファイティング\*の予防 | 換気量低下防止，苦痛の緩和，気胸の防止 |
| 気道内圧の確認 | 気胸の防止，呼吸器回路からの空気もれの発見 |
| 蛇管内の水の除去 | 感染の防止，気管内への逆流による苦痛の緩和 |
| 加湿水の交換，蛇管の交換 | 感染の防止 |
| 加湿器の温度設定 | 適度な気道粘膜の加湿，気道損傷の防止 |
| アラームの設定と確認 | ファイティングや人工呼吸器異常などの早期発見 |
| 呼吸音・呼吸回数の確認 | 肺合併症やファイティングなどの異常の早期発見 |
| 血圧・脈拍の確認 | 陽圧換気による循環への影響のアセスメント |

\*ファイティング fighting：患者の自発呼吸と人工呼吸器の陽圧換気のリズムが合わず，
　うまく呼吸ができなくなることをいう。

て説明を行う。

　また，患者が話すことができる状況ならば，患者の思いや感じていること
を話すことができるような雰囲気をつくり，患者の話を傾聴することも重要
である。患者の思いやニーズがわかれば，それに応じた対応をとるようにす
る。しかし，人工呼吸器療法中などでは，気管挿管と鎮静薬の影響で患者は
自分の苦痛などの不快感覚やニーズを自由に表現することができない。その
ため，覚醒時には患者の表情・まなざし・手足の動き・体動などの反応に注
目し，患者の苦痛を読み取るようなコミュニケーションをはかる。そして，
看護師が理解できたこと，できなかったことを患者に示す。すぐに理解でき
ない状況であっても，患者のメッセージを受けとめようとしていることを示
し，患者が意思疎通をあきらめないようにする。看護師が理解できたことに

---

**column　呼吸療法認定士の認定と活動**

　アメリカでは専門の呼吸療法士がチームを組み，各病棟の人工呼吸器装着患者を巡回して呼吸管理を行っている。わが国でも 1996（平成 8）年から学会（日本胸部外科学会・日本呼吸器学会・日本麻酔科学会の 3 学会合同）が呼吸療法認定士の資格を認定し，より専門・高度化する呼吸療法に対応できる人材を育成しようという試みが行われている。

　看護師・准看護師・理学療法士・作業療法士・臨床工学技士で，実務経験が 2 年以上（准看護師は 3 年）あり，2 日間の講習ののち，認定試験に合格することで認定登録される。また，5 年ごとの認定更新制度をとっている。

　認定士試験の合格者のうち半数以上が看護職であり，いかに看護がその実務において呼吸療法と関係が深いかを示唆している。認定試験の内容としては，吸入療法・酸素療法・呼吸理学療法・人工呼吸器管理などが含まれている。

　呼吸療法認定士は，その知識をいかして医師や専門看護師，認定看護師などとチームを組み，病院内の呼吸器ケアが必要な患者を巡回し，必要なケアを提供したり，看護スタッフの呼吸療法の教育・啓発にあたったり，自身の勤務する病棟での呼吸療法の実践にいかすことは大切な活動である。

関しては，患者のニーズに応じた援助や言葉かけを行う。

# C 乳房の手術を受ける患者の看護

　乳房の手術はおもに乳がんに対して行われるため，本項では乳がんの手術を受ける患者の看護について述べる。乳がんは，女性における部位別がん罹患数が第1位であり，女性にとって罹患しやすいがんの1つである。その一方で，死亡数は第4位と低く，5年相対生存率は92.3％，10年相対生存率は79.3％と高い[1]。ここから，がんサバイバー❶として生きていく乳がん女性が多いといえる。

　したがって，乳がん患者の看護では，がん治療を受けながらも，その人らしい生活と人生を送りつづけられるように支えることが，その重要な目標である。

　手術療法は乳がん治療の最初の段階となることが多いため，治療に対する思いをていねいにアセスメントし，今後の治療の選択を支援していくことが重要である。

□NOTE
❶がんサバイバー
　がんと診断されてから死亡するまでの患者をさす。がん体験者ががんと向き合いながら生きるという意味を含む。

# 1 手術前の看護

## 1 アセスメント

　ほかの手術と同様に，手術および麻酔による侵襲に耐えられる全身状態であるかアセスメントし，手術のリスクが最小限に抑えられるようにする（◐表1-10）。

　乳房の手術でおこる可能性のある特徴的な術後合併症は，患側上肢の関節可動域の制限やリンパ浮腫といった機能障害である（◐63ページ）。術前に，両上肢の肩関節可動域，運動障害の有無，周径，握力を測定・観察し，左右差の程度も把握しておく。

　乳房の手術には，大きく分けて乳房を温存する術式と，切除する術式がある。手術についてどのように理解しているかをアセスメントすると同時に，術式の選択や治療に対する思いもていねいに聞きとる。乳房に対する思いや考え方が，術式や術後の治療の選択，治療との向き合い方にも影響するため，乳房に対する価値観をアセスメントする。

## 2 看護目標

（1）心身ともに安定した状態で手術にのぞむことができる。
（2）手術に関する意思決定を行い，前向きに治療を受けることができる。

---

1）国立がん研究センター対策情報センター：がん情報サービス　がん種別統計情報　乳房．（https://ganjoho.jp/reg_stat/statistics/stat/cancer/14_breast.html）（参照 2023-08-18）

◦表 1-10　乳房の手術を受ける患者の手術前のアセスメント

| アセスメント項目 | 判断の指標 | 看護上の問題 |
|---|---|---|
| 基礎情報 | • 腫瘍部位の疼痛，圧痛。腋窩リンパ節の触知，乳房腫瘤の視診・触診<br>• がんの進行度：TNM 分類<br>• 既往歴：過去に罹患した疾患とその治療<br>• アレルギーの有無 | ○基礎情報から予測される看護上の問題 |
| 循環機能・凝固能 | • 血圧，脈拍，心電図所見，胸部 X 線所見，高血圧の有無<br>• 血液凝固能：血小板値，PT，APTT，フィブリノゲン | ○術後出血の危険性<br>○水分出納バランスのくずれ，後出血，腎排泄不良に関連した術後の循環動態変動の危険性<br>○血液凝固能の亢進，血流うっ滞に関連した術後深部静脈血栓症発症の危険性 |
| 呼吸機能 | • 呼吸回数，呼吸パターン，Spo₂ 値，肺機能検査所見，胸部 X 線所見，喘息の有無，喫煙歴 | ○呼吸機能低下，術前の喫煙歴，手術侵襲・全身麻酔に関連した術後の呼吸器合併症発症の危険性 |
| 排泄機能 | • 泌尿器系：尿回数・量，BUN，Cr，e-GFR 値，電解質値<br>• 消化器系：排便回数，便の性状・量，最終排便日，便秘の有無，緩下薬の使用の有無 | ○排泄機能障害から予測される看護上の問題 |
| 栄養状態・代謝機能 | • 食事摂取状況<br>• 身長，体重，BMI<br>• 栄養状態：血清総タンパク質，アルブミン値<br>• 貧血の有無：RBC，Hb，Ht<br>• 糖代謝：糖尿病の有無，空腹時血糖値，HbA1c<br>• 肝機能：AST，ALT，総ビリルビン，直接ビリルビン，飲酒の程度<br>• 口腔・歯の状態，義歯の有無，咀嚼力<br>• 易感染性・感染徴候：WBC，CRP 値，体温 | ○低栄養，貧血，高血糖に関連した術後創部感染の危険性 |
| 患側上肢の関節可動域・リンパ浮腫査定のためのベースライン把握 | • 両上肢の肩関節可動域，運動障害の有無<br>• 両上肢の周径：腋窩，上腕，前腕，手首，手背部<br>• 両手の握力 | ○上腕肋間神経損傷を伴う腋窩リンパ節郭清，手術後の瘢痕治癒による軟部組織の収縮，創痛に関連した患側上肢の機能障害<br>○腋窩リンパ節郭清・センチネルリンパ節生検によるリンパ路の切断に関連したリンパ浮腫発症の危険性 |
| 健康への意識・健康管理 | • 医師からの説明内容<br>• がんの病期，TNM 分類<br>• 予定術式，予定される術後の補助療法<br>• 疾患と進行度に対する理解，とらえ方<br>• 治療に対する理解，とらえ方<br>• これまでの健康管理の方法 | ○手術・治療に関する意思決定の葛藤<br>○病気・治療に関する理解不足<br>○術後，療養に関連する健康管理の不足の危険性 |
| 心理・社会的側面 | • 乳がんの罹患，手術施行に関する思い，術後の変化のとらえ方<br>• 乳房に対する価値観<br>• 家族内役割：主婦，母，祖母，主生計者など<br>• 社会的役割：仕事の有無・内容，その他の社会活動<br>• 今回の罹患，手術が役割遂行に与える影響<br>• 人生についての考え方，信念，信仰 | ○がんの罹患，乳房の喪失・変形に伴うボディイメージの変容に関連した情動的反応<br>○がんの罹患，乳房の喪失・変形に関連した自己概念の変容<br>○がんの罹患，治療に関連した役割遂行の変化 |
| 家族関係 | • 家族構成，キーパーソン<br>• 家族内の関係性<br>• 家族の疾患・進行度・手術に対する理解ととらえ方<br>• 家族の患者への支援体制<br>• 入院による経済状態の変化，負担の程度 | ○がんの罹患，乳房の喪失・変形に伴う夫婦関係の変化<br>○がんの罹患，乳房の喪失・変形に伴う親子関係の変化<br>○家族の病気・治療に関する理解不足に関連したサポートの不足 |

## 3 看護の実際（看護介入）

### ◆ 初期治療に関する意思決定への援助

　患者は，乳がんと診断された瞬間から，さまざまなことを決定する立場にたたされる。とくに，病期Ⅰ・Ⅱ期の浸潤性乳がんは術式や化学療法施行の時期による生存率に差がみとめられないため❶，その治療は，ほかのがん治療に比べて患者自身が主体的に選択する側面が強くなる（▶図1-36）。

　患者は，乳がんに罹患したという現実に衝撃を受け，不安をいだくなかで，治療について理解し，複数のことがらについてそれぞれ選択しなければならない。看護師は，患者自身が医師からの説明を十分に理解したうえで熟考し，自分で決定できるように支援する。

　患者が医師からの説明をどのように理解しているのかと，治療の選択肢としてなにがあると説明されたのかを確認する。また乳房に対する患者の価値観によって，治療の選択肢に対する考え方も異なるものとなる。たとえば，乳房を女性らしさ・自分らしさの象徴ととらえる患者は，乳房の喪失あるいは変形を，なにより避けたい欠点と考えるだろう。一方で，乳房の有無よりも生命の維持を重要視し，再発の不安を軽減したいと考える患者は，切除することに利点があると考えるかもしれない。患者の乳房に対する思いや考え方を確認しながら，患者にとってのそれぞれの治療法の利点と欠点を一緒に整理していく。

　看護師は，治療の決定に向けて，各選択肢が患者自身にとってどのような

**NOTE**

❶病期Ⅰ・Ⅱ期の，おもに腫瘍径3cm以下の浸潤性乳がんは，術式による生存率に差がみとめられない。さらに，3cm以上の乳がんでも，術前化学療法の施行により腫瘍径の縮小がみとめられれば，術式による生存率に差がみとめられない。つまり，いずれの治療方法を選択しても，生存率の点において治療効果はかわらない[1]。

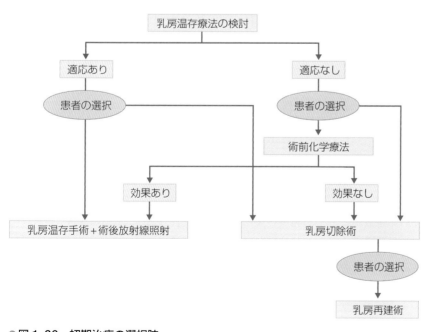

▶図1-36　初期治療の選択肢

1）日本乳癌学会編：乳癌診療ガイドライン1治療編2022年版．p.294，金原出版，2022．

意味をもつのかを明らかにできるようにかかわることが重要である。患者自身が熟考し，自分の価値観や生き方に合わせた選択をすることが，その後の闘病意欲の強化にもつながる。

### ◆ 術前オリエンテーション

　ほかの手術を受ける患者と同様に，標準看護計画に基づくクリニカルパスなどを用いて術前オリエンテーションを実施する（●64ページ，表1-11）。

　オリエンテーション時の説明内容は，手術前後の日々のスケジュール，術後に挿入されるドレーン・点滴・尿道留置カテーテルなどの挿入目的・注意点・抜去予定時期，深部静脈血栓症予防を目的とした弾性ストッキングの着用および間欠的空気圧迫装置の装着，早期離床の必要性についてなどである。とくに，乳房の手術の場合は，手術後に患側上肢のリハビリテーションが行われることを説明する。このように手術前後の予定を説明し，患者がその後の見通しをイメージできるようにすることは，不安の軽減につながる。

　オリエンテーションを実施するときには，患者の表情，言動に最大限に気を配り，患者の思いに関心をよせる。また，手術に向けて，患者が気持ちを整理できるようにかかわる。患者が手術に対して納得していないと判断した場合は，医師に再度の説明を依頼することも必要である。

## ② 手術後の看護

### 1 アセスメント

　ほかの全身麻酔による手術を受ける患者と同様に，術後出血，呼吸器合併症，深部静脈血栓症，創部感染といった術後合併症を予防し，早期発見するためのアセスメントを行う。乳房の手術では患側上肢の機能障害やリンパ浮腫が発生する可能性がある。肩関節の可動域や上肢の周径の測定など，障害の程度の把握や浮腫の早期発見のためのアセスメントを行う。

　また，ボディイメージの変容に対するアセスメントが重要である。乳房温存術の場合は乳房が変形し，乳房切除術の場合は乳房を喪失する。乳房再建術により，乳房を取り戻すことはできるが，もとどおりの乳房ではない。たしかに，身体変化により患者のボディイメージは変容する。しかし，その感じ方，受けとめ方は，患者1人ひとりによって異なる。たとえば，乳房は女性の象徴であると認識している患者にとって，乳房の変形や喪失は女性らしさをそこなうものとして強い衝撃をもたらし，受け入れに時間を要するだろう。他方，乳房は女性らしさにとって大切なものだと思わない患者にとって，ボディイメージは変容するが，それによって自分らしさをそこなうことはないと認識するだろう。このように患者が乳房に対してどのような価値観をいだき，それが自分の価値・自分らしさにどのように影響しているかをアセスメントする。

## 2 看護目標

（1）手術後の合併症を予防し，手術の侵襲から回復できる。

（2）乳房の喪失・変形を受け入れ，創部を適切に管理することができる。

（3）安全・安楽に周術期を乗りこえ，順調にもとの生活に戻ることができる。

## 3 看護の実際（看護介入）

### ◆ ボディイメージの変容に対する看護

ボディイメージの変容へのアセスメントと支援は創の初見時が有用である。

**1 事前説明**　手術直後の乳房の術創は，皮下出血や腫脹があり，外見がきれいな状態でないため，患者がショックを受ける可能性が高い。そのため，実際に創を見る前に，一定期間をかけて徐々にもとの皮膚の状態になることや，創がひとすじの線のようになることを十分に説明し，心構えを促す。

**2 創部の初見時の援助**　鏡を用いて創部を一緒に確認する。そのときは患者の表情やしぐさ，視線に気を配る。終了後は感想や思いを聞き，ボディイメージの変容をどのようにとらえ，感じているのかをアセスメントする。

**3 ボディイメージの変容の受け入れに向けての援助**　患者にパートナーやその他の家族に創を見せられそうかを確認する。とくにパートナーが創を直視して手術したことを受け入れることが，患者自身の新たなボディイメージの変容の受け入れにつながる。そのため看護師は，患者にその重要性を伝え，必要時はパートナーや家族にも説明して，機会をつくるように提案する。

一方で，創を直視するかどうかは，患者や家族の選択でもある。それぞれの気持ちを尊重し，無理じいはしない。ただし，退院後は創の状態の観察が必要となる。退院までに患者が創を見ることができなければ，かわりに観察してくれる人を決めてもらい，観察方法を指導する。

**4 ブラジャーや外的補正具に関する情報提供**　ドレーンが抜去されるまでブラジャーは着用しない。ドレーン抜去後は，ワイヤーの入っていないものやスポーツブラを着用するとよい。やわらかくて前開きで着脱しやすく，ファッション性の高いブラシャーも市販されている（○図 1-37）。

乳房切除術後は，身体の左右の体重バランスがかたより，脊柱のバランスや配列が変化し姿勢がわるくなったり，肩こりなどの症状が出現する可能性がある。それらを防ぐために，人工乳房を装着することができる（○図 1-38）。

ブラジャーや外的補正具については，定期的な展示会や個別相談に応じる専門の業者があるため，それらの業者に関する情報を患者に提供する。

### ◆ 患側上肢の機能障害に対する看護

乳房の手術後の患側上肢の機能障害として，肩関節可動域の低下，腕の筋力低下，肩・上肢の疼痛，リンパ浮腫が報告されている[1]。肩関節可動域の

---

1 ）M. L. McNeely, et al.: A prospective model of care for breast cancer rehabilitation: postoperative and postreconstructive issues. *Cancer*, 118（8 Suppl）: 2226-2236, 2012.

○**表 1-11　乳房の手術を受ける患者向けのクリニカルパスの例**

| 乳房手術を受ける方へ |
|---|

ID（　　　　　）患者氏名（　　　　　　　　　）　手術日　　年　　月　　日　　時　　分頃，
病室を出て手術室に向かいます。

| | 入院日（手術前日）<br>（　　／　　） | 手術日（　　／　　） | |
| | | 手術前 | 手術後 |
|---|---|---|---|
| 安静度 | 自　由 | | 手術後 3 時間はベット上安静です<br>その後歩行できます |
| 食事・飲水 | 夕食まで出ます<br>21 時以降は食事はできません<br>水・お茶のみ飲めます<br>経口補水液を（　）本購入して下さい<br>（手術当日に飲みます） | 6 時以降経口補水液以外は，食べ<br>たり飲んだりできません<br>経口補水液は，6 時～（　）時まで<br>に（　）本お飲み下さい | 手術終了 3 時間後より飲水・食事<br>ができます<br>午前中の手術の方は夕食より常食<br>が出ます |
| 排泄 | | | 尿管が入ります<br>（歩行できたら抜きます） |
| 点滴 | | | 持続点滴　──────────▶ |
| 内服薬 | 現在内服している薬があればお知らせ<br>ください<br>その薬は今まで通り飲んでください<br>ご希望により，睡眠薬を飲むこともで<br>きます | 持参薬は<br>（　　　　　　　　　　　　　　　） | 持参薬は一時中止して下さい |
| 処置 | 両腕の周径を計測します<br>弾性ストッキングのサイズを測ります<br>手術する側の手の甲にマーキングをし<br>ます | 弾性ストッキングをはきます<br>手術着に着替えます | 必要に応じてドレーンが入ります。<br>（余分なものを排泄するための細<br>い管）<br><br>弾性ストッキングをつけます　───▶<br><br>以下は，手術終了 3 時間後に問題<br>なければ外します<br>・足に血栓予防の機械をつけます<br>・酸素吸入を行います<br>・心電図をつけます |
| 検査 | センチネルリンパ節生検予定の方は，前日か当日にセンチネル検査があり<br>ます | | |
| 清潔 | シャワー（入浴）・洗髪をしてください<br>わきの毛を処理してください<br>手足の爪を切り，マニキュアをとって<br>ください | 歯みがき・うがいをしっかり行っ<br>てください | |
| 指導・説明 | 看護師から，手術前後のスケジュール<br>について説明します<br>書類一式（同意書など）を提出してくだ<br>さい<br>手術室看護師の手術前訪問，麻酔科医<br>の診察があります<br>手術後の必要物品を確認します | 入れ歯，眼鏡，コンタクト，指輪，<br>時計などは外してください | ご家族に，手術室の面談室にて手<br>術所見についての説明があります |
| リハビリ | | | |
| 目標 | 手術の準備が整う<br>手術前後の経過をイメージすることができる | | 痛みがあるとき，気分がわるいと<br>きは，がまんせずに看護師を呼ぶ<br>ことができる |

承認登録番号（　　　　　）
主治医（　　　　　　　）担当医（　　　　　）
受け持ち看護師（　　　　　　　）

| 術後1日目<br>（　／　） | 2日目<br>（　／　） | 3日目<br>（　／　） | 4日目<br>（　／　） | 〜 | 退院<br>（　／　） |
|---|---|---|---|---|---|

積極的に歩行してください ────────────────────▶

常食が出ます ──────────────────────────▶

| 食事が取れれば<br>午前中に終了します | |
|---|---|

（　　　　　　　）から，持参薬を再開してください

────────────────────────▶ 排液が減ったら医師が抜きます

積極的に歩行できれば外します<br>医師が回診で創を確認します ──────────────▶ ドレーンが抜けた次の日に問題がなければ退院可能です

| 採血，胸部X線<br>があります | |
|---|---|

タオルで身体をふかせていただきます<br>下半身はシャワーを浴びることが可能です<br>洗髪が可能です。看護師がお手伝いします。 ─────▶ ドレーンが抜けた次の日に問題がなければ全身シャワーを浴びることができます

| 腕のリハビリテーションの方法，リンパ浮腫の予防方法について説明します | | | | 退院後の生活，補正用具，自己検診の方法について説明します | |
|---|---|---|---|---|---|

腕のリハビリを行います。理学療法士の支援のもと，リハビリ室にて行います ────────▶

| 安定した歩行ができる<br>痛みがコントロールできる | リハビリテーションが実施できる | 感染徴候がない | 患肢を肩の高さまで挙上できる | 患肢を肩の高さから上に挙上できる<br>手術前とほぼ同じ日常生活が行える<br>退院後の生活の注意事項を理解している<br>手術創を見ることができる | |
|---|---|---|---|---|---|

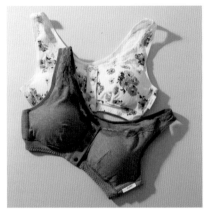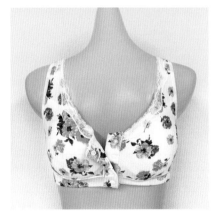

◉図1-37　**術後に着用するブラジャーの一例**
前開きになっており，ワイヤーが入っていない。
（写真提供：アボワールインターナショナル株式会社）

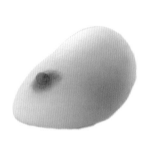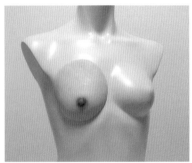

◉図1-38　**人工乳房**
（写真提供：株式会社マエダモールド）

低下では，とくに屈曲（前方挙上），外転（側方挙上），水平伸展が障害される。

機能障害の原因には，上腕肋間神経損傷を伴う腋窩リンパ節郭清，手術後の瘢痕治癒による軟部組織の収縮，術後の腋窩への放射線照射があげられる。

機能障害の発生頻度は術式によって異なる。乳房温存術に比べて乳房切除術のほうが肩関節への影響は大きく，腋窩リンパ節郭清術を行った場合には半数以上の患者に機能障害が出現するといわれている。また，センチネルリンパ節生検での機能障害の発生は，腋窩リンパ節郭清術に比べて少ないが，少なからず出現するといわれている[1]。つまり，乳房切除術＋腋窩リンパ節郭清術を受けた患者が最も患側上肢の機能障害が出現しやすい。ただし，ほかの術式で出現しないということではない。

### ■ 患側上肢のリハビリテーションに関する看護

乳がん術後の患者には患側上肢のリハビリテーション（肩関節可動域訓練）を実施すること，その開始時期について，積極的なリハビリテーションは手

1）Verbelen, H., et al: Shoulder and arm morbidity in sentinel node-negative breast cancer patients: a systematic review. *Breast Cancer Research and Treatment*, 144（1）: 21-31, 2014.

術後5～8日目から開始することが強く推奨されている[1]。

　一般的にはドレーン排液量の増加や漿液腫の発生の危険性を考慮し，ドレーン抜去までは肩関節のリハビリテーションは屈曲，外転ともに90度，水平0度までとすることが多い。リハビリテーションの内容・実施頻度の例を●図1-39に示す。

---

**手術翌日から行う運動**　各5～10回×1日2セット（無理のない範囲で行う）

①深呼吸：手をおなかの上に置き，息を鼻からゆっくりと吸って口からゆっくりとはく。
②指の運動：グー・チョキ・パーをする。1本ずつ指を折り曲げる。
③手首の運動：手首を上下に上げたり，下げたりする。
④手を返す運動：手のひらをゆっくりと返したり，戻したりする。
⑤肘の運動：腕をわきにつけ，肘をゆっくりと曲げ，その後しっかりとのばす。
⑥首の運動：首を左右にゆっくりと動かす。

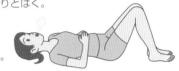

---

**術後2日目から行う運動**　各5～10回×1日2セット

①腕の引き上げ運動：棒を持ち，肘をのばしたまま頭のほうへ90度まで上げる。

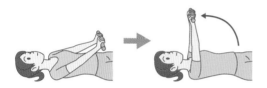

②腕を後ろにのばす運動：からだの後ろで両手に棒を持ち，ゆっくりと後方に上げていく。

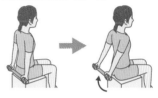

③腕を背中につけて動かす運動：からだの後ろで棒を持ち，棒を背中につけながら上に上げていく。

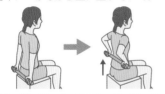

④羽ばたき運動：両手を頭の後ろで組み，肘を開いたり，閉じたりする。

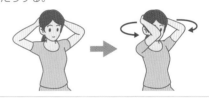

---

**ドレーン抜去後から行う運動**　各5～10回×1日2セット

①腕の引き上げ運動：棒を持ち，肘をのばしたまま頭のほうへ180度まで上げる。

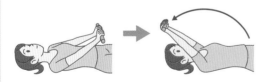

②腕を上に上げる運動：壁に背中をつけて，両手に棒を持ち，肘をのばしたまま上に上げる。

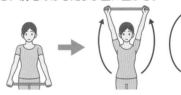

③腕を横から上に上げる運動：両手に棒を持ち，肘をのばしたまま，手術側へ横から上げていく。

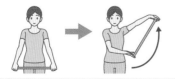

④どの程度腕が上がるか，毎日確認する。
・両手でバンザイをする。
・両手を横から頭の上のほうへ上げる。

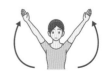

●図1-39　乳房の手術後のリハビリテーション（例）

---

1）日本リハビリテーション医学会編：がんのリハビリテーション診療ガイドライン，第2版．pp.94-102．金原出版，2019．

　リハビリテーション実施の際は，十分な疼痛コントロールをはかる。患者が疼痛や不安から患肢を動かすことをためらう場合は，創に影響はないから心配しなくてよいこと，動かさなければ機能障害が悪化することを説明する。可動域が拡大した際は，患者に伝えて，患者の努力を肯定し，みとめることが重要である。

　健側と同程度の可動域となることを目標とし，退院後もリハビリテーションを継続するとともに日常生活のなかで積極的に患肢を使用することを促す。

### ▌患側上肢のリンパ浮腫の予防・症状改善のための看護

　**リンパ浮腫**は，乳がんの手術や放射線療法によって患側上肢に生じる機能障害の1つである。腋窩リンパ節郭清やセンチネルリンパ節生検によるリンパ路の切断や，放射線照射によるリンパ管の瘢痕化や線維化が原因となり，患肢のリンパ液の流れがとどこおることによっておこる。

　障害されたリンパ路を補うように側副リンパ路が発達すれば浮腫は発症しないが，発達しなければ浮腫を発症する。センチネルリンパ節生検を施行した患者にも発症することがある。よって，乳がん手術を受けた患者すべてに予防および発症時の対処について教育する必要がある。

　リンパ浮腫の発症のリスクは，生活関連因子によっても増大する（◐表1-12）。これらのうち，とくに患肢の感染および肥満は，組織中のリンパ液のうっ滞をまねき，リンパ浮腫の発症や増悪を引きおこす。点滴，温度差（過度な暑さ・寒さ），日焼けがリスク因子であるかはエビデンスが不足しており，今後のさらなる研究が必要である。また，採血，血圧測定，航空機の利用は，リンパ浮腫に大きな関連はないとされているが，経験的にリスク因子ととらえられ，患者教育に導入されている。

　患側上肢のリンパ浮腫への看護には，①リンパ浮腫を予防することと，②発症した場合に治療し改善することという2つの面がある。

**● リンパ浮腫の予防への援助**　退院後に患者が自己管理できることを目ざして，情報提供していくことが重要である。退院後も上肢のリハビリテーションを実施すること，体重管理の必要性と方法，スキンケアの方法を説明

◐表1-12　リンパ浮腫発症のリスクとなる生活関連因子

| 一般的にリスク因子とされているもの | エビデンスグレード |
| --- | --- |
| 患肢の感染（蜂窩織炎） | ほぼ確実 |
| 肥満 | |
| 点滴 | 証拠不十分 |
| 温度差（過度な暑さ・寒さ） | |
| 日焼け | |
| 採血 | 大きな関連なし |
| 血圧測定 | |
| 航空機の利用 | |

（日本浮腫リンパ学会編：リンパ浮腫診療ガイドライン2018年版．金原出版，2018を参考に作成）

する（●表 1-13）。さらに，手術前に両上肢の周径を計測し，退院後は定期的
に測定すること（●図 1-40-a），セルフモニタリングの方法を指導し，発症し
た際の早期発見の重要性を伝える。測定については，一人で計測できる巻き
尺も市販されているため，それをすすめるのもよい（●図 1-40-b）。

　また，弾性着衣の着用や患側上肢の保護，専門家が実施する用手的ドレ
ナージ manual lymphatic drainage（MLD），患者自身が実施するシンプルドレ
ナージ simple lymphatic drainage（SLD）は，予防効果に関する一定のエビデン
スは示されていないが，経験的に実施されている。患側上肢の保護としては，
患側上肢での採血や血圧測定を避けること，締めつけを避けることがあげら
れる。

● **リンパ浮腫の改善への援助**　リンパ浮腫が発症した場合は，専門の知識
や技術を習得した医療者のチームによる集学的かつ包括的アプローチがなさ
れることが望ましい。具体的には，運動療法，弾性着衣の着用，多層包帯法
multi-layer lymphoedema bandaging（MLLB），用手的ドレナージの実施が推奨さ
れている。弾性着衣は維持期の，多層包帯法は集中治療期の標準治療である。

　用手的ドレナージは，一般的なマッサージやリンパドレナージとは異なり，
皮膚浅層にある毛細リンパ管に対してやさしくストレッチするように施術し，
より体幹にあるリンパ節への排液を促す。専門的な教育を受けた医療者が，
医師の指示のもとに実施する。

　誤った手技によるマッサージは，静脈還流の増大を引きおこし，リンパ浮

●**表 1-13　上肢リンパ浮腫の予防法でエビデンスがあるもの**

| 予防法 | 実施方法 |
|---|---|
| 運動療法 | 患側上肢のリハビリテーションを行う。 |
| 体重管理 | 標準体重の維持を心がける。 |
| スキンケア | ・患肢上肢の皮膚の清潔・保湿。<br>・患肢上肢のけが，熱傷，虫刺されに注意する。 |

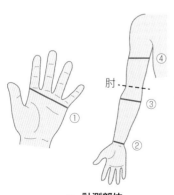

①MP 関節直上を含む周囲（手
　掌屈曲位で第 2〜第 5 指の
　根部からなる線に巻き尺の
　上端を合わせて測定）
②手関節周囲
③肘窩関節より 5 cm 末梢側
④肘窩関節より 10 cm 中枢側

a. 計測部位

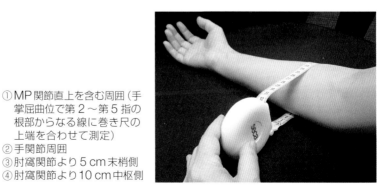

b. 周径を計測するための巻き尺

●**図 1-40　上肢の周径の測定**
（〔a〕日本リンパ浮腫学会編：リンパ浮腫ガイドライン 2018 年版，第 3 版．p.16，金原出版，2018 による）

腫の増悪をまねく危険性があることを患者に説明する。同時に，予防法と同様に，患者自身が体重管理，スキンケア，セルフモニタリングを実施するように指導する。

# D 乳房再建術を受ける患者の看護

　**乳房再建術**とは，乳がんの切除により喪失した乳房をできる限り取り戻す方法である。乳房の喪失は，患者の自己像を否定的に変化させ，落ち込みや不安，うつを引きおこすこともある。さらに，はだかを人に見せられないと感じることにより，さまざまな社会生活の制限や社会的行為の喪失を引きおこし，それらは患者のそれまでの人間関係を変化させるといったことにも影響を及ぼす❶。患者にとって乳房再建術は，女性としての自分らしさを取り戻したり，社会生活を維持したりするための選択肢の 1 つである。

　現在は，がんサバイバーとして生きていく女性が増えたこと，加えてすべての乳房再建術が保険診療の適用となったこと，乳房再建術を施行している医療機関が増えたことを背景に，乳房再建術を受ける患者が増えてきている。

◻ NOTE
❶患者の生活習慣や趣味などによって，さまざまな社会生活の制限や社会的行為の喪失が考えられる。
・子どもとお風呂やプールに入ることができない。
・友人と温泉旅行に行くことができない。
・趣味の水泳ができなくなる。
・スポーツジムでシャワーを浴びられない。

## 1 手術前の看護

### ◆ 乳房再建術の選択への支援

　乳房再建を望むか否かは，患者の価値観や生活スタイルによって異なる。乳房喪失に喪失感や否定的感情をいだく患者や，手術後ももとどおりの社会生活を維持したいと考える患者にとっては，乳房再建はそれをかなえる手段となりうる。また，そうでない患者にとっては，乳房再建という選択肢があることによって，乳房を失うことをみずから選択できる。

　そのため，『乳癌診療ガイドライン』では，乳房再建術が適応となるすべての患者に情報提供しなければならないことが示されている[1]。しかしながら，実際には，患者に十分な情報提供がされていない，あるいはまったく説明されずに手術後に知ったという患者も存在する。医師と協働して手術前に十分な情報提供を行い，患者が望む手術を選択できるように支援していくことが重要である。

### ◆ 術式の選択への支援

　乳房再建術は，手術の時期，回数，再建方法によって分類される。患者はそれぞれ選択していく必要がある。
●**手術時期**　乳房再建術には，乳房切除術と同時に行う**一次再建**と，乳房切除術後に一定期間経過したあとに行う**二次再建**がある。それぞれに利点と

1）日本乳癌学会編：乳癌診療ガイドライン 1 治療編 2022 年版．p.329，金原出版，2022.

欠点があるが，切除と同時に再建することにより外見上の乳房喪失がない一次再建を選択する患者が多い。一方で，再発の不安がある場合や乳がんの進行の程度によっては，二次再建が望ましいこともある。さらに，手術中に乳房温存術から乳房切除術に術式が変更になった場合や，最初の手術時に再建について説明を受けなかったことによって，二次再建が選択されることもある。

● **手術の回数**　手術回数によって，**一期再建**と，**二期再建**に分けられる。二期再建は，1回目の手術で乳房切除術と同時に組織拡張器を挿入して皮膚を伸展させ，6〜8か月後に2回目の手術で再建を行う。

● **再建方法の種類**　再建方法には，広背筋や深下腹壁動脈穿通枝，腹直筋を用いる自家組織移植による再建と人工物であるシリコンインプラントを用いる再建があり，これらにもそれぞれ利点と欠点がある（●表1-14）。自家組織移植を用いた場合はやわらかく下垂し，より自然な乳房となるが，組織採取部位と乳房に新たな創ができる。インプラントを使用した場合は新たな創はできないが，乳房がかたくなり可動性が低下する。

● **患者への支援**　それぞれの術式について，利点と欠点をていねいに説明する。いずれの再建術であっても，創ができたり，乳房の状態がかわったりすることを説明する。乳房再建術により乳房喪失を免れることができても，もとの乳房と同じにはならないことを理解してもらうことが重要である。

　乳がんの病期，乳房の形態，体型などを考慮したうえで，患者自身の希望

●**表1-14　再建方法の種類と特徴**

| | 自家組織を使う方法 | | | 人工乳房を使う方法 |
|---|---|---|---|---|
| 再建材料 | 深下腹壁動脈穿通枝 | 広背筋 | 腹直筋 | シリコンインプラント |
| 入院期間 | 最低術後2週間 | | | 最低1日〜数日 |
| 手術回数 | 1回[1] | | | 2回（組織拡張器挿入とシリコンインプラント挿入）[2] |
| 手術時間 | 6〜8時間 | 4時間前後 | | 30分〜1時間/回 |
| 手術侵襲 | 大きい | 比較的大きい | 大きい | 比較的小さい |
| 手術創 | 腹部に大きな術創（時間経過で目だたなくなる） | 背部に手術創 | 腹部に大きな術創（時間経過で目だたなくなる） | 乳房切除術の創のみ |
| 左右対称性 | 自然 | 自然，ただし脂肪が少なくボリュームが足りないことがある。 | 自然 | 下垂乳房の場合は，自家組織に比べて劣る。加齢に伴い健側と差が出る。 |
| 感触 | やわらかくあたたかい | | | ややかたい |
| 可動性 | 自然 | | | 少ない |
| 術後合併症 | 移植組織の壊死 | 移植組織の部分壊死組織採取部の滲出液の貯留，血腫 | 移植組織の部分壊死腹壁の脆弱化 | 血腫，感染，皮膚壊死，創離開 |

1)再建術式を決められないような場合に，二期再建として検討期間を設けることもある。
2)1回で行われることもある。
（日本乳癌学会編：患者さんのための乳癌診療ガイドライン2023年版．pp.86-92，金原出版，2023を参考に作成）

によって，手術の施行の有無や再建の時期，方法を決定できるように支援する。

## 2　手術後の看護

　手術後の看護は，乳房切除術を受けた患者への看護に準ずる。ただし，自家組織移植による再建の場合は，皮弁（移植した組織）の壊死のリスクがあるため，皮膚の色調，血流の観察が必要である。また，腹部や背部の組織の採取部の疼痛やつっぱり感があるため，疼痛コントロールと安楽な体位の保持に留意する。

　組織拡張器を挿入した場合は，感染のリスクが高まるため，よりていねいな観察が必要である。乳腺を摘出した術野に人工物を挿入しており，かつ手術後は定期的に生理食塩水を注入して皮膚を伸展させるため，乳房切除術単独に比べて創痛が強く，圧迫感を伴うことが多い。十分な疼痛コントロールを行う。

　手術直後は組織拡張器やシリコンインプラントの位置がずれやすい。そのため，手術後1か月はバストバンドを着用する。下着については，すべての再建術において手術後6か月程度はワイヤーの入っていないブラジャーを装着するように指導する。

第 **2** 章

心臓および脈管系

# I 心臓・脈管系の疾患

## A 心臓の疾患

### 1 基礎知識

#### 1 構造と機能

● **手術における解剖**　心臓は横隔膜直上の中縦隔に位置する。一般的に左胸にあると思われているが，実際には正面から見ると心臓全体の2/3が正中の左側に，1/3は正中の右側に位置する（○図2-1）。そのため，心臓手術へのアプローチは胸部正中にある胸骨を縦切開することが多い（胸骨正中切開）。

　胸骨切開後，左右の肺をよけると心膜が見えてくる。心膜を縦切開して心臓を直視下に確認する。心臓は左心系と右心系があるが，左右に並んでいるのではなく，右心系のほうがやや前方の右方に位置する。そのため，まず直視下に確認できるのは右心房と右心室である。右心房は右心室のやや頭側の右側に存在する。左心室は心嚢内の左側方に面し，右心室の後側に多くの部分が存在する。

● **血液循環**　体循環（**大循環**）と肺循環（**小循環**）に分かれる。体循環は左心室→大動脈→毛細血管→大静脈→右心房の循環である。肺循環は右心室→肺動脈→肺毛細血管→肺静脈→左心房の循環である。左心房の血液は左心室に流れ，右心房の血液は右心室に流れる（○図2-2-b）。

● **冠状動脈・冠状静脈**　心臓の表面において心筋を栄養している**冠状動脈**

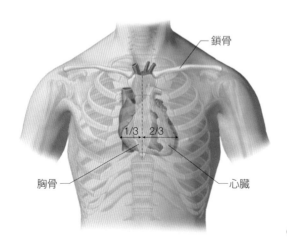

○**図2-1　心臓の位置**

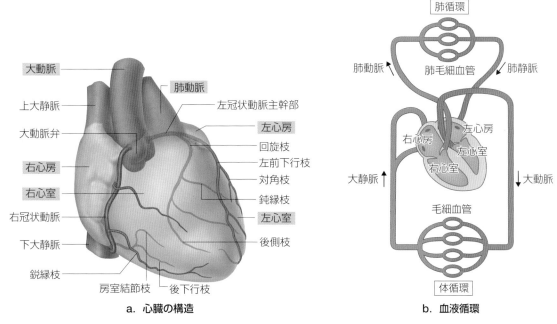

a． 心臓の構造

b． 血液循環

◉**図 2-2　心臓の構造と血液循環**

（冠動脈）には，左冠状動脈と右冠状動脈が存在する（◉図 2-2-a）。これらは，上行大動脈において大動脈弁の直上にある**バルサルバ洞**（大動脈洞）内で最初に枝分かれする血管である。

　さらに左冠状動脈は，左主幹部の末梢で前側の左前下行枝と後側の回旋枝に枝分かれする。左右心室間の前側を通るのが左前下行枝である。回旋枝は左心室の左側面から後面にかけて枝分かれする。右冠状動脈は，右心房と右心室の間を通り右心室の下面に枝分かれし，左右心室間の後側を通る後下行枝となる。

　冠状動脈は筋肉内にもぐって目視では確認できない部分も多い。左前下行枝・回旋枝・右冠状動脈合わせて 3 本を，主要 3 枝と称する。

　左右の心室間隔壁を心室中隔といい，左前下行枝と後下行枝を結んだ面に位置する。このことからも左心室と右心室が左右に並んでいるのではなく，左心室は右心室の左後方に位置することが理解できる。

　冠状静脈（冠静脈）は冠状動脈に沿って分布しており，心筋表面に近くて青く見える。冠状静脈の各枝は，心臓後面の房室間溝で集約されて冠状静脈洞となり，右心房内に灌流する。

●**刺激伝導系**　心臓の収縮は，微量の電気信号が伝わることで生じる。電気信号の伝わる経路を**刺激伝導系**（伝導路）と称する（◉図 2-3）。伝導路は目視では見えず，手術中に位置を推測しつつ損傷しないよう注意を要する。右心房と上大静脈の境界近辺に，電気を発するみなもとの**洞結節**（洞房結節）がある。伝導路が保たれている限り，洞結節で発生する電気の頻度がそのまま心拍数と一致する。

　洞結節で発生した電気は，一般に心房内で分岐する 3 つの経路を中心に流

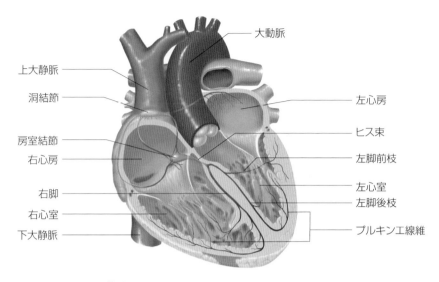

上大静脈

洞結節

房室結節

右心房

右脚

右心室

下大静脈

大動脈

左心房

ヒス束

左脚前枝

左心室

左脚後枝

プルキンエ線維

◉図2-3　刺激伝導系

れ心房収縮をもたらす。その流れは，心臓中心部の房室間近辺にある房室結節に集約される。房室結節内を流れる電気の速度は遅いが，心室中隔にあるヒス束という伝導路に速度を上げて移行する。さらに伝導路は左脚と右脚に分かれ，左脚は前枝と後枝に分かれる。左脚は左室壁を，右脚は右室壁を流れ，その電気信号は**プルキンエ線維**を通じて心室筋に伝わって，心室収縮をもたらす。プルキンエ線維での伝導速度は非常に速い。

● **心内構造**　心臓の弁は，**僧帽弁・大動脈弁・三尖弁・肺動脈弁**がある（◉図2-4）。僧帽弁は左心房と左心室の境界に位置し，大動脈弁は左心室と大動脈の境界に位置する。三尖弁は右心房と右心室の境界に位置し，肺動脈弁は右心室と肺動脈の境界に位置する。僧帽弁は2枚の弁尖❶からなるが，他の弁は3枚の弁尖からなる。

　弁尖の周囲にあって心内膜との境界をなす線維状の部位を弁輪という。房室弁（心房と心室の境界に位置する弁の総称）は，弁の縁が腱状の組織である腱索と筋肉の突出部の乳頭筋でつながれており，弁が反転しない。腱索と乳頭筋を合わせて**弁下組織**という（◉図2-4）。

## 2　おもな検査

　□1□ **胸部単純X線検査（CXR）**　心陰影の大きさ（心胸郭比），縦隔陰影の形，大動脈陰影，肺野の異常陰影，胸水貯留の有無など，見るべき点が多い。

　□2□ **心電図（ECG）**　心臓の収縮を指示する電気信号を体表面から感知するのが心電図である。P波は心房収縮をあらわし，PQ時間は房室結節の伝導の遅さを反映し，QRS波からT波にかけては心室筋の収縮をあらわす。

　12誘導を検査することが基本である。術前と術後の比較，術後の継時的変化の把握，心筋虚血・心筋梗塞の診断，不整脈の診断（心房細動，房室ブロック，期外収縮）などを行う。術直後の患者では，一部の誘導を継続的にモニター表示して集中管理に役だてる。

◻NOTE

❶弁尖

　薄い膜状の組織で血液の逆流を防ぐ。

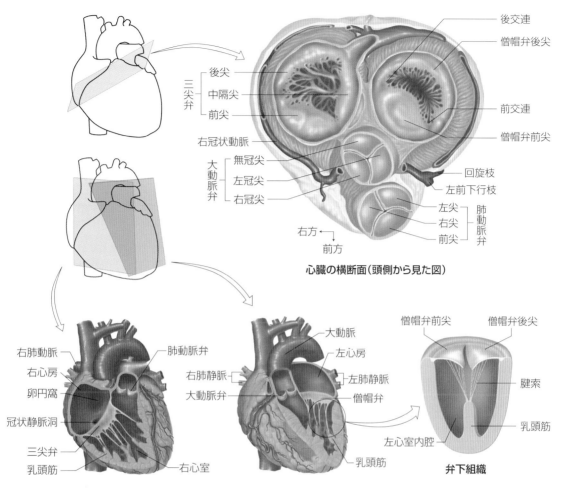

**心臓の横断面（頭側から見た図）**

後交連
僧帽弁後尖
三尖弁 ｛ 後尖 / 中隔尖 / 前尖
前交連
僧帽弁前尖
右冠状動脈
大動脈弁 ｛ 無冠尖 / 左冠尖 / 右冠尖
回旋枝
左前下行枝
左尖 / 右尖 / 前尖 ｝肺動脈弁
右方
前方

右肺動脈
右心房
卵円窩
冠状静脈洞
三尖弁
乳頭筋
肺動脈弁
右心室

大動脈
左心房
右肺静脈
大動脈弁
左肺静脈
僧帽弁
乳頭筋

僧帽弁前尖
僧帽弁後尖
腱索
乳頭筋
左心室内腔
**弁下組織**

◉**図 2-4　心内構造**

　　③ **心臓超音波検査（心エコー〔UCG〕）**　経胸壁心エコーと経食道心エコーがある。経胸壁心エコーは，体表に探触子をあてて心臓を中心とした画像を確認する。心房・心室の大きさ，心室壁の厚さ・動き，心室の駆出率，弁の狭窄・閉鎖不全，下大静脈の径，上行大動脈近位部の径，心囊液・胸水の貯留，心臓腫瘍・心腔内血栓の有無などを含む，多くの情報を得ることができる。

　経食道心エコーは食道内に探触子を挿入するので，やや簡便性に欠けるが，画像が鮮明なので，弁の観察などではより詳細な情報を得ることができる。現在の心臓手術において，術中の経食道心エコーは欠かすことができない重要なツールである。

　　④ **CT**　心臓の手術に際しては，上行大動脈径，大動脈石灰化の有無，肺病変の有無などの検索を術前に行う。とくに再手術の場合は，胸骨と上行大動脈の距離，胸骨と右室の距離を術前 CT から予測しておくことが，胸骨切開を安全に行うために重要である。

　冠状動脈 CT は造影剤が必要であるが，虚血性心疾患以外の心臓・大血管

手術の術前検査や，虚血性心疾患術後のバイパス開存の検索などには有効である。高速スキャンCTでは拍動下の冠状動脈やバイパス画像を鮮明に映し出すことが可能となってきている。

　⑤**冠状動脈造影** coronary angiography（CAG）　カテーテルを橈骨動脈・上腕動脈・大腿動脈などから上行大動脈まで挿入し，冠状動脈入口部から直接造影剤を注入することにより，冠状動脈の造影像を動画として得る方法である。虚血性心疾患の術前検査としては必須である。右冠状動脈と左冠状動脈をさまざまな方向から映し，個々の冠状動脈の形と狭窄部の位置を把握する❶。

　⑥**MRI**　心臓疾患における利用もいきわたってきている。心機能，虚血・梗塞部位，腫瘍などの診断にすぐれている。最近のシネMRI❷では，動画で心臓収縮の様子を把握でき，また大動脈内の血流を映すことが可能となっている。

　⑦**心筋シンチグラフィ**　薬剤負荷心筋シンチグラフィ，運動負荷心筋シンチグラフィなどで心筋虚血部位を把握することができる。冠動脈バイパス術前検査で利用し，虚血部位にバイパスをするために役だてる❸。

　⑧**頸動脈超音波検査（頸動脈エコー）**　動脈硬化によって狭窄しやすいのが頸動脈である。狭窄や突出プラークの存在で心臓手術時の脳梗塞リスクが高くなるので，頸動脈エコーによりその予測をたてることができる。狭窄が強いときには心臓手術前に頸動脈の内膜剝離術，頸動脈ステント留置術を行うこともある。

　⑨**足関節上腕血圧比** ankle brachial pressure index（ABI）　左右上肢の収縮期血圧（左右の大きいほう）に対する，左右それぞれの下肢収縮期血圧の比である。正常では，下肢血圧は上肢より高いのでその値は1より大きくなるが，下肢動脈硬化で狭窄が生じると1未満になる。狭窄が強くなるほどその値は小さくなり，間欠性跛行や安静時痛を生じる。

　下肢動脈硬化は心臓手術患者に合併することが多く，術前診断目的に行う場合も多い。

## 3　手術方法

　ペースメーカー植込みなどの一部を除いて，心臓手術は全身麻酔下に行われる。心臓手術を開心術，非開心術に分けて説明し，さらに最近増えている低侵襲心臓手術を説明する。

### ◆ 開心術

　狭義には，人工心肺装置を使用することによって体循環を維持しつつ，人為的な心停止下に心臓を開き，直視下に行う手術のことである。広義には，人工心肺装置を使用するが心臓を開かないで行う心臓表面の手術（冠動脈バイパス術）や胸部大動脈の手術をもさす。さらに，近年発達してきた人工心肺装置を使用せず，心拍動下に行う冠動脈バイパス術も含まれることが多い。

## 人工心肺装置

名前のとおり心臓と肺のかわりをなす装置である（◯図2-5）。静脈血を右心房（上大静脈や下大静脈）から脱血して貯血槽（リザーバー）に貯留させる。人工心❶でその血液を回路に組み込んだ人工肺に送り，人工肺で血液を酸素化して動脈血とする。その血液は，上行大動脈（腋窩動脈や大腿動脈のこともある）に挿入したカニューレから全身の動脈に送られる。これによって心臓と肺の迂回路（うかいろ）ができるので，安全に心臓をとめることが可能となる。

回路内をそのまま血液が流れつづけると血栓ができるので，人工心肺作動中は血液をヘパリン化❷して固まりにくくする必要がある。人工心肺装置では，ベントという管を左心系（左心房内・左心室内など）に挿入する。これは，脱血しきれなかった血液や気管支動脈を通して体循環から肺に流れた血液が，左心系に戻ってきたのを集めるためである。ベント管の血液はローラーポンプ❸によって貯血槽に集められる。また，術野の出血はヘパリン化して固まらないので，吸引管を通してローラーポンプでやはり貯血槽に集められる。

胸部大動脈手術では人工心肺を使用して全身を低体温にする（人工肺に熱交換器を接続する）ことにより，選択的脳灌流法❹，超低体温循環停止法で行われる手技もある（◯111ページ）。

心拍動が再開し，カテコールアミン投与などによって補助が不要となった時点で，人工心肺流量を減らし離脱する。十分な心機能が確保されていると判断されれば，ヘパリンの中和剤であるプロタミン硫酸塩を投与して，脱血管と送血管を抜去する。

## 心筋保護法

開心術においては，心停止を得るために，上行大動脈を一時的に大動脈クランプという器具で遮断する。遮断下においては，心筋が虚血状態になる。手技を行っている間の虚血，および手技終了後の遮断解除によって，心筋へ

◻ NOTE

**❶人工心**
ポンプのことである。最近は遠心力で送る遠心ポンプが多い。

**❷ヘパリン化**
ヘパリンは静脈内投与可能な抗凝固薬である。ヘパリン化とは，血液凝固を防ぐためにヘパリンを投与して，活性化凝固時間を有効に延長させることである。

**❸ローラーポンプ**
ローラーを2つ組み合わせて回転させることにより血液を流す。

**❹選択的脳灌流法**
一時的に脳血流のみを人工心肺で維持する方法である。

◯**図2-5　人工心肺装置の回路**

血液が再灌流するときに心筋は障害を受ける（心筋虚血再灌流障害）。この障害を最小限にとどめる方法のことを**心筋保護法**とよぶ。

● **心停止と心筋の保護**　安全に心停止および心拍動を再開させる技術は，心筋保護法の発達によるところが多い。なかでも，心筋保護液の開発と投与方法の進歩が近年みられている。

　**心筋保護液**とは，心停止中の虚血による心筋障害を最小限にとどめるために冠循環に注入する溶液のことである。この心筋保護液の注入により急速な心停止を得て，ATPやクレアチンリン酸といったエネルギーを温存し，酸素消費量を抑えた状態を維持する。心筋保護液は，高いカリウム濃度の溶液に心筋の代謝に有利なアミノ酸やグルコースなどを混ぜたうえ，人工心肺装置から採取した酸素化血液を混ぜることもある。

　心筋保護液の注入方法は，心停止中に時間を決めて間欠的に上行大動脈や冠状動脈口から一定量投与する方法（順行性冠灌流）や，手術手技を中断させないために右心房内の冠状静脈洞から専用の器具を使用して逆行性に投与する方法（逆行性冠灌流）がある。

　10℃以下に冷却した心筋保護液を注入すると同時に，心臓局所をシャーベット状の氷水で冷やすなど，いわば冬眠のごとく冷やすことによって酸素消費量を抑制する方法も行われる。また，30℃程度の心筋保護液で心停止を行う方法も行われている。

● **心拍動の再開**　心拍動を再開させるときにも工夫がなされている。ターミナルウォーム心筋保護液（ホットショット）は，大動脈遮断解除前に通常体温に近いあたたかさのカリウム濃度の高い血液性心筋保護液を3分間程度投与する方法である。心拍動は抑えたまま心筋をあたためること，虚血中の酸素負債を酸素化心筋保護液が補うことによって，心拍動再開に備えた状況（再灌流障害の抑止）をつくる。また，それに続いてさらに酸素化血液を3〜5分間ほど投与する方法を行うと，良好な心拍再開が得られることも多い。

### ◆ 非開心術

　心臓および胸部大血管外科手術で，開心術以外はすべて非開心術である。先天性心疾患における姑息手術（シャント手術・肺動脈絞扼術），人工心肺装置を使用しない動脈管開存症手術，大血管手術におけるステントグラフト内挿術，後天性心疾患における経カテーテル大動脈弁留置術，人工心肺装置を使用しない収縮性心膜炎手術，局所麻酔で行うペースメーカー植込み術などが含まれる。

### ◆ 低侵襲心臓手術 minimally invasive cardiac surgery（MICS）

　最近ではMICSという低侵襲手術で心臓手術をする施設も多くなっている。胸骨の全正中切開を伴わず，創を小さくした手術が該当する。以前は，開心術の原則は胸骨全正中切開のアプローチであったが，より侵襲を少なくした胸骨部分切開，小開胸による僧帽弁手術，大動脈弁手術，三尖弁手術，冠動脈バイパス術，心房中隔欠損症手術，メイズ手術，左心耳切除術などが

行われる。

　たとえば僧帽弁手術なら，右小切開下の開胸で胸腔鏡による拡大視野確保をし，僧帽弁に届くような長い器具を使用して，弁形成術または弁置換術を行う。人工心肺の送脱血も大腿動静脈，内頸静脈を使用するなど，正中切開時とは異なった手段を使う。ロボット支援で弁形成術を行う施設もある。

# 2　先天性心疾患

　多くの場合，小児の疾患であるため，「第6章小児の外科」を参照されたい。ただし，成人期にはじめて診断されて手術適応になる場合も最近は増えており，成人においてもこの疾患の知識は必要である。

# 3　後天性心疾患

## a　弁膜症

　心臓には4つの逆流防止弁が存在する。左心系の僧帽弁・大動脈弁・右心系の三尖弁・肺動脈弁である（◆77ページ，図2-4）。後天性心疾患では，僧帽弁・大動脈弁・三尖弁が手術対象になることが多いのに対し，肺動脈弁は先天性心疾患で手術対象になることが多い。

　**弁膜症**とは，これらの弁が単一，もしくは複数障害された状態である。弁が開きにくくなることを狭窄症といい，弁の閉まり方がわるくて逆流をおこすことを閉鎖不全症という。

　以前はリウマチ熱に起因した僧帽弁狭窄症が多かったのに対し，近年では変性疾患による僧帽弁閉鎖不全症，加齢に伴う変性に基づく高齢者大動脈弁狭窄症，感染性心内膜炎による弁膜症が増加していることが特徴である。

### 1　弁膜症の治療

#### ◆　アプローチ

　僧帽弁へのアプローチは原則左心房から行う。左心房は右心房の左側ではなく，むしろ左寄りの後側に存在する。そのため，左心房から僧帽弁を正面に見るためには左心房の右寄りからアプローチする必要がある。右側左心房切開（心房中隔直下の左心房壁を切開する方法で右心房の右背側を切開して直接左心房に到達），経中隔切開（右心房経由・卵円窩経由で左心房に到達），上側経中隔切開（右心房壁・中隔のみならず左心房上壁をも同時に切開して左心房に到達）がある。

　大動脈弁へのアプローチは上行大動脈から行う。その近位部を横切開，または斜切開することにより大動脈弁を近くで観察できる。三尖弁へのアプローチは右心房から行う。

## ◆ 弁形成術

　自己弁を温存し，修復する手術である。方法はさまざまであり，より確実な形成を求めて近年も開発が進んでいる。

● **僧帽弁の弁形成術**　僧帽弁の後尖の形成では**切除縫合** resection suture **法**（○図2-6），**スライディング** sliding **法，折りたたみ** folding **法**など，収縮期に逸脱して変性した弁尖部位を切除のうえ，縫合して逸脱を防ぐ方法がとられることが多い。それに対して，前尖の形成では，弁尖の形状からもそのような方法は困難で，ポリテトラフルオロエチレン（PTFE）糸を用いた，人工腱索を弁尖と乳頭筋間に作成する方法がとられることが多い。

　さらに，通常は人工弁輪を僧帽弁輪に縫着する。これは，弁輪を縮小させて両弁尖の収縮期における先端部分の接合 coaptation を確実にするため，再拡大予防のため，弁輪自体を縮小させるため，弁輪部補強のためなどの目的がある。人工弁輪とは弁輪に縫合するリングやバンドのことであり，中心部に逆流防止機能がある人工弁とは異なる構造のもので，弁形成術に必須の器材である。

● **大動脈弁の弁形成術**　大動脈弁の弁形成術は，近年少しずつ行われるようになってきている。大動脈弁用の人工弁輪を用いる術式，弁輪を縫縮する術式，弁尖自由縁を縫縮する術式，弁尖中央部を縫縮する術式，パッチ修復する術式などがある。また，自己心膜を利用した再建術（尾﨑法）も行われるようになっている。

● **三尖弁の弁形成術**　三尖弁の弁形成術は専用の人工弁輪を使用する。

## ◆ 弁置換術

　もともとの弁のかわりに，人工弁を弁輪に縫合し取りつける手術である。人工弁には生体弁と機械弁があり，どちらを用いるか選択をする（○図2-7）。

　**生体弁**とは，動物の心膜や弁組織を加工してつくった人工弁である。術後の抗凝固薬（ワルファリンカリウム）の内服は最初の2～3か月を除いて不要であるが，耐久性に劣っており，植込み後20年で20%程度の患者が変性により再手術を考慮しなければならないといわれている。

　**機械弁**とは，2枚の半月状ディスクが受動的に開閉する人工弁で，耐久性には非常にすぐれており，寿命は200年とも500年ともいわれている。しかし，抗血栓性には劣っており，術後のワルファリンカリウムの内服が必須で

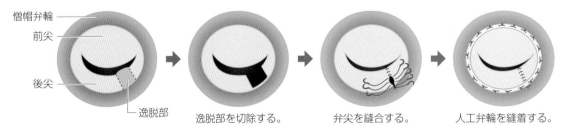

僧帽弁輪
前尖
後尖
逸脱部
逸脱部を切除する。
弁尖を縫合する。
人工弁輪を縫着する。

○**図 2-6　後尖逸脱時の形成術（切除縫合法）**

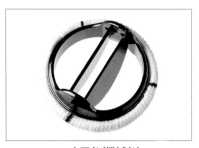

a. 人工弁（機械弁）

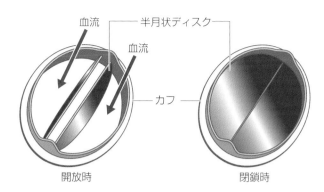

血流　半月状ディスク
血流
カフ
開放時　　　　　　　　閉鎖時

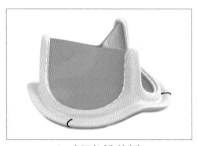

b. 人工弁（生体弁）

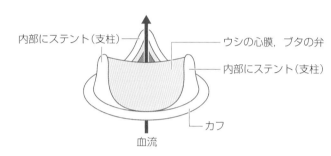

内部にステント（支柱）　　ウシの心膜，ブタの弁
内部にステント（支柱）
カフ
血流

▶図2-7　人工弁
（写真提供〔a〕：アボットメディカルジャパン合同会社，〔b〕：エドワーズライフサイエンス株式会社）

ある。ワルファリンカリウムを内服してPT-INR❶を 2.0～3.0 程度に保たなければ，血栓が生じて弁が開放されなくなったり閉鎖されなくなったりする。

　人工弁の選択では情報を十分に提供し，患者や家族の意思を重視することが望ましい。▶表2-1 に生体弁・機械弁選択の理由をまとめた。大原則は若年者が機械弁，高齢者は生体弁である。ただし，近年は若年者に生体弁を選択する傾向が高まっている。

◻NOTE
❶PT-INR
　プロトロンビン時間国際標準比　prothrombin time-international normalized ratio。基 準 値 は 1 だ が，ワルファリンカリウムでのコントロールを行う際は，2.0～3.0 程度に保つ。

## 2　僧帽弁疾患

### ◆　僧帽弁狭窄症 mitral stenosis（MS）

● **症状**　僧帽弁の狭窄によって，左心房から左心室への血流が障害され，左心房圧が上昇する。左心房の圧負荷は肺静脈圧上昇，肺高血圧を引きおこす。そのため，左心不全となり，呼吸困難，咳などの呼吸器症状を呈する。さらに，しだいに肺動脈・右心室圧・右心房圧が上昇し，全身の浮腫，右心不全をも呈し，両心不全となる。また，左心房圧負荷は，心房細動，左心房内血栓につながり，塞栓症を呈しうる。

● **治療**　弁形成術が可能な症例もあるが，弁置換術が行われることも多い。弁形成術では，肥厚弁尖や併発する閉鎖不全の弁尖部位切除，および縫合と交連切開（前交連や後交連に切開を加えて狭窄を解除する術式）などを組み合わせる。弁置換術では弁輪や弁下組織の石灰化部を切除して，人工弁を植込む。

◉ 表 2-1　生体弁・機械弁の選択理由

| 特徴 | 生体弁を選ぶ理由 | 機械弁を選ぶ理由 |
|---|---|---|
| 特徴 | ・ワルファリンカリウムの内服が不要。<br>・変性がおこるため，弁の寿命が短い。 | ・ワルファリンカリウムの内服が必要。<br>・弁の寿命が長い。 |
| 若年者<br>（大動脈弁位 60 歳未満，僧帽弁位 65 歳未満） | ・妊娠・出産を予定している場合に，ワルファリンカリウムによる催奇形性，出産時の出血，授乳による乳児の出血を避けるため。<br>・出血傾向があり，ワルファリンカリウムの内服を避けるため。 | ・耐久性が高く，再手術を考慮しなくてよいため。生体弁だと，弁の変性による再手術を要する可能性がある。 |
| 高齢者<br>（大動脈弁位 65 歳以上，僧帽弁位 70 歳以上） | ・弁の変性（高齢者のほうが少ない）による再手術を考慮するころには，平均寿命に達している可能性があるため。<br>・機械弁だと，ワルファリンカリウム内服による出血が問題になりやすいため。 | —— |
| 心房細動のある患者 | ・機械弁より少量のワルファリンカリウム内服ですむため。<br>・メイズ手術で洞性リズムに戻ることを期待するため。 | ・心房細動により，ワルファリンカリウム内服が必要であるので，内服が負担にならないため。 |
| 透析患者 | ・ワルファリンカリウム内服による脳・消化管などの出血を避けるため。 | ・生体弁だと，劣化や変性が早く生じるため。 |

◉ 表 2-2　僧帽弁閉鎖不全症のカルポンティエ分類

| Type Ⅰ | 弁尖の可動性が保たれている。弁輪の拡大（長期心房細動などによる）または弁尖の穿孔（感染性心内膜炎などによる）が原因となる。 | | |
|---|---|---|---|
| Type Ⅱ | 弁尖の可動性が過剰となっている。腱索の断裂・延長，乳頭筋の断裂などが原因で弁尖の一部が左心房方向へ逸脱する。 | | |
| Type Ⅲ | 弁尖の可動性が制限されている。 | Type Ⅲa | 弁尖肥厚・腱索癒合・交連部癒合（リウマチ熱などによる） |
| | | Type Ⅲb | テザリング* |

＊テザリング tethering：手綱で引っぱることであり，拡張型心筋症や虚血性心筋症などで左心室拡大するとともに腱索を介して弁尖が左心室方向へ引っぱられる。

## ◆ 僧帽弁閉鎖不全症 mitral regurgitation（MR）

● 症状　僧帽弁の閉鎖機能の障害による血液の逆流により，僧帽弁通過血流の前後にある左心房と左心室の容量負荷となる。そのため，左心房圧上昇，左心室の過度の拡張を生じる。前者によって肺高血圧を生じ，呼吸困難などを呈する。また，後者によって左心室機能が低下し心拍出量低下となり，心不全症状である易疲労感などを呈する。

● 分類　カルポンティエ Carpentier 分類が有名で，僧帽弁尖の動きや器質的変化の有無によって Type Ⅰ～Ⅲに分けられる（◉表 2-2）。とくに Type Ⅲb は二次性（機能性）MR とよばれ，拡張型心筋症や虚血性心疾患などで左心室拡大により外側へ変位した乳頭筋が僧帽弁尖を牽引し，可動性を低下させることによって閉鎖不全を生じる。さらに，最近は心房性機能性 MR とよば

れる二次性 MR が注目されている。これは，持続性心房細動に心房拡大，僧帽弁輪の拡大を伴った結果で生じる MR を示す。

● **治療**　弁形成術と弁置換術の選択が行われる。弁形成術の可能な症例❶では，術後の抗凝固療法が不要なことが多く，弁下組織(腱索・乳頭筋)の温存で心機能も保たれるため，術後の QOL は高い。

　弁置換術の際，弁下組織の温存によって心機能を保つ目的で後尖を残したまま，人工弁を植えることも多い。人工弁のサイズは，各メーカーのそれぞれの人工弁種に特有の器具(サイザー)を使用して決める。通常，成人日本人では，直径 25〜29 mm 程度のサイズのものを使用する頻度が高い。

　二次性(機能性)MR では，弁に対する手術(弁輪形成・弁置換)とともに，乳頭筋接合術・乳頭筋吊り上げ術・腱索切断術・左室形成術なども考慮される。心房性機能性 MR では，弁輪形成，後尖のパッチ拡大，弁置換が考慮される。

## 3　大動脈弁疾患

### ◆ 大動脈弁狭窄症 aortic stenosis(**AS**)

● **症状と手術適応**　手術適応は，弁口面積 0.75 cm² 以下，左室大動脈平均圧較差 50 mmHg 以上，左心室機能の低下している症例，あるいは症状(心不全・失神・狭心症が三徴)が出はじめたときとされている。大動脈弁狭窄症は，症状が出はじめてから急激に悪化することが知られており，症状出現後の自然予後では生存率の低下が速い。また，先天性二尖弁では大動脈弁疾患が生じるのが早く，若年者で手術となることが多い。

● **手術方法**　おもな術式として，大動脈弁置換術と経カテーテル大動脈弁留置術(TAVI/TAVR)がある。年齢や病変部の状態，患者の希望などによって術式を選択する。

　①**人工弁の選択とサイズ**　僧帽弁同様に生体弁と機械弁がある。一般的に 65 歳以上は生体弁が選択される。最近では，ステント(支柱)のない生体弁や弁輪への縫合糸が不要または 3 か所のみの生体弁も，使用されはじめている。

　石灰化部を切除しても弁輪が狭い症例が多い。とくに高齢者で体格の小さな患者では，小さいサイズの人工弁しか挿入できないことも多い。有効弁口面積/体表面積が，0.85 cm²/m² 以上の有効弁口面積❷の人工弁を挿入しなければ，体格のわりに人工弁が小さすぎる患者体格-人工弁サイズ不適切状態 patient-prosthesis mismatch(PPM)になりやすい。PPM は術後心不全に結びつきやすい。狭小弁輪用の人工弁は，各メーカーの弁種でつくられており，直径 16 mm や 17 mm といった小さいものも使用される。通常，大動脈弁狭窄症では，成人日本人では 19〜23 mm 程度のサイズを使用する頻度が高い。

1 )　Otto, C. M., et al: 2020 ACC/AHA Guideline for the Management of Patients With Valvular Heart Disease: A Report of the American College of Cardiology/American Heart Association Joint Committee on Clinical Practice Guidelines. *Circulation*, 143(5): e72-e227, 2021.

NOTE

❶2020 年に発表された弁膜症に関するアメリカ心臓病学会およびアメリカ心臓協会(ACC/AHA)のガイドライン[1]では，弁形成術の推奨度は，3 つのクラスに分けられる。クラスⅠ：手術すべきである。クラスⅡa：手術するのがよい。クラスⅡb：手術してもよいことがある。クラスⅢ：手術のメリットがない，もしくは害がある。

　有症状，または無症状でも左心室機能が低下した場合の弁形成術あるいは弁置換術はクラスⅠに分類されるが，無症状かつ左心室機能が保たれている場合の弁形成術は，成功率が 95% より高く，死亡率が 1% より低い施設のみ，ガイドライン上はクラスⅡa に分類されて有益であるとの意見が多い。以前は経過観察となっていた。

NOTE

❷**有効弁口面積**
　各メーカーのおのおのの弁種とサイズによって規定される弁口面積。

　この状況において，少しでも大きい人工弁を挿入するため，弁輪の上（大動脈側）に人工弁を植える，弁輪上 supra-annular 植込みという手技がとられることが多い。また，弁輪拡大術という弁輪を広げる手術を大動脈弁手術と同時に行うこともある。

　②**高齢者の手術のポイント**　高齢者の大動脈弁狭窄症が最近増えていることは，前述の通りである。弁尖や弁輪が高度に石灰化した症例が多い。石灰化部を人工弁が縫える程度にまで切除する必要がある。非常にかたい症例も多く，メスやはさみでは切除できずに，リュール❶などでかたい部位をつぶして切除することも多い。キューサー（超音波吸引装置）を使用してやわらかくさせる方法もある。大切なのは切除した石灰化破片が左心系に残らないことである。残っていると術後の塞栓源となる。そのため，切除時にはガーゼを左心室内に挿入してガーゼに破片が付着するようにする，切除後によく洗浄を繰り返すなどの工夫がなされる。

　③**経カテーテル大動脈弁留置術** transcatheter aortic valve implantation/transcatheter aortic valve replacement（**TAVI/TAVR**）　2002 年に実用化された方法で，わが国でも積極的に実施されている。適応はおもに高齢者や，リスクが高いかフレイルで人工心肺使用下・心停止下の外科治療に適さない大動脈弁狭窄症患者である。経大腿動脈や経心尖のアプローチなどがおもに用いられている。糸針を用いて縫合する弁置換術と異なり，カテーテルを大動脈弁位に挿入して，バルーンによる圧着で生体弁を留置する。この方法の登場により，大動脈弁狭窄症患者に対する治療の幅が広がった。

### ◆ 大動脈弁閉鎖不全症（大動脈弁逆流症）aortic regurgitation（AR）

　手術適応は，狭窄症同様に息切れや呼吸困難などの症状が出はじめてからであるが，左心室機能低下例，左室拡大例もその適応になる。感染性心内膜炎，大動脈解離に合併した，セラーズ Sellers 分類でⅢ度以上の急性の閉鎖不全症などでも適応とされる（◉図2-8）。通常，3枚の弁尖は薄くなっているため切除は容易である。

□NOTE
❶リュール
　骨鉗子の一種。左右対称の把持部をもち，骨組織の切除や骨棘などの切除形成に用いられる。

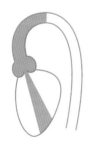 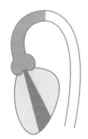 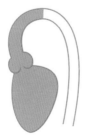 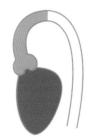

Ⅰ度：逆流ジェットがつねにみとめられる。　Ⅱ度：逆流ジェットをみとめ，左心室が大動脈よりうすく造影される。　Ⅲ度：逆流ジェットはみとめられないが，左心室は大動脈と同じ濃さに造影される。　Ⅳ度：左心室が大動脈よりも濃く造影される。

◉**図2-8　大動脈弁閉鎖不全症の重症度の評価（セラーズ分類）**
大動脈内に造影剤を注入し，その逆流の程度から重症度を評価する。

　弁置換術ではサイザーで弁サイズを測定する。通常，狭窄症より大きめのサイズとなることが多く，弁輪上，あるいは弁輪内 intra-annular 植込みという方法も行う。弁形成術を行うこともある（●82 ページ）。

## 4　三尖弁疾患

　三尖弁疾患の治療は，ほとんどの場合，僧帽弁疾患，大動脈弁疾患などから二次性に生じた三尖弁閉鎖不全症に対する手術である。そのため，左心系の弁手術と同時に行うことが多く，三尖弁疾患に対する単独手術はまれである。左心系の弁疾患がある場合，手術時に三尖弁手術を行う基準は定まったものがあるわけではないが，三尖弁閉鎖不全の程度が中等度以上であれば手術を行うことが多い。また，心房細動がある場合は，中等度以上の閉鎖不全がなくとも手術を行うことが多い。三尖弁置換にいたる症例は少なく，多くは弁形成を行う。

　弁形成の方法としては，三尖弁専用の人工弁輪を縫着させる。その目的は，僧帽弁に使用する人工弁輪同様である。

　注意点は，三尖弁中隔尖弁輪の左半分周辺中隔壁内に房室結節が存在することである。房室結節を損傷すると，術後房室ブロックになる。そのため，三尖弁用の人工弁輪は全周縫着ではなく，同部位近辺が存在しない形状のものとなっている。

## 5　感染性心内膜炎 infective endocarditis（IE）

　歯の治療後などにおいて，体内に侵入した細菌が血流にのって流れ，心内膜に感染をおこすことがある。弁組織は心内膜と連続しており，多くの場合，弁組織の破壊や疣贅（細菌の塊）の付着がおこる。そのために，弁尖に穿孔が生じること，疣贅に伴った閉鎖不全症や狭窄症を生じることがある。感染が軽度や中等度なら，穿孔部の閉鎖などの形成術で根治が可能であるが，重度になると弁尖のみならず弁輪や周辺組織への感染によって，手術治療の難易度が上がる。感染巣の徹底的な切除，十分な洗浄，欠損部のパッチなどによる修復，そして弁置換術を行うという難度の高い手術になる。

# b　虚血性心疾患 ischemic heart disease

## 狭心症 angina pectoris・心筋梗塞 myocardial infarction

　虚血性心疾患として，**狭心症**と**心筋梗塞**があげられる。

● 原因　全身の動脈硬化の一環として，冠状動脈の動脈硬化が生じやすい。とくに，高血圧・脂質異常症・糖尿病・喫煙・肥満などがリスクファクターとなる。狭心症では，動脈硬化によって冠状動脈に狭窄を生じている場合が多い。労作性のものでは，労作時において増加する心筋の酸素需要に血流供給が追いつかなくなる。

　心筋梗塞では狭窄部が血栓化して冠状動脈血流が途絶え，支配下領域の心筋が壊死に陥る。

● **症状** 狭心症の症状は**狭心痛**といわれる。労作性のものでは労作時の胸痛（胸部圧迫感）であるが，左肩や顎部への放散痛もおこりうる。

心筋梗塞は，安静・労作に関係なく，突然激しい前胸部痛・圧迫感が生じて15分以上続く。痛みの程度は狭心症より強く，呼吸困難，吐きけや冷汗を伴うこと，肩・首などに放散すること，胃の痛みと感じることもある。

### ◆ 冠動脈バイパス術 coronary artery bypass grafting（CABG）

● **適応と目的** 冠動脈バイパス術（CABG）は，狭心症や心筋梗塞において，内科的治療やステント治療が困難とされる症例で適応となる。左冠状動脈主幹部病変（50%以上の有意狭窄）の存在，主要3枝[1]とも有意狭窄（75%以上）[2]のある3枝病変，左前下行枝の中枢病変を伴う2枝病変などが冠動脈バイパス術の適応となる（●図2-9, 10）。

手術の目的は，有意狭窄の末梢側に中枢側からバイパス（橋渡し）をして，末梢側の血流を増やすことにある。そして，虚血によって生じる狭心症や低心機能を改善したり，心筋梗塞の発症を予防する。

● **方法** バイパス材料の中枢側はそのまま温存して，末梢側を冠状動脈末梢に吻合する場合や，上行大動脈に吻合して末梢側を冠状動脈末梢に吻合する場合などがある。バイパス材料として，前者は心臓の近くにある血管の内胸動脈や胃大網動脈が該当し，後者は前腕の橈骨動脈や下肢の大伏在静脈が該当する（●図2-10）。冠動脈バイパスに使用されうるほど細い人工血管で，体内において血栓閉塞がおこらない物はいまだ実用化されていない。吻合方法は原則糸針で連続縫合，あるいは結節縫合の組み合わせで縫う[3]。

絶えず拍動する心臓に直径1.5mmや2.0mm程度の細いバイパスをつくるため，人工心肺下に心停止を行って，静止野でバイパスすることがかつての原則であった。しかし，近年，拍動下の心臓において吻合局所の心筋のみを静止野にする器具（スタビライザー stabilizer）と，拍動下のまま心臓の後側

**NOTE**

[1] 左前下行枝・左回旋枝・右冠状動脈を合わせて主要3枝という。

[2] 50%，75%などの数値は，冠状動脈造影で狭窄部中枢にある健常部の径に比べて狭窄部の径が何%あるかを示す。たとえば75%狭窄とは，狭窄部の血流部径が狭窄部中枢健常部径の25%のみであることを示す。

[3] 多くの場合，内胸動脈末梢吻合は8-0ポリプロピレン糸を，大伏在静脈末梢吻合は7-0を，同中枢吻合は6-0を使用する。とくに8-0は拡大鏡でしか確認できないような細い物なので，取り扱いには注意を要する。

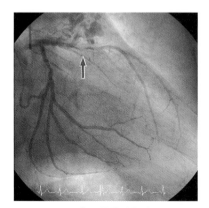

**a. 左冠状動脈造影**

左前下行枝に狭窄が見られる（→）。その上のモヤモヤした像はこの患者にあった先天性の冠状動脈肺動脈瘻像。

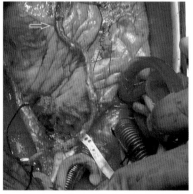

**b. 冠動脈バイパス術の術中写真**

下側が頭側。中央部を縦断する血管がバイパスの左内胸動脈。→は左前下行枝との吻合部である。

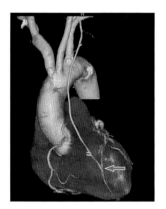

**c. 冠動脈バイパス術後の3D画像（冠状動脈CT）**

→が左内胸動脈と左前下行枝の吻合部である。

● **図2-9 冠動脈バイパス術（左前下行枝の狭窄）**

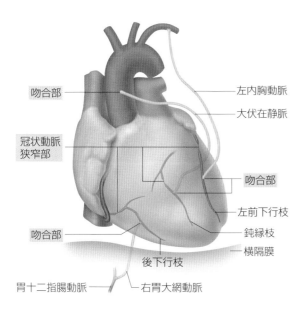

吻合部

左内胸動脈

大伏在静脈

冠状動脈
狭窄部

吻合部

左前下行枝

吻合部

鈍縁枝

横隔膜

後下行枝

胃十二指腸動脈

右胃大網動脈

◯ **図 2-10　冠動脈バイパス術（模式図）**

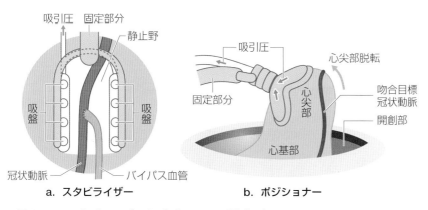

吸引圧　固定部分

静止野

吸盤

吸盤

冠状動脈

バイパス血管

a．スタビライザー

吸引圧

心尖部脱転

固定部分

心尖部

吻合目標
冠状動脈

開創部

心基部

b．ポジショナー

◯ **図 2-11　スタビライザーとポジショナー（模式図）**

に吻合するために心臓を脱転する器具（ポジショナー positioner）が発達したことにより（◯図2-11），人工心肺非使用下，心拍動下にバイパスする**オフポンプ冠動脈バイパス術** off-pump coronary artery bypass（**OPCAB**）を行う施設が増えている。とくにわが国では，冠動脈バイパスに占める OPCAB 症例の割合が 60％ 程度と欧米に比べて多い。また，人工心肺は使用するが心停止を安全に行うのが困難な低心機能症例には，中間型として人工心肺使用下，心拍動下の手術が行われることもある。

● **手術成績**　バイパス材料によって開存率に差があることが判明してきており，長期には内胸動脈の開存率が最もよい。統計にもよるが，10 年で 95％ 程度の開存率が見込める。内胸動脈，橈骨動脈など動脈使用バイパスに比べると大伏在静脈を材料としたバイパスの開存率は劣るとされているが，それでも 5 年で 86％ 程度との統計がある。

● **症例数**　**薬剤溶出ステント** drug-eluting stent（**DES**）の開発など，**経皮的冠**

動脈インターベンション percutaneous coronary intervention（**PCI**）の発達により，冠動脈バイパス術は若干減少傾向にある。2019 年におけるわが国の心臓・胸部大血管手術年間約 7 万件のうち，冠動脈バイパス術は約 1.3 万件である。冠動脈バイパス術は 2002 年ごろには最も多く行われており，約 2 万件あった。

## ◆ 心筋梗塞合併症に対する手術

　心筋梗塞を発症すると，急性心不全をおこすことが多い。とくに広範囲の心筋梗塞では，梗塞部心筋の無収縮によって心不全を生じる。心筋壊死に伴う機械的合併症によっても，心不全となる。その例として，心室中隔穿孔，左心室自由壁破裂，乳頭筋断裂による急性僧帽弁閉鎖不全症などがあげられる（◉図 2-12）。これらの合併症においては急性心不全の程度によって，あるいは心嚢内出血の程度によって，手術室へ運ばれる間もなく救命できないことも多い。間に合う症例では，緊急あるいは準緊急手術となる。

● **心室中隔穿孔に対する手術**　心室中隔穿孔では，穿孔部左心室内にパッチをあてて修復する方法がとられてきたが，パッチ縫合部が脆弱（ぜいじゃく）でリークもおこりやすかった。その後，大きなパッチを左心室腔内に縫合し，穿孔部およびパッチの外側は右心室と交通したままとする方法がとられるようになり，成績も上がった（◉図 2-13）。そのほか，右心室切開によって二重のパッチをあてるなどの方法（サンドイッチ法）がある。

　心室中隔穿孔は，急性心筋梗塞発症後数日を経て生じることも多く，このような場合は CCU から準緊急で手術室へ搬送（はんそう）されることとなる。

● **左心室自由壁破裂に対する手術**　左心室自由壁破裂は，心嚢内出血の程度で予後が異なる。出血があっても血行動態が安定していれば，手術室へ搬送され修復術が行われる。しみ出し程度の出血ならば，フィブリン糊（生理的組織接着剤）や組織接着用シートを貼付することによって，止血されることもある。それ以上の出血では，左心室心筋を縫合する必要がある。人工心

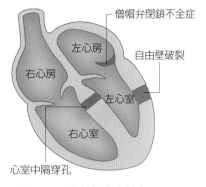

◉**図 2-12　心筋梗塞合併症**

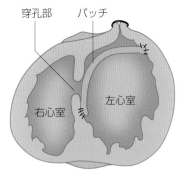

◉**図 2-13　心室中隔穿孔閉鎖術（infarct exclusion 法）**

大きなパッチを左心室腔内に縫合し，穿孔部およびパッチの外側は右心室と交通させたままとする。

肺下・心停止下に縫合しうる場合は，心筋が裂けにくく，止血も確実な場合が多い。

●**乳頭筋断裂による僧帽弁閉鎖不全症に対する手術**　乳頭筋断裂がおこると，付着していた腱索領域の僧帽弁尖が逸脱をおこす。乳頭筋に人工腱索を縫合することができないため，弁置換術となることも多い。このように僧帽弁閉鎖不全症は，心筋梗塞急性期に手術となる場合や慢性期に左心室のリモデリング（拡張）と弁輪拡張で手術となる場合がある。

## ◆ 左心室形成術

　**虚血性心筋症**とは，冠状動脈病変に伴って広範囲領域の虚血が続いて心室が拡大し，心収縮力が低下する病態である。左心室駆出率は低下し，慢性心不全を呈する。心室拡大に伴い，テザリング tethering（腱索が僧帽弁尖を引っぱることによる僧帽弁閉鎖不全症）を伴う場合が多い。この心筋症を手術によって軽快させる方法が広まっており，**ドール手術**，**セーブ手術**，あるいは**オーバーラッピング手術**などがそれに該当する。

　さらに，慢性期では梗塞部が瘤化して心室瘤となることがある。狭心症，心不全，心室性不整脈などの症状があれば，瘤切除術となる。術式は左心室形成術に準ずる。これらの手術では冠状動脈病変に対するバイパス術も同時に行われることが多い。

　**１ ドール Dor 手術**　左心室心筋切除部の内側を糸針で円形に縫縮し，パッチをあてる方法である（◯図2-14）。同時に，心室頻拍源となる心筋内側を冷凍凝固させることも多い。

　**２ セーブ SAVE 手術**　左心室心筋を長軸方向に切開して，パッチを中隔から心筋切除部にあてて縫縮する方法である。左心室本来の形状である楕円形を維持させる利点がある。

　**３ オーバーラッピング overlapping 手術**　左心室の心筋どうしを一部重なるように縫い合わせることによって，左心室の体積を減らす方法である。パッチを使用することなく行える。

　僧帽弁のテザリングに対しては，乳頭筋をも手術対象とした形成術が行われる。前後の乳頭筋を縫い合わせること（乳頭筋接合術）によってテザリング

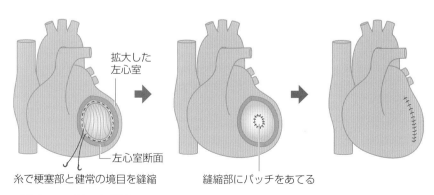

拡大した
左心室

左心室断面

糸で梗塞部と健常の境目を縫縮　　縫縮部にパッチをあてる

◯**図2-14　ドール手術**

を軽快させる方法や，乳頭筋を僧帽弁方向に移動させる方法（乳頭筋つり上げ術）などが行われている。さらに僧帽弁尖パッチ拡大術や人工弁輪装着によって，僧帽弁閉鎖不全症の再発を防ぐ手段がとられる。

## C 心臓腫瘍

　心臓にも腫瘍は生じる。ただし，頻度はまれで5,000人に1人程度である。また，心臓には上皮組織がないので，いわゆるがん腫 carcinoma は生じない[1]。2019年のわが国での心臓・胸部大血管手術年間約7万件のうち，腫瘍摘出術は704件である。

　心臓腫瘍には良性のもの，悪性のものともにある。頻度が高いのは良性で約70%である。

NOTE
[1]それゆえ，一般社会通念である"心臓にはがんができない"という印象があるものと思われる。

### 1 良性腫瘍

　良性腫瘍では，**粘液腫**が約50%と最多である。粘液腫は，心房中隔卵円窩の左心房内に生じることが多い。良性ではあるが，部分的にはがれて血流に沿って流れ塞栓源となりうること，僧帽弁に嵌頓して急性心不全を生じうることなどから，診断されれば手術による摘出の適応となる。粘液腫の外観は，ゼラチン状の凹凸によって表面不整な分葉状もの，表面が平滑なものなどが存在する。

　カーニー Carney 症候群とよばれる常染色体顕性遺伝（優性遺伝）性の多発粘液腫が知られており，粘液腫の約7%を占める。皮膚色素沈着や副腎病変などを伴う特徴もあり，心臓粘液腫は切除後も再発しやすい。

　良性腫瘍では，ほかに乳頭状線維弾性腫・線維腫・脂肪腫などがある。乳頭状線維弾性腫は，大動脈弁に付着することが多く塊状で，外観は生理食塩水に浸すとイソギンチャク様になるものが多い。血栓が付着して塞栓源となりうるので，これも診断がつけば手術摘出の適応となる。良性腫瘍でも，内腔や筋肉内で大きな体積を占めて心不全をおこすもの，塞栓源となりうるものなどでは，手術適応となる。

### 2 悪性腫瘍

　転移性のものが最も多い。原発性のものもあり，そのなかでは肉腫が75%と最も多い。肉腫には，血管肉腫・骨肉腫・平滑筋肉腫・線維肉腫などがある。肉腫以外の悪性腫瘍としては，悪性線維性組織球腫があげられる。根治は望めないものの，心不全，塞栓をおこすときには姑息的な切除手術適応となる。悪性多発性心臓腫瘍の一例を○図2-15に示す。

### 3 心膜腫瘍

　手術の適応となることがある。腫瘍が心囊内の体積を占めることによって心不全を生じること，心囊液貯留による心タンポナーデをおこすこと，致死性不整脈を生じることもある。心膜腫瘍は悪性の頻度が高く，他臓器からの遠隔転移も多い。悪性中皮腫，肉腫なども原発性におこりうる。良性腫瘍で

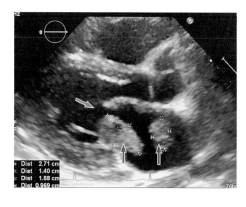

○図 2-15　悪性多発性心臓腫瘍の一例

経胸壁心エコーの長軸像。→が左心房内に多発している腫瘍。➡は僧帽弁口で，腫瘍がいまにも嵌頓しそうである。

は脂肪腫，奇形腫などがおこりうる。まれな心膜腫瘍として，孤在性線維性腫瘍もあげられる。

# 4　不整脈 arrhythmia

## 1　心房細動 atrial fibrillation（AF）

心房細動は，心房内を電気が旋回（リエントリー）する病態である。そのため，心室への電気信号は不規則に伝わり，絶対性不整脈とよばれる。発作性のものと慢性のものがある。

● 症状　動悸・息苦しさ・胸部圧迫感がある場合や，まったくない場合もある。徐脈や頻脈になりやすく，ふらつきや失神を経験することもある。

● 診断　心電図での不規則な QRS 波の出現と基線の波打ち（f 波）による。

● 治療　頻脈を防ぐ薬物や抗不整脈薬の投与を行う。心房細動があると血栓ができやすくなるため，抗凝固薬で心房内の血栓形成を防ぐことが重要である。薬物による治療が不十分な場合には電気的除細動，また，根治を目ざす場合にはカテーテルアブレーション❶やメイズ手術を行う。

## ◆ メイズ maze 手術

● 方法　心房内多部位の電気的隔離により，洞結節から房室結節への一方向の電気経路をつくる手術である。心房細動を発生させる異常な電気信号源が，肺静脈壁内の左心房近くに存在することが確認されており，通常左右の両肺静脈を左心房から電気的に隔離する肺静脈隔離術も同時に行う。当初は，心房壁を迷路（メイズ）のように切開・再縫合して電気経路を作成したため，メイズ手術とよばれている。

最近では，高周波エネルギーによる焼灼によって電気的隔離をする器具の開発に伴い，簡便になっている。また，隔離部位によっては，クライオアブレーションで局所冷凍凝固を行い，組織傷害を生じさせて隔離する手段も併用する。電気的隔離には，両心房を行うフル・メイズと，左心房のみを行う左心房メイズなどがある。

● 適応　心房細動を合併した器質的心疾患に対して，弁手術と同時にメイ

┌─NOTE
❶カテーテルアブレーション

カテーテルを大腿静脈から右心房内に挿入し，経心房中隔で左心房内に到達させる。そして，不整脈発生部位の肺静脈と左心房間にカテーテルをあてて，焼いたり冷凍凝固したりすることで，不整脈を治療する方法である。

ズ手術を行うことは広くみとめられている❶。ほかにも左心房内血栓症例，カテーテルアブレーションの不成功例，症候性孤立性心房細動例のメイズ手術は有益であるとの意見が多い❷。

　一般的に，弁膜症に合併した慢性心房細動ではカテーテルアブレーションでの根治率が低く，メイズ手術の適応となることも多い。メイズ手術後の洞調律復帰率は術前一過性心房細動のほうが術前慢性心房細動よりも良好で，また術前の心房が小さいまま保たれているほうが良好である。

## 2　徐脈

　**徐脈**とは，成人で心拍数が60/分未満のことを一般的にいう。ただし，症状出現の心拍数には個人差がある。
- **症状**　ふらつき，失神をはじめ，心不全症状が該当する。
- **診断**　まず触診で脈拍数を確認したうえで，心電図検査を行う。
- **治療**　徐脈の場合は内服薬を見直し，脈拍数を下げる薬の有無を確認する。内服している場合は，中止を検討する。緊急性がある場合は，一時的ペースメーカーリードを経静脈的に右心室に挿入してペーシングしたうえで，恒久的ペースメーカーを植込む。

### ◆　ペースメーカー植込み

　徐脈に対して，最低限の心拍を確保するための装置である**ペースメーカー**を植込む手術である。
- **適応**　適応は，完全あるいは高度の房室ブロック，洞機能不全症候群，徐脈性心房細動などである。これらの徐脈によって失神発作や心不全などの症状がおこる場合に，植込み適応となる。
- **方法**　ペースメーカー本体とリードを植込む。ペースメーカー本体は，おもに左または右の上前胸部の皮下に局所麻酔下に植える。リードは，X線透視下に鎖骨下静脈の内腔経由で右心室や右心房内壁に挿入し，本体と接続する。上前胸部は鎖骨下静脈に近く，本体とリードを植込むのに適した部位である。
- **機能**　最低限の心拍数を設定し，その設定に見合った秒数内に自己心拍動が生じなければ，ペースメーカーが心臓に電気刺激を与えて強制的に心拍動をおこす。たとえば心拍数60/分に設定したとき，直前の心拍後に自己心拍が1秒未満でおこらなければ，1秒の時点でペースメーカーが作動して心収縮をおこす。

　ペースメーカーは，電気刺激を与える部位，自己の電気信号を感知する部位を決め，それぞれがどのようにはたらくか指示する必要がある。これらはペーシングコードとしてアルファベット3文字で表現される（●表2-3）。

　心房収縮がある限りは，心房に同期した心室収縮が心機能上は望ましいので，一般的に房室ブロックではVDDまたはDDDが，洞機能不全症候群ではDDDが，徐脈性心房細動ではVVIが適応となる。
- **術後**　ペースメーカー植込み患者は，一般的に通常の生活やスポーツも

**NOTE**

❶日本循環器学会ほかによる『不整脈非薬物治療ガイドライン（2018年改訂版）』でクラスⅠである。ただし，『弁膜症治療のガイドライン（2020年改訂版）』では，僧帽弁手術時・大動脈弁手術時における慢性/持続性心房細動のメイズ手術はクラスⅡaとされ，「有益であるとの意見が多い」との推奨である。

❷『不整脈非薬物治療ガイドライン（2018年改訂版）』でクラスⅡaである。

◉表2-3　ペーシングコードの例

| | 刺激部位 | 感知部位 | その関係 |
|---|---|---|---|
| VVI | V(ventricle)=心室 | V=心室 | I(inhibit)=抑制 |
| | リードが V＝心室(右心室)にのみ入っており，刺激(1つ目の V)も感知(2つ目の V)も心室。 | | 設定秒数未満に自己心拍がおきたらペースメーカー刺激は抑制されて出ない。 |
| VDD | V=心室 | D(dual)=両方 心房(A)と心室(V)の両方 | D=両方 自己心室収縮に抑制(I)されるとともに自己心房収縮に応じた心室刺激を行う同期(S)。 |
| | 1本のリードで，リード先端の右心室のみを刺激する。リードの途中に浮遊電極がついており，浮遊電極で心房(A)の電位を，先端電極で心室(V)の電位の両方を感知する。 | | |
| DDD | D=両方 | D=両方 | D=両方 自己心房収縮に心房(A)は抑制(I)され，自己心室収縮に心室(V)も抑制(I)されるとともに，自己心房収縮に応じた心室刺激を行う同期(S)。 |
| | リードが2本入っており，心室(V)・心房(A)ともに刺激し，心室(V)・心房(A)ともに感知する。 | | |

可能である。携帯電話も対側の耳で使用することは可能とされており，15 cm 以上離れていれば可だが，IH の調理器具とは距離をおくなどの工夫が必要になる。最近は，MRI 検査を受けることも可能なペースメーカーが実用化されている。

　ペースメーカーは本体に内蔵された電池で作動しているので，平均的に7年ほどの期間で電池交換手術が必要になる。リードがいたんでいない限りは，本体のみの交換手術となる。

　電池の消耗程度あるいは刺激・感知機能低下の有無は，ペースメーカー外来にてテレメトリー❶で確認できる。さらに，植込み後，目標とする心拍数（設定レート），刺激電圧の強さ，感知される電位の設定などはテレメトリーで自由に変更できる。また，運動などの体動で設定レートを自動的に増やすこと(VVIR，VDDR，DDDR などと R をつける)も可能である。

◆ **心臓再同期療法** cardiac resynchronization therapy（**CRT**）

●**方法**　前述のペースメーカーは，右心房や右心室を刺激することで心拍動を得る方法であるが，**心臓再同期療法**はさらにリードを追加して左心室をも刺激することによって，左右の心室を同時に収縮させる手段である。左心室の刺激リードは，鎖骨下静脈内腔経由で右心房内から冠状静脈洞に挿入し，左心室表面位の冠状静脈内に留置する。

●**適応**　適応は，拡張型心筋症で心不全となり，かつ左脚ブロックで心室内伝導が120 m 秒以上(QRS 幅)となった場合などである。この状態では，右と左の心室間に収縮時相のずれが生じるために，心機能が低下する。

●**CRT-P**　心臓再同期療法と通常のペースメーカーを組み合わせた装置の

> ▭ NOTE
> ❶ペースメーカーのテレメトリー
> 　本体を植込んだ部位の皮膚に各メーカーのプログラム装置の端子をあてペースメーカーと交信する。

使用は，ペースメーカーの頭文字Pを入れてCRT-Pといわれる。右心房リードに加えて，右心室リードと冠状静脈用リードの計3本のリードが本体に接続される。

## 3　致死性心室性不整脈

**致死性心室性不整脈**は，持続性心室頻拍・心室粗細動などによって血圧の維持ができなくなる病態を示し，突然死につながる。意識がなくなった場合は，すみやかな除細動が必要になる。

### ◆ 植込み型除細動器 implantable cardioverter defibrillator（ICD）

虚血性心疾患などでは，致死性心室性不整脈を生じることがある。突然死を防ぐためには除細動が必要で，さらに通常の生活を送るために植込み型の除細動器が開発された。ペースメーカーとほぼ同様の装置であるが，ひとまわり大きい。心拍感知用・刺激用リードに除細動用の電極部が追加された物を使用する。これも心臓再同期療法と組み合わせることがあり，除細動器 defibrillator の頭文字Dを入れてCRT-Dといわれる。

さらに，植込み型にいたる前の段階で着脱式の除細動器を使用することがある。これは着用型自動除細動器 wearable cardioverter defibrillator（WCD）といわれ，一般化されつつある。

# 5　補助循環

補助循環とは，心不全あるいは心原性ショックに対し，機械装置によって循環を補助することである。補助できる力は各装置によって異なり，補助能力は少ないが簡便に装着可能な大動脈内バルーンパンピングから，能力では心臓の代行までもが可能な補助人工心臓まである。人工肺が組み込まれた装置もある。

### ◆ 大動脈内バルーンパンピング
### intra-aortic balloon pumping（IABP）

**大動脈内バルーンパンピング（IABP）**は，補助循環の1つである。大腿動脈より大きな縦長の風船がついたカテーテルを挿入し，下行大動脈に留置するとともに駆動装置に接続する（◐図2-16）。バルーン内部は軽重量のヘリウムガスで満たされており，バルーンは心拍動に応じて拡張収縮を繰り返す。心臓の拡張期にバルーンも拡張させる。これには，心拡張期において流れる冠状動脈血流を増やす目的❶と，バルーンで下行大動脈が狭くなることによって脳血流を増やす目的がある。心臓の収縮期にはバルーンも収縮させる。これにより心収縮期における後負荷（血圧）を減らし，心収縮をらくにさせる。

● **適応**　局所麻酔でも容易に挿入が可能で，CCUなどで緊急に挿入することも多い。急性心筋梗塞などの内科的な適応も多いが，心臓血管外科においては，手術中の人工心肺離脱困難例（心機能がわるくて心拍動の十分な再開

NOTE
❶冠状動脈は心筋が最も弛緩している心拡張期におもに流れることが知られている。

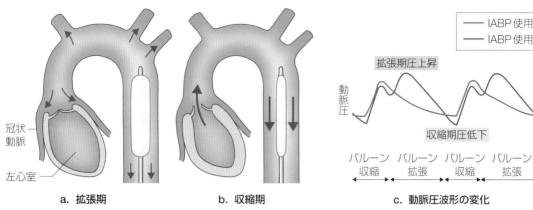

冠状
動脈

左心室

**a. 拡張期**

バルーンの拡張により，下半
身への血流が減るため，冠血
流量と脳血流量が増加する。

**b. 収縮期**

バルーンの収縮により，心臓
の後負荷（血圧）を減らし，下
半身への血流は増える。

IABP 使用前
IABP 使用後

拡張期圧上昇

動
脈
圧

収縮期圧低下

バルーン　バルーン　バルーン　バルーン
収縮　　　拡張　　　収縮　　　拡張

**c. 動脈圧波形の変化**

◦**図 2-16　大動脈内バルーンパンピング**

が得られない例）や重症心臓手術の術直前に予防的挿入する例が適応となる。

● **作動の確認**　動脈圧波形モニターで，IABP が正常に作動していること
を確認する。拡張期圧がバルーンの拡張で上昇することを，拡張期の増幅
diastolic augmentation といい，収縮期圧およびその直前の拡張末期圧がバルー
ンの収縮で低下することを，収縮期の後負荷軽減 systolic unloading という。
収縮期圧の後負荷軽減と拡張期圧の増幅により，圧波形は収縮期・拡張期と
もに山ができる 2 峰性となるので，バルーン収縮とバルーン拡張の至適タイ
ミングをも確認することができる（◦図 2-16-c）。

● **IABP 離脱**　IABP 離脱時は心拍ごとにバルーンを収縮拡張させる設定
（1：1）から，2 心拍に 1 回バルーンを収縮拡張させる設定（1：2）や，3 心拍
に 1 回バルーンを収縮拡張させる設定（1：3）へと補助量を減らしていく。ま
た，バルーンの拡張容量を減らして，補助量を減らすことも可能である。

● **IABP の使用禁忌**　IABP の使用禁忌は，大動脈弁閉鎖不全症の存在（弁
の逆流を増幅させる），大動脈解離，大動脈瘤の存在などである。また，バ
ルーンに血栓が付着して塞栓症をおこす危険性があるので，使用中はヘパリ
ンで血液凝固能を低下させる必要がある。

### ◆ 経皮的心肺補助 percutaneous cardio-pulmonary support（PCPS）

　本来はその名のとおり，経皮的に人工心肺装置の管（カニューレ）を大腿動
脈・静脈に挿入して心肺補助を行う装置である。急性心筋梗塞などの心不全
で，IABP のみでは対処できないときに緊急で挿入することが多い。

　装置は，カニューレ・回路・遠心ポンプ・人工肺の組み合わせである。
CCU などでは経皮的に大腿動脈・静脈にカニューレを挿入する。手術中に
使用する場合は，人工心肺離脱困難例に鼠径部切開下・直視下に大腿動脈・
静脈にカニューレを挿入することが多い。PCPS では，人工肺も回路内に組
み入れられており静脈血が酸素化されるが，呼吸補助装置としてよりは循環

補助装置としての意味合いが強い❶。

　最近では，短時間で容易に回路を組み立てて，回路内を液で満たすこと（プライミング）が可能となっている。そのため，必要と判断されてから駆動開始まで短時間である。

　早期に必要性が判断されて導入した場合，心機能回復の可能性が上がり離脱率も高くなる。しかし，適応判断が遅れると，導入しても心機能回復が得られないことが多い。

　長期に使用する場合は，ヘパリン化した血液によってカニューレ挿入部や心臓手術部などからの出血がコントロールできないことも多い。また，カニューレ周辺部などからの感染が生じることもある。そのため，PCPS使用期間は可能な限り短くする必要がある。

### ◆ 循環補助用心内留置型ポンプカテーテル（IMPELLA®〔インペラ〕）

　経カテーテル的に，主として末梢動脈から左心室内に留置されるデバイスである。低侵襲の左心室循環補助装置で，わが国には2017年に導入された。おもに，右心室機能が維持された急性心不全症例が適応である。小型軸流ポンプがカテーテル内に内蔵されており，左心室内の血液を吸引脱血して上行大動脈から直接送血する。ECMOと組み合わせて使用することもあり，その場合はECPELLA（エクペラ）とよばれる。

### ◆ 補助人工心臓 ventricular assist device（VAD）

● **VADの種類**　補助人工心臓（**VAD**）はPCPSとは異なり，人工肺は組み込まれておらず心補助が唯一の作用装置である。**左心補助人工心臓（LVAD）**，**右心補助人工心臓（RVAD）**があり，それぞれ左心室と右心室の補助を行う。両心同時に別々に補助すること（**BVAD**）も可能である。LVADは，左心室または左心房脱血で大動脈に送血する。RVADは，右心房または右心室脱血で肺動脈に送血する。体外設置型と植込み型が存在する。

　**1 体外設置型VAD**　脱血と送血回路が経皮的に体外に導かれており，ポンプ自体は体外で通常は腹部上に置かれる。わが国で多く使用されているポンプは拍動流を生じるタイプで，ポンプ内の血液室と空気室を膜で隔離しており，空気を出入りさせることにより膜を動かす。血液室の出入り口にはそれぞれ逆流防止弁を装着しているので，空気に押された血液は一方向のみに流れるしくみである❷。2021年には定常流（後述）を生じるタイプも保険適用となった❸。

　**2 植込み型VAD**　ポンプ自体を体内に留置し，電源確保のための電線ラインが経皮的に体外につながっている。ポンプの種類は，大きく分けて定常流と拍動流がある。おもにLVADとして使用する。

　定常流はポンプの流出圧波形に脈圧が存在せず，一定の圧で送血するしくみとなっている。定常流をつくるポンプには，遠心ポンプと軸流ポンプが存在する。遠心ポンプは，羽根車がついた部品をポンプ内で高速回転させるこ

NOTE

**❶ECMO**

　同様の装置を使用したECMO（extracorporeal membrane oxygenation）は循環補助装置としてよりは呼吸補助装置の意味合いが強く，大静脈から脱血して大静脈に送血することが多い。

NOTE

**❷体外設置型VAD**

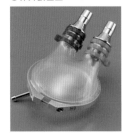

（写真提供：ニプロ株式会社）

**❸定常流を生じる体外設置型VAD**

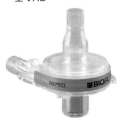

（写真提供：ニプロ株式会社）

とによって，その遠心力で血液を送る❶。軸流ポンプは円柱形のポンプ内で長軸方向中心に存在する軸（筒のなかで回転させるねじ様の軸のイメージ）を高速回転（遠心ポンプよりもさらに高速）させることによって，軸についている羽根が長軸方向に血液を送るしくみとなっている。軸流ポンプは小型の物ができており，左心室心尖部に留置させるタイプも存在する。

　拍動流をつくるポンプは，定常流ポンプに比べて大きい物が多く，現在はほとんど新たな植込みはなされなくなった。

● **VAD の適応**　以前は，使用適応がおもに人工心肺離脱困難症例であった。しかし心臓移植の実施が再開になったことで，近年は，拡張型心筋症などで心臓移植を待つ間の心臓補助（橋渡し〔ブリッジ〕）が，おもな使用適応になってきている。とくに植込み型 VAD の使用適応は，心臓移植を前提とした患者に限られている。VAD を植込んで心機能の一部を代償している患者は，状態が落ち着いて感染症や血栓症などが生じない限り，小型の駆動装置をもって，自宅でふつうの生活を送ることも可能なレベルになっている。心臓移植までの待機期間が世界的にも長いわが国においては，このような VAD の発達は患者の QOL を考えても非常に大事な要素である。

　移植ができなくても植込み型 VAD 存在下での長期生存を目ざす**長期在宅補助人工心臓治療** destination therapy が 2021 年にわが国でも保険償還され，移植ドナーの少ないわが国ではとくに大事な選択肢となる可能性がある。

**NOTE**

**❶植込み型 VAD**

　わが国で開発された小型の遠心ポンプも実用化されて保険適用にもなっている点は特筆しておきたい。

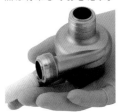

（写真提供：株式会社サンメディカル技術研究所）

# 6　心臓移植

　1997 年に臓器の移植に関する法律（臓器移植法）が成立して，脳死ドナーからの臓器移植が可能となった。これにより，わが国では 1968 年の 1 例のみで，それ以降，実施が見合わされていた心臓移植が 1999 年に再開となった。適応は拡張型心筋症，虚血性心筋症などで末期の心不全となった患者である。ドナーカード普及の努力や社会的コンセンサス形成によって，脳死ドナーからの提供は少しずつ増えたが，まだまだ心臓移植を必要とする患者数には足りていない。より重症症例に移植の優先順位があり，心臓移植症例のほとんどが，VAD によって血液循環が保たれている症例である。

　2010 年の改正臓器移植法の施行によって，小児にも心臓移植を行うことができるようになったが，成人よりもさらにドナーが少ない。そのため，アメリカなどの施設での移植を検討せざるをえない小児患者もいる。

　1999 年から 2022 年までに，国内では 704 例の心臓移植が行われている。そのうち，331 例は 2018 年以後の 5 年間に実施されており，増加傾向にある。

　わが国の心臓移植の成績は，欧米と比べて一般的に良好である。術前に VAD を要する重症症例が多いわりには，生存率が高く保たれている。集学的ですぐれた術後患者管理が，その要因になっていると思われる。

# B 血管の疾患

## 1 基礎知識

　循環器系 circulatory system には心・血管系とリンパ系（●124ページ）がある。心・血管系は血液の循環路であり，体循環（大循環）系と肺循環（小循環）系に大別される。両者は直列につながり，血液は計算上約1分でこの回路を1周する。この回路を構成しているのが血管である。

### 1 構造と機能

　血管は**動脈**（大動脈，動脈，細動脈），**静脈**（大静脈，静脈，細静脈），**毛細血管**に分類される。

　動脈および静脈の血管壁は，内膜，中膜，外膜の3層からなる。内膜は内腔に面して1層に並ぶ内皮細胞と疎性結合組織からなり，中膜は輪走する平滑筋と弾性（結合）線維からなる。外膜は線維性の結合組織からなり，血管を支持し保護する（●図2-17）。

● **動脈**　動脈は心臓から拍出された血液の輸送路である。分岐を繰り返して末梢に行くほど動脈径は細くなっていくが，動脈全体としての総断面積は逆に増加する。

　大動脈・腕頭動脈・総頸動脈など心臓に近い動脈は，中膜の弾性線維が何層にも重なり，弾性動脈とよばれる。弾性に富む血管壁が，収縮期の激しい血圧変動を緩和するとともに，伸展された血管壁が拡張期に徐々にもとの血管径に戻る際に一定の拡張期圧を生み出すことにより，臓器・組織への持続的な血液供給を可能としている。

　上腕動脈・大腿動脈・冠状動脈・腸間膜動脈・脳動脈など中等大の動脈は

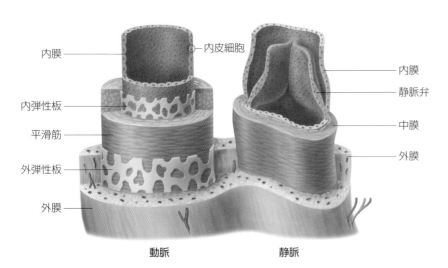

動脈　　　　　　　静脈

● **図 2-17　血管の構造**

筋性動脈とよばれる。筋性動脈の中膜は弾性線維よりも平滑筋が主体で，平滑筋が収縮し血管径を変化させることで血圧を調節する。

　さらに末梢の細い動脈は細動脈とよばれ，内皮と数層の平滑筋で構成される。細動脈の平滑筋は神経支配を受けて血管収縮と血管拡張をおこし，循環血液量に多大な影響を与える。

● **静脈**　静脈は組織から心臓に血液を戻すための血管である。毛細血管を通過した直後の細静脈から合流を繰り返し，最終的に上半身からの血液は上大静脈，下半身からの血液は下大静脈に集められ，右心房に還流する。心臓への血液還流は受動的で，静脈には血液の逆流を防止するための静脈弁が存在する。静脈は中膜が薄く容易に伸展する。循環血液量（成人で約 5 L，体重の約 8 ％）の約 2/3 は静脈に存在し，容量血管 capacitance vessel ともよばれる。

● **毛細血管**　毛細血管 capillary は動脈系と静脈系の間に介在する。血管壁は 1 層の内皮細胞と基底膜 basement membrane からなり，中膜を有さない。総断面積はきわめて大きく，血流速度は非常に遅い。毛細血管床とよばれるネットワークにおいて，血液と組織の間で物質交換が行われる。

## ② おもな検査

　1 **血管造影**　血管内に挿入したカテーテルからヨード造影剤を注入し，血管の走行や蛇行，瘤化や狭窄病変の程度や長さ，側副血行の状態などをリアルタイムで知る検査である。骨や筋肉の陰影を除去した画像（digital subtraction angiography〔DSA〕）を用いると，血管のみの画像がより鮮明に描出される。

　2 **CT**　単純 CT では，血管径や動脈の石灰化の定量評価が可能である。ヨード造影剤を用いた造影 CT では，これらに加えて，内腔狭窄や解離の有無，粥腫や血栓化の状態を把握できる。画像を三次元構築した VR（volume rendering）画像，血管軸に沿って内腔を展開する多断層再構成像 multi-planar reconstruction（MPR）なども一般的となっている。

　3 **MR 血管画像** MR angiography（MRA）　造影剤を用いずに血管の描出が可能である。

　4 **超音波検査（エコー）**　体表近くの血管にとくに有用で，血流速度や内膜肥厚（プラーク）の状態を診断する。最近では，先端に探触子を有するカテーテルを用いて，血管内から血管の断層像を描出する**血管内エコー** intravascular ultrasound（**IVUS**）も用いられている。

　5 **血管機能検査**　足関節上腕血圧比（**ABI**）（●78 ページ）や脈波伝播速度 pulse wave velocity（**PWI**）など，上下肢の血圧や動脈圧波形の同時測定により，末梢動脈疾患 peripheral arterial disease（PAD）の存在や動脈硬化の評価を行う簡易検査法である。

## ③ 手術方法

　動脈に狭窄があり臓器虚血をみとめる際には，**血行再建術**が行われる。血

行再建術には，カテーテルによる血管形成術(バルーン拡張・ステント挿入など)，外科手術(バイパス術・血栓内膜摘除術・人工血管置換術など)がある。一方，拡張性病変に対しては，人工血管置換術・ステントグラフト内挿術・コイル塞栓術などが行われる。いずれの場合も，病変の位置や長さ，全身状態などに応じて適切な術式を選択する。

# 2 動脈の閉塞および血流障害

　動脈の血流障害の原因には，動脈硬化・血栓症・塞栓症・血管炎・外傷など器質的閉塞によるものと，血管運動障害による機能的なもの(レイノー現象)がある。動脈閉塞の重症度は，虚血の程度と虚血領域の大きさによって決まる。急性動脈閉塞では，側副血行路が乏しく臓器・組織障害が急速に進行するため，虚血領域が大きければ致命的である。

## 1 急性動脈閉塞 acute arterial occlusion

　急性動脈閉塞をきたす疾患には，動脈塞栓症・動脈血栓症・大動脈解離・外傷などがある。動脈の閉塞によって末梢の血管は攣縮(れんしゅく)し，強い循環障害をきたす。二次血栓によって閉塞範囲が拡大し，さらに静脈還流障害が加わると，臓器・組織は急速に壊死に陥る。

● **症状**　典型例では **5P 徴候** とよばれる症状が出現する。5P 徴候とは疼痛 pain，脈拍消失 pulselessness，蒼白 paleness，知覚異常 paresthesia，運動麻痺 paresis である。動脈閉塞は下肢に多く，腹部臓器などにも生じる。完全閉塞の場合，筋肉は6〜8時間，皮膚は24時間で壊死に陥るといわれており，早期に血流が再開されなければ救肢や救命が困難となる。

● **診断**　急性動脈閉塞は早期診断・早期治療がきわめて重要で，問診・視診・触診・ドップラー血流計・心電図・動脈造影などによって原因疾患・閉塞部位・障害の可逆性を迅速に診断する。

● **治療**　虚血障害が可逆的な段階であれば，ただちに薬物療法(ヘパリンによる抗凝固療法，ウロキナーゼによる線維素溶解療法など)や**フォガティー** Fogarty-**バルーンカテーテル**による血行再建(塞栓除去術 embolectomy・血栓除去術 thrombectomy)をはかる(○図 2-18)。

　いわゆるゴールデンタイムを過ぎ，閉塞部末梢が広範な壊死に陥ってから血行再建を行うと，代謝性筋腎症候群❶やコンパートメント症候群❷など重篤な合併症を生じうる。

　これらの合併症を生じると，その後に血液透析や減張切開を行っても致命率は高い。したがって，すでに筋肉の腫脹や皮膚の水疱形成をみとめている場合は，あえて血行再建を行わず，壊死の境界線を見きわめて切断を考慮する。

### ◆ 動脈血栓症 arterial thrombosis

　動脈硬化や動脈炎などの慢性動脈病変に，脱水や多血症による凝固系亢進

**NOTE**

❶**代謝性筋腎症候群**
myonephropathic metabolic syndrome(**MNMS**)
　壊死組織からの代謝産物が血中に入り代謝性アシドーシス，高カリウム血症，高ミオグロビン血症などをきたし，最終的に多臓器不全 multiple organ failure (MOF)にいたる重篤な代謝障害である。

❷**コンパートメント症候群**
compartment syndrome
　血流再開後に四肢の筋肉が急激な浮腫をきたし，筋膜内の圧が著しく上昇して筋肉や神経が圧迫壊死に陥るものである。

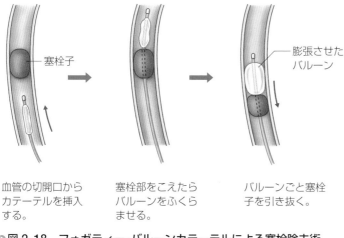

血管の切開口から
カテーテルを挿入
する。

塞栓部をこえたら
バルーンをふくら
ませる。

バルーンごと塞栓
子を引き抜く。

◐**図 2-18　フォガティー-バルーンカテーテルによる塞栓除去術**

や血液粘稠度上昇，動脈内カテーテル留置などによる血流異常などが加わっ
て動脈内に血栓が形成され，動脈を閉塞する。

### ◆ 動脈塞栓症 arterial embolism

　塞栓源（心臓や中枢の動脈）から飛来した塞栓子 embolus がおもに動脈の分
岐部や径の細い終末動脈を閉塞させるもので，閉塞部位の動脈自体に病変が
存在するのではないことが特徴である。塞栓子の大部分は心房細動に伴う左
房内血栓や心筋梗塞に伴う左心室からの血栓で，ほかにアテローム塊・細
菌・腫瘍細胞などがある。一般的に心原性塞栓は大きく，大腿～膝窩動脈な
ど比較的太い動脈を閉塞する。それに対し，大動脈や腸骨動脈壁の粥腫が自
壊して遊離する微小アテローム塞栓症 shaggy aorta syndrome（青色足趾症候群
blue toe syndrome）の場合は，足趾の終末動脈を閉塞することが多い。

### 2 慢性動脈閉塞 chronic arterial occlusion

　慢性動脈閉塞をきたす疾患には閉塞性動脈硬化症・バージャー病（閉塞性
血栓血管炎）・高安動脈炎などがある。
　症状は冷感・しびれ感，間欠性跛行❶などであり，病状が進行すると安静
時疼痛や潰瘍が出現する。
　動脈の閉塞レベルと疼痛部位には関係があり，大動脈～総腸骨動脈の閉塞
では腰部や殿部，外腸骨～総大腿動脈の閉塞では大腿部，大腿～膝窩動脈の
閉塞では腓腹筋，下腿動脈の閉塞では足筋部に疼痛が生じることが多い。
　脊柱管狭窄症も間欠性跛行をきたすが，前屈位で症状が軽減し，登坂や階
段昇降では症状が出にくいこと，末梢動脈拍動が良好であることなどが鑑別
点とされる（◐表2-4）。虚血性潰瘍は足趾先端に好発し，難治性でしばしば
感染を伴い，骨や腱が露出することも多い。

◖表2-4　慢性動脈閉塞と脊柱管狭窄症における間欠性跛行の比較

| | 慢性動脈閉塞 | 脊柱管狭窄症 |
|---|---|---|
| 疼痛の好発部位 | 腓腹筋・足部 | 殿部・大腿外側 |
| 左右差 | あり | なし |
| 立位による症状出現 | なし | あり |
| 前傾による症状改善 | なし | あり |
| 症状改善までの時間 | 1〜2分程度 | 5分以上 |
| 末梢動脈拍動 | なし | あり |
| 足関節上腕血圧比 | 低下 | 正常 |
| 腰椎X線撮影 | 正常 | 狭窄あり |

◖表2-5　閉塞性動脈硬化症のフォンティーン分類

| Ⅰ度 | 冷感，しびれ感 |
|---|---|
| Ⅱ度 | 間欠性跛行 |
| Ⅲ度 | 安静時疼痛 |
| Ⅳ度 | 潰瘍・壊疽形成 |

## ◆ 閉塞性動脈硬化症 arteriosclerosis obliterans（ASO）

　閉塞性動脈硬化症は比較的頻度が高い疾患である。60歳以上の男性に好発し，腸骨動脈・大腿動脈・膝窩動脈などが閉塞する。

●診断・重症度分類　症状による重症度分類としてフォンティーン Fontaine 分類が広く用いられる（◖表2-5）。上肢と下肢の収縮期血圧比を計算した足関節上腕血圧比（ABI）は，簡便で客観的な評価法として普及している（◖78ページ）。健常者のABIは1以上であるが，病変の進行に伴いABIが低下する。狭窄の部位や程度の診断は，血管造影・MRA・CTなどにより行う。血管造影上，動脈閉塞はびまん性である。

●治療　症状が軽度（フォンティーンⅠ度・Ⅱ度）であれば，まず，運動療法や薬物療法（血管拡張薬や抗血小板薬の投与）を行う。跛行距離の短いものや重症例では，狭窄・閉塞の部位や程度，範囲などを参考に，経皮的血管形成術 percutaneous transluminal angioplasty（PTA），ステント挿入などの血管内治療，あるいはバイパス術や動脈内膜切除などの外科手術を適宜選択して血行再建をはかる。血行再建が不可能な症例に対し，最近では遺伝子療法を含めた血管新生療法の試みもなされている。

　虚血性心疾患や脳血管疾患の合併が多く，動脈硬化危険因子に対する治療や生活指導（禁煙，減量，高血圧・脂質異常症・糖尿病のコントロールなど）も重要である。

## ◆ バージャー病 Buerger disease，
## 　閉塞性血栓血管炎 thoromboangitis obliterans（TAO）

　喫煙歴を有する20〜40歳代の男性に好発する原因不明の非特異的血管炎である。下腿や足部の動脈など，ASOよりも末梢の動脈が閉塞する。上肢の前腕以下の動脈閉塞や遊走性静脈炎を高率に合併し，多くの場合，喫煙以外には動脈硬化の危険因子はない（◖表2-6）。近年，欧米でも，また発症率が高いとされているわが国でも，発症頻度が激減している。

◎表2-6　閉塞性動脈硬化症とバージャー病の比較

| | 閉塞性動脈硬化症 | バージャー病 |
|---|---|---|
| 原因 | 動脈硬化症 | 不明 |
| 発症年齢 | 50歳以上 | 20〜40歳 |
| 性差 | 男＞女 | 男＞女 |
| 閉塞様式 | びまん性 | 分節性 |
| 閉塞部位 | 腸骨動脈・大腿動脈・膝窩動脈 | 下腿動脈・足底動脈弓・前腕動脈・手掌動脈弓 |
| 経過 | 徐々に進行 | 急性増悪 |
| 合併症 | 心筋梗塞・脳梗塞・糖尿病など | 遊走性静脈炎 |

● **症状**　症状は四肢の冷感やチアノーゼ，間欠性跛行，安静時疼痛，四肢末端の難治性潰瘍などである。

　血管造影上，動脈閉塞が分節的で動脈硬化性変化をみとめないことが特徴である。

● **治療**　治療は禁煙の厳守，薬物療法，外科療法（血行再建・交感神経節切除・足趾切断など），潰瘍に対する局所療法などが行われる。病変が末梢にあり，血行再建可能な症例は多くない。

## ◆ 鎖骨下動脈，上肢の動脈閉塞
### occlusion of subclavian artery, brachial artery

　弓部分枝動脈が動脈硬化や高安動脈炎によって閉塞することがある。閉塞する動脈は左鎖骨下動脈が最多である。鎖骨下動脈が起始部で閉塞すると，頭蓋内の血流が椎骨動脈を逆行して患側上肢に流れるようになる**鎖骨下動脈盗血症候群**となり，椎骨・脳底動脈循環不全症状をきたす（◎図2-19）。

　上肢の動脈は側副血行路が発達しているため，動脈が閉塞しても，重篤な虚血症状をきたすことは少ない。

● **治療**　上肢の運動に伴って，めまい・視力障害・失神などの症状が出現する場合には，狭窄解除を目的としたカテーテル治療（バルーン拡張・ステント留置）やバイパス手術を検討する。

## ◆ 胸郭出口症候群 thoracic outlet syndrome

　腕神経叢および鎖骨下動脈が胸郭の出口で機械的に圧迫されて神経症状や血行障害をきたす疾患の総称である。

● **症状**　鎖骨下動脈と腕神経叢は斜角筋三角（前斜角筋と中斜角筋の間），肋骨鎖骨間隙（鎖骨と第1肋骨の間），烏口突起小胸筋間隙（小胸筋の後面）といった生理的狭窄部を経て胸腔内から腋窩へと走行するため，これらの部位で圧迫されやすく，鎖骨下動脈や神経が圧迫されると，上肢疲労感，痛み，冷感，しびれ感などの症状が出現する。上肢の運動や肢位によって症状の程度が変化するのが特徴である。

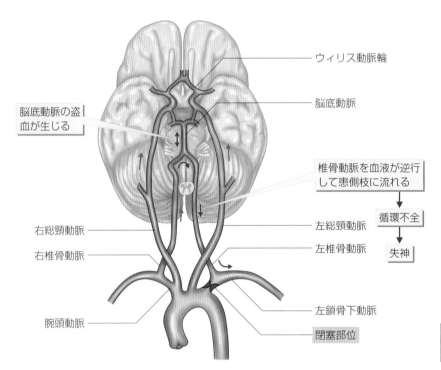

ウィリス動脈輪

脳底動脈

脳底動脈の盗血が生じる

椎骨動脈を血液が逆行して患側枝に流れる

循環不全

失神

右総頸動脈

右椎骨動脈

左総頸動脈

左椎骨動脈

腕頭動脈

左鎖骨下動脈

閉塞部位

→ 正常な血液の流れ
→ 異常な血液の流れ

**◉図 2-19　鎖骨下動脈盗血症候群による脳底動脈の盗血と椎骨動脈の逆流**

● **診断**　診断は患側上肢を挙上させる各種誘発試験，血管造影などによって行われる。

● **治療**　症状が強ければ第 1 肋骨および前斜角筋を切除する。動脈病変に対しては血行再建を行うこともある。

## ◆ レイノー病 Raynaud disease, レイノー症候群 Raynaud syndrome

　寒冷やストレスが誘因となって発作性に指趾の動脈に一過性の血管攣縮が生じ，皮膚の色調変化をみとめる良性疾患である。

● **症状**　皮膚色はまず蒼白となり，やがて拡張した毛細血管や静脈内の脱酸素化された血液によってチアノーゼになる。血管攣縮が解除されると，皮膚は反応性充血により紅潮し，数分以内に正常色に戻る。若年女性に多く，両側の手指に対象性にあらわれるのが特徴である。

● **分類**　手指の血管そのものに器質的病変がないものをレイノー病（一次性），閉塞性動脈疾患・膠原病・振動病など血管病変を有するものをレイノー症候群（二次性）として分類する。

● **治療**　治療は保温や生活指導をまず行い，場合により薬物療法や基礎疾患の治療を行う。

## 3 糖尿病性足病変 diabetic foot

　コントロール不良な糖尿病患者に生じる足の血管，神経，骨・関節，軟部組織などの病変を総称して**糖尿病性足病変**とよぶ。

○表 2-7　糖尿病性足病変の分類

| | 神経障害によるもの | 虚血障害によるもの |
|---|---|---|
| 基礎疾患 | 末梢神経障害 | 閉塞性動脈硬化症 |
| 発生部位 | 足趾・足背・踵部など多発性 | 足趾先端 |
| 潰瘍の状態 | 湿潤，周囲に角化組織の発達 | 乾燥，角化組織の発達なし |
| 皮膚 | 赤みをおびあたたかい | 紫色で冷たい |
| 症状 | 疼痛なし | 疼痛あり |
| 治療法 | 保存的加療（安静・免荷） | 血行再建，切断 |
| 治療効果 | 良好 | 治療抵抗性 |

● **症状**　足趾，踵部，足背部など荷重や靴によって圧迫される部位に潰瘍や壊死を生じ，病変は急速に拡大する。

● **分類**　末梢神経障害を基礎疾患とする神経障害性の足病変 neuropathic foot（狭義の糖尿病足）と血管障害に基づく虚血障害性の足病変 ischemic foot に大別される（○表 2-7）が，両者の混合型も存在する。神経障害のために，大きな潰瘍があっても疼痛を伴わない場合もある。

● **治療**　神経障害性の足病変による潰瘍は，安静および徹底した免荷と局所処置（膿瘍切開・ドレナージ）などで治療するが，虚血障害性の足病変では早期の血行再建が必要である。重篤な感染を伴い，下肢切断を要することもある。

## 4　腹部内臓動脈の血流障害

　腹部内臓分枝の急性血管閉塞はきわめて予後不良である。腸間膜血管閉塞症には，臨床的に腸間膜動脈閉塞症・腸間膜静脈血栓症・非閉塞性腸管虚血症 nonocclusive mesenteric ischemia（NOMI）（○188 ページ）がある。非閉塞性腸管虚血症は動静脈に器質的閉塞がなく，心不全による心拍出量低下と内臓領域の血管攣縮がおもな原因と考えられている。

### ◆ 急性上腸間膜動脈閉塞症 acute mesenteric arterial occlusion

　上腸間膜動脈 superior mesenteric artery（SMA）が心原性塞栓や血栓によって閉塞する。塞栓症は動脈径が細くなる中結腸動脈分岐部，血栓症は SMA 起始部での閉塞が多いといわれている。SMA 起始部の完全閉塞では小腸全域から右半結腸に及ぶ広範な腸管虚血が生じ，予後不良である。

● **症状**　発症初期に強い自覚症状（激しい腹痛）を訴えるが，圧痛や腹膜刺激症状など他覚所見に乏しいのが特徴とされる。病状が進行すると吐血や下血を生じ，全身状態の悪化，ショックに陥る。

● **診断**　初期には検査上の異常所見も乏しいが，腸管壊死が進むと，腹部 X 線像において門脈系のガス像など特徴的所見をみとめるようになる。血液所見上，脱水によるヘマトクリット値上昇，感染による白血球数上昇，肝障害による逸脱酵素の上昇などをみとめるが，いずれも特異的ではない。診断

は腹部超音波検査・造影CT・血管造影などで行うが，早期診断はしばしば困難である。腸管虚血の許容時間は2〜3時間にすぎないので，本症の疑いがあれば積極的に開腹を行うべきである。

● **治療**　治療法は血行再建が理想であるが，腸管壊死がすでに進行している場合は腸管切除を行う。腸管の生存可能性 viability に疑問があるときは初回手術の24〜48時間後に再開腹して壊死部をさらに切除すること second-look operation が推奨される。

### ◆ 慢性腸間膜動脈閉塞症 chronic mesenteric arterial occlusion

原因は動脈硬化症が大部分である。上腸間膜動脈は腹腔動脈系や下腸間膜動脈系とネットワークを形成しており，上腸間膜動脈単独の閉塞で症状をおこすことは少なく，通常はほかの動脈の病変が併存している。

● **症状**　症状は食後20〜30分で腹痛が生じる腹部アンギーナ abdominal(intestinal)angina，体重減少，便通異常などである。短期間に著明な体重減少をおこす経過が悪性腫瘍の臨床経過と類似しており，しばしば鑑別を要する。

● **治療**　血管造影によって確定診断がなされ，血栓内膜摘除術やバイパス術が行われる。

## 5　外科的高血圧症

腎血管性高血圧・大動脈縮窄症・褐色細胞腫・原発性アルドステロン症などによる二次性高血圧症は，原疾患を外科的に治療することによって治癒可能である。

### ◆ 腎血管性高血圧 renovascular hypertension

腎動脈の狭窄により傍糸球体細胞からのレニン分泌が増加することで高血圧をきたす。腎動脈狭窄の原因は動脈硬化症と線維筋性形成異常 fibromuscular dysplasia(FMD)❶が大半を占める。薬物療法を行うが，薬物抵抗性であれば，PTA，血栓内膜摘除術，バイパス術，自家腎移植，腎摘出術などの外科的治療を行う。

□ NOTE
❶線維筋性形成異常
　動脈中膜の肥厚により内腔狭窄をきたす。

### ◆ 大動脈縮窄症 coarctation of the aorta(**CoA**)

大動脈の一部が限局的に狭窄する疾患である❷。病変部位は大動脈峡部 aortic isthmus(左鎖骨下動脈直下の動脈管付着部)がほとんどである。

動脈管(索)との位置関係により管前型と管後型に分類される。管前型は狭窄部が長く，心奇形の合併が多い。心奇形の重症度が予後を左右する。管後型は狭窄部が短く，発達した側副血行路を介して下半身への血流が補われる。心奇形の合併は少なく，上半身高血圧，脳動脈瘤の合併，下半身の血行障害などがあれば手術適応となる。

下行大動脈や腹部大動脈などに生じる大動脈縮窄症は異型大動脈縮窄症とよばれ，高安動脈炎によるものが多い。

□ NOTE
❷小児の大動脈縮窄症は▷519ページを参照。

## 6 血管炎

　血管炎には，免疫複合体が関与するものやほかの部位に生じた炎症が血管に波及するものなどがある。

### ◆ 高安動脈炎 Takayasu arteritis（大動脈炎症候群 aortitis syndrome）

　高安動脈炎は，大動脈およびその分枝，肺動脈など弾性動脈に病変を有する非特異性慢性動脈炎であり，自己免疫性疾患の一種と考えられている。中膜および外膜の病変によって動脈の狭窄や拡張をきたし，肥厚した動脈壁は周囲と癒着する。典型例は弓部分枝が起始部で閉塞し，「脈なし病」とよばれる。大動脈弁輪拡張症や冠状動脈起始部狭窄，異型大動脈縮窄症の合併もみられる。

●症状　東洋人の若年女性に好発し，めまい，視力障害，炎症による微熱・倦怠感，上肢冷感などの自覚症状や，脈拍減弱，血管雑音聴取，血圧の左右差などの他覚所見をみとめる。

●治療　治療はステロイド薬による炎症の抑制が主であるが，動脈病変に対し外科手術を行うこともある。

### ◆ ベーチェット病 Behçet disease

　ベーチェット病は口腔粘膜の再発性アフタ性潰瘍，外陰部潰瘍，皮膚症状，内眼炎（網膜ブドウ膜炎）を主症状として，急性炎症性発作を繰り返す全身性疾患である。原因は不明で，青年期の男女に発症する。血栓性静脈炎・末梢動脈閉塞・動脈瘤形成など血管病変を伴うものは血管ベーチェットとよばれる。

●治療　特異的な治療法はないが，通常は消炎薬やコルヒチン，ステロイド薬などが有効である。血管ベーチェットのなかには，突然，正常径の大動脈に仮性瘤を生じて緊急手術を要する場合もある。血管壁がきわめて脆弱で，術後縫合不全をきたしやすい。

## 3 動脈瘤 aneurysm

　**動脈瘤**とは，動脈壁が病的変化によって血流・血圧のストレスに耐えきれずに拡張したものであり，最終的には破裂して死にいたる。

　成因は動脈硬化症が圧倒的に多く，男性に好発する。ほかに感染や外傷，マルファン症候群やベーチェット病，高安動脈炎に伴うものなどがある。

●病態　動脈瘤は瘤壁の構成により真性，仮性，解離性に分類される（ ◯図2-20）。

　**真性動脈瘤**は内膜・中膜・外膜の3層構造を保った状態で紡錘状に拡大（紡錘状瘤）あるいは嚢状に突出（嚢状瘤）したものである。**解離性動脈瘤**は，中膜内に進入した血液により中膜層が内外二層に離開した状態をいう。**仮性**

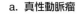
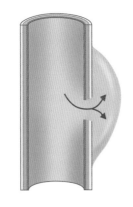
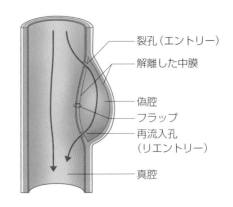

　a. 真性動脈瘤　　　　　　　b. 仮性動脈瘤　　　　　　　c. 解離性動脈瘤

◉図2-20　動脈瘤の分類

　**動脈瘤**は貫壁性の壁欠損により動脈と周囲被膜との間に血流が存在するもので，瘤壁は周囲被膜で構成され動脈壁の構造はない。

　● **症状**　大動脈瘤は急性解離や破裂の発症時を除き，多くは無症状である。瘤との関連が示唆される胸背部痛・嗄声（させい）・血痰・嚥下障害・心不全徴候などの症状が出現した場合は，破裂が切迫している状態と考えられる。破裂にいたれば心タンポナーデ，喀血，吐血，下血，血胸，腹腔内・後腹膜腔血腫などを生じ，出血量が多ければ瞬時にショックに陥り高率に死亡する。

　● **診断**　大動脈瘤は無症状であるために，検診や他疾患に対する精査の過程で偶然に発見されることが多い。確定診断は造影CTやMRAによってなされる。

　● **治療**　薬物療法や生活指導は大動脈瘤の拡大や動脈硬化の進行を抑制する手段として重要であるが，破裂を完全に予防する根本的な治療法ではない。破裂の予防には手術が不可欠である。

　手術適応は，胸部大動脈瘤では瘤径5～6 cm以上，腹部大動脈瘤では瘤径4～5 cm以上を目安とし，形状（囊状瘤は大きさによらず破裂の危険性あり），拡大速度，マルファン症候群の有無，年齢，全身状態などから総合的に検討する。治療法には，人工血管置換術とステントグラフト内挿術がある。

　① **人工血管置換術**　動脈瘤に対する基本術式であり，病変部の血管を人工血管で置換する。人工血管を吻合する際には，置換部位の中枢および末梢，ならびに遮断範囲内の分枝血管の血流遮断を行う必要があり，長時間の血流遮断は臓器虚血を引きおこすために，手術部位や術式に応じて，体外循環の使用や冷却により臓器保護を行う必要がある。血流遮断後に病変部を切開・切断し，人工血管を縫合したあとに，血流遮断を解除して血流を再開する。

　② **ステントグラフト内挿術**　ステントグラフトとは，金属性の骨格構造をもつ人工血管である。これを細くした状態で大腿動脈から血管内に挿入し，大動脈内で拡張・留置して血流の流れるトンネルとして機能させて大動脈瘤内にかかる圧力を低下させる（◉図2-21）。ステントグラフト内挿術は，開胸・開腹を要さない低侵襲治療法で，とくにハイリスク症例に対して有効で

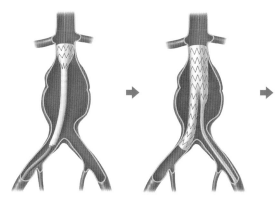

ステントグラフトとよばれる
人工血管を収納したカテーテ
ルを挿入する。

ステントグラフトを放出
する。

放出されたステントグラフトは
バネと血管の力で広がり血管内
壁に固定される。

**▶図 2-21　ステントグラフト内挿術（腹部大動脈瘤の例）**

ある。

　ステントグラフトを留置・固定するためには，大動脈瘤の中枢と末梢に十分な長さ（ランディングゾーン）が必要である。また，留置範囲内にある分枝動脈は閉塞される。したがって，ステントグラフト内挿術の対象となる症例は，①瘤の中枢および末梢にステントグラフトを留置するための健常部が一定の長さ以上存在する，②ランディングゾーンを含めた留置範囲内に再建を要する分枝動脈がない，③ステントグラフトを留置するためのカテーテルの通路（アクセスルート）に狭窄や屈曲がないなど，一定の解剖学的条件を満たすことが必要である。

## 1　胸部大動脈瘤 thoracic aortic aneurysm

　発生部位によって**大動脈弁輪拡張症，上行大動脈瘤，弓部大動脈瘤，胸部下行大動脈瘤**に分類される（▶図 2-22）。大動脈弁輪拡張症では，基部大動脈の拡大と，多くは大動脈弁閉鎖不全を伴う（▶86 ページ）。

● **症状**　大動脈瘤は通常無症状であるが，弓部大動脈瘤においては左反回神経麻痺による嗄声が生じることもある。ほかに気管圧迫による喘鳴や食道圧迫による嚥下障害などがまれにみられる。

● **診断**　造影 CT・MRA によって，大動脈瘤の範囲・形状・瘤径・主要分枝との関係などを診断する。動脈硬化性が多く，冠状動脈の評価も必須である。大動脈基部病変では心エコー（とくに経食道心エコー）による評価が有用である。

● **治療**　治療の第一選択は人工血管置換術である。上行大動脈瘤や弓部大動脈瘤の場合は胸骨正中切開で心停止下（完全体外循環）に手術を行い，胸部下行大動脈瘤の場合は左開胸で心拍動下（部分体外循環）に手術を行うことが多い。弓部大動脈瘤手術では弓部分枝の再建が必要であり，超低体温循環停止法や選択的脳灌流法などの脳保護法が用いられる。

　胸部下行大動脈瘤は比較的直線的で肋間動脈以外の分枝動脈がないために

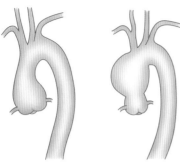
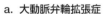
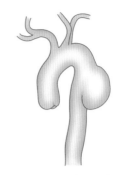

a. 大動脈弁輪拡張症　　b. 上行大動脈瘤　　c. 弓部大動脈瘤　　d. 胸部下行大動脈瘤

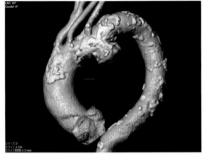
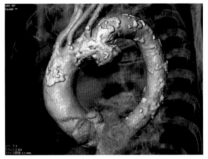

e. 多列検出器型 CT（MDCT）画像（左：骨格なし，右：骨格あり）

◎図 2-22　発生部位による胸部大動脈瘤の分類

ステントグラフトのよい適応となることが多い。最近では弓部大動脈瘤に対しても開窓型ステントグラフト❶や脳血流を確保するためのさまざまなテクニックを用いた血管内治療が行われている。頸動脈や鎖骨下動脈にバイパス手術を行ってあらかじめ脳血流を確保したうえで，これらの起始部を閉塞させつつステントグラフト内挿術を行うハイブリッド治療も行われている。

▭NOTE
❶開窓型ステントグラフト
弓部分枝に対応する側孔のあいたステントグラフトである。

### 2 外傷性胸部大動脈瘤 traumatic aneurysm of the aorta

　外傷には銃弾や刃物による鋭的外傷と，交通事故や高所からの転落など強力な外力による鈍的外傷がある。鈍的外傷による大動脈損傷は，大動脈が固定されている峡部（左鎖骨下動脈近傍）や腕頭動脈起始部に生じやすい。

● 診断　病歴や胸部 X 線所見（縦隔陰影拡大・気管偏位・左血胸など）で大動脈損傷が疑われれば，早急に大動脈造影・造影 CT・MRA などを行い，診断を確定する。

● 治療　早期治療が望ましいが，ヘパリンの使用によってほかの損傷臓器からの出血を助長する可能性があるため，多発外傷の場合には手術の順序やタイミングに関して検討を要する場合もある。ステントグラフト治療が有用との報告もある。

### 3 胸腹部大動脈瘤 thoracoabdominal aortic aneurysm

　胸部から腹部（あるいは腸骨領域）まで広範囲に及ぶ大動脈瘤である。病型

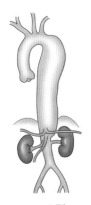 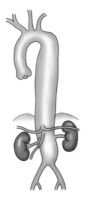 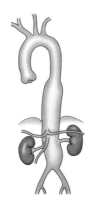 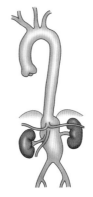

**a. Ⅰ型**
左鎖骨下から腎
動脈に及ぶ動脈
瘤。

**b. Ⅱ型**
左鎖骨下動脈か
ら腎動脈末梢側
に及ぶ動脈瘤。

**c. Ⅲ型**
T₆レベルの下行
大動脈から腎動
脈末梢側に及ぶ
動脈瘤。

**d. Ⅳ型**
腹部分岐動脈以
下の腹部大動脈
全体に及ぶ動脈
瘤。

**◯図 2-23　胸腹部大動脈瘤のクロフォード分類**

分類として，大動脈瘤が存在する位置によって分類するクロフォード Craw-
ford 分類が一般的に用いられる（◯図 2-23）。

● **治療**　胸腹部大動脈瘤の手術は，開胸，開腹（または後腹膜腔切開），さ
らに横隔膜切開を伴い，腹部主要4分枝（腹腔動脈・上腸間膜動脈・左右腎
動脈）や一部の肋間動脈の再建を要するものである。手術侵襲は大きく，ま
た，術後に対麻痺を合併することがある。病変が最も広範なクロフォードⅡ
型は，手術死亡や対麻痺合併のリスクがとくに高い。

● **対麻痺の予防**　対麻痺は手術により胸部下行動脈から分岐する脊髄を栄
養する血管（肋間動脈）を閉塞させ，脊髄梗塞を生じることがおもな原因であ
る。対麻痺の予防は重要な課題であり，前脊髄動脈の主要栄養血管（アダム
キーヴィッツ Adamkiewicz 動脈）が高率に分岐する第8〜12肋間動脈および
第1腰動脈の術中虚血時間の短縮や可及的な再建，周術期低血圧の回避など，
従来から対策が行われている。それに加えて，詳細な画像診断によるアダム
キーヴィッツ動脈の術前同定，脊髄誘発電位（SEP・MEP）による脊髄虚血
の術中評価，脳脊髄液ドレナージによる脊髄保護法などさまざまな取り組み
がなされている。

## 4　腹部大動脈瘤 abdominal aortic aneurysm

　腹部大動脈瘤は大動脈瘤のなかで最も頻度が高い。通常は腎動脈分岐部よ
り遠位（腎下部）に位置し，末梢病変が腸骨動脈に及ぶことも多い。原因は大
部分が動脈硬化症である。

● **治療**　手術は単純遮断下に人工血管置換術を行う。瘤から起始する下腸
間膜動脈や腰動脈は原則として閉鎖するが，内腸骨動脈の血流障害がある場
合には下腸間膜動脈を再建して腸管虚血の発生を予防する。近年，ステント
グラフト内挿術も多く行われている（◯図 2-24）。

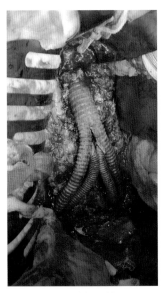
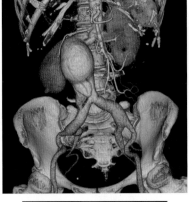
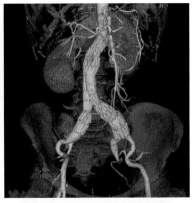
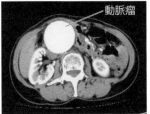
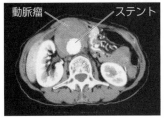

a. 人工血管置換術　　　　　　　b. ステントグラフト内挿術の術前（左）と術後（右）

○図 2-24　腹部大動脈瘤の手術

右下の CT 像にあるようにステントグラフトを留置しても動脈瘤は存在するが，経過を追うごとに縮小する。

## 5 大動脈解離 aortic dissection

　**大動脈解離**は，これまで説明してきた無症状で発見されることが多い大動脈瘤（その大部分は真性大動脈瘤）と治療法が大きく異なり，発症時に緊急処置が必要である。そのため，別項を立てて解説する。

● **病態**　大動脈解離は，多くの場合，大動脈の内膜に亀裂（エントリー）を生じ，中膜内に進入した血液が中膜層を内外 2 層に離開しながら進行する（○110 ページ，図 2-20）。本来の動脈内腔（真腔）と新たに壁内に生じた腔（偽腔）を有し，両者は剝離した内膜と中膜の一部からなる隔壁（フラップ）で隔てられる。通常，偽腔内に侵入した血流は真腔との間にできる第 2 の交通孔（リエントリー）を通って真腔側に戻るが，リエントリーができない場合には偽腔が盲端となって偽腔圧が上昇するため，真腔を圧排（真腔閉塞）して血流障害の原因となる。

● **分類**　大動脈解離の病型分類として，ドベーキー DeBakey 分類とスタンフォード Stanford 分類が広く用いられている（○図 2-25）。

　また，発症後の経過時間によって，発症後 2 週間以内を急性期（とくに 48 時間以内を超急性期），2 週間以後を慢性期として区別する。

### ◆ 急性大動脈解離 acute aortic dissection

　急性大動脈解離は破裂や臓器虚血を高率にきたす予後不良な疾患である（○116 ページ，図 2-26）。

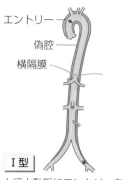
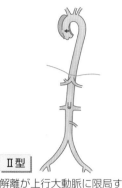
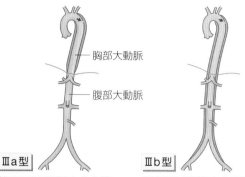

**Ⅰ型**
上行大動脈にエントリーを
有し解離が広範に及ぶもの。

**Ⅱ型**
解離が上行大動脈に限局す
るもの。

**Ⅲa型**
鎖骨下動脈近傍から末梢に
解離が進展するもので解離
が胸腔内に限局するもの。

**Ⅲb型**
鎖骨下動脈近傍から横隔膜
をこえて腹部大動脈まで解
離が及ぶもの。

**a．ドベーキー分類**
エントリーの部位と解離の範囲による分類。

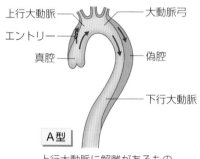
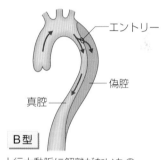

**A型**
上行大動脈に解離があるもの。

**B型**
上行大動脈に解離がないもの。

**b．スタンフォード分類**
上行大動脈における解離の有無に基づく分類。

**◉図2-25　大動脈解離の分類**

● **症状**　発症時には胸背部の激痛を生じることが多く，意識消失する場合
もある。心筋梗塞の痛みは強度が波状に変化するのに対し，急性解離では緩
急なく激痛が持続するといわれている。救急外来での血圧は高いことが多い
が，破裂・心タンポナーデ・心筋梗塞などを合併するとショックになる。心
電図異常のない胸痛や四肢血圧差は解離を強く疑わせる。
● **診断**　胸部X線上，縦隔陰影は拡大し，ときに左胸水をみとめる。水がめ状の心陰影拡大，心電図における洞性頻脈・低電位差・電気的交互脈，心
エコーにおける全周性のエコーフリースペース echo free space・右心系の拡
張期虚脱などの所見は，心タンポナーデに特徴的である。解離は血行力学的
理由から左冠状動脈よりも右冠状動脈近傍に及ぶことが多く，解離に伴う冠
状動脈閉塞は右冠状動脈に多い。大動脈解離の確定診断は，心エコーや造影
CTでの大動脈内のフラップ描出による。
　スタンフォードA型大動脈解離（以下A型解離）は，破裂や心タンポナー
デ，冠状動脈閉塞，急性大動脈弁閉鎖不全による急性心不全など致命的合併
症を高率に合併する。発症48時間以内に50％，2週間以内（急性期）に80％
が死亡するともいわれている。一方，B型解離は厳重降圧療法による予後が

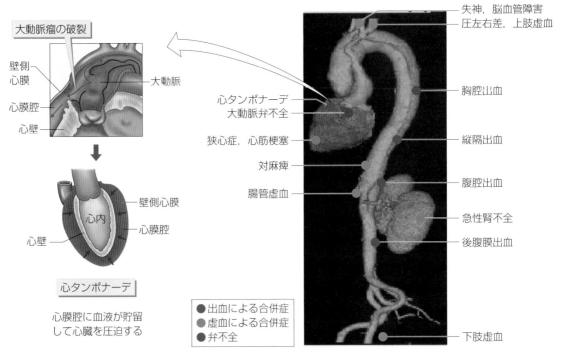

● 図 2-26　大動脈解離の病態

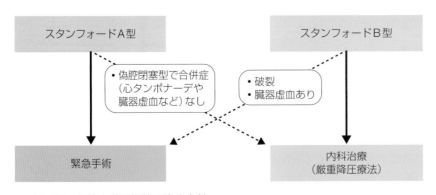

● 図 2-27　急性大動脈解離の治療方針

比較的良好である。A型解離であっても偽腔閉塞型（血栓化により偽腔内の血流が消失したもの）の場合には，予後は比較的良好といわれている。

● **治療**　急性大動脈解離の治療方針は，A型解離では緊急手術，B型解離では厳重降圧療法が原則である（●図2-27）。偽腔閉塞型の場合は，A型解離でも厳重降圧療法を選択することが多い。

　A型解離の手術は，エントリーの切除と中枢側への解離進展予防を目的として，上行大動脈の人工血管置換を基本とし，病態に応じて基部置換や弓部置換もあわせて行う。

　B型解離では，破裂や重要臓器の虚血などがある場合に手術適応となる。人工血管置換術，開窓術（フラップの切除），虚血分枝動脈へのバイパス術などが行われてきたが，最近は，ステントグラフトによるエントリー閉鎖や分

枝動脈に対する血管内治療が主流となっている。広範な心筋虚血，脳虚血，
腸管虚血例などはとくに予後不良である。

### ◆ 慢性大動脈解離 chronic aortic dissection

　慢性大動脈解離は外来において降圧療法を行うとともに，定期的な画像検
査によって瘤径変化をフォローアップする。慢性解離の手術適応は真性瘤の
基準に準ずる。

　手術は人工血管置換術が基本であるが，解離の範囲，各部位での瘤径，分
枝動脈と真腔・偽腔の関係などをふまえて置換範囲，吻合法（吻合部で偽腔
を閉鎖するか，両腔を開存させて吻合するか），補助手段などを決定する。

## 6　大動脈弁輪拡張症 annulo-aortic ectasia（AAE）

　**大動脈弁輪拡張症**とは，大動脈弁輪を含む基部大動脈（バルサルバ洞）が拡
大する疾患である。典型例では大動脈基部が洋ナシ状に拡大し，大動脈弁閉
鎖不全症（AR）を合併する。他部位の大動脈瘤がおもに動脈硬化が原因であ
るのと異なり，大動脈弁輪拡張症は組織学的に囊胞状中膜壊死 cystic medial
necrosis の所見を呈する。大動脈弁閉鎖不全症は弁輪の拡張によって二次的
に生じているものであり，弁尖自体の病的変化は軽度なことが多い。

● **症状**　大動脈弁閉鎖不全症が軽度のうちは無症状で，大動脈弁閉鎖不全
症の進行に伴って易疲労感や息切れが出現する。大動脈弁閉鎖不全症が高度
になると呼吸困難，狭心症状，失神などが出現する。急性大動脈解離を合併
すると突然の胸背部激痛，意識消失，ショックなどを生じ，突然死する場合
もある。

● **診断**　大動脈基部は心陰影と重なるために，胸部単純 X 線撮影による大
動脈弁輪拡張症の診断は困難である。心エコー，とくに経食道心エコーに
よって，弁輪径，バルサルバ洞径，大動脈弁閉鎖不全の程度，弁尖の詳細
な情報などを得る。

● **手術**　大動脈基部の手術は，拡大したバルサルバ洞に対する人工血管置
換・冠状動脈入口部再建・大動脈弁再建を同時に行う。標準術式は大動脈弁
と基部大動脈を人工弁と人工血管で置換し，その側壁に冠状動脈を移植する
**大動脈基部置換術**（ベントール Bentall **変法**）であるが（ 図 2-28），最近は病
的変化に乏しい自己大動脈弁を温存する術式（リインプランテーション re-
implantation 法，リモデリング remodeling 法）も行われている。

## 7　マルファン症候群 Marfan syndrome

　**マルファン症候群**は，フィブリリン❶の構造を決定する遺伝子の異常を伴
う遺伝性疾患（常染色体顕性遺伝〔優性遺伝〕）である。骨格系（脊椎側彎・漏
斗胸・クモ状指など），眼（水晶体偏位），心血管系の異常が特徴的所見であ
る。心血管病変としては大動脈弁輪拡張症が最多で，しばしば大動脈解離を
合併する。僧帽弁逸脱や主肺動脈の拡張，腹部大動脈瘤などをみとめること
もある。自然予後は不良であるが，死因の多くを占める心血管病変を手術的

NOTE
❶ **フィブリリン**
　結合組織の重要な部分を
構成するタンパク質である。

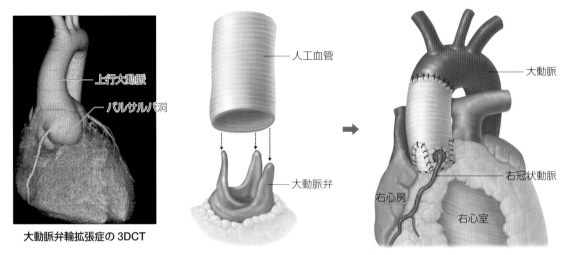

大動脈弁輪拡張症の 3DCT

人工血管

大動脈弁

大動脈

右冠状動脈

右心房

右心室

拡大した基部大動脈を切除し人工血管に置換する。

◉図 2-28　大動脈弁輪拡張症に対する大動脈基部再建術

に治療することによって予後が改善される。

# 4　静脈の血流障害

## 1　下肢静脈瘤 varicose vein, varix

　下肢静脈は表在静脈と深部静脈に分類される。それぞれ弁を有し，表在静脈（大伏在静脈・小伏在静脈）の弁が破壊され弁不全が生じると血液が逆流し，静脈瘤が発生する（◉図 2-29）。**下肢静脈瘤**は，一次性（原発性）静脈瘤と二次性（続発性）静脈瘤とに分類され，前者は肥満・妊娠，理容師や調理師，教師などといった立ち仕事が誘因となる。また，家族性の発生が多いとされている。後者は，深部静脈血栓症に起因することが多い。

● **分類**　肉眼的に以下の 4 つの型に分類されることが多い（◉図 2-30）。これは臨床上よく用いられている分類である。

● **症状**　下肢の重量感や浮腫，こむら返り，瘙痒感が主体である。さらに症状が進行すると，色素沈着・湿疹・潰瘍などが発生する。静脈うっ滞による皮膚硬結や血栓性静脈炎をときにみとめる。また，見苦しさや美容上の問題を訴え，女性の場合，スカートをはけないなどの理由で外来を受診することも少なくない。

● **診断**　ベッドサイドでのドップラー法や超音波検査により，表在静脈の血液逆流を確認する（◉図 2-31）。

● **治療**　本疾患は，基本的に生命に直接かかわることのない良性疾患であり，安易な侵襲的治療はつつしまなければならない。治療法には，保存的治療・硬化療法・手術療法があげられるが，個々の患者に最も適した治療法を選択する必要がある。また，本疾患は美容的性格も強いことから患者のニーズを尊重することも大切である。そのために，患者の自覚症状と病態，意向

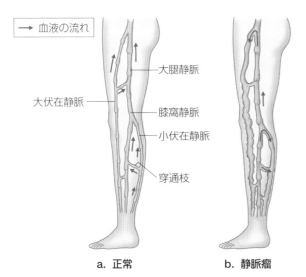

→ 血液の流れ

大腿静脈

大伏在静脈

膝窩静脈

小伏在静脈

穿通枝

a. 正常　　　　b. 静脈瘤

▶図 2-29　下肢静脈瘤
表在静脈（大伏在静脈・小伏在静脈）が逆流し拡張する。
穿通枝の逆流がみられることが多い。

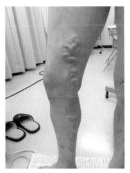
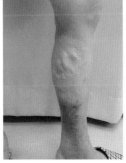
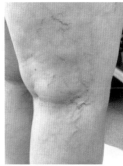
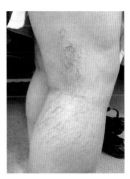

①伏在型
伏在静脈本幹またはその
大きな枝が拡張したもの。

②側枝型
末梢の静脈枝が拡張し
たもの。下腿に多い。

③網目状

④くもの巣状

▶図 2-30　下肢静脈瘤の肉眼的分類

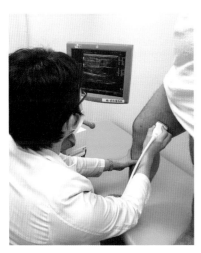

▶図 2-31　下肢静脈瘤の超音波検査

を十分認識したうえで，各治療法の長所・短所を十分に説明し，治療方針を
たてることが重要である。侵襲的治療の大部分は焼灼術となっている。

　⬚**1保存的治療**　逆流が軽度の場合は，起居時に医療用弾性ストッキング❶
を装着し，就寝中は下肢を挙上する。下肢静脈瘤では，圧迫圧は20〜40
mmHgが基本となる。

　⬚**2硬化療法**　逆流が軽度か中等度の場合には，静脈瘤に硬化剤を注入す
る。最近では，0.5％のポリドカノールを用いたフォーム硬化療法❷が主流
である。

　⬚**3ストリッピング術**　逆流が高度か重度の場合は，表在静脈を抜去する。
近年では，神経損傷の軽減と，健常な表在静脈温存の目的から，逆流のある
表在静脈のみを抜去する選択的ストリッピング手術が主流である。また，よ
り神経損傷と組織障害の少ない，内翻法が一般的である（◐図2-32）。

　⬚**4血管内伏在静脈焼灼術（血管内治療）**　カテーテルを表在静脈に挿入し，
内側から焼灼する治療である。高周波治療とレーザー治療がある❸。いずれ
もストリッピング手術より低侵襲であり，近年急速に普及している（◐図2-
33）。

## ⬛2 深部静脈血栓症 deep vein thrombosis

　静脈血栓の形成に関与する因子として，血管内皮傷害・血流停滞・血液凝

🔲NOTE

**❶医療用弾性ストッキング
の装着**

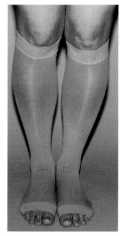

**❷フォーム硬化療法**
　血管壁を癒着させる特殊
な薬液を治療対象となる血
管から注入し，血管内腔を
閉鎖する方法である。
**❸**最近では，接着剤による
カテーテル治療も行われる
ようになった。

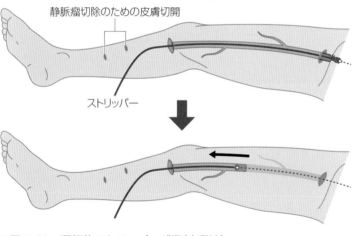

静脈瘤切除のための皮膚切開

ストリッパー

膝側から鼠径部に向けてストリッパー
を挿入し，静脈をストリッパーに結び
つける。

ストリッパーをゆっくり引き抜くと，
静脈が内側にめくり込まれるように抜
ける。

◐**図2-32　選択的ストリッピング術（内翻法）**

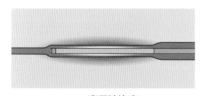

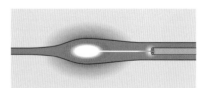

a. 高周波治療　　　　　　　　b. レーザー治療

◐**図2-33　血管内伏在静脈焼灼術**
ラジオ波やレーザーなどで血管内腔を焼灼する治療である。

固能の亢進というウィルヒョウ Virchow の三徴が広く知られており，これら
を背景としたさまざまな誘因（●123ページ，表2-8）によって引きおこされ，
深部静脈が血栓性閉塞する病態である。

　後述する肺血栓塞栓症のおもな原因とされており，治療だけでなく，予防
法も重要である。下肢に生じることがほとんどであるが，まれに上肢に生じ
ることもある。

● **症状**　急激に下肢の腫脹（●図2-34）と緊満感を自覚し，とくに腓腹筋部
（ふくらはぎ）に激痛や圧痛をみとめる。肺血栓塞栓症を併発した際には呼吸
困難を訴えることがある。近年，血液検査や画像による診断精度が向上した
ことで，症状の伴わない無症候性の深部静脈血栓症も多くみとめるように
なった。

● **診断**　血中 D ダイマー測定と超音波検査・造影 CT を施行する。血中 D
ダイマーが低値の場合には，急性期の深部静脈血栓症は否定的といえる。超
音波検査は非侵襲的な検査であり，本症例を疑った際には第一選択の検査法
である。造影剤アレルギーや腎機能障害をみとめない場合は，胸部から下肢
までのヘリカル造影 CT により肺血栓塞栓症と深部静脈血栓が同時に鑑別可
能である。

● **治療**　以下のような治療法がある。

　□1 **保存的治療**　医療用弾性ストッキングを装着させ，できるだけ離床を
はかる。術後や長期臥床といった，血栓症のリスクが高いとされる患者には
あらかじめこれらの治療を行い，血栓症の予防に努める。発症急性期にはま
ず抗凝固薬（ヘパリン）の投与により二次血栓進展を予防する。急性期以降は，
抗凝固薬（ワルファリンカリウム・エドキサバントシル酸塩水和物など）の内
服療法を考慮する。

　□2 **経カテーテル的血栓溶解療法**　腸骨静脈・大腿静脈に生じた比較的急
性期の深部静脈血栓症に対して適応を考慮する。カテーテルを血栓部位まで
挿入し，血栓溶解薬（ウロキナーゼ）を直接噴出することで，血栓の溶解を期

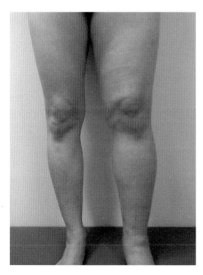

●図 2-34　下肢の腫脹

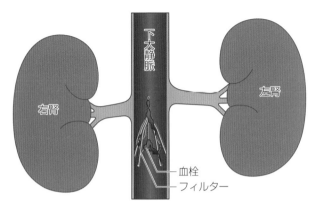

下大静脈

右腎

左腎

──血栓
──フィルター

○図 2-35　下大静脈内フィルター留置術

待する方法である。最近では血栓吸引カテーテルの併用なども行われている。

　③下大静脈内フィルター留置術　肺血栓塞栓症を併発している例や，抗凝固療法が禁忌である例では，経カテーテル的にフィルターを腎下部下大静脈内に留置し，肺塞栓症の再発や発生を防止する（○図 2-35）。

　太い静脈からカテーテルを入れ，静脈を造影しながら下大静脈までフィルターを運び，留置する。フィルターが下肢でできた大きな血栓を捕捉することで，致死的となる肺塞栓を予防する。フィルターはのちに回収も可能である。

　④血栓摘除術　保存的治療の治療成績の向上により，現在は，重症例を除き適応は限られる。下肢の動脈の虚血症状を伴い下肢壊疽の危険性がある場合や，有痛性青股腫❶で適応となる。

## 3　肺血栓塞栓症 pulmonary thromboembolism

　さまざまな原因で静脈内に生じた血栓が，静脈血流に乗って肺に運ばれ，肺動脈を閉塞することで呼吸循環障害を引きおこす疾患で，ときに致死的となる。原因となる血栓は下肢や骨盤内の静脈血栓がほとんどであり，先述の深部静脈血栓症と肺血栓塞栓症は 1 つの連続した病態である。そのため，両者を合わせて**静脈血栓塞栓症** venous thromboembolism（**VTE**）と称する。

●症状　呼吸困難・頻呼吸・頻脈がおもな症状である。軽症の場合には無症候のこともあるが，重篤な場合には失神や心肺停止をきたすこともある。術後や長期臥床後の初回歩行時や排便・排尿時など，特定の動作時に発症することが多い。

●診断　本症例を疑った場合には，動脈血ガス分析や心電図，心エコー，下肢静脈エコー，血中 D ダイマー測定などを施行する。血中 D ダイマー測定は深部静脈血栓症と同様，肺塞栓症の除外に有用で，正常値の場合には，本症の可能性はきわめて低いといえる。また，重症例では心エコーで右室負荷所見をみとめ，心電図変化をみとめる。造影 CT は微小血栓も同定可能で確定診断に有用である（○図 2-36）。また，血栓症の原因として，深部静脈血栓症の有無や血栓症の危険因子（○表 2-8）がないかどうかの検索も必要である。

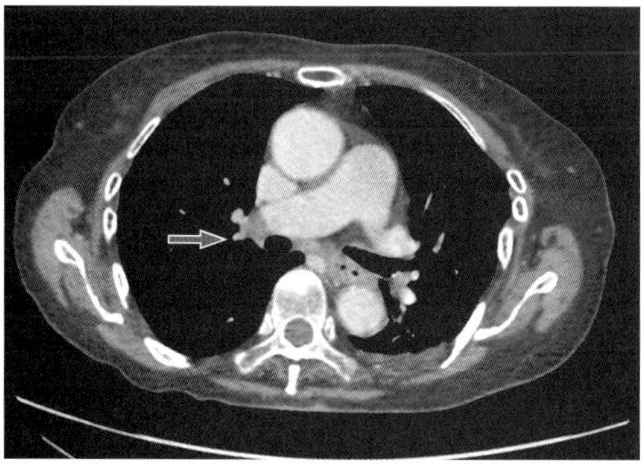

▶図 2-36　肺血栓塞栓症の造影 CT 画像
右肺動脈に血栓をみとめる(→)。

▶表 2-8　深部静脈血栓症と肺血栓塞栓症のおもな危険因子

| 一次性 | 二次性 |
|---|---|
| ・プロテインＣ欠損症<br>・プロテインＳ欠損症<br>・アンチトロンビン欠損症<br>・高ホモシステイン血症<br>・抗リン脂質抗体症候群<br>など | ・手術<br>・外傷・骨折<br>・妊娠・出産<br>・悪性疾患<br>・長期臥床<br>・経口避妊薬<br>・脱水<br>・下肢静脈瘤<br>・長距離旅行(エコノミークラス症候群)<br>など |

● **治療**　本症の治療は急性期と慢性期に分けられる。

**1 急性期治療**　まずはヘパリンによる抗凝固療法を開始する。重症例では組織型プラスミノゲンアクチベータによる血栓溶解療法が必要になる場合がある。また，血栓が大きく重篤な場合にはカテーテルインターベンションや外科的血栓摘除術を考慮する。

**2 慢性期治療**　血栓症再発予防のため，抗凝固薬(ワルファリンカリウム・エドキサバントシル酸塩水和物など)の内服を継続する。深部静脈血栓症が存在する場合には，それに準じた治療を継続する。

## 4 大静脈閉塞症

### ◆ 上大静脈症候群 superior vena cava syndrome

● **原因・症状**　上大静脈の閉塞により，頭頸部や顔面の浮腫，上肢のうっ血性腫脹やチアノーゼをみとめる症候群である。胸痛や咳嗽(がいそう)，頭蓋内圧亢進症状(頭痛・めまい)などを併発することもある。側副血行路が発達すると，頸部や胸部に皮下静脈の怒張をみとめるようになる。

原因としては，悪性腫瘍(とくに肺がん)が多く，ほかに，縦隔の良性腫瘍などによっても生じる。近年では，中心静脈にカテーテルやチューブを留置することによる医原性の症例も散見される。

● **診断**　上大静脈造影・CT・MRI などを施行する。

● **治療**　原疾患の治療が最優先される。

**1 保存的治療(薬物療法)**　側副血行路の発達が期待されれば，抗凝固薬(ワルファリンカリウム)によって経過を観察する。

**2 血管内治療**　血管形成術により狭窄部を拡張させたり，メタリックステントを留置する。

**3 外科的治療**　良性腫瘍が原因で上大静脈を合併切除しないと根治性が得られない場合や，悪性腫瘍が原因の場合で，根治性・予後が期待できる場合は手術の適応となる。術式としては，直接縫合法・パッチ形成術・バイパ

○表2-9　下大静脈閉塞症の病型分類

| Ⅰ型 | 横隔膜直下の肝部下大静脈の膜様閉塞 |
| Ⅰa型 | ・肝静脈の一部が開存 |
| Ⅰb型 | ・すべて閉塞 |
| Ⅱ型 | 下大静脈の 1/2 から数椎体にわたる完全閉塞 |
| Ⅲ型 | 膜様閉塞に肝部下大静脈全長の狭窄を伴う。 |
| Ⅳ型 | 肝静脈のみの閉塞 |

ス法などがある。

### ◆ 下大静脈閉塞症（バッド-キアリ症候群Budd-Chiari syndrome）

● **原因・症状**　肝静脈・肝部下大静脈の閉塞や狭窄により，門脈圧亢進症にいたる症候群である。門脈圧亢進により，腹水や肝腫大，食道静脈瘤をみとめ，体幹や下肢に腫脹や静脈怒張が出現することもある。○表2-9 に示すようにいくつかの病型に分類されている。

　成因が不明な特発性のものと，悪性腫瘍（肝がん・腎がん）・真性多血症・ベーチェット病・膠原病などが成因となる二次性のものとがある。

● **診断**　超音波検査（カラードップラー法）・CT・MRI・下大静脈造影などを施行する。

● **治療**　原疾患の治療が最優先されるが，本症は保存的治療では効果が得がたいため，外科的治療の対象となることが多い。

　1 **膜破砕術**　閉塞（狭窄）部が膜様の場合に適応となる。カテーテルを用いて，膜様部を破砕したり狭窄部を拡張させる。

　2 **ステント留置術・血管形成術**　メタリックステントを留置したり，レーザーを用いて血管形成術を行うこともある。

　3 **血行再建術**　閉塞（狭窄）部が広範な場合に適応となる。術式としては，下大静脈合併切除・直接縫合法・パッチ形成術・バイパス法などがある。

　非代償性肝硬変の場合は，肝移植が行われることもある。

## C　リンパ系の疾患

## 1　基礎知識

### ■ 構造と機能

　リンパ系は**リンパ管**と**リンパ節**からなり，**リンパ液**が循環している（○図2-37）。リンパ液は，毛細血管から漏出した血漿成分がリンパ管に再吸収されたものであり，脂肪・タンパク質・ビタミン・免疫グロブリン・ホルモンなどを運搬する役割をもつ。

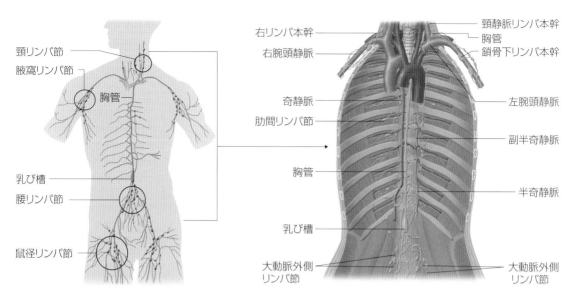

◎**図2-37　リンパ系**

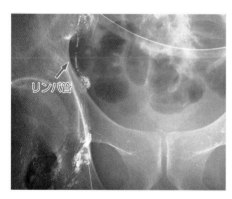

◎**図2-38　難治性リンパ漏に対する
　リンパ管塞栓術**
右鼠径リンパ節を穿刺し，塞栓物質を注
入する。

　リンパ管は，静脈と同様に弁を有し，リンパ液の逆流を防いでいる。なん
らかの原因で，リンパ管の形成が未発達であったり，弁が破壊されたり，リ
ンパ節に障害が発生したりすると，さまざまな疾患が生じる。

# 2　外傷

　胸腔内・腹腔内に乳び液（乳び胸水・乳び腹水）が貯留する。実際には，胸
腔内・腹腔内の手術操作に伴う医原性のことが多い。
● **治療**　通常は保存的治療によって軽快するが，難治性の場合には**リンパ
管塞栓術**（◎図2-38）やドレナージ術などを要することもある。

# 3　リンパ浮腫 lymphedema

　**リンパ浮腫**は，アルブミンなどのタンパク質を高濃度に含んだ体液が，な
んらかの理由でリンパ管内に回収されず間質に貯留したものである。リンパ

◖表2-10　リンパ浮腫の分類

| 原発性（一次性） | ・先天性<br>・特発性<br>　・早発性（35歳未満）<br>　・遅発性（35歳以上） |
|---|---|
| 続発性（二次性） | 悪性疾患，放射線照射，外傷・手術，感染・炎症（フィラリア症，結核など）などによる。 |

◖表2-11　リンパ浮腫の鑑別診断

| 片側性の浮腫 | ・急性深部静脈血栓症<br>・静脈血栓症後遺症<br>・関節炎<br>・がんの転移または再発 |
|---|---|
| 両側性の浮腫 | ・うっ血性心不全<br>・慢性静脈機能不全症<br>・廃用性浮腫，うっ血性浮腫<br>・肝機能障害<br>・腎機能障害<br>・低タンパク血症<br>・甲状腺機能低下，粘液浮腫<br>・薬剤の副作用<br>・脂肪性浮腫 |

浮腫は原発性（一次性）と続発性（二次性）に分類され，前者は原因不明の特発性（35歳未満を早発性，35歳以上を遅発性という）と，遺伝子異常などに伴う先天性に分類される（◖表2-10）。後者では，乳がん術後のリンパ節郭清に伴う上肢のリンパ浮腫と，子宮がん手術のリンパ節郭清に伴う下肢のリンパ浮腫が大多数を占める。

● 診断　問診や視診・触診などでリンパ浮腫を疑う。リンパ浮腫の鑑別診断として，リンパ浮腫以外の浮腫を引きおこす疾患やがんの転移，再発を除外することが重要である（◖表2-11）。診断法としては，超音波検査・蛍光リンパ管造影・リンパシンチグラフィなどがあるが，とくに超音波検査は，簡便かつ非侵襲的で，浮腫の評価に有用な検査である。日常診療では，リンパ浮腫の診断や治療評価に四肢周囲径の測定が用いられることが多い。そのため，日ごろからセルフケアの一環として，患者に自己測定の習得を促すことが望ましいとされている（◖69ページ）。

● 治療　医療用弾性ストッキングの装着や弾性包帯を用いた多層包帯法などの圧迫療法による保存的治療が主体となる。また，用手的リンパドレナージが併用される場合もある。外科的治療法として，一部の施設ではリンパ管静脈吻合が行われている。しかし，いずれもその効果が確立されていないのが現状である。

# 4 リンパ管炎 lymphangitis

　リンパ管の炎症で，細菌感染が原因である。急性と慢性に分類され，起炎菌は，急性では黄色ブドウ球菌が多く，慢性では真菌が多い。
● 治療　感受性を有する抗菌薬の投与による保存的治療が主体となる。

# Ⅱ 心臓・脈管系疾患患者の看護

　心臓は，約 200～300 g の筋肉で構成され，収縮と拡張を繰り返しながら全身に血液を送っている。このポンプ機能は，生命を維持するために重要で，心臓の手術においてはその機能を代替する装置を用いるなどの工夫が行われる。

　心臓疾患には，弁膜症や冠状動脈疾患，不整脈などがある。心臓の機能が障害されると脳や腎臓など多臓器への影響が大きいため，全身管理が必要である。また，突然発症する場合や急変の可能性もあり，患者は死の恐怖と不安をいだいていることも多く，精神的ケアも重要である。

　脈管系とは，血管系とリンパ系に区別されるが，ここでは，血管系について述べる。

## A 心臓手術を受ける患者に共通する看護

● **開心術と非開心術**　心臓手術は，心臓の拍動をとめて人工心肺装置（体外循環）を使用する開心術と，心臓の拍動をとめずに人工心肺装置（体外循環）を使用しない非開心術に分けられる。

● **看護の要点**　心臓手術は身体侵襲が大きく，術後は人工呼吸器の装着やモニター管理のもと，ICU で経過を観察する。緊急手術となることや術前から心機能が低下していることも多く，周術期における急変と術後合併症の予防が，生命の危機回避のために重要である。

　また，患者・家族は，手術への期待と同時に不安をかかえている。そのため，患者・家族が心身ともに安定して周術期を過ごせるように，心理的ケアも重要である。

● **合併症**　人工心肺装置（◐79 ページ）を使用する手術では，ヘパリンナトリウム（抗凝固薬）や心筋保護液（◐80 ページ）を用いる。抗凝固薬によって出血傾向や脳梗塞，心筋保護液によって水・電解質バランス異常や代謝異常がおこる可能性がある。また，人工心肺装置は大動脈と接続するため，まれに大動脈破裂や大動脈解離をおこすことがある。

● **近年の動向**　5～8 cm 程度の小さな切開創で手術を行う低侵襲心臓手術（MICS）は，身体負担が少なく早期に社会復帰できることから，弁膜症や心内修復術，不整脈手術，冠動脈バイパス術などに適用されている。

　最近では，デバイスの発展により，3D 内視鏡下やロボット支援下心臓手術も普及している。また，大動脈弁狭窄症に対しては，開心術の適応ではない患者に，経カテーテル大動脈弁留置術（TAVI）（◐86 ページ）が行われるよ

うになった。

　看護師は，多種多様な治療法の選択における患者の意思決定を支援する。また，患者の生活背景やライフスタイルから個別的なアセスメントを行うことで合併症を予防し，QOLが高められるように介入することが重要である。

# 1　手術前の看護

## 1　アセスメント

　心臓疾患の患者は，入院前から心機能になんらかの異常をきたしている。以前から自覚症状があり自己管理をしながら手術を受ける患者や，突然の発症で緊急手術を受ける患者などがいるため，個別的な背景を把握する。

　同時に，NYHA心機能分類（◎表2-12）や心エコーなどの術前検査で心機能評価，呼吸機能評価を行い，術後の合併症を予防するためのリスクアセスメントをする。また，心臓疾患以外の疾患を有する患者や高齢の患者も増えているため，複合疾患の評価や介入も必要である。

　したがって，原疾患の病態，術前の状態変化，手術・麻酔の生体侵襲への影響，術後合併症のリスクアセスメントを行い，術前から予防的ケアを行う（◎表2-13）。

　◯1 循環・呼吸機能　原疾患による心機能低下が術前から存在することもある。右心不全は，倦怠感や食欲不振，浮腫がみられ，左心不全は，咳，呼吸困難による起坐呼吸，肺水腫，心雑音，チアノーゼの症状が観察されるため，症状に合わせたケアを行う必要がある。

　術前から心機能の低下がある場合は，術後の補助循環装置からの離脱の遅延や気管挿管の長期化が予測される。そのため，術前から症状コントロールを行い，心機能の維持管理に努める必要がある。

　呼吸機能障害による拘束性・閉塞性肺疾患や喫煙歴，心不全を併発している場合は，術後に呼吸器合併症をおこすリスクが高い。

　◯2 出血　人工心肺装置を用いた手術により，ヘパリンナトリウムを使用

◎表2-12　NYHA心機能分類

| Ⅰ度 | 身体活動に制限のない疾患患者<br>日常生活における身体活動では，疲労，動悸，呼吸困難や狭心痛がおきない。 |
|---|---|
| Ⅱ度 | 身体活動に軽度制限のある心疾患患者<br>安静時には症状がない。日常生活における身体活動で疲労，動悸，呼吸困難や狭心痛がおきる。 |
| Ⅲ度 | 身体活動に高度制限のある心疾患患者<br>安静時には症状はない。日常生活以下の身体活動で疲労，動悸，呼吸困難や狭心痛がおきる。 |
| Ⅳ度 | いかなる身体活動を行うにも症状を伴う心疾患患者<br>安静時にも心不全や狭心症の症状が存在し，身体活動によって症状が増悪する。 |

＊NYHAはNew York Heart Association functional classificationの略である。

○表 2-13　開心術を受ける患者の手術前のアセスメント

| アセスメント項目 | 判断の指標 | 看護上の問題 |
|---|---|---|
| 循環機能 | ・血圧(ABI, 動脈触知)<br>・脈拍と心拍数(同期しているか)<br>・不整脈の有無<br>・心音(心雑音の有無, Ⅰ音・Ⅱ音の減弱や亢進の有無)<br>・末梢冷感やチアノーゼの有無<br>・標準 12 誘導心電図<br>・心エコー(必要時は経食道エコー・頸動脈エコー)<br>・冠動脈評価(MRI, 心臓 CT, 冠動脈造影) | ○動脈の狭窄や閉塞または心機能低下による心臓および全身への循環不全の可能性<br>○心機能低下による心拍出量減少の可能性 |
| 呼吸機能 | ・呼吸数, 呼吸パターン<br>・血液ガスデータ($Pa_{O_2}$, $Pc_{O_2}$), $Sp_{O_2}$<br>・起座呼吸や呼吸困難の有無<br>・咳や痰の有無<br>・喫煙歴<br>・呼吸器系疾患の有無と治療経過(閉塞性・拘束性機能障害の有無)<br>・肺機能検査 | ○喫煙や拘束性・閉塞性呼吸器疾患に伴う術後肺炎や無気肺発症の可能性<br>○心不全による呼吸困難の可能性 |
| 栄養・代謝・腎機能 | ・体重(BMI による肥満の評価)<br>・食欲の有無<br>・血液検査データ<br>　・栄養・代謝：血清総タンパク質, アルブミン, AST, 血清乳酸脱水素酵素, LDH, $\gamma$-GTP, 血糖値, HbA1c)<br>　・腎機能：Cr, BUN, Cl<br>・糖尿病の有無と治療経過<br>・齲歯・歯周病・動揺歯の有無, 義歯の有無<br>・水・電解質異常の有無<br>・酸塩基平衡の異常の有無<br>・利尿薬服用の有無<br>・浮腫の有無 | ○糖尿病や脂質異常症などの基礎疾患による肥満の可能性<br>○術前の肝機能低下や腎機能低下による電解質バランス異常の可能性 |
| 凝固・止血機能 | ・抗凝固薬・抗血小板薬服用の有無<br>・出血時間<br>・活性化全血凝固時間(ACT)<br>・APTT<br>・PT, トロンボテスト(TT), フィブリノゲン<br>・RBC, Ht, Hb | ○凝固系異常による術後出血の可能性 |
| 活動・休息 | ・入院前の運動習慣<br>・ADL 自立度 | ○運動習慣や術前の活動状況により術後心臓リハビリテーションが停滞する可能性 |
| 認知・知覚 | ・年齢, 認知機能レベル(長谷川式認知症スケールなど)<br>・疾患や手術の理解度<br>・手術や麻酔に対する不安や緊張の程度<br>・術後経過の状況をイメージできているか<br>・心臓リハビリテーションの理解の程度 | ○突然の環境の変化や手術に対する不安によるせん妄の可能性 |

した場合には, 術後出血のリスクは高くなる。また, 虚血性心疾患の患者は, 抗血小板薬や抗凝固薬などの内服治療を行っている場合が多いために, 術前に中止することがある。術前から出血傾向の有無や肝機能障害の有無をアセ

スメントする必要がある。

　**③栄養・代謝**　出血や血管透過性の亢進により，循環血液量が減少する。そのため，術前から血糖値やアルブミン値，肝機能障害の有無，腎機能障害の有無を把握する必要がある。

　心臓の手術を受ける患者は，心臓疾患以外の疾患をもつことも多くある。とくに糖尿病の患者は，術前から血糖コントロールを十分に行うことが重要である。

　**④活動・休息**　手術前の日常生活動作（ADL）や日ごろの活動状況をアセスメントする。術後に行う心臓リハビリテーションに向けても，術前の活動状況を把握しておく必要がある。

　術前は，手術や環境の変化に対して不安をいだいている患者も多い。その場合，十分な睡眠が確保できないことから，酸素消費量が増加し，心臓への負荷が増大するリスクがある。

　**⑤認知・知覚**　高齢者の増加や術前の入院日数の短縮により，入院環境に適応できないまま手術を迎えることが増えている。入院環境への適応状態をアセスメントする。また，心臓疾患患者が術後せん妄を発症する要因には，術前の抑うつ症状や認知症，心房細動がある。術前に，患者の精神状態や認知機能を確認し，術後せん妄の発生リスクをアセスメントする。

　● **意思決定支援**　患者や家族は，生命の維持を担う心臓を手術することに不安や恐怖をいだくことが多い。一方で患者は，症状コントロールや苦痛を伴う検査，治療から解放されたいという思いや心臓手術への期待もある。

　看護師は，医師からの説明に加え，手術に対する患者の理解度を高めるよう支援を行う。家族など周囲の支援を受けられるようにし，患者が前向きな目標がもてるように支援する。

## 2　看護目標

（1）患者・家族が手術や麻酔の必要性を理解し，手術に対する意思決定ができる。

（2）患者が手術に向けて全身状態を整え，術後合併症の予防行動をとることができる。

（3）患者が手術に向けて不安や苦痛を表出し，支援を受けることができる。

## 3　看護の実際（看護介入）

　**①インフォームドコンセント・術前オリエンテーション・術前訪問**　インフォームドコンセントは，外来受診時に周術期センター❶で行われる。手術や麻酔の方法，術後合併症，術後の経過予定など，医師から説明を受ける。心臓という生命維持に重要な臓器の手術であり，一時的に拍動をとめる処置が行われることなど，説明を受けてあらためて不安に陥ることもある。看護師は，患者・家族の理解度を確認し，患者・家族からの話を十分に傾聴して，不安や恐怖への介入を行う。また，必要なときは，医師からの説明を再度受けられるよう調整する。

□NOTE

❶周術期センター
　各病院によって名称はさまざまである。医師・看護師・薬剤師・管理栄養士・理学療法士など，多職種が連携し，術前・術中・術後の患者の支援を行う。

　術前オリエンテーションでは，ICU 入室や人工呼吸器装着，モニター管理，各種ドレーンやライン類，間欠的空気圧迫装置（フットポンプ）の使用について，術直後から術後 2～3 日のイメージができるように説明する。人工呼吸器が外れたら心臓リハビリテーションが開始される。

　手術室の看護師が術前訪問を行い，手術室への移動や手術中の経過について説明する。手術室の看護師と術前に対面することで，手術室入室時の緊張を緩和して手術にのぞむことができる。

　②合併症予防　術前アセスメントから術後合併症のリスクを予測して，合併症予防のための看護介入を行う。

　①症状コントロール　虚血性心疾患患者は，労作やストレスにより一時的な心筋虚血をおこす可能性がある。胸部症状が出現した場合は，12 誘導心電図検査を行い，ST-T 変化を確認する。異常がある場合は，すぐに医師に報告し，硝酸薬（ニトログリセリン）の舌下錠投与を行い，血圧の低下の有無を確認する。

　弁膜症の患者も胸部症状や失神，心不全をおこす可能性がある。そのため，酸素投与や薬物療法によって心負荷を軽減させる。

　②呼吸器合併症の予防　手術 4 週間前から禁煙するように指導する。ニコチンは，交感神経を興奮させ，心筋の酸素消費量を増加させる。また喫煙は，気道の線毛運動を抑制し気道内分泌物を増加させるため，術後に無気肺や肺炎をおこすリスクとなる。

　呼吸器合併症の予防として，口すぼめ呼吸や腹式呼吸訓練を行う。

　③術前の内服コントロール　術中・術後に影響を及ぼす薬剤は，術前に中止または代替薬剤に変更する。虚血性心疾患の患者は，抗血小板薬や抗凝固薬などの内服治療を行っていることがあり，医師に確認が必要である。看護師は，医師の指示を確認して確実な薬剤管理を行う。

　④感染予防　手術前日は，シャワー浴や洗髪を行い，皮膚の清潔を保つ。手術部位とその周辺の毛は，皮膚を傷つけないようにサージカルクリッパーで除毛する。

　心臓の手術では，とくに感染性心内膜炎や縦隔炎を予防することが重要である。感染性心内膜炎は，歯根部の細菌が術後感染に影響するため，術前に歯科受診を行い，必要時は歯科治療を行う。患者には，口腔内を清潔に保つよう指導をする。縦隔炎は，創部からの感染を予防するために厳重な創傷処置やドレーン抜去後のシャワーによる洗浄を行う。

　③術前処置　手術前日は，感染予防のための身体の清潔ケア，心負荷をかけない程度の労作や排便コントロールを行う。皮膚トラブルは，術後の代謝の変化により悪化，または褥瘡形成のリスクがあるため，十分に観察して処置をしておく。

# 2　手術後の看護

　術後は，手術侵襲による血糖値の上昇や細胞外液のサードスペースへの移

行，全身性炎症反応症候群 systemic inflammatory response syndrome（SIRS）❶がおこるため，1〜2日間程度は ICU に入室し，集中ケアを受ける。

　ICU 入室時は，人工呼吸器を装着し，各種ドレーンや輸液管理，モニタリングにより全身状態の管理が行われる。患者は，痛みや挿管チューブの違和感，モニター音による苦痛がある。看護師は，患者の苦痛をアセスメントし，対応する。

　家族は，手術後に医師から手術中の経過と今後の治療方針，患者の回復状態について説明を受けたあと，面会する。術後の患者の状態に家族は不安を感じることもあるため，看護師は患者の状況を伝え，家族のケアを行う。

## 1 アセスメント

　開心術後の傷害期❷の管理で最も重要な点は，血圧コントロールと心拍出量の維持といった循環管理である（○表2-14）。術前の病態，既往歴（リスク）と術式，手術中の経過を確認する。

　**1 循環機能**　開心術後は，人工心肺装着の影響やカテコールアミンの増加により血圧が上昇し，一時的に心機能が抑制される。そのため，心拍出量を規定する要素をアセスメントして，循環機能の維持に努める必要がある。

　心拍出量は，前負荷（循環血液量），後負荷（血管抵抗），心収縮力（左室駆出率），心拍数の4つの要素で規定され，そのバランスがくずれると，**低心拍出量症候群** low output syndrome（**LOS**）に陥りやすくなる。低心拍出量症候群とは，開心術後などで，心収縮力低下により心拍出量が減少した状態をいう。

　中心静脈圧 central venous pressure（CVP）❸や肺動脈楔入圧の低下，術中出血やサードスペースの出現は，循環血液量が減少している可能性がある。また，徐脈，代謝性アシドーシス，高カリウム血症，心タンポナーデ，人工心肺装着時の大動脈遮断は，心収縮力の低下につながる。末梢冷感や発汗を伴う末梢循環不全は，血管抵抗の増加を示唆する。使用される薬剤を理解し（○134ページ，表2-15），4つの要素のバランスをくずす要因がないか，アセスメントを行う。

　心機能の評価には，心係数と肺動脈楔入圧から評価する**フォレスター** Forrester **分類**（○135ページ，図2-39）と，低灌流所見・うっ血所見に基づいた**ノーリア-スティーブンソン** Nohria-Stevenson **分類**（○135ページ，図2-40）を用いる。フォレスター分類では，心係数 2.2 L/分/m² 以上，肺動脈楔入圧 18 mmHg 以下が維持されているか，ノーリア-スティーブンソン分類では，低灌流所見・うっ血所見がともにない dry-warm の状態であるかを観察する。

　**2 術後出血・心タンポナーデ**　術後は，心囊や縦隔，胸腔にドレーンが留置される。ドレーンからの排液量や性状は，出血量の目安となり，100〜200 mL/時以上の出血が持続すれば，再開胸をして止血をする。

　逆に，排液量の急激な減少は，ドレーンの閉塞，心拍出量の低下，頻脈，中心静脈圧の上昇の有無を確認し，心タンポナーデの徴候がないかアセスメントする。心タンポナーデは，心臓の拡張障害をおこし，ショック状態に陥

**NOTE**

**❶全身性炎症反応症候群**

　手術などの侵襲により，局所でサイトカインが過剰に産生される。SIRS は，サイトカインを中心とした免疫炎症反応によって引きおこされる非特異的な全身生体反応を把握するための臨床概念である。

**NOTE**

**❷術後の回復過程**

　ムーア Moore の分類では，術後侵襲からの回復過程を第Ⅰ相（傷害期），第Ⅱ相（転換期），第Ⅲ相（同化期），第Ⅳ相（脂肪蓄積期）に分類している。

**NOTE**

**❸中心静脈圧**

　右心房に血圧が流れてくる力（右心房圧）の指標であり，右心系機能の把握，うっ血性心不全の診断などのために測定される。循環血液量，末梢静脈抵抗，心機能の3要素で構成される。

◉表 2-14　開心術を受けた患者の手術後のアセスメント

| アセスメント項目 | 判断の指標 | 看護上の問題 |
|---|---|---|
| 循環機能 | **＜低心拍出量症候群＞**<br>• 血圧低下，心拍数上昇<br>• 尿量減少<br>• 中心静脈圧の低下，肺動脈楔入圧（PAWP）の低下<br>• 代謝性アシドーシスの有無<br>• 乳酸値の上昇<br>• ドレーンの排液の量の上昇，性状<br>**＜術後出血・心タンポナーデ＞**<br>• 血圧低下，脈圧低下，心拍数上昇，呼吸数増加<br>• ドレーンの排液の量の上昇，性状<br>• 尿量減少<br>• 代謝性アシドーシスの有無<br>• 乳酸値の上昇<br>• 血液検査データ（Hb 値低下，Ht 値低下）<br>• ベック Beck の三徴（血圧低下・静脈圧低下・心音微弱）<br>• 心エコー（心囊液貯留の有無）<br>**＜不整脈＞**<br>• 脈拍数と心拍数の周期<br>• 心電図（PVC，VT，VF，AF の有無）<br>• 電解質異常（K，クレアチンキナーゼ，クレアチンキナーゼ-MB，AST，血清乳酸脱水素酵素）<br>• 動脈血ガスデータ（$PaO_2$，$PaCO_2$）<br>• 発汗，四肢冷感，チアノーゼ，不安<br>• 苦悶様顔貌，疼痛<br>**＜周術期心筋梗塞＞**<br>• 血圧低下，心拍数の減少・増加<br>• 心電図（ST 変化，異常 Q 波，陰性 T 波，PVC，AF，脚ブロック）<br>• 中心静脈圧の低下<br>• 尿量減少<br>• 胸部症状，苦悶様顔貌 | ○手術侵襲による心機能低下に起因した心拍出量減少の可能性<br>○手術侵襲による術後出血の可能性<br>○心拍出量の減少やドレーン閉塞に伴う心タンポナーデの可能性<br>○術中操作や人工心肺装置に起因した不整脈の可能性 |
| 呼吸機能 | • 呼吸数，呼吸パターン<br>• 肺音（水泡音，捻髪音，無音）<br>• 血液ガスデータ（$PaO_2$，$PaCO_2$），$SpO_2$<br>• 人工呼吸器の 1 回換気量の低下や気道内圧の上昇<br>• 痰の量と性状<br>• 胸部 X 線所見<br>• 血液検査データ（WBC，CRP）<br>• 呼吸困難感，苦悶様顔貌 | ○手術侵襲や人工呼吸器管理による呼吸器合併症の可能性 |
| 腎機能 | • 血圧低下，心拍数減少<br>• 尿量減少，性状（溶血尿，浮遊物）<br>• 水分出納バランス，電解質異常（とくに K 値上昇）<br>• 血液検査データ（BUN，Cr）<br>• 倦怠感，口渇感，口腔内乾燥<br>• 皮膚の乾燥<br>• 浮腫，胸水貯留，肺水腫 | ○手術侵襲によるアルドステロン分泌増加に起因した電解質バランス異常の可能性<br>○手術侵襲によるサイトカイン分泌増加に起因した尿量減少<br>○手術侵襲による心機能低下に起因した心拍出量減少の可能性 |
| 脳・神経系 | • 意識レベル<br>• 瞳孔の大きさ，対光反射，四肢麻痺の有無，構音障害の有無<br>• 血圧，不整脈の有無<br>• 痙攣の有無 | ○出血や，細胞外液のサードスペースへの移行に伴う脳血流量低下による脳虚血の可能性 |

（次ページに続く）

◉表2-14 （続き）

| アセスメント項目 | 判断の指標 | 看護上の問題 |
|---|---|---|
| 感染 | • ドレーンの排液の量・性状<br>• カテーテルやドレーンの固定，挿入部の感染徴候（発赤，腫脹，熱感，疼痛，機能障害）の有無<br>• 発熱の有無<br>• 血液検査データ（WBC，CRP，血清総タンパク質，アルブミン，血糖値） | ○ドレーンやカテーテル挿入による感染の可能性 |
| 活動・休息 | • 体位変換やベッド挙上時の，血圧・心拍数・$Sp_{O_2}$ の変調<br>• 心臓リハビリテーション開始基準，実施中の顔色，呼吸状態，ふらつきの有無 | ○循環動態の変調や疼痛による活動制限の可能性 |
| 認知・知覚 | • 痛みの部位・程度（NRS スケールなどで評価）<br>• 痛みの持続時間<br>• 鎮痛薬の使用状況と効果<br>• ドレーンやカテーテルの固定<br>• ICU 入室，侵襲度の高い手術<br>• 人工呼吸器装着<br>• 認知障害，せん妄の既往，高齢<br>• 視力や聴力の感覚機能の低下<br>• 脱水<br>• 身体拘束 | ○手術による創部痛<br>○疼痛や突然の環境変化に伴うせん妄発症の可能性<br>○疼痛による睡眠困難 |

◉表2-15 **心機能に作用する薬剤および循環器系で使用されるおもな薬剤**

| 心収縮力を増強する薬剤 | • ジギタリス製剤（ジゴキシン）<br>• カテコールアミン製剤（ドパミン塩酸塩，ドブタミン塩酸塩，アドレナリン，ノルアドレナリン）<br>• ホスホジエステラーゼⅢ阻害薬（ミルリノン） |
|---|---|
| 前負荷を軽減する薬剤 | • ループ利尿薬（フロセミド）<br>• サイアザイド系利尿薬（トリクロルメチアジド）<br>• カリウム保持性利尿薬（スピロノラクトン）<br>• α型ヒト心房性利尿ポリペプチド製剤（カルペリチド）<br>• 硝酸薬（ニトログリセリン） |
| 後負荷を軽減させる薬剤 | • アンギオテンシン変換酵素阻害薬<br>• カルシウム拮抗薬 |
| 不整脈の治療に用いる薬 | • ナトリウムチャネル遮断薬<br>• カリウムチャネル遮断薬<br>• カルシウム拮抗薬<br>• β遮断薬 |

る。そのため，モニタリングによるバイタルサインの変化や心電図変化を十分に観察する。

　縦隔ドレーンからの排液量の低下は，縦隔内に血液が貯留し胸腔を圧迫する可能性があるため，呼吸状態も合わせて観察する。

　3 **不整脈**　開心術後におこる頻脈性不整脈には，心房細動・心室性期外収縮・心室頻拍・心室細動，徐脈性不整脈には房室ブロック・洞房不全症候群・洞室ブロックがある。その原因は，術中操作による刺激伝導系の損傷や，

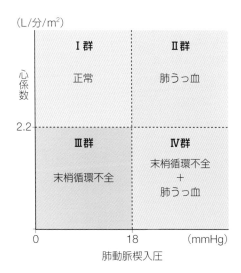

◯図2-39　フォレスター分類

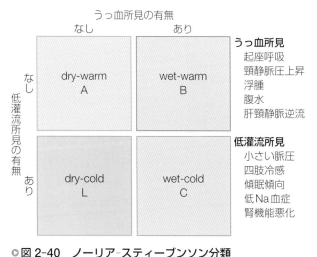

◯図2-40　ノーリア-スティーブンソン分類

(Nohria, A. et al.: Clinical assessment identifies hemodynamic profiles that predict outcomes in patients admitted with heart failure. *Journal of the American College of Cardiology*, 41(10): 1797-804, 2003 による)

人工心肺の装着，低体温による心筋障害，循環血液量の減少，電解質バランスの異常(利尿薬の使用による低カリウム血症や低マグネシウム血症)などがある。

　徐脈性不整脈は，血液循環が十分にできなくなるため，脳梗塞などを引きおこす。頻脈や心房細動は，1回拍出量が低下し，酸素消費量も増加するため，抗不整脈薬の使用や電気的除細動を行うことがある。心室性期外収縮は，心室細動や心室頻拍など致死性不整脈へ移行する場合もあるため，注意深く観察する必要がある❶。

　④呼吸機能　開心術では，手術操作により，呼吸器合併症が引きおこされることがある。心臓への操作や心臓の重さ自体で肺が圧迫されると，肺の虚脱がおこる。心臓と肺の位置関係から，とくに左下葉($S^6$，$S^{10}$)が圧迫されやすい。また，術中の局所冷却による左横隔膜の動きの低下，人工心肺装着による肺内シャントや低酸素状態，開胸に伴う機能的残気量 functional residual capacity(FRC)の低下によって，無気肺や肺炎などをおこしやすい。さらに，人工心肺の装着や胸膜の炎症によって，胸水や気胸，肺水腫を生じ，急性呼吸促迫症候群 acute respiratory distress syndrome(ARDS)を引きおこす可能性がある。

　術中と術後1〜2日は人工呼吸器管理を行う。そのため，長時間の手術による気道内分泌物の貯留や，肺胞血流比不均等の増大，人工呼吸器関連肺炎 ventilator-associated pneumonia(VAP)がおこる可能性がある。

　呼吸器合併症の予防のため，モニタリングを行い，呼吸状態の悪化をアセスメントする必要がある。

　⑤脳神経機能障害　人工心肺装置による血液遮断や低灌流，空気塞栓，血管内の血塊やアテロームの遊離によって，脳梗塞が引きおこされる可能性がある。そのため，意識レベルや，神経症状，四肢麻痺の有無など，中枢神

□NOTE
❶致死性不整脈の前兆となる不整脈
　心室期外収縮のうち，次の特徴を示すものは致死性不整脈へ移行する可能性があり，警告不整脈とよばれる。①頻発するもの(5個/分以上)，②多源性(QRS波形が異なる)，③連発，④早期性(RonT)。

経症状の観察を行う必要がある。

　**6 水・電解質バランス異常**　開心術後の患者は，手術侵襲が大きいため，アルドステロンの分泌が増加し，ナトリウムの再吸収が促進されている。また，人工心肺の装着により，大量の血液・血漿製剤，細胞外液補充液，心保護液を用いている。そのため，電解質バランスに異常をきたし，不整脈を誘発するリスクがある。

　また，サイトカインの分泌による血管透過性の亢進により，細胞外液がサードスペースへ移動する。それにより，循環血液量が減少し，浮腫，肺水腫がおこるとともに，心機能や呼吸機能を悪化させる。さらに，細胞外液のサードスペースへの移行は，抗利尿ホルモン antidiuretic hormone（ADH）分泌の増加とともに，尿量を減少させる。

　傷害期を過ぎると，血漿量の増加，タンパク質合成の開始によって，サードスペースに貯留していた細胞外液が血管内に戻り尿量が増加する（リフィリング）。この時期の尿量は，0.5 mL/Kg/時を維持することが目標となる。

　**7 疼痛**　開心術後は，手術創部（胸骨切開創・肋骨切開創・グラフト採取部の切開創）の疼痛と，それに伴う肋椎関節部，胸肋関節部の痛みや背部痛肋間神経痛を生じる。そのほかに，ドレーン挿入部の痛み，長時間の臥床による腰痛や倦怠感を訴える患者も多い。

　疼痛は，交感神経の緊張により血圧を上昇させ，後負荷の上昇，心拍数の増加を引きおこし，その結果心負荷を増大させる。また，疼痛によって咳や喀痰が抑制され，無気肺や肺炎のリスクが生じる。無気肺や肺炎を予防するために気管内吸引を行うが，吸引の痛みも循環動態へ影響するため，注意が必要である。また，痛みは，不眠やせん妄の要因となる。

　痛みは，主観的なものであるためペインスケール（○451 ページ，図 5-24）などを用いて客観的に評価を行う。鎮痛薬の効果や副作用も観察し，患者に適した疼痛コントロール法をアセスメントする必要がある。

　**8 せん妄**　開胸術後のせん妄のリスク要因は，高齢・出血量・人工心肺還流時間・麻酔時間・手術時間であるといわれている。また，術後の ICU 滞在期間が長期化することも原因となる。

　術後せん妄を引きおこすと，安静保持ができずに心負荷を増大させることや，ドレーン・ライン類，人工呼吸器の自己抜去につながる。ICU 入室患者に使用できるせん妄のスクリーニングツールである，CAM-ICU やICDSC などを用いてアセスメントすることで，危険回避につなげる必要がある。

　**9 セルフケアの拡大（包括的心臓リハビリテーション）**　包括的心臓リハビリテーションには，運動療法だけでなく心理学的介入，栄養管理と食事療法，患者教育と疾患管理が含まれる。開心術後は，患者の状態によるが，一般的に翌日から運動療法と心理介入を開始する（○表 2-16）。初回の離床時は，循環動態の変化から血圧低下や脱水傾向，心不全徴候，不整脈，術後出血，心タンポナーデ，呼吸器合併症，深部静脈血栓症をアセスメントし，めまいやバイタルサインの変化に注意する。

◯表 2-16　心臓外科手術後の離床開始基準

以下の内容が否定されれば離床を開始できる。
1. 低心拍出量症候群(low output syndrome：LOS)により
   ①人工呼吸器，大動脈内バルーンパンピング装置，経皮的心肺補助装置などの生命
   　維持装置が装着されている。
   ②ノルアドレナリンなどのカテコラミン製剤が大量に投与されている。
   ③カテコラミン製剤の投与下で収縮期血圧が 80〜90 mmHg 以下。
   ④四肢冷感，チアノーゼを認める。
   ⑤代謝性アシドーシスを認める。
   ⑥尿量 0.5〜1.0 mL/kg/h 以下が 2 時間以上続いている。
2. スワン・ガンツカテーテルが挿入されている。
3. 安静時心拍数が 120/min 以上。
4. 血圧が不安定(体位交換だけで血圧が下がる)。
5. 血行動態の安定しない不整脈(新たに発生した心房細動，Lown Ⅳb 以上の心室期
   外収縮)。
6. 安静時の呼吸困難や頻呼吸(呼吸回数 30/min 未満)。
7. 術後出血傾向が続いている。

(日本循環器学会・日本心臓リハビリテーション学会：2021 年改訂版心血管疾患におけるリハビリ
テーションに関するガイドライン. p.50, 2021. <https://www.j-circ.or.jp/cms/wp-content/up
loads/2021/03/JCS2021_Makita.pdf><参照 2022-08-01>による)

## 2　看護目標

(1) 心拍出量の低下(低心拍出量症候群)や後出血，心タンポナーデ，不整脈
　　などがおこらず，循環動態が安定する。
(2) 術後合併症(呼吸器合併症，水・電解質バランス異常，血栓症，感染症
　　など)を早期に発見し，予防する。
(3) 疼痛や苦痛が緩和される。
(4) 患者が心臓リハビリテーションに主体的に取り組み，セルフケアの拡大
　　ができる。

## 3　看護の実際(看護介入)

　①循環機能障害の予防　低心拍出量症候群，術後出血，心タンポナーデ，
不整脈を予防する。また，それらをみとめた場合には，適切な看護を行う。
　①**低心拍出量症候群**　看護師は，低心拍出量症候群を発症しないように，
アセスメントに記述した 4 つの要素(◯132 ページ)のバランスを整えながら，
バイタルサインや症状を観察することが重要である。
　心拍出量の減少をみとめた場合は，前負荷を増やすために輸液や輸血投与
を行い，肺動脈楔入圧 15 mmHg を目標として管理する。
　心拍数の低下による徐脈をみとめた場合は，意識レベルや脳神経症状の確
認を行い，体外式一時ペーシングやβ遮断薬の投与により，心拍数の維持を
はかる。この場合は，心電図を注意深く観察し，ペーシング不全やセンシン
グ不全がおこっていないか判断することが重要である。
　頻脈や不整脈をみとめた場合には，それぞれの治療を行う。心電図のモニ
タリングを行い，電解質バランス異常や血管内脱水は不整脈を誘発するため，
血液データの確認や水分出納バランス管理を行う。徐脈性の不整脈は，体外

式一時ペーシングや抗不整脈薬による治療を行う。心房性期外収縮は，致死性不整脈へ移行する可能性もあるため，除細動器による治療も必要となる。末梢血管抵抗が高く，末梢冷感や発汗を伴う末梢循環不全をみとめた場合は，後負荷の軽減のために保温や血管拡張薬の投与を行う。ただし，術直後は低体温で経過しているため，急激な全身の保温は，末梢血管の拡張を促進させ血圧低下をまねくことがある。循環動態に影響を及ぼさないように，手足に触れて適度な保温と体温管理を行う。

　心筋収縮力の低下をみとめた場合には，酸素吸入による低酸素血症の予防や輸液投与により代謝性アシドーシスの改善をはかる。また，カテコールアミン（ドパミン塩酸塩，ドブタミン塩酸塩）などの強心薬を投与する。

　循環動態が不安定になりさまざまな症状が出現すると，患者の不安は増大し，酸素消費量が増え，心負荷の増加や呼吸状態にも影響する。そのため，処置においては，ていねいに説明し精神的ケアに努める。このような処置を行っても低心拍出量症候群が改善しない場合は，大動脈内バルーンパンピング（IABP）や経皮的心肺補助装置（PCPS）を装着して治療を行う（◯96ページ）。

　低心拍出量症候群が長期間持続すると，腎血流量の減少により腎前性腎不全をおこし，さらには多臓器障害症候群 multiple organ dysfunction syndrome（MODS）❶にいたる。低心拍出量症候群を予防するためには，十分な輸液投与を行うが，術後利尿期と重なり血管外の水分が血管内に移動しはじめると循環血液量が増加することで前負荷も増加し，うっ血性心不全をきたす可能性があるため注意が必要である。

　②術後出血・心タンポナーデ　有効なドレナージが行えるように，ドレーンからの排液量や性状を観察する必要がある。また，ドレーンの屈曲や血塊などによる閉塞がおこらないようにミルキングを行う。医師の指示のもと，低圧持続吸引圧の設定を変更することもある。

　出血量が100〜200 mL/時以上の場合は，再開胸で止血をする準備をする。

　急激な排液量の減少がみとめられた場合は，心拍出量の低下や呼吸困難，中心静脈圧の上昇など，心タンポナーデの徴候を確認する。

　術後出血は，血圧上昇も要因となるため，疼痛コントロール，体位や人工呼吸器などによる機械的苦痛の除去，薬剤コントロールを行う。

　②呼吸器合併症の予防　手術直後は，人工呼吸器を装着したまま ICU に入室して呼吸管理が行われる。安定した呼吸を保つことは，循環動態を維持するためにも重要である。看護師は，呼吸数や肺音，$SpO_2$ の値，水分バランス管理を行う。また，痰の吸引や体位ドレナージ，口腔ケアを行い，できるだけ早期に人工呼吸器から離脱できるようにする。

　循環動態が安定し，換気障害がなければ，抜管に向けたウィーニング weaning❷ が開始される。人工呼吸器からの早期離脱は，人工呼吸器関連肺炎の予防にもつながる。ただし，抜管時は，自発呼吸への移行に伴う酸素消費量の増加や血圧の上昇がおこり，それに伴う疼痛や不安も循環動態に影響する。自発呼吸の状態を慎重にアセスメントし，抜管の時機をはかる必要がある❸。

▬ NOTE
❶多臓器障害症候群
　重症傷病が原因となっておこった制御不可能な炎症反応（過剰なサイトカイン）による2つ以上の臓器・器官系の進行性の機能障害をさす。

▬ NOTE
❷ウィーニング
　人工呼吸器をはずし，自発呼吸に戻すことである。
❸抜管の目安
　持続陽圧換気で，$FiO_2$ 0.4，$PaO_2$ 100〜120 mmHg，$PaCO_2$ 35〜450 mmHg を目安とする。

③ **水分出納バランスと電解質バランスの管理**　開胸術や人工心肺装着の影響によって，水-電解質バランスや酸塩基平衡がくずれている可能性がある。水分出納バランスの管理や，電解質バランス（BUN，カリウム，ナトリウム，カルシウム），血液ガスデータのモニタリングを行う。また，それらに基づき，輸液管理や電解質補正を行うことが重要である。

④ **疼痛管理**　手術創の疼痛コントロールは，積極的な薬物療法を行う。開胸術後は，手術操作による肩や背部の痛みを訴える患者も多い。また，ICU の環境は，患者を緊張状態にする可能性がある。そのため，体位変換や温罨法，マッサージなどリラックスできるケアが必要である。

⑤ **セルフケアの拡大（心臓リハビリテーション）**　術後早期に介入することで，入院期間の短縮をはかることができる。疾患別リハビリテーションも確立され，各プログラムをベースとした個別的介入が重要である。ADL の拡大に伴い，心筋酸素消費量が増加するため，心負荷を評価しながら進める必要がある。看護師は，心機能の維持・向上をはかるためにも患者が主体的に取り組み，継続できるように支援することが重要である。

# B 主要な心臓手術を受ける患者の看護

## 1 弁置換術を受ける患者の看護

心臓内には 4 つの弁（三尖弁・僧帽弁・大動脈弁・肺動脈弁）があり，機能不全として狭窄症と閉鎖不全症を生じることがある。手術は，心臓内操作を行うため人工心肺装置を使用して，弁形成術または弁置換術を行う。弁置換術で使用される人工弁は，生体弁と機械弁がある（●82 ページ）。

術前は，胸部単純 X 線撮影や心電図，心エコーなどの検査を行う。とくに心エコーは，弁の狭窄や閉鎖不全が詳細にわかる。

### 1 手術前の看護

① **心不全への対応**　弁膜症による血液の逆流などにより，心拍出量の減少や心内腔の拡大，心内圧上昇がおこり，心不全を伴っていることがある。そのため，心不全評価を行う。呼吸困難などの左心不全症状や下肢浮腫など右心不全症状がある場合は，確実な内服，心負荷を考慮した塩分制限や日常生活行動を行うように指導をする。

② **不整脈への対応**　心房細動を伴っていることがある。血栓予防のために，抗凝固薬を内服する。また，頻脈性心房細動に対しては，ジギタリスを内服する。

③ **感染予防**　弁に細菌が付着すると心内膜炎をおこす。術前から医師の治療を行い，口腔ケアを徹底することで感染予防に努める必要がある。

## 2 手術後の看護

　**① 循環機能障害の予防**　手術中は，人工心肺装置により一時的に心停止状態になるため，術後6時間程度は心機能が一時的に低下し，24時間以内には回復する。術前の心機能の重症度から心機能の回復時期を予測しながら，低心拍出量症候群や術後出血に注意して観察する必要がある。

　開心術後は，心筋の収縮力の低下に加え，手術によって弁の狭窄や逆流が改善したことで前負荷と後負荷に変化がおこる。そのため，心不全が増悪して低心拍出量症候群を引きおこす可能性がある。スワン-ガンツカテーテルで心拍出量・心係数・肺動脈圧・肺動脈楔入圧・右房圧・末梢血管抵抗を測定し，フォレスター分類（◯135ページ，図2-39）で評価する。

　また，術中の抗凝固薬の使用や，血塊・フィブリンによるドレーンの閉塞により，心タンポナーデをおこす可能性がある。ドレーンからの出血量を確認し，性状に応じたミルキングを行うほか，水分出納バランス管理や心拍リズムの観察，前負荷・後負荷の管理を行う。

　十分に止血が確認されたら，ワルファリンカリウムによる抗凝固療法が開始される。治療中は，定期的に血液検査を行い，プロトロンビン時間国際標準比（PT-INR）の変化を確認する。目標値は2.0〜3.0程度である抗凝固能が亢進すると出血傾向となるため，注意が必要である。

　**①三尖弁置換術**　三尖弁閉鎖不全症では，右室から右房へ血液が逆流するため，収縮期負担が生じて右心不全症状がある可能性がある。また，三尖弁置換術は，刺激伝導系付近の操作を行うため，房室ブロックがおこる可能性がある。その場合は，一時的体外ペースメーカーを挿入し，心拍数の確保に努める。

　**②大動脈弁置換術**　大動脈の狭窄や閉鎖不全は，後負荷を増大させるため，左室は求心性肥大❶をきたしている。手術により大動脈弁が正常に機能しはじめても，求心性肥大は改善しないため，厳密な血圧管理が必要となる。心房細動が出現した場合は，心機能の低下をまねくため，すみやかに抗不整脈薬の使用や電気的除細動を行う。

　**③僧帽弁置換術**　僧帽弁狭窄症では，左房から左室への血液流入障害を生じているため，術後は左室の圧負荷（後負荷）が高まり，血圧が上昇しやすい。高血圧が持続すると左室破裂をまねくため，血圧管理が重要である。また，左室の圧負荷により，心筋疲労や低心拍出量症候群をおこしやすくなる。そのため，厳重な血圧管理に加え，水分出納バランス管理を行う必要がある。

　**② 呼吸器合併症の予防**　開心術後は人工呼吸器管理となるが，循環動態が安定したら早期離脱できるようにする。挿管中は，十分な鎮痛・鎮静と痰の吸引を行い，血圧の上昇をまねかないようにする。また，口腔ケアを確実に行い，肺炎予防や人工弁の感染予防に努める。

　**③ 脳・神経障害の予防**　人工心肺装置の使用により，血栓・空気塞栓による脳梗塞や，低酸素脳症などを合併するリスクがある。術後は，意識レベルの確認や神経脱落症状の有無を観察する必要がある。

▭ NOTE
**❶求心性肥大**
　心臓の内腔は広がらずに心臓壁が厚くなることで収縮力を維持している状態である。

　④**感染症の予防**　まれに人工弁感染を合併することがあり，発症すると重篤化して早期の再手術が必要となる。発熱や血液検査データ（WBC，CRP）の上昇，弁機能障害による心不全の症状に注意して観察する必要がある。

　術後は，心機能評価のためのスワン-ガンツカテーテル，心嚢・縦隔・胸腔からのドレナージのためのドレーン（◎図2-41），不整脈にすみやかに対応するためのペーシングリードなど，多くのカテーテルやドレーンが挿入されている。手術侵襲も高く，免疫機能も低下しているため，感染予防に努める必要がある。

　⑤**心臓リハビリテーション**　循環動態を管理しながら，術後早期に心臓リハビリテーションを開始する。術前から心不全を併発していることも多く，運動耐容能が低下しているため，心機能を評価しつつ，段階的に負荷をかけながら実施していく。

　⑥**自己管理の指導**　服薬管理，感染予防，日常生活行動について，指導を行う。

　①**服薬管理**　抗凝固療法を含む内服自己管理を行うことが重要である。人工弁に置換した場合には，血栓塞栓症による人工弁機能不全や脳梗塞，末梢動脈閉塞などの危険があることを説明し，抗凝固療法の必要性の理解を促す。ワルファリンカリウム内服中は，拮抗作用のある納豆やクロレラ，グレープフルーツなどは避けるように指導する。

　②**感染予防**　感染性心内膜炎を予防するために，歯科受診や外科的治療を行うときは，弁置換術後であることを事前に伝えるように指導する。

　③**日常生活行動**　術後の心機能に合わせた生活を行い，心負荷を避ける必要がある。

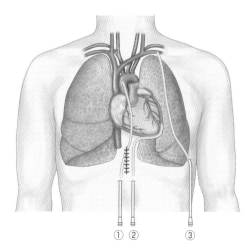

①縦隔ドレナージ（胸骨正中創直下〜縦隔）
②剣状突起下心嚢ドレナージ（上腹部正中創〜心嚢内）
③胸腔ドレナージ（第5または第6肋間〜胸腔）

◎**図 2-41　弁置換術後に設置されるドレーンの位置**

# 2　冠動脈バイパス術を受ける患者の看護

　虚血性心疾患の治療法は，経皮的冠動脈インターベンション（PCI）や血栓溶解療法が行われることが最も多い。しかし，左冠状動脈主幹病変，3枝病変，左前下行枝の中枢病変を伴う2枝病変などの場合は，冠動脈バイパス術（CABG）を行う（○88ページ）。

　冠動脈バイパス術は，冠状動脈の狭窄部位より末梢と大動脈をバイパスでつなぎ血流を確保する手術であり，人工心肺装置を使用しない心臓拍動下冠動脈バイパス術（OPCAB）や低侵襲冠動脈バイパス術 minimally invasive direct coronary artery bypass（MIDCAB）がある。バイパスに用いるグラフトは，左右内頸動脈・大伏在静脈・橈骨動脈・右胃大網動脈である（○89ページ，図2-10）。

　冠動脈バイパス術を受ける患者は，高血圧・脂質異常症・糖尿病などを合併していることが多い。そのため術前から血圧コントロールや血糖コントロールなど基礎疾患のコントロールをはかり，術後合併症を予防すること，術後再狭窄や再梗塞の予防が重要である。

## 1　手術前の看護

　狭窄または梗塞部位とその程度，心機能を確認し，術後合併症のアセスメントを行う。また，狭心発作をおこす可能性もあるため，手術まではストレスや不眠など発作の誘因となるような生活を避けて狭心発作を予防することが重要である。狭心発作がおきたときは，12誘導心電図で確認し，すぐに硝酸薬の投与を行う。術前に心機能低下をみとめた場合，心不全を併発していることも多いため，呼吸困難や浮腫に注意して観察する。

## 2　手術後の看護

　**1 循環機能**　術後は，水分出納バランスの管理が重要である。手術侵襲により血管透過性が亢進するため，循環血液量が低下する。輸液管理や，尿量，出血量，ドレーンからの排液量など水分出納量の管理を行わなければ，血圧低下や低心拍出量症候群，周術期心筋梗塞（PMI）をおこす可能性がある。全身の動脈硬化が背景にあることからも，脳や腎臓が虚血状態に陥っていないか注意して観察する必要がある。周術期心筋梗塞や臓器虚血を予防するために，術後は，冠血管拡張薬を投与する。

　ドレーンの流出低下や閉塞がおこると，心嚢内に血液が貯留し，心タンポナーデを引きおこす。頻脈や低血圧，脈圧の減少，中心静脈圧の上昇がおきていないか観察し，定期的にドレーンのミルキングを行うことで予防する。

　**①周術期心筋梗塞** perioperative myocardial infarction（**PMI**）　PMIは，冠状静脈閉塞やグラフト閉塞，冠状動脈攣縮でおこる。そのため，術後定期的に12誘導心電図や，心筋逸脱酵素（CK，AST，LDH），トロポニンT値の変化を確認する。PMIは，血圧低下や致死性不整脈を引きおこし，緊急冠動

脈造影検査や再手術となる。動脈グラフトを使用したときは，攣縮予防のためにカルシウム拮抗薬を投与する。

②**不整脈**　循環血液量の低下や，低・高カリウム血症，低酸素血症，代謝性アシドーシスなどにより，心房細動や心室性期外収縮，房室ブロックなどの不整脈をおこしやすい。心房細動は，冠血流量の低下をまねくため，薬剤や除細動器で対処する必要がある。徐脈性不整脈の場合は，一時的体外式ペーシングを行い，心拍出量を維持する必要がある。

②**呼吸器合併症の予防**　呼吸機能低下や創部痛による効果的な喀痰ができないため，無気肺をおこすことがある。また，浮腫や手術に伴って胸水が貯留することがある。人工呼吸器の離脱が遅延すると人工呼吸器関連肺炎をおこす可能性もあるため，とくに肺音の聴取を十分に行い，対処する必要がある。

③**脳梗塞の予防**　人工心肺装置補助下の手術では，術中の脳灌流低下や大動脈遮断による血栓の形成により脳梗塞をおこす危険がある。術直後から，意識レベルや瞳孔の左右差，麻痺などの神経脱落症状，痙攣の有無を評価する。脱水や低心拍出量症候群により脳血流量が低下しないように，水分出納バランスの管理を行う。

④**感染症の予防**　人工心肺装置補助下の手術は，免疫機能が低下する。術後は多くのカテーテルやドレーンなどが挿入されることになるため，感染に注意して操作する。さらに，正中創やグラフト採取部の感染徴候(腫脹・発赤・熱感・疼痛・発熱)に注意して観察を行う。

　胸骨切開手術の場合，深部胸骨創感染の発生率は，1.5～1.9％と高くはないが，縦隔炎を併発すると死亡率が高値となる。術中・術後の清潔操作の徹底，確実な抗菌薬の投与と栄養摂取量の確保，心臓リハビリテーションによる免疫機能の回復を支援する必要がある。

⑤**心臓リハビリテーション**　術後の安静臥床は，運動耐容能低下・心拍血圧調節異常・骨格筋廃用性萎縮・骨粗鬆症などの身体調節機能障害❶や術後合併症につながる。開心術後は，早期に心臓リハビリテーションを導入し，循環動態の安定化や QOL の向上を目ざした介入が必要である(▶表 2-17)。心臓リハビリテーションでは，運動負荷による呼吸・循環動態への影響を評価しながら活動範囲を拡大する(▶表 2-18)。

　また，心臓リハビリテーションは，退院後も継続することが重要である。そのため患者に，自宅での運動療法や外来リハビリテーションの必要性の理解を促し，家族を含めた指導を行う。

⑥**自己管理の指導**　冠状動脈疾患患者に対しては，生活習慣の調整やストレスコントロールなど，再狭窄予防に向けた生活の再構築が必要である。

①**食事**　塩分・エネルギー摂取量・脂質の制限を行うように指導する。日ごろの食事内容だけでなく，外食時のメニューの選び方など，個別のライフスタイルにそった具体的な指導を行う。

②**禁煙**　喫煙は，虚血発作を誘発し，再発率を高めるため，禁煙を継続するように指導する。受動喫煙もリスクとなるため，家族や職場での協力も重

□NOTE
❶**身体デコンディショニング**
　このように身体調節機能の異常をきたしたことを，身体デコンディショニングという。

○ 表 2-17　心臓外科手術後のリハビリテーションの標準的な進行

| ステージ | 病日 | リハビリテーション内容 | 経口 | 清潔 | 排泄 | その他 |
|---|---|---|---|---|---|---|
| 0 | 0〜1 | 手足の自他動運動 受動座位・呼吸練習 | 氷片 飲水 | 清拭 | ベッド上 | 気管チューブ抜管 嚥下機能の確認 |
| I | 1〜2 | 端座位 10 分×1〜2 セット | 食事・内服開始 | 清拭 | ベッド上 | カテーテル・動脈圧ライン抜去 ICU 退室 |
| II | 1〜2 | 立位・足踏み×1〜2 セット | 食事・内服開始 | 清拭 | ポータブル | ドレーン・尿管抜去，体重測定の開始 |
| III | 2〜3 | 室内歩行×1〜2 セット | 心臓病食 | 清拭・洗髪 | 室内トイレ | 室内フリー，退院後の計画を立案 |
| IV-1 | 3〜4 | 病棟内歩行(100 m)×1〜2 セット | 心臓病食 | 清拭・洗髪 | 棟内トイレ | 棟内フリー，ペーシングワイヤー抜去 |
| IV-2 | 4〜6 | 病棟内歩行(200〜500 m)×1〜2 セット | 心臓病食 | シャワー | 院内トイレ | 院内フリー，運動負荷試験 |
| V | 7〜 | 階段昇降(1 階分) 機能訓練室 | 心臓病食 | 入浴可 (許可あれば) | 院内トイレ | 有酸素運動を中心とした運動療法 退院後の生活指導 |

(日本循環器学会・日本心臓リハビリテーション学会：2021 年改訂版心血管疾患におけるリハビリテーションに関するガイドライン．p. 51．2021．＜https://www.j-circ.or.jp/cms/wp-content/uploads/2021/03/JCS2021_Makita.pdf＞＜参照 2022-08-01＞による)

○ 表 2-18　運動負荷試験の開始基準(ステップアップ基準)

①胸痛，強い息切れ，強い疲労感(Borg 指数＞13)，めまい，ふらつき，下肢痛がない。
②他覚的にチアノーゼ，顔面蒼白，冷汗がみとめられない。
③頻呼吸(30 回/分以上)をみとめない。
④運動による不整脈の増加や心房細動へのリズム変化がない。
⑤運動による虚血性心電図変化がない。
⑥運動による過度の血圧変化がない。
⑦運動で心拍数が 30/分以上増加しない。
⑧運動により動脈血酸素飽和度が 90% 以下に低下しない。

(日本循環器学会・日本心臓リハビリテーション学会：2021 年改訂版心血管疾患におけるリハビリテーションに関するガイドライン．p. 50．2021．＜https://www.j-circ.or.jp/cms/wp-content/uploads/2021/03/JCS2021_Makita.pdf＞＜参照 2022-08-01＞をもとに作成)

要である。

　③**服薬管理**　再発予防のためには，確実な服薬管理が重要である。薬剤の効果や副作用，方法を理解し，飲み忘れがないように管理することを指導する。

　④**日常生活動作**　日常生活では，胸痛や不整脈，心不全症状に注意しておく必要がある。このような症状が生じたときは，受診や緊急時の対応を行う。

　術後，胸骨が癒合するまで 3 か月程度バストバンドを着用する(○図 2-42)。重い荷物を持つことや激しい運動は避けるように指導する。

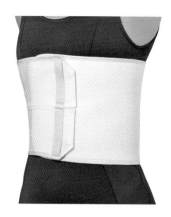

●図2-42　バストバンド
（写真提供：アルケア株式会社）

# 3 非開胸術を受ける患者の看護

　人工心肺装置を使用しない心臓拍動下冠動脈バイパス術（OPCAB）や低侵襲冠動脈バイパス術（MIDCAB），経皮的冠動脈インターベンション（PCI）や，血栓溶解療法などは非開胸術にあたる。

## 1 心臓拍動下冠動脈バイパス術（OPCAB）・低侵襲冠動脈バイパス術（MIDCAB）を受ける患者の看護

　これらの術式は，人工心肺装置による合併症の出現がない。また，胸骨を切開せず創部が小さいため，創部痛が少なく，日常生活活動作の制限が緩和される。術後は，開胸術と同様に，出血や心タンポナーデ，不整脈を観察し，血圧管理を行う。

## 2 経皮的冠動脈インターベンション（PCI）を受ける患者の看護

　内科的治療法であり，狭窄部位の拡張のためにステントを留置する方法が多いが，再狭窄を予防する薬剤溶出性ステントを留置する方法もある。急性心筋梗塞発症12時間以内であれば，PCIの適応であるが，適応できない病変もある。

　**1 PCI実施前**　待機的PCIの場合は，待機中に狭心発作がおこる可能性があるため，発生状況（頻度，継続時間，ニトログリセリンや血管拡張薬の使用）などを把握しておく。入院中に狭心発作が生じたときは，すぐに12誘導心電図でST-T変化や不整脈を確認する。

　治療については，クリニカルパスなどを活用してオリエンテーションを行う。カテーテル挿入部位は，橈骨動脈・上腕動脈・大腿動脈のいずれかである。術後，血栓による循環不全をおこしていないか評価するために，橈骨動脈や足背動脈にマーキングをして，確認しておく。治療には造影剤を使用するため，造影剤アレルギーや腎機能に異常がないか確認し，同意書をとる。

　**2 PCI実施当日**　検査前から欠食にする。穿刺部位により安静度が違う

ため，必要時は尿道留置カテーテルを挿入する。脱水予防のために，末梢静脈より輸液を投与する。

③**PCI実施後**　再灌流が成功したあとは，循環動態や穿刺部出血などの観察を行い，再梗塞予防の指導をする。

①**観察項目**　胸部症状の有無，心拍数，血圧変動，心電図上のST-T変化を観察し，穿刺部より末梢の動脈（橈骨動脈または足背動脈）の触知を確認する。造影剤は，尿から排出されるため，尿量や尿比重（1.020以下）を確認し，吐きけがなければ水分摂取を促す。

②**穿刺部の安静**　治療後のカテーテル穿刺部の安静は，アプローチ部位により違うため，医師の指示を確認する。過度な圧迫は，末梢循環不全をおこすため，動脈触知ができる程度にする。

③**社会復帰**　虚血性心疾患患者は，開心術を受けた患者と同様に生活習慣の改善が必要となる。

# C　血管手術を受ける患者の看護

## 1　大動脈瘤・解離患者の看護

● **大動脈瘤**　大動脈瘤は，部位別に胸部大動脈瘤（TAA）・腹部大動脈瘤（AAA）・胸腹部大動脈瘤（TAAA）に分類される。形態分類では，真性瘤・仮性瘤・解離性瘤に分けられる（●109ページ）。

大動脈瘤の合併症は，瘤破裂，瘤の拡大による周辺臓器の圧迫（嗄声・嚥下困難・血痰など），瘤末梢の血行障害（分岐血管の血流阻害による臓器虚血）である。また，術後は，手術部位によって合併症が異なるため，解剖学・生理学的な視点から病態を理解していく必要がある（●表2-19）。

● **大動脈解離**　大動脈解離は，血管壁の内膜に亀裂ができ，中膜の間に血液が流れ込むことで二層に裂けた状態である。急激に発症し，突然の胸痛や背部痛からショック状態となる。そのため，急性期治療が最も重要で，救命処置を要する。患者や家族は，突然の発症と激しい痛みにより，危機的状況に陥る。患者だけでなく，家族への対応も必要である。

●表2-19　大動脈解離・瘤の位置と術後合併症

| 大動脈解離・瘤の位置 | 術後合併症 |
| --- | --- |
| 上行大動脈・大動脈基部，弓部大動脈 | 左反回神経麻痺，中枢神経障害（脳梗塞） |
| 下行大動脈 | 左開胸による無気肺・胸水貯留，対麻痺，膀胱直腸障害，中枢神経障害（脳梗塞） |
| 胸腹部大動脈 | 対麻痺，無気肺，胸水貯留，イレウス，虚血性腸炎，腎不全 |
| 腹部大動脈 | イレウス，虚血性腸炎，腎不全，下肢虚血 |

## 1 手術前の看護

### ◆ アセスメント

　大動脈瘤・大動脈解離患者は，全身の動脈硬化が進んでいるため，人工血管置換術やステントグラフト内挿術を受けることは，もともとリスクは高い。瘤や解離の部位や形状から多臓器への影響を十分アセスメントして，治療に向けた準備を行う必要がある。

　瘤の破裂や解離の進行を避けるために重要なことは，厳重な血圧管理である。解離の場合は，偽腔に血液が流れ込むことにより臓器の虚血が生じるため，脳・心臓・腎臓・肝臓・下肢の症状や神経症状に注意する（◐表2-20）。

　スタンフォードA型の大動脈解離患者では，緊急手術となることがある❶。脳虚血を合併していると予後が不良となるため，神経症状が出現してから5時間以内に緊急手術を行えるように対応する。

　**1 循環・呼吸機能**　大動脈瘤は，破裂や瘤の拡張を防止するため，血圧の変動にとくに注意する。血圧は，ストレス，激しい咳嗽，便秘などにより容易に上昇するため，それらの因子がないかアセスメントする。また，血圧の上昇に伴い，とくに弓部大動脈瘤が拡張すると，左反回神経麻痺による嗄声や気管の圧迫による喘鳴が生じる。腹部大動脈瘤は，視診や触診で拍動性腫瘤をみとめる。腹部を圧迫しないように寝衣を選択する。

　大動脈解離は，心タンポナーデ・破裂・ショック・分岐虚血などを合併する可能性があり，合併すると予後不良となる。そのため，合併症の徴候を注意深く観察し変化に対処する必要がある。

　**2 疼痛**　大動脈解離は，胸背部の激痛が特徴である。疼痛の程度や部位，持続時間を把握するとともに，血圧への影響をアセスメントして対処する。

　**3 ストレス**　激しい疼痛や環境の変化，緊急手術に対する不安，死の恐怖から強いストレスを感じることがある。バイタルサインを確実に把握するとともに，患者の話を傾聴し，状況をアセスメントする。

　**4 腎機能**　腎血流量の低下により腎機能低下が生じると，術後急性腎不全を合併する可能性が高くなる。ステントグラフト内挿術の場合は，造影剤を使用するため，術前から腎機能の評価をしておく必要がある。

### ◆ 看護目標

（1）循環動態の安定（とくに血圧）をはかり，大動脈瘤の破裂や解離の進行を予防することができる。

（2）術後合併症予防に向けたアセスメントとリスク評価を行うことができる。

（3）患者や家族が手術・麻酔に関する説明を理解して，意思決定ができる。

（4）緊急手術の場合は，患者の症状を緩和し，患者・家族の不安や苦痛を軽減することができる。

□NOTE
❶ステントグラフト内挿術を行う場合もあるが，有効性は明らかになっていない。

○**表 2-20　大血管置換術を受ける患者の手術前のアセスメント**

| アセスメント項目 | 判断の指標 | 看護上の問題点 |
|---|---|---|
| 循環機能 | ・血圧の変化(血圧上昇，上下肢の左右差・脈圧)<br>・脈拍数と心拍数(同期しているか，不整脈)<br>・動脈触知(頸・上腕・橈骨・大腿・膝窩・足背・後脛骨動脈)と左右差<br>・ショック症状，心タンポナーデ<br>・動脈解離の部位・範囲(CT, MRI, X 線所見)<br>・動脈瘤の部位・大きさ・形態(CT, MRI, 超音波所見)<br>・貧血所見(RBC, Ht, Hb) | ○血圧の変調に伴うショック状態に陥る可能性<br>○出血に伴う脳血流量低下による脳虚血の可能性<br>○出血やエンドリークによる心拍出量減少の可能性 |
| 呼吸機能 | ・呼吸数，呼吸パターン<br>・嗄声，喘鳴，咳<br>・胸部圧迫感<br>・喫煙歴，呼吸器系疾患の既往 | ○解離や瘤による呼吸機能障害の可能性 |
| 凝固・止血機能 | ・出血時間，活性化全血凝固時間(ACT)<br>・血液凝固能：D ダイマー，フィブリノゲン/フィブリノゲン分解産物(FDP)，血小板，フィブリノゲン，APTT・PT<br>・抗凝固薬の服用の有無 | ○手術侵襲・人工心肺使用による術後出血の可能性 |
| 肝機能 | ・肝機能(AST, ALT, γ-GTP) | ○手術侵襲による肝機能障害の可能性 |
| 腎機能 | ・尿回数(量)，尿の性状<br>・血液検査データ(Cr, BUN, Ccr) | ○循環動態の変調による腎機能障害の可能性 |
| 栄養・代謝機能 | ・脂質異常(HD コレステロール，LDL コレステロール，トリグリセリド〔TG〕)<br>・血糖値(HbA1c) | ○動脈硬化に伴う解離拡大の可能性 |
| 運動機能 | ・間欠性跛行<br>・下肢のしびれ感 | ○下肢虚血に伴う歩行障害の可能性 |
| 感染 | ・血液検査データ(WBC, CRP, クレアチンキナーゼ，血清乳酸脱水素酵素)<br>・瘤周囲の痛み・発赤<br>・発熱 | ○人工物(異物)挿入による感染の可能性 |
| 心理(ストレス) | ・胸・腹・背部の激痛<br>・緊急入院・緊急手術 | ○疼痛や突然の環境変化に伴うせん妄発症の可能性<br>○疼痛による睡眠困難 |

◆ **看護の実際(看護介入)**

　1 **循環管理**　血圧は 105〜120 mmHg が望ましいとされるが，低血圧によるリスクも考え，130/80 mmHg 未満を目標とした降圧療法を行う。循環血流量が減少した場合は，脳虚血や腎虚血がおこる。そのため，意識レベルや麻痺，瞳孔異常，尿量，水分出納バランスを観察する。

　2 **排便コントロール**　便秘は，腹部膨満感や横隔膜の挙上による息苦しさを誘発し，血圧を上昇させる原因となる。便秘にならないよう，排便コントロールを行う。また，排便時の努責は血圧を上昇させるため，努責しない

ように指導する。

**③ 疼痛管理**　胸・背部痛は，鎮痛・鎮静薬を用いてコントロールする。しかし，痛みの変化は，瘤の拡大や解離の進行の指標にもなるため，安易に鎮痛薬を増加するのではなく，疼痛の変化に注意して観察する。また，痛みの程度や部位とともに，臓器の虚血状態を観察する。

**④ ストレスへの対処**　ストレスは，交感神経を刺激して血圧を上昇させ，循環動態を不安定にする。術前は，患者の表情や言動に注意しながら，状況を十分に説明して，治療への理解が得られるように介入する。

　緊急入院で治療を受ける患者と同様に，家族も突然の発症によって不安や恐怖，手術への期待などのさまざまな心理状態になっている。看護師は，家族も対象に心理的ケアを行う。家族は，患者の意思決定において重要な役割をもっているため，キーパーソンが誰であるのかを確認し，家族も含めたケアを行う。

## 2　手術後の看護

　ここでは，動脈瘤や解離部位に応じておもに人工血管置換術後の看護について述べる。人工心肺装置（体外循環）を使用して手術を行い，術後も厳重な血圧管理を必要とするため，術後1～2日程度 ICU で管理する。

　弓部大動脈人工血管置換術では，胸骨正中切開を行う。胸腹部大動脈と下行大動脈の人工血管置換術では，術中体位は右側臥位となり，左第5肋間の肩甲骨から心窩部へと切開するため，40～70 cm の大きな創となる。右側臥位で手術をする場合は，分離肺換気❶が行われる。そのため，術後は，自発呼吸の状態を観察する。また，分離肺換気により交感神経が優位となるため，術後も血圧上昇に注意する必要がある。

### ◆ アセスメント

　大動脈解離や胸部大動脈瘤の手術は，人工心肺装置を使用するため，基本的には開胸術の術後看護に準ずる。ただし，循環動態の変調による脳組織循環の血流量の減少や，緊急入院・緊急手術による過剰なストレスによって，術後せん妄をおこす可能性が高いことに注意する。また大動脈解離は，血管壁の解離により術前から炎症状態であることに加え，手術侵襲によってサイトカインが分泌もされることから，術後に全身性炎症反応症候群を発症する可能性がある。●表2-21 に従ってアセスメントを行う。

　緊急の手術はストレスが大きい。環境調整や心理的介入を行い，治療に前向きに取り組めるように支援する。また，家族に対しても不安を傾聴して，家族が退院後の生活支援を行えるよう指導する。

**① 循環障害**　術後も，血圧コントロールが重要である。人工心肺装置の装着や，低体温，術前の凝固・止血機能の低下がある場合は，出血のおそれがある。

　ドレーンが閉塞すると，心タンポナーデによる低拍出量症候群を引きおこす可能性がある。循環動態の観察とともに，心囊ドレーン・縦隔ドレーン・

NOTE
**❶分離肺換気**
　左右の肺を別々に換気する方法である。特殊なチューブや気管支ブロッカーを用いて，片側の肺のみで人工呼吸をするため，呼吸の効率がわるく，苦痛を伴う。

●表 2-21　大血管置換術を受けた患者の手術後のアセスメント

| アセスメント項目 | 判断の指標 | 看護上の問題 |
| --- | --- | --- |
| 循環機能 | • 血圧の変化(血圧上昇, 上下肢の左右差・脈圧)<br>• 脈拍数と心拍数(同期しているか, 不整脈)<br>• 血清 K 値<br>• 動脈触知(頸・上腕・橈骨・大腿・膝窩・足背・後脛骨動脈)と左右差 | ○血圧の変調に伴うショック状態に陥る可能性 |
| 凝固・止血機能 | • ドレーンの排液の量・性状<br>• 出血時間・活性化全血凝固時間(ACT)<br>• 凝固能(D ダイマー, フィブリノゲン/フィブリノゲン分解産物〔FDP〕, 血小板, フィブリノゲン, APTT・PT)<br>• 貧血所見(RBC, Ht, Hb)<br>• ショック症状・心タンポナーデ<br>• 炎症所見(WBC, CRP, CK, 血清乳酸脱水素酵素)<br>• 胸部 X 線所見, CT 所見<br>• 腹部大動脈瘤の場合は, 腹部膨満感の有無や拍動性, 腹痛の有無 | ○出血に伴う脳血流量低下による脳虚血の可能性<br>○出血に伴う心拍出量減少の可能性<br>○手術侵襲による術後出血の可能性 |
| 呼吸機能 | • 呼吸数, 呼吸パターン, 肺音<br>• 嗄声, 喘鳴, 咳<br>• 動脈血ガスデータ, 胸部 X 線所見, Spo$_2$ | ○術後呼吸器合併症のおそれ |
| 中枢神経機能 | • 意識レベル<br>• 瞳孔の大きさ, 対光反射, 瞳孔不同の有無, 偏位<br>• 四肢麻痺の有無<br>• 脊髄麻痺の有無<br>• 反回神経麻痺<br>• 下肢の自動運動・感覚麻痺の有無 | ○脊髄麻痺による活動低下の可能性<br>○反回神経麻痺による嚥下障害の可能性 |
| 腎機能 | • 尿回数(量), 尿の性状<br>• 水分出納バランス<br>• 血液検査データ(Cr, BUN), Ccr<br>• 電解質データ(Na, K, Cl) | ○循環動態の変調による腎機能障害の可能性 |
| 消化機能 | • 腹部膨満感・緊満の有無<br>• 腹痛の有無<br>• 腸蠕動・排ガスの有無<br>• 排便の有無<br>• 代謝性アシドーシス | ○術後イレウス(麻痺性腸閉塞)の可能性 |
| 疼痛 | • 疼痛の有無・程度・部位<br>• 鎮痛薬の効果・副作用 | ○創部やカテーテル挿入による疼痛 |
| 感染 | • カテーテルやドレーン挿入部の発赤・腫脹・熱感<br>• 発熱の有無<br>• 感染所見(WBC, CRP, 血清総タンパク質, アルブミン)<br>• 血液培養 | ○カテーテルやドレーン挿入による感染リスク状態<br>○糖尿病や栄養状態が低下している場合は, 創部感染の可能性 |

胸腔ドレーンの観察を行う。末梢循環不全がある場合は, 血管拡張薬を使用する。

　①**上行大動脈置換術**　大動脈基部置換を行う場合は, 大動脈弁置換術後におこる心不全徴候も同時に観察する。

　②**弓部大動脈置換術**　脳血管につながる腕頭動脈, 左頸動脈, 左鎖骨下動

脈の分岐再建を行う。手術は，体外循環・脳分離循環を行うため，一時的に全身の循環停止，心停止，低体温状態（低体温循環停止法）となる。そのため，脳梗塞のリスクが高い。

③**腹部大動脈瘤の手術**　出血を避けるために血圧管理を行う。術後は，脱水傾向になることが多い。水分出納バランスを管理するために，輸液投与，尿量の観察を行う。

④**ステントグラフト内挿術**　ステントグラフト内挿術を行う場合には，エンドリーク❶をおこす可能性がある。エンドリークは，自然に消失することが多いが，瘤の拡大などがあれば，造影 CT 検査を行い確認する。

② **呼吸器合併症**　大動脈解離は，全身性炎症反応症候群を発症し，急性肺障害を引きおこすことがある。

胸部・胸腹部大動脈術後は，左反回神経麻痺と横隔神経麻痺をおこす可能性があり，無気肺や誤嚥による肺炎に注意する。

弓部大動脈置換術は，右側臥位の体位で左開胸術を行うため，無気肺や血胸，胸水貯留によるガス交換障害に注意する。

呼吸器合併症をおこすと長期にわたる人工呼吸器管理が必要となり，急性呼吸促迫症候群に移行するため，予防が重要となる。

③ **中枢神経障害**　人工心肺装置の使用や循環停止時間が長時間におよぶと，脳障害発生の可能性が高くなる。とくに上行大動脈や弓部大動脈の人工血管置換術では，脳分離体外循環や低体温循環停止法により脳保護にも努めるが，合併症として脳虚血や脳塞栓による脳梗塞，出血傾向による脳出血をおこす可能性がある。さらに，術前から頸動脈や椎骨動脈に狭窄や閉塞がある場合は，術中に脳が低酸素状態になる危険があることに注意する。術後は，意識レベルや瞳孔，対光反射，構音障害，四肢の運動機能，痙攣に注意して観察する。

胸腹部大動脈置換術では，肋間動脈や腰動脈から分岐するアダムキーヴィッツ動脈の虚血により，前脊髄動脈閉塞をおこし，脊髄麻痺（対麻痺・温痛覚脱失・膀胱直腸障害）がおこる（●113 ページ）。灌流圧を維持する目的で脳脊髄液ドレナージを行い，脊髄麻痺を予防する。

④ **腎機能障害**　腎血流量を減少させる体外循環や，腹部大動脈瘤の手術で行う腎動脈の遮断は，腎障害を引きおこす要因となる。また，術中に低血圧をきたした場合，出血量が多い場合も，腎血流量が低下している可能性が高い。体外循環時間や腎動脈遮断に要した時間，術中の低血圧の有無や出血量を確認し，術後腎不全のリスクをアセスメントする。

ステントグラフト内挿術は，造影剤を使用するため，腎機能低下をみとめることがある。術前の腎機能を把握して予防する。

⑤ **消化機能障害**　腹部大動脈瘤の手術は，大動脈から分岐する血管を一時的に遮断することで，肝臓，胃，脾臓，腸管などの腹部臓器が虚血となる。また，開腹による手術操作や全身麻酔による消化管機能低下によって，イレウスをおこす可能性がある。

解離性大動脈や大動脈瘤は，術前からの激しい痛みや破裂に対するストレ

▢ NOTE
❶**エンドリーク**
　ステント留置後も，瘤の中に血液が流入することである。

スと手術侵襲により，ストレス性潰瘍など消化管出血をおこす可能性がある。

⑥**感染** 人工血管が感染することはごくまれであるが，歯周炎や歯科治療，生肉の摂取によって感染する可能性がある。感染がおこると，敗血症に移行し重篤となるため，感染予防に努める。また，体外循環や手術侵襲により免疫機能が低下しており，人工呼吸器感染や尿路感染のリスクも高くなっている。

術後1～2週間後からは，縦隔炎を発症する可能性があり，その場合は，人工血管感染をおこす。術後1週間以上が経過しても，発熱や創部の発赤，腫脹，胸部痛，血液の炎症所見に注意しておく。

⑦**疼痛** 疼痛は，交感神経を優位にして血圧を上昇させ，出血リスクを高める。また，痛みのために咳嗽を控えることで，痰の喀出困難による呼吸器合併症を引きおこす。痛みは，睡眠を剝奪（はくだつ）したりイライラしたりするため，混乱やせん妄のリスクとなる。

⑧**せん妄** 上行大動脈や弓部大動脈置換術は，脳分離体外循環下で行うため，脳が低酸素状態になりやすい。また，開胸術による低拍出量状態もあり，術後せん妄をおこす可能性がある。

## ◆ 看護目標

(1) 循環動態を把握し，術後合併症(低拍出量症候群・心タンポナーデ・腎障害)をおこさないように血圧コントロールができる。
(2) 呼吸器合併症や中枢神経障害を予防できる。
(3) 疼痛コントロールを行い，活動量を拡大できる。

## ◆ 看護の実際(看護介入)

①**循環障害の予防** 血管の脆弱性や，血管の吻合による出血リスク，多量の輸液や抗凝固薬による出血傾向など，循環動態は不安定であり，血圧変動をおこしやすい。モニタリングを行いながら，血管拡張薬やβ遮断薬を使用して血圧コントロールを行う。

ドレーンが閉塞しないように，適宜ミルキングを行い，排液の流出を確認する。同時に，心タンポナーデをおこしていないか，中心静脈圧の上昇や心拍出量の低下の有無を観察する。

人工心肺装置の装着や手術操作によって，電解質バランスがくずれやすい。また，術後2～3日は血管内脱水となりやすい。循環血液量の低下や電解質バランスがくずれることにより，カリウム値が高値を示すと，心房細動や心室性期外収縮，心停止をおこす。不整脈を予防するためにも，水分出納管理や血液データの確認を定期的に行い，早期に対処できるようにする。

②**呼吸器合併症の予防** 全身麻酔や挿管による気道内分泌物の増加により，無気肺や肺炎をおこす可能性がある。そのため，挿管中は，鎮痛・鎮静薬を使用して疼痛コントロールを行い，痰の除去を行う。挿管中の吸引は，血圧を上昇させる因子になるため，十分注意する。

左胸腔ドレーンが挿入されていないときは，胸水貯留や胸腔内出血に注意

する必要がある。自発呼吸が安定するまでは，血液ガス値，血中酸素飽和度，呼吸数や呼吸パターンを観察して，呼吸機能障害の予防を行う。

　抜管後も，反回神経麻痺がある場合は，誤嚥性肺炎をおこす可能性があるため，嗄声や嚥下障害の有無を確認する。嚥下障害がある場合は，言語聴覚士によるリハビリテーションも有効である。また，呼吸器合併症を予防するために，早期離床を目ざして介入する。

　3 **中枢神経障害の予防**　中枢神経障害の有無を観察し，異変を発見した場合にはすぐに医師に連絡する。患者の安全を考え，ベッド上臥床にして，転落予防のためにベッド柵を挙上する。呼吸に異常がある場合は，気道の確保を行い，医師の指示のもと酸素療法など早急に治療を行えるようにする。中枢神経障害の発症は，患者や家族に大きな衝撃を与えることになる。家族を含めた危機介入，リハビリテーションが必要になる。

　4 **腎機能障害の予防**　腎機能障害を予防するためには，腎血流量を保つことが重要である。そのためには，循環血液量を維持し，血圧低下を予防する必要がある。血圧管理や確実な輸液の投与とともに，尿量や性状，尿比重を観察する。ステントグラフト内挿術の場合は，造影剤を使用するため，術前の腎機能を把握して術前から対処し，術後も輸液投与により尿の流出を促す必要がある。

　5 **疼痛管理**　疼痛は，血圧上昇や脈拍の増加，人工呼吸器とのバッキング❶をおこす可能性があり，安静を保つことができない。そのため，鎮痛薬を積極的に使用していく。また，疼痛コントロールができていない場合は，睡眠障害やイライラした不快な感情がおこり，ストレスが増大する。その結果，術後せん妄になる可能性もあるため，疼痛コントロールを行うことで，精神的な安寧に努める。

　6 **感染予防**　術後侵襲や体外循環により免疫機能が低下している。人工呼吸器関連肺炎予防のために，痰の喀出を行い，口腔ケア・誤嚥予防を行う。

　また，術後1週間経過してから，発熱や創部の発赤・腫脹，胸部痛，膿汁が観察されたときは，人工血管感染による縦隔炎を疑う。その場合は，敗血症や播種性血管内凝固（DIC）に移行する可能性がある。術後から，創部の観察や血液データによる炎症所見の変化に注意しておく。縦隔炎が発症した場合は，再開胸手術が必要となる。

　7 **心臓リハビリテーションと退院指導**　術後1日目から，大動脈疾患患者の心臓リハビリテーションが開始される。大動脈解離の患者は，残存解離を進行させないように，血圧管理を行いながら実施する。離床開始時は，起立性低血圧を予測して段階的に離床を進めていく。また，リハビリテーション中も血圧の変動に注意し，降圧薬の作用・副作用を確認する。

　退院後も，降圧薬の内服管理を行い，自宅でも血圧測定を継続する。また，血圧上昇因子である，便秘による努責，入浴，運動や食事など生活習慣の見直しを行い，問題点に対する対策を患者と一緒に考え改善する。人工血管感染予防のために，創部の観察や歯周病予防，感染徴候発見時の対応を指導する。

**NOTE**

❶ **バッキング**

　なんらかの原因による咳嗽反射によって，呼吸と人工呼吸のリズムが合わなくなった状態である。十分な換気量が得られなくなるため，注意して観察する必要がある。

# 2 閉塞性動脈硬化症患者の看護

　閉塞性動脈硬化症(ASO)は，高血圧や糖尿病，喫煙などの生活習慣病がおもな危険因子であり，全身性の動脈硬化から脳，心臓，腎臓など循環障害を合併することが多い。そのため，予後は良好とはいえない。

　治療は，運動療法や薬物療法，経皮的血管形成術(PTA)，ステント挿入などの血管内治療や，バイパス術，動脈内膜切除などの外科的治療が行われる。

## ◆ アセスメント

　急性動脈閉塞の場合は，5P徴候(疼痛・脈拍消失・蒼白・知覚異常・運動麻痺)を観察する。段階的に進行している場合は，間欠性跛行，閉塞部位以下の動脈触知の減弱といった初期症状を観察する。そのほか，運動後のしびれ感，冷感，安静時疼痛，足趾の潰瘍や壊死もあわせて観察する。

　検査は，足関節上腕血圧比(ABI)(●78ページ)・血管エコー・MRI・血管造影検査を行う。また，血液検査(CK，AST，LDH，カリウム，血清脂質)の結果などから，状態を確認する。

　日常生活習慣と密接な関係があるため，高血圧や糖尿病の管理を行い，喫煙など危険因子となる習慣を把握する。

## ◆ 看護の実際(看護介入)

　血行障害に伴う間欠性跛行や疼痛，しびれ感は，日常生活に支障をきたす症状である。そのため，下肢の保温により血行の改善に努め，下肢の血流を阻害しないよう椅子に座る生活とする。また，タバコに含まれるニコチンは，血管攣縮や血流障害を引きおこすため，禁煙指導を行う。

　血流障害に伴う潰瘍形成の予防を行うが，潰瘍がすでに生じている場合は，感染予防のために清潔を保ち，悪化させないように管理する必要がある。また，高血圧や糖尿病の管理については，定期的な受診や検査を受けて，確実にコントロールできるように指導する。

# 3 静脈血栓塞栓症患者の看護

　さまざまな因子により，静脈内に血栓が形成される(●123ページ，表2-8)。深部静脈が血栓で閉塞した病態を深部静脈血栓症といい，血栓が静脈血流によって肺に運ばれ，肺動脈を閉塞した病態を肺血栓塞栓症という。このように連続した病態であることから，2つを合わせて静脈血栓塞栓症(VTE)という。

　深部静脈血栓症は，大手術や長期臥床による血流のうっ滞が原因となり，初回のリハビリテーションによる体動で血栓が遊離して肺血栓塞栓症や脳梗塞，心筋梗塞を引きおこすこともある。そのため，血栓の形成予防だけでな

く，血流の変化も確認していく。

## ◆ アセスメント

　深部静脈血栓症の有無を判断するために，下肢の皮膚色・熱感・腫脹・疼痛・ホーマンズ徴候❶を観察する。肺血栓塞栓症は，呼吸困難・胸痛・チアノーゼ・動悸・血圧低下・意識障害などのショック状態を呈するため，緊急処置が必要となる。症状に対して緊急処置を行いながら，血液検査（Dダイマー）・超音波検査・MRI・造影CTを行い，検査結果から塞栓の有無を判断する。

## ◆ 看護の実際（看護介入）

　血栓形成の予防が重要である。アセスメントの結果から，危険因子をでき

**NOTE**

❶**ホーマンズ徴候**
　下肢を伸展させて，他者が足背を脛骨側に背屈させたときに，腓腹部に痛みを感じる現象である。

---

**column** ロボット支援手術と看護

　わが国では，2012年にロボット支援前立腺全摘除術が保険承認され，以降ロボット支援手術が急速に広まっている。2021年には33種類の術式が保険適用となり，ロボット支援手術を受ける患者の看護をする機会も増えている。

　ロボット支援手術におけるメリットは，創が小さく手術中の出血量が少ないこと，複雑な動きができるアームによって病変部の深い位置に到達できること，在院日数が短いことである。その反面，ロボットの鉗子操作には高度な技術と経験が求められる。医師は研修を受ける必要があり，ひとりの医師が実施できるようになるまでには一定の時間がかかる。ロボットの操作については，関係学会が一定期間の指導医（プロクター）による指導を受ける制度を実施しており，安全に手術が行えるようにしている。

　看護においては，腹腔鏡下手術や胸腔鏡下手術を受ける患者の看護を基本に，ロボット支援手術の特徴に合わせた看護を行う。

**1. 手術前の看護**

　医師から十分な説明がされていても，患者の年齢や健康意識，認知機能によって，受けとめ方や理解度が違ってくる。最新の治療ということに，過剰な期待をいだいていることもあり，一方でロボットに手術されるということに不安をいだく患者もいるため，ていねいな説明が必要である。看護師は，患者の手術に対する理解度をアセスメントし，最新の治療に対する過剰な期待や不安には，適切な説明を行う必要がある。また，保険適用でない場合もあるため，費用の確認も重要である。費用は，保険適用の術式ではない場合，

200万円程度が必要となる。高額な治療費となることに十分な理解を得る。

　手術操作では，二酸化炭素を使用した気腹を行う。腹腔鏡下手術でも気腹を行うが，ロボット支援手術は長時間手術となるため，術後に皮下気腫が広範囲に発生することが多い。皮下気腫のリスク因子には，手術操作による外的因子によるものと，高齢者，女性，やせ型，ステロイド薬の内服などの患者因子がある。看護師は，術前にそれらの因子をアセスメントし，リスク予測をしておく必要がある。

**2. 手術後の看護**

　術後は，腹腔鏡下手術や胸腔鏡下手術の術後管理にそって看護を実践する。ロボット支援手術は，通常の内視鏡手術で操作できないような深い病巣にアプローチしているため，術後出血や臓器損傷による症状を注意深く観察する必要がある。

　とくに皮下気腫が広範囲に発生することが多いため，その症状を経時的に観察する。胸腔内圧が高まると，胸部圧迫感や呼吸困難がおこり，循環機能や呼吸機能が低下する可能性がある。また，腹部膨満感によって，便秘や食欲低下がおこる。皮下気腫自体は自然に治癒することも多いため，その範囲を確認していく。

　ロボット支援手術は，開腹手術などに比べて長時間の手術となることが多い。そのため，褥瘡や神経障害の有無を術直後から観察し，早期に発見して対処することが必要である。看護師は，除圧クッションを使用した褥瘡予防やコンパートメント症候群の予防に対する看護を検討する。

るだけ除去する。血流障害に対しては，入院時から弾性ストッキングを装着する。また，早期離床に努めるが，臥床中も自動・他動運動として下肢の底屈・背屈運動や屈曲・伸展運動を行い，血流のうっ滞を予防する。脱水症も血流の停滞をまねくため，飲水を促すことも重要である。静脈血栓塞栓症の既往や動脈硬化の進行はハイリスクとなるため，十分に観察をして症状の早期発見に努める。

**参考文献**

1. 中井真尚ほか：心臓胸部大血管領域における SSI の現状・日本心臓血管外科手術．日本外科感染症学会雑誌 17(2)：42-54, 2020.
2. 奈良信雄編：ナースの内科学改訂 10 版．中外医学社，2017.
3. 日本麻酔科学会：周術期禁煙ガイドライン．2015.（http://www.anesth.or.jp/guide/pdf/20150409-1guidelin.pdf）（参照 2022-08-01）
4. 山下遊平ほか：心臓血管外科領域における術後せん妄の発症因子に関する検討．日本集中治療医学会雑誌 24(5)：543-548, 2017.

第 **3** 章

消化器および腹部

# I 消化器・腹部の疾患

## A 食道の疾患

　**食道** esophagus の疾患には，食道がん・アカラシア・食道閉鎖症・食道静脈瘤・食道炎・食道裂孔ヘルニア・食道憩室・食道破裂などがある。ここでは，臨床的に重要なアカラシア・食道憩室・逆流性食道炎・腐食性食道損傷・特発性食道破裂・食道がんについて述べる。

## 1 基礎知識

### 1 構造

　食道は，輪状軟骨の下端(第5〜6頸椎)に始まり，後縦隔内を下降して，第10〜11胸椎の高さで横隔膜を通過したあと，左側に寄って胃噴門部に移行する(◉図3-1)。成人では長さ約20〜25 cm，経口内視鏡では門歯列から約40 cmの位置で食道胃接合部に達する。

　● **食道の狭窄部**　食道には生理的に4か所の狭窄部がある。すなわち，①食道入口部，②大動脈弓との交差部，③左主気管支との交差部，④食道裂孔部である。このうち，②と③を合わせて第2狭窄部とよぶことがある。

　● **食道の区分**　現在わが国では，がんの占居部位を明確にするために，日本食道学会の「食道癌取扱い規約」によって，食道を次のように区分している(◉図3-1-b)。

> (1)頸部食道(Ce)：食道入口部より胸骨上縁まで
> (2)胸部食道(Te)：胸骨上縁から食道胃接合部より2 cm頭側まで
> 　①胸部上部食道(Ut)：胸骨上縁より気管分岐部下縁まで
> 　②胸部中部食道(Mt)：気管分岐部下縁より食道胃接合部までを2等分した上半分
> 　③胸部下部食道(Lt)：気管分岐部下縁より食道胃接合部までを2等分した下半分の中の食道胃接合部より2 cm頭側まで
> (3)食道胃接合部領域(Jz)：食道胃接合部の上下2 cmの部位

　食道粘膜はほかの消化管粘膜とは異なって重層扁平上皮であり，胃粘膜とは明瞭な境界がある。筋層は内輪・外縦の2層からなり，上1/3は横紋筋(骨格筋)である。

　食道外膜は疎な結合組織の膜で，漿膜をもたない。これが食道の大きな特

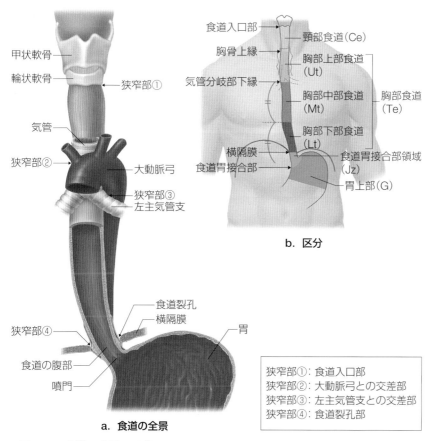

甲状軟骨

輪状軟骨

狭窄部①

気管

狭窄部②

大動脈弓

狭窄部③

左主気管支

食道裂孔

横隔膜

胃

狭窄部④

食道の腹部

噴門

**a. 食道の全景**

食道入口部

頸部食道(Ce)

胸骨上縁

胸部上部食道
(Ut)

気管分岐部下縁

胸部中部食道
(Mt)

胸部食道
(Te)

胸部下部食道
(Lt)

横隔膜

食道胃接合部領域
(Jz)

食道胃接合部

胃上部(G)

**b. 区分**

狭窄部①：食道入口部
狭窄部②：大動脈弓との交差部
狭窄部③：左主気管支との交差部
狭窄部④：食道裂孔部

**○図 3-1　食道の全景と区分**

徴である。

## 2 機能

　食道は，食物を口から胃へ送り込む道にすぎない。安静時の食道内圧はほ
ぼ胸腔内圧に等しく，−10〜−5 mmHg である。

　食道には高圧帯があり，1 つは入口部で，長さ 2〜3 cm，圧は 20〜30
mmHg（入口部括約筋による圧），もう 1 つは下部食道高圧帯で，長さ 3〜4
cm，10〜20 mmHg である。

　食物は入口部括約筋が開いて嚥下され，蠕動運動と重力によって横隔膜部
に達し，下部食道高圧帯の弛緩によって胃内へ流入する。

● **逆流防止機構**　胃内圧は胸部食道内圧より 5〜10 mmHg 高いが，この下
部食道高圧帯が，胃液の食道内への逆流を防止する重要な役割を果たしてい
る。この部位には特別な括約筋は存在しないが，食道の筋層と胃の筋層が重
なり合って一部肥厚し，これを囲む膜やヒス His 角などが集合して高圧帯が
できていると考えられており，**下部食道括約筋** lower esophageal sphincter
（**LES**）とよばれている。

　食道・胃接合部における逆流防止機構に関与する因子としては，①食道下
端の下部食道括約筋，②横隔膜食道靱帯，③ヒス角，④腹部食道，⑤横隔膜

の締めつけ作用，⑥粘膜移行部の粘膜 皺 襞などが考えられている。

## 3　手術方法

　食道疾患に対してはさまざまな外科治療法があるが，ここでは代表的な疾患である胸部食道がんに対する術式を概説する。

　通常，右経胸壁アプローチにより，胸部食道亜全摘と縦隔リンパ節郭清を行うが，近年内視鏡下手術の導入が進んでいる。最近では，経胸壁的なアプローチを行わず，頸部と腹部（経食道裂孔）から食道切除と縦隔リンパ節郭清を行う縦隔鏡下手術も開発され，とくに右開胸手術既往や低肺機能の患者にはよい術式と考えられている。また2018年には，胸部食道がんに対するロボット支援手術が保険適用となり，わが国でも急速にロボット支援手術が普及しつつある。

### ◆ 開胸手術

　開胸手術では，患者を左側臥位にして通常右第4または5肋間から開胸する。その長さは約15〜20 cmで，必要に応じて広背筋や前鋸筋，肋間筋を切離する（◖図3-2-a）。

　この開胸アプローチ方法では，胸壁の破壊が大きいため，手術中の出血が多くなる，術後に創部痛が強くなるなど，患者への負担が大きい。

### ◆ 内視鏡下手術

　1990年代に腹腔鏡下胆嚢摘出術から普及の始まった内視鏡下手術は，食道がん手術にも導入されている。胸壁に5〜6本のトロッカーを挿入し，胸腔鏡を用いて胸腔内を観察しながらさまざまな機器を駆使すると，開胸手術と同等の手術が可能となることが明らかとなってきた（◖図3-2-b）。全国では約65％の普及率だが，開胸手術に比べて出血量が少なく，術後の疼痛も軽度であり，内視鏡による拡大視効果や共同視効果などにもすぐれているため，将来の標準術式となることが期待されている。

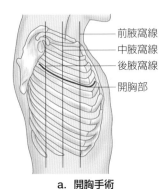

前腋窩線
中腋窩線
後腋窩線
開胸部

**a．開胸手術**
約15〜20 cmの大開胸を行う。

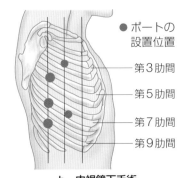

● ポートの
　設置位置

第3肋間
第5肋間
第7肋間
第9肋間

**b．内視鏡下手術**
5か所に5〜12 mm径のトロッカーを挿入する。

◖**図3-2　胸部食道がんの開胸手術と内視鏡下手術**

# 2 アカラシア achalasia

　本症は，特発性食道拡張症・噴門痙攣症・本態性食道拡張症・巨大食道症・食道無力症などの名称でよばれている。

　進行すると筋層は内輪・外縦層ともに肥大し，この筋層内のアウエルバッハ Auerbach 神経細胞が変性または消失する。そのため，蠕動波が中部食道の高さで消失し，下部食道に伝わらない。嚥下時に弛緩すべき食道・胃接合部は弛緩反射を欠き，食物はその重力だけで胃内に落下する。

　頻度は性別でほぼ同じであるが，やや女性に多く，年齢は 10〜50 歳代に平均してみられる。なお，病悩期間は一般に 5 年以内が多いが，10〜20 年に及ぶものもある。

● **症状**　嚥下困難(流動物・固形物を問わない)が全例にみられ，ほかに嘔吐・胸痛・体重減少，誤嚥に伴う肺炎などがある。

　重要なことは，4〜5% に食道がんの合併があることである。とくに，病歴 20 年をこえた症例では注意を要する。

● **診断**　診断には，X 線造影検査・内視鏡検査・食道内圧検査などが行われる。

　X 線造影検査では，食道下部に平滑な狭窄(鳥のくちばし状狭窄)がみとめられる。食道 X 線造影像により，直線型 straight type，シグモイド型 sigmoid type に分類し，その拡張の程度によって Ⅰ〜Ⅲ度に分類する(●図 3-3)。

　食道内視鏡検査では，摂取した食物の食道内停滞をみとめる。通過障害の症状があるにもかかわらず，内視鏡が食道胃接合部を容易に通過することも特徴的である。

　食道内圧検査では，下部食道括約筋の弛緩不全がみとめられる。

● **治療**　薬物療法や外科的な治療などがある。

　[1] **薬物療法**　軽症の症例が対象である。カルシウム拮抗薬や硝酸薬が用いられる。

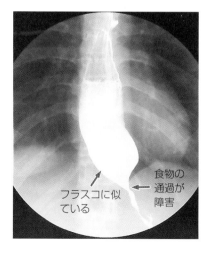

フラスコに似ている

食物の通過が障害

● 図 3-3　アカラシアの X 線造影像(直線型，Ⅱ度)

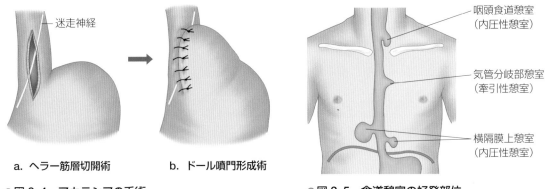

a. ヘラー筋層切開術　　　b. ドール噴門形成術

▶図 3-4　アカラシアの手術

▶図 3-5　食道憩室の好発部位

咽頭食道憩室
（内圧性憩室）

気管分岐部憩室
（牽引性憩室）

横隔膜上憩室
（内圧性憩室）

　②拡張治療　拡張用バルーンによる拡張術は，約65% で有効であるが，穿孔や出血，手術後の逆流性食道炎の危険がある。

　③外科的治療　原則的に**筋層切開術（ヘラー Heller の手術）**が経胸・経腹的に行われるが，手術後の逆流性食道炎の防止手術がつけ加えられることによって，数々の手術法が考案されている。たとえば，粘膜外筋層切開（ヘラー法）＋逆流防止手術（**ドール Dor 法**）などがある（▶図 3-4）。有効率は95 % 以上で，近年では腹腔鏡下手術がおもに行われている。

　④経口内視鏡的筋層切開術　経口内視鏡下に，食道粘膜下層で筋層切開を行う。2016 年 4 月に保険収載され，普及が期待されている。

## 3　食道憩室 esophageal diverticulum

　食道の一部が囊状に突出している状態であり，①内圧性憩室 pulsion diverticulum と②牽引性憩室 traction diverticulum に分類する（▶図 3-5）。前者は，筋層の弱いところで，内圧が急に高くなったときにおこる。咽頭食道憩室（ツェンカー Zenker 憩室）や横隔膜上憩室が代表的である。

　後者は，食道壁が外部と癒着して瘢痕収縮をきたすときにおこるといわれており，気管分岐部憩室が代表的である。

● 症状　憩室が大きくなると，内容物の停滞によって炎症・びらん・出血などをおこすことがある。さらに正常の食道を圧迫して，食物などの通過障害をおこすこともある。

● 診断　X 線検査および内視鏡検査で十分に診断しうる。

● 治療　症状の強い憩室に対しては外科的治療を行うこともあり，縫縮術や切除術を行う。胸腔鏡下手術も可能である。

## 4　逆流性食道炎 reflux esophagitis

　胃からの逆流を防止する下部食道括約筋（LES）の機能が低下する食道裂孔ヘルニアや，食道噴門部切除，胃全摘術，アカラシアに対する手術といった外科的治療などによって胃腸内容物が食道に逆流することで発生する。

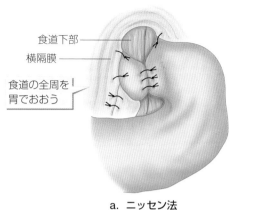

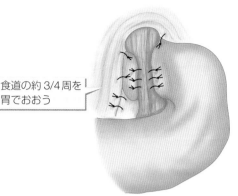

食道下部
横隔膜
食道の全周を胃でおおう

a. ニッセン法

食道の約3/4周を胃でおおう

b. トペー法

▶図3-6　逆流性食道炎の手術

● **症状**　食道粘膜は，酸およびペプシン，あるいは胆汁とくに胆汁酸に弱く，逆流によって容易に炎症をおこす。症状としては，胸やけ・胸骨後方痛・嚥下困難・出血・栄養低下などがあげられる。

　これら食道炎の程度は，内視鏡検査におけるロサンゼルス Los Angeles 分類によって表現される。

● **診断**　胸やけや呑酸などの症状を問診により確認する。内視鏡検査により，食道粘膜の炎症をみとめる。

● **治療**　まず原疾患の治療が重要である。保存的には，就寝時にファウラー位をとらせる。酸の逆流に対しては制酸薬（$H_2$受容体拮抗薬・プロトンポンプ阻害薬・カリウムイオン競合型アシッドブロッカーなど）を投与し，アルカリの逆流に対しては，塩酸リモナーデとタンパク分解酵素阻害薬（カモスタットメシル酸塩など）の投与を行う。

　保存的治療で改善がみられない場合には，外科的治療が行われる。また逆流防止に対しては，①**ニッセン** Nissen **法**，②**トペー** Toupet **法**，③**ベルシー** Belsey **のマーク** Mark Ⅳ法などがあり，現在では，腹腔鏡下に①または②の手術が積極的に行われている（▶図3-6）。

## 5　腐食性食道損傷 corrosive injury

● **原因**　強酸・強アルカリ・重金属塩などの誤飲や，自殺を目的とした嚥下などによっておこる。

● **症状**　時期によって症状が変化する。

　**1 急性期**　咽頭・胸骨後方部に激痛をみとめる。重症の場合は疼痛が持続し，呼吸困難をおこしたり，縦隔炎をおこしてショック状態に陥る。

　**2 潜伏期**　1〜2週間後には浮腫がとれ，壊死物質が脱落するため，一時的に嚥下障害は改善される。

　**3 閉塞期**　損傷が深層に達すると瘢痕性狭窄が進行し，6週間後ぐらいから再び嚥下困難が始まる。

● **診断**　内視鏡検査を施行し，損傷部位と範囲，深達度を確認する。

● **治療**　腐食薬の嚥下後6時間以内であれば，酸に対しては酸化マグネシウムや牛乳，アルカリに対しては2%酢酸やレモン水で中和をはかる。大量の水による胃洗浄も有効である。また，肺合併症と狭窄形成を悪化させる感染を予防するために，抗菌薬を投与する。

　狭窄完成後は，ブジーあるいは拡張器による拡張術を行う。拡張が不十分な場合は，瘢痕部のがん化率が高いので切除が行われる。手術は食道がんの手術に準じる。

---

| plus | **ロボット支援手術の歴史と未来** |
|------|----------------------------------|

### 1. 手術ロボットの登場

　1990年代に始まった内視鏡下手術は，さまざまな手術機器の開発や進歩とともに大きな発展をとげてきたが，より難易度の高い手術を，容易・安全・確実に行えるような手術装置の開発が望まれていた。

　1997年3月，高性能な内視鏡下手術支援ロボットであるダヴィンチ®サージカルシステムが，ベルギーにおいて世界で最初に臨床応用され，その後徐々に世界各国で内視鏡下手術支援ロボットを用いた手術が普及してきた。

### 2. マスター‐スレーブマニピュレータ

　マスター‐スレーブマニピュレータとは，マスター（主人）がスレーブ（奴隷）を操縦するという意味であり，術者がコンソールという指令装置を用いて，アームカートに取りつけられた内視鏡下手術用の鉗子と内視鏡を自由自在に遠隔操作する。3次元画像を観察しながら，7つの自由度を有する鉗子を操作して，あたかも術者の手がからだの中にあるかのように動かして手術を進めることができる。その代表格が，ダヴィンチ®サージカルシステムである。

　ダヴィンチ®を用いると，狭い空間での手振れのない繊細な剝離操作や細かな縫合結紮操作，3次元画像モニター下での安全確実な操作が可能となり，ほぼすべての高難度手術がロボット支援手術により容易に行えることになると期待される。

### 3. ロボット支援手術の適応と将来

　現在では，一般消化器外科・泌尿器科・産婦人科・呼吸器外科・心臓血管外科領域などの，幅広い分野でロボット支援手術が行われている。最近では，国産の手術支援ロボット（hinotori™サージカルロボットシステム）も開発され，保険適用となる術式も今後さらに拡大していく見込みである。

　ロボット支援手術では，コンソールを2台並べることで術野画面を共有しながら若手医師にロボット支援下手術の指導を行うことができ，従来の内視鏡下手術に比べてラーニングカーブ（習熟までの期間）が短くなると報告されている。

　将来的には，他医療施設とネットワークを接続しロボットを用いて遠隔手術（指導）を行うことや，ロボット手術をサポートする人工知能AIの開発が検討されており，ロボット手術は外科治療の本流になっていくものと考えられる。

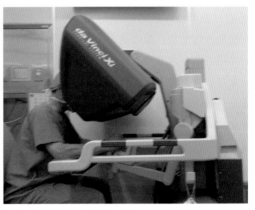

術者がコンソールを操作する。

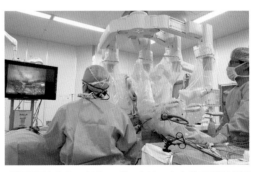

手術器具を取りつけたロボットアームと助手が患者側に位置して手術を行う。

# 6 特発性食道破裂 spontaneous esophageal perforation （ブールハーフェ Boerhaave 症候群）

激しい嘔吐により食道内圧が急激に上昇し，食道の生理的脆弱部が破裂する。下部食道左後壁に好発する。

● **症状**　急激な上腹部痛をみとめる。縦隔炎を併発し，敗血症の症状を呈する。

● **治療**　胸腔内へ胃内容が穿破した場合は，ドレナージもしくは破裂部修復術を発症早期に行う。

# 7 食道がん esophageal carcinoma

## 1 病態

飲酒や喫煙などが危険因子となり食道粘膜に発生し，進行する。わが国ではほとんどが扁平上皮がんであるが，欧米では腺がんの頻度が高く，現在も腺がんが増えている。

● **疫学**　わが国に多い扁平上皮がんは胸部中部食道に好発する。欧米に多い腺がんは，胃食道逆流症によるバレット Barrett 上皮❶を発生母地として，胸部下部食道や食道胃接合部に好発する。年齢分布としては 60 歳代に多く，男女比は 8〜9：1 で男性に多い。

● **特徴**　胃がんや大腸がんに比べるとリンパ節転移が早期からおこりやすく，転移するリンパ節の範囲も広範であるのが特徴である。また，縦隔には大動脈や気管・気管支などの臓器が隣接し，解剖学的に漿膜を欠くため，進行するとこれらに直接浸潤したり，肺・胸膜・肝・副腎・皮膚・骨などへの遠隔臓器転移を生じたりする。

● **病期分類**　国際的な食道がんの病期分類として，国際がん会議 Union for International Cancer Control（UICC）の TNM 分類がある。わが国では日本食道学会の「食道癌取扱い規約」によって規定されている（●表3-1）[1]。

（1）壁深達度（T）
　TX：原発巣の壁深達度が判定不可能。
　T0：原発巣としてのがん腫をみとめない。
　T1：表在がん（原発巣が粘膜内もしくは粘膜下層にとどまる病変）
　　T1a：原発巣が粘膜内にとどまる病変
　　T1b：原発巣が粘膜下層にとどまる病変
　T2：原発巣が固有筋層にとどまる病変
　T3：原発巣が食道外膜に浸潤している病変
　T4：原発巣が食道周囲臓器に浸潤している病変

**NOTE**
**❶バレット上皮**
　本来，食道の上皮は重層扁平上皮であるが，円柱上皮化したものをバレット上皮という。

1）日本食道学会編：臨床・病理食道癌取扱い規約，第 12 版．p.9，10，29，30，金原出版，2022.

○ 表3-1　頸部・胸部食道がん・食道胃接合部がん（扁平上皮がん）の進行度分類

a. 臨床的進行度分類

|  | N0 | N1 | N(2-3) M1a | M1b |
|---|---|---|---|---|
| T0, T1a | 0 | Ⅱ | ⅢA | ⅣB |
| T1b | Ⅰ | Ⅱ | ⅢA | ⅣB |
| T2 | Ⅱ | ⅢA | ⅢA | ⅣB |
| T3r | Ⅱ | ⅢA | ⅢA | ⅣB |
| T3br | ⅢB | ⅢB | ⅢB | ⅣB |
| T4 | ⅣA | ⅣA | ⅣA | ⅣB |

T3r：切除可能（画像上，他臓器浸潤が否定的なもの）
T3br：切除可能境界線（画像上，他臓器浸潤が否定できないもの）

b. 病理学的進行度分類

|  | N0 | N1 | N2 | N3 M1a | M1b |
|---|---|---|---|---|---|
| T0 | 0 | ⅡA | ⅡA | ⅢA | ⅣB |
| T1a | 0 | ⅡA | ⅡB | ⅢA | ⅣB |
| T1b | Ⅰ | ⅡA | ⅢA | ⅢA | ⅣB |
| T2 | ⅡA | ⅡB | ⅢA | ⅢB | ⅣB |
| T3 | ⅡB | ⅢA | ⅢB | ⅣA | ⅣB |
| T4a | ⅢB | ⅢB | ⅣA | ⅣA | ⅣB |
| T4b | ⅣA | ⅣA | ⅣA | ⅣA | ⅣB |

T4a：心膜，横隔膜，肺，胸管，奇静脈，神経，胸膜，腹膜，甲状腺
T4b：大動脈（大血管），気管，気管支，肺静脈，肺動脈，椎体

（日本食道学会編：臨床・病理食道癌取扱い規約，第12版．p.31，金原出版，2022による，一部改変）

　(2) リンパ節転移の程度（N）
　NX：領域リンパ節転移の有無が不明である。
　N0：領域リンパ節転移なし。
　N1：1〜2個の領域リンパ節に転移あり。
　N2：3〜6個の領域リンパ節に転移あり。
　N3：7個以上の領域リンパ節に転移あり。
　(3) 遠隔臓器および遠隔リンパ節転移（M）
　MX：遠隔臓器転移の有無が不明である。
　M0：遠隔臓器転移をみとめない。
　M1a：郭清効果の期待できる領域外リンパ節に転移をみとめる。
　M1b：M1a 以外の領域外リンパ節もしくは遠隔臓器転移をみとめる。

## 2 症状・診断

● **症状**　食事のときの「のどがつかえる感じ」，すなわち嚥下困難，嚥下時の異常感，不快感，しみる感じ，食物残留感などが最も多い症状である。これに関連して，嚥下時痛，背部痛，胸骨後方の疼痛を訴える場合もある。食欲不振，体重減少を伴うこともある。反回神経周囲のリンパ節に転移しやすく，直接神経を圧迫・浸潤すると嗄声（させい）が出現する。

　進行すると周囲の臓器に浸潤し，食道気管瘻，食道気管支瘻を形成し，水を飲んだときにむせ込みが生じ，肺炎を併発することもある。大動脈やその他の血管に浸潤した場合は突然の大量吐血を生じ，しばしば直接の死亡原因となる。

● **診断**　まったく症状のない食道がんを早期に発見するためには，上部消化管内視鏡検査を行い，ヨード染色や狭帯域光拡大観察 narrow band imaging（NBI）❶を行う（○図3-7-a）。上記の諸症状から食道がんを疑った場合は，上

---

NOTE

❶ 狭帯域光拡大観察

　内視鏡技術の1つで，血液に強く吸収される光の波長と，粘膜で強く反射される光の波長を用いて，粘膜表面の細かな模様や，毛細血管を観察する技術である。

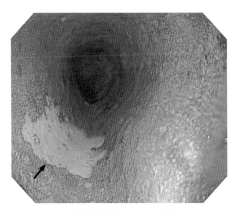

a. 食道粘膜がんのヨード染色
がん部は不染となる。

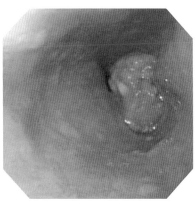

b. 進行食道がんの内視鏡像

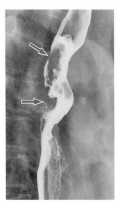

c. 進行食道がんの食道
造影所見
狭窄がみられる。

▷図 3-7　食道がんの診断

部消化管内視鏡検査(▷図 3-7-b)，生検，食道造影検査(▷図 3-7-c)を行う。
リンパ節，他臓器などへの転移状況や周囲への浸潤などを総合評価するため
には造影 CT が有用である。そのほか，超音波内視鏡検査や遠隔転移検索の
ための PET 検査が行われる。

また，食道がんに対する外科治療は侵襲が大きいため，耐術能を評価する
ための諸検査(心・肺・腎機能，耐糖能，肝予備能など)を施行し，全身状態
を評価することが重要である。

## 3 治療

食道がんの治療は，内視鏡治療，外科手術，化学療法，放射線療法，化学
放射線療法によって行われる。現在ではこれら複数の治療法を組み合わせた
集学的治療が行われることが多い。

### ◆ 内視鏡治療

リンパ節転移の可能性のない粘膜がんに対しては，**内視鏡的粘膜切除術**
endoscopic mucosal resection(**EMR**)や**内視鏡的粘膜下層剝離術** endoscopic sub-
mucosal dissection(**ESD**)が行われる(▷図 3-8，9)。

### ◆ 外科手術

リンパ節転移の可能性のある場合には根治的な治療として行われる。術前
の CT などにより遠隔転移がないこと，周囲臓器に浸潤がないことを確認す
る。また，全身状態を評価し，手術に耐えうることを確認する。栄養状態が
極端に不良か，糖尿病が併存する場合には，手術前にコントロールが必要に
なる。開胸を要する食道がんの根治術においては肺合併症が最も重要であり，
術前に厳重な禁煙(約 1 か月)，呼吸機能訓練を行う。

#### ▍胸部食道がんの手術

原則として右開胸による食道切除，少なくとも 2 群までのリンパ節郭清を

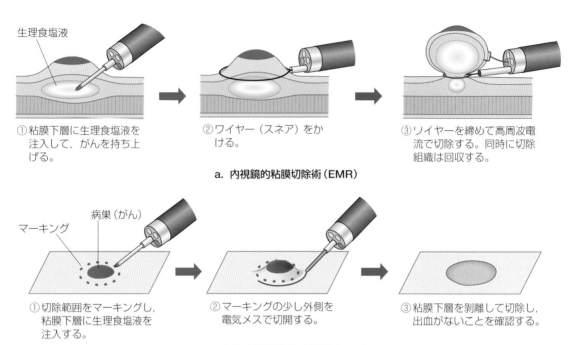

① 粘膜下層に生理食塩液を注入して，がんを持ち上げる。

② ワイヤー（スネア）をかける。

③ ワイヤーを締めて高周波電流で切除する。同時に切除組織は回収する。

**a. 内視鏡的粘膜切除術（EMR）**

① 切除範囲をマーキングし，粘膜下層に生理食塩液を注入する。

② マーキングの少し外側を電気メスで切開する。

③ 粘膜下層を剥離して切除し，出血がないことを確認する。

**b. 内視鏡的粘膜下層剥離術（ESD）**

**◑図 3-8　内視鏡的粘膜切除術（EMR）と内視鏡的粘膜下層剥離術（ESD）**

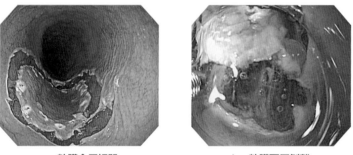
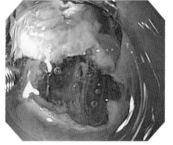
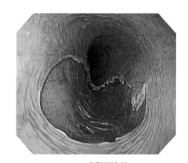

**a. 粘膜全周切開**
病変の周囲を電気メスで切開する。

**b. 粘膜下層剥離**
粘膜下層を電気メスで切開・剥離する。

**c. 一括切除後**
盛り上がった病変部を切除する。

**◑図 3-9　食道粘膜がんに対する内視鏡的粘膜下層剥離術（ESD）**

行い，通常，胃管を作製して頸部まで挙上し，頸部食道と胃管を吻合する（◑図3-10）。最近では，胸腔鏡と腹腔鏡を併用した低侵襲手術も一部の施設で行われている。胃切除後などでは結腸・空腸を再建臓器として用いる場合もある。再建経路としては胸壁前・胸骨後・後縦隔がある（◑図3-11）。

● **再建経路の選択**　後縦隔経路は最も生理的なルートであるが，縫合不全が生じた場合に処置がしにくい。胸壁前経路は，縫合不全や局所再発が生じた場合でも対処がしやすいが，整容性は劣る。後述する化学放射線療法後の手術やハイリスク症例では，より安全な胸壁前経路が選択されることが多い。

### 頸部食道がんの手術

咽頭・喉頭・頸部食道切除のうえ遊離空腸移植による再建，永久気管孔造設が行われる。発声ができなくなることが患者にとって大きな負担となるが，

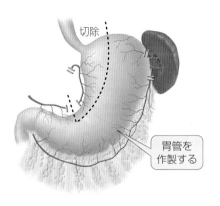
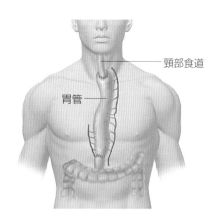

切除

胃管を
作製する

頸部食道

胃管

◉図 3-10　胃による食道再建法

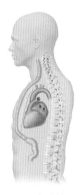
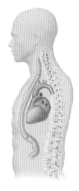
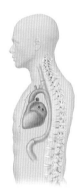

a. 胸壁前　　　　b. 胸骨後　　　　c. 後縦隔

◉図 3-11　食道再建経路

訓練により食道発声，器具を用いた発声が可能になる。最近では，まず化学
放射線療法を行って喉頭温存を目ざすことが多い。

### 補助化学療法

　根治手術を行ったうえで，再発を防止する目的で術前や術後に抗腫瘍薬を
投与する治療法である。現在は抗腫瘍薬のシスプラチンとフルオロウラシル
（5-FU）を術前に投与する方法が多く行われている。

## ◆ 化学放射線療法

　抗腫瘍薬であるシスプラチンとフルオロウラシル（5-FU）投与と放射線照
射を同時に行う治療である。ステージⅠの食道がんでは従来の外科手術とほ
ぼ同等の治療成績が報告されている。ステージⅡ・Ⅲの食道がんに対しては
術前化学療法＋根治手術が標準的に行われているが，手術拒否例や耐術能不
良例に対して化学放射線療法が行われる。完全奏効（CR）が得られた場合に
は，食道を温存できる利点がある（◉図3-12）。

　一方，化学放射線療法を行っても腫瘍の遺残や再発をみとめた場合には，
救済手術 salvage surgery が必要になる。一般に救済手術のリスクは計画手術
より高い。他臓器に浸潤し切除不能な食道がんに対しても化学放射線療法が
行われる。

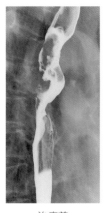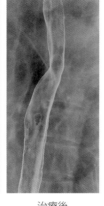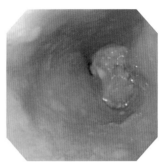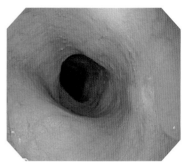

治療前　　　　　治療後　　　　　　　治療前　　　　　　　治療後

a. 食道造影像　　　　　　　　　　　b. 内視鏡像

○図3-12　進行食道がんに対する化学放射線療法

## ◆ その他の治療法

● 化学療法単独　再発食道がんや遠隔臓器転移例では化学療法単独での治療も行われる。最近では上述の2剤に加えてパクリタキセルやドセタキセル水和物なども使用され，多剤併用療法も行われる。また，高齢者やハイリスク症例では局所制御を目的として放射線単独療法も行われる。

● 姑息的治療　治療が奏効せず経口摂取が困難な場合の食道内ステント挿入，食道気道瘻を閉鎖するための気管ステント挿入を，姑息的に行うことがある。

## ◆ 術後合併症

　食道がん手術は消化器外科領域のなかで最も侵襲が大きく，3〜4%程度の手術関連死亡がある。

　①肺合併症　無気肺や肺炎が術後数日以内に発生する。高齢者や喫煙者，慢性呼吸器疾患の併存する場合では，とくに注意を要する。開胸操作，とくに気管・気管支周囲のリンパ節郭清により気道の線毛運動は低下する。また，創痛や咳嗽反射の低下により喀痰排出は不良となる。これらの要因が複合して肺合併症が発生する。深呼吸の喀痰排出を励行し，超音波ネブライザーを用いる❶。

　また，経口摂取を開始したあとに誤嚥によって生じる誤嚥性肺炎にも注意が必要である。

　②縫合不全　食道がん手術では，胃管を再建臓器として用いる際に，一部の栄養血管を処理して頸部まで挙上するため血流が不良となることが多い。最近では器械吻合が多く用いられるが，依然として5〜10%程度の縫合不全が生じる。糖尿病・肝機能障害・腎不全・栄養不良なども縫合不全のリスク因子となる。適切なドレナージと胃管の減圧を行う。

　③反回神経麻痺　左右の反回神経周囲は胸部食道がんのリンパ節転移好

NOTE
❶食道がん手術のような高度の外科侵襲が加わった場合やいくつかの合併症が複合して敗血症を発症したような場合，重篤な肺傷害である急性呼吸促迫症候群 acute respiratory distress syndrome（ARDS）を発症することがある。この場合，高度の集中治療を要するが，生命をおびやかすこともある。

発部位であり，重点的なリンパ節郭清が行われる。また，反回神経は細く脆弱であり，手術操作により障害を受けやすい。反回神経麻痺が生じると，術後に嗄声，嚥下障害によるむせや誤嚥などの症状があらわれる。両側反回神経麻痺では，声門が正中位で固定し呼吸困難を生じるため，回復するまで気管切開が必要となる。

# B　胃・十二指腸疾患

## 1　基礎知識

### 1　構造

#### ◆ 肉眼的構造

● **胃**　**胃** stomach は食物が食道を通過したあとに入る筋肉の袋であり，胃の入り口を噴門，出口を幽門とよぶ。噴門の左側上部のふくらみが胃底部，胃底部に続く胃の広い部分が胃体部，幽門の手前の部分が幽門部である。また，上縁を小彎，下縁を大彎，前面を前壁，後面を後壁とよぶ(●図 3-13)。

● **十二指腸**　幽門に続く小腸の最初の領域が**十二指腸** duodenum であり，大半は後腹膜に固定されている。十二指腸は，上部(十二指腸球部)・下行部・水平部・上行部の 4 部に区分される。下行部には胆管や膵管と合流し胆汁が流出する乳頭部がある。上行部は腹部大動脈の左側で第 2 腰椎の高さまで上

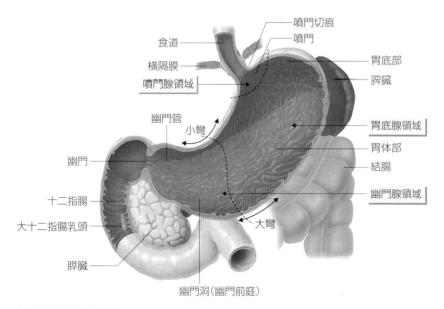

● **図 3-13　胃の構造**
幽門管と幽門洞(幽門前庭)を合わせて幽門部とよぶ。

行し，空腸に移行する（十二指腸空腸曲）。

● **胃の周辺の間膜**　胃は**小網・大網**で腹壁とゆるく固定されている。小網は肝臓と胃の小彎の間にはる脆弱な膜である。右側はやや肥厚し，この部位は肝十二指腸間膜とよばれている。肝十二指腸間膜の内部には，左に固有肝動脈，右に総胆管，後ろに門脈が存在する。

　大網は大彎から垂れ下がり，反転して横行結腸およびその間膜に癒合する。さらに，後壁に癒合し十二指腸・膵臓をおおう。

● **血管および神経支配**　胃に分布する動脈は腹腔動脈の枝で，小彎側と大彎側にそれぞれループをつくる。小彎側では，腹腔動脈から直接分岐する**左胃動脈**と，固有肝動脈から分岐することが多い**右胃動脈❶**が吻合し，細い枝を胃に送る。大彎側では十二指腸上部の背側を通過した**胃十二指腸動脈**から分岐する右胃大網動脈と，脾動脈から分岐する左胃大網動脈とが吻合する。また，脾動脈から数本の短胃動脈が分岐し，胃底部に分布する（◉図3-14，15）。

　胃の静脈は末梢側では動脈に伴行するが，胃冠状静脈・胃大網静脈・脾静

▣ NOTE
**❶右胃動脈**
　右胃動脈は，総肝動脈や胃十二指腸動脈などから分岐することもある。

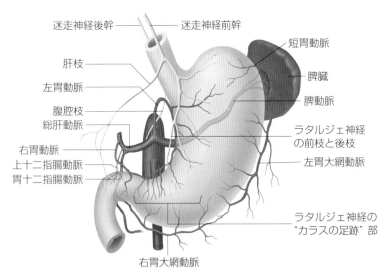

◉ **図3-14　胃・十二指腸の動脈と迷走神経分布**

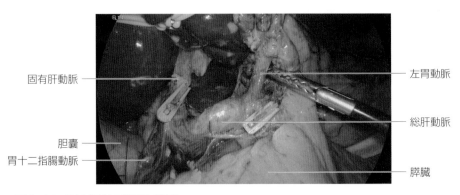

◉ **図3-15　胃の周囲の臓器と動脈**

脈を経て門脈に流入する。

　胃には，腹腔神経節から腹腔神経叢を経て胃に到達する交感神経と，左右の迷走神経幹から胃に分布する副交感神経が分布し，胃酸の分泌や蠕動運動などの胃の機能を調整する。

### ◆ 組織学的構造

　粘膜上皮と胃小窩の壁は，表層粘液細胞からなる円柱上皮でおおわれる。表層粘液細胞はムチンと炭酸水素イオン（$HCO_3^-$）を分泌し，強酸性の胃液から粘膜を保護する。胃小窩の底には胃腺が開口する。

● **胃の区域と胃腺の種類**　胃腺は胃の区域により，その構造や機能が異なり，噴門腺，胃底腺，幽門腺に分けられる❶。

　1 **噴門腺**　胃粘膜を保護する粘液を分泌する表層粘液細胞からなる。食道胃接合部から1～2cmの部分にみられ，粘液を分泌する。

　2 **胃底腺**　ペプシノーゲンを分泌する主細胞，塩酸を分泌する壁細胞，粘液を分泌する表層粘液細胞からなる。胃体部のヒダの領域とほぼ一致してみられる。

　3 **幽門腺**　幽門部にみられ，粘液を分泌する表層粘液細胞のほか，ガストリンを産生するG細胞が散在性にみられる。

## 2 機能

　胃は次の5つの機能をもつ。①食物をためる貯留機能，②胃酸を分泌し食物を消化する消化機能，③蠕動運動で食物を撹拌し，十二指腸に少量ずつ送り出す運動機能，④消化液の逆流防止機能（噴門・幽門），⑤食欲を増進させる作用があるグレリン分泌機能である。したがって，胃切除を行えばその機能は失われる。

### ◆ 消化機能

　**胃液**の分泌量は1日約2Lであり，ほとんどは食後に分泌される。胃液には，胃酸とペプシン，粘膜保護作用をもつ粘液（ムチン）と$HCO_3$が含まれる。

　胃液の分泌は，食物の粘膜への直接刺激と，粘膜下神経叢・自律神経・ホルモンにより調節されている。

● **胃液の分泌調節**　胃液の分泌調節は3相に分けられる。

　1 **脳相**　摂食前の状態である。視覚・聴覚・嗅覚などの入力信号が，大脳皮質や視床下部から延髄を経由して，迷走神経を介して胃液の分泌を亢進する。

　2 **胃相**　口の中にあった食べ物が胃に入ると，胃壁内の進展受容器や粘膜内の化学受容器が刺激され，その刺激は粘膜下神経叢と延髄に送られる。局所反射，迷走神経反射により，壁細胞・主細胞が刺激され，胃酸とペプシノーゲンが分泌される。また，食物が胃に入ると，胃液のpHは3以上に上昇し，それによりG細胞からガストリンが分泌される。ガストリンは胃酸

NOTE
❶生理的な機能面から，噴門腺領域，胃底腺領域，幽門腺領域に分けて考えると，手術に対する理解に役だつ。

分泌を刺激する。

　**③ 腸相**　消化が進むと幽門括約筋がゆるみ，胃内容物が十二指腸に流れ込む。それが刺激となり，セクレチンが放出されて膵液の分泌が促進される。セクレチンは膵液の分泌を促進し，酸性の胃内容物を中和する。胃液の pH が低下することにより，ガストリンの分泌が抑制され，それによって胃酸の分泌が減少する。

● **胃内容物の通過時間**　胃から十二指腸への排出速度は，十二指腸，空腸からの神経刺激や，コレシストキニンなどのホルモン刺激によって調節されている。デンプン（糖質）の食事では 1〜2 時間，タンパク質を含む場合はこれより長くなり，脂肪を多く含む食事では 2〜4 時間になる。

## 3 手術方法

　がんが存在する位置や進行度によって，胃の切除範囲が決められる。進行がんでは，胃の出口のほうを切除する**幽門側胃切除術**，もしくは胃をすべて切除する**胃全摘術**が選択される。早期がんの場合，胃中部の腫瘍では幽門を温存する**幽門保存胃切除術**が，胃上部の腫瘍では胃の入り口に近いほうを切除する**噴門側胃切除術**が選択されることもある。

　胃の切除術においても，腹腔鏡下手術・ロボット支援手術が行われている。

● **胃全摘術**　噴門（食道胃接合部）および幽門を含んだ胃の全切除である。再建は食道と空腸をつなぎ十二指腸を閉じる**ルーワイ** Roux-en-Y **法**が一般的である。

● **胃切除術**　切除する部位によって分けられる。

　**① 幽門側胃切除術**　幽門を含んだ胃の 2/3 以上を切除する。再建は**ビルロート** Billroth **Ⅰ法**，**ビルロートⅡ法**，**ルーワイ法**がある（●図 3-16, 17）。

　**② 幽門保存胃切除術**　胃上部 1/3 と幽門および幽門前庭部の一部を残し

---

| plus | **胃切除後の後遺症** |
|---|---|

　胃切除によって胃の機能が失われると，以下のような症状があらわれることがある。

**①小胃症状**　食物をためる袋が小さくなるため，少量の食事で満腹感を感じるようになる。食べすぎると，腹痛や嘔吐がみられることもある。

**②ダンピング症候群**　食物が十二指腸あるいは小腸に短時間で流入することによって症状があらわれる。早期ダンピング症候群は食後 30 分以内に冷汗・動悸・腹痛・下痢などがみられ，晩期ダンピング症候群は食後 2〜3 時間で頭痛・倦怠感・発汗・めまいがみられる。

**③逆流症状**　噴門・幽門を切除すると，消化液の逆流がおきやすくなる。

**④貧血**　胃酸の分泌が減少すると，鉄やビタミン $B_{12}$ の吸収が減るため，貧血をきたすことがある。

**⑤食欲低下**　グレリンの分泌が減少するため，食欲が低下し，小胃症状に加えてさらに食事摂取量が減少する。

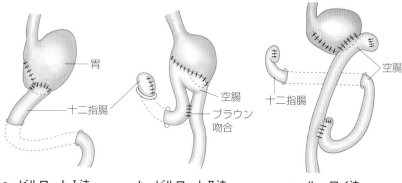

a. ビルロートⅠ法
胃十二指腸吻合を行う。

b. ビルロートⅡ法
十二指腸断端を閉鎖し，
胃空腸吻合を行う。

c. ルーワイ法
十二指腸断端を閉鎖し，
胃空腸吻合と空腸空腸
吻合を行う。

▶図 3-16　幽門側胃切除術後の再建術式

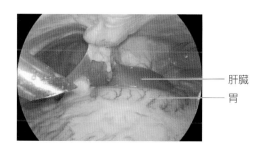

a. 正常解剖

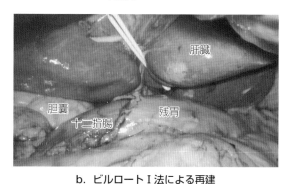

b. ビルロートⅠ法による再建

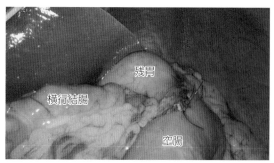

c. ルーワイ法による再建

▶図 3-17　幽門側胃切除術の術中写真

た胃切除である。再建は胃胃吻合法で行う。

　③ **噴門側胃切除術**　噴門を含んだ胃切除である。幽門は温存される。再建は食道残胃吻合，食道と残胃の間を空腸でつなぐダブルトラクト double tract 法が多い。

　④ **胃局所切除術**　胃の非全周性切除である。

　現在施行される頻度は減少しているが，胃・十二指腸潰瘍に対して，胃の幽門側約 70％ を切除する広範囲胃切除術を行うことがある。この術式では 75〜80％ の減酸効果が得られるといわれている。再建はビルロートⅠ法が

行われることが多いが，ビルロートⅡ法やルーワイ法を行うこともある。

# 2　胃粘膜下腫瘍 gastric submucosal tumor

　消化管の粘膜下腫瘍 submucosal tumor（SMT）のうち，粘膜下層から筋層にかけて発生する腫瘍は，**消化管間質腫瘍** gastrointestinal stromal tumor（**GIST**），筋原性腫瘍，神経原性腫瘍の3種類に分類される。胃粘膜下腫瘍の約80%は GIST で（◯図3-18），筋原性腫瘍（平滑筋腫・肉腫など）は約15%，神経原性腫瘍（神経鞘腫など）は約5%を占める。

　胃の GIST は人口10万人あたり1〜2人とまれであり，60歳代の中高年で好発する。カハール介在細胞❶が起源と考えられ，その発生には *c-kit* 遺伝子や *PDGFRA* 遺伝子の変異が関与する。

● **症状**　潰瘍形成による心窩部痛・貧血・消化管出血があるが，多くは無症状で検診などで偶然発見される。

● **診断**　腫瘍径2cm 未満の胃粘膜下腫瘍の場合，内視鏡による生検 endoscopic ultrasound-guided fine-needle aspiration（EUS-FNA）が必須となる。

　腫瘍径2cm 以上，5cm 未満で，不整な辺縁，潰瘍や陥凹形成，増大傾向を示す場合は，CT，超音波内視鏡検査 endscopic ultrasonography（EUS），EUS-FNA による精査を行う。

　腫瘍径5.1cm 以上の病変，有症状例，生検で GIST と診断された病変については，手術を前提とした病期診断を行う。

● **治療**　組織学的に GIST と診断された場合，または GIST を疑う悪性所見をみとめる場合には，外科切除の適応になる。

　腫瘍径が10cm 以上の GIST や，不完全切除・腫瘍破裂の可能性が高いと判断される GIST に対して，イマチニブメシル酸塩による術前補助療法を行うことがある。再発リスク分類（modified Fletcher 分類）で高リスク群の場合，術後3年間のイマチニブメシル酸塩による術後補助療法を行う。

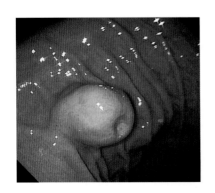
◯図3-18　胃の GIST

NOTE
❶カハール介在細胞
　胃や腸などの消化管に存在する細胞で，消化管の運動のペースメーカーである。

# 3　胃がん gastric cancer

## 1　疫学

　胃がんは，わが国では1990年代までは男女ともに死亡率・罹患率ともに第1位であり，代表的ながんであった。近年は死亡率・罹患率ともに減少傾向であり，現在では死亡率は3位(男性2位，女性4位)，罹患率は2位(男性1位，女性3位)となっている。胃がんのリスク要因として喫煙・ヘリコバクター-ピロリ(ピロリ菌)感染・塩分摂取があるが，死亡率・罹患率減少の理由はピロリ菌感染率の大幅な減少によるものと考えられている。

## 2　分類

### ◆　肉眼的分類

● **基本分類**　胃がんは，肉眼的初見により次の0〜5型に分類される(●図3-19-a)。4型はスキルス胃がんとよばれるものが多い。

> 0型(表在型)：がんが粘膜下層までにとどまる場合に多くみられる肉眼形態。
> 1型(腫瘤型)：明らかに隆起した形態を示し，周囲粘膜との境界が明瞭なもの。
> 2型(潰瘍限局型)：潰瘍を形成し，潰瘍をとりまく胃壁が肥厚し周囲粘膜との境界が比較的明瞭な周堤を形成する。
> 3型(潰瘍浸潤型)：潰瘍を形成し，潰瘍をとりまく胃壁が肥厚し周囲粘膜との境界が不明瞭な周堤を形成する。
> 4型(びまん浸潤型)：著明な潰瘍形成も周堤もなく，胃壁の肥厚・硬化を特徴とし，病巣と周囲粘膜との境界が不明瞭なもの。

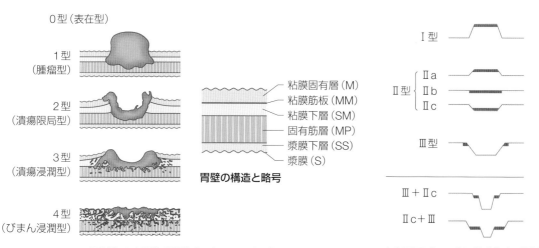

a.　胃がんの肉眼的分類(ボールマンによる)　　　　b.　表在型胃がんの肉眼的分類(亜分類)

● 図3-19　胃がんの肉眼的分類

> 5 型（分類不能）：上記の 0～4 型のいずれにも分類しがたいもの。

● **0 型（表在型）の亜分類**　0 型（表在型）胃がんはさらに細かく分類される（●図 3-19-b）。

> 0-Ⅰ型（隆起型）：明らかな腫瘤状の隆起がみとめられるもの。
> 0-Ⅱ型（表面型）：隆起や陥凹が軽微なもの，あるいはほとんどみとめられないもの。
> 　0-Ⅱa（表面隆起型）：表面型ではあるが，低い隆起がみとめられるもの。
> 　0-Ⅱb（表面平坦型）：正常粘膜にみられる凹凸をこえるほどの隆起・陥凹がみとめられないもの。
> 　0-Ⅱc（表面陥凹型）：わずかなびらん，または粘膜の浅い陥凹がみとめられるもの。
> 0-Ⅲ型（陥凹型）：明らかに深い陥凹がみとめられるもの。

## ◆ 進行度分類

　胃がんの進行度は，Ⅰ～Ⅳ期までの病期であらわされ，進行度が高いほど予後不良である。胃がんの進行度は，壁深達度・転移の程度によって決まる。進行度分類には術前に分類する臨床分類と術後に分類する病理分類がある（●表 3-2）。

　全国がんセンター協議会の調査によると，ステージ別の 5 年生存率は，ステージⅠ：98.7%，ステージⅡ：66.5%，ステージⅢ：46.9%，ステージⅣ：6.2% である[1]。

● **壁深達度（T 因子）**　胃がんは粘膜（M）から発生し，粘膜下層（SM），固有筋層（MP），漿膜下層（SS），漿膜（S）へと浸潤する（●177 ページ，図 3-19-a）。がんが浸潤している最も深い層を壁深達度とする。T1 腫瘍を早期胃がんとよび，T2 以深の腫瘍を進行胃がんとよぶ。

●表 3-2　**胃がんの進行度分類（病理分類）**

|  | N0 | N1 | N2 | N3a | N3b | T/N にかかわらず M1 |
|---|---|---|---|---|---|---|
| T1（T1a，T1b） | Ⅰ A | Ⅰ B | Ⅱ A | Ⅱ B | Ⅲ B | |
| T2 | Ⅰ B | Ⅱ A | Ⅱ B | Ⅲ A | Ⅲ B | |
| T3 | Ⅱ A | Ⅱ B | Ⅲ A | Ⅲ B | Ⅲ C | |
| T4a | Ⅱ B | Ⅲ A | Ⅲ A | Ⅲ B | Ⅲ C | Ⅳ |
| T4b | Ⅲ A | Ⅲ B | Ⅲ B | Ⅲ C | Ⅲ C | |
| T/N にかかわらず M1 | | | | | | |

（日本胃癌学会編：胃癌取扱い規約，第 15 版．p.26，金原出版，2017 による）

1）全国がんセンター協議会：がん協生存率調査　全がん協加盟施設の生存率データの更新にあたって．2021-11-10（https://www.zengankyo.ncc.go.jp/etc/index.html）（参照 2022-09-16）

T1：がんの局在が粘膜(M)または粘膜下層(SM)にとどまるもの。
　T1a：がんが粘膜(M)にとどまるもの。
　T1b：がんの浸潤が粘膜下層(SM)にとどまるもの。
T2：がんの浸潤が粘膜下層をこえているが，固有筋層(MP)にとどまるもの。
T3：がんの浸潤が固有筋層をこえているが，漿膜下層(SS)にとどまるもの。
T4：がんの浸潤が漿膜表面に接しているかまたは露出，あるいは他臓器に
　　及ぶもの。
　T4a：がんの浸潤が漿膜表面に接しているか，またはこれを破って腹腔に
　　　露出しているもの(SE)。
　T4b：がんの浸潤が直接他臓器まで及ぶもの(SI)。

● **転移**　転移の経路としては以下のものがある。

　⓵ **リンパ行性転移**　がん細胞が粘膜下層(SM)に達すると，リンパ管を介して病巣近くの所属リンパ節(領域リンパ節)に入り，遠隔のリンパ節に転移する。遠隔転移のうち，左鎖骨上窩リンパ節への転移をウィルヒョウ Virchow 転移とよぶ。

　領域リンパ節への転移の個数によって N0〜N3 に分類する。領域リンパ節以外の転移を有する場合は M1 とする。

NX：領域リンパ節転移の有無が不明である。
N0：領域リンパ節に転移をみとめない。
N1：領域リンパ節に 1〜2 個の転移をみとめる。
N2：領域リンパ節に 3〜6 個の転移をみとめる。
N3：領域リンパ節に 7 個以上の転移をみとめる。
　N3a：7〜15 個の転移をみとめる。
　N3b：16 個以上の転移をみとめる。

　⓶ **血行性転移**　がん細胞が胃周囲の静脈から門脈に入り，肝臓に転移する。さらに全身の血流にのって肺・骨・脳などに転移する。

　肝臓への転移がある場合は H1，ない場合は H0 と分類する。

　⓷ **腹膜播種性転移**　腹膜にばらまかれたがん細胞は，腹膜に生着して結節をつくる。腹膜播種から腹水が生じ，がん性腹膜炎に移行する。とくにダグラス窩への転移を**シュニッツラー** Schnitzler **転移**とよび，卵巣への転移を**クルーケンベルグ** Krukenberg **腫瘍**とよぶ。

　播種がある場合は P1，ない場合は P0 と分類する。

## ③ 症状

　⓵ **自覚症状**　早期胃がんの約半数は無症状である。進行に伴い，上腹部痛・背部痛・吐きけ・嘔吐・腹部膨満・吃逆・げっぷ・食欲不振・体重減少などの症状がみられることもあるが，胃がんに特有の症状ではない。

　⓶ **他覚症状**　早期胃がんではほとんどない。進行すると腹部に腫瘤を触知することがある。

## 4 診断

　診断には内視鏡検査が有用である。内視鏡で胃粘膜を直接観察して，がんの形態や浸潤範囲を診断し（●図3-20），胃粘膜の一部を採取して病理検査をすることで確定診断を行うことができる。さらに，超音波内視鏡を用いることで壁深達度を診断できる。

　胃 X 線撮影は以前に比べ臨床的意義は低くなっているように思われるが，胃がん検診や術前検査として有用である。胃バリウム検査では，胃の壁硬化像・陰影欠損像を検出でき，腫瘍の位置がわかる。とくにスキルス胃がんは胃壁の伸展不良や変形を示す（●図3-21）。CT は多臓器への転移の有無，リンパ節腫大や腹膜播種の有無の検索に有用である。

## 5 治療

### ◆ 内視鏡的切除

　内視鏡治療の適応は，リンパ節転移の可能性がきわめて低いと推定される病変に制限される。

　①3 cm 以下の潰瘍性変化を伴う分化型粘膜内（M）がん，②2 cm をこえる

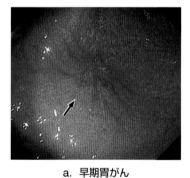

a. 早期胃がん

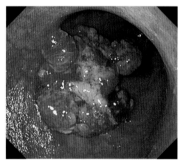

b. 進行胃がん

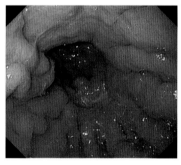

c. スキルス胃がん

●図 3-20　胃がんの内視鏡像

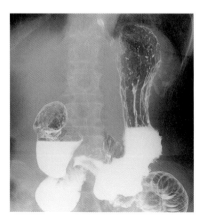

●図 3-21　スキルス胃がんの X 線像

潰瘍性変化を伴わない分化型粘膜内がん，③ 2 cm 以下の潰瘍性変化を伴わない未分化型粘膜内がん，④ 3 cm 以下の粘膜下層微少浸潤(500 μm 以下)分化型がんのいずれか，かつ脈管侵襲およびリンパ管侵襲が陰性の場合，リンパ節転移リスクが 1〜3% であり，外科手術と同等の根治性とされる。

## ◆ 手術

がんが存在する位置や進行度によって，胃の切除範囲が決められる(●174 ページ)。

胃がんの手術では腹腔鏡下手術・ロボット支援手術が行われることがある。通常の開腹手術と比べて身体への負担や痛みが少なく，術後の回復が早いといわれている。ステージⅠの胃がんに対しては，標準治療の選択肢の 1 つとして腹腔鏡下幽門側胃切除術を行うことが推奨されている。

## ◆ 化学療法

胃がんの切除後に再発予防を目的として行う術後補助化学療法と，切除不能胃がんに対する化学療法がある。

● **術後補助化学療法**　病理分類ステージ(pStage)ⅡおよびⅢ胃がんの胃切除後に，経口抗がん薬(テガフール・ギメラシル・オテラシルカリウム)を 1 年間内服した群と手術単独群を比較する臨床試験が行われた結果，経口抗がん薬を内服した群の生存率が有意に高いことが示された。さらに pStage Ⅲ 胃がんでは，経口抗がん薬を内服した群よりも経口抗がん薬＋ドセタキセル併用療法群の生存率が有意に高いことが示された。したがって，pStage Ⅱ およびⅢ胃がんに対して術後補助化学療法を行うことが推奨される。

● **切除不能胃がんに対する化学療法**　現時点では化学療法による完全治癒は困難である。まず一次治療として，S-1 もしくはカペシタビン＋シスプラチン，S-1 もしくはカペシタビン＋オキサリプラチンを行う。HER2 とよばれるタンパク質を多く産生する HER2 陽性胃がんの場合は，HER2 に対する抗体であるトラスツズマブを加えることがある。

薬剤抵抗性となった場合には，二次治療としてパクリタキセル＋ラムシルマブ，三次治療としてニボルマブなどの使用を考慮する。

# 4 その他の外科的疾患

## 1 吻合部潰瘍 stomal ulcer

吻合部近傍で塩酸の分泌部の対側(食道胃吻合では食道側，胃空腸吻合では空腸側)に発生する潰瘍である。手術によって逆流防止機構が破綻し，胃酸・ペプシンによる消化を受けることが原因であると考えられている。治療はプロトンポンプ阻害薬(PPI)などの酸分泌抑制薬の投与である。

## 2　マロリー-ワイス症候群 Mallory-Weiss syndrome

　嘔吐などにより腹腔内圧が急激に上昇し，噴門部近傍に粘膜裂創を生じ出血をきたす疾患である。腹腔内圧上昇をきたすものとして，飲酒後の嘔吐が50%を占め，その他として咳嗽・努責，妊娠悪阻，腹部打撲，内視鏡検査・治療手技がある。

● **症状**　嘔吐・吐血・腹痛がみられる。

● **診断**　嘔吐後に吐血がみられた場合には本疾患を疑う。確定診断は上部消化管内視鏡検査にて行う。食道胃接合部近傍付近に出血を伴う粘膜裂創をみとめ，ほかに出血源となる病変がないことを確認し診断する。

● **治療**　内視鏡観察時に出血している場合は内視鏡的止血術を行う。出血量が多く，視野が確保できず内視鏡治療が不可能な場合はインターベンショナルラジオロジー interventional radiology（IVR）による治療を考慮する。薬物療法は消化性潰瘍に準じた治療を行う。

## 3　胃ポリープ gastric polyp

　発生頻度は3～5%とされる。良性のものが多い。**過形成性ポリープ**，**胃底腺ポリープ**（●図3-22），**腺腫性ポリープ**がある。

● **症状**　多くは無症状だが，増大すると出血することもある。

● **診断**　内視鏡下で生検し，病理診断を行う。

● **治療**　良性のものが多く，定期経過観察が必要である。治療が必要な場合でも，多くは内視鏡的に切除可能である。

　1 **過形成性ポリープ**　ピロリ菌感染例では，除菌治療によりポリープは消失することもある。

　2 **胃底腺ポリープ**　15～20%で自然に消失するといわれている。プロトンポンプ阻害薬との関与が指摘されている。

　3 **腺腫性ポリープ**　20 mm以上のものや増大傾向のあるもの，がんの合併が疑われる場合は内視鏡的粘膜下層剝離術（ESD）を行う。

● **予後**　がん化率は低いが経過観察が必要である。

　1 **過形成性ポリープ**　15 mm以上でがんを合併することが多い。がん化率0～9.7%といわれている。

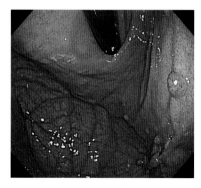

●図3-22　胃底腺ポリープ

②**胃底腺ポリープ**　がんを合併することはまれである。

③**腺腫性ポリープ**　20 mm 以上でがんを合併することが多い。がん化率 0～11％ といわれている。

# C　小腸・結腸・腹膜の疾患

## 1　基礎知識

### 1　腸・腹膜の構造

● **小腸の区分**　**小腸** small intestine は，胃に連続する約5～7 m の管腔臓器で，**十二指腸** duodenum，**空腸** jejunum，**回腸** ileum に分けられる。通常，小腸とは腸間膜を有する空腸・回腸を意味し，十二指腸空腸曲に相当するトライツ Treitz 靱帯に始まり，粘膜皺壁が弁状となっている回盲弁（もしくはバウヒン Bauhin 弁）で大腸と区分される（●図 3-23）。

　小腸の口側約 2/5 は空腸，肛門側 3/5 は回腸に分けられるが，肉眼的にはこの境界は明らかではない。

● **大腸の区分**　**大腸** large intestine は，**結腸** colon，**直腸 S 状部** rectosigmoid（RS），**直腸** rectum（R），**肛門管** proctos（P）に分けられる（●図 3-23）。小腸より太く全長約 1.5 m である。結腸は，**虫垂** vermiform processus（V），**盲腸**

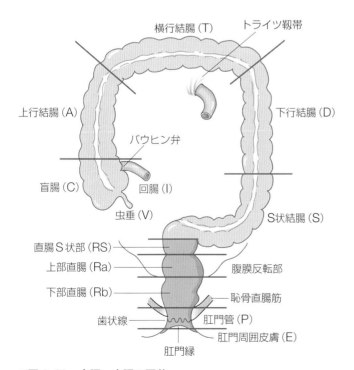

占居部位を示す記号は

I：Ileum
V：Vermiform processus
C：Cecum
A：Ascending colon
T：Transverse colon
D：Descending colon
S：Sigmoid colon
R：Rectum
RS：Rectosigmoid
Ra：Rectum（above the peritoneal reflection）
Rb：Rectum（below the peritoneal reflection）
P：Proctos
E：External skin

などを用いた。

●図 3-23　小腸・大腸の区分

cecum（C），**上行結腸** ascending colon（A），**横行結腸** transverse colon（T），**下行結腸** descending colon（D），**S状結腸** sigmoid colon（S）に区分される。盲腸から横行結腸右半分までを右半結腸，それより肛門側の結腸を左半結腸とよぶ。わが国では直腸S状部は直腸に含める。直腸は，上部直腸（Ra）と下部直腸（Rb）に分けられ，肛門管（P）へ移行する（◯210ページ，図3-39）。

　解剖学的な直腸と肛門管の境界は歯状線であるが，外科臨床では肛門挙筋の1つである恥骨直腸筋付着部上縁より肛門縁までを肛門管（P）と定義している。肛門管は，内・外2層の括約筋で輪状に取り囲まれている。これらの筋肉の周囲には肛門挙筋があり，これらの筋肉群が協調して排便機構に関与している。

　空腸から上部直腸までは腹膜におおわれており，下部直腸は腹膜の外（後腹膜）に位置する（◯183ページ，図3-23）。直腸内腔には3〜4条の皺襞（ヒダ）があるが，中央にあるヒダ（ミドルヒューストン弁 middle Houston valve）の位置は，骨盤腔内の腹膜の内外の境界部にあたる腹膜反転部に相当し，上部直腸と下部直腸の境目になる。

● **小腸・大腸壁の構造**　通常，腸管（小腸・大腸）は，内部に血管を含む長い腸間膜を有するため可動性が大きいが，上行結腸・下行結腸・直腸は後腹膜に固定されている。

　小腸・大腸壁の構造は，内面から外面に向かい粘膜・粘膜下層・筋層・漿膜（後腹膜の直腸では漿膜でなく外膜）に分けられる。

　小腸の粘膜面には，栄養物の消化・吸収を営むために**輪状ヒダ（ケルクリングヒダ** Kerckring folds）が存在する。輪状ヒダは空腸でとくに発達している。粘膜表面には絨毛があり，その表面積を広大にしている。粘膜内には多数のリンパ小節が存在する。とくに回腸では腸間膜付着対側に集合リンパ小節を形成して隆起し，これはパイエル板 Peyer patch とよばれる。

　筋層は，内側にあり腸管を輪状に取り囲む輪状筋と，外側の長軸方向に走行する縦走筋とに分けられる。大腸では外縦筋が不均等で，3本のひも状に肥厚した結腸ヒモを形成し，大腸特有の形状をしている。

● **小腸・大腸の脈管**　小腸と右半結腸は大動脈から出る**上腸間膜動脈**，左半結腸と直腸は**下腸間膜動脈**によっておもに栄養されている。直腸はさらに，内腸骨動脈の分岐である中・下直腸動脈によっても栄養されている。静脈は，動脈に伴走することが多いが，上・下腸間膜静脈は最終的に門脈へ流入し肝臓へ到達する。

● **神経支配**　腸管は，自律神経である交感神経と副交感神経によって拮抗的な二重支配を受けている。腸管壁にはさらに，アウエルバッハ Auerbach 神経叢やマイスナー Meissner 神経叢などの特有の自律神経叢があり，腸管の運動と消化・吸収に関係している。

## 2 腸の機能

● **小腸の機能**　小腸のおもな機能は，腸管内容物を輸送する運動能と栄養素の消化・吸収であり，食物は小腸内を通過する間にほとんどが消化・吸収

される。

　小腸の運動には蠕動運動・振子運動・分節運動があり，これらの運動によって食物と消化液の混和・攪拌を行っている。これらの運動は，腸管壁にある神経叢の自動能によっても行われている。消化された食物は，小腸粘膜に取り込まれ，血管やリンパ管に吸収される。

　小腸は，水・電解質の吸収・分泌にも深く関与している。唾液・胃液・膵液・胆汁・腸液などの消化液は1日に7〜8 L分泌されるが，摂取した水分も含めこれらの90%以上は小腸で吸収される。

　さらに小腸は，腸管免疫とよばれる免疫機構に深く関与している。

●**大腸の機能**　大腸の運動には，蠕動運動と分節運動とがある。右側結腸は，腸内容物を攪拌したり移動させたりする役割をもつ。左側結腸は，おもに腸管内容物の貯留機能をもつ。

　食事をすると胃-結腸反射によって強い蠕動運動がおこり，食物は直腸側に移動する。直腸の伸展は排便中枢に伝えられて便意が発生し，排便が可能な状況では肛門括約筋が弛緩し腹圧によって糞便が排泄される。排便が不可能な状況では，肛門括約筋が収縮することによって禁制（コンティネンス）が保たれ，失禁を抑えることができる。

　大腸では，おもに水分・電解質の吸収が行われる。

### 3 手術方法

　小腸・結腸の手術では，基本的に病変部の腸管を切除して吻合することが可能であり，人工肛門となることはほとんどない。また，前述のように栄養血管が上・下腸間膜動脈の2系統で単純であるため，血管の処理がしやすい。

　上行結腸・下行結腸は後腹膜に固定されているが，後腹膜より剝離・授動することで，小腸と同じようにぶらぶらした自由に動かせる状態となり，小さな切開創から病変部腸管を腹腔外に露出して，切除・吻合を行うことができるため，腹腔鏡下手術に適している。

●**小腸切除術**　おもに小腸狭窄による腸閉塞，小腸クローン病などの良性疾患や小腸腫瘍などに対して行う。回腸末端の病変に対しては，回腸と盲腸・上行結腸の一部を切除する回盲部切除術を行う。

●**結腸切除術**　おもに結腸がんや結腸憩室に対して行い，腫瘍・病変の局在により処理すべき血管とその切除範囲が決定される。

●**大腸全摘術**　おもに潰瘍性大腸炎や家族性大腸腺腫症に対して行われる（●193ページ）。

## 2 消化管憩室 diverticulosis

　腸管壁の一部が囊状に漿膜側に突出した状態を**憩室** diverticulum もしくは**憩室症**とよび，先天性のものと後天性のものに分けられる。

　憩室には腸管壁の全層が突出した真性憩室と，粘膜筋板を伴った粘膜のみが筋層を貫通して突出した仮性憩室がある。十二指腸・小腸・結腸に多いが，

多くの場合は無症状であり，治療の対象とならない。外科的治療の対象となるのは，**メッケル憩室**と**結腸憩室症**で，これらが合併症を引きおこしたときに治療の対象となる。

## 1 メッケル憩室 Meckel diverticulum

　先天性の真性憩室で，胎生初期に卵黄嚢と交通していた卵黄腸管の腸管側が遺残したものである（小児におけるメッケル憩室については「第6章小児の外科」参照〔○496ページ〕）。回盲弁の口側約50〜60 cm 付近の，回腸の腸間膜付着部の対側にみられる。憩室内の粘膜は小腸粘膜であるが，胃粘膜や膵組織などの異所性組織（通常，みられない部位にある組織）もみられる。

　一般に男性に多く，合併病変も3：1で男性に多い。全剖検例の約2〜4%にみられる。

● **症状**　多くは無症状で，開腹時に偶然発見されることが多い。下記の合併症を引きおこすと症状がみられる。

　1 **潰瘍・出血**　異所性胃粘膜から分泌される塩酸やペプシンによる消化性潰瘍が原因で，出血や穿孔によって腹痛を引きおこす。

　2 **憩室炎**　粘膜面の炎症によって発熱・腹痛を生じる。

　3 **腸閉塞**　憩室と臍部を結ぶ索状物遺残による腸捻転などによって，吐きけ・嘔吐・腹痛・腹部膨満などの腸閉塞症状を引きおこす。まれに憩室が腸管腔内に陥入しておこる腸重積，あるいはヘルニア嚢内嵌頓によっても腸閉塞症状を呈する。

● **診断**　術前診断は急性虫垂炎と類似の症状のため，きわめて困難である。テクネチウム-99 m（$^{99m}$Tc）シンチグラフィによる RI 検査で，憩室の約半数にある異所性胃粘膜への集積を診断する。小腸造影による憩室の描出，CT・MRI などでも診断される。

● **治療**　偶然に発見された場合には，合併症予防のために腸管切除（楔状切除）を行うことがある（○図3-24）。合併症がある場合には，それに対する治療を行う。手術としては，予防的な治療と同様の腸管の楔状切除を行う。

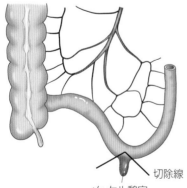

メッケル憩室　切除線

○図3-24　**メッケル憩室に対する楔状切除術**

## 2 結腸憩室症 diverticulosis of the colon

　食物繊維の少ない食事などによって，結腸の分節運動が過剰になると，慢性的な結腸内圧の上昇をきたす。その結果，抵抗の弱い腸管壁の血管貫通部で，輪状筋を貫いて粘膜が脱出する。結腸憩室は，このようにして形成される，後天性の仮性憩室である。憩室の存在部位から，左側型・右側型・全結腸型に分けられる。

　S状結腸に好発する左側型は欧米人や高齢者に多く，盲腸・上行結腸に好発する右側型はわが国では若年者に多い。近年，わが国では高齢者の左側型が増加傾向にある。なお，結腸憩室症は都市部で発見率が高い傾向にある。

● **症状**　多くは無症状であり，検査時（注腸造影検査・大腸内視鏡検査）に偶然発見されることが多い。発生機序に関連した腸管の運動機能異常による症状として，腹痛・腹部不快感・便秘・下痢などがみられ，これらは過敏性腸症候群と類似した症状である。

　下記の合併症を引きおこすと，合併症に対応した症状がみられる（◉図3-25）。

　1 **憩室炎・憩室周囲炎・穿孔**　発熱・白血球増多を伴う限局した腹痛などの，限局性腹膜炎の症状を呈する。膿瘍を形成すると，圧痛を伴う腫瘤を触知することもある。穿孔すると，汎発性腹膜炎の症状を呈する。

　2 **瘻孔**　結腸と膀胱・腟・皮膚・腸管などとの間にみられ，皮膚・腟瘻では膿様の排泄物がみられる。膀胱瘻では，気尿❶・膀胱炎などの症状を呈する。

　3 **出血**　出血例では，大量の下血がみられる。

　4 **腸管狭窄**　壁肥厚による狭窄例では，便秘・腸閉塞症状がみられる。

● **診断**　画像検査を行う。

　1 **注腸造影検査**　最も有用であり，腸管外への円形ないしは半円形の突出像として造影される（◉図3-26）。狭窄部位の同定や程度の診断に有用である。

──NOTE
❶**気尿**
　気泡（空気）がまざった尿が出ることで，尿管や膀胱と腸管が交通することでおこる。結腸憩室症では，膀胱と腸管が膀胱瘻によってつながることで，ガスが混在するためにおこる。

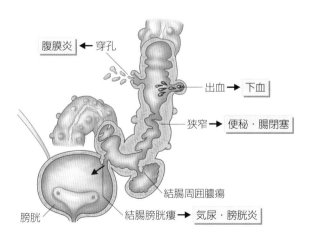

◉**図 3-25　結腸憩室症の合併症**

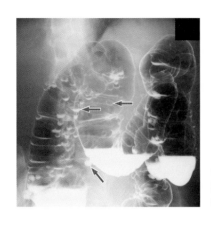

●図 3-26　結腸憩室の注腸造影像
腸管外へ円形もしくは半円形の突出像がみられる（→）。

2 **大腸内視鏡検査**　出血部位の診断に有用である。大出血の診断では，血管造影法などによって出血部位を同定する。

● **治療**　無症状例は治療の対象とならないが，腸管の運動異常に伴う症状に対しては，繊維成分の多い食物摂取による食事療法や薬物療法による排便コントロールを行う。

　憩室炎では，抗菌薬・輸液などによる保存療法を行う。膿瘍形成例では，CT や超音波ガイド下でのドレナージが必要なこともある。出血は輸液・輸血などの保存的治療で改善することが多いが，ときに内視鏡下・血管造影下での止血術が有用なこともある。バリウム注腸によって憩室をパッキングすることも行われる。

　手術は病変部の腸管切除が行われる。穿孔による腹膜炎，出血のコントロール困難例は，緊急手術の適応である。瘻孔や狭窄は，待機手術の対象となる。待機手術例では近年，腹腔鏡下手術も行われている。

# 3 虚血性腸疾患

　虚血性腸疾患は，腸管の循環障害（血流障害）に伴う低酸素状態によって引きおこされる疾患の総称である。腸管循環障害の原因はさまざまである。臨床症状や重症度は，虚血の程度・範囲，閉塞した血管の部位，経過時間などによって異なる。

| plus | NOMI(non-occlusive mesenteric ischemia) |
| --- | --- |

　近年，虚血性腸疾患の 1 つとして，NOMI が注目されている。NOMI は主幹血管系に閉塞を伴わず，血管攣縮によって引きおこされる急性腸管虚血であり，急性腸管虚血の 20〜30% を占めるとされている。NOMI は急性腸管虚血のなかでも予後不良の疾患で，しばしば心不全や重篤なショック状態後にみられる。腸管の炎症所見が主たる臨床像である虚血性腸炎と区別して分類されている。

# 1　虚血性大腸炎 ischemic colitis

　主幹動脈の閉塞を伴うことなく，腸管虚血をきたす疾患である❶。発生の誘因や基礎疾患として，高血圧症・糖尿病などの動脈硬化性変化，便秘や下痢などの腸管内圧上昇や蠕動運動の亢進などが考えられている。中高年・高齢者に多く，高齢社会の進展とともに増加傾向にある。

　病変部位は脾彎曲・下行結腸・S状結腸を中心とする左側結腸が多く，一過性型が大部分である。

● **症状**　急性発症の腹痛・下血（新鮮血）・水様性下痢が3大症状で，腹痛後の下血は大部分の患者にみられる。吐きけ・嘔吐を伴うこともある。一過性型では，これらの症状は1週間以内に改善していくことが多いが，狭窄型では狭窄による腹痛などが持続する。大腸壊死では，強い腹痛と腹膜刺激症状を呈する。

● **診断**　血液検査および画像検査を行う。

　[1] **血液検査**　白血球増多，C反応性タンパク質（CRP）値の上昇，赤沈（赤血球沈降速度）亢進などの炎症所見が発熱とともにみられる。

　[2] **腹部単純X線検査**　腸管の浮腫によって，腸管のガス像の輪郭が内側へ母指で押されたような母指圧痕像 thumb printing として，みられることがある。

　[3] **注腸造影検査**　早期では，腹部単純X線所見でみられる母指圧痕像がみられる（○図3-27）。また，腸壁に扇形の偽腫瘍様の陰影欠損がみられることもある。

　[4] **大腸内視鏡検査**　腸管粘膜の浮腫・出血・発赤・縦走潰瘍・壊死がみられるが，これらは限局性あるいは区域性の変化であることが特徴的である。

● **治療**　通常は，絶食・補液・抗菌薬の投与などの保存的治療で軽快する。腹痛には鎮痛薬の投与を行う。高度の狭窄を生じた場合には，狭窄腸管の切除を行う。大腸壊死では緊急手術が必要で，壊死部の腸管を切除する。

**NOTE**
❶**虚血性大腸炎の分類**
　一般的に，一過性型，狭窄型，壊死型の3型に分類される。壊死型を大腸壊死として本症から除外し，前2者を狭義の虚血性大腸炎として扱うこともある。

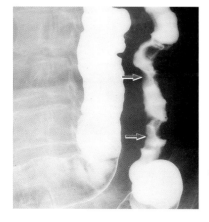

○**図3-27　虚血性大腸炎の注腸造影像**
腸管外より親指で押したような母指圧痕像がみられる。

## 2 腸間膜動脈閉塞症 mesenteric artery obstruction

　腸間膜動脈領域の動脈が，塞栓・血栓などによって閉塞を生じ，虚血性変化をきたしたものである。上腸間膜動脈領域に多く，空腸梗塞の頻度が高い。頻度の高い疾患ではないが，重症例が多く広範囲の腸管壊死や穿孔をきたし，予後は不良となる。

● **症状**　急性発症の持続する腹痛を主訴とすることが多いが，高齢者では腹部所見が乏しいにもかかわらず激痛を訴える場合がある。

● **診断**　選択的血管造影検査によって，腸間膜動脈の閉塞を診断する。

● **治療**　早期に診断し治療を行うことが，予後の決め手となる。血管造影下での薬物療法が可能であればそれを行う。外科的手術で腸管虚血を改善しうるゴールデンタイムである8〜12時間以内の手術は重要で，腸管切除などの外科治療を緊急に行う必要がある。

　大量の腸管切除が必要なことが多く，手術後に短腸症候群による吸収不良のため，長期にわたる中心静脈栄養・経腸栄養などによる栄養管理が必要なことが多い。

# 4　炎症性腸疾患 inflammatory bowel disease（IBD）

## 1 潰瘍性大腸炎 ulcerative colitis（UC）

　おもに粘膜層をおかし，慢性に経過し寛解と再燃を繰り返す原因不明の炎症性疾患である。

　多くは直腸に初発し，口側の大腸にびまん性・連続性に進展し，おもに大腸に病変が限局する。10歳代後半から20歳代に好発するが，小児や50歳以上の成人にもみられ，男女比は1：1である。

● **症状**　粘血便・腹痛・下痢を主症状とし，全身的には発熱・体重減少・全身倦怠感・貧血などの症状を呈する。これらの症状は，大腸病変の広がり，病変の活動の状態，臨床経過などによって変化するため，「厚生省（現厚生労働省）特定疾患難治性炎症性腸管障害調査研究班」で重症度分類と判定基準を定義している（●表3-3）。

　① **病変の広がり**　全大腸炎型が最も多く，ついで左側大腸炎型・直腸炎型と続き，まれに右側または区域性大腸炎型もみられる。

　② **重症度**　排便回数・顕血便・全身所見を指標として，軽症・中等症・重症と分類している。重症のなかでも，とくに症状が激しく重篤なものを激症として分けている（●表3-3）。

　③ **病変の活動の状態**　血便を訴え，検査でもびらん・潰瘍などのある活動期と，血便が消失し検査所見でも改善している寛解期に分類される。

　④ **臨床経過**　再燃寛解型が最も多く，ついで慢性持続型，初回発作型と続き，急性激症（急性電撃）型も約1〜2％みられる。急性激症型では，激しい下痢・腹痛・出血などに加えて，脱水症状・敗血症様症状を伴う激烈な症

▶表 3-3　潰瘍性大腸炎の重症度分類と判定基準

| | 重症 | 中等症 | 軽症 |
|---|---|---|---|
| ①排便回数 | 6 回以上 | 重症と軽症との中間 | 4 回以下 |
| ②顕血便 | （＋＋＋） | | （＋）〜（−） |
| ③発熱 | 37.5℃ 以上 | | （−） |
| ④頻脈 | 90/分以上 | | （−） |
| ⑤貧血 | Hb10 g/dL 以下 | | （−） |
| ⑥赤沈または CRP | 30 mm/時以上または 3.0 mg/dL 以上 | | 正常 |

- 重症とは，①および②のほかに全身症状である③または④のいずれかを満たし，かつ 6 項目のうち 4 項目以上を満たすものとする。軽症は 6 項目すべてを満たすものとする。
- 中等症は重症と軽症との中間にあたるものとする。
- 重症のなかでもとくに症状が激しく重篤なものを劇症とし，発症の経過により急性劇症型と再燃劇症型に分ける。
- 劇症の診断基準は，以下の 5 項目をすべて満たすものとする。
  1）重症基準を満たしている。
  2）15 回/日以上の血性下痢が続いている。
  3）38℃ 以上の持続する高熱がある。
  4）10,000/mm³ 以上の白血球増多がある。
  5）強い腹痛がある。

（厚生労働科学研究費補助金難治性疾患政策研究事業「難治性炎症性腸管障害に関する調査研究」（久松班）：令和 4 年度分担研究報告書. p.5, 2023 による）

状で発症し，結腸が拡張する中毒性巨大結腸症（▶図 3-28），穿孔・大出血をきたし，放置した場合には死亡率が高い。

　これらの腸管合併症のほかに，関節炎，壊疽（えそ）性膿皮症などの皮膚疾患，肝障害，硬化性胆管炎などの腸管外合併症がみられることがある。全大腸炎型や 10 年以上の長期経過例などは，がん化による大腸がんの発生の高リスク群である。

● **診断**　潰瘍性大腸炎の診断には，血便を主訴とする腸結核などを含む感染性腸炎などの特異性腸疾患や，クローン病などのほかの非特異性炎症性腸疾患の除外診断が必須である。持続性または反復性の粘血・血便と，内視鏡検査・注腸造影検査による連続性の粘膜の炎症や潰瘍の所見，偽ポリポーシスといわれる炎症性ポリープなどの特徴的所見（▶図 3-29），病理組織学的所見などを総合して診断する（▶表 3-4）。

● **治療**　病変の広がりや重症度，腸管外合併症，病変の活動の状態，臨床経過などを考慮して治療を行う。まず内科的治療を行い，改善しない場合には外科的治療を考慮する。

　**1 内科的治療**　薬物療法・輸液・安静療法・食事療法（場合によって禁食）や中心静脈栄養などによる栄養療法が行われる。薬物療法としては，5-アミノサリチル酸（5-ASA）製剤・ステロイド薬が使用される。重症例や難治例に対しては，免疫調節薬や抗 TNFα 抗体製剤などの生物学的製剤も使用される。

　**2 外科的治療**　手術適応は，次のとおりである。

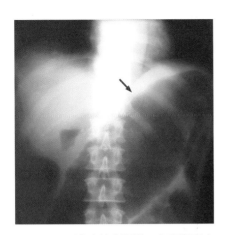

◐ 図3-28　潰瘍性大腸炎の中毒性巨大
　　　　結腸症の腹部単純 X 線像

拡張した結腸のガス像がみられる（→）。

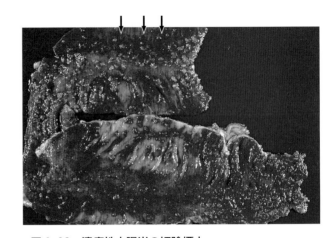

◐ 図3-29　潰瘍性大腸炎の切除標本

高度な炎症が粘膜面にみられ，粘膜は脱落している。炎症性ポ
リープもみられる（→）。

◐ 表3-4　潰瘍性大腸炎の診断基準

| | |
|---|---|
| **A. 臨床症状**：持続性または反復性の粘血・血便，あるいはその既往がある。 | |
| **B. ①内視鏡検査**：ⅰ）粘膜はびまん性におかされ，血管透見像は消失し，粗ぞうまたは細顆粒状を呈する。さらに，もろくて易出血性（接触出血）を伴い，粘血膿性の分泌物が付着しているか，ⅱ）多発性のびらん，潰瘍あるいは偽ポリポーシスを認める。ⅲ）原則として病変は直腸から連続して認める。 | |
| 　**②注腸 X 線検査**：ⅰ）粗ぞうまたは細顆粒状の粘膜表面のびまん性変化，ⅱ）多発性のびらん，潰瘍，ⅲ）偽ポリポーシスを認める。その他，ハウストラの消失（鉛管像）や腸管の狭小・短縮が認められる。 | |
| **C. 生検組織学的検査**：活動期では粘膜全層にびまん性炎症性細胞浸潤，陰窩膿瘍，高度な杯細胞減少が認められる。いずれも非特異的所見であるので，総合的に判断する。寛解期では腺の配列異常（蛇行・分岐），萎縮が残存する。上記変化は通常直腸から連続性に口側にみられる。 | |

**確診例：** [1]Aのほか Bの①または②，および C を満たすもの。[2]Bの①または②，および C を複数回にわたって満たすもの。[3]切除手術または剖検により，肉眼的および組織学的に本症に特徴的な所見を認めるもの。

〈注1〉確診例は下記の疾患が除外できたものとする。細菌性赤痢，クロストリディオイデス・ディフィシル腸炎，アメーバ性大腸炎，サルモネラ腸炎，カンピロバクタ腸炎，大腸結核，クラミジア腸炎などの感染性腸炎が主体で，その他にクローン病，放射線大腸炎，薬剤性大腸炎，リンパ濾胞増殖症，虚血性大腸炎，腸管型ベーチェット病，など

〈注2〉所見が軽度で診断が確実でないものは「疑診」として取り扱い，後日再燃時などに明確な所見が得られた時に本症と「確診」する。

〈注3〉鑑別困難例：クローン病と潰瘍性大腸炎の鑑別困難例に対しては経過観察を行う。その際，内視鏡や生検所見を含めた臨床像で確定診断が得られない症例は inflammatory bowel disease unclassified（IBDU）とする。また，切除術後標本の病理組織学的な検索を行っても確定診断が得られない症例は indeterminate colitis（IC）とする。経過観察により，いずれかの疾患のより特徴的な所見が出現する場合がある。

〈注4〉家族性地中海熱では潰瘍性大腸炎に類似した大腸病変を認めることがあり，臨床経過などを考慮し，鑑別を要する場合がある。

（厚生労働科学研究費補助金難治性疾患等政策研究事業「難治性炎症性腸管障害に関する調査研究」（久松班）：令和4年度分担研究報告書，p.4，2023による）

　（1）絶対的適応：全身状態の急性増悪，大腸穿孔・中毒性巨大結腸症・大量
　　　　出血などの重篤な腸管合併症，がん化。

　（2）相対的適応：入退院を繰り返し社会生活が不可能，ステロイド薬による
　　　　重症副作用，腸管外合併症など。

　　手術は，待機（予定）手術と緊急手術に分けられる。原則として，大腸はす

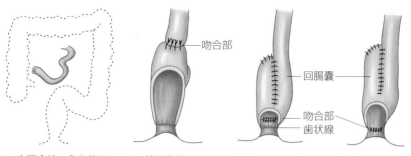

a. 大腸全摘・永久的回
　腸人工肛門造設術
b. 結腸全摘・回腸直
　腸吻合術
c. 大腸全摘・回腸嚢
　肛門管吻合術
d. 大腸全摘・回腸嚢
　肛門吻合術

◎図 3-30　潰瘍性大腸炎に対する手術術式

べて切除する。直腸を残し回腸と吻合する方法や，回腸を折り返して便をた
める袋状の構造（回腸嚢）を作製し，肛門，あるいは肛門管につなぐ方法があ
る。2〜3 回に分けて手術を行う場合には，一時的に回腸人工肛門を造設し，
最終的に回腸人工肛門を閉鎖する。おもな術式は，次のとおりである❶（◎図
3-30）

　①**大腸全摘・永久的回腸人工肛門造設術**　古典的な術式で永久的な人工肛
門となる。高齢者や肛門機能不良の患者，進行下部直腸がん患者には現在で
も行われる。

　②**結腸全摘・回腸直腸吻合術（IRA）**　手術後の排便機能は良好であるが，
残存直腸の炎症の再燃の可能性がある。直腸の炎症が少ない限られた症例が
適応となる。

　③**大腸全摘・回腸嚢肛門管吻合術（IACA）**　直腸粘膜を一部残して肛門管
の上縁で回腸嚢と器械吻合する。全大腸（結腸直腸）切除・回腸嚢肛門吻合術
と比較し手技が容易で排便機能も良好であるが，炎症の可能性のある直腸粘
膜が一部残存する。

　④**大腸全摘・回腸嚢肛門吻合術（IAA）**　炎症の可能性のある直腸粘膜をす
べて切除し肛門と回腸嚢を手縫い吻合するため，根治性はよいが手技が複雑
で手術後の肛門機能に難点がある。

　従来は大腸全摘・永久的回腸人工肛門造設術がおもに行われていたが，近
年では大腸全摘・回腸嚢肛門（もしくは肛門管）吻合術などの自然肛門温存術
式にかわり，手術後の QOL が向上している。最近ではこれらの手術を腹腔
鏡下でも行う。回腸嚢によって，手術後は頻便の改善がみられる。

## 2　クローン病 Crohn disease

　原因不明で，10 歳代後半〜20 歳代の若い成人に好発する。口腔から肛門
までのすべての消化管が非連続性に全層にわたっておかされ，潰瘍や線維化
を伴う肉芽腫性炎症性疾患である。
●　**症状**　腹痛・下痢・下血・体重減少・発熱・貧血・肛門病変などを主訴
とする。病気が進行すると狭窄による腸閉塞症状，穿孔・大出血・瘻孔など

▭ NOTE
❶潰瘍性大腸炎に対する術
　式の略称
IRA：total colectomy
with ileorectal anas-
tomosis の略。
IACA：restorative
proctocolectomy
with ileoanal canal
anastomosis の略。
IAA：restorative
proctocolectomy
with ileoanal anasto-
mosis の略。

がみられる。そのほか，関節炎・アフタ性口内炎・結節性紅斑などの皮膚病
変，虹彩炎などの眼病変など，全身的合併症をきたしやすい。

● **診断**　若年者の原因不明の上記症状でクローン病を疑い，注腸造影検
査・小腸造影検査・大腸内視鏡検査で小腸や大腸の縦走潰瘍(●図3-31)，敷
石像や，病理所見での非乾酪類上皮細胞肉芽腫などで診断する(●表3-5)。
近年，アフタ様病変も本症の初期病変として注目されている。

　腸管の罹患部位によって，小腸型(L1)，大腸型(L2)，小腸大腸型(L3)，
上部病変(L4)に分けられている。特殊型として多発アフタ型，盲腸虫垂限
局型，直腸型，胃・十二指腸型などがある。

　治療に関連して，病気の活動性を判定することが重要で国際炎症性腸疾患
機構 International Organization for the Study of Inflammatory Bowel Disease(IOIBD)
の基準に従って判定する(●表3-6)。活動期とはスコア2点以上で赤沈値お
よび CRP の異常値を示すもので，寛解期とはスコア1〜0点で赤沈値および
CRP が正常化したものである。

● **治療**　栄養療法と薬物療法による内科的治療を原則とする。合併症をみ
とめた場合にだけ，外科的治療を行う。

　[1] **内科的治療**　成分栄養(ED)による経腸栄養や中心静脈栄養による栄養
療法を行う。また，5-ASA 製剤・ステロイド薬・免疫調節薬，抗菌薬など
による薬物療法で症状を抑え，栄養状態を改善し，炎症の再燃を予防する。
近年，抗 TNFα 抗体製剤も使用されている。

　[2] **外科的治療**　手術を施行しても再発率が高いため，愁訴の原因となっ
ている合併症に外科的処置を行い，患者の QOL を改善する。

　手術適応は，次のとおりである。

(1) 絶対的適応：内科的治療で改善しない腸閉塞・穿孔・急性腹膜炎・中毒
　　性巨大結腸症・大量出血では，準緊急手術を要する。がん合併例では，
　　待機手術を行う。

(2) 相対的適応：難治性狭窄，膿瘍，内瘻および外瘻，内科的治療無効例，

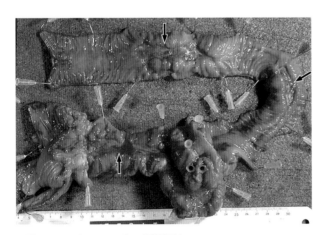

**●図3-31　クローン病の切除標本**
腸間膜側の縦走潰瘍がみられる(→)。

◎表3-5　クローン病の診断基準

| (1)主要所見 | A. 縦走潰瘍[1] <br> B. 敷石像 <br> C. 非乾酪性類上皮細胞肉芽腫[2] |
|---|---|
| (2)副所見 | a. 消化管の広範囲に認める不整形～類円形潰瘍またはアフタ[3] <br> b. 特徴的な肛門病変[4] <br> c. 特徴的な胃・十二指腸病変[5] |
| 確診例 | [1]主要所見のAまたはBを有するもの[6]。 <br> [2]主要所見のCと副所見のaまたはbを有するもの。 <br> [3]副所見のa，b，cすべてを有するもの。 |
| 疑診例 | [1]主要所見のCと副所見のcを有するもの。 <br> [2]主要所見のAまたはBを有するが潰瘍性大腸炎や腸管型ベーチェット病，単純性潰瘍，虚血性 <br> 　腸病変と鑑別ができないもの。 <br> [3]主要所見のCのみを有するもの[7]。 <br> [4]副所見のいずれか2つまたは1つのみを有するもの。 |

1)腸管の長軸方向に沿った潰瘍で，小腸の場合は，腸間膜付着側に好発する。典型的には4～5cm以上の長さを有するが，長さは必須ではない。
2)連続切片作成により診断率が向上する。消化管に精通した病理医の判定が望ましい。
3)消化管の広範囲とは病変の分布が解剖学的に複数の臓器すなわち上部消化管(食道，胃，十二指腸)，小腸および大腸のうち2臓器以上にわたる場合を意味する。典型的には縦列するが，縦列しない場合もある。また，3か月以上恒存することが必要である。なお，カプセル内視鏡所見では，十二指腸・小腸においてKerckring襞上に輪状に多発する場合もある。腸結核，腸管型ベーチェット病，単純性潰瘍，NSAIDs潰瘍，感染性腸炎の除外が必要である。
4)裂肛，cavitating ulcer，痔瘻，肛門周囲膿瘍，浮腫状皮垂など。「クローン病肛門疾患のすべて」を参考にし，クローン病に精通した肛門病専門医による診断が望ましい。
5)竹の節状外観，ノッチ様陥凹など。クローン病に精通した専門医の診断が望ましい。
6)縦走潰瘍のみの場合，虚血性腸病変や潰瘍性大腸炎を除外することが必要である。敷石像のみの場合，虚血性腸病変や4型大腸癌を除外することが必要である。
7)腸結核などの肉芽腫を有する炎症性疾患を除外することが必要である。
(厚生労働科学研究費補助金難治性疾患等政策研究事業「難治性炎症性腸管障害に関する調査研究」班(久松班)：令和4年度分担研究報告書. pp.32-33, 2023による)

◎表3-6　クローン病の活動性の判定

| | |
|---|---|
| 1. 腹痛 | 6. 腹部腫瘤 |
| 2. 1日6回以上の下痢，あるいは粘血便 | 7. 体重減少 |
| 3. 肛門部病変 | 8. 38℃以上の発熱 |
| 4. 瘻孔 | 9. 腹部圧痛 |
| 5. その他の合併症 | 10. Hb10g/dL以下 |

1項目1点として計算する。

　　肛門病変などが適応となる。

　複数回手術による腸管大量切除は，短腸症候群を引きおこす危険がある。そのため，できるだけ切除術を避け，切除が必要な場合でも，できるだけ小範囲切除を原則とする。狭窄に対しては，狭窄形成術を考慮する(◎図3-32)。

　外科手術後の再燃予防として，5-ASA製剤，免疫調節薬，抗TNFα抗体製剤が用いられる。

　肛門病変に対しては，膿瘍形成例には切開・排膿ドレナージを行い，痔瘻にはシートンseton法❶によるドレナージなどを行う。

---

**▢ NOTE**

**❶シートン法**
　瘻管にゴムや血管テープを通してドレナージをはかる方法である。クローン病の痔瘻は複雑痔瘻であることが多く，再発再燃がおこる可能性が高いため，肛門括約筋の損傷が少ないシートン法を行う。

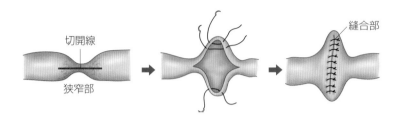

○図 3-32　**クローン病に対する狭窄形成術**
狭窄部を腸管の長軸方向に切開し，短軸方向に縫合して拡張する。

## 3　腸管ベーチェット病 intestinal Behçet disease

　ベーチェット病は，原因不明の口腔内アフタ・皮膚症状・眼症状・外陰部潰瘍を主症状とする慢性・再発性・全身性炎症性疾患であり，**腸管ベーチェット病**はその腸管病変である。ベーチェット病の約 15% に腸管ベーチェットがみられる。回盲部に好発し，下掘れ潰瘍などの病変を形成する。

●**症状**　腹痛・下痢・便通異常などがみられる。穿孔すると腹膜刺激症状を呈し，狭窄例では腸閉塞症状が出現する。

●**診断**　おもに前述の症状(部分的出現例あり)によって診断する。腸管ベーチェット病は，内視鏡検査などでの回盲部の境界明瞭な類円形の下掘れ潰瘍❶の所見で診断するが，急性虫垂炎やほかの非特異性腸疾患との鑑別診断も必要となる。そのほかのベーチェット病の副症状としては，関節炎・精巣上体(副睾丸)炎・血管系症状・中枢神経症状などもみられる。

●**治療**　5-ASA 製剤・抗コリン薬・ステロイド薬などの薬物療法や栄養療法を行う。穿孔・出血がみられる場合，または内科治療で改善しない腸閉塞に対しては手術を行う。

## 4　腸結核症 intestinal tuberculosis

　結核菌の感染による小腸・大腸の潰瘍を伴い，慢性の経過をとる肉芽腫性炎症性病変である。回盲部が好発部であり，輪状の潰瘍が特徴的で，病理組織学的には乾酪壊死を伴った類上皮肉芽腫が典型像である。

●**症状**　腹痛が最も多く，そのほか下痢・吐きけ・下血・発熱・腹部膨満感・体重減少・易疲労感などがみられるが，無症状例もある。

●**診断**　内視鏡下生検標本による結核菌の培養・組織像，チール-ネールゼン染色による菌の同定，PCR 法による結核菌 DNA の検出で確定診断が可能である。注腸造影検査・小腸造影検査・内視鏡検査によってみられる輪状潰瘍や瘢痕萎縮帯は，特徴的な所見である。クローン病を含むほかの炎症性腸疾患との鑑別診断が必要である。

●**治療**　活動性の場合には抗結核療法を行う。狭窄症状を繰り返す場合には，腸切除の適応となる。

￤NOTE
❶**下掘れ潰瘍**
　類円形の深くえぐれるような潰瘍である。

# 5 虫垂炎 appendicitis

　虫垂の化膿性炎症で，虫垂内腔の閉塞と腸内細菌による二次感染と考えられている。すべての年齢に発症するが，好発年齢は 10〜30 歳であり，男性に多い。一般には急性に経過するが，症例によっては慢性の経過をとるものもある。

　病理組織学的に，炎症の程度によって以下の 3 型に分けられている。

　1 **カタル性(単純性)虫垂炎**　虫垂は充血と軽度腫大を呈し，粘膜面には軽度の浮腫性腫脹・充血をみとめる。

　2 **蜂巣炎性(化膿性)虫垂炎**　虫垂には高度な充血と肥厚・腫大，膿の付着がみられ，粘膜面には膿の含有や偽膜の形成などをみる。

　3 **壊疽性虫垂炎**　虫垂は著しい腫脹を呈し暗赤調で，粘膜から壁全層にわたる壊死がみられ，内腔には膿性や暗血性の内容物をみる。壁はもろく破れやすくなり，穿孔をおこしやすい。

● **症状**　食欲不振，吐きけ・嘔吐，心窩部より右下腹部に移動する腹痛，発熱などが典型的な症状である。

● **診断**　臨床経過・腹部の圧痛などの理学的所見・血液検査所見・画像診断所見を総合的に判断して診断する。

　血液検査所見では，白血球増多・CRP 値の上昇・赤沈の亢進がみられる。腹部単純 X 線検査では，虫垂部の糞石や小腸の麻痺性ガス像などがみられる。

　最近では，腹部超音波検査や CT で虫垂の腫脹や周囲の膿瘍が同定でき，他の疾患の除外診断にも有用である。

　虫垂炎の診断に有用な他覚的(理学的)所見として，種々の圧痛点や徴候がある。これらの所見は虫垂の位置によって変化する可能性があるため，ラップ Rapp 四角形領域に存在する圧痛では虫垂炎を疑う(● 図 3-33)。

　1 **マックバーニー McBurney 圧痛点**　臍と右前腸骨棘を結ぶ外側 1/3 の点に圧痛をみとめる。

　2 **ランツ Lanz 圧痛点**　左右の上前腸骨棘を結ぶ線上右 1/3 の点に圧痛をみとめる。

　3 **反跳圧痛(ブルンベルグ Blumberg 徴候)**　回盲部を静かに圧迫し，急に手を離すと圧痛が著明になる。反跳圧痛は腹膜刺激症状の 1 つで，虫垂炎の

---

**column**　**虫垂炎と，いわゆる盲腸炎**

　虫垂炎は，18〜19 世紀ごろには盲腸炎や盲腸周囲炎とよばれていた。その後，フィッツ R. Fitz によって，本疾患の本態が虫垂に原発する化膿性炎症であることが明らかとなり，虫垂炎とよばれるようになった(1886 年)。現在でも俗に「盲腸」「盲腸炎」とよばれるのは，この歴史的呼称に由来するものである。

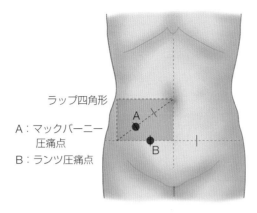

ラップ四角形

A：マックバーニー
　　圧痛点
B：ランツ圧痛点

◉図3-33　虫垂炎の圧痛点

早期には発現はなく病変の進行とともに著明になる。

　**4**　**筋性防御** muscular defense　腹壁が緊張した状態で，腹膜刺激症状の1つであり，炎症が腹壁に及んだ所見である。

● **治療**　症状が軽度で理学的所見に乏しい場合には，安静，絶食，抗菌薬の投与，補液などによる保存的治療で治癒する例が少なくない。

　保存的治療で軽快しない場合や蜂巣炎性（化膿性）虫垂炎もしくは壊疽性虫垂炎と診断した場合には，虫垂切除術を行う。手術は従来，腰椎麻酔で行っていたが，近年では全身麻酔下で腹腔鏡下に虫垂切除術を行っている施設も多い。切開は，病態や体型によって選択される。

　穿孔による腹膜炎や膿瘍形成がみとめられた場合には，手術後に盲腸周囲・ダグラス窩・横隔膜下・肝臓下などに膿瘍を形成することがあるので，腹腔内にドレーンの挿入を行う。炎症が高度な場合には，回盲部切除術を行うこともある。

# 6　腸閉塞症 intestinal obstruction

　なんらかの原因により，腸管内容物の肛門側への輸送が障害されることによって生じる病態を腸閉塞症という。

● **分類**　腸閉塞は，成因や腸管の循環障害の有無などによって分類される（◉表3-7）。

　まず，成因もしくは原因によって，大きく2つに分類される。がんなどの器質的な原因によって腸管内腔が閉塞され，通過障害が生じたものを**機械的腸閉塞** mechanical obstruction とよび，腹膜炎などによって腸管の運動が障害され，腸管内容物の停滞がみられるものを**機能的腸閉塞** functional obstruction と分類する。

　**1**　**機械的腸閉塞**　機械的腸閉塞は，腸管の循環障害を伴わない**閉塞性（単純性）腸閉塞**と循環障害を伴う**絞扼性（複雑性）腸閉塞**に分類される。絞扼性腸閉塞は，放置すると腸管の壊死を引きおこし重篤となる。

　**2**　**機能的腸閉塞**　機能的腸閉塞には，腹膜炎や腹部手術後，薬剤などが

◉表3-7　腸閉塞の分類

| 機械的腸閉塞 | ・閉塞性（単純性）腸閉塞<br>①腸管壁の器質的変化によって，内腔の狭窄ないしは閉塞をきたすもの<br>②腸管外の病変によっておこる圧迫・牽引などによる狭窄ないし閉塞<br>③異物による内腔狭窄ないし閉塞<br>・絞扼性（複雑性）腸閉塞 |
|---|---|
| 機能的腸閉塞 | ・麻痺性腸閉塞（イレウス，麻痺性イレウス）<br>・痙攣性腸閉塞 |

原因で腸管麻痺となった**麻痺性腸閉塞**（**イレウス** ileus，麻痺性イレウス paralytic ileus）と，腸管の非協調性運動亢進によって引きおこされる**痙攣性腸閉塞**とがある[1]。

◉ **症状**　腹痛，腹部膨満，嘔吐，排便・排ガスの停止が典型的な症状である。これらの症状は，腸閉塞の発症機転・部位・循環障害を伴うかどうかなどによって多彩である。

　１**腹痛**　閉塞性腸閉塞による腹痛は一般に間欠的で，徐々に疼痛が強くなりピークに達するとスーッと寛解する。しかし，絞扼性腸閉塞や腹膜炎による麻痺性腸閉塞では，痛みの発現が急激で高度・持続性である。

　２**腹部膨満**　拡張した腸管によって引きおこされ，拡張腸管の形状が確認できたり，腸管の蠕動運動の不穏がみられたりすることもある。小腸高位の閉塞では膨満が軽度で，大腸の閉塞では膨満は高度である。

　３**嘔吐**　閉塞した口側に貯留した内容物が嘔吐により体外に出る。そのため上部小腸の閉塞では早期に嘔吐の症状が発現し，下部では遅い。吐物の性状は，上部小腸の閉塞では胆汁を含み比較的清明で，下部小腸や大腸の閉塞では便臭を帯び混濁している。

　４**全身症状**　嘔吐や腸管内への水分の貯留によって，脱水症状になりやすい。絞扼性腸閉塞では，ショック症状を呈しやすい。

◉ **診断**　既往歴の聴取（腹部手術など），臨床経過（排便・排ガスの停止，腹痛の発現の仕方と程度，その他の症状），腹部の理学的所見（圧痛・聴診所見など），腹部単純 X 線撮影などの画像診断所見などで診断する。まずは，腸閉塞であることの診断をし，さらにそれが機械的なものか機能的なものであるか，腸管の循環障害を伴っているかどうかを判断することが重要である。

　腹部単純 X 線撮影での拡張した腸管像や，立位の撮影で出現する鏡面像（ニボー niveau）は，腸閉塞を示す重要な所見である（◉図3-34）。腸管の閉塞部位の推測には，小腸のケルクリング皺襞や大腸のハウストラ haustra などのガス像が参考になる。また，腸閉塞の場合には，嘔吐や腸管内への内容物の貯留や腸管の浮腫によって脱水状態になっているので，脱水の程度をバイタルサインや尿量などで診断する。これは，治療を行ううえでも重要である。

　腸雑音が金属音を呈する場合には機械的腸閉塞が疑われ，減少している場合には腹膜炎などによる機能的腸閉塞が示唆される。ブルンベルグ徴候や筋

NOTE

**❶腸閉塞とイレウス**

　従来，わが国では腸閉塞とイレウスを同義として用いることが多かった。

　しかし，欧米では，イレウスとは機能的腸閉塞の麻痺性腸閉塞のみをさし，従来の機械的腸閉塞はイレウスとよばれず，腸閉塞と呼称される。したがって，絞扼性イレウスとはよばず，絞扼性腸閉塞とよぶのが正しい。

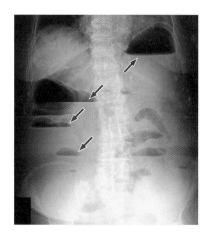

**◉図3-34　腸閉塞の腹部単純X線像（立位像）**
腸管内に貯留したガスと液体の境が鏡面像（ニボー）としてみられる（→）。

性防御などの腹膜刺激症状を呈する場合には，腹膜炎による機能的腸閉塞や循環障害が進行した絞扼性腸閉塞を疑う。

　腹部超音波検査やCTは，腸閉塞の診断とともにその原因診断や病態の把握に有用である。そのほか腸閉塞の原因診断には，注腸造影検査や後述するロングチューブ（イレウス管）からの小腸造影検査などが有用であるが，これらは腸閉塞の治療と併用して行う必要がある。

●**治療**　閉塞性腸閉塞には，禁飲食，輸液，閉塞部位の口側の減圧，抗菌薬の投与などの保存的治療を行う。脱水やショックの症状には，対応した治療を行う必要がある。

　口側腸管の減圧には，胃管やロングチューブ（イレウス管）などを使用する。

　絞扼性腸閉塞や汎発性腹膜炎による腸閉塞に対しては，緊急手術を行う。手術は，原因となる索状物の切離，腸切除術などが行われる。

　□1 **外科的治療**　保存的治療で改善しない腸閉塞に対しても外科的な治療を行うが，改善の程度や原因によって手術の時期や種類が選択される。閉塞性の癒着による腸閉塞では癒着剝離術が行われることが多く，必要に応じて腸切除術などが付加される。

　□2 **大腸がんによる腸閉塞**　大腸がんによる腸閉塞では，減圧後に根治術を行うが，保存的治療で閉塞が改善されない場合には，人工肛門や経肛門的

---

| **plus** | **手術後におこる腸管癒着** |
| --- | --- |

　手術後の腸閉塞の原因として最も多いのが，腸管の癒着である。腸管の癒着は，どのような開腹手術でも大なり小なりおこりうるが，腹腔内の癒着の状態によっては，腸管内腔が閉塞され腸閉塞を引きおこす。

　腸管癒着による腸閉塞は，手術後の経過年数にかかわらず発生し，腹腔鏡下手術では発生頻度が開腹術に比較して少ないとの報告がある。多くの場合は，閉塞性腸閉塞であるが，治療の経過中に循環障害を伴い絞扼性腸閉塞の状態に変化することがあるので，腹部所見を慎重に観察する必要がある。

減圧チューブ，メタリックステントによる減圧後に二期的に腸切除を行うこともある。

 **7 腹膜炎** peritonitis

**腹膜炎**とは，腹腔内臓器の炎症が続発的に腹膜に及んだ状態をいう。経過・原因・炎症の範囲などによって，①急性・慢性腹膜炎，②細菌性・非細菌性腹膜炎，③汎発性・限局性腹膜炎などに分けられる。臨床的に遭遇するのは，急性の腹膜炎が大部分である。術後縫合不全による合併症としての続発性腹膜炎も，これに含まれる。

## ■1 急性腹膜炎 acute peritonitis

急性炎症が腹膜に生じた病態である。原因のある臓器の近傍に腹膜の炎症が限局した**限局性腹膜炎**と，腹部全体に広がった**汎発性腹膜炎**とがある。多くの場合は，早急に外科的治療が必要なことが多い。

原因疾患としては，虫垂炎，胃・十二指腸穿孔，胆囊穿孔，腸管穿孔，大腸憩室炎，女性付属器炎などがある。化膿性腹膜炎の起炎菌としては，クレブシエラ *Klebsiella* 属などの腸内細菌が多いが，多くは混合感染である。

虫垂炎・大腸憩室炎・女性付属器炎などでは，限局性腹膜炎を呈することが多く，胃・腸管・胆囊などの内臓の穿孔によって内容物が漏出すると，腹膜全体の刺激・感染がおこり重篤な急性汎発性腹膜炎を生じやすい。

汎発性腹膜炎の状態が継続すると，脱水，電解質の不均衡，循環障害，ショックなどを引きおこすことが多く，菌血症から敗血症を併発して多臓器不全（MOF）に陥り重篤な経過をとることが多いため，緊急手術が必要である。

● **症状**　腹痛が主症状であるが，腹膜炎の原因疾患の種類によって腹痛以外の症状や発症の経過は多彩である。穿孔による腹膜炎では，急激に発症し高度な腹痛を呈する。多くの場合は炎症のため腸管の麻痺状態を伴い，腹部膨満などの麻痺性腸閉塞の症状を呈する。

全身的な症状としては，発熱・吐きけ・悪寒・ショック症状などが出現する。汎発性腹膜炎では，高度な腹痛のため呼吸は浅く，顔面は苦悶状となる。

● **診断**　臨床経過・腹部の理学的所見・血液検査所見・画像診断所見を総合的に，かつ迅速に診断する。

理学的所見としては，ブルンベルグ徴候や筋性防御などの腹膜刺激症状が診断に重要である。

血液検査所見では，白血球増多，CRP 値の上昇，赤沈の亢進などの炎症所見が発熱とともにみられる。腹部単純 X 線検査では，小腸の麻痺性ガス像や腹腔内の遊離ガス像などが出現する。腹腔内の遊離ガス像は，胸部単純 X 線撮影の立位像や腹部単純 X 線撮影の左側臥位像で横隔膜下の腹腔内遊離ガス free air（フリーエア）としてみられる（●図 3-35）。フリーエアは穿孔例すべてで出現するわけではないが，診断的意義が高い。

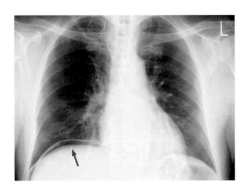

○**図3-35　穿孔性腹膜炎の胸部単純X線像（立位像）**
腹腔内遊離ガス（フリーエア）がみられる（→）。

　腹部CTは，腹腔内遊離ガスの診断能にすぐれており，腹部超音波検査とともに原因診断にも有用である。

　そのほか，腹腔穿刺による腹腔内貯留液の診断や，水溶性造影剤を使用した消化管造影なども診断に使用されることがある。

●**治療**　多くは手術的治療を必要とする。外科的治療を行う場合には，全身状態の改善を行いながら手術の準備を進める必要がある。憩室炎などによる限局性腹膜炎などでは，保存的治療が行われることがある。最近では，胃・十二指腸潰瘍の穿孔例でも，全身状態が安定し腹膜炎が限局している場合などには，保存的治療を行う場合がある。

　①**全身管理**　安静，絶食，輸液・輸血（必要に応じて），胃管の挿入，抗菌薬の投与，膀胱内バルーンカテーテルの挿入を行う。

　必要に応じて中心静脈カテーテルを挿入し，中心静脈圧の測定や栄養管理に使用する。

　②**外科的治療**　早期手術を行い，患者のリスクや状態によって種々の術式が選択される。穿孔例では，穿孔部の縫合閉鎖，周囲臓器による被覆や腸切除，場合によっては人工肛門造設などが行われる。腹膜炎の手術では，汚染部位の洗浄やドレナージは必須であるが，これらを行っても手術後に腹腔内膿瘍の形成や創部感染が発生することが多いので，術後管理にも注意が必要である。

### 2 　慢性腹膜炎 chronic peritonitis

　結核菌による慢性腹膜炎で，まれな疾患である。症状としては，腹痛・微熱・栄養障害・全身倦怠感などがみられ，診断にはツベルクリン反応やその他の結核の診断が有用である。

　抗結核薬による治療を行うが，通過障害などの症状がみられる場合には開腹手術による癒着剝離，場合によっては腸切除を行う。

## 8 　腸管ポリープ intestinal polyp

　ポリープ polyp とは，粘膜面にみとめられる限局性隆起性病変の臨床的な総称である。数が1個の場合にはポリープ，2個以上のものは多発性ポリー

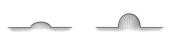

a. 山田Ⅰ型　　b. 山田Ⅱ型
（無茎性）　　（無茎性）

c. 山田Ⅲ型
（亜有茎性）

d. 山田Ⅳ型
（有茎性）

▷図 3-36　ポリープの肉眼型分類（山田分類）

プといい，100 個以上ある場合をポリポーシス polyposis とよぶ❶。

● **肉眼型分類**　茎を有する有茎性と茎をもたない無茎性のポリープ，その中間の亜有茎性のポリープに大きく分類される。

　ポリープの形態を表現する分類としては，山田分類（▷図 3-36）や「大腸癌取扱い規約」の早期がんの肉眼型分類が使用されている。

　小腸のポリープは非常にまれである。大腸のポリポーシスの一部として存在するものもある。

▭ NOTE
❶ポリープ
　ポリープという名称は，良性・悪性や組織学的な性状を規定するものではない。組織学的診断後には，組織学的診断名を用いる。

## 1 大腸ポリープ colonic polyp/polyps

　大腸のポリープは，小腸に比べてはるかに発生頻度が高く，がんとの関連がある腫瘍性ポリープと関連のない非腫瘍性ポリープとに分けられる。

● **組織学的分類**　組織学的に 4 種類に分類することができる。

　1 **腺腫 adenoma**　腫瘍性のポリープであり，2 cm をこえるとがんの合併率が高い。組織像によって，さらに腺管腺腫，腺管絨毛腺腫，絨毛腺腫の 3 つに分けられる。

　2 **炎症性ポリープ inflammatory polyp**　潰瘍性大腸炎やクローン病などの炎症により生じるポリープで，潰瘍の間に残存する正常粘膜が過剰再生して突出隆起したためポリープの形態をとったもので，偽ポリープともよばれる。一般的には，有茎性で非腫瘍性のポリープである。

　3 **化生性ポリープ metaplastic polyp（過形成ポリープ hyperplastic polyp）**
非腫瘍性のポリープで，白色調で小さく山田Ⅰ型を呈するものが多く，組織学的には大腸粘膜や上皮の過形成からなる病変である。高齢者の下部大腸に多くみられ，臨床的意義は少ない。

　4 **過誤腫性ポリープ hamartomatous polyp**　非腫瘍性ポリープで組織学的には過誤腫である。幼児・小児に好発する若年性ポリープが代表的で，大多数は単発で有茎性であり自然脱落することもある。

● **症状**　症状としては下血・血便が最も多いが，無症状の例も少なくない。最近では，便潜血反応陽性の 2 次検査で発見されることが多い。大きなポリープが先進部となり腸重積をおこしたり，直腸のポリープが肛門から脱出してくることもある。

● **診断**　直腸指診や肛門鏡・直腸鏡・大腸内視鏡・注腸造影検査などで診断される。確定診断には，生検による組織学的検査が必要である。

● **治療**　腫瘍性ポリープはがん化の可能性があるため，内視鏡的に粘膜切除術などの**ポリープ切除術（ポリペクトミー polypectomy）**を行うことが多い。

　内視鏡的な治療が困難もしくは不可能な場合には，経肛門的な切除や腹腔鏡下手術によって切除する場合もある。

　切除したポリープにがんが確認されても，粘膜内にがんが限局する粘膜内がん（Tis）や，がんが粘膜下層の"きわめて浅い層"までにとどまっており（T1a），かつ分化型のがんでは追加の外科的治療は必要ない。しかし粘膜下層の深部に及んだがん（T1b）では，追加のリンパ節郭清を伴う腸切除を考慮する❶。

　非腫瘍性ポリープは，症状がない限り治療の必要はない。

**NOTE**
❶ 壁深達度による分類は「⑩ 結腸腫瘍」の項を参照（●208ページ）。

## 2　大腸ポリポーシス polyposis of the colon

　大腸に 100 個以上のポリープが存在するものを**大腸ポリポーシス**とよび，がんとの関連がある腫瘍性ポリポーシスと，関連のない非腫瘍性ポリポーシス，さらに遺伝性・非遺伝性のポリポーシスに分類される（●表3-8）。

　大腸ポリポーシスには，大腸以外の部位のポリポーシスや骨腫，口唇の色素沈着，軟部腫瘍，中枢神経系腫瘍などの腸管外の合併症を有するものがあり，それらの特徴によって種々の症候群や疾患に分けられている。

● **ポリポーシスの種類**　代表的なものを解説する。

　**1 家族性大腸腺腫症** familial adenomatous polyposis（FAP）　腫瘍性ポリポーシスで，常染色体顕性遺伝（優性遺伝）性疾患である。原因遺伝子として *APC* 遺伝子が同定されている。大腸がんの合併は 20 歳を過ぎるころから急増し，放置すれば 100% がん化する。胃・十二指腸（とくに乳頭部），小腸ポリープ，デスモイド腫瘍，眼病変を合併しやすい。直腸のポリープがほとんどみられないものを非密生型，多いものを密生型といい，治療法を分けることもある。

　**2 ポイツ-ジェガース** Peutz-Jeghers **症候群**　胃・小腸・大腸のポリポーシスと口唇・手足の黒色色素沈着をみとめる。小腸ポリープの頻度が高く，多くは有茎性で腸重積をおこすことがある。常染色体顕性遺伝（優性遺伝）で

● **表3-8　大腸ポリポーシスの分類**

| 遺伝的分類 | 組織学的分類 | ポリポーシスの種類 |
|---|---|---|
| 遺伝性<br>（遺伝性消化管<br>ポリポーシス） | 腫瘍性（腺腫） | • 家族性大腸腺腫症（密生型・非密生型）<br>• ガードナー症候群<br>• ターコット症候群 |
| | 過誤腫性 | • ポイツ-ジェガース症候群<br>• 若年性ポリポーシス<br>• カウデン病 |
| 非遺伝性 | 炎症性 | • 炎症性ポリポーシス（潰瘍性大腸炎・クローン病など）<br>• リンパ濾胞性ポリポーシス（リンパ濾胞過形成・アフタ様大腸炎） |
| | 未分類 | • 化生性ポリポーシス<br>• クロンカイト-カナダ症候群など |

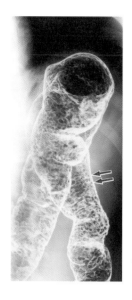

○図 3-37　家族性大腸腺腫症の注腸造影像
無数のポリープがみられる(→)。

ある。

[3] **若年性ポリポーシス** juvenile polyposis coli　比較的若年者にみられる遺伝性・過誤腫性のポリポーシス疾患である。

[4] **クロンカイト-カナダ** Cronkhite-Canada **症候群**　消化管ポリポーシスに脱毛，爪の萎縮，皮膚の色素沈着，消化管のタンパク質漏出，吸収障害を伴う非遺伝性疾患である。

● **症状**　症状としては下血・血便が最も多いが，ポリープによる腸重積で腹痛などの症状を呈することもある。

● **診断**　上部・下部の消化管内視鏡・造影検査で診断される(○図 3-37)。確定診断には生検による組織学的検査が必要である。合併病変診断のために皮膚・頭部・顔面などの視診・触診も重要である。

● **治療**　腫瘍性ポリープはがん化の可能性があるため，手術的な治療を行う。がん化がみられない場合には潰瘍性大腸炎の手術として行われる大腸全摘＋回腸嚢肛門(管)吻合術が施行される(○ 193 ページ，図 3-30)。非密性型のポリポーシスでは，結腸全摘＋回腸直腸吻合術が行われることもある。がんを合併した場合には，がん腫に対応した手術を付加する。

# 9　**小腸腫瘍** tumor of the small intestine

　小腸の腫瘍の頻度は，全消化管腫瘍の約 3〜6% 程度と低い。約 60〜70% が良性腫瘍と考えられている。発生部位は，トライツ靱帯に近い上部空腸とバウヒン弁に近い下部回腸に多い。

● **分類**　近年，消化管間質腫瘍(GIST)という概念が導入され，肉腫などの非上皮性腫瘍では分類がやや混沌としている。

[1] **良性腫瘍**　平滑筋腫・脂肪腫・血管腫・線維腫・腺腫などがある。

[2] **悪性腫瘍**　腺がん・肉腫などがみられ，肉腫のなかでは悪性リンパ腫

と平滑筋肉腫が多い。肉腫は回腸に多くみられる。

**③ 消化管間質腫瘍**　従来，平滑筋肉腫・神経鞘腫・神経線維腫などと診断されていた消化管の紡錘形細胞からなる間葉系腫瘍の総称で，免疫組織学的染色で CD117（c-Kit）陽性の腫瘍である。現在のところ腫瘍の大きさと核分裂像を良性・悪性の指標としている。

**④ カルチノイド carcinoid 腫瘍**　がん類似の組織像を有しているが異型度が低く，発育が緩慢で悪性度が低いものであることから carci（がん）noid（様）と命名された。多くは 1 cm 以下で悪性度は低いが，2 cm 以上で筋層に及んでいる腫瘍では悪性度が高い。

　組織学的には，腫瘍細胞内にセロトニンを含む好銀性反応❶陽性顆粒の存在が特徴的である。小腸のものは，多発性でしばしば肝臓などに転移をおこす。

**● 症状**　出血・腹痛・腹部膨満・腸閉塞・貧血・腸重積・腫瘤触知などがある。繰り返し腸閉塞症状を呈する例もある。

　カルチノイドでは，カルチノイド症候群といわれる発作性の皮膚の潮紅・下痢などの症状を呈する例もある。

**● 診断**　しばしば診断が困難である。小腸造影・腹部 CT・超音波検査・血管造影・ガリウム（Ga）シンチグラフィなどが使用される。最近では小腸内視鏡で診断されるようになった。消化管間質腫瘍やカルチノイドでは，免疫組織学的診断が有用である。

**● 治療**　症状のある例や悪性例では外科的切除が行われる。手術では腸切除を行うが，がんや肉腫ではリンパ節郭清も行う。根治切除不能例では腸吻合術（バイパス手術）を行うこともある。消化管間質腫瘍に対しては，最近 Kit チロシンキナーゼ阻害薬であるイマチニブメシル酸塩が使用される。

─ NOTE
❶好銀性反応
　試薬中の銀が分泌顆粒に付着する反応である。

# 10 結腸腫瘍 tumor of the colon

　結腸の腫瘍は，粘膜から発生する上皮性腫瘍と，粘膜下組織から発生する非上皮性腫瘍に分類される。上皮性腫瘍の代表的なものは，腺腫（ポリープ）とがんである。腺腫は良性腫瘍であるが，大きくなるとがん化するものもある（◐203 ページ）。

　非上皮性腫瘍は，粘膜下の間質組織や平滑筋から発生し，粘膜下腫瘍といわれる。おもなものは消化管間質腫瘍（GIST），平滑筋腫，脂肪腫，血管腫などがある。悪性の場合は肉腫とよばれる（◐表 3-9）。消化管間質腫瘍は良悪性の判別が困難な場合も多い。結腸の非上皮性腫瘍はまれであり，その治療はがんと同様に腸管の切除となる。

　**結腸がん**と**直腸がん**（◐212 ページ）を一括して，**大腸がん**と称する。本項では結腸がんについて述べる。

**● 疫学**　国立がん研究センターでまとめた最新がん統計によると，2020 年の大腸がん全体の死亡数は，肺がんについで第 2 位であり，男性では肺がん，胃がんについで 3 位，女性では第 1 位であった。大腸がんを結腸がんと直腸

○表 3-9　結腸腫瘍の種類

|  | 上皮性腫瘍 | 非上皮性腫瘍 |
|---|---|---|
| 良性腫瘍 | 腺腫 | 脂肪腫<br>血管腫<br>平滑筋腫　など |
| 悪性腫瘍 | がん | GIST<br>脂肪肉腫<br>平滑筋肉腫<br>悪性リンパ腫　など |

○表 3-10　結腸がんのおもな症状

| 発生部位 | 右側結腸（盲腸，上行結腸，右側横行結腸） | 左側結腸（左側横行結腸，下行結腸，Ｓ状結腸） |
|---|---|---|
| 症状 | 貧血<br>腹痛<br>腹部膨満<br>吐きけ・嘔吐<br>腫瘤触知<br>便通異常　など | 貧血<br>腹痛<br>腹部膨満<br>吐きけ・嘔吐<br>腫瘤触知<br>便通異常<br>下血<br>便柱狭小　など |

がんに分けると，結腸がんによる死亡数は，全体で 4 位（男性 4 位，女性 3 位）であった[1]。

　大腸がん全体の部位別の発生割合をみると，直腸が 37.1％ と最も高く，結腸では S 状結腸が 24.8％，ついで上行結腸 14.5％，横行結腸 8.8％，盲腸 7.4％，下行結腸 4.3％ となっている[2]。

● **症状**　早期の結腸がんでは，ほとんど特徴的な症状を示さない。進行すると，腫瘍の増大により便の通過障害をきたし，腹痛や腹部膨満感，吐きけ・嘔吐などの腸閉塞症状が出現する。ただし，右側結腸がんでは，便が水様性であるため，かなり進行してからでないと腸閉塞症状は出現しない。

　そのほかには，便が通過する際に腫瘍の表面から出血することにより，下血をみとめることもある。下血までいかなくても，じわじわ出血することによる貧血は，大腸がんの初期症状としてしばしばみられる。

　また，体外から直接腫瘍を触れる腫瘤触知，便秘と下痢を繰り返すなどの排便習慣の異常（交代性便通異常）がみられることがある。S 状結腸がんや直腸がんでは，便が細くなる便柱狭小がある（○表 3-10）。

● **診断**　無症状で検診を行うなどの場合は，便潜血検査が行われる。便潜血検査で陽性となった場合や，大腸がんを疑う症状がある場合は全大腸内視鏡検査が第一選択となる。内視鏡検査中に生検を行い，病理組織検査を行う。

　また，バリウムや水溶性造影剤を肛門から注入し透視を行う注腸透視検査も，手術術式の決定には重要である。

　リンパ節転移や遠隔転移の有無は，CT，MRI や FDG-PET，腹部超音波検査が有用である。

● **進行度**　大腸がんは粘膜から発生し，徐々に腸管壁内に浸潤しながら発育していく。大腸がんでは，浸潤が粘膜下層までにとどまるものを早期がん，それより深く浸潤しているものを進行がんという。大腸に隣接するほかの臓器に浸潤することもある（他臓器浸潤）。

　浸潤が進むにつれて，大腸壁内のリンパ管や毛細血管にがん細胞が入り込

1 ）国立がん研究センターがん情報サービス：最新がん統計. 2022-03-18（https://ganjoho.jp/reg_stat/statistics/stat/summary. html）（参照 2022-03-30）
2 ）大腸癌研究会：全国大腸癌登録調査報告書第 37 号. 2022（http://www.jsccr.jp/registration/pdf/Vol_37.pdf）（参照 2022-03-30）

み，腸管の外に運ばれ，転移がおこる。大腸がんの転移は，リンパ行性転移，血行性転移と，腫瘍が腸管の外側まで浸潤し，こぼれ落ちたがん細胞が腹腔内に着床して発育する播種がある。血行性転移は，肝臓への転移が最も多く，ついで肺が多い。脳・骨転移もまれではあるがみられる。

　腫瘍の浸潤の程度(深達度)，リンパ節転移の程度(転移リンパ節個数・転移部位)，遠隔転移の有無を総合してがんの進行度(ステージ)を決定する(◉表3-11)。

● 治療　結腸がんの根治治療は切除術である。早期がんの一部では内視鏡で粘膜を切除する内視鏡的粘膜切除術(EMR)や内視鏡的粘膜下層剝離術

◉表3-11　大腸がんの進行度分類

| 遠隔転移 | | M0 | | | | M1 | | |
| --- | --- | --- | --- | --- | --- | --- | --- | --- |
| | | | | | | M1a | M1b | M1c |
| リンパ節転移 | | N0 | N1<br>(N1a/N1b) | N2a | N2b, N3 | N に関係なく | | |
| 壁深達度 | Tis | 0 | | | | | | |
| | T1a, T1b | I | Ⅲa | | | Ⅳa | Ⅳb | Ⅳc |
| | T2 | | | Ⅲb | | | | |
| | T3 | Ⅱa | | | | | | |
| | T4a | Ⅱb | | Ⅲc | | | | |
| | T4b | Ⅱc | | | | | | |

**a. 壁深達度〔T〕**

| TX | 壁深達度の評価ができない。 |
| --- | --- |
| T0 | がんをみとめない。 |
| Tis | がんが粘膜内(M)にとどまり，粘膜下層(SM)に及んでいない。 |
| T1 | がんが粘膜下層(SM)までにとどまり，固有筋層(MP)に及んでいない。 |
| T1a | がんが粘膜下層(SM)までにとどまり，浸潤距離が 1000 μm 未満である。 |
| T1b | がんが粘膜下層(SM)までにとどまり，浸潤距離が 1000 μm 以上であるが固有筋層(MP)に及んでいない。 |
| T2 | がんが固有筋層(MP)まで浸潤し，これをこえていない。 |
| T3 | がんが固有筋層をこえて浸潤している。漿膜を有する部位では，がんが漿膜下層(SS)までにとどまる。漿膜を有しない部位では，がんが外膜(A)までにとどまる。 |
| T4 | がんが漿膜表面に接しているかまたは露出(SE)，あるいは直接他臓器に浸潤している(SI/AI)。 |
| T4a | がんが漿膜表面に露出している(SE)。 |
| T4b | がんが直接他臓器に浸潤している(SI/AI)。 |

**b. リンパ節転移〔N〕**

| NX | リンパ節転移の程度が不明である。 |
| --- | --- |
| N0 | リンパ節転移をみとめない。 |
| N1 | 腸管傍リンパ節と中間リンパ節の転移総数が 3 個以下。 |
| N1a | 転移個数が 1 個。 |
| N1b | 転移個数が 2～3 個。 |
| N2 | 腸管傍リンパ節と中間リンパ節の転移総数が 4 個以上。 |
| N2a | 転移個数が 4～6 個。 |
| N2b | 転移個数が 7 個以上。 |
| N3 | 主リンパ節に転移をみとめる。下部直腸がんでは主リンパ節および/または側方リンパ節に転移をみとめる。 |

**c. 遠隔転移〔M〕**

| M0 | 遠隔転移をみとめない。 |
| --- | --- |
| M1 | 遠隔転移をみとめる。 |
| M1a | 1 臓器に遠隔転移をみとめる。 |
| M1b | 2 臓器以上に遠隔転移をみとめる。 |
| M1c | 腹膜転移をみとめる。 |
| M1c1 | 腹膜転移のみをみとめる。 |
| M1c2 | 腹膜転移およびその他の遠隔転移をみとめる。 |

(大腸癌研究会編：大腸癌取扱い規約，第 9 版．p.10，11，15，19，金原出版，2018 による，一部改変)

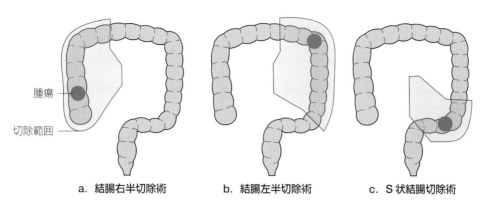

腫瘍

切除範囲

a．結腸右半切除術　　b．結腸左半切除術　　c．Ｓ状結腸切除術

◉**図 3-38　結腸がんの切除**
腫瘍が盲腸・上行結腸・右側横行結腸にある場合は結腸右半切除術，左側横行結腸・下行結腸の場合
は結腸左半切除術，Ｓ状結腸にある場合はＳ状結腸切除術がおもに選択される。

（ESD）で根治できるが，リンパ節転移の可能性があるものでは外科的切除術
が必要になる。遠隔転移がある場合は，転移臓器の切除が可能かどうかで根
治手術となるかどうかが分かれる。

　外科的切除術は，腫瘍の切除と転移の可能性があるリンパ節の切除術（リ
ンパ節郭清）が原則である。腫瘍の部位により，切除術を選択する（◉図 3-
38）。外科的切除術には，開腹して行う開腹手術と腹腔鏡を用いて行う腹腔
鏡下手術がある。

　外科的切除術でがんの遺残が疑われる場合は，術後に補助化学療法を追加
することもある。

# D　直腸・肛門の疾患

## 1　基礎知識

### 構造と機能

●**直腸**　**直腸**は，大腸の最も肛門側にあり，**直腸Ｓ状部**（RS），**上部直腸**
（Ra），**下部直腸**（Rb）に区分される[❶]。直腸Ｓ状部はＳ状結腸との移行部で
あり，およそ第 5 腰椎と仙骨の境界（岬角）から第 2 仙椎下縁の高さまでであ
る。上部直腸は直腸Ｓ状部に続く部位で，腹膜反転部（翻転部）までである。
下部直腸は，腹膜反転部から肛門管上縁までである。直腸Ｓ状部と上部直
腸の最外層は漿膜におおわれているが，下部直腸には漿膜は存在しない（◉
図 3-39）。

　直腸Ｓ状部と上部直腸は，下腸間膜動脈の最終枝である上直腸動脈から
の血流で養われており，下部直腸は内腸骨動脈の分枝である中直腸動脈，下
直腸動脈からの血流で養われている。直腸の前方には，男性では膀胱・前立

▭ NOTE
❶直腸にも関連する一部の
疾患については，C「小
腸・結腸・腹膜の疾患」で
取り上げた（◉183 ページ）。

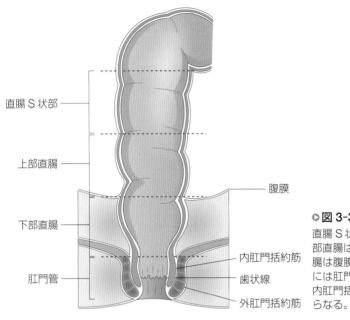

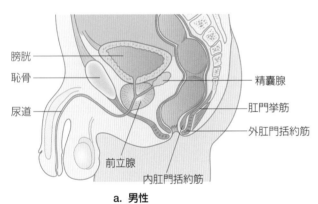

**a. 男性**

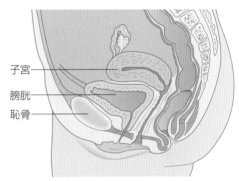

**b. 女性**

▶図 3-39 直腸の解剖
直腸Ｓ状部は岬角から第２仙椎下縁までである。上部直腸は第２仙椎下縁から腹膜反転部まで，下部直腸は腹膜反転部から肛門管上縁までである。肛門管には肛門括約筋があり，直腸の固有筋層が肥厚した内肛門括約筋と横紋筋である外肛門括約筋の２層からなる。

▶図 3-40 直腸の隣接臓器
男性では前方に膀胱・前立腺・精嚢・尿道が隣接する。女性では子宮・腟が前方に存在する。

腺・精嚢・尿道が隣接しており，女性では子宮・腟が隣接している（▶図3-40）。

● **肛門** **肛門**は，長さ約３cm の**肛門管**(P)を通して体外へ開口しており，便が排泄される。肛門管には，排便をつかさどる肛門括約筋がある。肛門括約筋は，直腸の固有筋層が肥厚した**内肛門括約筋**と，**外肛門括約筋**からなる（▶図3-39）。内肛門括約筋は平滑筋からなり不随意筋であり，外肛門括約筋は横紋筋からなり随意筋である。

肛門管の内面は，上部は粘膜でおおわれているが，下部は皮膚と同じ扁平上皮でおおわれている。両者の移行部は歯状線として観察される。痔核・痔瘻・裂肛は，肛門の３大疾患とよばれる（▶図3-41）。

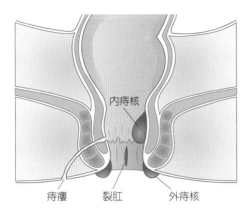

内痔核

痔瘻　　裂肛　　外痔核　　　▷図 3-41　肛門の 3 大疾患

# 2　**痔核** hemorrhoids

● 概念・症状　**痔核**（じかく）は，直腸，肛門の粘膜下あるいは皮下の静脈がうっ滞して腫大し，出血や疼痛を伴ったものである。一般にいぼ痔とよばれる。肛門管の内側にできる内痔核と肛門の皮下にできる外痔核がある。内痔核は歯状線の直腸側にできるが，徐々に大きくなり肛門から脱出する。外痔核は肛門外縁の皮下に血栓を形成したもので，疼痛を伴う。

● 治療　軽症の場合は便秘を避ける，肛門の清潔を保つ，あるいは薬物療法などの保存的治療で改善する。

　痔核が脱出した状態が増悪するような場合は，硬化療法，手術療法が選択される。硬化療法は痔核内に硬化剤を直接注入して，止血や痔核の縮小をはかる治療である。

　手術療法は**痔核結紮切除術**が基本となる。これは痔核に流入する血管を結紮し，痔核を切除する方法である。

# 3　**痔瘻** anal fistula

● 概念・症状　**痔瘻**（じろう）は，直腸と肛門周囲の皮膚の間に瘻孔（トンネル）ができる疾患である。瘻孔内に便が入り感染をおこすことで，肛門周囲膿瘍を引

| plus | 肛門疾患と鑑別が必要な疾患：毛巣洞 |
| --- | --- |

　毛巣洞は，皮膚の体毛が皮下に迷入して皮膚を刺激することにより瘻孔が生じ，そこで細菌感染がおこることによって腫脹や排膿が持続する疾患である。仙尾骨正中に好発し，中には毛髪を含んでいる。多毛の男性に好発する。

　肛門疾患ではないが，肛門周囲の皮膚にできるため，痔瘻との鑑別が必要になる。根治療法としては毛巣洞を切除することであるが，感染を伴った場合は切開排膿のみを行うこともある。

きおこす。肛門周囲膿瘍は肛門周囲の疼痛，腫脹，発熱を呈する。

● 治療　痔瘻の治療には，瘻孔を開放する切開開放術，瘻孔にゴムテープなどの異物を通し，ゴムの力でゆっくり瘻孔を切除する**シートン手術**，肛門括約筋を温存して瘻孔をくり抜く**肛門括約筋温存術**がある。

　肛門周囲膿瘍を併発した場合は抗菌薬などの保存的治療を第一選択とし，改善がみられない場合は，外科的に切開排膿を行う。

# 4　裂肛 anal fissure

　**裂肛**は，肛門管の皮膚が裂けてしまった状態で，硬便を無理に排泄しようとしたり，勢いよく出る下痢で肛門に負担がかかったりすることによって生じる。一般に切れ痔とよばれる。症状は排便時の疼痛と出血で，保存的に治療を行うことがほとんどである。

　肛門括約筋の過緊張により，排便のたびに肛門が切れる場合は，括約筋を切開し緊張をとる**側方内括約筋切開術**を施行することもある。

# 5　直腸脱 rectal prolapse

　直腸脱は肛門から直腸が脱出する疾患で，肛門疾患のなかでは比較的まれではあるが，高齢患者に多い。直腸壁の全層が重積状態で肛門外へ脱出する完全直腸脱と，直腸粘膜のみが脱出する不完全直腸脱に分けられる。

● 症状　直腸の脱出による不快感のみならず，粘血便，テネスムス（しぶり腹），便秘あるいは便失禁などの排便障害を伴うことが多い。

● 診断　肛門から直腸粘膜の脱出をみとめる。脱出した直腸粘膜の同心円状のヒダをみとめれば，直腸脱と診断できる。

● 治療　直腸脱に対する治療法は手術療法がおもに選択される。しかし，決定的で有効な手術法は確立されていない。

　手術法は会陰からアプローチする方法と腹腔内からアプローチする方法がある。会陰からアプローチする手術は，肛門管の縫縮により腸管の脱出を防止する術式，脱出腸管の短縮を目的とした術式などがある。一方，腹腔内からアプローチする手術では，直腸の挙上と固定を目的とした方法がおもに行われる（●表3-12）。

# 6　直腸がん rectal cancer

● 疫学・特徴　直腸がんは大腸がんに含まれる（●206ページ）。直腸の粘膜表面から発生する悪性腫瘍であり，全大腸がんの40％近くが直腸がんである。

　直腸がんは結腸がんと違い，その進展の仕方には大きな特徴がある。直腸は周辺の臓器と近接しており，また下部直腸では漿膜を有しないために，周辺臓器へ浸潤しやすい。また肛門に近いために，外科的切除においては排便機能の温存が大きな課題となる。

○表3-12　直腸脱のおもな手術法

| 経会陰的手術 | 経腹腔手術 |
|---|---|
| 1)肛門管の縫縮を目的とする手術 | 1)直腸の挙上・固定を目的とする手術 |
| ・パークス法：括約筋縫縮<br>・チールシュ法：テフロンなどによる肛門管縫縮 | ・キュンメル法：直腸の単純固定<br>・リプスタイン法：直腸前面から仙骨前面にメッシュ固定<br>・ウェルズ法：直腸側面・後面と仙骨前面をメッシュ固定 |
| 2)余剰粘膜・脱出腸管の短縮を目的とする手術 | 2)深くなった直腸膀胱窩・直腸腟窩の閉鎖を目的とする手術 |
| ・ガント-三輪法：直腸粘膜結紮による短縮<br>・デロルメ法：直腸粘膜切除・筋層縫縮 | ・モシュコウィッツ法：直腸膀胱窩・直腸腟窩の縫合閉鎖 |
|  | 3)骨盤底の補強を目的とする手術 |
|  | ・ロスコー-グレーアム法：骨盤底の補強 |

● **症状**　結腸がん同様，早期では特徴的な所見に乏しい。進行直腸がんで出やすい症状は，貧血，下血・血便，便柱狭小，テネスムス，腹部膨満，腹痛などがある。

● **診断**　結腸がんと同様であり，無症状で検診を行うなどでは便潜血検査が第一選択となる。有症状あるいは便潜血検査で陽性の場合は，内視鏡検査を行う。

　直腸がんは周辺の臓器と近接しており，また下部直腸では漿膜を有しないことから，隣接する臓器への直接浸潤の有無を判断することが重要である。周辺臓器への浸潤の有無は，MRIやCTなどで行う。リンパ節転移や遠隔臓器への転移の有無は，CT，MRI，FDG-PET，腹部超音波検査などで行う。

● **進行度**　直腸がんの進行度は結腸がんと同様である(○207ページ)。

● **治療**　外科的切除術は肛門機能の温存の有無により，**肛門温存手術**と**肛門非温存手術**に大別される。肛門機能温存の可否は，おもに腫瘍の位置による。すなわち，腫瘍から十分な距離をとって切除でき，かつ肛門括約筋が温存可能な場合は肛門温存手術が可能であるが，腫瘍を切除するために肛門括約筋を切除する必要がある場合は，肛門非温存手術となる。肛門非温存手術を施行する場合は，腸の断端を下腹部の腹壁から直接体外に出す人工肛門の造設が必要となる。

　肛門温存手術の代表的な手術は**直腸低位前方切除術**であり，肛門非温存手術の代表的なものは**腹会陰式直腸切断術**である(○図3-42)。いずれも開腹手術もしくは腹腔鏡下手術で行われるが，近年ではロボット支援腹腔鏡下手術で行われることも多くなってきた。

　結腸がん同様，手術では腫瘍の切除とリンパ節郭清が行われる。ただし，下部直腸がん手術におけるリンパ節郭清では，結腸がんと違い，下腸間膜動脈からだけではなく，内腸骨動脈からも栄養されているため，内腸骨動脈領域のリンパ節(側方リンパ節)も郭清する必要がある。

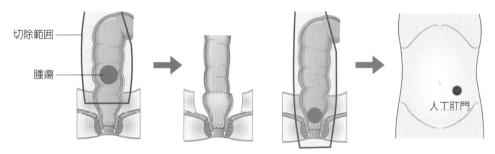

a. 直腸低位前方切除術　　　　b. 腹会陰式直腸切断術

◯図3-42　直腸がんの手術術式
腫瘍の部位により，肛門括約筋を温存できる場合は直腸低位前方切除術を施行する。肛門括約筋が温存できない場合は肛門非温存手術である腹会陰式直腸切断術を選択する。

# E　ヘルニア

## 1　基礎知識

● 定義　**ヘルニア** hernia とは，臓器または組織の全体あるいは一部が，体壁や体内の組織のすきまを通って本来の場所から脱出する状態をよぶ。ヘルニアは身体のいたるところで発生するが，本項では成人の腹部のヘルニアについて述べる。

### 1　ヘルニアの構成

　ヘルニアは原則として，①**ヘルニア門** hernia orifice，②**ヘルニア内容** hernia contents，③**ヘルニア嚢** hernia sac，④**ヘルニア被膜** hernia coverings より構成される（◯図3-43）。

　腹部のヘルニアでは，一般的にヘルニア内容は腹腔臓器で，ヘルニア嚢は腹膜となるが例外もある。たとえば膀胱ヘルニアでは，膀胱が腹膜におおわれることなく鼠径部から脱出することが多い。また滑脱型ヘルニア（後述）では結腸などがヘルニア嚢に入り込むのではなく，後腹膜の固定部ごとヘルニア門から滑り出すように脱出する。

### 2　ヘルニアの分類

　発生部位・状態・発生機序・内容などで分類される。

#### ◆　発生部位による分類

　**外ヘルニア** external hernia と**内ヘルニア** internal hernia とに大別される。外ヘルニアは腹腔外に，内ヘルニアは腹腔内にヘルニア内容が脱出する。

　外ヘルニアで最も多いのが**鼠径部ヘルニア**で，ヘルニア門の位置により**外鼠径ヘルニア，内鼠径ヘルニア，大腿ヘルニア**に分けられる（◯219ページ，

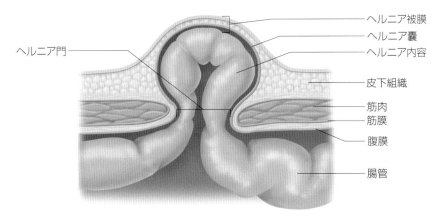

◉図 3-43　ヘルニアの構成

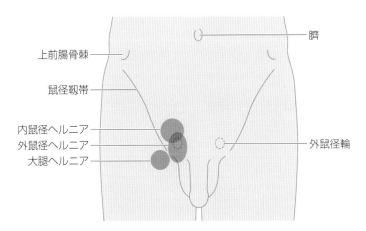

◉図 3-44　鼠径部ヘルニアの体表所見

図 3-49）。典型的な鼠径部ヘルニアの体表所見は◉図 3-44 に示すとおりであるが，臨床的には区別が困難な場合もある。そのほかに，臍ヘルニア，腹壁ヘルニア（腹壁瘢痕ヘルニア・白線ヘルニア・半月状線〔側腹壁〕ヘルニア），骨盤部ヘルニア（閉鎖孔ヘルニア・会陰ヘルニア・坐骨ヘルニア），腰ヘルニア lumbar hernia がある。

　内ヘルニアは，いずれもまれなものであるが，傍十二指腸ヘルニア・腸間膜裂孔ヘルニア・ウィンスロー孔ヘルニア・大網ヘルニア・盲腸周囲ヘルニア・S 状結腸間膜窩ヘルニア・子宮広間膜裂孔ヘルニア・肝鎌状間膜裂孔ヘルニアなどがある。

### ◆ 状態による分類

　ヘルニア内容がもとに戻せるかどうかで**還納性ヘルニア** reducible hernia と**非還納性ヘルニア** irreducible hernia に分けられる。膨隆以外に疼痛や腸閉塞などの急性症状を伴うものを**嵌頓ヘルニア** incarcerated hernia，さらに嵌頓臓器の血流障害を伴うものを**絞扼性ヘルニア** strangulated hernia という。血流障害に陥った臓器は，緊急手術で外科的切除を要する。

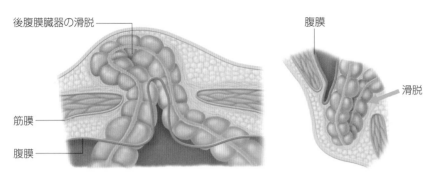

後腹膜臓器の滑脱

腹膜

滑脱

筋膜

腹膜

○ **図3-45 滑脱型ヘルニア**

腸壁の一部が嵌頓したものを**リヒターヘルニア** Richter hernia（腸壁ヘルニア）という。腸閉塞を伴わないため診断に難渋することがある。

そのほか，再発（性）ヘルニア，両側（性）ヘルニア，巨大ヘルニアなどの名称も用いられる。

### ◆ 発生機序による分類

多くのヘルニアでは壁側腹膜でできたヘルニア嚢の中に臓器が脱出するが（○215ページ，図3-43），後腹膜の臓器などがヘルニア門を通して滑り出すように脱出することがあり，これを**滑脱型ヘルニア** sliding hernia とよぶ（○図3-45）。外鼠径ヘルニアでは *de novo* 型ヘルニアとも称される。

### ◆ ヘルニア内容による分類

膀胱および尿管がヘルニア内容となる場合に膀胱ヘルニアおよび尿管ヘルニアとよぶことがあるが，その他の内臓に対して脱出臓器でよぶことはない。

## 3 診断

典型的な鼠径ヘルニアは，立位や，腹圧をかけた状態（咳や努責）で鼠径部が膨隆し，仰臥位で還納され，理学的所見だけで診断がつく（○215ページ，図3-44）。初期には鼠径靱帯の頭側（上方）が膨隆するが，大きくなると陰嚢が腫脹する。

典型的な所見を示さず，他の疾患が鑑別にあがる場合や，再発例では画像診断を考慮する。腹部超音波検査は簡便で，体位変換により病態が把握できるため有用である。CT や MRI では腹臥位で撮影する。腹腔内に造影剤を注入して造影するヘルニオグラフィでは，ヘルニア門・ヘルニア嚢・ヘルニア内容の解剖学的関係が明確となる。造影 CT は，臓器の血流を評価できるため，嵌頓している場合に絞扼性腸閉塞などの診断に役だつ。

## 4 治療

小児の鼠径ヘルニアは自然治癒することもあるが，成人では手術以外に治療法はない。良性疾患であり，絞扼性ヘルニア以外は手術適応は相対的であ

る。手術によって得られるメリットとリスクのバランスが重要である。症状が軽微な場合，慎重な経過観察は選択肢の1つとなる。

　手術は，脱出臓器を腹腔内に還納し，ヘルニア門を閉鎖することが基本となる。閉鎖方法は，2000年以前は縫合閉鎖が一般的であったが，現在は再発率が低く疼痛も少ないメッシュを用いた**テンションフリー法**が主流である。鼠径部を切開して前方からアプローチする鼠径部切開法と，腹腔鏡を用いてヘルニア門の内側からアプローチする腹腔鏡下手術に大別される（◉図3-46）。

　テンションフリー法はメッシュを置く場所やその置き方で分けられる。

　置く場所によって，ヘルニア門の腹腔側に置く**インレイ（アンダーレイ）-メッシュ**，腹側に置く**オンレイ-メッシュ**，両側に置く**バイレイヤー-メッシュ**に分けられる。また，ヘルニア門にプラグ型のメッシュを留置しさらにオンレイ-メッシュをかぶせる**プラグ-メッシュ**や，臓器が癒着しないような処理を施したメッシュを腹腔内に留置してヘルニア門をふさぐ腹腔内**オンレイ-メッシュ（IPOM）**がある（◉図3-47）。IPOMは，腹壁瘢痕ヘルニアの手術でしばしば用いられる。

　鼠径ヘルニアでは，メッシュを腹壁の上側に置く**リヒテンシュタイン法**が代表的である。インレイ-メッシュでは，内部でメッシュが展開しやすいように形状記憶リングのついたメッシュを用いる**クーゲル**Kugel**法（ダイレクトクーゲル法）**が代表的である。バイレイヤー-メッシュではプロリーン®ヘルニアシステム（PHS）やウルトラプロ®ヘルニアシステム（UHS）が広く行われている[❶]。腹腔鏡下手術は近年実施数が増えているが，技術的に難易度が高いとされる。

　臓器が嵌頓している場合には，まず用手的整復により還納を試みる。還納後に血流障害により壊死する場合や**偽還納**（◉図3-48）となる場合もあるため，還納後も慎重な経過観察が必要である。

　腸管切除等の汚染手術などでメッシュが使用できない場合などに，従来行われていた組織縫合法（非メッシュ法）が行われることもあるが，近年その実施数は激減している。

─ NOTE
❶これらのヘルニアシステムは，腹腔前腔を補強するアンダーレイパッチと鼠径管を補強するオンレイパッチの2枚のメッシュと，それらを接続するコネクターが一体となっている。

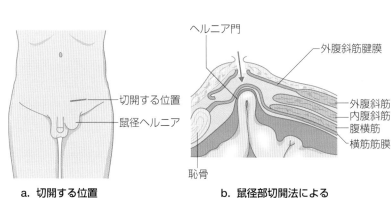
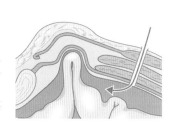

ヘルニア門
外腹斜筋腱膜
外腹斜筋
内腹斜筋
腹横筋
横筋筋膜
恥骨
切開する位置
鼠径ヘルニア

a. 切開する位置　　　b. 鼠径部切開法による前方アプローチ　　　c. 腹腔鏡による後方アプローチ

◉**図3-46　切開する位置とアプローチ方法**

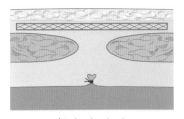

**a. オンレイ-メッシュ**
ヘルニア門の腹側にメッシュを留置する。

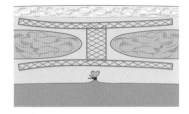

**b. バイレイヤー-メッシュ**
ヘルニア門の内と外に展開するメッシュが中央で連結した形のメッシュを使用する。

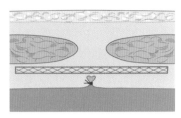

**c. インレイ(アンダーレイ)-メッシュ**
ヘルニア門の腹腔側の腹膜前腔にメッシュを留置する。

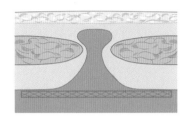

**d. 腹腔内オンレイ-メッシュ(IPOM)**
臓器が癒着しないような処理を施したメッシュを腹腔内に留置してヘルニア門をふさぐ。

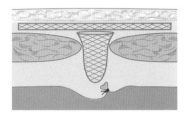

**e. プラグ-メッシュ**
ヘルニア門にプラグ型のメッシュを留置しさらにオンレイ-メッシュをかぶせる。

◐ **図 3-47 メッシュの留置位置**

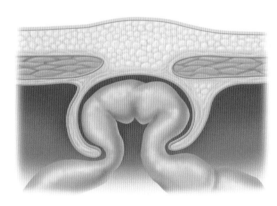

◐ **図 3-48 偽還納**
腸管がヘルニア門に絞扼されたまま,ヘルニア嚢とともに腹膜前腔に戻る。

# 2 成人の腹部にみとめられる代表的なヘルニア

## 1 鼠径部ヘルニア groin hernia

俗に脱腸とよばれるが,必ずしも腸が出ているとは限らない。

□1 **外鼠径ヘルニア** external(or indirect)inguinal hernia 下腹壁動静脈の外側にある内鼠径輪をヘルニア門とし,鼠径管を通って間接的に鼠径部に脱出してくるため**間接ヘルニア** indirect hernia ともよばれる(◐図3-49)。腹部のヘルニアでは最も頻度が高い。腹膜鞘状突起の開存が原因となる通常のヘルニアと,後腹膜臓器が内鼠径輪から滑脱する滑脱 de novo 型に大別される。

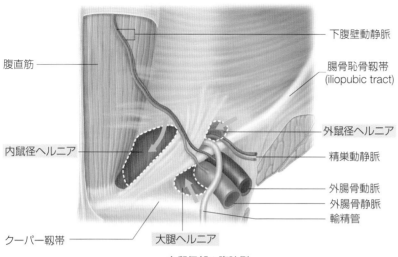

a. 右鼠径部の腹腔側

下腹壁動静脈

腹直筋

腸骨恥骨靱帯
(iliopubic tract)

外鼠径ヘルニア

精巣動静脈

内鼠径ヘルニア

外腸骨動脈

外腸骨静脈

輸精管

クーパー靱帯

大腿ヘルニア

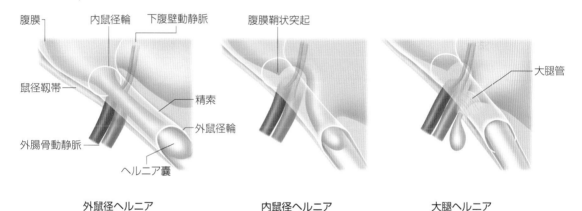

腹膜　内鼠径輪　下腹壁動静脈　　　腹膜鞘状突起　　　　　　　　　　　大腿管

鼠径靱帯

精索

外鼠径輪

外腸骨動静脈

ヘルニア嚢

外鼠径ヘルニア　　　　　　　内鼠径ヘルニア　　　　　　大腿ヘルニア

b. 鼠径部ヘルニアの体表から見た模式図(右鼠径部)

◉図 3-49　鼠径部ヘルニアの模式図

　②**内鼠径ヘルニア** internal(or direct)inguinal hernia　下腹壁動静脈の内側の鼠径管後壁をヘルニア門とし，直接鼠径部に脱出してくるため**直接ヘルニア** direct hernia ともよばれる(◉図3-49)。加齢や種々の原因による組織の脆弱化を背景として，慢性的な腹圧の亢進(咳嗽・便秘・職業など)が誘因となる。

　③**大腿ヘルニア** femoral hernia　大腿輪(腸骨恥骨靱帯 iliopubic tract とクーパー靱帯との間で外腸骨静脈の内側)をヘルニア門とし，大腿管を通って脱出し，鼠径靱帯の尾側(下方)が膨隆する(◉図3-49)。大腿輪が小さいため嵌頓で発症することが多い。高齢の経産婦に多くみられる。

## ② 臍ヘルニア umbilical hernia

　いわゆる「でべそ」で，小児の**臍ヘルニア**は95％が1歳までに自然治癒するが，成人では自然治癒は期待できない。肥満や腹水貯留，多産などが誘因となる。

　治療法は手術である。従来から行われているヘルニア門の単純閉鎖では少

なからず再発がみられるため，より再発リスクの少ないメッシュを用いた治療が普及しつつある。

## 3 腹壁ヘルニア ventral hernia

1 **腹壁瘢痕ヘルニア** 多くの場合，手術後の創部で皮下の筋膜縫合部が離開することで生じる。創感染，ドレーン挿入部などが誘因となる。患者因子では，糖尿病・透析・ステロイド使用・喘息(咳嗽)・肥満・栄養障害などが危険因子となる。

一般にヘルニア門は大きいことが多く嵌頓のリスクは低い。臨床的に明らかなヘルニア以外に筋膜縫合部に沿って小さな脆弱部が併存する，いわゆるスイスチーズ様ヘルニア❶を伴っていることがある。膨隆以外に症状がない場合は経過観察可能であるが，嵌頓を繰り返すもの，整容的な問題をもつもの，排便・排尿機能障害の原因となるものについては，手術を検討する。

術式は，ヘルニア門の小さなものでは単純閉鎖が行われるが，近年では再発率の低いメッシュを用いた術式が広く用いられる。腹腔鏡下手術では，腹腔内からヘルニア門をメッシュで直接被覆する腹腔内オンレイ-メッシュ(IPOM)や，筋膜を閉鎖してからメッシュで被覆する術式(IPOM-Plus)が用いられることが多い。腹腔鏡下に腹直筋後面の層を剝離してメッシュを留置する eTEP 法も近年施行数が増加している。

2 **白線ヘルニア** 白線ヘルニアは，上腹部正中の白線の間隙より内臓や腹膜前脂肪が脱出するヘルニアで，正中腹壁ヘルニア，上腹壁ヘルニアともよばれる。白線部の脆弱化，腹腔内圧の亢進，外傷などの外力により発生すると考えられている。ヘルニア門が小さく白線部の腱膜が健常であれば一期的縫合閉鎖も可能であるが，メッシュを用いた修復術のほうが再発率は低いとされる。

3 **半月状線ヘルニア** 半月状線ヘルニアは，側腹壁ヘルニアともよばれ，腹直筋鞘の外側縁に発生する。高齢女性にみられるがまれな病態である。

## 4 骨盤部ヘルニア pelvic hernia

閉鎖孔ヘルニア・坐骨ヘルニア・会陰ヘルニアがあり，いずれもまれな病態である。このなかで，閉鎖管の入口部をヘルニア門とする閉鎖孔ヘルニアは相対的に多く，高齢のやせ形女性に好発し，しばしば消化管の嵌頓として発症する。坐骨孔ヘルニアは大坐骨孔もしくは小坐骨孔をヘルニア門とするヘルニアである。会陰ヘルニアのほとんどは腹会陰式直腸切断術や骨盤内臓全摘術後に発生し，骨盤底から会陰部に臓器が脱出する。

## 5 内ヘルニア internal hernia

内ヘルニアには，盲嚢のような正常な部位に腸管などが嵌入するものと，腹膜窩や異常裂孔など通常はみられない(あるいは頻度の少ない)腹腔内の陥凹や裂孔に内臓が嵌入するものがある。また，胃切除などのルーワイ Roux-en-Y 再建後に特有の病態で，挙上空腸と横行結腸間膜の間隙(ピーターセン

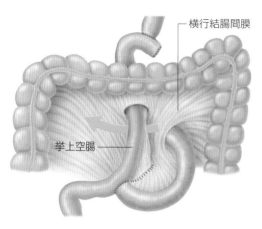

─ 横行結腸間膜

挙上空腸 ─

◉図 3-50　ピーターセン孔を
　　　　　通る内ヘルニア

孔 Petersen's defect）をヘルニア門として小腸が陥入した内ヘルニアはよく知
られた内ヘルニアの１つである（◉図 3-50）。

# F　肝臓・肝外胆道系の疾患

## 1　基礎知識

### 1　構造

#### ◆ 肝臓の構造

●**肝臓の区分**　**肝臓** liver は人体のなかで最大の実質臓器であり，健常成人
におけるその重量は 900〜1,500 g（平均約 1,200 g）である。大部分は右横隔膜
<ruby>穹<rt>きゅう</rt></ruby> <ruby>窿<rt>りゅう</rt></ruby> 部直下に位置し，胸壁におおわれ，下方は右腎・横行結腸と接する。
　外科的解剖では，肝臓を脈管支配から大きく左葉と右葉に区分する。左葉
と右葉の境界は**カントリー** Cantlie **線**（または**レックス** Rex **線**）とよばれ，胆
嚢窩と下大静脈とを結ぶ線である。さらに左葉は鎌状間膜で外側区と内側区
に，右葉は右肝静脈で前区と後区に分けられ，尾状葉と合わせて計５区域に
分類される。
　またクイノー Couinaud は，肝臓を尾側からみて，尾状葉を含めて反時計
回りにⅠ〜Ⅷの順に８亜区域 segment に分けた（**クイノーの分類**）。これが肝
区域解剖の基本となっている（◉図 3-51）。
●**肝臓の血管**　肝臓には**肝動脈**と**門脈**の２種類の流入血管があり，胆管と
ともに肝十二指腸間膜内を通って肝門で分岐する。肝内ではグリソン Glisson
鞘とよばれる結合織内を走行するため，３者をグリソン系脈管という。肝臓
に流入した血管は，肝内微小循環である類洞を通って中心静脈にいたり，主
として左・中・右の３本の肝静脈に集められて，横隔膜直下で下大静脈に流

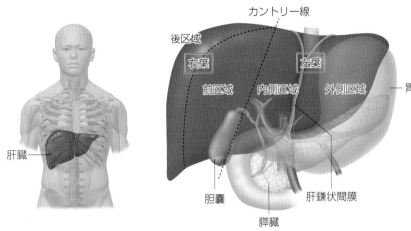

a. 肝臓の位置と全景

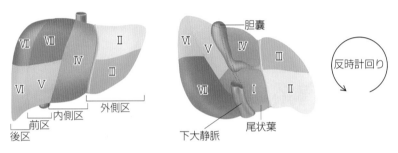

b. クイノーの分類

○図 3-51　肝臓の全景と区分

出する（○図 3-52）。

### ◆ 胆囊の構造

　胆囊 gallbladder は，西洋ナシ型をした壁の薄い容積 30～50 mL の袋であり，底部・体部・頸部の 3 部に区分される。体部から頸部への移行部にある囊状部分は，**漏斗部**または**ハルトマン** Hartmann **窩**とよばれ，ここにしばしば結石が嵌頓する。頸部はくびれて**胆囊管**に移行し，総肝管と合流する。胆囊管は通常太さ 2～3 mm，長さ 2～4 cm で，内腔にはらせん状の粘膜ヒダ，すなわちハイスター Heister 弁（らせん弁）を形成し，これが胆汁の出入りを調節している（○図 3-53）。

● **胆囊壁の種類**　胆囊壁は粘膜・筋層・漿膜下層・漿膜の 4 層からなり，粘膜筋板を欠く。粘膜は単層円柱上皮でおおわれ，しばしばロキタンスキー-アショッフ洞 Rokitansky-Aschoff sinus（RAS）とよばれる壁内への憩室様陥凹を有し，臨床的には抵抗減弱部とされている[1]。

### ◆ 胆管の構造

● **胆管の区分**　肝外胆管のうち，左右肝管が合流してから胆囊管と合流する部位（三管合流部）までを**総肝管**，そこから十二指腸乳頭部までを**総胆管**と

□ NOTE
[1] ロキタンスキー-アショッフ洞が筋層から漿膜下層にかけて増生し，壁が肥厚した病態が，胆囊腺筋腫症（アデノミオマトーシス）である（○247 ページ）。

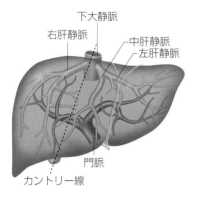

◉図 3-52　門脈と肝静脈の関係

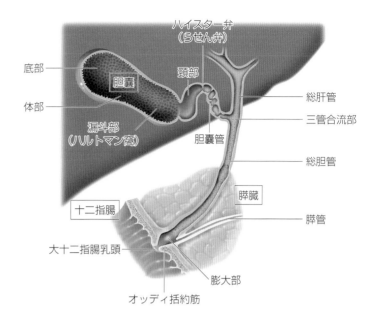

◉図 3-53　胆嚢と肝外胆道系

よび，それぞれの長さは約 4 cm および約 8 cm である（◉図 3-53）。

　総胆管径は約 6〜7 mm で，10 mm をこえると胆管拡張であり，通過障害の存在を示唆するが，胆摘後や加齢でも若干拡張する。

　肝外胆管系には解剖学的変異が多く，手術時に副損傷をおこさないように注意する。肝管・胆嚢管・肝下縁で囲まれた三角形の中には，胆嚢動脈が約 80% 存在しており，**カロー** Calot **の三角**とよばれる。胆嚢頸部の左側にはリンパ節があり，その近傍を胆嚢動脈が走行するのでセンチネルリンパ節（見張りリンパ節）とよばれ，ともに胆嚢摘出術で胆嚢動脈を処理する際の指標とされている（◉図 3-54）。

## ◆ 大十二指腸乳頭部の構造

　総胆管開口部を**大十二指腸乳頭**，または**ファーター** Vater **乳頭**とよぶ。直前で内腔が軽度に拡張しているため，この部位を膨大部とよび，その周囲を**オッディ** Oddi **括約筋**が取り巻く（◉図 3-53）。

　胆管と膵管は，十二指腸に開口し，胆汁・膵液を十二指腸内に流している。胆管と膵管は，十二指腸壁を通って消化管内に開口するが，最後の部分では 1 本の管（共通管 common channel）を形成している。

　この共通管の閉塞・狭窄などは，胆汁・膵液の逆流をきたして胆嚢炎や膵炎の原因となる。共通管は，通常オッディ括約筋で囲まれているが，共通管が長くオッディ括約筋の存在部位よりも上流で主膵管と総胆管が合流する先天異常を膵・胆管合流異常といい，膵液の胆管内逆流のために総胆管拡張症や胆管がん，胆嚢がんが発生しやすい。

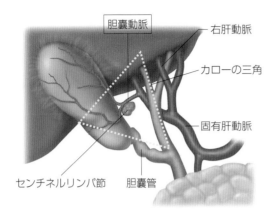

胆囊動脈

右肝動脈

カローの三角

固有肝動脈

センチネルリンパ節　　胆囊管

▶図 3-54　カローの三角とセンチネルリンパ節

## 2 機能

### ◆ 肝臓の機能

　肝臓は，生命維持に不可欠な代謝機能の中心的な役割を担っており，人体の化学工場とよばれる。おもな機能としては，①糖質・タンパク質・脂質の合成・代謝，②アンモニア・ビリルビン・薬物などの分解・解毒，③胆汁の生成・分泌，④異物排除機能などがある。これらの機能を維持するために，心拍出量の 1/4〜1/5（約 1 L/分）という大量の肝血流が循環しており，肝動脈と門脈の血流比は 1：3〜4 である。

● 胆汁　胆汁は黄色，弱アルカリ性で，1 日に約 500〜800 mL が肝臓から分泌される。主成分は電解質・胆汁酸・コレステロール・胆汁色素（主としてビリルビン）などである。胆汁には，胆汁酸のはたらきにより脂肪の消化・吸収および脂溶性ビタミンの吸収を促す作用と，破壊された赤血球からできるビリルビンをはじめさまざまな物質を排泄する作用という，2 つの機能がある。胆汁分泌は迷走神経刺激，十二指腸から放出されるセクレチン，胆汁酸などによって亢進する。

### ◆ 胆囊の機能

　胆囊は胆汁の貯蔵と濃縮を行い，また粘液を分泌して粘膜を保護する。
　胆汁の十二指腸への排出は，胆囊の収縮とオッディ括約筋の弛緩が協調することによって行われる。食事刺激，とくに脂肪によって腸粘膜から分泌されるコレシストキニンが胆囊を収縮させる。

## 3 肝機能検査

● 肝予備能　肝機能検査のうち，外科臨床上では肝切除などの侵襲負荷時にはたらく肝予備能の評価が重要である。その指標としては，血清アルブミン，ビリルビン，プロトロンビン時間，腹水・肝性脳症の有無などで算出するチャイルド-ピュー Child-Pugh スコアが広く使われている（▶表 3-13）。

◉表3-13　チャイルド-ピュースコア

| 項目 ＼ ポイント | 1点 | 2点 | 3点 |
|---|---|---|---|
| 脳症 | ない | 軽度 | ときどき昏睡 |
| 腹水 | ない | 少量 | 中等量 |
| 血清ビリルビン値(mg/dL) | 2.0 未満 | 2.0〜3.0 | 3.0 超 |
| 血清アルブミン値(g/dL) | 3.5 超 | 2.8〜3.5 | 2.8 未満 |
| プロトロンビン活性値(%) | 70 超 | 40〜70 | 40 未満 |

各項目のポイントを加算し，その合計点で分類する。A：5〜6点，B：7〜9点，C：10〜15点。A，B，Cの順に肝予備能が悪化する。

◉表3-14　肝障害度

| 項目 ＼ 肝障害度 | A | B | C |
|---|---|---|---|
| 腹水 | ない | 治療効果あり | 治療効果少ない |
| 血清ビリルビン値(mg/dL) | 2.0 未満 | 2.0〜3.0 | 3.0 超 |
| 血清アルブミン値(g/dL) | 3.5 超 | 3.0〜3.5 | 3.0 未満 |
| ICG $R_{15}$(%) | 15 未満 | 15〜40 | 40 超 |
| プロトロンビン活性値(%) | 80 超 | 50〜80 | 50 未満 |

1)臨床所見，血液生化学所見により3度に分類する。各項目別に重症度を求め，そのうち2項目以上が該当した肝障害度を採用する。
2)2項目以上の項目に該当した肝障害度が2か所に生じる場合には，高いほうの肝障害度をとる。
（日本肝癌研究会：臨床・病理原発性肝癌取扱い規約，第6版補訂版．p.15，金原出版，2019による）

　わが国では，インドシアニングリーン15分停滞率($ICGR_{15}$)を組み入れた**肝障害度**が，肝切除前の手術適応や術式の選択に用いられている（◉表3-14）。いずれの指標も，A，B，Cの順に肝予備能は悪化し，Cの予後は約6か月と不良である。

## 4　黄疸

　**黄疸**とは，血液および組織内に過剰の胆汁色素（ビリルビン）が存在する状態である。血清ビリルビンの基準値は0.2〜1.1 mg/dLで，肉眼的にわかる顕性黄疸では3.0 mg/dL以上である。

### ◆　黄疸の分類

　黄疸は，その原因から次の3つに分類される。
　①**肝前性（溶血性）黄疸**　溶血性貧血など，ビリルビンの過剰産生時に生じる。肝機能がおかされず，血中に増加するビリルビンは間接型（非抱合型）で，尿中にはビリルビンはみられず，ウロビリノゲンが増加する。胆石の合併頻度が高い。

2 **肝性黄疸**　次のものがこれに属する。

①**先天的ビリルビン代謝異常(体質性黄疸)**　ビリルビンの肝細胞摂取・運搬障害(ジルベール Gilbert 病)，ビリルビン抱合障害(クリグラー-ナジャール Crigler-Najjar 症候群)，分泌障害(デュビン-ジョンソン Dubin-Johnson 症候群，ローター Rotor 症候群)などによる。

②**肝細胞性黄疸**　ウイルス肝炎・中毒性肝炎・肝硬変症などにおいて，広範な肝細胞機能障害に伴い，AST(GOT)や ALT(GPT)の上昇とともに直接ビリルビン優位の黄疸が生じる。劇症肝炎では抱合能も障害され，間接ビリルビンが相対的に上昇することがある。総ビリルビンに占める直接ビリルビンの割合(D/T 比)が 0.67 以下は，予後不良の指標となる。

③**肝内胆汁うっ滞**　肝機能検査上，肝細胞機能の障害は軽度であり，血清アルカリホスファターゼなどの胆道系酵素の上昇が特徴的であるが，肝内胆管の拡張を伴わず，次項の肝後性(閉塞性)黄疸との鑑別が重要である。原発性胆汁性肝硬変などのほか，急性肝炎，薬剤性肝炎，敗血症に伴う黄疸などでも，胆汁うっ滞を主徴とするものがある。

3 **肝後性(閉塞性)黄疸**　左右肝管合流部より下流の胆管閉塞による。胆石(とくに総胆管結石)・胆道がん・膵がんなど重要な外科的疾患で発症し，外科的黄疸ともよばれる。血清ビリルビンは直接型が増加し，ALP，$\gamma$-GT(GTP)などの胆道系酵素が上昇する。糞便は胆汁の排出がないため，灰白色となる。

◆ **黄疸患者の診断**

1 **病歴**　現病歴では，黄疸の発生と進行の状況が重要である。吐きけ・食欲不振に続いて急速に出現する黄疸では急性肝炎を，発熱・腹痛を伴う場合は胆石を疑う。悪性腫瘍による閉塞性黄疸では，無症状から始まって緩徐に進行することが多い。家族歴は，溶血性黄疸や体質性黄疸の診断の手がかりとなる。既往歴としては，輸血，薬剤服用の有無，肝炎患者との接触，アルコールの飲用状況，胆道系手術の既往などが重要である。

2 **理学的所見**　貧血と脾腫は溶血性黄疸を，薬疹は薬剤性肝炎を，圧痛のある肝腫大はウイルス肝炎を，手掌紅斑・クモ状血管腫などは肝硬変を，それぞれ疑わせる。悪性腫瘍による閉塞性黄疸では，腫大した胆囊を触知し，これは**クールボアジェ Courvoisier の徴候**とよばれる。

3 **臨床検査**　血液生化学検査などの臨床検査によって肝機能障害の程度とともに，内科的黄疸か外科的黄疸かの鑑別診断を行う。しかし，一般肝機能検査では肝内胆汁うっ滞と閉塞性黄疸との鑑別は困難なことが多く，超音波検査で肝内胆管の拡張の有無を検索する必要がある。

◆ **閉塞性黄疸における減黄処置**

閉塞性黄疸患者では，ビタミン K 吸収障害による血液凝固能の低下のほか，胆管炎からエンドトキシン血症❶を引きおこし，ショック・肝不全・腎不全に陥りやすい。血清ビリルビン 10 mg/dL 以上の高度黄疸や，胆管炎を

合併するものでは大きな手術侵襲は危険であり，手術前に**経皮経肝胆道ドレナージ** percutaneous transhepatic cholangio-drainage/biliary drainage（**PTCD** または **PTBD**，以下は PTCD とする），**内視鏡的逆行性胆道ドレナージ** endoscopic retrograde biliary drainage（**ERBD**），**内視鏡的経鼻胆管ドレナージ** endoscopic naso-biliary drainage（**ENBD**）などの侵襲の少ない減黄術を施行して，全身状態を改善するのが一般的である（◐図3-55-a～c）。

　PTCD は，腹膜と肝臓の間の遊離腹腔をチューブが通過するため，胆道がんなど悪性疾患においてはもれた胆汁が播種をおこす可能性があり，選択されない。一方，ERBD，ENBD などの経ファーター乳頭的アプローチは播種の懸念はないが，胃切除など消化管再建されている際にファーター乳頭まで内視鏡的に到達するのが困難だったり，胆道の狭窄が高度で肝内胆管に到達できなかったりすることがある。

　最近，超音波内視鏡下に胃内から肝内胆管を観察し，穿刺，ドレナージする**超音波内視鏡下胆道ドレナージ** endoscopic ultrasound/ultrasonography-guided biliary drainage（**EUS-BD**）も行われるようになっている（◐図3-55-d）。

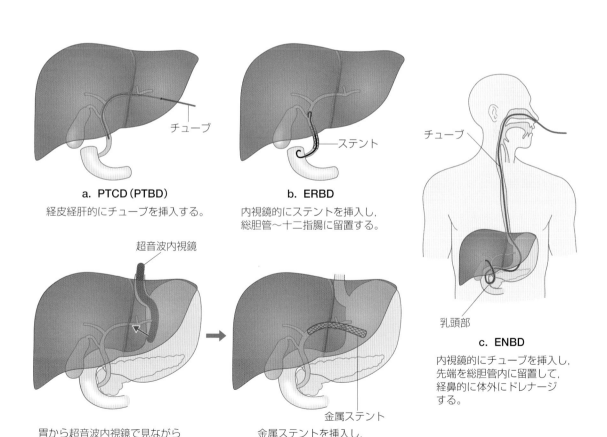

**a. PTCD（PTBD）**
経皮経肝的にチューブを挿入する。

**b. ERBD**
内視鏡的にステントを挿入し，総胆管～十二指腸に留置する。

**c. ENBD**
内視鏡的にチューブを挿入し，先端を総胆管内に留置して，経鼻的に体外にドレナージする。

胃から超音波内視鏡で見ながら経肝的に胆管を穿刺する（→）。

金属ステントを挿入し，留置する。

**d. EUS-BD**

◐**図3-55　閉塞性黄疸に対する減黄処置**

## 5　手術方法

### ◆　肝切除術

● **系統的切除（解剖学的切除）**　肝切除を大きく分けると，門脈や肝静脈の走行に従って「肝の解剖学的単位」を切除する**系統的切除（解剖学的切除）**と，そうでない**非系統的切除（非解剖学的切除）**に分類される。系統的切除のなかには，亜区域を切除する**亜区域切除**，区域を切除する**区域切除❶**，片葉を切除する**葉切除**（右葉切除・左葉切除）などがある（◎図3-56および222ページ，図3-51）。

　肝細胞がんでは，腫瘍が経門脈的に肝内転移するとされているため，理論的な根治術としては，当該の門脈支配域を系統的に切除することが望ましい。しかし，肝細胞がんは各種の背景肝疾患を有していることが多く，肝予備能の不足から系統的肝切除を断念して，部分切除とすることもある。

　転移性肝がんに対しては，腫瘍学的根治性から系統的切除を選択する必要は必ずしもない。肝門部領域胆管がんなどの手術においては，腫瘍が肝門部に存在することから，右3区域切除，左3区域切除を必要とすることがある。

● **残肝容積**　正常肝では，肝の約65％が切除可能とされる。右葉は全肝の約3分の2程度の大きさを占めるため，正常肝患者の右葉切除は残肝容積の観点から可能なことが多い❷。一方，右3区域切除・左3区域切除は，十分な残肝容積が確保できないことも多い。

　術前に人工的に残肝容積を増大させる方法として，切除予定の門脈を経皮

❏ NOTE

**❶区域切除**

　区域切除には，外側区域切除・内側区域切除・前区域切除・後区域切除がある。後区域・前区域・内側区域を切除することを右3区域切除，前区域・内側区域・外側区域を切除することを左3区域切除という。

❏ NOTE

**❷肝容積**には個人差があるため，予定残肝の容積が予想以上に小さい場合がある。

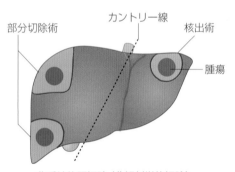

a. 非系統的肝切除（非解剖学的切除）

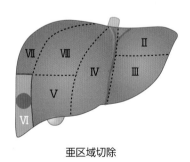

亜区域切除

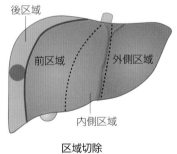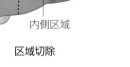

区域切除

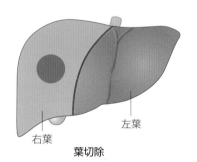

葉切除

b. 系統的切除（解剖学的切除）

◎図3-56　肝切除の術式

的に穿刺・塞栓し，残存予定肝を増大させておく**経皮経肝門脈塞栓療法** percutaneous transhepatic portal embolization（**PTPE**）を施行することがある（◑図3-57）。

　予定残肝の容積は，造影 CT を撮影し容積解析ソフトを用いて解析することができる（◑図3-58）。こうした解析ソフトは容積計算のみならず，肝内の脈管解剖を 3D 構築して画像化することができ，術前の手術シミュレーションに用いられている。

● **低侵襲手術**　近年，あらゆる外科系手術で鏡視下手術が普及してきている。肝切除の鏡視下手術も，2010 年に部分切除と外側区域切除，2018 年に亜区域切除，葉切除，3 区域切除が保険適用になった（◑図3-59）。腹腔鏡下手術では，気腹圧で術中出血が減少するほか，体壁破壊が少ないことで術後の疼痛が軽減し，早期離床・早期退院が可能となる。2022 年にはロボット支援手術も肝切除に保険適用となり，より低侵襲な肝切除術が実現することが期待されている。

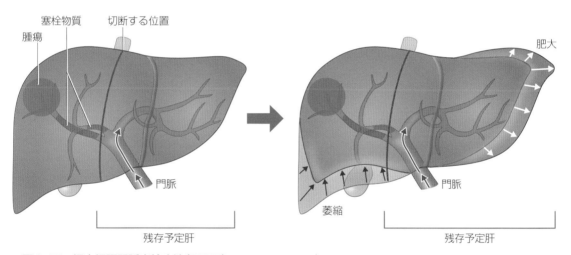

**◑図 3-57　経皮経肝門脈塞栓療法（PTPE）**
切除予定の領域を栄養する門脈を塞栓すると，塞栓された領域の肝臓が萎縮し，残存予定肝が代償的に肥大する。

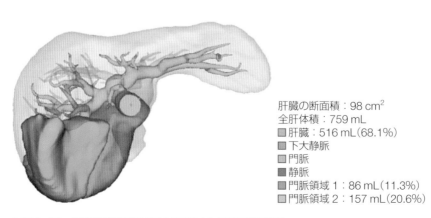

肝臓の断面積：98 cm²
全肝体積：759 mL
■肝臓：516 mL（68.1%）
■下大静脈
■門脈
■静脈
■門脈領域 1：86 mL（11.3%）
■門脈領域 2：157 mL（20.6%）

**◑図 3-58　肝臓容積解析ソフトを用いた術前容積評価**

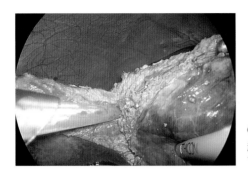

◖図 3-59　腹腔鏡下肝切除術
超音波吸引装置を用いた肝切離を行っている。

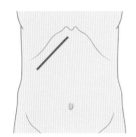

a. 開腹術，右季肋下切開

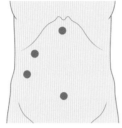

b. 多孔式腹腔鏡下手術，
　4ポートの場合

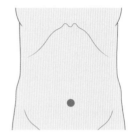

c. 単孔式腹腔鏡下手術

◖図 3-60　開腹胆嚢摘出術の皮切位置と腹腔鏡下胆嚢摘出術のポートの設置位置

## ◆ 胆嚢摘出術

　胆嚢摘出術は，胆嚢に結石・腫瘍などをみとめた場合に，胆嚢を摘出する手術である。胆嚢は，内部に胆汁を貯留しておき，食事時の際に収縮して胆汁を十二指腸内に一気に排出する役割を担っている。胆汁分泌自体は肝臓が行っているため，胆嚢摘出をしても胆汁は分泌されつづける。

● 腹腔鏡下胆嚢摘出術　かつて胆嚢摘出は右季肋部切開，正中切開など開腹をして行っていたが，現在では腹腔鏡下手術が標準手術として定着した[1]。

　臍部に作成したポートからファイバースコープを挿入し，さらに3個程度のポートから各種の鉗子を挿入して摘出術を遂行する4ポートでの腹腔鏡下手術が一般的である(◗図 3-60-b)。臍に挿入した1個のポートからファイバースコープと2本の鉗子を挿入して行う**単孔式腹腔鏡下胆嚢摘出術**(◗図3-60-c)も，年間4千例程度行われている。

　腹腔鏡下手術は，整容性，術後の回復などにおいて利点があり，胆嚢摘出術は腹腔鏡下に行われることが多いが，開腹，腹腔鏡下にかかわらず胆管損傷・他臓器損傷・血管損傷など重篤な合併症がある。いずれの術式においても，慎重に手術をする必要がある。

　安全な胆嚢摘出術には，解剖学的指標としてカローの三角(◗224ページ，図 3-54)が重要とされる。カローの三角内に走行する胆嚢動脈切離を行い，続いて胆嚢管をチタン製クリップでとめたのちに切離する(◗図3-61)。

● **総胆管結石を伴う胆石症**　胆石のみでなく総胆管結石を伴う場合は，あ

▭ NOTE

❶腹腔鏡下胆嚢摘出術の普及

　1990年にわが国ではじめて腹腔鏡下胆嚢摘出術が行われた。同年約300件の同手術が行われ，以降1993年に1万件，2014年に3万件をこえ，現在4万件弱の同手術が行われている。

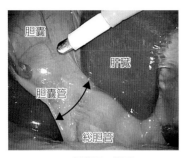

**a. 各臓器の位置**

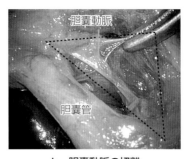

**b. 胆嚢動脈の切離**

破線がカローの三角である。

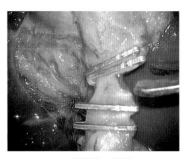

**c. 胆嚢管の切離**

胆嚢管をダブルクリップのうえ，切離する。

●図3-61　腹腔鏡下胆嚢摘出術

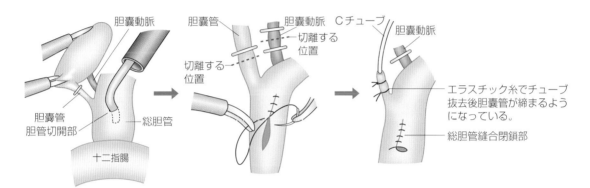

●図3-62　総胆管結石に対する腹腔鏡下総胆管切開切石術

らかじめ**内視鏡的乳頭括約筋切開術** endoscopic sphincterotomy（**EST**），**内視鏡的乳頭バルーン拡張術** endoscopic papillary balloon dilatation（**EPBD**）を行ったうえで，**内視鏡的逆行性胆道造影** endoscopic retrograde cholangiography（**ERC**）下に総胆管結石を除去してから，胆嚢摘出をすることが多い。

　総胆管結石の数が多い，総胆管に内視鏡的に到達困難であるなど ERC 不能な場合は，開腹もしくは腹腔鏡下に総胆管切開切石術を行うことがある（●図3-62）。総胆管もしくは胆嚢管から総胆管にかけて胆管を切開し，胆道鏡で胆道内を観察しながら結石を除去（切石）する。胆管切開創は一次的に閉鎖せず，術後の胆道内圧減圧目的のドレナージチューブを留置することが多い。

　開腹手術では，胆管切開創に直接挿入する T チューブを用いることがある（●図3-63）。T チューブは径が太いため，遺残結石を自然排出させたり，術後の胆道鏡施行に用いたりすることができるが，抜去までに数週間を要する。胆管切開部からチューブを肝内胆管へ向かって逆行性に挿入し，肝実質を穿刺して肝表からさらに体外へと誘導する**逆行性経肝胆道ドレナージ** retrograde transhepatic biliary drainage（**RTBD**）をすることもある。

　近年は，胆嚢管から挿入する C チューブが主流である。減圧のみの目的となるが，抜去までの期間が短くてすむ。

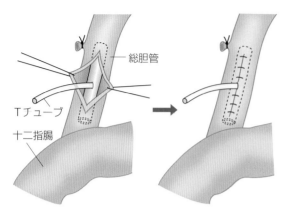

総胆管

Tチューブ

十二指腸

▶図3-63　開腹総胆管切開切石術後のTチューブの挿入

# 2 肝(臓)がん

　肝(臓)がんは大きく分けて，肝臓を構成する細胞からできる**原発性肝がん**と，肝臓以外の臓器にできたがんが転移してできる**転移性肝がん**とに分類される。原発性肝がんはその由来する細胞から，肝細胞がん，胆管細胞がん，その他のがんに大別される。そのうち肝細胞がんが95% と大多数を占め，胆管細胞がんが3〜4% で，ほかはきわめて少ない。わが国のがん部位別死亡率(2019 年)では，原発性肝がんは第5位を占めている。

　転移性肝がんは，肝がん全体の約3/4 と多くを占める。消化器がんの遠隔転移先として肝転移は最も多く，予後に大きな影響を及ぼす。

## 1 原発性肝がん primary carcinoma of the liver

### ◆ 肝細胞がん hepatocellular carcinoma(HCC)

●**疫学・原因**　地域集積性が強い。近年発生要因に変化が生じている。

　**1 地域集積性**　肝細胞がんは男性に好発し(男女比 2.5：1)，地域集積性が強く，アジア・アフリカなどで発症が多い。B 型肝炎ウイルス(HBV)および C 型肝炎ウイルス(HCV)の強い関与が指摘されている。HBV がおもな原因となっている地域は東南アジア・中国・韓国などであり，HCV がおもに関与している地域はアメリカ・ヨーロッパ・日本などである。

　**2 わが国の動向**　わが国の肝細胞がんの発生要因で最大のものは，ウイルス性である。しかし，近年はウイルス性が減少し，アルコール性や**非アルコール性脂肪性肝炎** non-alcoholic steatohepatitis(**NASH**)などの非ウイルス性が増加する傾向にある❶。非ウイルス性慢性肝疾患を背景とした肝がんが増加傾向にあることが，注目されている。

●**臨床病理**　肉眼形態上，小結節境界不明瞭型・単純結節型・単純結節周囲増殖型・多結節癒合型・浸潤型の5型に分けられる(▶表3-15)。

　**1 発育形式の特徴**　発育形式の特徴には，①血行性に肝内および肝外(肺・骨・副腎など)に転移しやすい，②肝動脈から栄養され，血流が豊富で

▣NOTE
❶2021 年に発表された全国調査によると，2007 年までウイルス性が80% 以上(HBV 14%，HCV 69%)を占め，アルコール性が 8%，NASH が 1%だったのが，2014 年以降はウイルス性が60% 強(HBV 11%，HCV 51%)まで低下し，アルコール性が18%，NASH が7% まで増加している。

▶表 3-15　肝細胞がんの肉眼分類

| 境界が不明瞭 | 境界が明瞭 | | | 境界が不規則 |
|---|---|---|---|---|
| 小結節境界不明瞭型 | 単純結節型 | 単純結節周囲増殖型 | 多結節癒合型 | 浸潤型 |

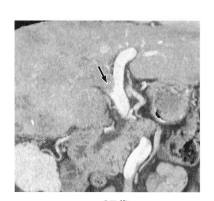

a．CT 像
門脈右枝を閉塞する腫瘍栓が確認できる
（→）．

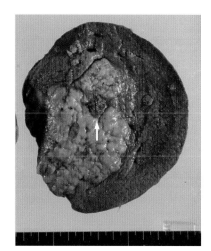

b．門脈腫瘍栓

▶図 3-64　門脈塞栓を有する肝細胞がん

ある，③門脈（ときに肝静脈）内に浸潤し，腫瘍栓を形成し，血管を閉塞する（▶図 3-64），④リンパ節転移，腹膜播種は少ない，などがある．

　②進行度分類　進行度分類（ステージ）は，TNM 分類により▶表 3-16 のように規定される．

●症状　肝臓は「沈黙の臓器」とよばれ，無症状のことが多く，症状があっても腹部膨満感，全身倦怠感，上腹部痛など非特異的である．進行すると，肝腫大，黄疸，腹水，食道静脈瘤破裂による吐血などの症状を呈するが，併存する慢性肝炎や肝硬変の症状と鑑別しにくい．肝細胞がんはときに自然破裂し，腹腔内に出血して急性腹症で発症することもある．まれに肝細胞がんの産生するホルモン様物質により，低血糖，多血症，高カルシウム血症，高コレステロール血症などの腫瘍随伴症候群がおこる．

●診断　輸血歴・肝炎の既往・飲酒歴などの既往歴やウイルス性肝炎についての家族歴を問診して，原因を確認する必要がある．腫瘍マーカーとしては血清 α-フェトプロテイン（AFP），PIVKA-Ⅱの上昇が約 60% にみられる．肝線維化の指標として，血小板減少は肝細胞がんの発症率に比例するといわれる．

　①画像診断　超音波検査・CT・MRI が有用であり，とくにスクリーニン

◦ **表3-16 肝細胞がんの進行度（ステージ）分類**

進行度（ステージ）は，各項目別にその患者の進行度値を求め，そのうちの最も高い数値を
あてる。進行度を次の4つのステージに分類する。

**表a. 肝細胞がんの進行度**

| ステージ ＼ 因子 | T因子[*1] | N因子[*2] | M因子[*3] |
|---|---|---|---|
| Ⅰ | T1 | N0 | M0 |
| Ⅱ | T2 | N0 | M0 |
| Ⅲ | T3 | N0 | M0 |
| ⅣA | T4<br>Any T | N0<br>N1 | M0<br>M0 |
| ⅣB | Any T | N0, N1 | M1 |

＊1：TX：肝内病変の評価が不可能，T0：肝内病変が明らかでない，T1〜4：がん腫の
「個数」，「大きさ」，「脈管侵襲」の3項目によって規定される。複数のがん腫は多
中心性がん腫であっても肝内転移がん腫であってもよい。肝細胞がん破裂はS3と
明記するがT因子は変更しない。
＊2：N0；リンパ節転移をみとめない，N1；リンパ節転移をみとめる。
＊3：M0；遠隔転移をみとめない，M1；遠隔転移をみとめる。

**表b. 肝細胞がんのT因子**

| | T1 | T2 | T3 | T4 |
|---|---|---|---|---|
| ①腫瘍個数<br>（単発）<br>②腫瘍径<br>（2 cm以下）<br>③脈管侵襲なし<br>（V_{p0}, V_{v0}, B_0） | ①②③がすべて合致 | 2項目合致 | 1項目合致 | すべて合致せず |

（日本肝癌研究会編：臨床・病理原発性肝癌取扱い規約，第6版〔補訂版〕．pp.26-27，金原出版，
2019により一部改変して転載）

グとしては超音波検査が簡便である。腫瘍血管が豊富であり，しばしば門脈
内腫瘍栓を形成するため，確定診断には造影CT・造影MRI・血管造影が有
用である。従来の肝血管造影は，診断目的のみでは行われなくなった。最近
では，肝特異的造影剤ガドキセト酸ナトリウムを用いたMRIや，ペルフル
ブタンを用いた造影超音波検査により，数mmの微小肝がんや早期肝がん
も診断可能になった。

● **治療** 現在，肝細胞がんに対する治療法として確立しているのは，①肝
切除，②ラジオ波 焼 灼 療法 radiofrequency ablation（RFA），③肝動脈塞栓療
法，④肝移植，⑤薬物療法などである。肝細胞がんの多くは肝硬変を伴って
いるので，治療法の選択においては，腫瘍の進行度と同時に背景肝の障害度
を考慮しなければならない。

□1 **治療法の選択基準**　わが国では「肝癌診療ガイドライン」において肝細胞がん治療アルゴリズムが提唱され，肝予備能・肝外転移・脈管侵襲・腫瘍径の5因子をもとに治療法の選択基準が示されている（◯図3-65）。たとえば，肝予備能が良好（チャイルド-ピュー分類A，B）で肝外転移や脈管侵襲がなく，腫瘍数が3個以内（とくに1個）であれば肝切除が最も確実な治療法であるが，腫瘍径が3cm以内ならば焼灼療法，3cm超ならば塞栓療法も選択される。

チャイルド-ピュー分類Cである場合に指標となるミラノ基準は，1996年に提唱された肝移植の基準である。腫瘍単発なら5cm以下，多発なら3個以下，3cm以下を基準とする。5-5-500基準は，わが国で2019年に導入された基準で，長径5cm以下，腫瘍数5個以内，かつ $\alpha$-フェトプロテイン（AFP）の検査結果が500ng/mL以下を満たせば，肝移植の適応とする。

□2 **肝切除・ラジオ波焼灼療法**　肝切除は，非がん部が正常な肝臓では3区域（全肝の70〜80%）の切除が可能であるが，肝硬変を伴う場合は1区域（20〜30%）をこえる切除は危険なことが多い。

ラジオ波焼灼療法の一般的な適応は，腫瘍の最大径2〜3cm以下，腫瘍

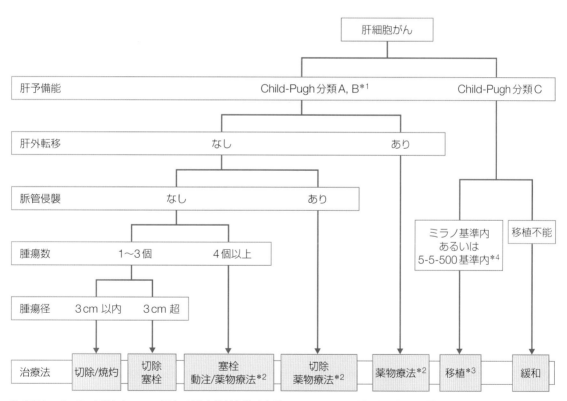

治療法について，2段になっているものは上段が優先される。スラッシュはどちらも等しく推奨される。
*1：肝切除の場合は肝障害度による評価を推奨
*2：Child-Pugh分類Aのみ
*3：患者年齢は65歳以下
*4：遠隔転移や脈管侵襲なし，腫瘍径5cm以内かつ腫瘍数5個以内かつAFP 500ng/mL以下

◯**図3-65　肝細胞がんの治療アルゴリズム**
（日本肝臓学会編：肝癌診療ガイドライン2021年版. p.76, 金原出版, 2021より転載）

数3個以下，コントロール不能な腹水がないこと，血小板数5万/μL以上，プロトロンビン時間50％以上である。

　③**肝動脈塞栓療法**　現在では，抗がん薬と塞栓物質を併用して腫瘍を栄養する肝動脈枝を塞栓する**経カテーテル的肝動脈化学塞栓療法**transcatheter arterial chemoembolization（**TACE**）が一般的であり，幅広い適応があるが，腫瘍濃染のある多発例が第一選択である。ドキソルビシン塩酸塩・シスプラチンなどの抗がん薬を油性造影剤に懸濁させて投与し，その後ゼラチンスポンジなどの塞栓物質を注入する。最近では，ドキソルビシン塩酸塩・イリノテカン塩酸塩などを吸着させた薬剤溶出ビーズを使用した方法が開発され，有害事象が少なく病態の進行した症例での有効性が報告されている。

　④**薬物治療**　近年，分子標的薬や免疫チェックポイント阻害薬が使用されている。分子標的薬は，ソラフェニブトシル酸塩，レゴラフェニブ水和物，レンバチニブメシル酸塩，ラムシルマブなどが単剤で効果を発揮する。また，免疫チェックポイント阻害薬であるアテゾリズマブおよび分子標的薬のベバシズマブ併用療法が，切除不能な肝細胞がんに対し使用されている❶。併存疾患などのためにこの治療が適さない場合は，第二選択としてソラフェニブトシル酸塩またはレンバチニブメシル酸塩による治療が選択される。

　肝動注化学療法としては，シスプラチン，フルオロウラシル（5-FU）などの肝動脈内投与が選択される。最近では，インターフェロン全身投与を併用した肝動注化学療法の高度進行肝細胞がんに対する有効性が報告されている。

●**予後**　肝細胞がんの予後は腫瘍の進行度のみならず，肝予備能（肝障害度）によっても規定される。したがって，この両者を組み合わせた統合ステージングシステムとして，わが国ではTNMステージとチャイルド-ピュースコアとの和で算出されるJIS（Japan Integrated Staging）スコアが提唱されており，このスコアによって予後が層別化される。

　①**5年生存率**　2012〜2013年までの全国集計によると，全96,001症例の累積5年生存率は51.2％であり，肝切除後では66.7％，ラジオ波焼灼療法では61.7％，肝動脈塞栓療法では33.7％であった。生体肝移植後の5年生存率は73.6％，ミラノ基準以内の症例では75.2％であり，肝硬変と肝細胞がんの両者を治療できるため，予後はJISスコアに左右されず良好である。

### ◆ 胆管細胞がん（肝内胆管がん）

●**疫学・原因**　胆管細胞がんは50〜70歳代に好発し，男女比は約1.5：1と男性に多いが，肝細胞がんほどの男女差はない。肝炎ウイルス感染は肝細胞がんより低率であるが，HCV抗体陽性は20％にみられる。特殊なハイリスク因子として，肝吸虫感染・肝内結石・原発性硬化性胆管炎などがある。

●**臨床病理**　肝内胆管（2次分枝およびその末梢）から発生し，肉眼形態的に腫瘤形成型，胆管浸潤型，胆管内発育型の3基本型に分類する（◯図3-66）。発生部位から末梢型，肝門型に分類され，末梢型は特徴的な症状はないが，肝門型は肝門部胆管がんに類似し，しばしば閉塞性黄疸をきたす。肝細胞がんに比較しリンパ管侵襲・神経周囲侵襲が強く，リンパ節転移・腹膜播種を

▤NOTE

❶アテゾリズマブ＋ベバシズマブ併用療法は，外科切除や肝移植，局所療法，TACEが適応とならない切除不能進行肝細胞がんで，全身状態良好かつ肝予備能が良好なチャイルド-ピュー分類Aの症例に対して，一次治療の第一選択とされている。

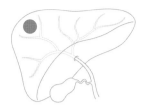
a. 腫瘤形成型

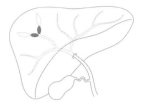
b. 胆管浸潤型

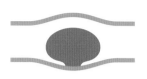
c. 胆管内発育型

◖図 3-66　肝内胆管がんの肉眼分類

きたしやすい。

● **診断**　血液生化学検査で注目すべきものは，アルカリホスファターゼ（ALP）などの胆道系酵素である。肝門型では，当然のことながら血清ビリルビンおよび胆道系酵素が上昇するが，末梢型においても限局性の胆道閉塞のために胆道系酵素が上昇していることが多く，早期発見の指標となりうる。

　腫瘍マーカーとしては CA19-9，CEA の陽性率が高く，肝細胞がんとの鑑別にも有用である[1]。

　行うべき画像検査は超音波検査・CT・MRI などであり，また胆管浸潤型および胆管内発育型に対しては，**磁気共鳴胆管膵管造影** magnetic resonance cholangio-pancreatography（**MRCP**）または**内視鏡的逆行性胆道膵管造影法** endoscopic retrograde cholangio-pancreatography（**ERCP**）などの胆道造影が有用である。肝細胞がんより乏血性で，造影 CT での腫瘍濃染は弱く，腫瘍辺縁がふちどられるようにわずかに濃染されることが多い。

● **治療**　肝細胞がんのように治療の選択肢は多くなく，切除療法が唯一の根治的治療である。進行例が多く，また肝予備能が良好な症例が多いために，しばしば広範囲肝切除が行われる。肝門浸潤を伴う症例では，肝外胆管切除・胆道再建を行う必要があり，またしばしば門脈・肝動脈の合併切除・再建を要する。原則としてリンパ節郭清を付加するが，リンパ節転移陽性例は予後不良であり，リンパ節郭清の意義を否定する意見もある。

　切除不能例には，ゲムシタビン塩酸塩とシスプラチンの 2 剤併用療法，これら 2 剤にさらにテガフール・ギメラシル・オテラシルカリウム配合剤を追加した 3 剤併用療法が推奨されている。肝門型の閉塞性黄疸例に対しては胆管ステントによる内瘻化を行い，QOL の改善をはかるとともに，放射線治療を加える方法も行われている。

● **予後**　全国集計によると，全体の累積 5 年生存率は 32.9 % で，肝切除例では腫瘍個数が単発の症例で 51.2 % であり，肝細胞がんより不良であった。

## **2** **転移性肝がん** metastatic carcinoma of the liver

● **原因**　肝臓には種々の臓器からがんが転移し，原発巣としては，胆道・膵臓・大腸（◖図 3-67）・乳腺などが多い。転移経路としては，経門脈性（消化器がん），経リンパ行性（胆嚢など隣接臓器のがん），経動脈性（乳がんなど消化器以外のがん）がある。

NOTE
[1] CA19-9（シーエーナインティーナイン）は，糖鎖抗原 19-9 である。CEA は，がん胎児性抗原で，代表的な腫瘍マーカーの 1 つである。

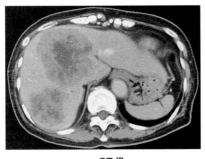
a. CT像

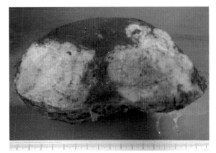
b. 肉眼像

◉**図3-67　大腸がんの肝転移**

● **臨床病理**　まれに原発巣より先に発見されるものもある❶。大腸がん肝転移の病期分類としては、肝転移個数、最大腫瘍径、原発巣のリンパ節転移、ほかの遠隔転移を組み合わせたグレード分類がある。

● **症状**　原発性肝がんと同様、無症状に経過することが多いが、末期には肝腫大・黄疸・腹水などを呈する。

● **診断**　原発巣と同じ腫瘍マーカー(胃がん・大腸がんなら CEA、CA19-9など)の測定、超音波検査・CT・MRI などが有用であり、腫瘍は乏血性のことが多い。最近では、ガドキセト酸ナトリウムを用いた MRI で、微小な肝転移巣の発見が可能になった。

● **治療**　一般的には、がんの全身転移の一徴候であり、外科的切除の適応となることは少なく、化学療法が主たる治療法である。転移性肝がんの切除適応は、①原発巣が根治的に治療されている、②ほかの遠隔転移がない(あっても根治的に切除できる)、③肝転移巣が完全に切除できる、④肝機能を含め全身状態が肝切除に耐えうる、などである。これらの条件を満たす転移性肝がんの頻度は原発巣により異なり、大腸がんの肝転移が最も切除適応になりやすい❷。

　消化器がんのなかでも悪性度の高い膵がん・胆道がんや、乳がん、肺がんでは肝転移は全身病であり、切除の対象となることはほとんどなく、これらに対しては化学療法が選択される。

● **予後**　大腸がんでは適応があれば肝切除が最も有効であり、肝切除後の5年生存率は約40〜50% と比較的良好である。肝切除後の予後不良因子としては、同時性、多発肝転移(とくに5個以上)、最大腫瘍径>5 cm、原発巣のリンパ節転移陽性、腫瘍マーカー高値などが指摘されている。

# 3　その他の肝腫瘍(瘤)

## 1　**肝血管腫** hemangioma of the liver

　良性肝腫瘍のなかでは最も頻度が高く、30〜50歳の女性に好発する。病理学的には海綿状 cavernous と毛細管性 capillary の2型に分けられるが、前

□ NOTE
❶発見時期により、原発巣と同時に発見されるものを同時性、原発巣の治療後に発見されるものを異時性とよぶ。

□ NOTE
❷大腸がんでは FOLFOX 療法、FOLFIRI 療法、分子標的薬などの有効な化学療法の開発に伴い、手術と組み合わせた集学的治療が注目されている。

者が圧倒的に多い。

● **診断・治療**　診断は超音波検査・造影 CT・MRI などによって比較的容易である。超音波検査では高エコー，MRI では T2 強調で高信号の腫瘤として描出される。ダイナミック CT では辺縁から造影され，造影効果が長く続く。

　圧迫症状，腫瘤触知，腫瘍内血栓による間欠的疼痛などの症状があれば，切除の適応となる。巨大なものでは自然破裂や播種性血管内凝固（DIC）を発症することがあるが，まれである。DIC を発症した肝血管腫は，**カサバッハ-メリット** Kasabach-Merritt **症候群**とよばれる。

## 2 肝嚢胞 cyst of the liver

### 非寄生虫性肝嚢胞 nonparasitic cyst, simple cyst

　先天的素因で生じるものが多く，通常は無症状で人間ドックなどの際の超音波検査で偶然発見されることが多い（◉図3-68）。画像検査や嚢胞内容液成分検査で嚢胞壁の肥厚や胆管との交通が疑われるときは，**肝粘液性嚢胞性腫瘍** mucinous cystic neoplasm（**MCN**）や**胆管内乳頭状腫瘍** intraductal papillary neoplasm of the bile duct（**IPNB**）など，がんもしくは前がん病変の可能性があり，嚢胞摘出の適応となる。

　がんの可能性が疑われない単純肝嚢胞の場合，小径，無症状であれば経過

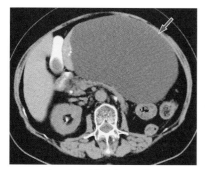

**a. 巨大肝嚢胞（単純嚢胞，非腫瘍性）**
単胞性の巨大嚢胞が肝外に形成され，他臓器を圧排している。

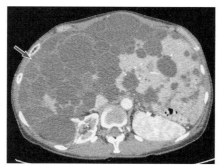

**b. 多発肝嚢胞（非腫瘍性）**
肝臓内に多数の嚢胞が形成されている。

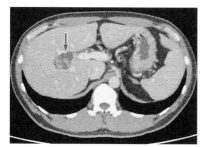

**c. 胆管内乳頭状腫瘍**
内部に結節が確認できる（→）。

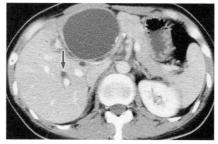

**d. 肝粘液性嚢胞性腫瘍**
画像上は単純嚢胞とほぼ同様の所見である。肝内胆管拡張が確認できる（→）。

◉**図 3-68　種々の肝嚢胞性病変の CT 像**

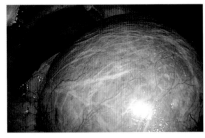
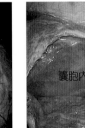

囊胞内腔

a. 巨大肝囊胞　　　　　　　b. 囊胞壁切離中

○**図3-69　巨大肝囊胞の腹腔鏡下天蓋切除術**

観察でよいが，ときに 10 cm をこえる巨大肝囊胞となり（○図3-68-a），腹部圧迫感，食欲低下などの症状を呈することがある。有症状の場合は，囊胞の腹腔側壁を切除・開放する**天蓋切除術** deroofing を施行する（○図3-69）。

　単純囊胞が肝全体に無数に発生する多発肝囊胞（○図3-68-b）という病態もあり，腎臓にも多発性囊胞を合併しやすい。これは多発性囊胞病 polycystic disease と総称され，ときに肝不全・腎不全をきたす。著しい圧迫感を呈した場合には，肝切除や肝移植の適応となることもある。

### ▌寄生虫性肝囊胞 parasitic cyst, echinococcosis

　包虫（エキノコックス Echinococcus）の感染により発病する。ヒトは包虫の中間宿主である。単包虫症と多包虫症があるが，わが国では前者は比較的まれであり，後者は北海道に限局している。

　画像診断のほか，酵素抗体法で血中の抗体価を測定することによって特異的な診断が可能である。治療は肝切除が最も根治的であるが，囊胞内容物を腹腔内に散布すると，二次包虫症やアナフィラキシーショックをおこすので注意を要する。薬物療法は期待できないが，アルベンダゾールの有効例が報告されている。発育は緩徐であるが，切除不能例は肝不全をきたし予後不良である。

## 4 肝膿瘍 liver abscess

原因によって，**化膿性（細菌性）肝膿瘍**と**アメーバ性肝膿瘍**に分類される。

### 1 化膿性（細菌性）肝膿瘍 pyogenic abscess

　胆道感染に続発するものが最も高頻度であるが，ほかの部位に一次感染巣のない特発性のものもみとめられる。虫垂炎や憩室炎などの感染が門脈経由で波及する場合もあるが，最近では抗菌薬の進歩によって減少した。起炎菌としては大腸菌などのグラム陰性桿菌が最も多いが，嫌気性菌，および最近ではメチシリン耐性黄色ブドウ球菌（MRSA）もしばしばみられる。

● **症状**　一般に悪寒を伴う弛張性の高熱が続き，季肋部・心窩部の疼痛や右肩・背部への放散痛がみられる。また全身状態が悪化し，敗血症性ショックに陥ることもある。

●**診断**　肝腫大・圧痛・白血球増多・貧血・胸水などの所見がみられる。超音波検査では内部エコーが不規則であり，造影CTでは辺縁が濃染される。

●**治療**　治療は，①原因の除去（胆道ドレナージ，胆石の除去，感染巣の除去など），②強力な化学療法，③超音波ガイド下での穿刺・ドレナージなどが原則であるが，手術的なドレナージや肝切除が行われることもある。

### 2　アメーバ性肝膿瘍 amebic abscess

赤痢アメーバの感染によって肝臓に大きな孤立性肝膿瘍を生じ，特徴的な赤褐色のアンチョビー状膿汁を含有する。

熱帯・亜熱帯地域に多く，わが国における発症では生活歴・旅行歴に注意する必要がある。症状は発熱と右季肋部痛であり，血清反応および穿刺した膿汁の特徴的所見から確定診断できる。

治療はメトロニダゾールの経口投与が第一選択である。内科的治療に抵抗すればドレナージを行う。

## 5　肝損傷 hepatic trauma

発症機転によって穿通性損傷（刺創・銃創）と非開放性の鈍的損傷（交通外傷・落下など）に分けられるが，わが国では交通事故による鈍的損傷が大部分を占めている。重症度によって肝被膜下損傷・表在性損傷・深在性損傷の3型に分類される。

●**症状**　おもな症状は腹腔内出血による貧血・腹膜刺激症状であり，重症時にはショック状態となる。

●**診断**　病歴・理学的所見，および末梢血検査・肝機能検査・腹部単純X線検査・超音波検査・CTなどによる。超音波検査・CTはともに，腹腔内出血と肝断裂を鋭敏にとらえることができる。

●**治療**　肝損傷と診断しても，保存的に止血していれば，いたずらに開腹する必要はない。緊急手術の適応は保存的止血の困難な場合で，進行する貧血，不安定な循環動態などによって判断する。

手術の原則は，①出血の制御，②壊死組織の除去，③ドレナージである。術式はガーゼパッキングや縫合による止血から肝切除まで，病型によってさまざまである。手術が必要となる患者は重篤な状態のことが多いので，緊急の肝切除などの複雑な処置はできるだけ控える。ガーゼパッキングなど迅速で簡便な方法でとりあえず止血し，なるべく24時間以内に二期的に根本的手術を行うダメージコントロールサージェリー（DCS）が推奨されている。

## 6　胆石症 cholelithiasis, gallstones

胆汁の成分は，コレステロール・胆汁酸・胆汁色素・リン脂質・タンパク質・脂肪酸など複雑であり，胆石の成因もその種類によってさまざまである。欧米ではコレステロール結石が主であり，わが国では以前はビリルビンカル

シウム結石が高頻度であった。最近では，食生活などの変化によって減少しつつあるが，地域によってはいまだこれが多くを占めている。また胆石の存在部位によって，**胆嚢結石・総胆管結石・肝内結石**に大別される。

　胆石の個数もさまざまで，1 個だけの単発結石と，数〜数十個できる多発結石がある。

●**胆石の種類**　胆石は組成により**コレステロール胆石**（純コレステロール胆石・混成石・混合石），**色素胆石**（黒色石・ビリルビンカルシウム石），まれな胆石（炭酸カルシウム石・脂肪酸カルシウム石など）に分けられる（●表 3-17）。

　①**純コレステロール石**　球形ないし卵形で，外観は黄白色で光沢をもち，胆嚢に単発する。割面では，コレステロールの結晶が中心から放射状にのびるのが特徴である。

　②**混成石**　割面で明らかに内層と外層を区別でき，内層が純コレステロール石，または次に述べる混合石からなる。外層は色素成分が多いため褐色を呈することが多い。

　以上の 2 つの結石は，食事の欧米化により割合が増加しており，通常，胆汁から細菌は証明されない。

　③**混合石**　コレステロール色素石灰石ともよばれ，コレステロールを主成分とし，胆汁色素やカルシウムが混在する。外観も多彩な色調を呈し，球形から接面性のある多角形まで多様である。割面では放射状構造と層状構造が混在する。数は多数のことが多く，主として胆嚢内で生成されるが，胆管内でも生成され，細菌検出率は約 25％ である。胆石全体の約半数を占める。

　④**黒色石**　黒色，こんぺい糖状，ときに球状で，胆嚢に数個〜十数個存在する。かたくて比較的小さいものが多い。胆汁から細菌が検出されることは少ない。

　⑤**ビリルビンカルシウム石**　茶（黒）褐色で不定形，割面は層状または無構造で，概してもろい。胆嚢内よりも胆管内に存在することが多く，数は数個から数十個に及ぶ。かつてはわが国の代表的な胆石であり，そのため総胆管結石や肝内結石が多かったが，最近では激減した。多くの症例で胆汁から大腸菌が検出される。

●**症状**　コレステロール胆石の典型的症例は，①中年（40〜50 歳）forty to fifty，②女性 female，③小太り fatty，④白人 fair，⑤多産 fecund or fertile の，いわゆ

●**表 3-17**　**胆石割面像のシェーマ**

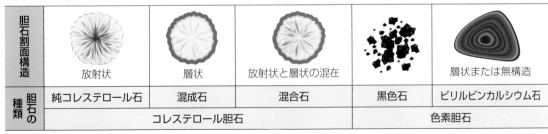

| 胆石割面構造 | 放射状 | 層状 | 放射状と層状の混在 | 層状または無構造 | |
|---|---|---|---|---|---|
| 胆石の種類 | 純コレステロール石 | 混成石 | 混合石 | 黒色石 | ビリルビンカルシウム石 |
| | コレステロール胆石 | | | 色素胆石 | |

る **5F** として知られている。

　おもな症状は，疼痛・圧痛・黄疸・発熱などである。典型的な疝痛発作は
心窩部痛あるいは右季肋部痛で，右肩・右背部に放散し，吐きけ・嘔吐を伴
うことが多い。疝痛発作は脂肪食・暴飲暴食，心身の過労などによって誘発
されることもあるが，誘因がなく突発することもある。黄疸と発熱は，胆道
の通過障害と感染を示唆し，総胆管結石とくにビリルビンカルシウム石に発
生頻度が高い。胆囊結石はたまたま健康診断などで発見される無症状のもの
も多く，**サイレントストーン** silent stone とよばれる。

● **診断**　胆石症の診断には，現症とともに前述のような現病歴が重要であ
る。

　胆囊内の結石の画像診断は，CT・MRI で可能であるが，超音波検査が最
も鋭敏で侵襲もなく最初に行うべき検査である。結石は，一般に音響陰影❶
を伴う高エコー域として描出される（◯図 3-70）。ただし，超音波検査は総胆
管を描出することが困難なことがしばしばあり，総胆管結石の診断には不向
きである。

　総胆管結石の診断には，MRI の T2 強調画像によって胆管・膵管を描出す
る磁気共鳴胆管膵管造影（MRCP）が広く普及している（◯図 3-71 および 237
ページ）。MRI は非侵襲的な検査であるが，なんらかの理由で撮影できない
場合には，X 線を用いることになる。**静脈性胆道造影法** drip infusion cholangi-
ography（**DIC**）は，ヨード造影剤を経静脈的に投与し胆汁中に排泄された胆
管内の造影剤を X 線で撮影し胆道を描出する方法（間接的胆道造影法）であ
るが，細かな胆管内結石を描出するほど鮮明な画像が得られないことが多い。
DIC の撮影を X 線でなく CT で撮影する DIC-CT は格段に鮮明な画像が得
られ診断価値が高い。MRCP や DIC-CT で胆管内結石が疑われる場合は，
内視鏡的逆行性胆道膵管造影法（ERCP）を行い，胆管内に直接造影剤を注入
して X 線撮影をする（直接的胆道造影法，◯図 3-72）。総胆管結石が存在す
れば，引きつづいて切石治療を行う。

▢ **NOTE**

❶**音響陰影**
　石灰化した部分や結石な
どの表面で音波が反射し，
その後方が黒い影のように
描出されること。

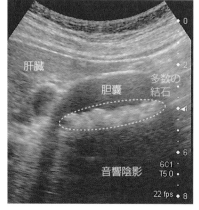

a. 単発結石　　　　　　b. 多発結石

◯**図 3-70　胆囊結石の超音波像**

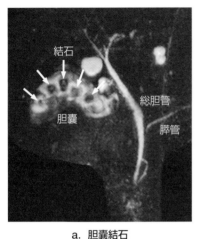 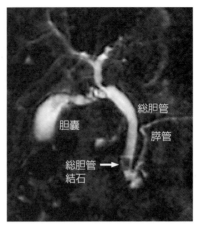

a. 胆囊結石      b. 総胆管結石

▶図 3-71 胆石の MRCP 像

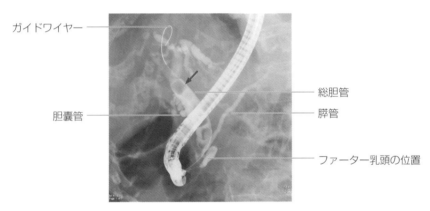

▶図 3-72 総胆管結石の ERCP 像
総胆管内に総胆管結石がみとめられる(→)。

● **治療** 胆石の存在部位によって治療は異なる。

1 **胆囊結石** 無症状の胆囊結石は，十分に胆囊を観察・評価できる状況下では，肝機能障害の発生，胆囊がんの合併に注意しながら経過観察してよい。日常の注意としては，脂肪食の摂取を控え，過労を避ける。症状のある胆囊結石は原則として手術の適応であり，腹腔鏡下胆囊摘出(胆摘)術が第一選択の術式である(▶230 ページ)。高度の炎症を伴う胆囊結石では，腹腔鏡下胆囊摘出術は困難な場合があり，開腹胆囊摘出術を行う。

　胆石溶解療法としては，ウルソデオキシコール酸(UDCA)の内服が行われている。しかし，適応が限られるほか，長期間の服用が必要で，溶解率も低率であるなどの問題点がある。体外衝撃波による**胆石破砕療法** extracorporeal shock wave lithotripsy(**ESWL**)も試みられているが，同様に適応には限界がある。

2 **総胆管結石** 総胆管結石は，症状の有無によらずすべて治療の適応であり，内視鏡的治療が第一選択として推奨されている。十二指腸ファイバー

スコープによって内視鏡的乳頭括約筋切開術（EST），内視鏡的乳頭バルーン拡張術（EPBD）を行ったうえで（◯231ページ），バスケットカテーテルなどで切石する。または胆道鏡を手術後の T チューブのルート，あるいは経皮経肝的に挿入して切石する。内視鏡的結石摘出が困難な場合は，外科的治療の適応になる（◯231ページ）。

　③ **肝内結石**　肝内結石症の治療法としては，**経皮経肝胆管内視鏡治療** percutaneous transhepatic cholangioscopy（**PTCS**），経乳頭的内視鏡治療，外科的治療（肝切除）などがあり，症例に応じて選択する。PTCS は胆管狭窄のある場合に適応となり，経乳頭的内視鏡治療は胆管狭窄がないか，あっても軽度な場合に適応となる。肝切除は PTCS で結石の完全摘出ができない場合，肝萎縮がみとめられる場合，胆管がんの合併が疑われる場合などに適応となり，胆管狭窄部を含めた肝区域あるいは肝葉切除が行われる。

# 7　胆嚢炎・胆管炎

## 1　急性胆嚢炎 acute cholecystitis

　**急性胆嚢炎**の約 90% は胆嚢結石を合併し，結石による胆嚢頸部や胆嚢管の閉塞により胆嚢内に胆汁のうっ滞が生じ，胆嚢粘膜の障害と炎症メディエーターの活性化が引きおこされて発症する。早期には無菌であっても，経過とともに細菌感染が加わる。結石がなくてもおこる場合があり，原因としては，腫瘍などによる胆嚢管の閉塞，血栓症などによる胆嚢の阻血，糖尿病や膠原病などの疾患，腹部の手術後などがあげられる。

　穿孔をおこすと，胆嚢周囲膿瘍や十二指腸・横行結腸と瘻孔を形成し，ときに胆汁性腹膜炎をおこす。

● **症状・診断**　発症は急激で，上腹部痛・発熱と，右季肋部に持続性の疼痛・圧痛・筋性防御があり，腫大した有痛性の胆嚢を触れることもある。右季肋部を触診しながら深呼吸をさせると，下降してきた胆嚢の圧痛で吸気がとまることを，**マーフィー** Murphy **徴候**という。

　血液検査では，白血球・CRP の上昇，軽度の肝胆道系酵素の上昇などを示す。超音波検査で胆嚢の腫大・壁肥厚，胆石・胆泥，胆嚢周囲の液体貯留などをみとめれば，確定診断できる。

● **治療**　胆石が原因で急性胆嚢炎となった際は，全身状態❶と胆嚢炎の重症度から治療方針を決定する。胆嚢炎の重症度は，循環器，中枢神経系，呼吸器，腎機能，肝機能，血液凝固の障害のいずれかを伴う場合を重症，白血球数上昇，右季肋部の有痛性腫瘤触知，症状出現後 72 時間以上の症状持続，顕著な局所炎症所見のいずれかを伴う場合を中等症，重症・中等症の基準を満たさない場合を軽症とする。

　軽症例では発症から 72 時間以内の早期の腹腔鏡下胆嚢摘出術が第一選択の治療として推奨されているが，手術リスクの高い患者では初期治療が奏功すれば経過観察することもある。中等症は手術難易度が高いので，緊急の胆

□NOTE
❶**全身状態の評価**
　全身状態の評価はチャールソン併存疾患指数 Charlson co-mobidity index（CCI）やアメリカ麻酔学会術前状態分類（ASA-PS）を参照する。

囊ドレナージを行い，炎症の消退を待って待機的に手術するのが一般的であるが，緊急・早期手術により治療期間の短縮をはかる場合もある。重症例では**経皮経肝胆囊ドレナージ** percutaneous transhepatic gallbladder drainage（**PTGBD**）を行うとともに，循環管理，感染制御により全身状態を改善させてから，待機的手術を行う。

　胆囊ドレナージには PTGBD，**内視鏡的逆行性胆囊ドレナージ** endoscopic retrograde gallbladder drainage（**ERGBD**），**内視鏡的経鼻胆囊ドレナージ** endoscopic naso-gallbladder drainage（**ENGBD**），**超音波内視鏡下胆囊ドレナージ** endoscopic ultrasound/ultrasonography-guided gallbladder drainage（**EUS-GBD**）などの選択肢がある。

## 2　慢性胆囊炎 chronic cholecystitis

　一般に胆石症を合併し，急性期症状の有無にかかわらず胆囊壁の肥厚，周囲との癒着を生じ，さらに進行すると萎縮胆囊となる。

　組織学的には円形細胞浸潤と線維化，およびロキタンスキー–アショフ洞（RAS，◉222ページ）の増生などが特徴的である。胆汁細菌は無菌のことが多いが，二次的に大腸菌などの感染がおこり，急性胆囊炎症状を呈することがある。また，胆囊がんとの鑑別が困難なことがあり，手術適応となる場合もある。

## 3　急性胆管炎 acute cholangitis

　総胆管結石や胆管がん・先天性胆道拡張症，および胆管・消化管吻合術後，乳頭切開後など，胆汁のうっ滞・逆流が生じる病態では胆道感染が生じやすい。感染は肝内胆管を上行して肝膿瘍を併発することもある。

● **症状**　悪寒を伴う間欠性発熱・上腹部痛・黄疸の，いわゆる**シャルコー** Charcot **の三主徴**がみられる。胆管が閉塞し胆汁が膿性となって，低血圧・意識障害（上記3主徴と合わせて**レイノルズ** Reynolds **の五徴**とよぶ）などを伴う重症型は急性閉塞性化膿性胆管炎とよばれ，早期にドレナージを行わないと，エンドトキシンショックから播種性血管内凝固（DIC），多臓器不全（MOF）に陥り，予後不良となる。

● **治療**　軽症では抗菌薬を投与することにより軽快することがあるが，発熱，黄疸，白血球増加の著しい中等症以上では，胆道ドレナージが必要である。胆道ドレナージ法としては，前述したように経皮経肝胆道ドレナージ（PTCD）や内視鏡的逆行性胆道ドレナージ（ERBD）など各種のアプローチがある（◉227ページ）。重症例ではショックの治療，臓器障害に対する治療（血液浄化や呼吸管理など）を行う。

# 8 その他の胆囊良性疾患

## 1 胆囊腺筋腫症（アデノミオマトーシス adenomyomatosis）

　**胆囊腺筋腫症**は RAS の増殖と筋線維の増生による胆囊壁の肥厚を特徴とする疾患である。一般的には無症状であるが，腹部不定愁訴，胆石様発作などを訴える場合もある。

　腹部超音波検査により肥厚した胆囊壁内に RAS の存在を疑わせる低エコー，壁在結石によるコメット様エコー❶などをみとめる。磁気共鳴胆管膵管造影（MRCP）でも RAS の囊状拡張が明瞭に描出される。有症状例や，画像診断では胆囊がんとの鑑別が困難な場合などは胆囊摘出術の適応となる。

━ NOTE
**❶コメット様エコー**
　彗星のような線状エコー像である。

## 2 胆囊ポリープ gallbladder polyp

　**胆囊ポリープ**は胆囊内腔に突出した隆起性病変の総称であり，病理学的にはさまざまな疾患を含む。最も多いのがコレステロールポリープであり，これはコレステロールを貪食したマクロファージが集簇して粘膜面が顆粒状に隆起したものである。そのほか，腺腫性ポリープや炎症性ポリープなどがある。通常は無症状であるが，まれにポリープの脱落や出血により疝痛発作をおこす。

　超音波検査にて胆囊壁に接した腫瘤像としてみとめる。コレステロールポリープの特徴は，高エコー，直径 10 mm 以下，多発，桑実状，有茎性などである。一方，10 mm 以上，増大傾向，単発，広基性の場合には胆囊がんの可能性があるため，超音波内視鏡（EUS）や造影 CT による精査が必要である。コレステロールポリープと診断されれば経過観察でよいが，胆囊がんあるいは腺腫が疑われる場合は胆囊摘出術の適応である。

# 9 胆道がん biliary tract cancer

　**胆道がん**は**胆囊がん・肝外胆管がん・乳頭部がん**に分類される。わが国の人口動態統計では，がんによる死亡原因の第 6 位で，男女比はほぼ同等である。地域的には南米・アジアに多く，わが国の罹患率は世界第 5 位と報告されている。

## 1 胆囊がん carcinoma of the gallbladder

　胆囊がんの好発年齢は 70 歳代で，男女比はやや女性に多い。胆石症の合併率は 70% 以上との報告が多く，発がんとの因果関係が指摘されているが，逆に剖検例では胆石症患者の 1〜3% にのみ胆囊がんの発生をみる。

　膵胆管合流異常症に胆囊がんの発生が多いことが知られており，膵液の胆道内逆流が発がんに関与していると推察されている。

　進行度は局所進展度（T）・リンパ節転移（N）・遠隔転移（M）による TNM

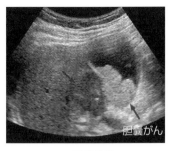
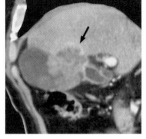
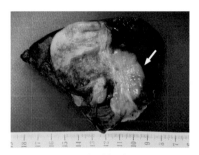

| a. 超音波像 | b. CT像 | c. 切除標本 |

**▶図3-73 肝浸潤を伴う胆嚢がんの画像と肉眼像**
肝浸潤をそれぞれ矢印で示した。

分類で規定されており，粘膜・固有筋層にとどまるもの(T1)はリンパ管浸潤，リンパ節転移をみとめないことが多く，早期胆嚢がんとして扱われる。進行すると肝床部・胆管・肝動脈・門脈・十二指腸などへ直接浸潤し，リンパ節転移・肝転移するものも多い(▶図3-73)。

● **症状**　初期においては通常，無症状であるが，併存する胆石症や胆嚢炎の症状があらわれて，術前診断は良性として手術される症例もある。進行すると，食欲不振・体重減少・右季肋部腫瘤触知などのほか，胆管浸潤による閉塞性黄疸・十二指腸浸潤による嘔吐が出現する。

● **診断**　画像診断としては超音波検査が最も簡便であり，詳細な壁深達度の診断には超音波内視鏡が有用である。さらに造影CT・MRIを行って，進行度を診断する。進行例に対しては直接胆道造影，消化管造影を行い，直接浸潤を検討する。腫瘍マーカーではCEA・CA19-9の陽性率が高い。

● **治療**　手術術式には，壁深達度・他臓器浸潤・リンパ節転移の程度などによって種々の選択が考えられる。早期がんでは単純胆嚢摘出術のみで根治可能と考えられるが，進行がんでは広範なリンパ節郭清とともに，肝切除(肝床切除〜拡大肝右葉切除)，膵頭十二指腸切除または両者の合併などの拡大手術が行われている。

　このような拡大手術によって進行がんの切除率は向上したが，予後の改善にはつながっていないのが現状であり，治療成績向上のためには早期発見と有効な化学療法の開発が重要である。

## 2 胆管がん carcinoma of the bile duct

　肝外胆管のがん腫を意味し，発生部位によって肝門部領域胆管と遠位胆管に分ける。50〜60歳代に好発し，性別では胆嚢がんと異なり，男性が女性に比べて約2倍多い。

　肉眼所見では結節型・乳頭型・平坦型に大別され，組織型では大多数が分化型腺がんである。病因は不明であるが，胆管拡張型の膵胆管合流異常(いわゆる先天性胆道拡張症)では，高率に胆管がんの発生をみる❶。

● **症状・診断**　黄疸で発見されることが多く，そのほかには特徴的な症状はない。超音波検査・CTで胆管の拡張がみられるが，腫瘍そのものの描出

─ NOTE

❶印刷会社従業員の胆管がん

　2012年に印刷会社従業員の高率な胆管がん発生が問題となり，有機溶剤に含まれる1,2-ジクロロプロパンとジクロロメタンが原因ではないかと指摘された。発生機序について，研究が進められている。

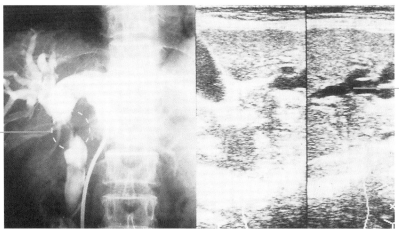

胆管がんに
よる胆管狭窄

肝内胆管の拡張

**◎図 3-74　胆管がんの経皮経肝胆道造影像(左)と超音波像(右)**

は必ずしも容易ではない。最近では，MRCP によって，非侵襲的に胆管狭窄・閉塞の診断が可能となった。詳細な進展度診断には多列検出器型 CT multi detector row computed tomography(MDCT)による画像構築が重要であり，ERCP または経皮経肝胆道造影法 percutaneous transhepatic cholangiography (PTC)による直接胆道造影も腫瘍範囲の同定に有用である(◎図 3-74)。減黄のための処置としては，内視鏡的逆行性胆道ドレナージ(ERBD)もしくは内視鏡的経鼻胆管ドレナージ(ENBD)が第一選択であるが，不可能な場合は経皮経肝胆道ドレナージ(PTCD)も選択される。

● **治療**　根治切除の原則は広範囲の胆管切除とリンパ節郭清であるが，術式は病変部位によって異なる。肝門部領域胆管では肝切除が必要となることが多く，遠位胆管では膵頭十二指腸切除が必要である。

　切除不能例に対しては，胆道ドレナージまたは胆道内瘻化が行われる。現在では，拡張性のある金属ステントを閉塞部位に挿入して胆汁を十二指腸に流出させ，ドレナージチューブを抜去し QOL の向上をはかる方法がよく行われる。化学療法，放射線療法が有効なこともある。

## 3　乳頭部がん

　ファーター乳頭部に発生するがんで，好発年齢は 60 歳代，男女比はやや男性に多い。乳頭部の胆管狭窄により黄疸を発症するが，この黄疸はときに消長がみられるのが特徴的である。下血・貧血がおこることもあるが，上部消化管内視鏡検査により無症状で発見される場合もある。CT では腫瘤像が描出されることもあるが，胆管・膵管の拡張をみとめる場合，膵頭部がんや下部胆管がんとの鑑別が必要となる。低緊張性十二指腸造影❶でファーター乳頭部に腫瘤像が描出される。

　早期の乳頭部がんでは内視鏡的乳頭切除術が行われることがあるが，(幽門輪温存)膵頭十二指腸切除が標準術式である。

▭ **NOTE**

**❶低緊張性十二指腸造影**
　鎮痙薬を用い，十二指腸の蠕動を抑制した状態で X 線検査を行う方法である。バリウムと空気で二重造影像を撮影し，病変の全体像，周辺臓器との位置関係を把握することができる。

## 4 胆道がんに対する化学療法

　根治切除可能な症例は限られており，また切除後の再発率も高いために，切除不能胆道がんの治療や術後補助療法として化学療法が行われている。頻用される薬剤は，ゲムシタビン塩酸塩，テガフール・ギメラシル・オテラシルカリウム配合剤およびこれらの併用である。

　最近では，ゲムシタビン塩酸塩とシスプラチンの併用療法の有用性が報告されている。

# 10 肝移植

　**肝移植**は，内科的治療によって救命できない末期的肝不全，あるいはほかの根治的治療法のない肝細胞がんなどに対して行われる，臓器置換による究極的な治療である。現在，人工肝臓は開発されておらず，動物からの臓器移植技術も確立されていないため，生体もしくは脳死ドナーからの臓器提供が必要であり，それぞれを**生体肝移植**，**脳死肝移植**という。

● **適応**　適応疾患は▶表3-18のとおりである。肝細胞がんに対しては**ミラノ基準**(▶235ページ)が標準的適応とされてきたが，わが国の独自のデータを解析してつくり上げた **5-5-500 基準**(▶235ページ)が2019年に脳死肝移植に，2020年に生体肝移植に用いられるようになった。したがって，現在の肝細胞がんの肝移植適応は，ミラノ基準または5-5-500基準を満たすことである。同じ原発性肝がんでも，肝内胆管がんに対する肝移植は保険適用となっていない。

▶表3-18　肝移植の適応疾患

| 胆汁うっ滞性疾患 | 肝硬変 |
|---|---|
| ・胆道閉鎖症 | ・ウイルス性肝硬変 |
| ・アラジール症候群 | ・特発性肝硬変 |
| ・原発性胆汁性肝硬変(PBC[1]) | ・自己免疫性肝炎(AIH[3]) |
| ・二次性胆汁性肝硬変 | ・乳児肝炎 |
| ・原発性硬化性胆管炎(PSC[2]) | **急性肝不全** |
| | ・ウイルス肝炎 |
| **先天性代謝異常症** | ・ウィルソン病 |
| ・ウィルソン病 | ・薬剤性肝障害 |
| ・糖原病(Ⅰ型・Ⅳ型) | ・原因不明 |
| ・遺伝性チロシン血症 | **血管疾患** |
| ・α1-アンチトリプシン欠乏症 | ・バッド-キアリ症候群 |
| ・その他 | **肝腫瘍(おもに肝細胞がん)** |
| | **その他** |

1)PBC：primary biliany cirrhosis の略。
2)PSC：primary sclerosing cholangitis の略。
3)AIH：autoimmune hepatitis の略。

● **成績**　「臓器移植に関する法律」（臓器移植法）の施行後も脳死移植が普及しないわが国において，生体肝移植は独自の発展をとげ，末期肝疾患に対する有効な治療手段として定着した。わが国における肝移植後の累積生存率（2019 年末まで）は，生体肝移植で 1 年 85％，5 年 79％，脳死肝移植で 1 年 89％，5 年 82％ と，欧米の成績に比べて遜色<ruby>遜色<rt>そんしょく</rt></ruby>なく良好である。

## ◆ 生体肝移植

　健常人（血縁者・配偶者）から肝臓の一部を切除し移植する医療である。全肝を移植することは不可能であるため，レシピエントとドナーの肝容積が重要な問題となる。生体肝移植は当初，親の肝外側区を子どもに移植する小児レシピエントに対する肝移植として開始されたが，その後，より大きなグラフト❶を必要とする成人レシピエントにも適用されるようになった。

　当初，肝全体の約 3 分の 1 を占める左葉を用いた左葉グラフトが使用された。しかし，大きさが十分でなく，移植後に黄疸・腹水・出血傾向などの肝不全症状を呈する**過小グラフト症候群**に陥るレシピエントもみられた。そのため，より大きな右葉グラフトが用いられるようになった。肝移植における免疫学的ハードルは血液型であるが，脳死肝移植の選択肢が限られているわが国では，血液型が不適合のドナーからの生体移植が唯一の救命手段となることもあり，血液型不適合生体肝移植の技術が発達した。

　近年のわが国の血液型不適合肝移植の成績は，適合移植と遜色ないものとなっている。ドナーの術後合併症は短期的な合併症（出血，胆汁漏，血栓症）のみでなく，長期的合併症（創傷関連の愁訴）もあり，残肝不足での死亡例も 1 例報告されている。適切なドナー選択が肝要である。

**NOTE**

**❶グラフト**
移植される臓器をグラフトとよぶ。

**column**　**肝移植の歴史**

　脳死肝移植が世界で最初に行われたのは，1963 年のアメリカにおいてだった。すぐれた免疫抑制剤が開発され，1970〜80 年代の欧米では脳死肝移植が劇的に増加した。一方，わが国では，脳死ドナーからの臓器提供の法整備がなされておらず，脳死肝移植を実施することができない時代が続いた。

　1988 年にブラジルで生体肝移植が世界ではじめて実施され，1989 年 7 月オーストラリアで行われた日本人母子間の生体肝移植が世界初の成功例となった。わが国では，1989 年 11 月に国内初の小児生体肝移植が実施され，生体肝移植による肝移植時代を迎えることとなった。1990 年に小児生体肝移植の長期生存例，1993 年に成人生体肝移植実施例が報告された。

　わが国の脳死肝移植は，1997 年に「臓器移植に関する法律」（臓器移植法）が施行され実施が可能となった。1999 年に法制下での国内初の脳死肝移植が実施されたが，その後も脳死肝移植が普及することはなく，2000 年〜2009 年は生体肝移植が年間 400〜500 例，脳死肝移植が年間 100 例以下という生体肝移植中心の状態が続いた。

　2010 年に臓器移植法が改正され，15 歳未満の小児も含めて，本人のドナーカードがなくても家族の同意のみで脳死患者からの臓器提供が可能となったため，脳死肝移植が若干増加した。逆に生体肝移植は減少しはじめ，2019 年は生体肝移植が 307 例，脳死肝移植が 88 例となった。しかし依然，生体肝移植が多い状態は続いており，脳死肝移植が主体の欧米諸国とは大いに状況が異なる。

### ◆ 脳死肝移植

　疾病や事故などで脳死となった患者から肝臓を摘出して移植する方法で，移植施設に臓器を搬送して行う。心停止患者からの臓器移植は，肝臓については きわめて成績が不良であり，わが国の死体移植は原則脳死患者からの移植である。原則全肝移植となるため，血管・胆管が大きく，術後の肝機能の回復もすみやかである。

　このように生体移植に比べ有利な点が多いが，わが国では脳死下臓器提供が欧米に比べ極端に少ないことが問題である。脳死肝移植の年間実施数は近年やや増加傾向であるが，年間 100 例をこえたことはなく，2022 年 2 月までの脳死臓器提供による肝移植実施件数は 1999 年以降の累計でも 692 件にとどまる❶。

　臓器不足の現状を打開するため，1 人の脳死ドナーの全肝を分割して 2 人のレシピエントに移植する分割肝移植が増加しはじめているが，根本的解決とはなっていない。脂肪肝や年齢など条件のわるいドナー（適応拡大ドナー）からの移植を可能とすべく，国内脳死ドナーのナショナルデータベースの解析やグラフトの機械灌流（マシーンパーフュージョン）技術❷の開発が進んでいる。

**NOTE**

**❶人口 100 万人あたりの脳死肝移植数**

　2020 年のわが国の人口 100 万人あたりの脳死肝移植数は 0.5 であり，アメリカの 25.42，スペインの 21.86，イタリアの 19.6，スウェーデンの 16.93 など欧米諸国とはかけ離れた数字であり，韓国の 7.62 と比しても格段に少ない。

**❷機械灌流技術**

　移植施設に臓器を運ぶ方法として，氷温の保存液に浸漬した状態で輸送する方法が一般的に行われる。機械灌流技術は，臓器を機械に接続して酸素と栄養を循環させ，臓器保存に最良の環境を維持する保存法である。保存による傷害の軽減，保存時間の延長，灌流中の臓器機能評価，臓器機能の向上などさまざまなメリットがあり，欧米では各種臓器移植で実用化されている。

## G　膵臓の疾患

## 1　基礎知識

### 1　構造と機能

● **膵臓の発生**　膵臓 pancreas は，十二指腸の内胚葉に由来する背側膵芽と腹側膵芽が胎生 6〜7 週ごろに癒合することで形成される。この癒合は，胃・十二指腸の時計まわりの回転に伴って生じ，腹側膵芽は総胆管とともに背側に移動し，胆管を巻き込みながら背側膵芽と癒合し，背側膵芽の膵管が腹側膵芽の膵管と合流する（◉図 3-75）。

　腹側膵芽の膵管は**主膵管（ウィルスング Wirsung 管）**となり，膵液の大部分を流し，十二指腸第 2 部の主乳頭（大十二指腸乳頭，ファーター Vater 乳頭）に開口する。背側膵芽の膵管で十二指腸側の一部は，**副膵管（サントリーニ Santorini 管）**となって，主乳頭より数 cm 口側に位置する副乳頭（小十二指腸乳頭）に開口する。乳頭には括約筋（**オッディ Oddi 括約筋**）があり，胎生 10〜11 週に形成され，胎生 34 週に膵管と胆管の共通部分は括約筋に被包される（◉図 3-76）。

● **構造**　膵臓は後腹膜腔に位置し，全長約 18 cm，幅 3〜6 cm，厚さ 1〜3 cm，重さ約 80 g の水平方向に長い充実性臓器である。十二指腸に囲まれる

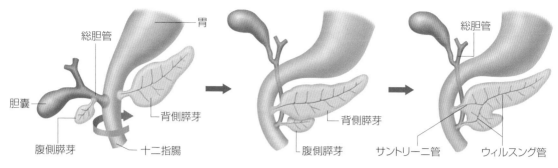

◉**図 3-75　膵臓の発生**
腹側膵芽と背側膵芽が回転・癒合し，臓器形成が進む。

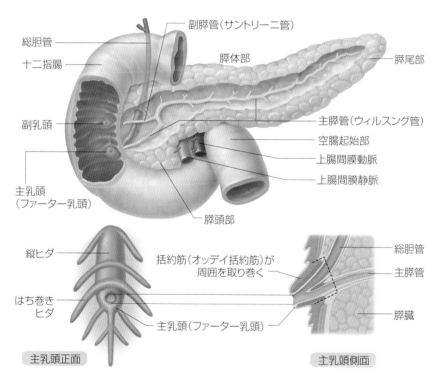

◉**図 3-76　膵臓と膵管，十二指腸乳頭の解剖**

頭部と，体部，尾部に分けられる。頭部の大部分は腹側膵芽に由来し，頭部の一部，体部・尾部は背側膵芽に由来する。

　動脈は，腹腔動脈から分岐する総肝動脈〜胃十二指腸動脈と脾動脈，ならびに上腸間膜動脈からの分枝が流入し，静脈は動脈とほぼ並走しながら門脈に注いでいる。神経系は，大小内臓神経からの交感神経および迷走神経からの副交感神経の支配を受けている。

●**機能**　膵臓は，外分泌腺と内分泌腺から構成される。外分泌腺は膵組織の 90％ 以上を占め，腺房細胞と導管部からなる小葉構造をつくっている。腺房細胞からはアミラーゼ，リパーゼ，トリプシンやキモトリプシンなどの消化酵素が，導管部からは水・電解質が分泌される。これらを含む膵液は弱

アルカリ性で，1日に約1～2L分泌される。

　内分泌腺である**膵島（ランゲルハンス Langerhans 島）**は，外分泌組織の中に浮かぶ島のように見える，ほぼ円形をした細胞の集団である。膵島細胞にはグルカゴンを分泌する α 細胞，インスリンを分泌する β 細胞などがあり，β 細胞が最も多い。

## 2　おもな検査

　膵臓の検査には，画像検査と内外分泌機能検査がある。膵臓はその解剖学的位置から，直接的な画像による診断がむずかしい臓器である。

　① **腹部超音波検査**　長所は患者への侵襲がなく手軽に施行できることであるが，膵全体の観察が容易ではないことが多く，とくに肥満患者では膵臓の描出が困難なことがある。最近，超音波内視鏡検査（EUS）が広く行われるようになった。これは，先端に超音波装置をつけた内視鏡を胃や十二指腸に挿入し，そこから超音波で臓器を観察する方法である。体外超音波検査に比べて膵臓の解像力が高く，同時に針生検も可能である（●図3-77）。

　② **CT**　膵臓の診断には，単純CTに加えて，造影剤を使用して動脈相（早期相），門脈相，遅延相（平衡相）の4相を撮影するダイナミックCTが行われる。近年は多列検出器型のMDCTが登場し，膵臓を1～2mmスライス厚の薄さで撮像でき，3次元画像（3D-CT）も得られるようになった。

　③ **MRI**　MRIはコントラスト分解能にすぐれた検査である。**MR胆管膵管撮影（MRCP）**は，造影剤を用いずに非侵襲的に膵管・胆管を描出する検査法である（●図3-78）。

　④ **内視鏡的逆行性胆道膵管造影法（ERCP）**　内視鏡を十二指腸下行脚まで挿入し，主乳頭（ファーター乳頭）から細いチューブを挿入して，胆道・膵管を造影する検査法である（●図3-79）。内視鏡で見た主乳頭は，症例ごとにさまざまな形態をとる（●図3-80）。膵管造影に続いて病変の細胞や組織を採取できることもある。さらに，直径2～3mmの極細内視鏡を用いる**経口膵管鏡 peroral pancreatoscopy（POPS）検査**，あるいは先端に超音波装置のついた器具を用いる**管腔内超音波 intraductal ultrasonography（IDUS）検査**で，膵管を詳細に検査することも可能である（●図3-81）。

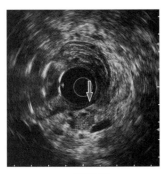
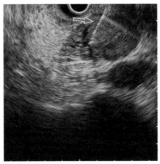
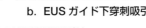

a. EUS像　　　　b. EUSガイド下穿刺吸引法

●図3-77　EUS像とEUSガイド下穿刺吸引法

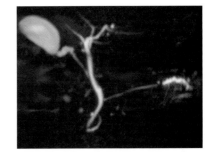

●図3-78　膵がんのMRCP像

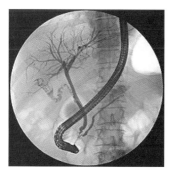

◎図 3-79　ERCP 像

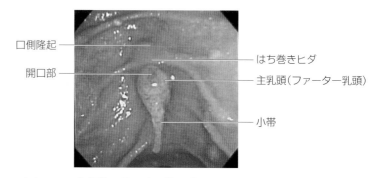

口側隆起

開口部

はち巻きヒダ

主乳頭（ファーター乳頭）

小帯

◎図 3-80　内視鏡で見た十二指腸乳頭の形態

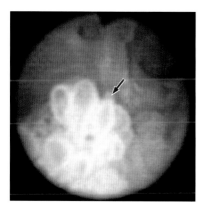

a. POPS 像

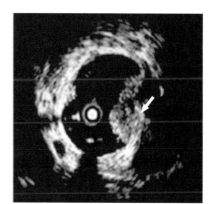

b. IDUS 像

◎図 3-81　膵管内乳頭粘液性腫瘍の経口膵管像と管腔内超音波像
主膵管内にイクラ状の隆起性病変をみとめる（→）。

5 **PET（陽電子放射断層撮影）**　サイズの小さい膵がんの発見はむずかしいが，全身をスクリーニングできるため，ある程度の大きさの膵がんのみならず，遠隔転移の診断に有用である（◎図 3-82）。また，CT などで造影剤が使用できない患者への検査法としての有用性も検討されている。

6 **血管造影**　大腿動脈を穿刺し，カテーテルを腹腔動脈や上腸間膜動脈に進めて造影する検査法である。膵臓の病変を診断するには，さらにカテーテルを進め，膵臓へ向かう動脈の造影，すなわち**超選択的動脈造影** super selective angiography が必要である（◎図 3-83）。

7 **膵機能検査**　PFD 試験とブドウ糖（グルコース）負荷試験がある。

① **PFD（pancreatic functioning diagnostant）試験**　パラアミノ安息香酸を経口投与し，これが膵外分泌酵素のキモトリプシンによって分解，吸収されて，尿中に排泄される量を測定して，膵臓の外分泌機能を検査する。膵外分泌機能検査として，現在唯一行われている検査である。

② **ブドウ糖（グルコース）負荷試験** oral glucose tolerance test（**OGTT**）　内分泌機能検査として，グルコース 75 g 負荷による負荷試験（75 g OGTT）を行う。同時にインスリン測定も行う。

8 **腫瘍マーカー**　CEA，CA19-9 がおもに用いられ，ほかに DUPAN-2

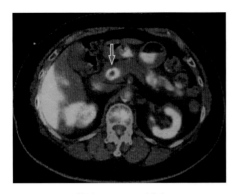

●図 3-82　膵がんの PET 検査
膵臓にフッ素で標識されたグルコース（FDG）
の集積をみとめる（→）。

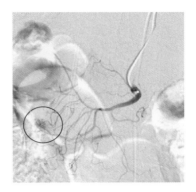

●図 3-83　膵神経内分泌腫瘍の
　　　　　血管造影検査
血流が豊富な腫瘍が腫瘍濃染として
確認できる（○内）。

や Span-1 などがある❶。早期膵がん例での陽性率は低く，進行例でも異常
値をとらない例もあり，がん発見のための補助的検査として使われる。一方，
手術後の再発の診断，あるいは化学療法などの治療効果判定に腫瘍マーカー
の変化が参考になることが多い。

━ NOTE
❶腫瘍マーカー
　DUPAN-2 は膵がん，
胆道がんなどの診断に用い
られる腫瘍マーカー，
Span-1 は膵がんの診断
などに用いられる腫瘍マー
カーである。

## 3　手術方法

　1 膵頭十二指腸切除術　膵頭部領域の腫瘍に対しては，膵頭部，胃〜十
二指腸，胆管（胆囊）を摘出する膵頭十二指腸切除術 pancreatoduodenectomy
（PD）が標準術式である。最近は，消化管口側の切除部位によって胃を完全
に温存（幽門輪温存）する幽門輪温存膵頭十二指腸切除術 pylorus preserving
pancreatoduodenectomy（PPPD）と，幽門輪を切除するが可能な限り胃を温存
する亜全胃温存膵頭十二指腸切除術 subtotal stomach-preserving pancreato-
duodenectomy（SSPPD）が多く行われている。

　切除後の消化管再建法には，チャイルド Child 法が多く用いられ，今永法
やウィップル Whipple 法も施行されている（●図 3-84）。膵臓と消化管（空腸
が使われることが多い）との吻合が重要で，むずかしい。

　2 膵体尾部切除術　膵体尾部領域の腫瘍に対し，膵体尾部と脾臓を摘出
する膵体尾部切除術が施行される。脾臓摘出後は，肺炎球菌感染予防のため
にワクチン接種が推奨されている。最近では，脾臓を温存する脾温存膵体尾
部切除も，腫瘍の悪性度やサイズ，部位などによって選択される。

　3 膵全摘術　膵全体に広がる腫瘍には膵全摘術が行われる。膵臓の内分
泌機能が失われるので，術直後からインスリン補充療法が必要になる。患者
は術後一生，インスリンの自己注射や膵消化酵素補充薬の服用が必要となる。

　4 腹腔鏡下手術・ロボット支援手術　近年，施設基準など制限はあるも
のの，膵臓領域の腹腔鏡下手術・ロボット支援手術が保険で認められるよう
になった（●図 3-85）。今後，安全性や治療成績などを検証しつつ，広く施行
されるようになるものと思われる。

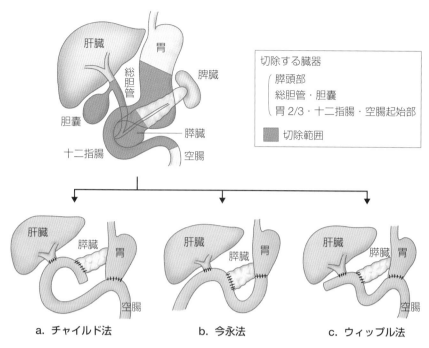

切除する臓器
　〔膵頭部
　　総胆管・胆嚢
　　胃 2/3・十二指腸・空腸起始部
　■ 切除範囲

　a. チャイルド法　　　　　b. 今永法　　　　　c. ウィップル法

▶図 3-84　膵頭十二指腸切除術（切除範囲と再建法）

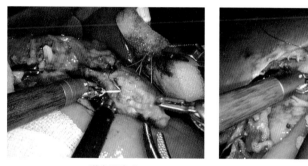
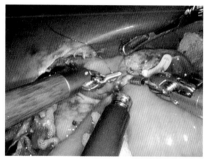

　a. 膵空腸吻合　　　　　　　b. 胆管空腸吻合

▶図 3-85　ロボット支援下膵頭十二指腸切除術

# 2　膵臓の発生異常

　複雑な膵臓の発生の過程で，膵管の分岐や合流には種々の変異，発生異常が生じることがある。

### ▌輪状膵

　腹側膵芽の一部が，発生の過程で十二指腸壁に癒着し，十二指腸の回転につれて環を形成したために，十二指腸を完全または不完全に取り囲む異常で，十二指腸狭窄または閉塞を呈する。

### ▌迷入膵

　膵臓組織の一部が回転時に本来の膵臓から離れて，他臓器に残存すること

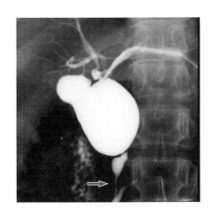

◖図3-86　総胆管の囊状拡張を伴う膵・胆管合流異常
十二指腸の壁外で胆管と膵管が合流している（→）。

から生じ，異所性膵ともいう。十二指腸・胃・空腸に好発し，症状のあるものは外科的治療が考慮されるが，ほとんどは無症状のまま経過する。

### ▍膵管癒合不全

腹側膵芽と背側膵芽の癒合不全により，腹側膵管と背側膵管の交通がないものである。膵臓の発生異常のうち最も頻度が高く，しばしば膵炎をおこす。

### ▍膵・胆管合流異常

十二指腸壁外で膵管と胆管が合流する異常である。種々の形態・程度の合流異常があり，先天性胆道拡張症を伴うものと，伴わないものが存在する。乳頭括約筋の作用が及ばないため，膵液と胆汁の相互混入がおこり，胆管がん・胆囊がんの発生に関係すると考えられている（◖図3-86）。

## 3　膵炎

### 1　急性膵炎 acute pancreatitis

膵臓内で活性化された膵酵素が，膵臓自体および周囲の臓器を自己消化する疾患で，急性腹症の代表的疾患の1つである。

短期間で軽快する軽症から，多臓器不全（MOF）で死にいたる重症までさまざまである。病態生理学的には，膵実質に間質性浮腫や壊死，または膵周囲脂肪組織の壊死などが生じる。2016年の全国調査によるとアルコール性が32.6％，胆石症が25.8％，特発性（原因不明）が19.1％であった。重症急性膵炎の死亡率は6.1％と以前より改善してきている。

● 症状　上腹部痛・背部痛・吐きけ・嘔吐・発熱などで発症する。重症例では全身症状を伴い，膵臓周囲や後腹膜への滲出液の貯留，嘔吐などによる循環血液量の低下などからショック・呼吸障害・精神障害，さらに播種性血管内凝固（DIC），MOFにいたることもある。

● 診断　『急性膵炎診療ガイドライン』[1]に基づき，病歴・臨床症状・検査成績・画像検査によって診断する。本ガイドラインでは，「急性膵炎の重症度

---

1）急性膵炎診療ガイドライン2021改訂出版委員会編：急性膵炎診療ガイドライン2021，第5版，金原出版，2021.

判定基準」についても示されている。重症急性膵炎は死亡率が高く，重症例を早期に検出するために重症度判定が必要になる。

● **治療**　内科的治療が基本となる。すなわち，禁飲食，輸液，鎮痛薬・早期経腸栄養の投与などである。胆石性膵炎に対しては，早期に ERCP または**は内視鏡的乳頭括約筋切開術（EST）**を行い，膵管閉塞を解除する必要がある。重症例では ICU 管理による集中治療が必要であり，自施設での治療が困難な場合には，対応可能な施設への移送が推奨される。膵壊死組織に感染が生じた感染性膵壊死では，経皮的あるいは内視鏡的なドレナージなどが行われ，効果のない場合には，外科的治療の適応となる。

## 2 慢性膵炎 chronic pancreatitis

膵臓への持続的な障害やストレスなどにより，膵実質の脱落や，線維化，石灰化などの変化で膵臓が萎縮して，膵外分泌・内分泌機能の低下を伴う病態であり，多くは非可逆性である。

● **原因**　原因は，アルコール性と非アルコール性に分類される。喫煙，脂肪過剰摂取も危険因子である。

● **症状**　慢性膵炎は経過が長く，代償期・移行期・非代償期に分けられる。初期の代償期には，膵臓のはたらきは保たれており，上腹部痛や背部痛がおもな症状である。移行期，非代償期へと進行すると，しだいに膵臓のはたらきが低下し，吐きけ・嘔吐・食欲不振・体重減少・下痢のほか，膵性糖尿病❶による口渇・多尿がみられる。

● **診断**　反復する上腹部痛発作，血中または尿中膵酵素値の異常，膵外分泌障害などの臨床症状，飲酒歴，膵石，膵管の不整・拡張・狭窄などの画像所見，および組織所見など，『慢性膵炎診療ガイドライン』[1]に基づき診断する。

● **治療**　内科的治療が基本となる。すなわち，禁酒・禁煙，食事療法，鎮痛薬と消化酵素薬投与，および膵石や膵管狭窄に対する内視鏡的治療などである。内科的治療を行っても症状が改善しない場合や，膵がんと鑑別が困難な場合には，外科的治療の適応となり，病態に応じた膵切除術が行われる（◎図3-87）。たとえば，主膵管が拡張しているが膵頭部に病変をみとめない症例では，**膵管空腸側々吻合術**を行う（◎261 ページ，図3-88）。

## 3 自己免疫性膵炎 autoimmune pancreatitis

自己免疫学的機序の関与により発症する膵炎である。国際コンセンサス診断基準（2011 年）によって，免疫グロブリン G のサブクラスの1つ IgG4 に関連する膵炎である1型と，IgG4 関連が乏しい膵炎である2型の2つのタイプに分類される。1型はわが国に多く，2型は欧米に多い。

● **診断**　膵腫大，主膵管の不整狭細像，高 IgG4 血症，病理所見（リンパ球や形質細胞の浸潤と線維化，閉塞性静脈炎），および膵外病変（硬化性胆管

**NOTE**

❶膵性糖尿病

なんらかの膵臓の疾患（膵切除も含む）に伴い，膵島からのインスリン分泌能が低下して発症する二次性糖尿病である。

1 ）日本消化器病学会編：慢性膵炎診療ガイドライン 2021，改訂第 3 版．南江堂，2021．

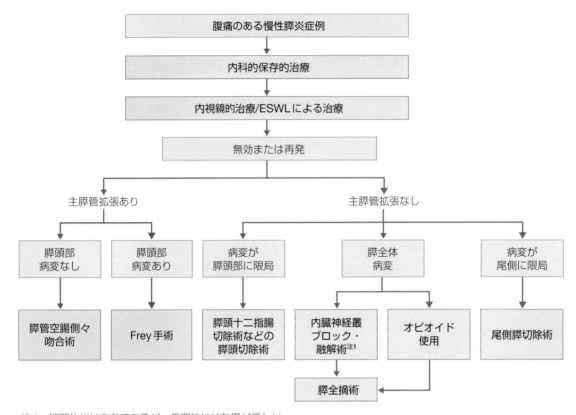

注1：短期的には有効であるが，長期的には効果が乏しい。
悪性腫瘍の存在が否定できない場合には，部位により膵頭部なら膵頭十二指腸切除術を，膵体尾部なら郭清を伴う尾側膵切除術を行う。

◯ **図3-87　外科的治療のフローチャート**
（日本消化器病学会編：慢性膵炎診療ガイドライン2021，改訂第3版．p.xix，南江堂，2021より許諾を得て転載）

炎・硬化性涙腺炎・唾液腺炎・後腹膜線維症など）を組み合わせて診断する。
腫瘤を形成しているようにみえる場合には，膵がんとの鑑別がむずかしい。

● **治療**　治療にはステロイド薬が有効である。

# 4　膵囊胞 cystic disease of the pancreas

　囊胞とは，内部に液体やゼリー状の物質がたまった袋状の病変である。囊胞内面に上皮細胞を有する真性囊胞と，上皮細胞のない仮性囊胞とがある。真性囊胞はさらに，先天性囊胞・貯留囊胞・腫瘍性囊胞に分類される。

## 1　仮性囊胞 pseudocyst

　急性膵炎や外傷などが原因で，壊死組織・血液・膵液が貯留して，周囲組織によって被包化されて形成される。内面は肉芽組織であり，上皮細胞はない。膵囊胞の約60％を占める。自然消退することも多く，圧迫・腹痛・出血などの症状があると，切除あるいはドレナージの適応となる。

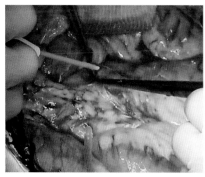
①主膵管を開放する。

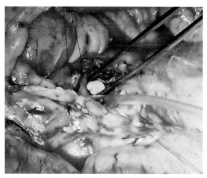
②膵石を摘出する。

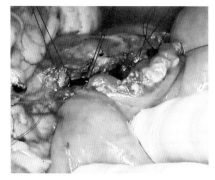
③後壁を縫合する。

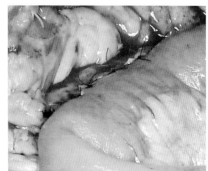
④前壁を縫合して，吻合終了。

▶ **図 3-88　膵管空腸側々吻合術**

## 2 腫瘍性囊胞 neoplastic cyst

　囊胞が腫瘍性上皮細胞からなるもので，膵囊胞の約 30％ を占める。代表的なものは以下の 3 つである。

### ▌膵管内乳頭粘液性腫瘍 intraductal papillary mucinous neoplasm（IPMN）

　乳頭状に増殖する膵腫瘍で，粘液産生・貯留による膵管拡張を特徴とする。主膵管の拡張を主体とする主膵管型と，分枝膵管の拡張を主体とする分枝型に分類される。主膵管型では十二指腸主乳頭の開口部開大と粘液の排出をみとめる（▶図 3-89）。良性から悪性までさまざまな段階で診断され，主膵管型に悪性が多く（約 80％），分枝型では少ない（約 20％）。悪性でも比較的予後は良好である。病変は膵頭部に多く，男性に多い。別に膵がんを合併することもある。

### ▌粘液性囊胞腫瘍 mucinous cystic neoplasm（MCN）

　粘液を産生する囊胞で，内部に隔壁を有し多房性のことが多い。周囲は線維性被膜でおおわれて，膵管との交通はみとめない。膵体尾部に好発し女性に多い。良性の囊胞腺腫 cystadenoma が多いが，悪性の囊胞腺がん cystadeno-carcinoma の場合もあり，手術適応となる（▶図 3-90）。

### ▌漿液性囊胞腫瘍 serous cystic neoplasm（SCN）

　径 1 cm 以下の多数の小囊胞からなる蜂巣状の腫瘍割面を呈することが多

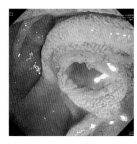

**a. 内視鏡像**

主乳頭の開口部は開口し，腫瘍で産生された粘液が排出している。

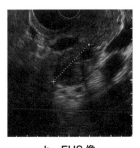

**b. EUS像**

嚢胞内に充実性腫瘍をみとめる。

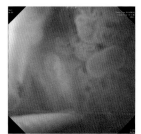

**c. POPS像**

主膵管内にイクラ状の隆起性病変をみとめる。

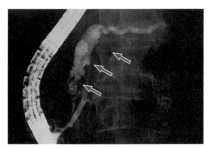

**d. ERCP像（主膵管型）**

主膵管の拡張をみとめる（→）。

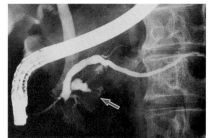

**e. ERCP像（分枝型）**

膵頭部に分枝膵管の拡張した嚢胞をみとめる（→）。

**◉図3-89　膵管内乳頭粘液性腫瘍**

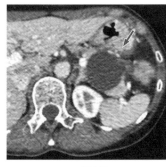

**a. CT像**

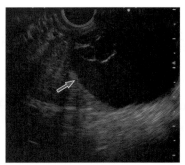

**b. EUS像**

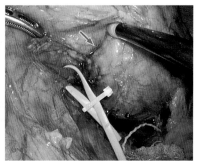

**c. 腹腔鏡下膵体尾部切除**

**◉図3-90　粘液性嚢胞腫瘍**

膵尾部の粘液性嚢胞腫瘍を矢印（→）で示す。

い。多くは良性であり，悪性はきわめて少ない。女性にやや多い（◉図3-91）。

# 5 膵（臓）がん carcinoma of the pancreas

　膵がんは，症状が出にくいために早期発見がむずかしい。膵臓が後腹膜に位置しているために，がんが周囲組織，とくに血管に浸潤しやすく，またリンパ節や肝臓・腹膜へ転移をおこしやすい。そのため，消化器がんのなかで

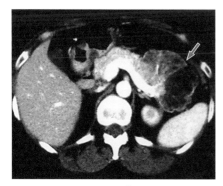

**a．CT像**

膵尾部に不均一に造影される腫瘍を矢印
（→）で示す。

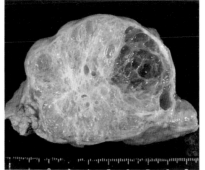

**b．標本の割面**

境界が明瞭で薄い被膜でおおわれた類円形
腫瘍で，内部は小囊胞が蜂巣状に集簇する
多房性腫瘍である。

**◉図 3-91　漿液性囊胞腫瘍**

も治療成績が最もわるい。

　膵臓を構成するさまざまな細胞から，それぞれ異なったタイプのがんが発
生する。膵管上皮から発生する浸潤性膵管がんが最も多く，膵がんの約 80
％ を占め，通常型膵がんともよばれる。なお，その他の腺房細胞がん，神
経内分泌細胞がん，膵管内乳頭粘液性腺がん，粘液性囊胞腺がんなどは特殊
ながんとして扱われ，比較的予後がよい。

**● 症状**　膵がんが膵頭部にあるか，膵体尾部にあるかによって症状が異な
る。すなわち，膵頭部がんでは黄疸が最も多く，ついで腹痛，体重減少・食
欲不振がみられる。膵体尾部がんでは腹痛が最も多く，体重減少・食欲不振，
背部痛が続くが，黄疸はまれである。症状がみられたときには，すでに進行
がんであることも多い。

**● 診断**　『膵癌診療ガイドライン』に膵がん診断のアルゴリズム（◉図 3-92）
が示されている。腹痛や黄疸などの臨床症状，危険因子などや超音波検査で
膵がんが疑われる症例には，造影 CT（◉図 3-93）と MRI（MRCP），EUS で
病変の局在・質的診断を行う。確定診断が得られない場合には，ERCP（◉図
3-94）などを行う。さらに，可能な限り細胞診や針生検組織診を行って確定
診断する。病期診断は，造影 CT，PET（◉256 ページ，図 3-82）などを行う❶。
膵がんの危険因子には，家族歴・遺伝性がん症候群・慢性膵炎・IPMN・
糖尿病・喫煙・大量飲酒・肥満などがある。

**● 治療**　膵がんの治療には，手術療法・化学療法・放射線療法などがある
が，現在手術療法が唯一の根治的治療法である。

　**1 手術療法**　膵がんは，切除のみが長期生存のための治療法である。膵
がんの手術では，前述（◉256 ページ）の術式に領域リンパ節郭清を行い，門
脈などの血管に浸潤をみとめれば，合併切除再建を行う。

　**2 化学療法**　膵がんに対して，ゲムシタビン塩酸塩，S-1（エスワン）の単
独，あるいは併用療法のほか，やや有害事象発生が多いオキサリプラチン，
イリノテカン塩酸塩，フルオロウラシル，レボホリナート併用（FOLFIRI-

━━ NOTE

**❶切除可能性分類**
　「膵癌取扱い規約（第 7
版）」から，膵がんの局所
浸潤程度により切除可能性
分類が定義された。手術で
根治切除が可能な切除可能
膵がん，手術では組織学的
にがん遺残の可能性が高い
切除可能境界膵がん，手術
では肉眼的にがん遺残の可
能性が高い切除不能膵がん
に分類されている。

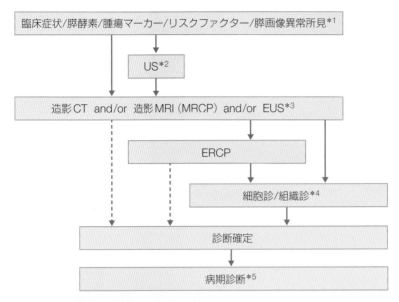

*1 検診・健診・人間ドッグ(US など)・他疾患の精査や経過観察中における発見。
*2 ①熟練度に依存し，膵全体の摘出に限界があることに注意する。
②他の画像診断を十分実施する場合はスキップしてよい。
*3 EUSは習熟した施設で行うことが望ましい。
*4 可能な限り病理診断を行う。
*5 必要に応じて造影 CT，造影 MRI，EUS，PET，審査腹腔鏡を行う。

◎図 3-92　膵がん診断のアルゴリズム

（日本膵臓学会膵癌診療ガイドライン改訂委員会編：膵癌診療ガイドライン 2022 年版．p.73，金原出版，2022 による）

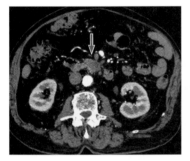

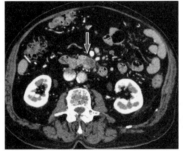

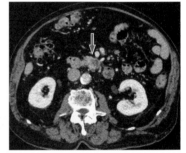

a. ダイナミック CT 像（動脈相）　　b. ダイナミック CT 像（門脈相）　　c. ダイナミック CT 像（平衡相）

◎図 3-93　膵がんの CT 像

矢印（→）で示した腫瘍は動脈相では低吸収域としてみとめられ，その後徐々に造影されてみとめる。

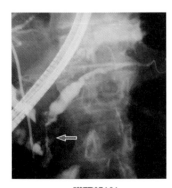

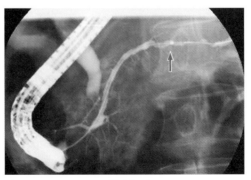

a. 膵頭部がん　　　　　　　　　　b. 膵尾部がん

◎図 3-94　膵がんの ERCP 像

矢印（→）で示した腫瘍部で膵管の狭窄をみとめる。

NOX〔フォルフィリノックス〕）療法や，ゲムシタビン塩酸塩，ナブパクリタキセル併用療法などが行われる。最近は，遺伝子パネル検査やコンパニオン診断にて，治療効果が期待できる薬剤を選択できるようになることも期待されている。

　③**放射線療法**　抗がん薬を併用する化学放射線治療が，切除可能境界膵がんの術前に行われたり，局所進行による切除不能膵がんに対して行われたりする。切除不能膵がんでは，疼痛緩和目的の放射線療法も行われる。

　④**集学的治療**　手術が膵がんの唯一の根治治療法であるが，手術単独ではまだ十分とはいえず，ほかの治療を組み合わせた集学的治療が行われている。現在，膵がんの術後に補助化学療法を行うことが標準治療となっている。また，化学療法の進歩により，切除可能境界膵がんに術前治療を併用することで根治切除率が高まったり，切除不能膵がんでも切除が可能になったりする症例❶が増えてきている。

●　**合併症と予後**　膵がん手術後の早期合併症をすべてまとめると30〜50%に発生し，手術死亡率は約1%である。手術死亡につながるおそれのある合併症として膵液漏があり，周囲の血管壁を破綻させて腹腔内出血をきたすことがある。後期合併症では，広範囲の郭清による消化・吸収障害から生じる栄養不良が問題となる。膵がんの手術後5年生存率は，10数%から30〜40%へ徐々に改善してきている。

# 6　膵神経内分泌腫瘍
## neuroendocrine neoplasm of the pancreas（PNEN）

　神経内分泌腫瘍 neuroendocrine neoplasm（NEN）は膵臓のほか，消化管からも発生する。**膵神経内分泌腫瘍（PNEN）**は膵島由来が多く，従来，膵島腫瘍といわれていた。ホルモン分泌するはたらきを有するかどうかで機能性と非機能性に分けられ，機能性はさらに，ホルモン過剰症状を呈するかどうかで，症候性と無症候性に分けられる。また，腫瘍がどのホルモンを産生するのかによって，**インスリノーマ，ガストリノーマ（ゾリンジャー-エリソン症候群），グルカゴノーマ**などがある（◯表3-19）。

　腫瘍から産出されるホルモン量の静脈血中定量だけでは診断は困難であり，腫瘍の存在診断には，超音波検査・CT・MRI・EUS・ソマトスタチン受容

◯**表3-19　膵神経内分泌腫瘍の特徴**

|  | インスリノーマ | グルカゴノーマ | ガストリノーマ | 非機能性 |
|---|---|---|---|---|
| 細胞 | β細胞 | α細胞 | ── | ── |
| ホルモン産生 | インスリン | グルカゴン | ガストリン | なし |
| 臨床症状 | 低血糖症状，ウィップルの3徴 | 高血糖，遊走性壊死性紅斑 | 難治性消化性潰瘍，脂肪性下痢，胃酸分泌亢進 | 特異的な症状なし。腫瘍の大きさなどによる症状 |

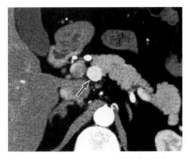

a. ダイナミック CT 像（動脈相）

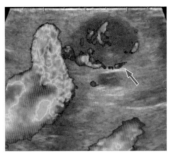

b. 術中 US（ドップラー）

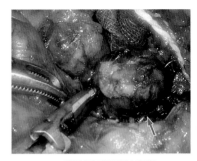

c. 腹腔鏡下腫瘍核出術

**◯図 3-95　インスリノーマ**

体シンチグラフィ・選択的動脈内刺激物注入試験（SASI テスト）❶などの画像検査が行われる。

## 1 インスリノーマ insulinoma

　膵島 β 細胞由来のインスリン産生腫瘍で，機能性 PNEN の大多数を占める。約 90% が良性で，腫瘍は 80% が単発性である。急性，あるいは慢性の低血糖症状が主であり，ウィップル Whipple の三徴，すなわち，①空腹時または運動時の低血糖発作，②発作時の血糖値が 50 mg/dL 以下，③グルコース投与により発作の急速な回復が，その代表的な症状である。

　局在診断には，超音波検査・CT・EUS などが行われるが，困難な場合には，SASI テストが有効なこともある。多くは手術が行われ，2 cm 以下の腫瘍には腫瘍核出術や膵部分切除術が行われる（◯図 3-95）。

## 2 ガストリノーマ gastrinoma（ゾリンジャー‐エリソン症候群 Zollinger-Ellison syndrome）

　通常，胃の幽門部から分泌されるガストリンが，膵島の腫瘍から産生される。約 70〜90% が悪性である。多発例が約 80% で，肝転移も多い。難治性の胃・十二指腸潰瘍となり，それによる腹痛や下痢が主症状である。治療にはリンパ節郭清を伴う膵切除術が必要である。

## 3 多発性内分泌腺腫症 multiple endocrine neoplasia（MEN）

　2 つ以上の異なった内分泌腺の腫瘍が，1 つの個体に発生する疾患で，MEN1 と MEN2 があり，家族性遺伝性疾患である。このうち MEN1 は *MEN1* 遺伝子を原因遺伝子とし，膵神経内分泌腫瘍に下垂体腫瘍と副甲状腺腫瘍が合併するもので，前述のインスリノーマやガストリノーマの多発例のなかには MEN1 のものがある（◯図 3-96，97）。MEN1 におけるインスリノーマなど機能性 PNEN や，2 cm 以上の非機能性 PNEN は手術の適応である。

▭ NOTE

❶選択的動脈内刺激物注入試験（SASI テスト）
　腫瘍を栄養する動脈を確認することで，腫瘍の局在を同定する検査法である。具体的には血管造影で膵臓を栄養する複数の動脈へ，腫瘍を刺激する薬剤を注入し，規定時間後に肝静脈より血液を採取してホルモンの血中濃度を測定して判定する。

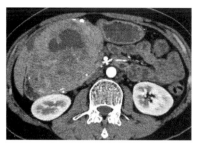

a. ダイナミック CT 像（動脈相）

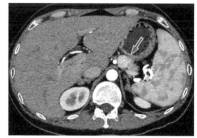

b. ダイナミック CT 像（動脈相）

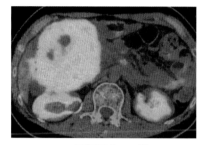

c. PET スキャン像

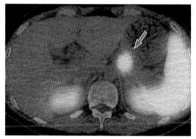

d. ソマトスタチン受容体シンチグラフィ像

◉図 3-96　MEN1（膵頭部腫瘍〔a, c〕と膵尾部腫瘍〔b, d〕）

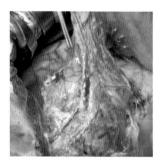

◉図 3-97　膵頭部腫瘍（術中）

# H　脾臓の疾患

## 1　基礎知識

### 1　構造

●**位置**　**脾臓** spleen は左上腹部に位置する実質臓器で，直径 10〜12 cm，幅 6〜8 cm，重量約 80〜120 g の手拳大の大きさである。左季肋部の左第 9〜11 肋骨の高さにおいて，胃・横隔膜・左の肝臓（肝外側区域）・左腎・横行結腸に囲まれている（◉図 3-98）。正常の大きさでは肋骨弓の中におさまっており，腹部の触診で触知されることはない。

●**血管**　脾臓の血管（動静脈）が脾臓の実質に流入出する部分を脾門部とよび，膵臓の尾部と密に接している（◉図 3-99）。腹腔動脈から分枝した脾動脈は，その多くは膵臓の上縁に沿って走行し，左胃大網動脈や短胃動脈を分枝しながら脾門部にいたり，多くは上下 2 本に分かれて脾臓実質内に入る。

　また，脾静脈は脾臓実質内からの 2 本ないしは 3 本の静脈が脾門部で合流し，膵臓の背側を走行し，短胃静脈・左胃大網静脈・下腸間膜静脈が流入したのちに，膵臓の背側で上腸間膜静脈と合流し門脈となる。

●**組織**　脾臓の実質は脾髄とそれを支える脾柱からなり，脾髄は動脈とリンパ組織からなる白脾髄と静脈域である赤脾髄から構成されている。

●**副脾**　脾臓とは別に，**副脾** accessory spleen といわれる大きさ約 0.5〜1 cm

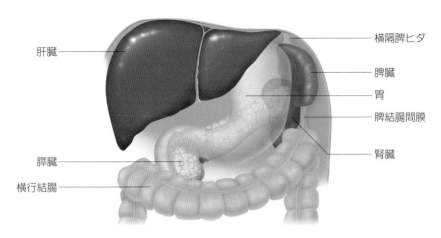

◉図 3-98　脾臓の解剖学的位置

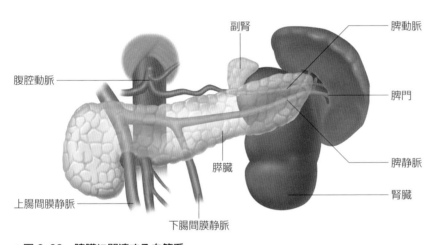

◉図 3-99　脾臓に関連する血管系

の小さな脾臓組織が脾臓周囲に存在していることがあり，臨床上注意を要する。治療のため脾臓摘出（脾摘）術を行う際に同時に摘出せず遺残すると，治療効果が十分に得られない原因となる。

## 2 機能

脾臓には，①血液濾過機能，②免疫機能，③血液貯蔵機能，④造血機能などがあり，前2者が重要と考えられている。しかし，脾臓が摘出されても，肝臓・リンパ節・骨髄などの細網内皮系が機能を代償するため，明らかな症状を呈さず，成人においては生命に支障をきたすことは少ない。

1 血液濾過機能　脾臓の赤脾髄は，その構造とマクロファージによって生体内のフィルターとして老廃細胞，血中の異物，微生物の捕捉・除去を行う。

2 免疫機能　脾臓には白脾髄などにリンパ球が多数存在し，リンパ節とともに種々の免疫反応に深く関与している。海外では以前より，脾臓摘出後の免疫機能低下による敗血症 overwhelming postsplenectomy infection（OPSI）が

問題となっていたが，わが国ではあまり問題としていなかった。その起因菌の 50～90％ は肺炎球菌であるため，最近ではわが国においても脾臓摘出後の肺炎球菌ワクチン接種がすすめられている。

③**血液貯蔵機能**　正常の脾臓の赤血球の貯蔵機能は約 30～40 mL にすぎない。血小板については全血液中の約 1/3 の量を貯蔵している。脾腫をきたした症例では血小板減少の原因となる。

④**造血機能**　脾臓は胎生 5 か月までは肝臓とともに造血の主役をなすが，生後はリンパ球や単球の一部を産生する以外は，一般的な造血を行わない。

## ３ 手術方法

脾臓の手術についてはそのほとんどが**脾臓摘出術（脾摘術）**であるが，脾囊胞に対しては囊胞開窓術・囊胞切除術，遊走脾に対しては脾臓固定術などの手術も行われる。また最近，小児に対しては免疫機能への配慮から，従来，脾摘術が行われていた症例でも**脾部分切除術**を行うこともある。

脾摘術は，現在わが国においては，従来から行われていた開腹手術だけでなく，腹腔鏡下手術も広く行われている。

### ◆ 開腹下脾臓摘出術 open splenectomy

● **手術手技**　脾臓を固定している支持組織（胃脾間膜・脾結腸間膜・脾腎ヒダ・横隔脾ヒダ）を切離し，脾門部で脾動静脈を処理し，脾臓を摘出する術式である。通常，患者の体位は仰臥位で，上腹部正中切開，上腹部 L 字切開，左肋骨弓下切開などで開腹する。前述の副脾は脾門部だけでなく，胃脾間膜内や大網内にも存在することがあるので，手術中は注意深い観察が必要である。

血小板数が減少している症例では手術当日に 5 万/$\mu$L 以上になるように術前処置を行う。脾機能亢進症では血小板輸血，特発性血小板減少性紫斑病では $\gamma$ グロブリン大量療法を行う。また手術前にステロイド薬を投与している例では，周術期にステロイド補充療法（ステロイドカバー）が必要である。

● **合併症**　周術期の合併症としては，下記のものがある。

①**出血**　門脈圧亢進症症例では側副血行路の発達，巨脾，肝機能異常による凝固異常などの理由から，術中に大量に出血しやすい。

②**膵液漏**　脾門部と膵尾部は通常密に接しており，脾門部の処理時には膵損傷に十分に注意する。

③**門脈血栓症**　脾摘後血小板数が増加し，門脈血流が低下するため，門脈血栓症がおこる場合がある。脾腫のない場合にはまれであるが，巨脾の場合にはときにおこる。とくに特発性門脈圧亢進症では 1/4 と高率である。症状は肝機能の悪化，腸管機能の低下，静脈瘤の悪化などである。治療はヘパリンなどの抗凝固療法や血栓溶解療法を行う。

④**脾摘後敗血症**　脾摘後，とくに小児は重篤な感染症に罹患しやすく，その頻度は約 2～5％ と報告されている。5 歳以下の脾摘術はできるだけ避けるべきとされ，成人においても最近では脾摘後の肺炎球菌ワクチン接種が

すすめられている。

## ◆ 腹腔鏡下脾臓摘出術 laparoscopic splenectomy

　わが国においては1990（平成2）年に腹腔鏡下胆嚢摘出術が開始され，1992（平成4）年に腹腔鏡下脾臓摘出術も開始された。現在では，保険でもみとめられている一般的な手技になっている。年間わが国で300例程度に行われており，適応疾患の60%以上は悪性腫瘍，特発性血小板減少性紫斑病，脾機能亢進症である。そのほか，遺伝性球状赤血球症や良性脾腫瘍に対しても行われている。

　開腹手術に比べ手技がむずかしくなるため，巨脾や門脈圧亢進症合併例では適応外にしている施設もある。

● **手術手技**　患者の体位は右半側臥位で，臍部のトロッカーの腹腔鏡で観察し，左上腹部に2〜3本の操作用トロッカーを挿入し手術を行う（◉図3-100）。

　手術自体は開腹手術と同様であり，脾臓を固定している支持組織を切離し，脾門部で脾動静脈を処理する。手術をより安全に行うため，血管シーリングシステム（LigaSure™）・超音波凝固切開装置・自動縫合器などの特殊な器具を使用する。

　脾臓周囲の剝離には血管シーリングシステムや超音波凝固切開装置を使用して行い，脾門部での脾動静脈の切離には自動縫合器で一括処理する（◉図3-101）。腹腔内で切離された脾臓をビニールバッグ内に回収し，トロッカーの創から脾臓組織を指などで砕きながら，小粉砕片として体外に摘出する。

● **合併症**　開腹下脾臓摘出術の合併症とともに，腹腔鏡下手術に伴う合併症がある（皮下気腫・術後肩痛など）。また腹腔鏡下手術では，気腹による腹腔内圧上昇により，下肢の深部静脈血栓症や肺塞栓症の発生のリスクが増すと危惧されており，開腹手術と同様に手術中から下肢に間欠的空気圧マッサージなどの装着を行う。

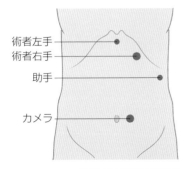

◉図3-100　腹腔鏡下脾臓摘出術のポートの設置位置

術者左手
術者右手
助手
カメラ

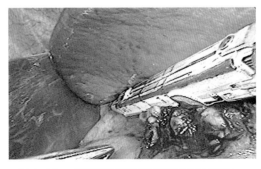

◉図3-101　腹腔鏡下脾臓摘出術の術中写真
自動縫合器で脾動静脈を処理しているところである。

# 2 脾臓の疾患

脾機能亢進症や脾損傷を除くと，いずれの脾臓疾患もそれほど頻度の高いものではない。診断は通常，超音波検査・CTなどの画像診断で行う。脾損傷や脾動脈瘤に対しては血管造影が行われる場合もある。

## 1 脾機能亢進症 hypersplenism

種々の原因により脾臓が腫大し，血球成分の破壊亢進が進み，血球減少がおこる状態をさす。肝硬変症などの門脈圧亢進症に伴うものが典型的であるが，慢性白血病などの巨脾性血液疾患に伴うこともある。門脈圧亢進症例では，ときに脾重量が1kgをこえ，血小板減少・白血球減少・貧血が顕著となり，治療を必要とする場合がある。脾腫自体よりも血球そのものに原因がある場合，たとえば特発性血小板減少性紫斑病などは本症から除外する。

● **症状**　脾腫が著しい場合には，腹部膨満感などの腹部症状を訴える。なお，血球減少による症状(出血傾向・易感染性・貧血)を示すことは少ない。

● **治療**　門脈圧亢進症などでは脾摘術か，経カテーテル的に**部分的脾臓塞栓術** partial splenic embolization(**PSE**)❶が選択される。脾臓の腫大が原因であるため，脾摘術か部分的脾臓塞栓術で的確に治療を行えば，血球減少は確実に改善する。また手術以外の観血的手技の前に，一時的に血小板を増加させる方法として，トロンボポエチン受容体作動薬❷が使用されている。

## 2 脾損傷 splenic injury

● **原因**　外傷や腹部手術による脾臓の損傷をいう。交通外傷などで左肋骨部を損傷した場合におこりやすい。

● **症状**　脾被膜の損傷のみでは大量出血することは少ないが，脾実質が広範に損傷すると大量に腹腔内出血し，短時間でショック状態となる。

● **治療**　損傷範囲が狭い場合には保存的治療を行うか，**経カテーテル的脾動脈塞栓術** transcatheter embolization(**TAE**)を行い止血する。広範な損傷の場合には脾摘術が行われる。

## 3 脾動脈瘤 splenic artery aneurysm

● **原因**　動脈硬化性，門脈圧亢進症に伴うもの，原因不明，炎症性，先天性などの原因による脾動脈の動脈瘤である。脾門部に発生するものが多く，囊状の形態をとることが多い。

● **症状**　無症状で偶然発見されることが多いが，腹痛や背部痛を伴うこともある。破裂すればショック状態となる。

● **治療**　妊娠中(破裂しやすいため)，症状を有するもの，増大するもの，肝移植患者が治療の適応となる。直径2cm未満のものについては一般に経過観察される。治療は経カテーテル的脾動脈塞栓術か，脾動脈瘤切除術が行われる。脾動脈瘤切除術の場合には動脈瘤が脾門部にあることが多いため，

---

**NOTE**

**❶部分的脾臓塞栓術**
　ゼラチンスポンジやコイルなどの塞栓物質を使用して脾臓を40〜80%塞栓し，脾臓の一部を温存しながら脾機能亢進を改善し門脈圧を下げる方法である。

**❷トロンボポエチン受容体作動薬**
　トロンボポエチン受容体作動薬は，血小板を産生する巨核球や造血幹細胞に発現するトロンボポエチン受容体に結合し，巨核球の分化や成熟を促進し，血小板産生を亢進させる薬剤である。投与開始後5〜7日で血小板数が増加しはじめ，2週間程度で最大値となる。

脾摘術とともに行われることが多い。

### 4　脾嚢胞 splenic cyst

●**原因**　脾嚢胞は真性嚢胞と仮性嚢胞に分類され，真性嚢胞は寄生虫性（包虫：エキノコックス）嚢胞と寄生虫と関係のない類表皮性嚢胞 epidermoid cyst がある。仮性嚢胞の多くは外傷に起因する。また嚢胞性の脾腫瘍はきわめてまれである。

●**治療**　一般に経過観察されるが，症状のあるもの，増大するものは治療の適応となる。嚢胞開窓術・嚢胞切除術・脾摘術・経皮的ドレナージ術・薬剤注入療法のいずれかが選択される。

### 5　遊走脾 wandering spleen

●**原因**　脾臓を固定する靱帯の先天的な欠陥によって，脾臓が転位し，可動性となったものである。女性で，内臓下垂症の部分症としてみられる場合もある。

●**治療**　自覚症状は通常軽いが，茎捻転や外傷の予防の意味から手術適応となる。最近では脾臓を温存する目的で，脾摘術よりも脾臓固定術が行われることが多い。

### 6　脾膿瘍 splenic abscess

●**原因**　脾膿瘍はまれな疾患であるが，全身感染症患者や易感染性患者に合併することがある。起因菌はブドウ球菌・サルモネラ菌・大腸菌などが報告されている。

●**症状**　症状には発熱・左季肋部痛・脾腫・左胸水貯留などがある。

●**治療**　全身化学療法だけでは効果が不十分なことが多く，経皮的ドレナージ術や脾摘術が選択される。

### 7　脾腫瘍 splenic tumor

●**原因**　原発性脾腫瘍はまれである。良性腫瘍では血管腫・リンパ管腫・過誤腫，悪性腫瘍では悪性リンパ腫・血管肉腫・リンパ管肉腫などがある。なお，転移性の脾腫瘍もまれである。

●**治療**　原発性脾腫瘍では脾摘術が行われることが多い。また，従来は，ホジキンリンパ腫の病期決定のために脾摘術が行われていた。

## 3　脾臓摘出術の適応となる疾患

　前述した脾臓の疾患とともに，①特発性血小板減少性紫斑病，②遺伝性球状赤血球症，③自己免疫性溶血性貧血などの血液疾患が脾摘術の適応となる（●表3-20）。これらの疾患のなかで臨床的に頻度の高いものは，特発性血小板減少性紫斑病・遺伝性球状赤血球症・脾機能亢進症・脾損傷・脾腫瘍の5疾患である。

●表 3-20　脾摘の適応疾患

| 血液疾患 | 特発性血小板減少性紫斑病<br>遺伝性球状赤血球症<br>自己免疫性溶血性貧血 | 脾損傷<br>脾動脈瘤<br>脾嚢胞<br>遊走脾<br>脾膿瘍<br>脾腫瘍<br>その他 |
|---|---|---|
| 脾機能亢進症 | 肝硬変症<br>特発性門脈圧亢進症<br>肝外門脈閉塞症<br>巨脾性血液疾患 | |

## 1 特発性血小板減少性紫斑病
### idiopathic thrombocytopenic purpura

● **原因**　原因不明ということで特発性という名前がついているが，血小板自己抗体により血小板が早期に破壊される自己免疫性疾患である。急性と慢性に分類され，急性は小児に多く数か月で完治し，慢性は成人女性に多い。最近欧米では，免疫性血小板減少症 immune thrombocytopenia の名称が普及しつつある。

● **症状**　皮膚の紫斑・出血斑，鼻出血，月経過多などである。脾腫はないか，あっても軽度である。

● **治療**　ヘリコバクター-ピロリ *Helicobacter pylori* 陽性症例では，まず除菌を行う。ピロリ陰性症例や除菌無効例では副腎皮質ステロイド薬の投与を行う。慢性でステロイド無効例や継続不能例は，個々の患者の状態に合わせて，トロンボポエチン受容体作動薬（●271 ページ，NOTE❷），リツキシマブ（分子標的薬），脾摘術（寛解率約 60％）の選択を行う。

## 2 遺伝性球状赤血球症 hereditary spherocytosis

● **原因**　赤血球膜タンパク異常による溶血性貧血であり，先天性溶血性貧血の約 70％ を占める。遺伝形式は常染色体顕性遺伝（優性遺伝）が多い。膜骨格に異常を有する赤血球は小型球形化し変形能を失い，脾臓内で捕捉・破壊される。

● **症状**　貧血・黄疸・脾腫が三徴で，約 1/3 に胆石を合併する。

● **治療**　治療法は脾摘術であり，胆石症の合併例では同時に胆嚢摘出術を行う。

## 3 自己免疫性溶血性貧血 autoimmune hemolytic anemia

● **原因**　赤血球膜上の抗原と自己抗体が反応して赤血球を障害し溶血がおこる疾患であり，後天性溶血性貧血の大部分を占める。反応する温度によって温式抗体・冷式抗体・混合型に分けられ，大部分は温式抗体である。冷式抗体のものは，寒冷凝集素症や発作性寒冷血色素尿症とよばれる。

● **症状**　貧血・黄疸・脾腫が 3 徴で，脾腫は軽度である。

● **治療**　温式抗体のものには，副腎皮質ステロイド薬の投与が第一選択である。ステロイド無効症例や継続不能例に対しては，脾摘術か免疫抑制薬の

投与を行う。冷式抗体のものには低温曝露回避などの保存的治療が主体で，脾摘術は無効である。

# I 門脈の疾患

## 1 基礎知識

### 1 門脈系の構造

● **肝動脈と門脈**　肝臓は，そこに流入する循環系として**肝動脈**と**門脈**の2つの系統をもっている。門脈系は，下部食道から直腸上部までの腹部消化管と膵臓・脾臓からの静脈血が集まり，直径約1cmの門脈本幹となって肝臓に注いでいる（◐図3-102）。

　門脈本幹は，肝十二指腸間膜内の背側を通り，肝門部において左右の肝内門脈枝に分かれる。肝内では肝動脈，胆管と伴走しながら分岐を繰り返して肝小葉にいたり，グリソン鞘内に入って類洞（洞様毛細血管）にいたる。この類洞は肝細胞索に取り囲まれる。

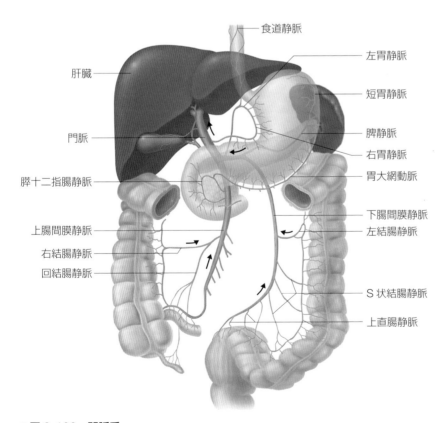

食道静脈
左胃静脈
短胃静脈
肝臓
脾静脈
門脈
右胃静脈
胃大網動脈
膵十二指腸静脈
下腸間膜静脈
上腸間膜静脈
左結腸静脈
右結腸静脈
回結腸静脈
S状結腸静脈
上直腸静脈

◐図3-102　門脈系

● 肝静脈と門脈系静脈　一方, 静脈系は肝中心静脈から集合を繰り返し3本の太い肝静脈(左・中・右肝静脈)となり, 一部は数本の細い短肝静脈から直接, 下大静脈に流出する。

　門脈系静脈は, ほかの静脈に比べて血管壁が薄く, 静脈弁がないことが特徴である。なんらかの原因で門脈圧亢進状態が続くと壁は肥厚し, 径が増大して屈曲蛇行(だこう)を示し, 弁がないため逆流もおこる。こうした特徴が, 後述の食道・胃静脈瘤の成因となっている。

## 2 門脈圧と肝血流

● 門脈圧　門脈圧は, 正常の仰臥位では $100 \sim 150 \, mmH_2O$ であり, $5 \sim 20 \, mmH_2O$ 程度の呼吸性移動があるほか, 体位や腹圧などによって生理的変動がある。通常, 門脈圧 $200 \, mmH_2O$ 以上を異常亢進とするが, 多くの門脈圧亢進症では徐々に圧が亢進し, $300 \sim 400 \, mmH_2O$ に達する。

● 肝血流量　正常の肝血流量は心拍出量の $25 \sim 30\%$, 肝組織1gあたり1mL/分程度である。正常人では $1,000 \sim 1,500 \, mL$/分になる。食後は増加し, 運動時には骨格筋などへの血流増加に伴って減少する[❶]。肝血流中の門脈血・動脈血流量比は, 正常では $3 \sim 4 : 1$ であるが, 肝硬変などでは門脈血流量の減少と動脈血流量の増加によって肝血流量全体は減少する。

▭ NOTE
❶肝疾患患者に対する治療の一環として安静を保つ理由は, 肝血流量の減少を防止するためであることが理解できる。

# 2 門脈圧亢進症 portal hypertension

　門脈圧亢進症とは, 肝疾患などによる門脈系統の血行動態に異常がおこり(◉図3-103), 門脈圧が異常に亢進した状態を総称したものである。門脈圧亢進症に伴うさまざまな病態のうち, 治療の対象となるのは, 食道・胃静脈瘤からの出血, あるいは出血危険例, 脾腫, 脾機能亢進状態などである。

## 1 病態生理

### ◆ 門脈圧亢進の成因

　門脈圧亢進の成因は大きく分けて, 門脈血の流出障害と肝流入動脈血液量の増加とに分類される(◉表3-21)。

#### ▌門脈血の流出障害
　門脈血流の阻害部位によって, 次の4つに細分される。

　[1]肝外門脈閉塞　①先天性門脈形成異常, ②外傷や炎症後の瘢痕(はんこん), ③腫瘍などによる門脈閉塞・狭窄, ④門脈血栓形成, などが成因となる。①, ②は小児期に発症するものが多い。門脈圧亢進症全体のうちでは数%を占めるにすぎない。一般に, 肝機能障害は伴わない。

　[2]肝内門脈閉塞　特発性門脈圧亢進症や日本住血吸虫症による, 肝内門脈系の機能的・器質的狭窄によるものである。肝機能は正常もしくは軽度の線維化を示すにすぎず, 脾腫に伴う脾血流量の増大, 肝内門脈末梢枝の閉塞が主因となって門脈圧亢進をきたす。

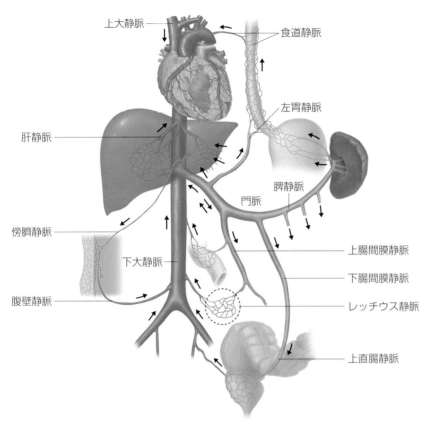

上大静脈
食道静脈
左胃静脈
肝静脈
脾静脈
門脈
傍臍静脈
下大静脈
上腸間膜静脈
下腸間膜静脈
腹壁静脈
レッチウス静脈
上直腸静脈

◉**図 3-103　門脈の側副血行路**
（Seymour: Surgical Diseases of the Liver. 1964 による）

◉**表 3-21　門脈圧亢進症の成因**

| 門脈血流出障害 |
| --- |
| ・肝外門脈閉塞：先天性門脈形成異常・外傷・腫瘍・炎症による門脈閉塞 |
| ・肝内門脈閉塞：特発性門脈圧亢進症・日本住血吸虫症 |
| ・肝内肝静脈閉塞：肝硬変 |
| ・肝外肝静脈閉塞：バッド-キアリ症候群 |

| 肝血流量増大 |
| --- |

　**③ 肝内肝静脈閉塞**　肝硬変における線維化・偽小葉形成や結合織の瘢痕収縮が原因となり，類洞後の肝静脈細枝の狭窄によっておこるもの[1]で，門脈圧亢進症のなかで最も頻度が高い。わが国では，肝炎後に生じる壊死性肝硬変が多く，そのほかにうっ血性・胆汁性・アルコール性のものなどがある。

　**④ 肝外肝静脈閉塞**　肝静脈閉塞の原因としては，①先天性形成異常，②血栓性静脈炎，③腫瘍による圧迫などがあげられる。肝静脈・肝部下大静脈が閉塞した状態は，**バッド-キアリ症候群**とよばれている。

### ▮肝流入血流量の増大

　巨脾を呈する門脈圧亢進症では，拡張した脾動脈経由で門脈系へ流入する血液量は著しく増加し，肝内動脈→門脈短絡（シャント），脾内・消化管壁内

NOTE
[1]患者への説明などのように簡単に表現すると，「肝臓がかたくなって血液が入っていけない状態」をさす。

の動静脈シャントが開大し，門脈系全体の血液流入量が増加して門脈圧亢進の原因となる。この動脈系→静脈系のシャントの形成は重要な病態の１つである。

### ◆ 門脈側副血行路の形成

前述のようなさまざまな原因によって門脈圧が亢進した結果，血流障害部を迂回する側副血行路が門脈系と下大静脈系の間に形成される。とくに肝外側副血行路は，診断・治療の対象として重要である（●276ページ，図3-103）。

(1) 門脈→左胃静脈系：門脈→左胃静脈・短胃静脈→食道静脈→奇静脈→上大静脈への側副血行路は，門脈圧亢進の臨床症状のうち最も一般的にみられる食道静脈瘤の成因になっている。門脈→左胃静脈・短胃静脈→胃腎シャント→腎静脈→下大静脈への経路は胃底部静脈瘤を形成し，同じく治療対象となることがある。この経路の側副血行路は，治療上最も重要な経路である。

(2) 門脈→肝内門脈左枝→傍臍静脈→腹壁皮下静脈→上・下腹壁静脈→上・下大静脈への経路は，診断の指標として重要である。門脈圧亢進症の約20% に臍を中心に放射状に皮下静脈の怒張がみられる。高度なものはメドゥーサの頭 caput medusae とよばれる。

(3) 門脈→下腸間膜静脈→上直腸静脈→中・下直腸静脈→下大静脈への経路は，ときに内痔核の成因となる。

(4) 門脈→腸間膜・後腹膜経由→下大静脈への経路は，通常，臨床的には問題とならない。

以上のように，門脈側副血行路は消化管壁から内腔に出てきた場合に出血の原因となり，臨床的に問題となる。治療は，こうした側副血行路を撲滅して無害な壁外シャントを迂回させることが中心となる。

## ２ 食道・胃静脈瘤 esophageal–gastric varices

**食道・胃静脈瘤**とは，基礎疾患を背景として門脈圧が亢進し，門脈→大循環系の側副血行路が発達して発生する症候である。門脈圧亢進症の諸症状のうちで，最も致死的危険を伴うものである。発達する側副血行路の部位・形態の違いによって，**食道静脈瘤**，食道静脈瘤と連続した**胃噴門部静脈瘤**，**孤立性胃静脈瘤**（●図3-104）など異なった状況を呈し，血行動態に応じて治療法も異なる場合がある。

● **疫学**　食道からの出血は食道静脈瘤からの出血が多く，欧米では約15〜20% 程度，わが国では約5〜35% 程度と報告されている。

● **成因・病態**　食道静脈瘤は，通常，左胃静脈が供血路となり，孤立性胃静脈瘤は短胃静脈・後胃静脈が供血路となる。食道や胃上部に膨出した静脈瘤は，食物通過に際しての機械的刺激，さらには胃液による化学的刺激にさらされており，破裂・出血をきたす可能性がある。ひとたび破綻すると，併存する肝機能障害や血小板の減少による凝固機能の低下のため，出血傾向が加わって大量の吐血・下血をきたす場合がある。

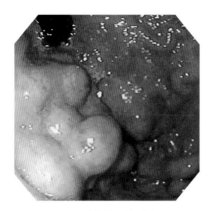

**◯図3-104　孤立性胃静脈瘤**

　食道静脈瘤は一般に胃静脈瘤に比べて出血率が高い。一方，孤立性胃静脈瘤はその排血路として，胃腎シャントを有することも多く血流も豊富であるため，一度出血すると致命的となりやすい。

　肝硬変では，約70～80％に静脈瘤をみとめ，出血は約50％にみとめられる。出血をきたした場合，あるいは失血死をおこさない場合でも基礎疾患である肝硬変が悪化して肝不全を誘発し，間接的な死亡原因となることもある。

　特発性門脈圧亢進症では肝機能障害の程度は軽いので，出血率・死亡率ともに肝硬変より低い。

● **臨床所見**　下記の4つがあげられる。

(1) 基礎疾患である肝硬変の諸症状を除くと，食道・胃静脈瘤の存在そのものによる直接的な症状はない。

(2) 大きな食道静脈瘤であっても，嚥下障害などをきたすことはない。

(3) 微量の出血ではタール便や貧血などを契機に発見されることもあるが，併存するうっ血性胃粘膜病変による出血が原因であることも多い。

(4) 大量出血では，吐血・出血性ショックを呈することがある。

● **診断**　血液検査および画像検査により診断を行う。

　**1 血液検査**　貧血，白血球の減少，血小板の減少などの汎血球減少症を呈する。肝外門脈閉塞症を除き，門脈圧亢進症ではほぼ全例に肝機能障害がみとめられる。肝機能障害の程度を的確に把握するためには，一般肝機能検査以外にインドシアニングリーン indocyanine green（ICG）試験，血液凝固能・血中アンモニア値の測定などの諸検査が必要になる。

　**2 上部消化管造影検査**　食道静脈瘤は連珠状の陰影欠損としてみとめられ，表面の性状から食道がんとの鑑別は比較的容易である。胃底部胃静脈瘤では，胃粘膜下腫瘍との鑑別を要することがある。

　**3 内視鏡検査**　存在診断のみならず，大きさ・形状・色調から出血のリスク，および治療適応を決定するうえで最も重要な検査である。食道・胃静脈瘤内視鏡所見記載基準（◯表3-22）において，F2以上は内視鏡的治療の対象となる。発赤所見 red color sign（RCS）（◯図3-105）は，出血のリスクを判定する最も重要な指標である。いずれも粘膜下の静脈瘤からごく表層に突出し

◯表3-22　食道・胃静脈瘤内視鏡所見記載基準

| 形態<br>form(F) | F0：静脈瘤としてみとめられないもの<br>F1：直線的な細いもの<br>F2：連珠状，中等度<br>F3：結節状，腫瘤状 |
| --- | --- |
| 発赤所見<br>red color sign<br>（RCS） | RWM：ミミズばれ<br>CRS：チェリーレッドスポット様所見（さくらんぼ様の赤紫色所見）<br>HCS：出血・血マメ様所見 |

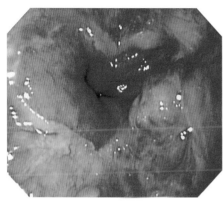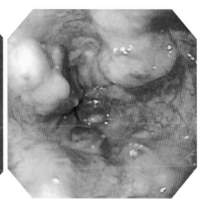

◯図3-105　食道静脈瘤の発赤所見

た微小静脈瘤であり，出血点となることが多い。F2以上，発赤所見陽性で内視鏡的治療の対象となる。

　④超音波内視鏡検査　静脈瘤を直接造影することなく，血行動態を把握することができる。硬化療法後の塞栓状態など，治療効果の判定も可能である。

　⑤CT　ある程度の存在診断が可能であるが，壁外シャントと消化管内腔に静脈瘤として形成された病変との鑑別はむずかしく，内視鏡検査に比べて情報量は少ない。孤立性胃静脈瘤における胃腎シャントの存在診断としては，ダイナミックCTが比較的簡便で有用な手法である。また，肝硬変症に併存する可能性のある原発性肝がんの診断にも有用である。

● **治療**　緊急出血を伴う食道・胃静脈瘤は絶対的治療適応であり，出血性ショックの治療，緊急止血が急務である。

　治療対象となる食道・胃静脈瘤を◯表3-23にまとめた。予防的治療の適応については，いまだに議論があるところである。

　食道・胃静脈瘤の治療法を◯表3-24に列挙したが，現在では内視鏡的治療が中心となっている。かつて行われた直達手術（食道離断術，ハッサブHassab手術など），門脈圧減圧を目的としたシャント形成術はほとんど行われなくなり，特殊な血行動態を示す症例に対して，インターベンショナルラジオロジー（IVR）が応用されている。また，門脈圧を下げ出血を予防する目的で薬物療法も行われている。

　①食道・胃静脈瘤破裂・出血に対する救急処置　緊急時にはまず，全身

◉表3-23　食道・胃静脈瘤の治療適応

1. 活動性出血
2. 出血の既往
3. 内視鏡所見：F2以上，RCS陽性
4. 治療後再発，RCS陽性

◉表3-24　食道・静脈瘤に対するおもな治療

| 内視鏡的治療 | 内視鏡的硬化療法(EIS)<br>内視鏡的静脈瘤結紮術(EVL)<br>アルゴンプラズマ凝固法(APC) |
| --- | --- |
| インターベンショナル<br>ラジオロジー(IVR) | バルーン閉塞下逆行性経静脈的塞栓術<br>(B-RTO)<br>経皮的肝内門脈静脈短絡術(TIPS)<br>経門脈的静脈瘤塞栓術(PTO) |
| 薬物療法 | β遮断薬<br>バソプレシン |
| 外科的治療 | ハッサブ手術(脾摘＋胃上部血行遮断)など |

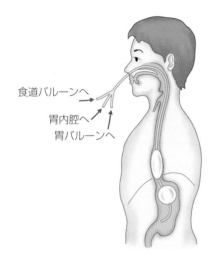

食道バルーンへ

胃内腔へ
胃バルーンへ

◉図3-106　ゼングスターケン-ブレー
クモアチューブの挿入図

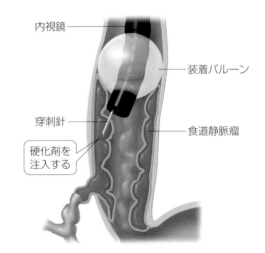

内視鏡

装着バルーン

穿刺針

食道静脈瘤

硬化剤を
注入する

◉図3-107　内視鏡的硬化療法

状態を安定化させるためのショック対策，循環管理，肝庇護療法と同時に最も簡便で確実な方法で止血をはかることが重要である。通常，二重バルーン（ゼングスターケン-ブレークモア Sengstaken-Blakemore チューブ〔S-B チューブ〕）の経鼻的挿入によって静脈瘤を直接圧迫止血する（◉図3-106）。そして，全身状態の改善を待って内視鏡的治療を行う。

　2 **内視鏡的硬化療法** endoscopic injection sclerotherapy（EIS）　静脈瘤内に内視鏡下穿刺針を用いて硬化剤を注入し，静脈瘤とその供血路まで塞栓化する方法である（◉図3-107）。通常，5% イオパミドール加モノエタノールアミンオレイン酸塩（5% EOI）やポリドカノールが用いられる。

　食道静脈瘤については内視鏡装着バルーンによって排血路を遮断し，可能であれば造影下に硬化剤を供血路まで十分注入する。過剰な硬化剤の注入は，門脈塞栓・肺塞栓・各種臓器障害の原因となるため注意を要する。また，食道潰瘍・縦隔炎・食道狭窄などがおこりうる。

　食道静脈瘤の再発を防止する目的で，食道粘膜内にポリドカノールを少量ずつ（2 mL 程度）注入して線維化を促す地固め療法も行われる。最近では，

アルゴンプラズマ凝固装置 argon plasma coagulator（APC）やヒートプローブを用いた地固め療法も行われる。

　食道静脈瘤に連なる噴門部胃静脈瘤は，食道静脈瘤を穿刺することによって硬化剤を胃静脈瘤まで逆流させる方法で治療できる。

　孤立性胃静脈瘤では，胃腎シャントが排血路となっていることが多く，内視鏡的にこれを遮断することができないため，硬化療法に際しては注意を要する（●278ページ，図3-104）。通常の硬化剤では，きわめて速い血流のために塞栓効果が得られないうえ，大循環系に硬化剤が流出することによる合併症が懸念される。したがって，硬化療法より塞栓効果の高いシアノアクリレート cyanoacrylate が用いられる。近年では，高度の内視鏡技術を要するEIS にかわって，後述の内視鏡的静脈瘤結紮術が施行されることが多い。

　③ 内視鏡的静脈瘤結紮術 endoscopic variceal ligation（EVL）　機械的に静脈瘤を結紮し血流を途絶，脱落壊死させる方法である。内視鏡の先端にあらかじめオーリング O-ring を装着したキャップをつけて静脈瘤を吸い込み，キャップに連結したシリンジの空気圧で静脈瘤をオーリングで結紮する方法である（●図3-108）。食道胃接合部から，なるべく密にらせん状に結紮していくことが重要である。

　内視鏡的硬化療法に比べて再発率が高いことが報告されているが，内視鏡的硬化療法に比べて簡便であり，硬化剤を注入することによる有害事象がないため，肝機能不良例に対する予防的治療にも適している。内視鏡的静脈瘤結紮術に前述の地固め療法を加えた方法は，比較的安全かつ簡便な方法として普及しつつある。また，緊急出血の際の止血手段としても有用である（●図3-109）。

　④ インターベンショナルラジオロジー（IVR）　食道・胃静脈瘤の多くが内視鏡的治療で制御可能であるが，特殊な血行動態を示すものにはインターベンショナルラジオロジーが用いられる。

　胃腎シャント・胃下大静脈シャントを有する孤立性胃静脈瘤では排血路の血流が速く，内視鏡的硬化療法が困難である。そこで，大腿静脈からバルーンカテーテルをシャント内まで逆行性に挿入し，バルーンで排血路を遮断し

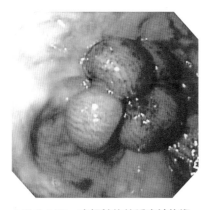

●図 3-108　内視鏡的静脈瘤結紮術

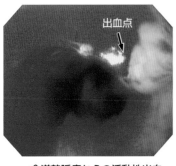
a. 食道静脈瘤からの活動性出血

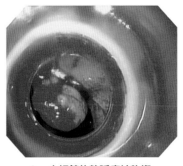
b. 内視鏡的静脈瘤結紮術

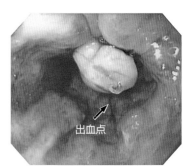
c. 止血確認

◉図3-109 内視鏡的静脈瘤結紮術を用いた緊急止血術

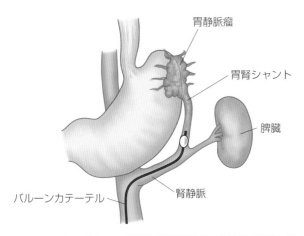

◉図3-110 バルーン閉塞下逆行性経静脈的塞栓術（B-RTO）

た状態で5% EOIを静脈瘤内に注入し，一定の時間停滞させたのち回収する**バルーン閉塞下逆行性経静脈的塞栓術** balloon-occluded retrograde transvenous obliteration（**B-RTO**）が行われている（◉図3-110）。

　直接，静脈瘤を穿刺しないため出血のリスクが少ないが，血行動態によっては大量の硬化剤を要する場合があり，有害事象の原因となる。5% EOIが大循環系に流入した場合の溶血の予防として，ハプトグロビンを点滴静注する。

　⑤**薬物療法**　門脈圧を低下させるための薬物療法としてβ遮断薬・バソプレシン・アンギオテンシンⅡ受容体拮抗薬（ARB）などが使用され，欧米では内視鏡的静脈瘤結紮術との組み合わせで予防療法の中心となっている。

　⑥**外科的治療**　外科的治療は，内視鏡的治療の発達に伴ってほとんど行われなくなった。腹部食道と胃上部の血行郭清と脾摘術を行うハッサブ手術は，難治性胃静脈瘤に対して有効な手術であるが施行頻度は少ない。

●**予後**　食道・胃静脈瘤治療後の遠隔生存，再出血の頻度は肝機能障害の程度と関連する。わが国における内視鏡的硬化療法後の5年生存率は，チャイルド-ピュー分類Aで約80%，Bで約60%，Cで約30%程度と報告されている。また，肝がん合併例では明らかに予後が不良で，緊急あるいは待機

内視鏡治療例は，予防的施行例に比べて予後不良である。

## 3　腹水 ascites

● **成因**　門脈圧亢進症における腹水の成因には，さまざまなものがある。

（1）肝硬変や肝静脈・下大静脈閉塞症による肝類洞内圧の上昇

（2）肝障害に伴う低アルブミン血症による血漿膠質浸透圧の低下

（3）アルドステロンや抗利尿ホルモン（ADH）などの分泌増加，肝臓における不活化障害

（4）尿細管でのナトリウムの再吸収亢進

（5）貯留腹水の腹膜面からの吸収低下

● **治療**　通常，内科的治療が主体となる。安静，高タンパク食の摂取，ナトリウムおよび水分の制限，利尿薬❶の投与，アルブミン投与によってコントロールをはかる。腹水穿刺は，治療抵抗性で呼吸困難がある場合に緊急回避的に行われることがあるが，肝性脳症や腎不全の発症に注意する。

**NOTE**
❶最近では，電解質排泄に影響を与えずに，水分だけを排出する水利尿薬（トルバプタン）がよく用いられる。

## 4　脾腫 splenomegaly

　門脈圧亢進症では，脾腫・脾機能亢進がみとめられる。特発性門脈圧亢進症では，1 kg 以上の巨脾を呈するものが多く，脾機能亢進症状も著しい。腫大した脾臓による血球破壊から，汎血球減少と骨髄抑制を呈する。

## 5　肝性脳症 hepatic encephalopathy

　肝機能が著しく低下した場合は，歩行失調・手指の振戦・痙攣・昏睡などの脳神経症状をみとめる。重度の肝機能低下時には，血中アンモニアが肝臓で処理されないため，その血中濃度が上昇することによって発症する。従来行われていた門脈圧減圧手術後にも発症し，エック瘻 Eck fistula 症候群とよばれる。

● **治療**　アンモニアの腸内発生を最小限に抑えるため，タンパク質の摂取を制限し（40 g/日以下），緩下薬を使用する。非吸収性抗菌薬・ラクツロース（30〜90 mL/日）などを消化管内に投与し，腸内細菌によるアンモニア産生を抑制する。さらに肝不全用特殊組成のアミノ酸の輸液やステロイド薬の使用を行う。

　前述のバルーン閉塞下逆行性経静脈的塞栓術（B-RTO）では，門脈系→大循環系シャントを閉塞し，肝性脳症を軽減する効果が知られている。

# J　副腎の疾患

## 1　基礎知識

### 1　構造と機能

　**副腎** adrenal gland は，両側腎上極に接して腎臓とともに腎筋膜（ゲロタ Gerota 筋膜）❶内に存在する，大きさ 3〜4 cm で扁平な形状をした左右 1 対の臓器である（◯図3-111）。その機能は，体内環境の恒常性を保つために重要なホルモンの分泌で，血圧，血糖，水分や電解質のバランスなどを調整している。

　副腎は，外側の皮質と内側の髄質からなる。皮質は，表層から球状層・束状層・網状層の 3 層の細胞層により構成され，それぞれ異なるステロイドホルモンを産生する。球状層はアルドステロンなどの鉱質コルチコイドを，束状層はコルチゾルなどの糖質コルチコイドを，網状層はテストステロンなどの副腎性アンドロゲンを産生する。内側の髄質は，クロム親和性細胞から構成され，この細胞はアドレナリン・ノルアドレナリン・ドーパミンなどのカテコールアミンを産生する。

● **副腎腫瘍**　副腎腫瘍には内分泌機能性腫瘍❷と非機能性腫瘍があり，それぞれに悪性腫瘍と良性腫瘍がある。内分泌機能性腫瘍や 4 cm をこえる大きさで悪性腫瘍が否定できない場合は，外科的切除が第一選択となる。

　画像診断の発達と普及に伴い，臨床症状を伴わない**副腎偶発腫瘍**として発

**NOTE**

**❶腎筋膜（ゲロタ筋膜）**
　腎周囲脂肪組織のさらに外側を包む線維性結合組織で，腎および副腎を被包している。

**NOTE**

**❷内分泌機能性腫瘍**
　内分泌機能性腫瘍として，皮質腫瘍であるアルドステロン産生腺腫やコルチゾル産生腺腫，髄質腫瘍であるカテコールアミンを産生する褐色細胞腫があげられる。アルドステロン産生腺腫は原発性アルドステロン症の原因となり，コルチゾル産生腺腫はクッシング症候群の原因となる。

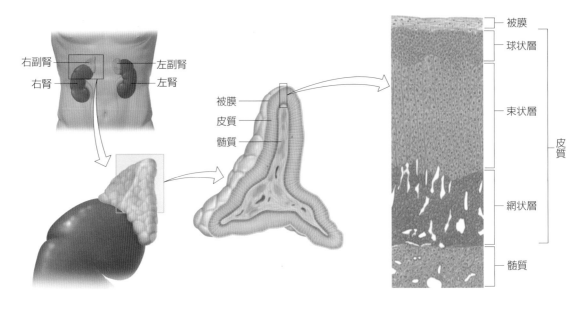

右副腎　左副腎　右腎　左腎　被膜　皮質　髄質　被膜　球状層　束状層　網状層　髄質　皮質

◯**図 3-111　副腎の解剖**

見される割合が増加している。副腎偶発腫瘍として発見される副腎腫瘍のうち，内分泌非機能性の腺腫が約半数を占め，内分泌機能性腫瘍は約1/4を占める[❶]。内分泌機能性腫瘍では，産生するホルモンによりさまざまな症状を呈する。一方，非機能性腫瘍は基本的には無症状である。

NOTE

❶副腎偶発腫瘍のうち，アルドステロン産生腺腫は約5％，コルチゾル産生腺腫，褐色細胞腫はそれぞれ約10％を占める。

## 2　手術方法

　副腎腫瘍に対する標準術式は**腹腔鏡下副腎摘除術**であり，患側の副腎の全摘術である。腹腔鏡下副腎摘除術は，巨大な腫瘍では手術難易度が上がるため，12 cm以下の腫瘍を適応とすることが推奨されている。

　体位は，患側を上にした側臥位で行う。腹腔鏡下副腎摘除術のアプローチ法には，腹側からアプローチする経腹膜アプローチと，背側からアプローチする後腹膜アプローチがある。経腹膜アプローチは操作スペースが広いというメリットがあるが，腸管などの腹腔内臓器損傷に気をつけなければならない。一方，後腹膜アプローチは，操作スペースは狭いが，腹腔内臓器が術野に入ることなく手術を行うことができるので，腹腔内臓器損傷の可能性は低い。

　左経腹膜アプローチのポート位置と術中写真を▶図3-112-a, bに示す。カメラポートを臍外側に立て，右手ポートと左手ポートと二等辺三角形になるように配置する。右の副腎の症例では，▶図3-112-cのように肝臓を挙上する必要があるため，追加ポートの使用を要する。

　副腎の摘出は，副腎動脈と副腎静脈を処理し，周囲の脂肪を切離することによりなされる。副腎の動脈系は非常に認識しづらいが，副腎周囲の脂肪をシーリングデバイスでていねいに切離することにより，処理可能である。一方，静脈系の最も太い血管は副腎中心静脈であり，右側の副腎中心静脈は通常下大静脈に流入し，左側の副腎中心静脈は通常左腎静脈に流入する。クリップでの処理や，シーリングデバイスでのていねいな切離が必要である（▶図3-112-d）。

　より整容性にすぐれた術式として，**単孔式腹腔鏡下副腎摘除術**がある。この術式は，マルチチャンネルシングルポートを臍または臍より患側から挿入し，1つのポートから内視鏡カメラと鉗子のすべてを挿入して行う。

# 2　原発性アルドステロン症 primary aldosteronism

　**原発性アルドステロン症**は，高血圧の5〜10％を占める頻度の高い内分泌性高血圧である。頻度が多いのは，**アルドステロン産生腺腫**と**特発性アルドステロン症**である。

　アルドステロン産生腺腫は，副腎皮質に発生した腺腫からアルドステロンが過剰に分泌される病態であり，通常片側性である。一方，特発性アルドステロン症は，アルドステロン過剰分泌を伴う原発性副腎皮質過形成であり，通常両側性である。身体所見や症状に乏しい疾患であるため見逃されやすい。原発性アルドステロン症は，本態性高血圧に比して脳梗塞や不整脈の罹患率

左手ポート　右手ポート　カメラポート

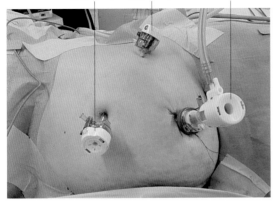

a. 左腹腔鏡下副腎摘除術のポート位置

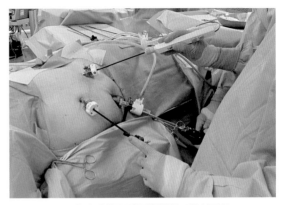

b. 左腹腔鏡下副腎摘除術の術中写真

術者が鉗子を，カメラの操作を担うスコピストが内視鏡を
操作して手術を行う。

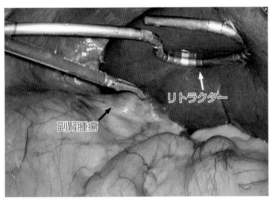

c. 右腹腔鏡下副腎摘除術の際のリトラクターによる肝挙上

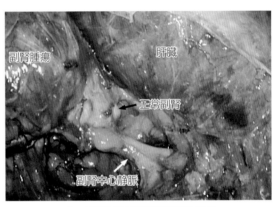

d. 右腹腔鏡下副腎摘除術の術野

●図 3-112　腹腔鏡下副腎摘除術

が高く，スクリーニング検査が非常に重要である。

● 症状　アルドステロンの過剰分泌により，ナトリウムの再吸収とカリウムの排泄が促進され，高血圧と低カリウム血症が生じる。高血圧はほとんどの症例でみとめられ難治性であるが，早期の治療介入により改善が見込める。低カリウム血症は半分以上の症例でみとめられないが，重度の場合は筋力低下，周期性四肢麻痺，不整脈などがみとめられる。

● 診断　原発性アルドステロン症の診断のためには，高血圧患者に原発性アルドステロン症を疑い，スクリーニング検査を行うことが重要である。副腎からのアルドステロン分泌は，腎臓からのレニンに制御されている。つまり，レニンが低値にもかかわらずアルドステロンが高値であれば，原発性アルドステロン症が疑われる。そのため，スクリーニング検査として血中のアルドステロン/レニン比を測定する。

　スクリーニング検査でアルドステロン/レニン比が高値であれば，機能確認検査としてカプトプリル試験，フロセミド立位試験，生理食塩水負荷試験，経口食塩負荷試験などを行い，アルドステロンの過剰分泌を確認する❶。

□ NOTE

❶ 機能確認検査

　機能確認検査は，アルドステロン分泌の自律性を確認する検査であり，レニン分泌の刺激やアルドステロン分泌の抑制に対する反応をみる。原発性アルドステロン症は，副腎からのアルドステロンの過剰分泌により，レニン分泌は抑制されており，これらの検査に無反応や低反応であれば，アルドステロンの自律的な分泌が確認できる。

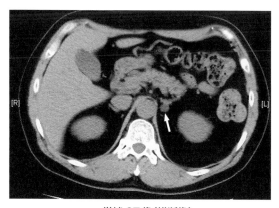

**a. 単純 CT 像（横断像）**

左副腎に単純 CT にて低吸収な径約 10 mm 大の腫瘤をみとめる。

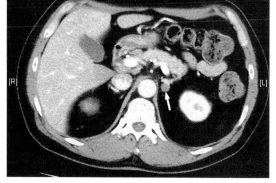

**b. 造影 CT 像（横断像）**

造影 CT での腫瘤の造影効果は弱い。

◎**図 3-113　アルドステロン産生腺腫**

　アルドステロン産生腺腫の有無を確認するための画像検査として，CT を行う（◎図 3-113）。ただし，アルドステロン産生腺腫は，CT で指摘されない小さなものも多く，CT のみで，アルドステロン産生腺腫の診断をつけることはできない。また，CT により副腎腺腫が確認されたとしても，それ自体は内分泌非機能性腫瘍で，CT で確認できない微小なアルドステロン産生腺腫が別に存在している可能性もある。

　局在診断として，副腎静脈サンプリングを行う。大腿静脈からカテーテルを挿入し，左右の副腎静脈から採血を行い，左右の副腎からのアルドステロンの分泌を直接的に評価する❶。

● **治療**　副腎静脈サンプリングにて，片側性のアルドステロン産生腺腫と診断された場合は，患側の副腎全摘術の適応となる。標準術式は，腹腔鏡下副腎摘除術である。一方，両側性の副腎皮質過形成と診断された場合は，アルドステロン拮抗薬による治療を行う。

　副腎静脈の分枝から採血を行う副腎静脈分枝サンプリングにて，腫瘍枝のみのアルドステロン高値が証明された症例に対する，**腹腔鏡下副腎部分切除術**も試みられている❷。また，両側アルドステロン産生腺腫に対しても，副腎部分切除術が考慮される。ラジオ波焼灼術も保険収載され，手術適応外患者に考慮される。

● **周術期管理**　術前に低カリウム血症をみとめる症例は，術中の不整脈や心不全を予防する目的で，カリウム製剤やアルドステロン拮抗薬により低カリウム血症を是正しておく必要がある。高血圧に関しては，降圧薬がやめられる症例は半分以下であり，本態性高血圧患者としてのフォローを要する。

## 3　クッシング症候群 Cushing syndrome

　**クッシング症候群**は，副腎からコルチゾルが慢性的に過剰に分泌され，血中に過剰に存在することにより，さまざまな臨床症状を呈する疾患である。

▭ NOTE

❶**局在診断の必要性**

　CT で腫瘍をみとめても，副腎静脈サンプリングにて対側副腎からのアルドステロン過剰分泌が証明されることがある。その場合，CT でみとめた腫瘍は内分泌非機能性腫瘍であり，対側副腎に CT で指摘不可能なアルドステロン産生微小腺腫の存在が考えられる。

❷**腹腔鏡下副腎部分切除術**

　腫瘍のみを切除して，正常副腎を温存する手術である。副腎静脈のさらに末梢の分枝数本からサンプリングを行い（副腎静脈分枝サンプリング），腫瘍からの分枝のみアルドステロンが高値であり，その他の微小腺腫の存在が否定された症例に対し試みられている。

高コルチゾル血症の成因に副腎皮質刺激ホルモン adrenocorticotropic hormone（ACTH）が関与するかによって，①ACTH 依存性クッシング症候群と②ACTH 非依存性クッシング症候群の2つに分けられる。ACTH 依存性クッシング症候群には下垂体腺腫，異所性 ACTH 産生腫瘍が含まれ，ACTH 非依存性クッシング症候群には副腎腺腫，副腎皮質がん，原発性両側性大結節性副腎過形成などの副腎疾患が含まれる。

●**症状**　コルチゾルの過剰分泌により，満月様顔貌・中心性肥満・水牛様脂肪沈着・赤色皮膚線条・皮膚の菲薄化・皮下溢血・近位筋萎縮による筋力低下・高血圧・月経異常・痤瘡・多毛・浮腫・耐糖能異常・骨粗鬆症・色素沈着・精神異常といった特徴的な症状を呈する（●図3-114）。

　副腎腫瘍が存在し，腫瘍からのコルチゾルの自律分泌をみとめるものの，クッシング症候群に特徴的な身体徴候を伴わないものを，**サブクリニカルクッシング症候群**とよぶ。

●**診断**　特徴的な症状より本疾患を疑った場合には，デキサメタゾン抑制試験を行う。コルチゾル作用のあるデキサメタゾンを投与すると，通常はACTH が低下し，コルチゾルが低値となる。しかし，クッシング症候群ではコルチゾルを自律的に産生しているため，コルチゾルは低値とならない。副腎腺腫からのコルチゾルの過剰分泌により，血中，尿中コルチゾルはいずれも高値を示し，日内変動は消失する。また，血中 ACTH は低下する。

　画像診断として CT，MRI が有用である。コルチゾル産生腺腫は3cm 程度で見つかることが多く，画像診断は比較的容易である。[131]I-アドステロールシンチグラフィでは，腫瘍側に核種が取り込まれ，非腫瘍側は取り込みが低下する。

●**治療**　患側の副腎全摘術の適応となり，標準術式は腹腔鏡下副腎摘除術である。原発性両側性大結節性副腎過形成などの両側副腎病変によるクッシング症候群に対しては，両側副腎摘除術や片側副腎摘除術が行われる。

●**周術期管理**　クッシング症候群では，腫瘍からのコルチゾルの過剰産生により，健側の副腎は萎縮し，コルチゾル産生も抑制されている。患側副腎摘除後に萎縮している健側副腎の機能が回復するまで，1年から1年半程度のステロイド補充療法が必要となる。

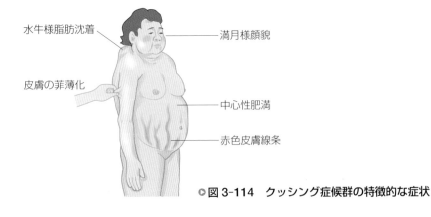

水牛様脂肪沈着

皮膚の菲薄化

満月様顔貌

中心性肥満

赤色皮膚線条

●**図3-114　クッシング症候群の特徴的な症状**

# 4　褐色細胞腫 pheochromocytoma

　**褐色細胞腫**は，副腎髄質のカテコールアミン産生クロム親和性細胞から発生する腫瘍である。アドレナリン，ノルアドレナリン，ドーパミンといったカテコールアミンにより高血圧を呈する。高カテコールアミン血症を放置すると，高血圧クリーゼや心血管系合併症を発症し突然死の危険があるため，早期の治療を要する。

　2017 年の WHO 内分泌腫瘍分類では，すべての褐色細胞腫は転移の可能性のある悪性腫瘍と定義づけられた。数年から数十年の経過を経て転移をみとめる症例もあるため，慎重な長期フォローが必要となる。

　約 10％ は両側性や多発性であり，約 30％ は遺伝性である。また約 10％ は副腎外に発生し，副腎外に発生したものをパラガングリオーマとよぶ。若年発症やパラガングリオーマ，多発性や両側性の症例では，褐色細胞腫に関与する *RET*，*VHL*，*SDHB*，*SDHD* 遺伝子などの遺伝子変異の関与が示唆される。

● **症状**　カテコールアミン過剰による，高血圧 hypertension・頭痛 headache・発汗過多 hyperhidrosis・高血糖 hyperglycemia・代謝亢進 hypermetabolism の 5H の症状に加え，動悸・頻脈・胸痛・顔面蒼白・不安感・便秘など多彩な症状を呈する。

● **診断**　①褐色細胞腫の家族歴，②発作性，治療抵抗性，糖尿病合併の高血圧，③前述の多彩な症状，④副腎偶発腫瘍は，高リスク群としてスクリーニングを行う。

　検査では，血中，随時尿中のカテコールアミン分画(アドレナリン・ノルアドレナリン・ドーパミン)，随時尿中のカテコールアミン代謝産物であるメタネフリン分画(メタネフリン・ノルメタネフリン)の増加を確認する。また，24 時間蓄尿メタネフリン分画の増加を確認する。

　画像診断として CT・MRI が有用で，褐色細胞腫はコルチゾル産生腺腫と同様に 3 cm 程度で見つかることが多い(◉図 3-115-a,b)。ヨード造影剤の使用は発作が誘発される可能性があるため，原則禁忌である。また，$^{123}$I-MIBG シンチグラフィは，診断特異性が高く有用である(◉図 3-115-c)。

● **治療**　患側の副腎全摘術の適応となる。小さな腫瘍は腹腔鏡下副腎摘除術の適応となるが，6 cm 以上のものや周囲への浸潤が疑われるものは開腹手術の適応となる。家族性褐色細胞腫や対側副腎摘除後の症例では，副腎部分切除術も考慮される。

　術中は，腫瘍圧排によるカテコールアミン放出による急激な血圧上昇や，腫瘍摘除後のカテコールアミン減少による急激な血圧低下をみとめる。術中の急激な血圧の変動に備えるため，中心静脈確保，動脈ラインによる血圧モニターを行い，麻酔科医と密な連携をとりながら手術を行うべきである。外科的切除が困難な症例や，遠隔転移をみとめる症例は抗がん薬治療の適応となる❶。

◻NOTE
❶わが国で唯一保険適用がある抗がん薬療法は，CVD 療法(シクロフォスファミド，ビンクリスチン，ダカルバジン)である。

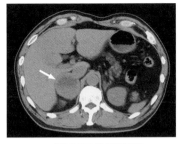
**a. 単純CT像（横断像）**
右副腎に単純CTにて径60mm大の内部に低吸収域を伴う腫瘍をみとめる。
腫瘤は腹側で肝臓と広く接している。

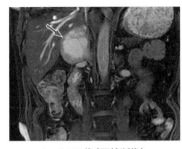
**b. MRI像（冠状断像）**
腫瘤は頭側で肝臓と広く接している。

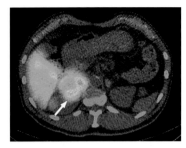
**c. ¹²³I-MIBG シンチグラフィ像**
右副腎腫瘤への核種の集積亢進をみとめる。

**○図3-115 褐色細胞腫の画像検査**

● **周術期管理**　カテコールアミン作用による循環血漿量の低下を改善させるために，選択的αブロッカーを術前から投与することが重要である。降圧が不十分な場合は，Caブロッカーを併用し，しっかりとした降圧を目ざす。また，頻脈に対してはβブロッカーを併用する。術後は昇圧薬を用いた血圧管理を要することが多いため，集中治療室での管理がすすめられる。

# K 急性腹症

　**急性腹症**とは，急激な腹痛を主訴とする疾患群で，緊急手術などの迅速な対応を要する状態をいう。この疾患群には，消化器疾患のほか，心筋梗塞，大動脈解離，異所性妊娠，精索捻転など，消化器以外の疾患も含むため注意が必要である。また，「急激な腹痛」は発症1週間以内のことが多い。急性腹症の原因疾患で，頻度の高いものには，腸管感染症や腸閉塞，急性虫垂炎があり，女性では子宮や卵巣の腫瘍や炎症も多い（○表3-25）。

**○表3-25 急性腹症で多い原因疾患**

| 男性 | 女性 |
|---|---|
| 腸管感染症 | 腸管感染症 |
| 急性虫垂炎 | 腸閉塞 |
| 腸閉塞 | 子宮・卵巣の腫瘍 |
| 腹膜炎 | 急性虫垂炎 |
| 胆石症 | 子宮・卵巣の炎症 |
| 憩室炎 | 腹膜炎 |
| 胃潰瘍 | 子宮・卵巣の非炎症性疾患 |
| 尿管結石 | 妊娠関連疾患 |
| 胃・十二指腸炎 | 胆石症 |

（Murata, A. et. al.: Age-Related Differences in Outcomes and Etiologies of Acute Abdominal Pain Based on a National Administrative Database. *The Tohoku Journal of Experimental Medicine*, 233: 9-15, 2014 をもとに作成）

# 1　急性腹症の診断と初期治療

● **命をおびやかす高度緊急性の判別**　急性腹症には，大動脈破裂や大動脈解離など，急激に様態が悪化しただちに生命にかかわる疾患が含まれている。『急性腹症診療ガイドライン 2015』[1]では，2 ステップメソッドとして，まず，ステップ 1 でこのような緊急性の高い病態を鑑別することが推奨されている。そのために，まず，患者のバイタルサインの ABCD，すなわち，A：airway（気道），B：breathing（呼吸），C：circulation（循環），D：dysfunction of central nervous system（意識障害）を確認する（○表 3-26）。ABCD に異常をみとめる場合には，必要に応じて酸素投与・気道確保・人工呼吸器の装着，初期輸液の開始を最優先する。緊急手術やインターベンショナルラジオロジー（IVR）の実施，専門施設への転送を迅速に行う。ABCD が安定している場合は，ステップ 2 として可能な時間のなかで手順に沿って診断を進める（○図 3-116）。

● **腹痛の種類**　痛みが突然発症した場合，上部・下部消化管穿孔，腸間膜動脈閉塞，大動脈瘤破裂，急性大動脈解離，心筋梗塞などを疑う。数分〜数十分かけて発症した場合は炎症性疾患（胆囊炎・膵炎・憩室炎など）を疑う。

　痛みには，体性痛 parietal pain，内臓痛 visceral pain，関連痛 referred pain が

○**表 3-26　急性腹症の初期対応におけるステップ 1：ABCD の確認・対応**

| | 確認内容 | 確認法 | 対応 |
|---|---|---|---|
| A | 気道（airway） | パルスオキシメーター・呼吸回数 | ABCD に異常のあるときは緊急手術・IVR・専門施設への転送 |
| B | 呼吸（breathing） | | |
| C | 循環（circulating） | 脈拍・血圧測定 | |
| D | 意識障害（dysfunction of central nervous system） | JCS（ジャパン-コーマ-スケール）など | |

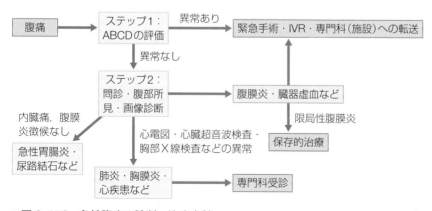

○**図 3-116　急性腹症の診断・治療方針**

1 ）急性腹症診療ガイドライン出版委員会編：急性腹症診療ガイドライン 2015．医学書院，2015．

◐表3-27　問診・理学的所見による痛みの鑑別

| 痛み | 原因 | 特徴 | 手術または IVR の適応 |
|------|------|------|----------------------|
| 内臓痛 | 平滑筋の攣縮 | 間欠的・発作性，局在が不明確 | ないことが多い |
| 体性痛 | 腹膜炎・虚血 | 持続痛，局在が明確，炎症が腹膜に及ぶとブルンベルグ徴候，筋性防御 | 可能性あり |

ある。体性痛は，腹膜炎や虚血による痛みで，手術適応となる可能性がある。痛みの性状は，持続痛で局在がはっきりしている。内臓痛は管腔臓器の平滑筋の攣縮が原因(蠕動痛といわれることもある)で，手術適応となることは少ない。痛みの性状は間欠的，発作性で局在がはっきりしない。関連痛は，痛みの原因となる内臓由来の神経と同じレベルの脊髄に入る痛覚神経の領域の皮膚に痛みを感じるものである。胆嚢炎では右肩甲骨下の痛み，膵炎では背部痛，腎疝痛では同側の会陰部や精巣の痛みとなることがある。

● **腹部所見**　患者を仰臥位とし，頭部枕を使用し，膝を曲げて腹筋をリラックスさせた姿勢で胸部から大腿部まで診察する。緊急時の腹部聴診は1か所で行えばよいとされる。

　圧痛がある場合には，局在と範囲を把握する。反跳圧痛は圧痛点で圧迫した手を急に離したときに増強する痛みであり，炎症が腹膜に波及した腹膜炎の所見で，ブルンベルグ徴候ともいう。筋性防御は，徐々に圧迫を強めながら指先で感じる腹筋の収縮で，これも腹膜炎の徴候である(◐表3-27)。内臓痛の場合は，局在が不明確なことが多い。

● **初期輸液・輸血・抗菌薬投与**　一般的に急性腹症患者は，脱水状態にあり，初期輸液を行う。ただし，心筋梗塞など，輸液負荷が病態を悪化させる疾患に配慮する。食欲低下のみでも水分摂取量が低下しており，下痢・嘔吐では水分喪失を伴う。腹膜炎に伴う敗血症では循環動態の安定化が必要である。初期輸液では，末梢静脈ルートから，細胞外液(リンゲル液など)を投与する。

　貧血を伴う場合には，ヘモグロビン値7～9 g/dL を目標に赤血球輸血を行う。腹腔内感染症が疑われたときは，抗菌薬を初期段階で投与する。腹痛は，問診・インフォームドコンセント，画像診断に悪影響を与えることがあり，診断前の早期に鎮痛薬を投与する。アセトアミノフェンの経静脈投与が推奨されている。

# 2　急性腹症における画像検査

　1 **腹部単純 X 線検査**　腹部単純 X 線検査は，入院時のルーチン検査として撮影されることが多い。ただし，急性腹症の個々の疾患の鑑別診断のための検査としては診断能が低い。ニボー像の有無や腸管ガスの分布・量・数の全体像を把握するためにはすぐれていて，腸閉塞の診断や程度，経過評価に有用である。フリーエアをみとめる場合は，消化管穿孔の診断となる。石灰

化を伴う尿路結石の診断や異物の診断に有効なことがある。

**②超音波検査**　放射線被曝がないこと，ベッドサイドで施行可能であるため，急性腹症のスクリーニング検査として有用性が高い。妊娠中の症例や小児で優先される。一般に CT よりも診断能は劣るが，胆石症の診断能は CT よりも高い。胆石症・急性胆囊炎のほか，急性虫垂炎・憩室炎・水腎症・腎結石・大動脈破裂・骨盤内感染症・卵巣出血・卵巣軸捻転・異所性妊娠などの診断で有用なほか，腹水・腹腔内出血の迅速な評価に使用される。

**③CT**　急性腹症の診断で最重要であり，すべての急性腹症症例が CT の適応となりうる。妊娠中の症例においては必ずしも禁忌ではないが，超音波検査を優先させ，診断が困難な場合に施行することが多い。腸管や腎臓・脾臓などの臓器虚血の有無，動脈瘤破裂などの血管病変，急性膵炎の重症度判定には造影 CT が有用である。積極的に造影検査を適用する。

**④MRI**　総胆管結石の診断能が高く，異所性妊娠，卵巣茎捻転，卵巣囊胞破裂，骨盤内腹膜炎などで有用である。放射線被曝がないため，妊娠中の症例で超音波検査では診断困難な場合に有用である。一方で，妊娠初期における MRI の安全性は確立されていないとされる。妊婦においては単純 MRI が推奨され，ガドリウム造影剤の投与については，慎重を要する。検査室に金属を持ち込めないうえに検査に時間を要するため，呼吸・循環動態が不安定な症例に施行することは困難な場合が多い。

# 3　治療

　画像診断と全身状態に基づいて，保存的・待機的治療を行うか，緊急手術・IVR を行うか，または専門施設へ転送するか判断する（◐291 ページ，図 3-116）。診断精度は上昇し，緊急手術は減少する傾向にあり，IVR や保存的・待機的治療を行うことが増加している。緊急手術においても開腹手術のみならず，腹腔鏡下手術も選択肢となっている。同じ診断病名であっても，患者の状態や病院の人的・施設的な状況により治療法の選択肢は多様化している。

# L　腹部外傷

# 1　外傷の初期診療

　腹部外傷には，交通事故・墜落などによる**鈍的外傷** blunt trauma と刺創・銃創の**鋭的外傷** penetrating trauma がある。腹部外傷は，肝臓・脾臓・腎臓などの実質臓器損傷や血管損傷による出血と消化管損傷による腹膜炎がその病態である。

　腹部外傷患者として救急搬送された場合でもつねに，腹部以外も含む多発

外傷の可能性に留意して診療にあたる必要がある。日本外傷学会外傷初期診療ガイドラインでは，診療手順を**プライマリーサーベイ**と**セカンダリーサーベイ**に分けている。

## 1 プライマリーサーベイ primary survey

● **ABCDE アプローチ** まず，解剖学的な異常よりも，生理学的徴候の把握を優先させる。具体的には，A：airway（気道），B：breathing（呼吸），C：circulation（循環），D：dysfunction of central nervous system（意識障害），E：exposure and environmental control（脱衣と体温管理）である。

● **チェック項目と画像検査** 患者が救急車から救急室に搬入されるまでの間に，第一印象を把握し，●表3-28 のようにチェック項目を確認する。ポータブルX線撮影装置で胸部正面像と骨盤正面像を撮影し，血胸・気胸と骨盤骨折による出血を検査する。体腔内出血を即座にチェックするために，**迅速簡易超音波検査** focused assessment with sonography for trauma（**FAST**）（●図3-117）を行う。すなわち，①心囊，②右胸腔，③肝腎境界，④左胸腔，⑤脾臓周囲，⑥膀胱周囲の血液貯留の有無の確認である。

プライマリーサーベイで体腔内出血が判明し，循環動態が安定しない場合はセカンダリーサーベイに進まずに緊急止血術を行う。

## 2 セカンダリーサーベイ secondary survey（SS）

問診は，AMPLE（A：allergy〔アレルギー〕，M：medication〔内服薬〕，P：past illness and pregnancy〔既往歴と妊娠の有無〕，L：last meal〔最終食事〕，E：events related to injury〔受傷機転〕）にそって聴取する。視診・触診・聴診を頭部から足先まで行う。

セカンダリーサーベイで重要なのは，CT であり，頭部から骨盤までの撮影を行う。積極的に造影CT を適用する。読影は2段階に分けて行う。まず，FACT（focused assessment with CT for trauma）❶で，頭部外傷，肺挫傷，

● 表3-28 プライマリーサーベイにおけるチェック項目

| | 確認内容 | 第一印象 | チェック項目 |
|---|---|---|---|
| A | 気道（airway） | 発声の有無（声かけ） | 気道内異物・出血，気道の腫脹による閉塞，顔面損傷 |
| B | 呼吸（breathing） | 努力性呼吸の有無 | 開放性気胸，緊張性気胸，フレイルチェスト |
| C | 循環（circulation） | 橈骨動脈の触知 | 血圧，脈拍数，収縮期血圧，FAST（●図3-117）による出血検索 |
| D | 意識障害（dysfunction of central nervous system） | 会話可能か（声かけ） | グラスゴー-コーマ-スケール≦8（●395ページ，表4-7），瞳孔不同 |
| E | 脱衣と体温管理（exposure and environmental control） | 脱衣可能か，裁断か | 脱衣・裁断したうえで開放創や外出血の有無の観察，その後の体温管理 |

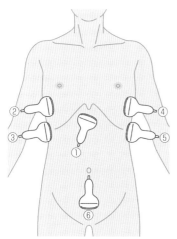

①心嚢
②右胸腔
③肝腎境界
④左胸腔
⑤脾臓周囲
⑥膀胱周囲

◉**図3-117　迅速簡易超音波検査(FAST)の観察部位と観察順序**
①→②→③→④→⑤→⑥の順に観察し，それぞれの部位の血液貯留の有無を確認する。

血胸，気胸，心嚢血腫，腹腔内出血，後腹膜血腫の有無を検索し，FASTの再評価を含めて緊急処置の必要のある異常をとらえる。第2段階読影で，各臓器の細かい所見を診断する。

## 3 ダメージコントロールサージェリー
### damage control surgery(DCS)

　低体温(35℃ 未満)，代謝性アシドーシス(pH 7.2 未満)，血液凝固障害(PT，APTT の50% 以上の延長)を**死の三徴** deadly triad という。これらがそろったときには死が避けられないといわれている。この三徴がそろう前に手術を終了しなくてはならない。

　これらの傾向がみられるときには，まずは出血と消化管損傷のみを制御する目的で**ダメージコントロールサージェリー(DCS)**を行う。DCS は1時間～30分を目安に行われ，ガーゼパッキングによる止血や，消化管損傷部の自動縫合器による仮閉鎖を行う。その後，これら徴候の改善がみられたならば，24～48 時間以内を目安に根治手術を行う。

# 2 腹部外傷

　ここでは，膵損傷・腎損傷・消化管損傷について述べる。肝損傷・脾損傷については，別項を参照されたい(◉241 ページ，271 ページ)。

## 1 膵損傷

　**膵損傷**は，銃創や刺創などの穿通性腹部外傷の5～7%，交通外傷や打撲，転落などの鈍的外傷の1～2% にみられるとされる。わが国では，穿通性腹部外傷が少ないこともあり，比較的まれな損傷である。そのため，見逃されやすく，熟練した医師も少ないため，注意が必要である。

　膵臓は，血管分布が複雑であり，胆管・膵管・十二指腸と連絡し，消化液の漏出を伴うため，病態も複雑化する。加えて膵単独の損傷であることは少

なく，複数臓器の合併損傷があることが多いため，治療困難な状況に陥る。

　小児期では，自転車によるハンドル外傷が多い。単独事故で目撃者がいないと，受傷機転がわからないことから，診断が困難となる。

●**症状，診断**　症状は，上腹部痛，吐きけ・嘔吐，発熱，ショック症状などである。受傷直後には症状に乏しい場合があり，注意が必要である。

　診断にはCTが重要である。プライマリーサーベイで行う超音波検査では，腹腔内液貯留の有無をみる❶。CTにあたっては可及的に造影を行い，造影剤の血管外漏出（出血）の有無を確認する。膵損傷があれば膵周囲の液体貯留や脂肪織濃度上昇，膵実質の非連続性，断裂，低吸収域（挫傷・裂傷），腫大をみとめる。CTで主膵管損傷が疑われる場合には，内視鏡的逆行性胆管膵管造影（ERCP）を行う。主膵管損傷があれば，造影剤漏洩（ろうえい），途絶などの所見をみとめる。ERCPでは，膵内胆管損傷の有無も確認可能である。膵管ステント留置をすることもある。

●**治療**　プライマリーサーベイを行ったのち，FAST，造影CTを行う。膵被膜の連続性が保たれているか，膵実質の損傷が浅ければ，保存的治療やドレナージ術が行われる。膵実質の径1/2以上の損傷があっても，主膵管の損傷を伴わなければ，ドレナージ術，膵縫合術が適用できる。主膵管損傷がある場合には，頭部では膵頭十二指腸切除術，体尾部では体尾部切除術が行われる。

　循環動態が不安定な場合は，ダメージコントロールサージェリーを行い，短時間で止血を行う。動脈性の出血に対しては，結紮止血を行い，静脈性出血や微小血管出血❷には出血部位の前後からガーゼパッキングによる圧迫止血などを行う。膵体尾部からの出血に対して体尾部切除を行う場合は，おおむね60分以内に手術を終了する。2日程度を目安に，全身状態を安定化することができれば，二期的に根治的な手術を行う。

## 2　腎損傷

　**腎損傷**の原因は，交通外傷，転倒・転落，スポーツ外傷，暴力の順に多く，鈍的外傷が中心である。他臓器損傷の合併も多く，注意が必要である。

　腎は腎筋膜（ゲロタ筋膜）に囲まれている。出血がゲロタ筋膜内にとどまっていれば，内圧が上がるため止血効果が期待できる。ゲロタ筋膜が破綻すると大量出血となる可能性が高い。尿もれがある場合には感染症・膿瘍形成に留意しなければならない。

●**症状，診断**　症状は，側腹部痛，腰痛，肉眼的血尿，ショック症状などである。

　診断には造影CTが重要である。動脈相では，動脈損傷からの造影剤漏出，実質相で損傷が及ぶ範囲，排泄相が撮影できれば，尿管損傷や尿漏を確認する。

●**治療**　腎被膜の連続性が保たれているか，腎皮質内の損傷であれば，保存的治療を行う。造影CTで経過観察し，仮性動脈瘤，後出血，尿漏の有無を確認する。腎実質の1/2以上の深さの損傷の場合には，おもに経カテーテ

NOTE
❶これに引き続き，膵臓を詳細に超音波で検査するには，膵臓の超音波検査を熟知した医師により時間をかけて行う必要があり，腹部外傷医療の現場では現実的ではない。

NOTE
❷**微小血管出血**
　にじみ出るような出血のことで，臨床ではウージング oozing といわれる。

ル動脈塞栓術(TAE)を行う。

　TAE でも出血のコントロールができない症例や尿漏の悪化をみとめる症例は手術を行う。循環動態が不安定な場合には，損傷形態にかかわらず，手術を選択する。循環動態が安定していない出血性ショックの症例では，腎摘出術を行う。腎実質損傷が限局している場合は腎修復術を行う。腎杯の損傷があれば，縫合する。

## 3 消化管損傷

　**消化管損傷**は，一般的な鈍的外傷では比較的まれとされるが，交通事故による小腸損傷は比較的頻度が高い。シートベルトは重症頭部・胸部外傷を防ぎ，致死率を低下させるが，腸管損傷をおこすことがある。搬送された患者にシートベルト痕をみとめるときは留意が必要である。腹部の穿通性損傷では，消化管損傷につねに留意する。

● **症状，診断**　交通事故では，救急隊から事故の状況(車体の変形，横転，シートベルト着用の有無，車外への放出，転倒したバイクと運転者の距離など)を聴取する。症状は腹痛・腹部膨満であるが，小腸損傷は遅れて顕在化することがあるため，慎重に経過観察する。身体所見では，シートベルト痕・タイヤ痕に留意する。

　プライマリーサーベイで行う超音波検査(FAST)では，液貯留の有無を確認する。穿刺可能な液貯留があれば，穿刺し，液の性状で消化管損傷の診断がつく場合がある。画像診断で最も有用なのは，CT である。CT では，液貯留やフリーエアをみとめる。ただし，受傷直後の CT では診断がつかない場合もあるので，経過観察で症状悪化や循環動態の悪化があれば，再検査する。

● **治療**　消化管損傷の診断がつけば，開腹手術を行う。消化管の全長を注意深く検索する。消化管損傷は，消化管壁のどの層までが損傷されているかによって分類される。すべての層が損傷されているものを**全層性損傷**，消化管壁の一部の層までが損傷されているものを**非全層性損傷**という。

　① **胃**　胃結腸間膜を切開し，後壁まで検索する。血腫をみとめれば開放し，必要に応じて止血する。非全層性損傷は漿膜筋層縫合する。全層性損傷では損傷周囲をトリミング(挫滅・障害組織を切除)して損傷を受けていない壁面で縫合する。全層性損傷が大きい場合には，噴門側胃切除，幽門側胃切除，胃全摘術が行われる場合がある。

　② **小腸・結腸**　非全層性損傷は，漿膜筋層縫合を行う。全周の 50% 未満の損傷に対しては周囲をトリミングして縫合修復する。全周の 50% 以上の損傷では挫滅部位を切除して吻合を行う。血管損傷を伴い，虚血域を伴う場合には，虚血域を切除し，吻合する。50% 以上の損傷で，全身状態不良，受傷から長時間が経過，高度な便汚染がある場合は，一時的人工肛門造設を考慮する。

　③ **直腸**　腹膜反転部よりも口側は結腸と同様に対応する。腹膜反転部の肛門側の損傷で，軽度で可能なら縫合閉鎖を行う。必要に応じて術中内視鏡

や肛門鏡を併用して内腔から縫合する。縫合不全のリスク要因があれば，ドレナージ＋S状結腸または横行結腸人工肛門造設を行う。状況によっては，縫合せずにドレナージ＋S状結腸または横行結腸人工肛門造設のみで治癒が期待できる。

## 4　腹部大血管損傷

　**腹部大血管損傷**には，大動脈・総腸骨動脈・腹腔動脈・上腸間膜動脈・腎動脈下大静脈・腎静脈・総腸骨静脈の損傷を含む。腹部大動脈・大静脈の大きな損傷は，病院に運ばれる前に心肺停止状態になるため，治療の対象にならないことが多い。わが国において治療対象になるのは，鈍的損傷が多いとされる。CT を行う猶予すらない状況で判断を迫られる場合がある。

● **症状，診断，治療**　腹部外傷・ショック状態であり，FAST によって血液貯留が確認されれば，腹腔内大量出血や後腹膜出血を疑う。初期輸液にて血圧が保てれば，CT を行う。

　輸液に反応しない場合はただちに手術室で開腹術を，血圧を触知できない場合は，手術室に運ぶ前に救急室で左前側方開胸による下行大動脈遮断を行う。下行大動脈の遮断は大静脈からの出血にも有効である。大腿動脈から大動脈バルーンを挿入し，横隔膜レベルで拡張して大動脈を遮断する方法もある（大動脈内バルーン遮断 intra-aortic balloon occlusion〔IABO〕）。手術室で遮断する場合には，大動脈鉗子を用いて横隔膜下腹部大動脈遮断を行う。

　損傷部位が腎動脈下であることがわかり，時間的余裕がある場合には，腎動脈直下で遮断する場合もある。損傷血管を特定することができたら，損傷の部位，形態に応じて止血・修復する。結紮，単純縫合閉鎖，端々吻合，人工血管や大伏在静脈によるパッチ形成，人工血管を用いた端々吻合，ステントグラフト内挿術などがある。

# II　消化器・腹部疾患患者の看護

　消化器は，生命を維持するため，食物を身体に取り込み，消化・吸収するはたらきをもつ。食物の通り道である消化管と，消化・吸収そして代謝の仕事を補佐する役割をもつ腹部臓器が，そのはたらきを担っている。食事は重要な社会行為の1つであり，消化器は社会生活を営むうえでも重要な役割を担っている。

● **消化器・腹部疾患の手術**　食物の通り道である消化管の手術には，「患部を切除すること」と「切除後の消化管を再建すること」が含まれる。そのため，消化管の手術後は，「目的どおりに患部を切除できたか」と「消化管がうまく再建できたか」に関心がもたれる。

　腹部疾患の手術後は，特定臓器の切除により代謝異常が生じやすく，注意が必要である。また，直接消化管に手術操作が及ばなくても，腹腔内の操作により消化管の機能へ影響が生じることもある。

● **看護の特徴**　消化器・腹部疾患患者への看護では，手術による消化機能や代謝機能の障害を予防するとともに，合併症の早期発見に努めることが重要である。さらに，退院したのちに術前とは変化した消化機能・代謝機能とうまく付き合い，社会生活を取り戻していけるよう，教育指導していく必要がある。

　まずは，開腹術と腹腔鏡下手術というアプローチ別に患者への看護を述べたのち，臓器・疾患別の特徴的な周術期看護について述べる。

# A 開腹術を受ける患者の看護

　開腹術は，開腹して直視下で腹腔内臓器に直接触れて手術操作を進行するため，手術侵襲が大きい。また，切除臓器周辺の剥離やリンパ節郭清の操作を伴うことも多い。そのため，腹部の切開創をはじめ，手術操作による疼痛刺激が強く，侵襲に対する生体反応も大きい。ここでは，開腹術に共通する特徴的な看護について述べる。

## 1 手術前の看護

### 1 アセスメント

　開腹術は手術侵襲が大きいため，手術にたえられるように身体を整えていくことが重要である。呼吸機能や栄養状態などをアセスメントし，術後の合併症のリスクを把握する。また，開腹術は術後の疼痛が強い。術前から疼痛コントロールに対する患者の考え方をアセスメントしておく（◯表3-29）。

　⨡**肺合併症のリスク**　肺合併症のおもなものには無気肺と肺炎がある。開腹術では，麻酔薬による呼吸筋運動の抑制や呼吸中枢の抑制，創部痛による浅い呼吸により，無気肺が生じやすい❶。

　また，気道分泌物の増加によっても気道が閉塞し，無気肺を生じる。気道分泌物を増加させる原因となる喫煙習慣の有無を確認する。

　⨢**心機能の予備力**　開腹術は，手術時間が長く出血量も多くなることがあり，手術侵襲が大きい。体内水分量の変化に心機能が対応できないと，循環不全をまねくリスクがある。心疾患の既往を確認し，循環機能をアセスメントする。

　⨣**栄養状態と水・電解質のバランス**　消化管や腹部臓器の疾患の場合，原疾患の症状により，食事摂取量が少なかったり，摂取できても消化吸収機能が低下していたりして，術前の栄養状態が不良な場合がある。また，下痢や嘔吐により体液を喪失しており，水・電解質がアンバランスな場合もあり，

NOTE
**❶無気肺の発症率**
　無気肺は，横隔膜運動に影響を及ぼす開胸手術や開腹手術で多く発症し，さらに下腹部よりも上腹部の手術のほうが，発症率が高い。

◯表3-29 開腹術を受ける患者の手術前のアセスメント

| アセスメント項目 | 判断の指標 | 看護上の問題 |
|---|---|---|
| 呼吸機能 | • 肺疾患の既往はないか。<br>• 胸部X線所見に異常ないか。<br>• 呼吸音や副雑音の有無<br>• 呼吸数や呼吸パターン<br>• 呼吸機能のデータは正常範囲か。<br>• 閉塞性の障害か,拘束性の障害か。<br>• 肥満,胸郭の変形はないか。<br>• 喫煙習慣(何歳から1日何本)<br>• 酸素飽和度は正常か。<br>• 切開創の予定部位<br>• 手術予定時間と手術体位 | ◯肺合併症の可能性<br>◯易感染状態 |
| 循環機能 | • 心疾患の既往はないか。<br>• 心電図の異常はないか。<br>• 胸部X線画像,心胸郭比(CTR)<br>• 血圧(左右差はないか)<br>• 心拍数,脈拍,不整脈の有無<br>• 降圧薬服用の有無,血圧コントロール状況 | ◯心拍出量減少の可能性<br>◯末梢組織の血流循環量が低下する可能性 |
| 栄養状態と水・電解質のバランス | • 体重の変動<br>• 体格<br>• 栄養状態(RBC,WBC,Hb,Ht,血清総タンパク質,アルブミン,BMI,体重変動,皮下脂肪厚)<br>• 食事摂取量と摂取食品のバランス<br>• 活気・倦怠感,皮膚のつや,浮腫などの症状<br>• 消化管からの水・電解質の喪失はないか(下痢・嘔吐,瘻孔から)。<br>• 栄養補給方法は適切か(経口的・経管的・経静脈的),禁食期間はどの程度か。 | ◯疾患による栄養摂取量の低下の可能性<br>◯栄養摂取量低下に伴う免疫機能の低下<br>◯易感染状態<br>◯口腔粘膜障害<br>◯栄養状態の悪化,水分の喪失に伴う皮膚トラブル<br>◯水・電解質の喪失による水・電解質バランスの異常 |
| 腎機能 | • 尿量減少はないか。<br>• 尿比重<br>• タンパク・糖の定性検査結果<br>• PSP試験<br>• フィッシュバーグ濃縮試験<br>• 尿ケトン体<br>• BUN,Ccr | ◯腎機能の低下による水・電解質バランスの異常 |
| 肝機能<br>血液凝固機能 | • 止血機構の異常を伴う既往歴はないか。<br>• ワルファリンカリウムなど,抗凝固薬を内服していないか。<br>• 出血時間,血小板数,APTT,トロンボテストは正常範囲か。<br>• 大量の出血を伴う手術か。<br>• 肝炎や肝硬変の既往はないか。<br>• 尿や便の色,皮膚の色(黄疸はないか)<br>• AST,ALT,血清乳酸脱水素酵素,総ビリルビン,アルブミン<br>• ICG検査値 | ◯血液凝固能の低下による創傷の遅延の可能性<br>◯免疫機能の低下<br>◯後出血の危険性 |
| 感染予防 | • MRSAを保菌していないか。<br>• 緑膿菌を保菌していないか。<br>• 感染はないか(上気道感染,齲歯)<br>• 術野(皮膚)の準備 | ◯開腹による感染の可能性 |
| (皮膚の)アレルギー反応 | • 絆創膏・外用薬に対する反応<br>• ラテックスアレルギーの有無 | ◯手術処置に伴う皮膚トラブルの可能性 |
| 術後の疼痛コントロールの理解 | • 過去の手術体験(いつ,どこの,なにを)<br>• 家族・知人の手術体験<br>• 疼痛コントロールへの姿勢 | ◯疼痛に対する恐怖<br>◯疼痛に対する不安 |

注意を要する。手術が予定されたら，可能な限り早くこれらの状況を把握することで，術前の状態を整えることが可能となる。

　④**腎機能**　手術侵襲が大きく循環動態への影響も大きい場合，腎機能が低下していると急性腎不全に陥るため注意を要する。

　⑤**肝機能・血液凝固機能**　肝機能低下により，感染リスクは高くなり創傷の治癒も遅延する。手術部位により異なるが，出血量が多い手術もある。止血機構の異常の有無，抗凝固薬の内服の有無を確認する。

　⑥**感染予防**　開腹術の場合，術野は比較的広い範囲となる。適切な方法で術野を準備する必要がある。

　⑦**アレルギー反応**　アレルギーの既往を確認する。とくに，ラテックスアレルギー❶のある患者の手術にラテックス手袋を用いると，開腹操作開始後にアナフィラキシーショックをおこし，生命の危機にいたる。

　⑧**術後疼痛コントロールの理解**　開腹術は術後疼痛が強い場合が多い。術後疼痛コントロールは，その方法や，積極的に行うという考え方を知らないと，効果的に行えない。「疼痛はがまんしたほうがよい」「鎮痛薬は使わないほうが早く治る」など，患者が疼痛コントロールに対して誤った解釈をしている場合もある。そのため，疼痛に対する受けとめ方を知り，必要時は修正が必要である。

## 2 看護目標

（1）呼吸機能・栄養状態が手術に耐えられる状態に整う。
（2）術後感染を予防する準備が整う。
（3）回復のための手術前の練習や学習が効果的に行われる。
（4）患者が術後の疼痛コントロール方法を理解する。

## 3 看護の実際（看護介入）

　心機能・腎機能・肝機能などのアセスメントにより得られたデータから，術後に発症が予測される合併症の予防を行う。

　①**栄養状態の改善**　栄養価が高く摂取しやすい食品をすすめる。必要に応じて中心静脈栄養や，胃瘻・空腸瘻からの経管栄養が行われるので，栄養状態を正しく観察する。定期的な体重測定や皮下脂肪厚の測定も指標となる。

　②**肺合併症の予防**　術後の肺合併症を予防するため，口腔内を清潔にする。気道分泌物はネブライザーなどによって喀出させ，できる限り早い時期から禁煙とする❷。

　また，術前に横隔膜呼吸（腹式呼吸）❸，咳嗽・喀痰の練習を行い，術後に実践できるようにする。術前の横隔膜呼吸の指導は，術後に適切な換気量を得ることに有効である[2]。いずれも，予定される創傷部位を想定して行うと実践的である。咳嗽・喀痰の練習では，予定されている創傷部位を，咳嗽で

**NOTE**

❶**ラテックスアレルギーのハイリスクグループ**

　アトピー体質の人や，医療従事者・医療処置を繰り返す人，天然ゴム手袋の使用頻度が高い職業の人は，ラテックスアレルギーをおこしやすい。

**NOTE**

❷**禁煙の時期**

　アメリカ疾病管理センター（CDC）の「手術部位感染予防のためのガイドライン」では，ニコチンの使用による創部の一次治癒の遅延から，少なくとも手術の30日前から禁煙することを推奨している。また，肺合併症を予防するためには，少なくとも術前に5週間の禁煙期間が必要である[1]。

❸**横隔膜呼吸（腹式呼吸）の練習**

　臥位で腹部に手を当てたり，重みのあるものを乗せたりして，横隔膜が動いていることを確認してもらう。また，ひもをへその高さで両端を交差させておき，呼吸に合わせてひもを締めたりゆるめたりする方法もある。

1 ）石川朗：インセンティブスパイロメトリ．呼吸器ケア 2（6）：569-574，2004．
2 ）Nakagawa, M. et al.: Relationship between the duration of the preoperative smoke-free period and incidence of postoperative pulmonary surgery. *Chest*, 120（3）：705-710, 2001.

振動しないよう両手でしっかり押さえ，ハフィングを行う（○46ページ）。

[3] **体位変換，臥床方法の練習** 身体に装着される予定のルート類を想定し，体位変換を練習する。ベッド柵や電動ベッド，ヘッドアップレバーなどを活用し，仰臥位から側臥位，側臥位からベッド端座位になる方法を練習しておく。また，逆のベッド端座位から臥床する方法も練習しておく。その際も，予定している創傷部を意識し，その部位を手で押さえてかばうような姿勢で練習することが効果的である。

[4] **感染予防** 全身を観察するとともに自覚症状をたずね，感染部位がないか注意する。陰部など剛毛により術野が確保されづらい場所があるが，剃毛してはならない。どうしても手術操作上で支障のある体毛は，手術直前にかみそりではなく専用クリッパーを用いて除毛を行う❶。

また，手術部位により方法は異なるが，腸管内容物による術野の汚染を防ぐため，術前に腸管の清浄化がはかられる。下剤の種類や方法によっては循環動態へ影響を与えるものもあり，とくに高齢者には注意が必要で，脱水にも注意をはらう。

[5] **疼痛コントロールの方法と表現の説明** 術後疼痛コントロールの方法について患者に伝える。疼痛時に薬剤投与を自分でコントロールできるPCAポンプ（○49ページ）を使用する場合は，事前に使用方法を指導する。疼痛や疼痛コントロールに対する本人の考えや希望をたずね，回復を促進するためには積極的に疼痛緩和をはかることが必要であることを教育する。患者本人が疼痛を表現する方法について，スケールの使用も含め，話し合う。

# 2 手術後の看護

## 1 アセスメント

術後には，創部およびその周囲の疼痛や縫合不全，術後イレウス，術後せん妄などといった手術侵襲によっておこる症状のアセスメントを行う。また，開腹術後はドレーンの挿入も多いため，それらの管理も重要である（○表3-30）。術前のアセスメントの視点は，そのまま術後の視点として継続されるため，○300ページ表3-29も参照されたい。

[1] **肺合併症** 術中体位や術後の体位で下になったほうの肺が無気肺になりやすい（下側肺障害）。また，疼痛から浅い呼吸となっていることもある。胸部X線画像や酸素飽和度，呼吸音や副雑音の聴診結果と合わせて，体位をかえているか，自分で体位変換できているかも観察する必要がある。

[2] **循環不全** 術後早期には後出血の可能性があり，早期に対処しないと生命に危険を及ぼす。循環血液量の不足は，血圧や脈拍，尿量によって推察される。尿量が体重1kgあたり少なくとも0.5〜1mL/時確保できないと急性腎不全となるため，注意が必要である。

また，術中の出血量と術後状況から喪失した血液量と尿量，そして輸液量から水分出納を算出し，循環血液量の過不足をアセスメントする必要がある。

NOTE
❶**手術部位の除毛**
手術部位感染を発症する要因はさまざまあるが，2018年12月にWHOが公表した「Global Guidelines for the Prevention of Surgical Site Infection」にも，どんな方法でも除毛しないほうが手術部位感染率が低いことが示されている。

◉表3-30　開腹手術を受けた患者の手術後のアセスメント

| アセスメント項目 | 判断の指標 | 看護上の問題 |
|---|---|---|
| 創傷部およびその周囲の疼痛 | ・表情<br>・動き方（創部をかばうような姿勢）<br>・血圧・脈拍の上昇<br>・鎮痛薬の使用状況<br>・痛みの部位と性質 | ○急性疼痛 |
| 循環不全 | ・術中出血量<br>・術後の出血量（ドレーンからの血性排液，創傷からの出血）<br>・血圧・脈拍の変動（輸液の量と速度を考慮して）<br>・尿量（0.5〜1 mL/時/kg か）<br>・心電図の波形<br>・胸部 X 線所見，心胸郭比（CTR） | ○循環血液量の減少（全身，組織）<br>○急性腎不全発症の可能性 |
| ドレーン管理 | ・挿入されているドレーン先端の位置<br>・排液量の性状と流出量<br>・固定されているか，固定方法<br>・ドレーンの屈曲や閉塞の有無<br>・体動範囲とチューブの長さ<br>・管理方法に関する患者の認識<br>・患者の意識レベルと認知機能，学習機能<br>・ドレーンの取り扱い | ○循環血液量の減少（出血）<br>○ドレーン挿入に伴う皮膚トラブル<br>○ドレーン挿入に伴う体動制限による離床の遅れ<br>○自己（事故）抜去の可能性 |
| 縫合不全 | ・ドレーンからの排液の性状と流出量<br>・腹痛，発熱，頻脈，白血球の増加，CRP 値の上昇など<br>・腸蠕動音 | ○縫合不全による回復遅延リスク状態<br>○縫合不全に対する不安 |
| 術後イレウス | ・腹部膨満，腹痛，吐きけ，嘔吐<br>・吐物は胆汁様（上部消化管）もしくは糞便臭（下部小腸）を帯びる。<br>・腸蠕動音の減弱あるいは消失，もしくは腸蠕動音亢進・金属音<br>・排ガス・排便なし<br>・腹部単純 X 線画像で，腸管の拡張やガス像，ニボー像（鏡面像）あり。<br>・脱水<br>・Na，K，Ca の低下 | ○術後イレウス発症による回復遅延リスク状態<br>○術後イレウスに対する不安 |
| 術後せん妄 | ・リスク要因（高齢者，侵襲の大きい手術，ICU での治療管理，不安が強い，苦痛が強い）<br>・失見当識<br>・落ち着かない行動<br>・幻覚や妄想<br>・昼夜逆転などの睡眠障害 | ○転倒・転落などの危険性<br>○ルート自己抜去による出血や感染の危険性 |

　③ **ドレーンの観察と管理**　ドレーンは，腹腔内で体液がたまりやすい部位に留置される（◉図3-118）。

　ドレーンの中に貯留している排液を排液バッグに流し，効果的にドレナージできるようにする。ドレーン内や排液バッグの排液は，現時点の体内状況をあらわすため，排液の色と量を観察する。

　観察の際には，術後経過日数による変化を確認し，前回観察時の状態と比較する。順調な経過では，色調は淡血性から淡々血性，淡黄色，淡々黄色と変化する。淡黄色になった術後 3〜5 日程度でドレーン抜去となり，その時

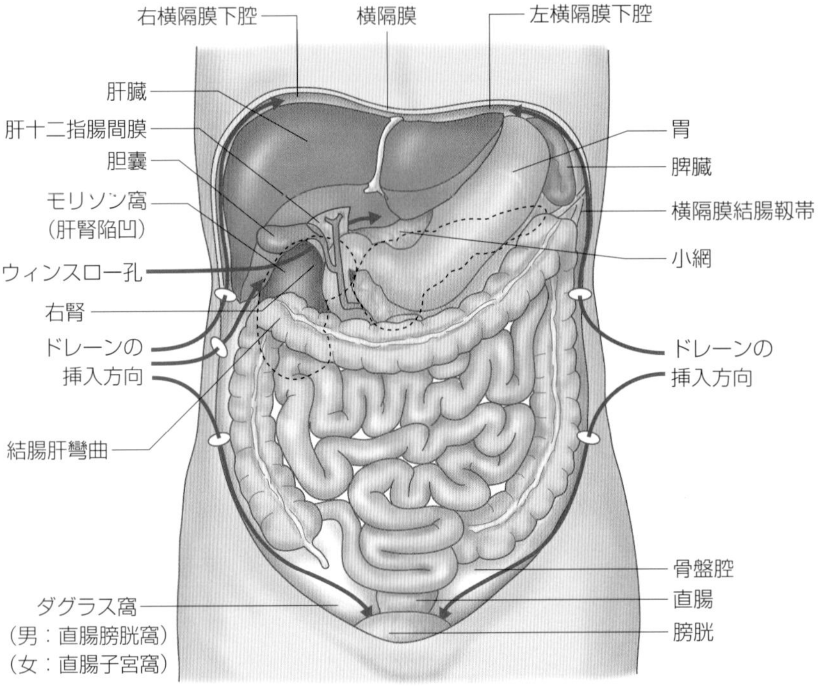

◖図3-118　腹腔ドレナージに関係する部位

◖表3-31　排液の性状とその原因

| 排液の性状 | 原因 | 注意する点 |
|---|---|---|
| 濃い血性で，粘稠度が高い。 | 術後出血 | 顔色や意識レベルを確認し，即座に血圧を測定して状態の把握を行う。 |
| 胃切除や膵臓切除後に，赤ワイン色になる。 | 膵液漏による出血（胃切除や膵臓切除術後） | 膵液には炭水化物，タンパク質，脂質の分解酵素すべてが含まれるため，周囲の組織融解作用により赤ワイン色となる。膵液漏により大量出血もおこるため，注意が必要である。 |
| 乳白色 | リンパ管の損傷による乳び漏 | ── |
| 濃黄色や黄土色 | 胆汁漏 | 胆汁性腹膜炎を併発するおそれがある。 |
| 褐色 | 縫合不全 | 縫合不全の部位によっては排液が便汁様に変化し，便臭がすることもある。 |
| 便臭 | 腹腔内の炎症や感染 | 排液の性状の変化とともに生じる。 |

の性状は，排液バッグへさらさらと流れる状態である。術式や患者の体格によっても異なるが，排液量が1時間で100 mLをこえ，さらに血性である場合には，術後出血の可能性があり注意を要する。排液の色から体内でなにがおきているのかをアセスメントするが，切除した臓器によりアセスメント内容は異なる。そのなかでも主要なアセスメントのポイントを◖表3-31に示す。いずれの場合も，全身状態とあわせてただちに医師へ報告する。

　**4 疼痛**　術中に用いた硬膜外麻酔が，そのまま術後の鎮痛対策に使用されることがほとんどである。しかし，それだけでは十分な鎮痛がはかれない

場合も多い。鎮痛がはかれないことで，離床が進まず回復過程が遅延することもある。本人の訴えはもちろんのこと，表情，発汗，血圧や脈拍，活動範囲などから，疼痛の程度を判断し，積極的に鎮痛薬を使用して早期に体動をはかっていくことが重要である。

　なお，疼痛はがまんすればするほど，疼痛閾値は低くなり痛みを感じやすくなる。痛みが強くなる前に持続的もしくは定期的に鎮痛薬が投与されることが望ましい。

　⑤**縫合不全**　縫合不全により，消化管などの管腔臓器の吻合部が癒合せず，消化管内容物が漏出することがある。縫合不全は，回復が遅延するだけでなく，対処が遅れると炎症反応が全身に及び，重篤な症状を引きおこす。早期発見のため，ドレーンからの排液の性状の観察や感染徴候の有無を確認する。

　⑥**消化管の運動障害**　腸蠕動が一時的に麻痺を呈した状態をイレウスという。腹部手術のなかでもとくに腸管に操作を加えた場合，最もよくみられる。腹部手術後には，胃と大腸の運動障害がよくみられる。大腸は術後48〜72時間程度で大腸運動が回復するが，72時間以上たっても腸管運動が回復せず，腹部膨満感や吐きけ・嘔吐などがみられることがある。その場合，持続的な経鼻胃管吸引，絶食，輸液および電解質の静脈内投与による治療が行われる。

## 2　看護目標

（1）肺合併症をおこさない。
（2）疼痛が緩和されている。
（3）積極的に体動・離床できる。

## 3　看護の実際（看護介入）

　①**気道の浄化・肺合併症の予防**　麻酔から覚醒したあとは，意識して術前に練習した横隔膜呼吸ができるよう促す。可能な場合，臥床したままではなく，換気量を増加させるためにファウラー位や座位など上半身を挙上して行う。また，同じ体位を長時間とらず，ベッド上で積極的に体位をかえることが有効である。

　術前の胸部X線画像との比較や胸部聴診により，痰の貯留部位をアセスメントし，体位ドレナージにより痰が喀出されやすいようにして，術前に練習したハフィングを進める。とくに上腹部創の場合には，咳嗽による疼痛が強く，効果的な咳嗽ができずに肺合併症を発症しやすい。したがって，肺合併症予防の視点からも，疼痛コントロールが重要である。疼痛にも配慮しながら，術前の練習にそって排痰を進める。

　②**疼痛コントロール**　開腹術後は，ベッド上での体位の調整や上半身の挙上，立位の保持や歩行など，あらゆる行動で疼痛が引きおこされる。喀痰・喀出時や深呼吸時にも疼痛を生じる。したがって，疼痛により行動範囲が狭められ，離床が困難にならないよう，疼痛を伴う行為の前に鎮痛薬を使

用することが効果的である。また，ポジショニングを工夫したり，「快」の感覚が体験できるリラクセーションを行ったりすることは，疼痛閾値を上げることとなり効果的である。

　③ **早期離床**　疼痛を最小限にして離床ができるように支援する。体幹回旋動作により側臥位になり，側臥位から腹筋を極力使わずに電動ベッドで上半身を挙上する，もしくはベッド柵を活用して起き上がるなどの方法で離床を行う。ドレーンが挿入されている場合には，ベッド上の体動に支障がなく，かつ効果的にドレナージできるように固定する。

# B　腹腔鏡下手術を受ける患者の看護

　腹腔鏡下手術は外套針（トロッカー）という筒状の器具を通して，直径1cm程度の内視鏡，腹腔内に炭酸ガスを注入し気腹させるための器具，患部を切除するために操作する器具を腹腔に挿入し治療するものである。腹腔鏡による手術は，胆囊摘出術をはじめ，食道切除術や幽門側胃切除術，直腸切除術，肝切除術など多岐にわたり行われている。

　腹腔鏡下手術の特徴は手術侵襲がきわめて少ないことである。そのため開腹術と比較すると術後疼痛は少なくてすみ，腸管運動の回復も早く入院期間が短縮される。しかし，手術視野が限られることや，モニターを見ながら手術器具を操作するのには，熟練した技術が要求されることから，予期しない臓器損傷をおこす可能性もある。また，手術中に開腹術に切りかわることもある。

　腹腔鏡下手術を受ける患者への術前看護は開腹術に準じるため，ここでは手術後の看護について述べる。

## 1　アセスメント

　腹腔鏡下手術後は，呼吸や循環，体温変動など一般的な全身麻酔による手術におけるアセスメントに加えて，気腹とトロッカー挿入に伴う影響に注意を要する（●表3-32）。

　① **換気量の減少**　気腹により横隔膜が押され，肺での換気量が減少する場合や，気腹のために用いる二酸化炭素が血中に移動し，高二酸化炭素血症となる場合がある❶。動脈血二酸化炭素分圧や呼気終末二酸化炭素の値を確認する。

　② **循環状態**　気腹により腹腔内圧が高まることから，静脈還流が障害され心拍出量が減少することもある。術中体位が頭部高位であることからも下大静脈の還流が障害され，下肢深部静脈血栓症のリスクが高まる。また，トロッカー刺入時に血管を損傷すると出血を避けられない。血圧低下や頻脈の有無をアセスメントする。

　③ **体温低下**　気腹により大量の二酸化炭素が注入されることで，腹腔内の臓器が冷やされ，体温が低下する。体温の測定を行い，シバリングがない

▭ NOTE
❶二酸化炭素がトロッカー刺入部から皮下に入り込むと皮下気腫をつくることもあるが，これは数日で自然消失する。

⊙表3-32　腹腔鏡下手術を受けた患者の手術後のアセスメント

| アセスメント項目 | 判断の指標 | 看護上の問題 |
|---|---|---|
| 換気量の減少<br>皮下気腫のリスク | ・$Paco_2$や$ETco_2$の上昇<br>・胸部の腫脹(痛みはほとんどない)と違和感 | ○ガス交換の障害<br>○胸部の腫脹による呼吸の困難感 |
| 静脈の還流障害<br>心拍出量の低下 | ・血圧の低下<br>・頻脈<br>・術中体位(頭部高位)と気腹による下肢の静脈血のうっ滞 | ○深部静脈血栓症発症の可能性 |
| 体温低下 | ・体温の低下(34〜35℃台)<br>・偶発性低体温(シバリング) | ○低体温による呼吸数低下の可能性 |
| 臓器損傷 | ・ドレーンからの排液性状の変化，および流出量の増量<br>・腹痛，吐きけ・嘔吐 | ○臓器の損傷による回復遅延の可能性<br>○後出血の可能性 |
| 術後疼痛 | ・患部の痛み<br>・硬膜外カテーテルの有無<br>・肩の痛み | ○急性疼痛 |

か観察する。

　4 **臓器の損傷**　術中には気づかず，術後にバイタルサインの変動やドレーンからの排液の変化，疼痛などの自覚症状の悪化などで損傷が発覚するため，それらの観察を行う。

　5 **疼痛**　創部が小さくても手術操作が加えられているため，疼痛は存在する。疼痛コントロールは開腹術と同様に重要である。また，気腹による急激な横隔膜の伸展や，残存している二酸化炭素による横隔神経の刺激により，肩の痛みを訴える場合がある。

## 2 看護目標

（1）合併症を発症しない。
（2）合併症が早期に発見されて適切に対処される。

## 3 看護の実際（看護介入）

　1 **ドレーンの観察**　ドレーンからの排液の性状および量の変化，腹痛や吐きけ・嘔吐，疼痛，頻脈などに注意する。

　2 **換気状態の管理**　呼吸運動や呼吸リズムを観察し，呼吸音を聴診し，深呼吸を促す。意識レベルや血液データなどを参考に，呼吸性アシドーシスに注意する。

　3 **循環状態の管理**　血圧の変動や時間尿量に注意する。血圧の低下がある場合，出血が考えられるため要注意である。

　4 **体温管理**　体温が34〜35℃程度になると，末梢血管が収縮したり偶発性低体温(シバリング)をおこしたりする。保温に努め，予防する。

# C　消化管手術を受ける患者の看護

　消化管は口から肛門までつながる管であるため，患部を摘出したあとは，切除端どうしでつなげたり，その間を別に切除した消化管で補ったりと，必ず消化管の再建を伴う。

●**看護の特徴**　消化管手術患者の看護では，消化管の吻合および再建に伴う合併症の予防と観察，再建により必要とされる食生活の変更への適応を支援することが重要である。

　術後早期には，消化管吻合部の回復経過をモニタリングする必要がある。縫合不全の早期発見のために，その徴候や症状を観察することが重要である。また，吻合部は術直後および術後遠隔期でも狭窄をきたすことがある。術直後は，血管透過性亢進による浮腫，術後遠隔期は線維化や瘢痕化が原因と考えられる。

　吻合部が順調に回復したあとは，消化管の再建により変化した消化吸収機能への適応に向けた看護が必要となる。切除部位と範囲および再建方法，手術操作に伴う食物輸送や消化・吸収への影響を理解することで，手術後に必要となる食生活の変更を考えた患者教育が可能となる。

## 1　食道の手術を受ける患者の看護

　食道の手術を受ける患者のほとんどは食道がんで，60歳代の男性が多い。食物の通過障害や嚥下障害を自覚症状として外来を受診することが多く，栄養状態が低下している場合も多い。病巣部位により術式は異なるが，最近では開胸・開腹術にかわり，胸腔鏡や腹腔鏡を用いる鏡視下手術が多い。ただし，いずれの場合も食道の手術は長時間にわたり，消化器手術のなかでは手術侵襲が最も大きい。

　食道の手術後は，循環不全や肺合併症，感染，縫合不全など多くの合併症発症のリスクがある。術後疼痛も強く，1つの合併症の発症はほかの合併症につながるため，術前早期から回復促進に向けた支援が必要である。切除部位や再建方法にもよるが，手術によりボディイメージや食事摂取の方法も大きく変化し，社会生活に影響を与える。したがって，術前から術後，そして退院後までと看護援助の必要性がとくに高い手術である。

### 1　手術前の看護

#### ◆ アセスメント

　手術は長時間にわたり，かつ頸部から上腹部にかけた手術であり侵襲が大きいため，とくに呼吸・循環に関する合併症に注意を要する。呼吸機能が安定するまで人工呼吸器を用いることも多く，そのリスクを念入りにアセスメントする（●表3-33）。なるべく早期から，合併症予防に向けた指導や支援が

●表 3-33　食道の手術を受ける患者の手術前・手術後のアセスメント

| アセスメント項目 | 判断の指標 | 看護上の問題 |
|---|---|---|
| 呼吸機能 | • 呼吸機能のデータ<br>• 閉塞性の障害か，拘束性の障害か。<br>• 動脈血ガス分析，酸素飽和度<br>• 胸部 X 線所見<br>• 呼吸状態や呼吸音・副雑音<br>• 喀痰状態<br>• 口腔内の乾燥状態<br>〈術前に必要な判断の指標〉<br>• 喫煙習慣と喫煙歴<br>〈術後に必要な判断の指標〉<br>• 反回神経麻痺（嗄声）<br>• 術中体位，手術時間 | ○強い咳ができないことによる排痰困難<br>○換気不全<br>○易感染状態 |
| 循環状態 | • 心電図の異常波形<br>• 尿量<br>• バイタルサイン<br>• 中心静脈圧<br>• 不整脈の有無<br>〈術前に必要な判断の指標〉<br>• 心疾患の既往歴<br>〈術後に必要な判断の指標〉<br>• 出血量<br>• 水分出納バランス | ○心拍出量の減少<br>○心臓組織循環減少の可能性<br>○体液・電解質バランスの異常 |
| 縫合不全 | • 栄養状態（RBC，WBC，Hb，Ht，血清総タンパク質，アルブミン，BMI，体重変動，皮下脂肪厚）<br>〈術前に必要な判断の指標〉<br>• 喫煙習慣と喫煙歴<br>• 糖尿病などの代謝性疾患の既往やステロイド薬の内服<br>〈術後に必要な判断の指標〉<br>• 再建経路<br>• （頸部吻合）創部の発赤や滲出液<br>• 吻合部ドレーンや胸腔ドレーンからの膿性排液（性状と量）<br>• 発熱，CRP 値上昇，白血球数の増加など感染徴候<br>• 経鼻胃管からの排液性状の変化 | ○縫合不全による免疫機能の低下<br>○縫合不全による感染の可能性<br>○ドレーン挿入部位の皮膚トラブル |
| コミュニケーション | • 選択可能なコミュニケーション手段とどの程度コミュニケーションできるか<br>〈術後に必要な判断の指標〉<br>• 意識レベル／会話の可否<br>• 人工呼吸器の使用<br>• ナースコール使用の可否 | ○意識レベルの低下や人工呼吸器使用によるコミュニケーションの困難 |

（次ページに続く）

必要である。

　食道は漿膜がないため吻合がむずかしく，縫合不全がおこりやすい。栄養状態がわるいと，さらに縫合不全や創傷離開のリスクは高くなる。術前に十分な食事摂取ができておらず栄養状態が低下している可能性もあるため，栄養状態をアセスメントする。必要な場合は術前からの積極的な栄養状態の改

○表3-33 （続き）

| アセスメント項目 | 判断の指標 | 看護上の問題 |
|---|---|---|
| 栄養状態/栄養摂取 | • 栄養状態（RBC，WBC，Hb，Ht，血清総タンパク質，アルブミン，BMI，体重変動，皮下脂肪厚）<br>• 嚥下機能<br>• 食物のつかえ感<br>• 摂取している食事形態・食品の硬度<br>• 食事回数と1回量<br>〈術後に必要な判断の指標〉<br>• 再建経路<br>• 嚥下の変化（飲み込みやすさ）<br>• 食事にかかる時間<br>• 嚥下の様子<br>• 誤嚥の有無<br>• 吐きけ・嘔吐，気分不快，腹部症状<br>• 食事中および食後の体位 | ○嚥下困難による栄養状態の悪化<br>○栄養状態の悪化に伴う免疫機能の低下<br>○誤嚥の可能性 |
| 自己概念/ボディイメージ | 〈術前に必要な判断の指標〉<br>• 術後予想される状況の理解・認知<br>〈術後に必要な判断の指標〉<br>• 手術による機能変化の受け入れ<br>• 術後の自分をあらわす表現<br>• 術後変化した自分の姿を直視できるか。<br>• 自分の姿の認知・解釈（直視後の受けとめ） | ○ボディイメージの混乱 |
| 安全／転倒など危険の回避 | • 苦痛緩和への対応と配慮<br>• 患者の認知能力<br>• 装着機器やルート類に関する患者の理解の程度<br>• ベッドまわりの環境<br>• 着衣とはき物<br>〈術後に必要な判断の指標〉<br>• ルート類の固定<br>• 行動範囲に適したルート類の長さと固定法 | ○転倒転落のリスク状態 |

善が必要とされる。また，喫煙も縫合不全のリスクを高めるため，喫煙の有無を確認する。

　頸部食道に病巣があり喉頭合併切除を伴うと，発声が不可能になる。したがって，術後のコミュニケーション手段やその方法についてあらかじめ話し合い準備する。人工呼吸器を一時的に使用する場合も同様である。

　病巣部位や摘出範囲，再建方法によって異なるが，とくに胸壁前吻合の場合はボディイメージの変化が予測される。自己概念に混乱をきたすことなく，変化した身体を受け入れられるよう支援することが必要である。

◆ 看護目標

（1）肺合併症の予防に向けて，効果的な呼吸法を習得できる。
（2）術後は人工呼吸器管理となることについて納得できる。
（3）栄養状態が少しでも改善できる。
（4）術後のコミュニケーション方法を話し合い，準備する。

（5）術後変化したみずからの身体状況を受け入れるための心の準備が整う。

### ◆ 看護の実際（看護介入）

　肺合併症予防のため，手術が決まったらなるべく早期から，積極的に呼吸筋をきたえ，効果的な腹式呼吸による深呼吸法を練習する必要がある。術後の人工呼吸器管理についても，その必要性と状況や医療者の対応について説明が必要である❶。また，再建腸管の吻合部に緊張（テンション）をかけないよう，強い咳など胸腔内圧が高まる行為を避けるよう，術前から指導しておく。

　栄養状態の改善に向けて，術前に経管栄養が行われる場合もある。経口摂取可能な場合，栄養価が高く摂取しやすい食品をすすめ，必要に応じて栄養士の介入を調整することも効果的である。

　命をまもることと引きかえに声を失う喉頭合併切除の手術を受ける場合の決意は，想像を絶するほど苦痛を伴う意思決定であろう。声を失っても残っている機能を最大限に使うことで，意思を伝えるさまざまなコミュニケーション手段がある。これらを術前に知ることで，患者は勇気と希望をもって手術に向かえる。本人の心理状態にそって，積極的に情報提供し支援する必要がある。

## 2　手術後の看護

　食道がんの手術が，開胸・開腹手術，鏡視下手術のいずれで行われても，術後数日間は循環と呼吸の管理のために集中治療室で治療を受ける。

　呼吸状態が安定すれば人工呼吸器は外されるが，持続静脈内注射（輸液），持続硬膜外麻酔，頸部・胸部・腹腔ドレーンなどのルート類，心電図やパルスオキシメーターなどのモニター類は継続して接続された状態になる。手術創部の急性疼痛，長時間の手術体位固定による身体各部の苦痛に加え，持続的にルート類につながれているという苦痛も生じ，精神的にも弱った状態になりやすい。

　患者には表現できない苦痛があることを理解して看護を行う。また，合併症を予防して，早期回復に向けた看護を行う。

### ◆ アセスメント

　手術前のアセスメントによって問題とされたリスク因子に対しては，手術後も継続的にアセスメントを行う。とくに術前から呼吸・循環器系，あるいは糖尿病などの合併症をもっている患者に対しては注意する必要がある。さらに，手術が長時間に及ぶことや術式の特徴などから，おこりやすい合併症についても熟知しておく必要がある。とくに，下記の合併症の出現や事故に対するアセスメントが重要となる（●309ページ，表3-33）。

　①無気肺・肺炎　手術時間が長時間に及ぶため，下側肺障害が生じる。術中の体位や手術時間を確認する。また，転移を防ぐために行う気管周辺部のリンパ節郭清時に，迷走神経や気管支動脈が切離されると粘膜に阻血がお

**NOTE**

❶**人工呼吸器使用中のコミュニケーション手段**

　紙への筆記が簡便である。術後で身体エネルギーが十分でない時期のため，臥床でも書きやすいよう，紙はボードにはさみ，筆記用具は太いマジックが望ましい。

こる。その結果，咳嗽反射が弱くなって痰を自力で排出できなくなり，肺炎・無気肺を生じやすくなる。呼吸状態や喀痰状態などをアセスメントする。

　②反回神経麻痺　反回神経の損傷により，嚥下困難や嗄声が生じる。両側の麻痺をおこすと声門が閉塞された状態となり，窒息の危険性が高くなる。手術後に気道確保のために挿管している患者については，抜管時に注意深く観察する必要がある。

　③食道再建術に伴う消化液の逆流　胃・結腸を用いた食道再建術が行われる。再建の部位として，後縦隔・胸骨後・胸壁前経路などがあるが，胸骨後経路を用いることが多い。胃を用いた場合は，手術後に胆汁・消化液が逆流して誤嚥することが術後肺炎の原因になるので，逆流しやすい姿勢や体位に注意する。

　④縫合不全　食道は漿膜がなく外筋層が縦走しており縫合がむずかしく，さらに咳や痰の喀出，呼吸・嚥下運動のために吻合部の安静維持が困難であることから，縫合不全をおこしやすい。手術後1週間は縫合不全の前兆である，発熱，嚥下痛，頸部・背部の不快感を注意深く観察する。

　⑤安全の確保(危険の回避)　モニターおよびルート類が数多く装着されているため，自己抜去を予防するとともに，安全に安心して動くことができるよう環境を整える必要がある。

## ◆ 看護目標

(1)循環動態が安定し，肺合併症をおこさない。
(2)ルート類の自己抜去がなく，早期離床が順調に進む。
(3)術後変化した身体状況を受け入れることができる。
(4)食生活の変化を学習できる。

## ◆ 看護の実際(看護介入)

　①肺合併症の予防　開胸手術や開腹手術を行うので，長時間に及ぶ麻酔の影響や痛みによって呼吸抑制が生じ，患者は低酸素状態に陥りやすい。そのため，一般にはフェイスマスクまたはベンチュリマスクによって十分に酸素を投与し，合併症を予防する。

　手術部位にもよるが，痰喀出の際，再建部位の縫合不全を予防するため，不用意な強い咳嗽は避ける。胸部X線検査，聴診から痰の貯留部位をアセスメントし，体位ドレナージを行う。さらに，気管支鏡を用いた選択的吸引が行われることもある。また，換気を促進するためにベッドの頭側を挙上し，ファウラー位などの体位をとるよう心がける。

　②口腔内の保清　口腔内汚染は，耳下腺炎や肺合併症の原因となるため，頻繁な口腔ケアにより清潔を保つようにする。手術部位により頸部の安静が必要なこともある。含嗽時は体位に注意するとともに，誤嚥に注意が必要である。

　③ドレーンの管理　術直後は，さまざまなドレーン・ラインが挿入されている❶。ドレーンの閉塞および脱落に注意し，安全な長さや固定位置・固

NOTE
❶気管チューブ，経鼻胃管，吻合部ドレーン(閉鎖式低圧持続吸引)，胸腔ドレーン(閉鎖式低圧持続吸引)，静脈ライン(点滴)，動脈ライン(観血的血圧測定)，尿道留置カテーテル，中心静脈ラインなどが挿入されている。胃瘻・腸瘻が造設されている場合もある。

定方法を工夫する。気管チューブの抜去後に，患者にドレーン・ラインの安全な扱い方法を指導する。

　④**早期離床と日常生活動作の拡大**　胸腔ドレーンが抜去され，後出血や血圧下降の危険がなければ離床を進めていく。離床を進める際には，発熱や筋力低下の状況，歩行の意思を確認する。また，開胸側上肢の可動域を拡大するため，自動運動および他動運動を定期的に行う。

　⑤**栄養状態の改善**　食道切除術後は禁食期間が長く，また手術侵襲が大きいことから栄養状態の改善や電解質バランスに注意をはらう。栄養状態を改善するために経管栄養や中心静脈栄養が行われる。

　中心静脈栄養よりも経管栄養のほうが自然であり好ましい。経管栄養は排ガスを確認してから開始し，腹部膨満・吐きけ・嘔吐などの消化器症状に注意する。注入速度が速いと，下痢などがあらわれるので注意する。注入時にはファウラー位とし，吻合部への逆流を防止する。

　⑥**経口摂取の進め方**　経口摂取のみで必要な栄養量が確保できる状態になれば，挿入されていたルートが抜去される。再建された食道が縫合不全をおこしていないことを，X線透視によって確認する。通常は，手術後1週目ぐらいから経口摂取が許可される。液体は誤嚥しやすいため，まず半固形物の食品（バナナ，プリンなど）を少量ずつから始め，発熱や誤嚥のないことを確認する。異常がなければ，1回量を少なくして数回に分けて食事を進め，徐々に増量していく。食事は経管栄養の場合と同様にファウラー位でとらせ，食物が重力によって腸管内に移行するようにする。

　胸壁前食道胃吻合術を行った場合には，食物を嚥下する際に胸骨部の膨隆がみられ不安をいだくことがある。なかなか落下しない場合は手で胃管を圧迫し，しごくようにして嚥下するように指導する。また食事摂取時には，空気の飲み込みを避けるため，口を閉じてゆっくりと摂取するように指導する。

　再建により胃の貯留能を喪失した場合，1回の食事量を減らし1日の食事を4〜5回の分割食にするよう指導する。

　⑦**患者とのコミュニケーション**　頸部食道がんでは，喉頭を合併切除しているため，会話ができない場合もある。あらかじめ意思疎通の方法を決め，とくに痛みや不快を訴えるときのサインについて理解し合っておく。口唇の動きや筆談によってコミュニケーションをとることもできる。食道発声や装具による発声練習を指導している患者会（銀鈴会など）を紹介して，希望がもてるように勇気づける（●463ページ）。

　⑧**ボディイメージの変化の受容過程に対する援助**　胸壁前食道胃吻合術や永久気管孔形成術を受けた患者は，手術後のボディイメージの変化に驚き，社会生活への適応に不安をいだくことがある。

　胸壁前食道胃吻合術を受けた患者は，食事時や空気の飲み込みで再建部が膨隆することに恥ずかしさを感じ，薄着になる季節は膨隆が目だつからと外出を控え，人目を避ける人もいる。このような外観の変化について，術前にイメージでき受けとめられるよう，十分な説明が必要である。また理解したからといっても，自身の身体として受け入れることは簡単なことではない。

外観が変化しても愛おしい自身の身体として受け入れられるよう，家族や周囲へのはたらきかけも含め，継続した支援が必要である。外観を整えるための衣服の工夫や局所の保護を行うことも，変化に対する受容を高める援助の1つになる。

# 2　胃の手術を受ける患者の看護

胃切除術は，おもに胃がんの治療法として行われる。そのほかには，潰瘍や穿孔なども胃切除術の適応となる。日常生活において，胃切除術の影響を最も受けるのは，食生活である。食生活の変化は社会生活にも影響し，本人だけではなく家族への影響も大きい。長年の食習慣を新しい"食べ方"にかえるための学習が要求される。

胃の手術を受ける患者の看護の流れが理解できるよう，医療者用の幽門側胃切除術のクリニカルパスを示した（●316ページ，表3-34）。

## 1　手術前の看護

胃がん患者は，食思不振や胃部不快感などの症状をもつ場合が多く，体重減少がみとめられたり，鉄欠乏性貧血がみとめられたりする場合もある。したがって，とくに体重変動の情報を収集するとともに，栄養状態のアセスメントが重要である。

手術後は，胃切除に伴い生じる合併症を予防するために，一度にとる食事量を減らし，複数回に分けて食事をとることが必要となる。食事時間や食事内容などの食生活は，長年かけてかたちづくられ習慣化され，そして社会生活のなかで定着しているものである。したがって，食生活の変更は簡単なものではない。食事は誰がつくっているのか，どこで食事をするのか，食事でなにを大事にしているのかを含め，食習慣など食生活に関する情報を術前から収集しておく。それにより，術後に必要な食生活の変更について具体的に把握でき，新しい食べ方を習得するための計画を考えられる。

## 2　手術後の看護

### ◆　アセスメント

合併症の出現に対するアセスメントを行う（●318ページ，表3-35）。消化・吸収障害や骨代謝障害，貧血，体重減少など，退院後しばらく継続したり，長期間を経て症状を呈したりするものについても注意が必要である。

[1] 縫合不全　切除の部位と範囲および再建法により異なるが，観察において注意をはらう必要のあるポイントの1つは，消化管吻合部の縫合不全による徴候や症状である。胃がんの場合は，術前に栄養状態の低下を伴うことも多く，それが縫合不全の一因となる。縫合不全がおこると，腹腔内ドレーンから腸液などが排出される。ドレーンからの排液の色や性状，においの変化に注意が必要である。また，腹痛や気分不快も出現し，発熱や頻脈，CRP

値の上昇など，感染徴候がみとめられる場合もある。

2 **膵液瘻，腹腔内膿瘍**　膵臓周辺のリンパ節郭清や，膵尾部と脾臓を切除した場合に膵液瘻がおこりやすい。手術操作で膵臓周囲を操作するため，手術の際に直視下で損傷がなくても膵臓から消化酵素を含む膵液がもれ出し，膵液瘻ができることがある。また，ドレナージが有効にはたらかないことなどから，腹腔内膿瘍が形成されることもある。ドレーンからの排液やドレーン挿入部位の皮膚の状態を観察する。

3 **吻合部狭窄，吻合部通過障害**　食事開始後，吻合部に狭窄がおこると通過障害をきたし，胃部停滞感や嘔吐が生じる。原因は，吻合部の一時的な浮腫である場合もある。経鼻胃管を留置して胃内容物を持続吸引し，食事の種類や量などを観察して全身の栄養状態の改善に努める。

4 **ダンピング症候群の発症**　胃切除後の特徴的な術後障害である**ダンピング症候群**は，食後 20～30 分以内におこる**早期ダンピング症候群**と，食後 2～3 時間でおこる**後期（晩期）ダンピング症候群**とがある。症状だけでなく，食事の内容などについてもアセスメントを行う。

①**早期ダンピング症候群**　胃の貯留機能が消失あるいは低下したことで，食物が一気に小腸内に入る。それにより，米飯などの炭水化物を食べると急激に血糖値が上がる。また，大量の高浸透圧の食物が一度に腸内に入るため，セロトニンや消化管ホルモンが分泌され，腸内へ水分が移行する。その結果，全身の循環血液量が不足し，めまいや動悸・頻脈・冷汗などの症状が出現する。また，腸管の毛細血管への血液の移動により腸管はむくみ，腹部膨満感・腹痛・腹鳴・腸蠕動運動の亢進がおこる（◯318 ページ，図 3-119）。

早期ダンピング症候群は，胃切除患者の約 10～20% に発生する。予防には，食事の回数を増やし，1 回の食事摂取量を少なくして時間をかけてゆっくり食事をすること，甘いもの・冷たいもの・熱いものを控えること，スープなどの汁物を控えることなどが重要で，食事療法によって症状が消失する場合が多い。

②**後期（晩期）ダンピング症候群**　上述のとおり，一気に食物が腸内に流入すると高血糖になるが，その調整のために過剰に分泌されたインスリンが作用し，逆に血糖値を低下させ低血糖になるものである。これも食べ方を工夫することと，低血糖時のすみやかな対処によって，症状を軽減・予防できる。

5 **輸入脚症候群**　ビルロートⅡ法やルーワイ吻合法でおこる合併症で，嘔吐や上腹部痛，黄疸，脂肪便などの症状がある。十二指腸側の腸管である輸入脚に癒着や屈曲，捻転，吻合部狭窄などがおこり，胆汁や膵液が停滞し通過障害をおこすことで生じる。

6 **逆流性食道炎**　胃の逆流防止機能がそこなわれる胃全摘後や噴門側胃切除後に多くみられ，幽門側胃切除後でもビルロートⅡ法にはみられることがある。

### ▌ 長期にわたる合併症

以下は，退院後しばらく継続する症状，術後長期間たってからあらわれる症状である。

## ◉表3-34　幽門側胃切除術のクリニカルパス（医療者用）

適応：胃体中下部の胃がん，広範囲胃切除を要する胃潰瘍出血など
退院基準：全がゆ以上摂取可能。日常生活可能。

| 経過 | 入院まで | 手術前日 | 手術当日【術前】 | 手術当日【術後】 | 術後1日 | 術後2日 |
|---|---|---|---|---|---|---|
| 日付 | 月　日 | 月　日 | 月　日 | | 月　日 | 月　日 |
| 達成目標 | 手術・合併症について理解できる<br>身体的・精神的な準備ができる | | | | 早期離床がはかれる | |
| 指導・確認 | □手術オリエンテーション<br>□術前インフォームドコンセント<br>（日付　　） | □承諾書<br>□輸血伝票<br>□手術用荷物<br>□術前チェックリスト<br>□入院時オリエンテーション | | | □離床の必要性指導 | |
| 処置・治療 | □コーチ2の実施<br>□弾性ストッキング準備 | □臍処置<br>□消毒薬，パッチテスト | 手術室入室時間<br>（　時　　分）<br>手術室入室方法<br>　□歩行<br>　□車椅子<br>　□ベッド | □心電図モニター<br>□酸素投与<br>　（経鼻/経口　L） | 朝回診で確認後，<br>□経鼻胃管抜去<br>□心電図モニター中止<br>□酸素投与中止<br>　中止後，酸素飽和度93%以下継続するとき2L<br>　5L以上でcall。<br>　酸素飽和度98%以上のとき，1Lずつdown。<br>□酸素投与再開<br>□レスポンス終了 | |
| 検査 | □採血<br>□胸腹部X線検査<br>□心電図<br>□肺機能検査 | □身長・体重 | | | □胸腹部X線検査<br>□採血 | |
| 内服 | | □日中：マグコロールP<br>□21時：リスミー1錠　プルゼニド2錠<br>□麻酔科指示薬<br>□内服薬の確認 | □麻酔科指示薬 | | | |
| 点滴 | | 輸血（　）単位準備<br>（必要時） | 午後手術のみ9時～<br>DIVキープ(80mL/時)<br>□ソルラクト500mL<br>□セファゾリンキット1g<br>　手術室持参 | DIVメイン<br>①OR残(100 mL/時)<br>②ソルラクト500mL<br>③ソルデム3A 500 mL<br>側管<br>夕：セファゾリンキット1g<br>帰室時：ソル・コーテフ100 mg＋生食100 mL | DIVメイン<br>80 mL/時<br>①ビーフリード500 mL＋ビタメジン1A，10% Nacl 20 mL<br>②ソルデム3AG 500 mL<br>③ビーフリード500 mL<br>④＝②<br>側管<br>朝・夕：セファゾリンキット1g<br>6時：ソル・コーテフ100 mg＋生食100 mL | DIVメイン<br>80 mL/時<br>①ビーフリード500 mL＋ビタメジン1A，10% Nacl 20 mL<br>②ソルデム3AG 500 mL<br>③ビーフリード500 mL<br>④＝②<br>側管<br>朝・夕：セファゾリンキット1g<br>6時：ソル・コーテフ100 mg＋生食100 mL |
| | | | | 疼痛時：①PCAフラッシュ　②レペタン0.1 mg＋生食100 mL(100 mL/日まで<br>吐き気時：③プリンペラン1A＋生食100 mL(100 mL/時)<br>不穏時：④セレネース1A＋生食100 mL(100 mL/時)<br>不眠時：⑤アタラックスP 25 mg＋生食100 mL(100 mL/時)<br>頓用薬剤の使用番号，日時記入： | | |
| 食事 | □食どめ確認（　日　　時～飲水のみ），（　日　　時～禁飲食） | | | | 午後から水分フリー | 水分フリー |
| 看護計画 | | | | □褥瘡ハイリスク診療計画書<br>□皮膚障害プラン立案 | □皮膚障害プラン評価 | |
| バイタルサイン測定 | 入院時，14時 | 定時 | 6時，出棟時 | 帰室時，30分，1時間，2時間，4時間，以降3検 | 3検 | |
| 血糖測定 | 血糖測定（　）検　　インスリン投与など特別指示　有　□（別オーダーにて指示）　無　□ | | | | | |
| 観察 | | 消化器症状 | | 麻酔覚醒状況，呼吸状態・末梢冷感/チアノーゼの有無，腹鳴/腹部膨満， | | |
| call条件 | | | | 体温：38.5℃以上，脈拍：59回/分以上・120回/分以上，収縮期血圧： | | |
| 安静度 | | フリー | フリー | 床上フリー | フリー | |
| 清潔 | | 入浴可 | | | 全身清拭 | |
| 排泄 | | フリー | | 膀胱留置カテーテル | 歩行可能であれば医師に確認後，膀胱留置カテー | |
| バリアンス | | | | | | |

□医師の指示，実施時にチェック

| 術後3日 | 術後4日 | 術後5日 | 術後6日 | 術後7日 | 術後8日目以降 |
|---|---|---|---|---|---|
| 月　日 | 月　日 | 月　日 | 月　日 | 月　日 | 月　日 |
| | | 術後の理想的な生活習慣を理解し，実践できる | | | |
| □食事指導：看護師 | | | □栄養相談予約 | | □退院許可確認<br>退院指導<br>□栄養指導：栄養士 |
| □ドレーン抜去(性状に異常がなければ)<br>経鼻で再開，1Lずつup，<br>OFF可。<br>□硬膜外チューブ抜去 | | | | □全抜鉤 | |
| □採血 | | | □採血 | | |
| 食事再開時，医師に内服薬確認<br>持参薬<br>エクセラーゼ，ミヤBM，酸化Mg | | | | | |
| DIVメイン<br>80 mL/時<br>①ビーフリード500 mL＋ビタメジン1A，10% Nacl 20 mL<br>②ソルデム3AG 500 mL<br>③ビーフリード500 mL<br>④＝② | DIVメイン<br>80 mL/時<br>①ビーフリード500 mL＋ビタメジン1A，10% Nacl 20 mL<br>②ソルデム3AG 500 mL<br>③ビーフリード500 mL | DIVメイン<br>60 mL/時<br>①ソルデム3AG 500 mL<br>②ビーフリード500 mL | | | |
| 時)6時間以上空けて3回/ | | | | | |
| | | | | | |
| 3分がゆ | 5分がゆ | 全がゆ | 全がゆもしくは軟食 | | 軟食もしくは米飯 |
| | | | | | |
| 定時 | | | | | |
| | | | | | |
| 吐きけ/嘔吐，疼痛の程度，創部出血，ドレーン排液量/性状，尿量 | | | | | |
| 79 mmHg以下，160 mmHg以上，$Spo_2$：93%以下，尿量：200 mL以下/8時間 | | | | | |
| | | | | | |
| | | シャワー浴 | | | |
| テル抜去術後，点滴終了まで尿量測定 | | | | | |
| | | | | | |

● 表 3-35 胃切除術を受けた患者の手術後のアセスメント

| アセスメント項目 | 判断の指標 | 看護上の問題 |
| --- | --- | --- |
| 縫合不全 | ・術式<br>・栄養状態・血液検査所見（BMI，RBC，WBC，Hb，Ht，血清総タンパク質，アルブミンなど）<br>・喫煙歴，既往歴（糖尿病など）<br>・腹腔内ドレーンからの腸液や便汁を伴う排液<br>・発熱，頻脈，CRP 値上昇，白血球数の増加など感染徴候<br>・腹痛，気分不快など | ○縫合不全による免疫機能の低下<br>○易感染状態 |
| 腹腔内膿瘍／膵液瘻 | ・発熱，頻脈，CRP 値上昇，白血球数の増加など感染徴候<br>・腹腔内ドレーンからの膿瘍状の排液，膵液の混入<br>・ドレーン挿入部位の皮膚の発赤やびらん | ○易感染状態<br>○ドレーン挿入部位の皮膚トラブル |
| 吻合部狭窄／吻合部通過障害 | ・腹部膨満感，胸やけ，げっぷ，吐きけ，胃部停滞感，嘔吐の症状<br>・経口摂取開始時は，食事の種類と摂取量，所要時間 | ○吻合部狭窄・吻合部通過障害に伴う栄養摂取量の低下<br>○食事がうまく摂取できないことへの不安 |
| ダンピング症候群の発症（食習慣） | ・吐きけ・嘔吐，冷汗，気分不快，腹部症状<br>・食事中および食後の体位<br>・食事回数と 1 回量，所要時間<br>・食べ方の変化への認識<br>・好みの食品や食事（食習慣）<br>・自宅での食事準備をする人<br>・退院後の予定している社会生活 | ○ダンピング症状に伴う栄養摂取量の低下<br>○ダンピング症候群発症に対する不安 |

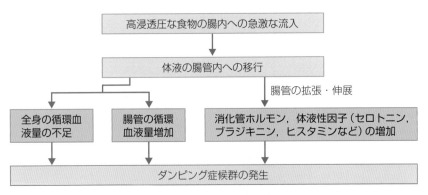

● 図 3-119 ダンピング症候群（早期症状）の発生機序

　1 下痢　胃の切除などによって，小腸内へ急速に多くの量の食物が流入し，十分に消化・吸収されないことでおこる。また，手術により腸管運動が亢進して，小腸内の通過時間が短くなることも原因である。

　胃切除後の下痢は，1 日に 1〜2 回程度のことが多く，脱水症状などをおこすことはまれである。それ以上の回数であったり，強い腹痛や血便，吐きけや嘔吐を伴ったりする場合には，ほかの要因が考えられるため，早めに医師の診察を受ける必要がある。そのほか，過食や飲料を一気に飲むこと，冷たいものや脂質を多く含むもの，香辛料がきいたもの，牛乳・アルコールな

どの摂取によってもおこる。

**2骨代謝障害**　カルシウムは胃液によりイオン化され，小腸で吸収される。そのため，胃切除後は食物中のカルシウムが吸収されにくくなり，それを補うため，骨のカルシウムが溶解する。晩期になると骨軟化症や骨粗鬆症となることもあり，注意が必要である。

**3貧血**　とくに胃全摘術後にはビタミン$B_{12}$の吸収がわるくなる。ビタミン$B_{12}$が欠乏すると，巨赤芽球性貧血を発症し，疲れやすさ，だるさ，動悸や息切れ，ふらつきなどを感じることがある。胃全摘術後4〜5年でビタミン$B_{12}$の蓄積がなくなるため，内服か注射によって補充する。

**4体重減少**　1日の食事摂取量が不十分であったり，前述した消化・吸収障害が生じたりして術前の体重になかなか戻れず，疲れやすくなったりすることもある。カロリーの高い栄養剤などの使用も効果的である。

**5その他**　幽門を切除することで，胃内に送られた空気が容易に腸内へ送られ放屁（おなら）が出やすくなり，多くの患者が苦痛を感じる。

### ◆ 看護目標

(1) 合併症（縫合不全や腹腔内膿瘍，膵液瘻，通過障害）を早期に発見できる。
(2) 患者と家族が胃切除後の食生活の変化に適応できる。
(3) 胃切除に伴う合併症や機能低下が予防でき，自己の健康生活のための学習が動機づけられる。

### ◆ 看護の実際（看護介入）

**1ドレーン挿入部と排液の観察**　ドレーンからの排液の性状および量の変化を観察する（●303ページ）。

膵液は消化酵素に富んでいるため，ドレーン挿入部の皮膚は，膵液の刺激で発赤することもある。そのまま放置すると，皮膚にびらんが生じる。したがって，膵液は無色で気づきにくいことに注意し，創部やドレーン周囲の皮膚を清潔に保つ必要がある。

**2腹部症状の観察**　腹痛や気分不快などの自覚症状の出現や，バイタルサインの変動など，すみやかに情報収集する。吻合部の通過障害があると，胃部停滞感・腹部膨満・嘔吐などが生じる。通過障害が疑われた際には禁食とし，手術直後と同一条件で最初から食事の進め方をやりなおす。患者に対しては生理的な変化であり，一時的なことであるから心配しないように説明する。また食事内容によっては，腸管内で食物が膨張し●，狭い腸管を閉塞して激しい苦痛を生じることがある。症状の出現時には，食事内容と所要時間をたずねることが必要である。

**3ダンピング症状の観察**　ダンピング症状は，短時間で一気に食事を摂取することで出現する。ファウラー位より座位で食事したほうが，ダンピング症状をおこしやすい。症状の出現時には，食事にかけた時間や摂取した食品・量，食後の吐きけ・嘔吐，冷汗，気分不快，腹部症状，食事中の体位，自覚症状の出現時期や詳細な症状などについて情報収集する。また，患者自

身がそれらの症状がなぜおこったと考えているのか，本人の認識も知っておくことが，後述の食べ方の学習への支援に有効な情報となる。

　④ **食べ方の学習への支援**　入院中にダンピング症状をおこした患者は，食事に対する恐怖心が強くなり，退院後十分に食事をとれなくなる傾向がある。ダンピング症状をおこさず食べることを重視して支援を行う。また，退院後の生活も想定しながら支援を進める。

　支援を始める前に，食事場所や食事内容，食事にかける時間，好みの食品・食事など，いままでの食習慣を把握しておく。また，患者と家族が食べ方の学習への動機づけができているか確認する。

　食事の開始は手術後3〜4日目ごろになる。腸蠕動運動が確認されたら経口的に水分摂取を始め，吐きけ・腹部膨満などを観察する。異常がなければ流動食から始め，徐々に全がゆまで進めていく❶。

　手術後は，1回摂取量を少なくし，5〜6回に分ける分割食となる❷。手術後3〜4か月ごろには，1日の食事回数が3回になることを目安とする。ただし，1回摂取量の増加の時期（回復の経過）は個人差があることを強調する。

　食事を始めた患者に対しては，食後の胃部不快感・吐きけ・嘔吐などの症状を観察する。ダンピング症状が出現した際は，なにが症状を引きおこしたのか，患者自身が考え解決策を導けるよう支援することが，退院後のセルフケア能力を高めるために有効である。

　退院後は，患者と家族みずからが，1回摂取量と食事回数を調整する必要がある。また，脂肪分のとりすぎは下痢の原因になるなど，食事内容にも注意する必要がある。患者と家族に対して，食べ方について指導する。摂取エネルギーが不足する場面など退院後の生活を具体的に想定し，市販の半消化態栄養剤の使用など実行可能な方法をイメージさせる。

---

**NOTE**

❶軟食であっても，ひと口20〜30回程度は咀嚼すること，使用するスプーンを小さくすることなどを指導し，ゆっくり時間をかけて食事ができるようする。

❷病院では朝食と昼食の間，昼食と夕食の間に「おやつ」として分割食が出されることが多い。1日の摂取エネルギーを分割したものであることを説明し，一般的なおやつやおかしだと誤解をまねかないようにする。

---

| column | 一般社団法人胃を切った人友の会　アルファ・クラブ |
| --- |

　「胃を切った人友の会アルファ・クラブ」は，胃全摘出術を受けた創立者がその後遺症の苦しみから，胃切除後の患者を訪ねて情報収集したことから始まり，1982（昭和57）年4月に創立された。胃切除後の後遺症と向き合い，たたかっている人々の友の会であり，任意の団体から始まり，2021年2月には一般社団法人となった。

　アルファ・クラブは，「医師と患者の話し合い」「患者同志の助け合い」を合言葉に，胃を切った人がみずからの努力と工夫で術後の後遺症を克服していくことを支援している。また，胃切除にかかわる医師と医療スタッフに，胃を切除することによる後遺症に関する正しい知識を広める活動を行っている。胃を切った人の情報誌である『ALPHA CLUB』を発行し，胃を切った人でも楽しく食べられるレシピの紹介やさまざまなイベントを開催している。

・胃を切った人　友の会　アルファクラブホームページ（http://alpha-club.jp/）

# 3 大腸の手術を受ける患者の看護

　大腸の手術を受ける患者の多くは結腸がん・直腸がんといった大腸がんである。大腸がんのほかには，肛門管がんや炎症性腸疾患である潰瘍性大腸炎やクローン病があり，保存的治療では症状の緩和がはかれない場合に，手術が適用となる。

● **大腸の切除部位と症状**　大腸がんには，結腸がん・直腸がんの2種類がある。結腸がんで結腸の半分程度を切除すると，下痢が生じやすくなる。直腸と肛門管は，便をためて形づくり排泄するはたらきをもつ部位のため，手術操作が加わることにより，さまざまな機能の障害があらわれる。ここでは，術後に排便障害が生じる直腸がんの手術で，人工肛門（ストーマ）を造設しない低位前方切除術を受ける患者の看護と，造設する腹会陰式直腸切断術を受ける患者の看護について述べる。

● **看護の特徴**　排泄行動は，食事行動と同様に，その人の成長・発達とともに培われた生活文化である。排泄路の変更は，排泄行為だけでなく，食行動，清潔・整容行動，人間関係，生活観・人生観など，これまでの生活スタイルを大きく変化させる。手術前や直後に受ける衝撃は大きいものの，患者はしだいに適応して新しい価値意識を学習し，生活行動を肯定的に変容することができるようになる。不安や悲嘆，自尊感情の低下に対するケアを行い，生活の変化を前向きにとらえられるように支援する。

　また，人工肛門に対するセルフケア能力の習得は，これまでと同じような社会生活を送ることを可能にする。患者がセルフケア能力を身につけることができるように，個人のニードや回復過程にそって援助していく必要がある。

## a 腹会陰式直腸切断術を受ける患者の看護

● **看護の特徴**　下部直腸がんのなかでも肛門の合併切除が必要とされる場合には，腹会陰式直腸切断術（マイルズ手術）が行われ，結腸人工肛門（コロストミー）が造設される。人工肛門は下行結腸で造設されることが多い。人工肛門には肛門括約筋はなく，不随意に便が排泄されることになる。このような自然排泄路の変更に伴う排便処理の新たな学習に対するはたらきかけと，人工肛門によるボディイメージの変化に対する適応への援助は，看護師の重要な役割である。

　最近では腹腔鏡による手術も行われるが，術後の排便障害は開腹の有無を問わず同様に生じる。

## 1 手術前の看護

### ◆ アセスメント

　人工肛門の造設は，精神的な衝撃も大きく，手術後の形態的な変化に対し

○表 3-36　人工肛門造設術を受ける患者の手術前のアセスメント

| アセスメント項目 | 判断の指標 | 看護上の問題 |
|---|---|---|
| 人工肛門造設による身体変化の受けとめ | ・自然排泄路の変更を承認しているか。<br>・ボディイメージの変化がイメージできているか。<br>・変化を否定的・肯定的にとらえている。<br>・自分の生活スタイルの変化に関心をもっている。 | ○ボディイメージの混乱の可能性<br>○ボディイメージの変化により，自尊感情が低下する可能性 |
| セクシャリティ | ・性生活の変化に不安を表現している。<br>・性機能障害に不安を表現している。 | ○性機能障害発症の可能性 |
| ストレスコーピングパターン | ・自分で評価するストレスの閾値は高いか低いか。<br>・手術によりどう変化するか，現実的に正確にとらえているか。<br>・適切なコーピングがとられているか。<br>・社会的支援の質と量 | ○不眠<br>○人工肛門造設に対する不安<br>○ストレスへの不適切な対応 |
| 人工肛門造設部位 | ・皮膚の凹凸はないか。<br>・皮膚障害はないか。<br>・座位で見やすい位置はどこか。<br>・ふだんの着衣や生活スタイルによるストーマ位置の影響や希望 | ○ストーマによる皮膚トラブル<br>○ストーマの自己管理が困難な可能性 |

　て現実的なイメージをもつのに時間を要する。人工肛門造設による身体の変化の受けとめ方や，ストレスコーピングなどをアセスメントする（○表 3-36）。

　排泄路の変更を承認しているか，どのような状況になるとイメージしているか，身体変化をどうとらえているのかを知ることで，人工肛門造設による自己概念の揺らぎや自尊心の低下が推測できる。さらに，身体変化に加え，人工肛門造設により性機能障害が生じるリスクが高く，セクシャリティへの不安が生まれる。人工肛門を造設するという一大事に対し，適切なコーピングがとれないと，不安や不眠となり危機状態になることも考えられる。

　人工肛門造設部位についても，手術前にアセスメントを行う。人工肛門の位置は術後の自己管理に影響する。面板が密着でき，よく見て交換できる部位に造設することがその後の自己管理に大変重要である。

### ◆ 看護目標

（1）人工肛門造設の必要性が理解でき，排泄路の変更に対する現実的なイメージができる。

（2）術後に自己管理しやすい人工肛門の位置を決めることができる。

### ◆ 看護の実際（看護介入）

　① 手術に対する説明と人工肛門造設に対する承認　人工肛門や人工肛門のある生活について伝えるには，イラストや写真，当事者の話が有効な場合もある。患者の対処行動のとり方や現実を受容する態度，さらに患者を取り巻くサポートシステムを理解して進めていく。

　② 人工肛門の位置きめ（ストーマサイト-マーキング）　人工肛門の位置は，自己管理がしやすく，生活面での行動制限が加わらず，装具装着のために一

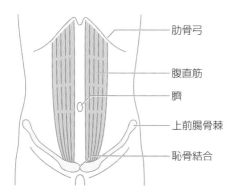

a. 留意すべき腹壁の解剖

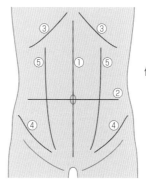

仰臥位で以下の基本線を引く。
①正中線
②臍にかかる水平線
③肋骨弓下縁
④上前腸骨棘
⑤腹直筋外縁

b. ストーマサイト-マーキング時の基本線

◖図3-120　ストーマサイト-マーキング

定の平面が得られることなどを考慮して決定される。**ストーマサイト-マーキング**は，手術前日もしくは前々日に，実際に執刀する医師とともに行うことが望ましい（◖図3-120）。

　ストーマサイト-マーキングの基準は，クリーブランドクリニックの原則❶が一般に用いられているが，この基準は標準体重の人に限られており，肥満体型の人にはあてはまらない。クリーブランドクリニックの原則に修正を加えたマーキングの基準として①腹直筋を貫通させる，②あらゆる体位（仰臥位・座位・立位・前屈位）をとって，しわ，瘢痕，骨突起，臍を避ける，③座位で患者自身が見ることができる位置，④人工肛門周囲平面の確保ができる，の4点が提案されている[1]。

　③ **効果的なコーピングによる危機回避**　人工肛門造設による精神的な衝撃は大きく，不安や不眠を引きおこし，危機状態になることも考えられる。病状や状態を正確にとらえることができ，社会的支援（ソーシャルサポート）を受けて，適切なコーピングがとれると，バランスを保つことができ，危機を回避できる。

## 2 手術後の看護

　手術後の創部は正中切開創部・人工肛門・会陰創部の3か所である。人工肛門の開口部は，排便があるまでは準清潔創部として処置するが，排便が開始されると清潔創部である正中切開創部と区別しなければならない。

## ◆ アセスメント

　リンパ節の郭清を含めて広範囲の切除となるため，出血量が多く，ショックの危険も大きい。出血性ショックや呼吸抑制・無気肺，死腔創部の滲出液・血液貯留に関連した感染徴候，創部の痛みなどをアセスメントする。腹会陰式直腸切断術は，腸管の露出時間が長く腸管麻痺がおこる可能性がある

▤ NOTE
❶**クリーブランドクリニックの原則**
　下記の5つの項目があげられている。
　①臍より低い位置，②腹部脂肪層の頂点，③腹直筋を貫く位置，④皮膚のくぼみ・しわ・瘢痕・上前腸骨棘の近くを避けた位置，⑤本人が見ることができ，セルフケアしやすい位置

1）大村裕子：ストーマサイトマーキングの点検と再評価——クリーブランドクリニックの原則の問題点。看護学雑誌65（9）：802-808，2001。

○表3-37　人工肛門造設術を受けた患者の手術後のアセスメント

| アセスメント項目 | 判断の指標 | 看護上の問題 |
|---|---|---|
| 人工肛門 | ・色，浮腫の程度<br>・出血の有無<br>・面板やストーマ袋が腸管を圧迫していないか。<br>・人工肛門周囲の皮膚色，びらん<br>・便のもれと性状 | ○人工肛門周囲の皮膚トラブル |
| 新しい排便(処理)方法の学習 | ・新しい排便処理方法に関心を向けているか。<br>・取り組んでみようとしているか。<br>・どう工夫したらいいか考えているか。 | ○学習の準備状況(レディネス) |
| 排尿障害 | ・尿意<br>・1回の排尿量<br>・排尿間隔<br>・遷延性排尿(排尿に要する時間)<br>・残尿の有無，残尿量<br>・残尿感 | ○排尿困難<br>○残尿 |

ため，注意してアセスメントする。また，手術操作に関連して尿意喪失などの排尿障害がおこることもあるため，尿意や排尿量などを確認する。

　また，造設したばかりの人工肛門の腸管粘膜は，浮腫が強く，傷つきやすくて出血しやすいため，注意が必要である。アセスメントの項目を○表3-37にまとめた。

### ◆ 看護目標

(1) 死腔創部内の後出血がなく，貯留した滲出液は有効なドレナージによって排液されている。
(2) 人工肛門周囲の皮膚が炎症をおこさず，正常に保たれる。
(3) 排尿障害が生じた場合，その対処法を身につけることができる。
(4) 新しい排便(処理)方法が学習され，セルフケア能力が高まる。
(5) ボディイメージの変化に適応し，新しい価値観や自己の役割に期待がもてる。

### ◆ 看護の実際(看護介入)

　**1 出血性ショックの予防**　死腔創部の後出血に注意して，ドレーンバッグに貯留する血液の量・性状を定期的に測定し，観察する。

　**2 適正な死腔ドレナージ**　肛門を含めた直腸切除のため，会陰部に創部ができ，摘出後の死腔には滲出液が貯留しやすい。有効なドレナージが行われないと感染が引きおこされ，死腔内の肉芽組織の増殖を妨げるため，定期的にミルキングを行う。有効なドレナージにより，苦痛を緩和することができ，手術後2～3日でドレーンは抜去される。

　**3 排尿障害に対するケア**　副交感神経(骨盤神経)と膀胱の側方を走る交感神経が膀胱神経叢を形成しているので，腹会陰式直腸切断術では比較的高率に神経因性膀胱による排尿障害を合併する。

　排尿障害の症状は，排尿困難・頻尿・尿意喪失などさまざまであり，排尿処理の困難さだけでなく苦悩を生じるため，情緒面での支援を忘れてはならない。

　手術後1週間程度は，膀胱の無抑制収縮により蓄尿機能・排尿機能ともに障害されるため，尿道留置カテーテルによる排尿となる。

　尿道留置カテーテル抜去後は膀胱訓練や残尿測定を行い，蓄尿機能・排尿機能の回復をアセスメントする。排尿困難がある患者や残尿が長期に及ぶ患者に対しては，間欠的自己導尿法を指導して，排尿障害の自己管理を支援する。

　④**人工肛門ケア**　手術前に皮膚保護材の皮膚反応を調べ，最も刺激の少ない面板とストーマ袋を選択しておく（●図3-121）。手術直後は刺激から皮膚を保護し，また観察しやすい術直後用パウチを使用する。食形態が上がるのに応じて消化残渣物は増加し，通常1日100〜200 gの量となり，臭気も増す。不消化物を摂取すると糞便の量も増加する。

　人工肛門では不随意な便の排出は避けられないが，手術後一定期間経過すると排便リズムが定まってくる。手術後は軟便や人工肛門周囲の皮膚炎に対する処置に工夫が必要である。

　排便処理の基本的ケアは，患者・家族の人工肛門に対する反応や意思および体力をみながら進めていく。学習プログラムの内容は，①排便のメカニズム，②ストーマゲージの確認，③面板の穴の開け方，④人工肛門周辺の清潔方法，⑤面板・ストーマ袋の装着法，⑥ガス・便の排出法❶，⑦人工肛門と便の観察方法，⑧入浴方法，⑨外出・旅行時の工夫（●図3-122），⑩ストーマ装具の紹介と購入方法，⑪必要となる費用と活用できる社会資源，⑫技術の習得，サポートシステムの活用方法などである。また，においへの対策を指導することも重要である。

　⑤**食事のコントロール**　下痢・便秘をおこしやすい食品はほかの消化管手術と共通であり，においが強くなる食品もある。いずれも禁止する必要はないが，注意が必要である。

　⑥**ボディイメージの変化と生活適応**　人工肛門を，はじめは創部として受けとめることができても，やがて排便処理をみずから行うようになると，

NOTE
❶**洗腸法による灌注排便法**
　人工肛門から微温湯を注入し，腸蠕動運動をおこすことによって強制的に排便を促し，腸内容を洗浄する方法である。定期的に排便することが可能であるが，左結腸人工肛門患者に限定され，必ず主治医の許可が必要である。

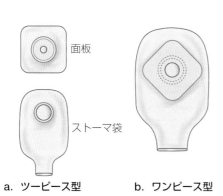

a．ツーピース型　　b．ワンピース型
●図3-121　ストーマ装具

面板

ストーマ袋

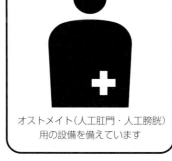

オストメイト（人工肛門・人工膀胱）
用の設備を備えています

●図3-122　オストメイトマーク
人工肛門・人工膀胱を造設している人（オストメイト）のための設備があることをあらわす。オストメイト対応のトイレの入口・案内誘導プレートに表示されている。

外観の変化に対する悲しみや障害者としての劣等感に悩まされ，抑うつ状態となることもある。患者の精神面における葛藤を十分に理解し，根気よくあたたかい気持ちで接することが重要である。

　セルフケアのための学習プログラムを計画し，患者の活動範囲に応じて工夫ができるように指導していく。また，障害者手帳の交付をはじめ，利用可能な社会資源とその手続きについて情報を提供する。日本オストミー協会（◉column）の存在についても説明しておくと，同じ境遇にある人々の心情にふれ，勇気づけられる機会をもつことができる。

　さらに，セクシャリティの問題は，自己概念や自己価値観，生きがいにも影響することであり，問題は深刻である。診察やケアの場面で正面から相談しづらく，潜在化しやすい問題である。プライバシーにかかわることであり，ふれにくいことでもあるが，看護上の問題として真剣に肯定的関心と共感的態度，専門的知識をもって，相談者として取り組むことが大切である。

## b 低位前方切除術を受ける患者の看護

● **看護の特徴**　直腸S状部と上部直腸のがんに対しては，肛門括約筋を温存する前方切除術が選択される。とくに低位前方切除術後は少量ずつの頻回な排便，残便感，ガスとの識別困難，下着に便が付着する漏便 soiling，便意のがまん困難 urgency といった特徴的な排便症状が生じ，生活に影響する。徐々に回復へ向かうが，完全に健康時の排便状態に戻ることはむずかしい。ある程度の見通しをもち，便性を整え，これらの症状とうまく折り合いをつけて生活をするための看護援助が必要とされる。

　また，低位前方切除術でも，術後の縫合不全を予防する目的で一時的に人工肛門を回腸や横行結腸に造設する場合がある。通常3～6か月程度で人工肛門閉鎖術を受け，本来の肛門から排便することになり，術後は同様の排便障害がおこる。

　このように，術後におこる排便障害に対する看護が重要であることから，とくに術後の看護に焦点をあてて，以下に述べる。

---

**column** **公益社団法人日本オストミー協会 Japan ostomy association（JOA）**

　日本オストミー協会は，オストメイト（人工肛門・人工膀胱保有者）が安心して暮らせる社会を目ざす，オストメイトによるオストメイトのための障害者団体である。前身である「互療会」は1969（昭和44）年に創設され，全国に支部をもっている。

　①人工肛門のセルフケアに関する治療と技術の啓蒙，②オストメイトの福祉向上をはかる諸活動，③オストメイトの社会的認知拡大などの活動を行っている。オストメイト用トイレの設置も，行政への熱心なはたらきかけから実現したことである。

　活動は国内にとどまらない。世界各国のオストミー団体が加盟している国際オストミー協会の設立当初から加盟し，世界大会などへの代表者派遣，海外オストミー団体との交流，アジアのオストミー福祉後進国への国際貢献などの活動を行っている。

## 1 手術前の看護

　短期間であり一時的であっても，人工肛門により便の排泄経路を変更することは，日常生活，そして自己概念に大きな影響を与える。またとくに高齢者では一時的人工肛門を閉鎖することにより頻回でコントロールしにくい排便となる。そのため，QOL が低下することが危惧される場合，まれではあるが人工肛門閉鎖を取りやめることもある。したがって，一時的な人工肛門造設術の場合でも，人工肛門造設術を受ける患者と同様の術前の看護が必要である。

## 2 手術後の看護

　術後は，頻回な軟便と漏便がおこり，肛門周囲の皮膚もダメージを受ける。また，便が間に合わないことを体験し，自尊心が大きく低下することもある。排便障害による症状は，消化機能が回復し腸管運動が安定することである程度落ち着くが，入院期間が短縮されている現在では，それまで入院していることはむずかしい場合もある。したがって，退院後に適切に対処できるよう指導することが必要である。そのためには，手術によりどのように排便が変化し，日常生活へ影響を与えるのかを理解する必要がある。

### ◆ 手術による排便の変化

●**排便による爽快感の喪失**　通常，排便は，不要なものを排泄するという生理的メカニズムによる行為であり，爽快感を伴うものである。便意は，便による直腸内圧の上昇が骨盤神経により大脳に伝わって生じる。排便により便塊が排泄されることで「すっきり」し，便意は消失する。しかし，この手術を受けた患者は，とくに術後間もない時期には日常生活でつねに排便や便意を意識し，排便に伴う爽快感を感じることはむずかしくなる。

●**排便障害と日常生活への影響**　低位前方切除術後の排便障害の発症メカニズムを●図 3-123 に示した。直腸切除や肛門操作などにより，頻便や便もれ，残便感，便とガスの識別困難，切迫性の便意などの症状があらわれる。

　排便障害による行動の変化としては，たとえば以下のようなものがある。

• 便をもらしてしまうかもしれない不安からも，頻回なトイレ通いとなる。
• 我慢すると腸閉塞になってしまう，すっきりしたいと考えることが，長時間トイレにこもることにもつながる。
• いつ急な便意が生じるかわからないことから，外出を控えてしまう。

　切除範囲や自律神経の温存レベルなどによる違いはあるが，3 か月，6 か月と経過するなかで，漏便や便とガスの識別困難，便意逼迫は比較的落ち着いてくる。しかし，排便困難は術後数年経過しても持続することも多く，残便感からの頻回なトイレ通いや排便に時間をかけることが習慣になる場合もある。

　このように排便障害をかかえて生活するため，退院後も継続した看護が必要である。退院後の生活も考慮して入院中の看護を行う。

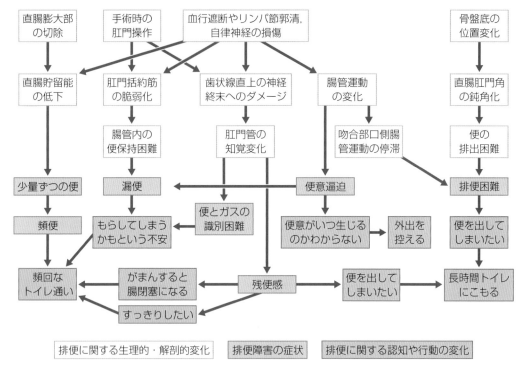

◉**図 3-123　低位前方切除術後の排便障害発症のメカニズム**

## ◆ アセスメント

　1 **便失禁と肛門周囲の皮膚の観察**　術後間もない時期は，便性がゆるく腸管運動が不安定であり，また肛門括約筋が脆弱化している。そのため，便失禁がみとめられ，肛門周囲の皮膚が炎症をおこしていることがある。腸閉塞を予防する目的として整腸剤とともに緩下薬が処方されることもあるが，便失禁を助長させることもあり，注意が必要である。患者にとって肛門は，羞恥心によって医療者にも見せにくい部位ではあるが，患者から肛門周囲痛をあらわす言葉を聞きとるだけではなく，必ず観察することが必要である。

　2 **食事量のアセスメント**　便意を感じてからトイレまで，がまんできないこともある。食べると出てしまうという失禁の気がかりから，食事量を減らしてしまうことも考えられる。十分な栄養量が確保できているかアセスメントする。

　3 **排便障害に対する受けとめ方**　術前に，医師より術後の排便障害について説明されているものの，術後の状況までイメージすることは困難であり，実際に体験することでようやく理解できる。術後に実際に排便障害を経験することで，自尊心が低下し，活動性も狭められる危険性がある。しかし，排便のことは人には話しにくく，つらさをひとりでかかえやすい。排便障害により，気持ちが沈み抑うつ傾向になっていないかをアセスメントする。

## ◆ 看護目標

（1）肛門周囲の皮膚が炎症をおこさず，正常に保たれる。
（2）現在生じている排便症状が回復する過程の見通しがもてる。
（3）便性が水様便ではなく，軟便から普通便となる。
（4）退院後，排便障害を軽減する生活の仕方について，考えることができる。

## ◆ 看護の実際（看護介入）

**1 肛門周囲の皮膚の清潔保持**　肛門周囲の皮膚に，便が付着したままにならないよう，排便後に温水洗浄便座などを活用して清潔を保持する。使用する紙おむつやパッドも，清潔が保持できるものを選択し，適切に使用できるよう援助する。

**2 回復の見通しがもてるような援助**　術後間もない時期は，急な便意によりトイレに間に合わずに，下着をよごしてしまうことが多い。そのことに患者は大きな衝撃を受けるため，回復の見通しがもてるような援助を行うことが重要である。患者には，健康なときと同様の排便機能に完全に戻ることはむずかしいが，少しずつ回復していくことを説明する。また，程度の差こそあれ本術後に生じる典型的な症状であり，同じ手術を受けた人は誰もがする体験であることを伝える。

**3 便性のコントロール**　便性がゆるすぎると便もれがおこりやすいため，形のある便が出るように，排便調整のために処方されている薬剤に注意をはらう必要がある。患者は便がたまっておらず排便がないことを，「便が出にくい」と表現し，安易に緩下薬が処方されることもあるが，その薬効を十分に評価して，緩下薬の内服方法を指導する必要がある。食事内容は，消化機能の回復に伴い，食物繊維も十分とりバランスのよい食事をするよう指導する。

**4 肛門括約筋の強化**　肛門括約筋の脆弱化により漏便が生じ，それが気がかりで睡眠が十分にとれないことや，外出を極端に控えることがある。脆弱化した肛門括約筋を強化するためには，ウォーキングや体操，家事など，身体を動かすことをすすめる。また創部痛も落ち着いてきたら，**骨盤底筋群運動**も推奨される。

骨盤底筋群運動は，肩の力を抜きおなかには力が入らないように注意しながら，肛門を身体の中に引き込む感じで，肛門を締める運動である。5秒間締めて5秒間ゆるめる動作を10回1セット，1日5〜10セットを目安で，まとめてせずに数回に分けて行う。実施しやすい姿勢は仰臥位であるが，基本的にはどのような姿勢でもかまわない（●図3-124）。肛門を締める感覚は案外むずかしいものであるため，浴槽の中など，抵抗のない場所で，自身の指で肛門を触れながら確認するのも1つの方法である。

**5 排便障害を軽減する生活の指導**　退院後，体力が回復したにもかかわらず，頻回な排便や便意，残便感から行動範囲を広げられないことも多い❶。
排便のないときは，いったんあきらめ切り上げることも必要であることを

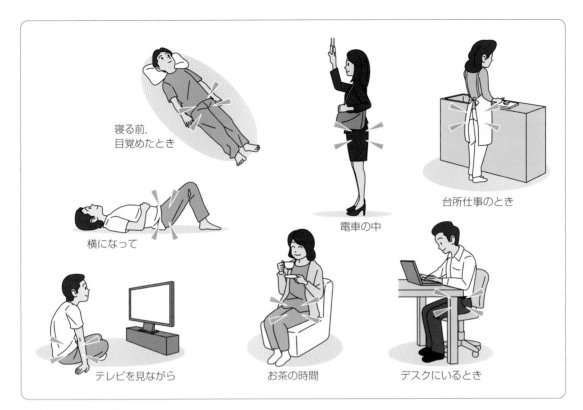

寝る前,
目覚めたとき

横になって

電車の中

台所仕事のとき

テレビを見ながら

お茶の時間

デスクにいるとき

○図 3-124　骨盤底筋群運動を行う場面

説明する。トイレへ頻回に通うため外出できずにいると,排便を過剰に意識してしまい,さらにトイレへ頻回に通うという悪循環をまねくこともある。趣味など集中できることを意図的に生活へ組み入れることで,気になる便意を忘れられることもある。あるいはトイレの場所をあらかじめ確認したうえで外出すると,自宅にいるときのようなトイレ通いから解放され,自信をもてることも多くある。退院前に予測される排便の状況を伝え,その状況に適した生活の仕方を検討することで,生活の質の低下を予防する効果も期待できる。

# 4　その他の腸・腹膜疾患患者の看護

## 1　急性虫垂炎患者の看護

　一般に緊急手術が行われるが,予後は良好である。しかし,適切な治療が遅れた場合は,難渋する腹膜炎となり,回復するまで長時間要することもある。

● **手術前の看護**　飲食を禁じ安静とする。原則として浣腸や下剤の投与を行ってはならない。これらは炎症を助長し,ほかの部位への波及を促すおそれがあるためである。嘔吐が激しく,脱水のある患者に対しては輸液が行われる。また,炎症を抑えるために右下腹部に冷湿布を行うこともある。

● **手術後の看護**　手術後，バイタルサインに変化がなければ積極的に体位変換を行い，第1病日から腸管運動を促進するために歩行を進める。手術後の頭痛（脊椎麻酔の副作用）に注意し，離床時には急激に体位をかえず，ゆっくりした動作で行う。

食事は吐きけがなければ第1病日から始め，早期に常食にする。手術後2週間程度で手術前の生活に復帰できる。手術後1か月程度は腹壁瘢痕ヘルニアを予防するために，腹圧のかかる激しい運動や活動は避けるよう指導する。

## 2 腸閉塞症患者の看護

### ◆ 保存的治療時の看護

腸閉塞ではまず保存的治療を行い，症状の改善がなければ，時期を逸することなく手術を行うことが原則とされている。

**1 腸管の減圧とチューブの管理**　経口摂取を禁じ，胃腸内容物の吸引・排除によって腸内の減圧をはかり，胃腸内容物の量・性状を観察する。これには経鼻胃管を使う場合と，イレウス管を閉塞腸管上部まで挿入する場合とがある❶。固定には鼻翼の圧迫壊死をおこさないよう小スポンジをあてるなど工夫を行い，チューブの長期留置時には，口腔内感染や耳下腺炎を防ぐため口腔内の清潔に留意する。

ガスの排出や腸蠕動を促進するため，チューブが挿入されていても，積極的に身体を動かすよう支援する。また，腰背部や腹部の温罨法も有効である。

チューブ挿入中は，挿入に伴う苦痛・不快に対するケアが重要となる。イレウス管挿入時の苦痛，管が終始挿入されていることの身体的苦痛もさることながら，治療効果が即効的ではなく，また不確かであるなど，かなりの心理的苦痛・社会的苦痛を伴っている。少しでもそれらのさまざまな苦痛が緩和できるよう，支援することが重要である。

胃腸内容物の吸引・排除は，腸管の通過障害が回復するまで続ける。腸蠕動運動の回復に成功した場合は，抜去する❷。

**2 水・電解質バランスの調節**　禁食や嘔吐，さらに胃腸内容物の吸引によって水・電解質を大量に失うので，体液や栄養補給の目的で中心静脈栄養が行われる。吸引された排液の性状および量，尿量を確認し，輸液量とのバランスに注意する。

**3 全身状態の観察**　全身状態，とくにショック症状の出現に留意する。症状の悪化（とくに発熱・頻脈・白血球増加など）は絞扼が加わった証拠であり，早期に手術にふみきる必要がある。

### ◆ 手術を受ける患者の看護

● **手術前の看護**　保存的治療の期間にもよるが，脱水や低タンパク血症がみられる場合が多い。十分な輸液によって，全身状態の改善をはかる。また，胃腸内容物を効果的に吸引・排除して腸管麻痺の回復をはかり，腹痛・腹部膨満感の緩和をはかる。

**NOTE**

**❶イレウス管の固定**
イレウス管は，先端のバルーンが腸蠕動運動で肛門側に移動するため，体外に出ているチューブの長さが変化する。そのため，鼻ではなく肩で固定し，その長さは余裕をもって50cmくらいにする。

**NOTE**

**❷イレウス管の抜去**
経鼻胃管は簡単に抜去できるが，イレウス管は一気に抜去してはならない。2時間おきに30cmくらいずつ抜いていく。これは，一度に抜くと腸重積がおこり，再び腸閉塞を生じるおそれがあるからである。

●**癒着剝離・腸切除後の看護**　経鼻胃管を留置し，胃腸内容物を引きつづき排除する。腸切除の場合，これには腸吻合部の緊張を緩和する目的もある。胃腸内容物の排除は，腸運動の回復が確認されるまで続ける。この間は，輸液が行われる。

体位変換・腰背部温罨法・腸蠕動亢進薬の投与などによって，腸運動を刺激する。さらに腹部膨満の程度，腸蠕動音の聴取，排ガスの時期などを観察する。

吐きけ・嘔吐・腹部膨満がなくなり，排ガスがみとめられたら，経鼻胃管の抜去を考慮する。排ガス後しばらくは経鼻胃管を留置したまま閉鎖し，吐きけ・嘔吐などの症状がないことを確認し，胃内容物を十分に吸引したうえで抜去する。抜去後は口腔内洗浄を行い，感染を防ぐ。

経口摂取は少量の水分摂取から始め，五分がゆから1日ずつ七分がゆ，全がゆ，常食へと，徐々に食形態を上げていく。

## 5 胃瘻造設術を受ける患者の看護

嚥下障害や摂食障害，繰り返す誤嚥性肺炎，炎症性腸疾患で長期間にわたり経管栄養が必要な場合や，幽門や小腸に狭窄があり減圧治療が必要な場合に胃瘻が造設される。近年では局所麻酔により**経皮的内視鏡下胃瘻造設術** percutaneous endoscopic gastrostomy（**PEG**）が行われる。

術前に，栄養補給の必要性を理解しているか，患者・家族が十分に納得したうえで胃瘻から栄養補給することを受け入れているかを把握する。

術後は瘻孔周囲の炎症や腹膜炎，出血，チューブの逸脱，自己抜去に注意が必要である。術後長期経過すると皮膚潰瘍やカンジダ性皮膚炎を発症することがあり，チューブ交換時に腹膜炎をおこすことがあるため注意が必要である。

## 6 腸瘻造設術を受ける患者の看護

経口摂取が長期間にわたり困難な場合，経管栄養法として通常は胃瘻が造設される。しかし咽頭痛や食道狭窄のため内視鏡を通過できない患者や，出血傾向のある患者，胃切除術を受けている患者は，腹腔鏡下手術で腸瘻が造設される。

管内にガスや便の貯留があると手術が困難となるため，手術前には排便を整えることが必要である。

腸瘻のチューブは胃瘻のチューブと異なり，交換は自宅で行えず，入院が必要である。術後観察や長期経過時の注意点は，胃瘻造設術後と同様である。

## 7 肛門の手術を受ける患者の看護

肛門疾患には，痔核(内痔核・外痔核)・肛門周囲膿瘍・痔瘻などがある。

肛門疾患の多くは良性疾患で，生命をおびやかすものはほとんどない。手術も短期間の入院で行われる。しかし，羞恥心を伴う部位であることから，悩みをもちながらも受診できない人も多い。また，手術による創傷は小さく治療範囲も狭いものの，疼痛は強く，排便はもとより食事や社会生活など，日常生活への影響は大きい。

　痔核の手術は，排便困難や疼痛など患者本人の自覚症状と希望により行われる。手術ではなく保存的治療を希望する患者も多く，食事も含めた生活指導が中心となる場合も多い。手術をしても，その生活上の注意は同じである。

　ここでは，痔核疾患患者において必要とされる生活上の注意と，術後合併症および手術後の看護の特徴について述べる。

## ◆ 生活上の注意

　①肛門周囲の清潔保持　排便後は必ずシャワー浴や座浴，または温水洗浄便座の使用を励行し，肛門周囲に便が付着したままにならず，清潔を保持できるようにする。座浴は 35〜38℃ 程度の湯をベースンに用意し，殿部を湯にひたしてこすらずに洗う。

　②排便コントロール　野菜や果物など食物繊維の多い食品を積極的に食べて便秘を予防し，便意をがまんせず排便できる生活が送れるよう指導する。ときには緩下薬の効果的な使用方法について指導する。強い腹圧をかけずに，スムーズに排便できるようにすることが大切である。

　③症状を悪化させる要因の回避　自動車の運転や事務作業など，座位の姿勢を長時間続けることで肛門周囲の血行がわるくなり，症状が悪化するので注意する。また，下半身の冷えも，肛門周囲の血行をわるくする原因となる。香辛料やアルコールなどの刺激物の摂取で，患部が痛んだり出血したりすることがあるので，食事にも注意が必要である。疼痛が強いときには消炎・鎮痛薬(坐薬)を使用する。

## ◆ 手術後の看護

　①術後合併症　肛門は血管に富んでいるため，出血しやすい。創部からの出血には十分に注意する。後出血は術後早期におこることが多い。患部をときどき観察し，出血による汚染の有無を確認する。とくに手術後6〜12時間くらいで便意や頻脈・血圧下降などがみられたら，医師に連絡して出血の有無を確かめる。

　また，後遺症として術後瘢痕のために肛門狭窄をおこすことがある。肛門ブジーによって伸展をはかるが，効果のない場合は切除する。手術後は反射的に尿閉がおこりやすいので，手術当日は導尿を行うこともある。

　②疼痛の緩和　肛門部は疼痛に対して敏感であるため，鎮痛薬を使用するほか，肛門部に冷罨法を行うと局所の浮腫を防ぐことができ，疼痛の緩和に役だつ。

　③排便の観察　食事は第1病日から開始するが，食事摂取後も2〜3日は排便がないのがふつうである。ただし，便秘に注意する必要があり，それ以

降も排便がない場合は緩下薬を使用して排便をはかる。

　④ 創部の管理　排便後は必ず座浴・シャワー浴を行うか，温水洗浄便座の使用を励行する。これは，創部の清潔をはかるためだけでなく，血液循環をよくして創部の肉芽組織の再生を促すことにつながる。座浴は20分くらいを目安にしてあたためるといい。手術創部はガーゼなどで押さえるようにして洗うが，痔瘻で開放創部の場合はとくにていねいに洗う。

　座浴後は手術創部をガーゼでおおう。座浴は原則として1日2〜3回行うが，もちろん入浴も効果的である。温水洗浄便座を使用する場合は，水圧を極力弱くしてあてるよう注意する。

# 8 ヘルニアの手術を受ける患者の看護

　ヘルニアの部位と大きさを観察し，ヘルニアを還納する頻度を把握する。ヘルニアは臥床すると自然に戻り，軽く圧迫すると還納される。しかし，突出したヘルニアよりも狭いヘルニア門に無理に押し込むと，ヘルニア部分の虚血から消化管穿孔をおこすため注意が必要である。また，ヘルニア嵌頓が生じるとヘルニア門から突出した臓器に血流障害が生じ，腸管壊死からショック状態に陥ることもある。

　術前や術直後は，腹圧がかかるような姿勢や咳嗽，便秘による努責などは避ける。また術後1か月は重い荷物を持つなど腹圧がかかる動作やスポーツは控えるようにする。ヘルニアは手術により治癒したあとでも再発することが少なくない。食習慣や運動習慣を見直して便秘を予防する生活を送るよう指導する。

# D 肝切除術を受ける患者の看護

　肝細胞がんは，肝炎ウイルスが発生要因であることが多い。したがって，肝切除術を受ける患者の多くは，肝炎ウイルスの感染から肝硬変にいたるまで長時間の療養生活を送ったのちに，がんの発症を経験している。術後も再発の可能性が高く，定期的な経過観察が必要とされる。

　治療法は肝障害度，腫瘍の個数や大きさなどにより選択される。大量肝切除を除き，肝予備能が正常範囲であればほかの腹部手術と比べて特別な管理は必要とされない。しかし，慢性肝炎や肝硬変を伴っている場合は，術後の肝再生力の低下や，肝障害による肝不全徴候に注意する必要がある。

# 1 手術前の看護

## 1 アセスメント

　広範囲切除の場合には肝機能が低下するので，手術前の肝機能の把握は重

要である。肝機能の評価として，「原発性肝癌取扱い規約」が定める「肝障害度」がある（●225ページ，表3-14）。肝障害度 A または B は手術適応になるが，通常，C は手術適応にならない。

　とくに肝硬変患者は，①エネルギー代謝障害，②水・ナトリウムの貯留，③細網内皮系機能の低下，④凝固・線維素溶解（線溶）系機能の低下，⑤赤血球機能の低下によって，恒常性維持機能・生体防御機構の障害が生じている。手術に対応できるように，栄養状態のアセスメントと，貧血状態の改善および血糖値の管理を行い，プロトロンビン時間（PT）/活性化部分トロンボプラスチン時間（APTT），フィブリン・フィブリノゲン分解産物（FDP），D ダイマーから血液凝固能をアセスメントする。

　広範囲にわたる肝切除は出血量が多いため，大量の輸血を行っていた時代もあったが，輸血後肝炎の問題，血液製剤の有効活用の視点に加え，手術手技・機器の発達から，輸血を要する例は減少している。患者の状態にもよるが，感染を予防するため，手術前にあらかじめ採血した血液を輸血する自己血輸血も増えている。

　肝臓全体の 50〜60% 以上の肝切除を予定している場合や黄疸のある患者に対しては，術後合併症予防のために経皮経肝門脈塞栓療法が行われる場合がある。

### 2　看護目標

（1）栄養状態（低タンパク血症），貧血状態の改善と血糖値のコントロールがなされ，手術に適応できる身体的条件が整う。
（2）肝予備能を評価し，術後のリスクが予測できる。

### 3　看護の実際（看護介入）

　栄養状態（タンパク質・血清鉄），貧血状態（ヘモグロビン），血糖値に関するデータの推移と状態，ヘパプラスチンテスト（HPT）やインドシアニングリーン（ICG）負荷試験の結果を把握する。抗凝固薬の内服は中止する。

## 2　手術後の看護

### 1　アセスメント

　肝切除に伴って生じやすい危険な合併症を意識しながら観察し，患者の状態を判断していく。とくに腹腔内出血は重要で，手術前から凝固機能異常（プロトロンビン時間の延長），線維素溶解系異常（フィブリノゲンの低下）の患者には注意する。また手術後は，血糖値を 150〜200 mg/dL に維持するようコントロールされているので，低血糖に注意する。

　とくに手術前から低タンパク血症が生じていた場合には，アルブミン値の確認が必要である。血清アルブミン値が 3.5 g/dL 以下の場合，アルブミンや新鮮凍結血漿が補給される場合もあるので，術後もデータの確認を継続す

る。また，手術後の腹水貯留に注意し，利尿薬コントロールの有効性についてのアセスメントを医師とともに行う。

　術後肝不全の徴候の早期発見は重要である。肝組織の壊死による AST（GOT），ALT（GPT），LDH，ビリルビンの上昇に注目する。1週間以上たっても上昇が続くときは肝不全を疑い，意識レベルの低下，精神症状（異常行動），神経症状（羽ばたき振戦），顔のゆがめ運動，痙攣発作，肝性口臭，血中アンモニア値の上昇などの発現に注意する。

## 2 看護目標

（1）後出血がなく体内血液量が維持され，循環動態が安定している。
（2）血糖値がコントロールされている。

## 3 看護の実際（看護介入）

　とくに出血には注意する必要がある。肝切離面や左横隔膜下に挿入されたドレーンから，100 mL/時間以上の血性排液がある場合は要注意である。肝切除後には種々の血液凝固因子が低下し，プロトロンビン時間は正常の50％に低下するので，ビタミンKの投与が必要である。肝機能は，手術直後は著しく低下するが，通常1〜2週間で正常に戻る。1日数回の血糖測定を行い，耐糖能を確認し，高血糖に対処する。

# E　胆嚢・胆道の手術を受ける患者の看護

　胆石発作の反復や，強い胆嚢炎症状のあるとき，あるいは黄疸のあるときなどに手術が行われる。今日では，胆嚢炎・胆石症・総胆管閉塞などに対して，手術侵襲の少ない腹腔鏡下手術が多く行われている。

　間欠期の胆嚢摘出術でない限り，患者は発熱・黄疸などを合併し，脱水症状も強く，また出血傾向にあることが多い。患者は見た目の症状よりも危険なことが多く，全身状態に十分に留意する必要がある。とくに黄疸に炎症を合併している場合，エンドトキシンショックを引きおこしかねない状態にあるといえる。また，高齢者の胆汁性腹膜炎は，通常の化膿性腹膜炎に比べて全身症状・局所症状が強くないため，細心の注意をはらう必要がある。発汗，尿量，熱型，脈拍，意識状態など，バイタルサインを中心に注意深く観察しなければならない。

　黄疸が強いと徐脈だけが表面化し，一般の炎症時にみられる頻脈がかくれてしまうなど，症状のあらわれ方が多様であるため注意する必要がある。さらに，黄疸と同時に胃・十二指腸に急性胃粘膜病変の発生をみることが多いため，吐血・下血に注意する。

# 1 胆嚢摘出術を受ける患者の看護

　手術前の黄疸の程度や肝機能障害の有無，出血傾向などを知っておくことが大切である。

　ドレーンは肝下面に挿入されることがあり，排液量・性状を確認する。正常な排液は淡血性から漿液性で，徐々に血性は薄くなる。胆汁の成分や血液の流出が増加するときは，医師と十分に連絡をとり合う必要がある。

　吐きけ・嘔吐もなく，腸管麻痺の症状がなくなれば，術後1日目もしくは2日目から食事が開始される。

# 2 胆道ドレナージ術を受ける患者の看護

　胆道ドレナージ術は，体外に胆汁を排出して黄疸を軽減する目的で行われ，胆汁を体外に排出する外瘻術と腸管内に排出する内瘻術がある。ドレーンを挿入する方法はさまざまであり，手術をせず経皮的に直接肝内にドレーンを挿入する経皮経肝胆道ドレナージ（PTCD〔PTBD〕）や経皮経肝胆嚢ドレナージ（PTGBD），内視鏡を使用して行う内視鏡的逆行性胆道ドレナージ（ERBD），内視鏡的経鼻胆管ドレナージ（ENBD）がある。

　総胆管切開術を行った場合は，胆汁の腹腔内へのもれと胆管の狭窄を予防する目的で，TチューブやCチューブ（経胆嚢管的に総胆管へ入る）が挿入される（●231ページ）。

　ここでは，外瘻術を受け，チューブが体外に出ている患者の看護について説明する。

　1固定　チューブが脱落しないよう，挿入部は透明フィルムドレッシング材を用いてしっかり固定し，観察できるようにする。固定部位に直接ドレーンが触れると発赤が生じるため注意する。また，衣類などによって圧迫・屈曲されないように注意する。

　2膵炎・胆嚢炎の予防　内視鏡的な操作によって挿入した場合，膵炎や胆嚢炎をおこす危険性がある。バイタルサインの変化や，腹痛などの症状に注意する。

　3排出液の観察　正常な胆汁は，黄褐色透明で粘稠性がある。感染すると緑色になり混濁する。色や粘稠性，胆砂の有無などを観察する。また，同時に黄疸の消退状態や便の色調にも留意する。胆汁の流出量は通常1日500 mL前後であるが，個人差が大きい。急激に胆汁量が減少した場合は，ドレーンの閉塞や胆管外への逸脱が考えられる。流出量の変化に注意する。

　4歩行時の指導　ドレーン挿入中でも，閉鎖式バッグを携えたまま歩行できるように指導する。排液の逆流による逆行性感染を予防するために，バッグの位置に注意するように指導する。

　5苦痛の緩和　ドレーン挿入は苦痛を伴う処置であるうえ，すぐには治療効果が期待できず，ドレーン抜去の見通しがもてないこともある。一時的

なドレナージだけではなく，病状の進行による黄疸を軽減するために半永久的に行われることもある。患者は黄疸や身体的苦痛，不確かな先行きや病状への不安などをいだいていることを理解し，少しでも苦痛を緩和できるよう専心する。

# F 膵臓の手術を受ける患者の看護

膵臓の手術は，膵管上皮細胞から発生する膵(臓)がんの患者が対象となることが多い。

膵がんの早期発見はむずかしく，発見された段階で大血管に直接浸潤していたり，肝臓や腹膜などに転移していたりすることも多く，手術可能な症例は10〜20% 程度である。そのため，症状の緩和を目的として入院することも多い。

膵頭部がんに対し広く行われているのは，膵頭十二指腸切除術(PD)である。この手術では，膵頭部と胃の幽門側，十二指腸，空腸の一部，胆嚢，胆管をリンパ節も含めて切除する。門脈や主要な血管が周囲にあり，腹部外科手術のなかでもたいへん複雑な手術で，手術侵襲も大きい。

ここでは，この膵頭十二指腸切除術の手術過程における看護について述べる❶。

◻NOTE
❶なお，最近では胃の幽門側への浸潤がない場合，幽門輪温存膵頭十二指腸切除術(PPPD)が選択されることが多い。

## 1 手術前の看護

### 1 アセスメント

膵頭部の手術は手術侵襲が大きく，手術後には水・電解質バランスがくずれたり，術前よりさらに栄養状態が低下したりしやすい。したがって，術前から水・電解質バランスや栄養状態をアセスメントしておく。

また，膵臓がん患者は術前から糖代謝異常をきたしていることがあり，さらに膵切除によって糖代謝異常が増強するリスクが高い。そのため血糖コントロール状態をアセスメントしておく。

手術前の痛みは腫瘍の内臓神経圧迫によるものである。飲食によって痛みが誘発され，吐きけ・嘔吐も伴う。激しい痛みは睡眠や休息を妨げ，病気の進行に対する不安を増強させる。前向きに手術に向かえるよう，手術前の苦痛をコントロールする必要がある。

### 2 看護目標

(1)栄養状態がわるい場合にはそれが少しでも改善され，血糖値がコントロールされる。

(2)少しでも苦痛が緩和し，十分に睡眠がとれる。

## 3 看護の実際（看護介入）

　手術後は耐糖能や膵外分泌機能が低下する。術前に空腹時血糖・ヘモグロビンA1c（HbA1c）・血清アミラーゼ・尿アミラーゼなどを測定し，術後管理の指標とする。また，医師の指示に基づき，血糖測定と内服や注射などによる血糖コントロールを確実に実施する。

　膵頭部腫瘍では上腹部・右背部から肩への放散痛，膵尾部腫瘍では左背への放散痛，膨大部の腫瘍では心窩部，右季肋部から腰部への放散痛が特徴とされている。また飲食によっても痛みが誘発される。気分転換やリラクセーション，食事の調節，安楽な体位に留意するとともに，適切に鎮痛薬を活用する。

# 2 手術後の看護

## 1 アセスメント

　多くの臓器を合併して切除する複雑な手術であるため，さまざまな術後合併症を引きおこす危険がある。また，膵臓は多くの消化酵素を分泌する臓器であるため，容易に自己消化をおこし，膵空腸吻合部の縫合不全により，腹腔内出血，胆汁性腹膜炎，腹腔内膿瘍などの重大な合併症をおこす危険性もある。

　さらに，術後は多くのドレーン・チューブが挿入される。回復を促進するためには，術後のドレーン・チューブ管理がたいへん重要である。また，術後の栄養管理を目的として，同時に腸瘻がつくられることも多い。

　**1 縫合不全**　膵空腸・胆管空腸の吻合部の血流不全や，浮腫に伴う組織の低酸素症が要因となる。手術中の出血多量，手術前から低タンパク血症や出血傾向があると危険性が大きい。また，術式の特徴から，膵液・胆汁のうっ滞から組織破壊をおこしやすく，縫合不全の要因となることもある。手術後1週間ごろの発熱，腹部症状，膵液・胆汁排泄量の低下に注意してアセスメントする。

　**2 限局性腹膜炎・膵液瘻・胆汁瘻**　手術後の縫合不全の予防のために施行される膵液・胆汁のドレナージが有効に機能しないと，腹腔内に漏出して膿瘍を形成し，限局性腹膜炎が発生する。発熱・腹痛・腹部膨満・鼓腸などの腹膜刺激症状に注意する。

　また，術後に難治性の胆汁瘻・膵液瘻が形成されることがある。瘻孔周辺の皮膚にびらんができ，不快感を持続させ気分を憂うつにするので，局所症状とともに情緒的反応にも注意をはらう。

　**3 後出血**　手術直後は吻合部出血に注意する。肝機能低下によって出血性素因をもっている患者に対しては，とくに創部の観察を怠らない。膵断端の壊死，膵液瘻を併発した場合は，腹腔内血管が侵食されて大量出血をきたすこともある。ショック徴候を観察し，フィブリノゲンの亢進に注目する。

　4 **肝不全・腎不全の危険性**　肝不全の徴候には，黄疸の悪化，出血傾向，精神神経症状（不穏・幻覚・妄想），血中トランスアミナーゼ・アンモニア値の上昇がある。さらに肝腎症候群をきたすと，尿量は減少し利尿薬にも反応を示さず危険な状態となる。看護師は，リスクを念頭におき，症状の観察や検査結果の確認を行って，それらを関連づけてアセスメントする。

　5 **血糖値の変動**　食事が開始され全身状態が安定するまでは血糖値の変動があるため，注意が必要である。インスリン注射が必要となることがある。

　6 **QOL**　手術後，創部の治癒状態および体力の回復過程にしたがって，生活行動やセルフケアが拡大される。病気と手術体験は，新しい価値観とともに新しい自己像や健康目標が形成される機会となる。しかし，しばしば体力の低下や外胆汁瘻・膵管チューブの長期留置が予後への不安・悲嘆，そして自尊心の低下をもたらし，将来設計を困難なものにする。また，手術をしたとしても再発の可能性が高い。安心・安寧のレベル，生活ニーズの充足度，家族との関係や意思決定能力など，その人なりの QOL に影響する要素を把握していく必要がある。

## 2 看護目標

(1) ドレナージが効果的に機能し，安全な生活行動がとれセルフケアできる。

(2) 後出血がなく体液・電解質バランスを維持でき，循環動態が安定している。

(3) 血糖値がコントロールされている。

## 3 看護の実際（看護介入）

　1 **ドレーン・チューブ管理**　ドレーン・チューブの屈曲や閉塞，圧迫，逸脱に注意し固定して，観察することはほかの術後の場合と同様であるが，本術後の場合はとくに下記の点に注意する。

(1) 膵空腸吻合部ドレーンからの膵液混入の有無に注意をはらい，観察する。膵液の混入により排液は暗赤色を示すようになる。排液のアミラーゼ値も参考にして判断する。膵切除した周辺のドレーンは，排液が減少し，乾いた段階になってから抜去する。

(2) 膵管チューブと胆管チューブは，縫合不全を予防するため減圧の目的で挿入されている。流出量の推移をモニタリングするとともに，確実に流出できるよう注意をはらう。また，ドレーンの排液の性状変化に注意し，血性の増強に注意する。

　　これらのチューブは退院後に外来で抜去されることも多くなったため，自宅での管理方法など，具体的な方法を指導する必要がある。

(3) 多くのドレーン・チューブが挿入されていることで，生活行動がとりにくく，恐怖心をいだく場合も多い。個々のチューブ挿入の目的とその扱い方を，具体的に指導することが必要である。

　2 **循環機能のモニタリング**　術中出血が多い際は，とくに出血性ショックに注意し，継続的にモニタリングを行う。また，十分な酸素療法を行い，

保温に注意する。出血傾向のある患者に対しては，循環機能のモニタリングと出血量を関連づける。

　③ **体液・電解質バランスの維持**　胆汁や膵液が体外に排出されているため，低ナトリウム血症・低カリウム血症などがおこる。電解質異常に注意し，電解質の補正を行う。消化酵素の減少や膵外神経叢の切除（リンパ郭清）により，下痢が持続する場合があるため，脱水に注意する。脱水状態により，精神活動が低下することもある。輸液により脱水の改善をはかる。

　④ **血糖管理**　医師の指示により，術後は定期的に血糖測定が行われる。血糖値は150〜200 mg/dL 以下に維持する。血糖値が異常なときには積極的に速効型インスリン（レギュラーインスリン）を使用し，血糖コントロールをはかる。最終的にはインスリン注射が不要になる場合が多い。

# G　副腎摘除術を受ける患者の看護

　副腎摘除術の対象となるのは，原発性アルドステロン症・クッシング症候群・副腎皮質がん・褐色細胞腫の診断を受けた患者である。現在ではほとんどの場合，腹腔鏡下で手術が行われる。

　開腹手術に比較して，側腹部あるいは背面からの腹膜外到達法および経腹腔式到達法は，手術後の回復が早く，手術の翌日から経口摂取が可能となる。しかし，病態に応じた術後管理が求められるので，看護師は専門的な判断に基づいて看護ケアを行う必要がある。

　また，副腎摘除術をうける患者は，手術前のホルモン過剰状態から切除後におこる急激な欠落状態へと移行するので，手術前の状態をよく把握しておく必要がある。副腎の切除によっておこる機能低下は生命の危険を伴うものであり，手術後も継続的な治療・ケアが重要となる。とくに両側性の副腎を切除した患者は，補充療法としてホルモンのコントロールが必要となる。

　手術後，ステロイド療法からの離脱には数か月を要するため，長期的な展望をもちながら継続的治療が必要であることを受容できるよう指導する。以下に手術後の看護について述べる。

## 1　看護目標

（1）ステロイド補充療法が適切に調節されている。
（2）服薬や生活行動を含めた保健行動のコンプライアンスが高まる。

## 2　看護の実際（看護介入）

　生体の防御機構をつかさどる副腎の機能を十分に理解して，生活行動を整える。

　① **原発性アルドステロン症患者のケア**　手術前からナトリウム・細胞外液が過剰な状態となっていることが多いので，手術後は過剰輸液にならないように摂取・排泄バランスを厳密に記録し，報告する。極度に制限している

と，低ナトリウム血症となるので注意する。

　血圧のモニタリングは重要で，高血圧が持続するときにはカルシウム拮抗薬が用いられる。血圧を上昇させる要因を調節し，おだやかな時間を過ごせるよう環境の調整をはかる。

　②**クッシング症候群患者のケア**　手術後，最も重要なことはコルチゾールの補充療法を効果的に行うことである。ステロイド薬の使用中は，発熱・易疲労感・倦怠感・筋肉痛・関節痛などの症状，血清ナトリウム値の低下，血清カリウム値の上昇に注意し，異常反応は医師に報告する。さらに，ステロイド療法中は易感染性に注意し，口腔・皮膚・粘膜の清潔，肺合併症の予防に努める。また，満月様顔貌・中心性肥満・体重増加などの継続観察を怠らない。

　ステロイド薬は段階的に減量していくので，治療プログラムについての説明を十分に行い，治療への参加を促す。また，ホルモン不足の自覚症状があらわれた場合の対処方法についても指導する。

　③**褐色細胞腫患者のケア**　コントロールすることが最もむずかしいのは血圧である。手術後は急に低血圧になるため，一時的にノルアドレナリンが用いられるが，やがて調整される。

**参考文献**
1. 胃外科・術後障害研究会編：胃外科のすべて．メジカルビュー社，2014．
2. 河原克雄：カラー図解　人体の正常構造と機能　Ⅲ消化管消化管，改訂第 4 版．日本医事新報社，2021．
3. 櫻谷美貴子：胃の解剖・疾患と治療・ケア，消化器ナーシング 26（4）：312-322，2021．
4. 瀬戸泰之編：別冊・医学のあゆみ胃癌のすべて，第 1 版．医歯薬出版，2019．
5. 筒井秀作ほか：胃 GIST の診断と治療．Gastroenterological Endoscopy，53（12）：3736-3748，2011．
6. 日本癌治療学会編：GIST 診療ガイドライン，2022 年 4 月改訂，改訂第 4 版．金原出版，2022．
7. 別冊日本臨牀領域別症候群シリーズ No.10　消化管症候群——その他の消化管疾患を含めて，第 3 版．日本臨牀社，2020．
8. 廣田誠一：Gastrointestinal Stromal Tumor（GIST）の考え方．消化器内視鏡 12（9）：1231-1237，2000．
9. 松野正紀監修：消化器外科手術のための解剖学——食道，胃・十二指腸，腹壁・ヘルニア，改訂版．メジカルビュー社，2006．
10. 松村謙兒：イラスト解剖学，第 2 版．中外医学社，1997．

第 **4** 章

脳および神経

# I 脳・神経の疾患

## A 脳の疾患

## 1 基礎知識

### 1 構造と機能

#### ◆ 頭蓋軟部組織

　頭部の表面には軟部組織があり，外表から表皮・皮下組織・帽状腱膜・帽状腱膜下組織・骨膜がある。

　頭蓋軟部組織は，外頸動脈の分枝である浅側頭動脈や後頭動脈によって栄養される。血流豊富であるため，創傷治癒には有利で細菌感染もおこりづらいが，外傷や手術時に出血しやすい。

　頭部を打撲すると，帽状腱膜と骨膜・筋膜とを隔てる比較的結合が疎な場所で出血がおこり，皮膚が閉鎖された状態では帽状腱膜下血腫を形成する❶。

　骨膜や筋膜は，疾患・外傷，手術による摘出などで欠損した硬膜の再建術で代替え組織として用いられることがある。また，浅側頭動脈や後頭動脈を頭蓋内血管と吻合して，脳血流を補うバイパス手術が行われることがある。

#### ◆ 頭蓋骨

●**解剖学的指標**　皮膚の上から触知できる頭蓋骨の解剖学的指標には，鼻根点，眼窩，頬骨，頬骨弓，外後頭隆起，乳様突起，外耳孔，側頭線，ブレグマ bregma（冠状縫合と矢状縫合の交点）などがあり，手術の際にはこれらを指標に開頭する場所と皮膚切開のデザインを決める（◖図 4-1 および 355ページ，図 4-9）。

●**頭蓋冠**　頭蓋冠は，内部の脳を保護するヘルメットの役割をもち，外部からの衝撃には比較的強い。しかし，脳が激しく動いて頭蓋骨内部に強くぶつかると，脳挫傷をおこすことがある❷。

●**頭蓋底**　頭蓋底は，頭蓋骨内部と顔面や頸部とを隔てる境界であり，多数の血管や脳神経が貫通する（◖349ページ，図 4-7）。頭蓋底骨折は，これらの重要な神経や血管が損傷する。また同時に硬膜やクモ膜も同時に損傷されると，脳脊髄液（髄液）が鼻腔や口腔内などに漏出する髄液漏が生じたりする。

NOTE
❶血腫は時間とともに重力で下方へ移動するため，直接打撲していない部位であっても，数日後には皮下血腫が貯留していることがある。

NOTE
❷小児では頭蓋骨を構成する複数の骨をつなぐ骨縫合がゆるいため，縫合離開骨折が生じやすい。

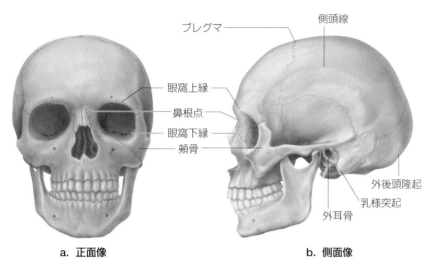

ブレグマ　　　　　側頭線

眼窩上縁
鼻根点
眼窩下縁
頬骨

外後頭隆起
乳様突起
外耳骨

a. 正面像　　　　　　　　　　b. 側面像

◉**図4-1　頭蓋骨とその解剖学的指標**

## ◆ 髄膜

● **硬膜**　脳をおおう**髄膜**の最外層である**硬膜**は，骨膜性硬膜と固有硬膜の2層からなるじょうぶな構造で，加齢に伴って頭蓋骨と強く癒着する。骨膜性硬膜と固有硬膜の間隙に硬膜静脈洞が形成される[1]。硬膜はとくに骨膜性硬膜の血流が豊富で，中硬膜動脈などが走行する[2]。硬膜は，左右の大脳半球を隔てる大脳鎌や，大脳と小脳を隔てる小脳テントを形成する[3]。

● **クモ膜**　硬膜とその内側にある**クモ膜**は癒着していないが，両者に隙間は存在しない。血腫や脳脊髄液などがこの隙間に入り込むと，はじめて硬膜下腔とよばれる間隙が形成される。クモ膜にはほとんど血管はない。クモ膜と軟膜の間は脳脊髄液で満たされておりクモ膜下腔とよばれる空間である。クモ膜下腔には，脳動脈および脳静脈が多数走行している。原因にかかわらず，クモ膜下腔を走行する血管から出血すると，クモ膜下出血となる。

● **軟膜**　クモ膜の内側にある**軟膜**は，脳の表面をすきまなくおおっており，脳溝の中まで入り込んでいる。軟膜の表面は，クモ膜からのびる多数のクモ膜柱という線維でつながっており，脳が容易に動かないように固定する機構になっている。

## ◆ 脳

　頭蓋内の中枢神経は，小脳テントよりも上（テント上）にある**大脳**，**間脳**，**下垂体**と，小脳テントよりも下（テント下）にある**脳幹（中脳・橋・延髄）**，**小脳**から構成される（◉図4-2）[4]。脳の容積は，頭蓋内圧を規定する因子の1つで，頭蓋内容積の約90％を占める。

　大脳の頭蓋冠におおわれている部位を円蓋部とよぶ。中心溝は前頭葉と頭頂葉を，外側溝は前頭葉・頭頂葉と側頭葉を，それぞれ隔てる円蓋部の重要な溝で，手術や画像読影時の重要な解剖学的指標となる。

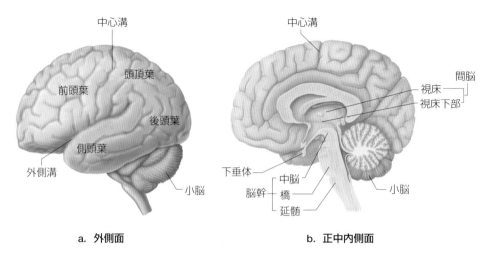

a. 外側面　　　　　　　　　　　b. 正中内側面

◖図4-2　脳

## ◆ 血管・髄液循環路

### ▌動脈

　脳には，左右の**内頸動脈**と左右の**椎骨動脈**の4本の動脈が流入する（◖図4-3.4）。頸部において，総頸動脈は下顎の高さで内頸動脈と外頸動脈に分かれる❶。

● **内頸動脈**　左右の内頸動脈はそれぞれ左右の大脳半球を栄養するため，血流障害による神経脱落症状は，顔面を含む身体の左右どちらかに出現する場合がほとんどである。また，内頸動脈が頭蓋内で最初に出す分枝は眼動脈であるため，脳に症状があらわれる前段階で，片側の視力視野障害をきたす場合がある❷。

● **椎骨動脈**　左右の椎骨動脈は，頭蓋内で後下小脳動脈を分枝した後に合流して脳底動脈となる。椎骨動脈の太さは左右で同程度とは限らず，どちらか一方だけが非常に太く，反対側が低形成でかなり細い場合もある。椎骨脳底動脈の血流障害は，小脳や脳幹の機能障害をもたらすため，平衡感覚障害が代表的な症状である。加えて，ろれつがまわらないといった構語障害や協調運動障害，あるいは，脳幹に配置されたさまざまな脳神経核の障害を伴う場合も多い。脳幹における左右の支配は複雑で，感覚や運動障害が左右両側にみられたり，たとえば頸部を境に，顔面と体幹で障害が生じる側が左右逆になったりする場合もある。

　頸部を走行する椎骨動脈は，椎骨の横突起を貫通しながら走行するため，頸部の伸展や屈曲あるいは回旋によって，骨が椎骨動脈を圧迫したり屈曲させたりすることで血流低下が生じる場合がある❸。

● **ウィリス動脈輪**　左右の内頸動脈と脳底動脈は，頭蓋底で形成される**ウィリス** Willis **動脈輪**によって互いに吻合する。ウィリス動脈輪は側副血行路として機能するが，その形成には個人差があり，完全な輪ではない場合もある❹。

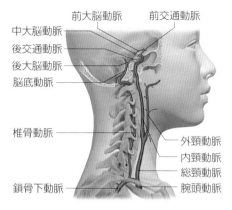

前大脳動脈　前交通動脈
中大脳動脈
後交通動脈
後大脳動脈
脳底動脈

椎骨動脈　　　　　　　外頸動脈
　　　　　　　　　　　内頸動脈
　　　　　　　　　　　総頸動脈
鎖骨下動脈　　　　　　腕頭動脈

◉図 4-3　頸部の動脈系

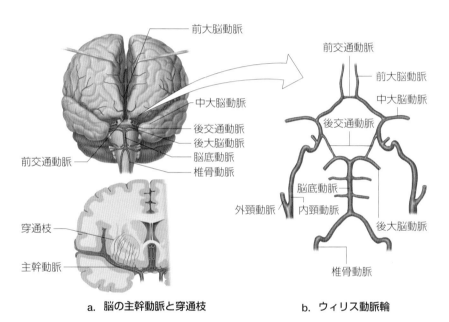

a. 脳の主幹動脈と穿通枝　　　b. ウィリス動脈輪

◉図 4-4　脳の動脈系

● **頭蓋内の動脈**　頭蓋内に入った動脈は，直径がミリ単位の太い主幹動脈としてクモ膜下腔を走行し，皮質動脈となったあと，直径がミクロン単位の細い穿通枝となって脳内深部を走行する。穿通枝は高血圧の影響を受けると，主幹動脈よりも早期から動脈硬化性変化が生じやすく，高血圧性脳出血の原因となる。

### ▌静脈

　脳静脈は**硬膜静脈洞**に注ぎ，大部分は頸静脈となって心臓へ還流する（◉図 4-5）。脳静脈の血液量は，頭蓋内圧を規定する因子の 1 つで，頭蓋内容積の約 3% を占める。

　脳の静脈には弁がなく吻合も多いため，末梢の静脈が閉塞しても，側副路を通じた血流が維持されていれば還流障害を生じない場合も多い。しかし，側副路が十分に発達していない場合や，複数の静脈還流に影響を及ぼす硬膜静脈洞に閉塞や狭窄がおこった場合には，脳から心臓への還流ルートが絶た

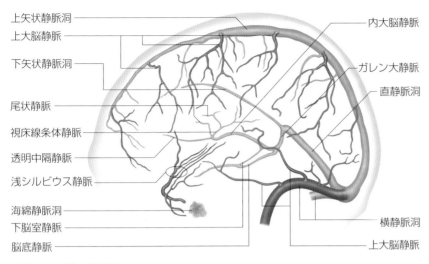

上矢状静脈洞
上大脳静脈
下矢状静脈洞
尾状静脈
視床線条体静脈
透明中隔静脈
浅シルビウス静脈
海綿静脈洞
下脳室静脈
脳底静脈

内大脳静脈
ガレン大静脈
直静脈洞
横静脈洞
上大脳静脈

◐図4-5　脳の静脈系

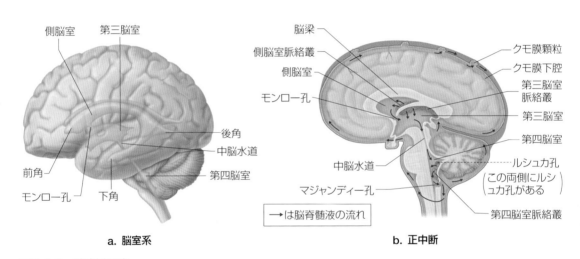

側脳室
第三脳室
後角
中脳水道
第四脳室
前角
モンロー孔
下角

脳梁
側脳室脈絡叢
側脳室
モンロー孔
中脳水道
マジャンディー孔

クモ膜顆粒
クモ膜下腔
第三脳室脈絡叢
第三脳室
第四脳室
ルシュカ孔
（この両側にルシュカ孔がある）
第四脳室脈絡叢

→は脳脊髄液の流れ

a. 脳室系　　　　　　　　　　　b. 正中断

◐図4-6　髄液循環路

れてしまう。心臓に戻れない血液は，脳に向かって流れざるをえなくなり，逆流を始める。その結果，過剰なうっ血がおこり，局所の脳浮腫が生じる。最終的には血管破綻から脳出血が生じたり，最悪の場合は広い範囲の静脈還流障害が致死的な頭蓋内圧亢進をきたしたりする。

　静脈および静脈洞閉塞は，外傷・感染・炎症・手術・腫瘍・血栓症・硬膜動静脈瘻など，さまざまな原因でおこりえる。動脈の血管支配領域に一致しない神経症状をみた場合は，静脈還流異常を疑う必要がある。

### ▌脳脊髄液

　**脳脊髄液**（**髄液**）は頭蓋内圧を規定する因子の1つで，脳室系とクモ膜下腔におよそ150 mL程度存在し，頭蓋内容積の約7%を占める（◐図4-6）。脳脊髄液は脈絡叢で1日約500 mL産生され，クモ膜下腔を循環し，上矢状動脈洞などで吸収される。脳脊髄液は産生と吸収を繰り返し，1日3〜4回入

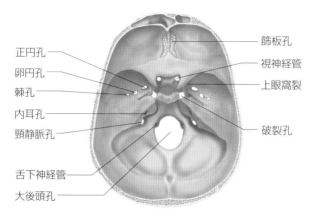

正円孔
卵円孔
棘孔
内耳孔
頸静脈孔

舌下神経管
大後頭孔

篩板孔
視神経管
上眼窩裂

破裂孔

○**図 4-7　頭蓋底の骨構造**

れかわるが，なんらかの原因で循環路の閉塞や吸収障害がおこると，水頭症
や脊髄空洞症など過剰な脳脊髄液による病態を生じる。

　とくに，側脳室と第三脳室をつなぐ**モンロー** Monro **孔**，第三脳室と第四脳
室をつなぐ**中脳水道**，あるいは第四脳室からクモ膜下腔に通じる**マジャン
ディー** Margendie **孔とルシュカ** Luschka **孔**は狭いので，血腫あるいは腫瘍な
どによって圧迫されると容易に閉塞する。また，クモ膜下出血や髄膜炎で広
範囲のクモ膜下腔が癒着をきたした場合も，ある程度の時間経過後に脳脊髄
液の循環吸収障害がおこる。

　一方，なんらかの原因で脳脊髄液が硬膜外に漏出すると，頭蓋内圧が低下
して，とくに起立時に増悪する頭痛やめまいや倦怠感を特徴とする低髄液圧
症候群となる場合がある。

#### ◆ 脳神経

　脳からは左右 12 対の**脳神経**が出て，クモ膜下腔を走行したあと，頭蓋底
部の骨孔を貫通して，それぞれの対応臓器に向かう（○390 ページ）。それぞ
れの脳神経は，純粋な運動あるいは知覚神経と，運動と感覚の混合神経，さ
らには副交感神経をも含めた混合神経もある。脳神経の頭蓋貫通孔と機能を
○図 4-7 と○表 4-1 にまとめた。

### 2 　脳の機能局在

　脳の手術に際しては，疾患を治癒させることを目ざす一方，脳機能を温存
することもきわめて重要であり，症例ごとに細かく手術の適応，切除範囲，
治療方針を検討する必要がある。

#### ◆ 大脳皮質

　**大脳皮質**は，解剖学的に 52 の領野に分けられ，それぞれに対応する機能
が局在している（○351 ページ，図 4-8）❶。

　運動機能をつかさどる**運動野（中心前回）**および感覚機能をつかさどる**感覚**

NOTE

❶画像の読影時には脳溝を
同定することで病変部位が
どの領域に存在しているの
か，どのような脳機能と関
係しているのかを把握する
ことができ，手術に際して
機能を温存するための切除
可能範囲などを検討するこ
とができる。

⦿表4-1　脳神経の頭蓋貫通孔と機能

| 番号 | 神経名 | 頭蓋貫通孔 | 機能 |
|---|---|---|---|
| I | 嗅神経 | 篩板孔 | 嗅覚 |
| II | 視神経 | 視神経管 | 視覚 |
| III | 動眼神経 | 上眼窩裂 | 眼球運動，眼瞼挙筋，瞳孔調整 |
| IV | 滑車神経 | 上眼窩裂 | 眼球運動（上斜筋） |
| V | 三叉神経<br>　第1枝（眼神経）<br>　第2枝（上顎神経）<br>　第3枝（下顎神経） | 上眼窩裂<br>正円孔<br>卵円孔 | 顔面知覚<br>顔面知覚<br>顔面知覚，咬筋 |
| VI | 外転神経 | 上眼窩裂 | 眼球運動（外直筋） |
| VII | 顔面神経 | 内耳孔・顔面神経管 | 顔面表情筋，味覚，涙腺など |
| VIII | 内耳神経<br>　蝸牛神経<br>　前庭神経 | 内耳孔<br>内耳孔 | 聴力<br>平衡感覚 |
| IX | 舌咽神経 | 頸静脈孔 | 舌・咽頭の知覚，咽頭筋，耳下腺 |
| X | 迷走神経 | 頸静脈孔 | 咽頭筋群，内臓・心臓への副交感線維 |
| XI | 副神経 | 頸静脈孔 | 胸鎖乳突筋，僧帽筋 |
| XII | 舌下神経 | 舌下神経管 | 舌筋 |

野（中心後回）では，脳のどの部位が身体のどの部位に対応するかが決まっている❶。大脳機能には，左右の半球どちらかだけが担当する役割もあり，言語機能はその代表である。言語中枢がある大脳半球を優位半球とよび，大部分のヒトでは左側である。側頭葉には聴覚の中枢，後頭葉には視覚の中枢があり，運動野・感覚野・聴覚野・視覚野を除いた脳の部分を連合野とよぶ。

NOTE
❶下肢と上肢の位置関係から「逆立ちした小人」などと表現される。

### ◆ 大脳基底核・視床と神経回路

　**大脳基底核**は，尾状核・被殻・淡蒼球・視床・視床下核などで構成され脳深部に位置し，大脳皮質と複雑な神経回路を形成しながら，運動調節・認知・学習などさまざまな機能を担う。大脳基底核の障害時にみられる代表的な症状は，筋緊張（筋トーヌス）の異常による不随意運動である。

　被殻は，高血圧性脳出血の好発部位であり，その内側には内包後脚（運動神経の伝導路）があるため，血腫が進展すると重篤な片麻痺を生じる。

　また，視床の内側には第三脳室があり，視床出血の血腫が脳室穿破すると脳脊髄液の循環障害から急性水頭症を生じる。

### ◆ 辺縁系

　**辺縁系**は，視床および視床下核と密接な連絡があり，内分泌系，自律神経系の調節や，情動・意欲・記憶などの脳の高次機能に関与している。前交通動脈瘤の破裂や術後，外傷・腫瘍・中毒・代謝障害・感染などで辺縁系（とくに，乳頭体・海馬回・脳弓・視床）が障害されると，前向健忘・逆行健

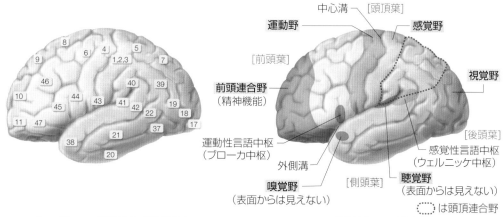

a. ブロードマンの脳地図（大脳外側面）

b. 大脳外側面での機能局在

たとえば，ブロードマンの 44 野は運動性言語中枢，22 野は感覚性言語中枢である。

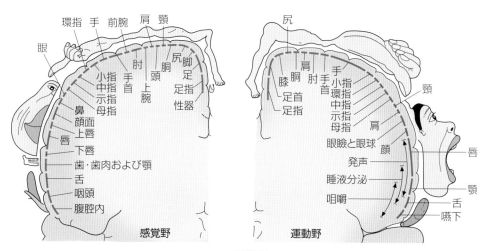

c. 機能局在

○図 4-8　ブロードマンの脳地図と機能局在

忘・失見当識・作話・病識欠如などが混在するコルサコフ Korsakoff 症候群
がおきる場合がある。

　側頭葉内側部も大脳辺縁系に含められ，てんかんの症状の 1 つである複雑
部分発作❶の責任病巣と考えられている。

◆ **間脳（視床・視床下部）・脳下垂体**

● **間脳**　間脳は視床と視床下部からなる。視床は，嗅覚以外のすべての感
覚を大脳皮質へ投射する中継点であるとともに，末梢から運動野への連絡経
路も中継する。また，覚醒状態の維持にもかかわっている。視床の障害に
よって，感覚障害，耐えがたい痛み（視床痛）を代表とする視床症候群，半盲，
運動失調，不随意運動，構音障害，記憶障害，意識障害などが生じる。

　視床下部には自律神経核があり，交感神経・副交感神経を支配するととも
に，ホルモン系の支配により脳下垂体も支配している。視床下部病変では，
体液循環および体温調節不全，摂食障害，体重の過度変化，睡眠障害，糖・

▢ NOTE
❶複雑部分発作
　かつては精神運動発作と
もよばれ，呼びかけても応
答がなくなる欠神発作と口
などをモグモグさせる自動
症を特徴とする。

脂質・水代謝異常，呼吸障害，性機能障害などに加え，行動異常や性格変化がみとめられることが多い。

● **脳下垂体** **脳下垂体**はトルコ鞍内に位置し，視床下部とは下垂体茎で連続している。前葉・中葉・後葉からなり，前葉からは副腎皮質刺激ホルモン・甲状腺刺激ホルモン・成長ホルモン・性腺刺激ホルモン・乳汁分泌ホルモン（プロラクチン）などが産生され，中葉からはメラニン細胞刺激ホルモンが産生される。後葉からは，視床下部で産生され下垂体茎を経て運ばれたバソプレシン，分娩時の子宮収縮作用を有するオキシトシンが分泌される。下垂体ホルモンは疾患によって，分泌が亢進することも低下することもある。

### ◆ 脳幹

**脳幹**は，**中脳・橋・延髄**の3区分から構成される。脳幹では大脳皮質運動野から脊髄前角細胞への運動神経線維が下降し❶，皮膚・粘膜の表在性感覚および筋肉や関節などの深部感覚の神経線維が上行する。

● **神経核と神経線維** 嗅神経，視神経を除く脳神経の神経核は，中脳から延髄に向かう方向に順に並んでいる。中脳からは動眼神経および滑車神経が，橋からは三叉神経・外転神経・顔面神経・蝸牛神経・前庭神経が，延髄からは舌咽神経・迷走神経・副神経・舌下神経が出る。脳幹は背側で小脳と線維連絡があり，下方は延髄で脊髄に連続している。

● **中脳** 中脳の腹側には，錐体路が走行する大脳脚がある。その背側には，黒質・赤核があり，運動調節に関与している。中脳水道背側には四丘体とよばれる隆起があり，上丘は視覚反射の中継を，下丘は聴覚反射を中継している。橋は中脳と連絡しながら眼球運動を精密に調整するほか，呼吸調節に関係している。中脳から橋にかけて，脳幹網様体とよばれる覚醒状態の維持に関与する構造がある。

● **延髄** 延髄には，生命維持にかかわる呼吸中枢と心臓・血管中枢がある。延髄の広範な障害のみならず，延髄後方に位置する小脳が腫瘍や出血によって延髄を圧迫した場合や，大孔ヘルニアの末期にいたった場合には失調性呼吸がみられたり，呼吸停止が生じたりする。心臓・血管中枢の障害では，起

─ NOTE
❶延髄にある錐体を通過するため，錐体路とよばれる。

---

| plus | **高次脳機能障害** |
|---|---|

　高次脳機能とは，大脳連合野・辺縁系，間脳・中脳の一部などが担う，記憶，思考，言語から感情，意欲にいたる多彩なはたらきをさす。大脳内部のネットワークと局所の障害の組み合わせによって，記憶障害・注意障害・遂行機能障害・社会的行動障害などの認知障害が生じ，日常生活や社会活動に著しい制約をもたらす。脳損傷の原因としては，脳血管障害・脳腫瘍・脳外傷・脳炎・神経変性疾患などがある。

　近年，重症頭部外傷が減っている反面，外傷性脳損傷の後遺症としての高次脳機能障害が，社会復帰を妨げる重大な問題になっている。

立性低血圧・血圧低下・循環不全をきたす。そのほか，延髄には咳嗽<ruby>咳嗽<rt>がいそう</rt></ruby>・くしゃみ・発声・唾液<ruby>唾液<rt>だえき</rt></ruby>分泌・嚥下・発汗などにも関与する神経核が存在する。

## ◆ 小脳

小脳は，左右の小脳半球と正中に位置する小脳虫部からなり，上・中・下小脳脚でそれぞれ中脳，橋，延髄と連絡している。小脳は，感覚と運動機能を統合することにより，平衡感覚および随意筋の緊張や運動の協調などを司り，円滑な運動を制御している。

小脳深部には歯状核など 4 対の深部小脳核があり，小脳皮質からの神経線維のほとんどを中継している。小脳皮質は大脳皮質ほど機能局在が明瞭ではないことから，一部の損傷では症候性とならないことがあるが，ある程度の損傷を受けると，運動が円滑に行えないなどの小脳失調症状（歩行障害・測定障害・運動失調・体幹失調など）を呈する。

## 3 おもな検査

**1 頭部単純 X 線検査**　近年では診断に用いられることは少ない。術前には開頭部位の決定，開頭時に開放される可能性がある副鼻腔や乳突蜂巣の発達ぐあい，骨縫合や骨折部位と開頭部位の位置関係などの把握に，術後は開頭部位や骨固定の状態，ドレーンの位置把握に有用である[1]。

**2 CT**　多くの病院で夜間や休日の撮影も可能なうえに，検査上の禁忌が少なく検査時間も短いことから救急患者でも多用され，詳細な頭蓋骨の情報が得られる利点がある。ただし，後頭蓋窩などでは頭蓋底の細かい骨によるアーチファクト artifact が出る欠点もある。

脳血管障害では，血腫が高吸収域（白く明瞭）に描出される脳出血（●364ページ，図 4-18）の診断は容易だが，急性期の脳梗塞は淡い低吸収域（黒く描出）の陰影しか描出されず，とくに発症 6 時間以内の超急性期脳梗塞を描出することはむずかしい（●367 ページ）。脳腫瘍は種類も豊富なので画像所見もさまざまであるが，浮腫性変化は黒く描出される。

造影剤（ヨード）は，おもに脳腫瘍を疑ったときの術前診断や術後の経過観察に用いられるほか，最近では **3D-CT アンギオグラフィ** angiography（**3D-CTA**）とよばれる立体的な血管撮影を目的に使用される。

**3 MRI**　CT とは逆に，脳出血の診断には熟練が必要であるが，脳梗塞の描出にはすぐれる。とくに拡散強調画像 diffusion weighted image（DWI）で高信号域（白く描出）として認識される超急性期脳梗塞巣の診断は，その後の治療方針を決めるうえでもきわめて有用である（●367 ページ，図 4-22）。頭蓋底の細かい骨によるアーチファクトが出ないため，下垂体や頭蓋底および後頭蓋窩の腫瘍の診断にもすぐれており，近年は手術室に設置された MRI で術中の画像評価を行う施設も増えてきた。造影剤を使わずに血管撮影 MR angiography（MRA）を行うこともできる。

造影剤（ガドリニウム）を用いて T1 強調画像を撮影すると，腫瘍や膿瘍などで疾患特有の造影パターン（●372 ページ，図 4-28〜31）が描出され，診断や

NOTE
[1] 脳室-腹腔シャント（V-P シャント）の圧可変式デバイスの設定を確認できるのは頭部単純 X 線検査のみである。

治療方針決定，あるいは治療後の経過観察に有用である。

　そのほか，脳脊髄液を黒く病変を白く描出する FLAIR（fluid attenuated inversion recovery）画像❶，病変の代謝解析が可能な MR 分光法 MR spectroscopy，錐体路などの神経線維束の描出が可能な拡散テンソル画像，運動負荷や言語負荷を加えながら撮影することで脳機能の局在が描出可能なファンクショナル functional MRI，微小脳出血の描出が可能な撮像法の T2*（ティーツースター）強調画像や磁化率強調画像，脳血流評価が可能な撮像法など，目的に応じたさまざまな種類の検査ができる。

　④ **超音波検査**　頸動脈の断層撮影では，動脈硬化の程度やプラークの性状が評価できる。また血流速度を計測することによって，頸動脈のみならず頭蓋内動脈の狭窄度評価も可能である。

　⑤ **デジタル-サブトラクション撮影** digital subtraction angiography（DSA）
　カテーテルを誘導して動脈内に直接造影剤を注入して脳血管造影を行い，頭蓋骨などの血管以外の背景因子を消去した画像を得る検査方法である。脳動脈瘤（◐363 ページ，図 4-17 および 370 ページ，図 4-27），脳動静脈奇形（◐366 ページ，図 4-21），頸部・脳動脈狭窄（◐368 ページ，図 4-24 および 369 ページ，図 4-25）などの脳血管障害の診断や，腫瘍の栄養血管の把握（◐372 ページ，図 4-30）などに用いられる。

　CT や MRI による脳血管造影に比べて侵襲性が高い欠点はあるが，造影剤が注入されてから頭蓋外に排出されるまでの循環動態や循環時間を直接評価できる利点がある。病巣診断を行うだけではなく，近年発展が著しい血管内治療の適応や治療方針を決める術前検査，ならびに治療ツールとしての重要性が増している（◐363 ページ，図 4-17 および 368 ページ，図 4-23）。

　⑥ **脳波** electroencephalogram（EEG）・**筋電図** electromyography（EMG）
**脳波**は，頭皮上から神経細胞の電気活動を記録するもので，大脳の過剰活動で生じるてんかんの診断などに用いられる。聴覚刺激や知覚刺激で誘発される脳波を観察する聴性脳幹反応 auditory brainstem response（ABR），体性感覚誘発電位 somatosensory evoked potential（SEP），大脳運動領野を刺激して**筋電図**を記録する運動誘発電位 motor evoked potential（MEP）は，全身麻酔中にも聴力・知覚路・運動路の機能を評価できるため，術中脳機能モニタリングとしても用いられる。

## 4　手術方法

### ◆　開頭手術

　脳腫瘍，脳動脈瘤，頭部外傷などに対する直達手術において，頭蓋骨に穿孔（バーホール burr hole）をいくつか穿ち，これらをつなぐ形で頭蓋骨を切って骨弁を外す手術をさす。アプローチする部位により，**前頭開頭・前頭側頭開頭・側頭開頭・後頭下開頭**などがある（◐図 4-9-a〜f および 365 ページ，図 4-19，20）。

　間脳や脳幹など，脳の深部中央に位置する部位は通常の開頭手術では到達

**NOTE**
❶T2 強調画像は脳を黒く，病変を白く映すため，病変の観察がしやすい。ただし T2 強調画像では，脳脊髄液も白く映るため，病変との鑑別がしにくい場合がある。そのような場合に有用な撮像方法である。

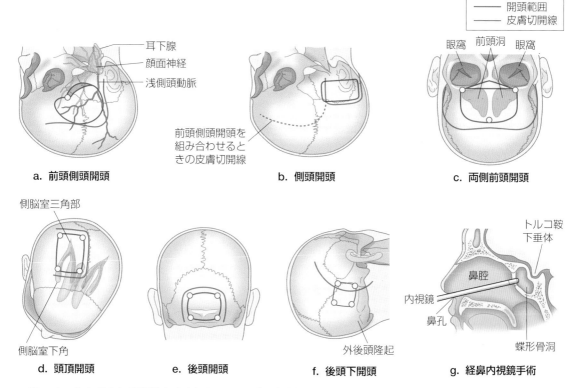

a. 前頭側頭開頭

耳下腺
顔面神経
浅側頭動脈

b. 側頭開頭

前頭側頭開頭を
組み合わせると
きの皮膚切開線

c. 両側前頭開頭

開頭範囲
皮膚切開線
眼窩　前頭洞　眼窩

d. 頭頂開頭

側脳室三角部
側脳室下角

e. 後頭開頭

f. 後頭下開頭

外後頭隆起

g. 経鼻内視鏡手術

トルコ鞍
下垂体
鼻腔
内視鏡
鼻孔
蝶形骨洞

○**図 4-9　さまざまな開頭法と皮膚切開，および経鼻内視鏡手術**

しづらい❶。頭蓋底部も従来の開頭手術では脳損傷の危険性が高かったが，特殊な骨削除を行う頭蓋底手技で安全な手術が可能となった。

◆ **穿頭手術**

　内視鏡や穿刺針のような細い手術器具を挿入したり，貯留した液体を排出するためのドレーンを挿入したりするために，頭蓋骨に 2 cm 程度の穴を穿つ手術をさす。急性水頭症などに対する**脳室ドレナージ術**，慢性硬膜下血腫や脳膿瘍に対する**穿頭ドレナージ術**などがある（○365 ページ，図 4-20）。

◆ **神経内視鏡手術**

　脳室内病変，脳内出血は病変に応じた穿頭部位から経脳皮質的に，下垂体や頭蓋底正中病変へは経鼻的に，神経内視鏡を用いた低侵襲手術が行われる（○図 4-9-g および 365 ページ，図 4-20）。下垂体病変は副鼻腔の 1 つである蝶形骨洞を経由して，頭蓋底からアプローチすることで脳に触れることなく手術ができる。

◆ **定位脳手術**

　脳深部病変に対して，CT・MRI などを用いて座標軸を決めて，穿頭部位から精確な穿刺を行い，腫瘍の生検を行ったり，血腫を吸引除去したり，基底核に刺激電極を留置することによる不随意運動の治療を行ったりする。

### ◆ 血管内治療

大腿動脈などから頭蓋内の動脈にまで誘導した細くやわらかいカテーテルを用いた治療法である。脳出血の原因となる脳動脈瘤や脳動静脈奇形などの塞栓術（●363ページ，図4-17），脳梗塞の原因となる血管狭窄の拡張術，超急性期脳梗塞における血栓の回収（●368ページ，図4-23），血流豊富な腫瘍に対して摘出時の出血量を減らす目的で栄養動脈の塞栓術を行う。

### ◆ 術後管理・合併症対策

開頭術後の合併症として，術後出血，脳浮腫，急性水頭症，痙攣発作，尿崩症などの視床下部・脳下垂体機能不全などがある。術後は神経症状とその経時変化を，慎重に観察する必要がある。

術後出血・脳浮腫・急性水頭症による頭蓋内圧亢進に対しては，浸透圧利尿薬やステロイド薬の投与が行われ，再開頭血腫除去，外減圧術，脳室ドレナージなどの外科的治療を緊急で行う必要がある場合もある。痙攣発作・尿崩症に対しては薬物療法が行われる。

血管内治療では，術後の血栓予防のため抗凝固療法などが行われることから，穿刺部位からの出血に注意し，とくに出血傾向のある患者では慎重な観察が必要である。

## 2 頭部外傷 head injury

近年では，頭部外傷重症例は減少し，中等症・軽症例が増加している。高齢社会を反映して，頭部外傷に占める高齢者の割合は50％をこえており，受傷機転も交通事故が減少し，家庭内における転落や転倒事故が増加している。

頭部外傷の分類として，わが国では古くから荒木の分類（●表4-2）が用いられてきた。荒木の分類は放射線検査などの補助検査を用いずに，意識レベルと局所症状の有無，推移といった臨床症状のみで，閉鎖性頭部外傷をⅠ〜

●表4-2 荒木の分類

| 第Ⅰ型 | 単純型 | 意識障害，神経症候などの脳の症状をまったく伴わない。 |
|---|---|---|
| 第Ⅱ型 | 脳震盪型 | 意識障害が一過性のものとしておこり，受傷後6時間以内（多く2時間以内）に消失する。脳の局所症状はないが，頭痛，嘔吐，めまいなどは短時日続く。 |
| 第Ⅲ型 | 脳挫傷型 | 意識障害が受傷後6時間以上持続する。もしくは脳の損傷を示す局所症候がある。 |
| 第Ⅳ型 | 頭蓋内出血型 | 意識清明期を経て意識障害が急激に増悪する。もしくは意識障害が進行して脳圧迫の神経症状が出現増悪し，脳ヘルニアの徴候を示す。 |

※荒木の分類はあくまでも臨床症状から矛盾しない病態を考えるための分類であることに注意する。たとえば第Ⅲ型は脳挫傷型とされるが，脳挫傷と考えるに矛盾しない臨床症状を呈していることを意味するのであって，最終診断が脳挫傷ではない可能性もありうる。

Ⅳ型に分類している。

　搬入直後に CT で画像診断がつけられる現代では，荒木の分類が用いられることは少ない。しかしながら，受傷時の脳に加わった外力を推測し，症状の推移を理解する意義は大きい。

## 1　皮膚・皮下組織の損傷

● **症状**　疼痛，腫脹（しゅちょう），皮下血腫，開放創の場合には出血がみられる。

● **診断**　視診や触診で，創の範囲，深さ，出血の程度，汚染の有無を確認する。

● **治療**　開放創の場合は，感染予防の洗浄を行う。高度な汚染部位や挫滅部位は切除する。多くの場合，縫合処置が必要である。

## 2　頭蓋骨骨折 skull fracture

● **症状**　線状骨折のみでは重篤な症状を呈さないことがある。一方，中硬膜動脈や静脈洞などの損傷がおこると，急性硬膜外血腫の原因となり，意識清明期（●358 ページ）を経て，あるいは，急速に神経症状・意識障害が進行することがある。陥没骨折も軽度であれば重篤な症状を呈さないが，著しい陥没により脳が圧迫されれば，局所の神経症状をきたす場合がある。静脈洞の直上に生じた陥没骨折は，静脈洞閉塞による脳浮腫や脳出血をきたす可能性がある。

　頭蓋底骨折は，脳，脳神経，動脈・静脈などが複雑にかかわるために臨床症状は多彩であり，髄液鼻漏や髄液耳漏を生じる場合もある。

● **診断**　頭蓋単純 X 線検査では，骨折線の位置，長さ，血管溝との関係が把握できる（●359 ページ，図 4-11）。最近は，頭部単純 CT の骨条件で診断する。3D-CT で立体的（3 次元的）な情報を得る場合もある（●図 4-10）。

● **治療**　頭蓋骨骨折のみでは手術の適応はない。頭蓋内合併病変があれば，その治療適応に従う。脳や静脈洞を圧迫する陥没骨折や，頭蓋内外が交通する開放性の陥没骨折は，緊急手術の適応となる。容姿上の問題が残る陥没骨折は，慢性期に手術による整復を行う。頭蓋底骨折による脳神経障害は，ステロイドの投薬に加え，頭蓋底骨削除による神経管開放（神経除圧）を行う場合がある。髄液漏は，安静臥床と抗菌薬投与による経過観察が原則であるが，

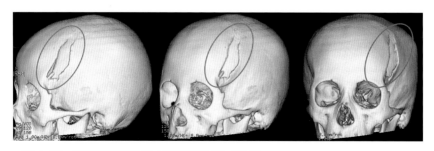

● **図 4-10　頭蓋骨陥没骨折の頭部単純 3D-CT 像**
骨折の部位（○）が立体的に描出されて，陥没の範囲や程度が明瞭になる。

2週間経過しても治癒しない場合や，2週間経過して遅発性に生じてくる例は，瘻孔閉鎖の手術を計画する。

## 3 急性硬膜外血腫 acute epidural hematoma

　硬膜表面の血管が破綻し，頭蓋骨と硬膜の間に血腫を生じた状態である。

● 症状　貯留する血腫量に依存する。少量であれば打撲による疼痛のみで，神経症状はみとめない。血腫量が増加してくると，中等量で脳局所の機能障害をきたし，さらに血腫量が増大すると脳ヘルニアおこして意識障害を呈する。受傷直後には血腫が少量であっても，出血が持続すればしだいに増大した血腫が脳を圧迫するようになるため，受傷から意識障害の発現まで数時間を要することもある。その期間を**意識清明期** lucid interval とよぶ（●plus）。ただし，受傷時に脳にも損傷が加わっている場合は，受傷直後から意識障害を呈する場合もある。意識清明期は，数分から2〜3日，またはそれ以上とさまざまであるが，おおむね6時間以内が目安となる。

● 診断　頭部単純CTでは，頭蓋骨に接する両側凸レンズ型の高吸収域をみとめる（●図4-11）。

● 治療　治療は緊急開頭血腫除去術である。適切な時期に血腫除去が行われれば，予後良好のことが多い。しかしながら，意識障害を呈してから治療まで時間を要すると，不可逆的脳損傷をきたすことがある。

## 4 急性硬膜下血腫 acute subdural hematoma

　脳表の血管や架橋静脈などが破綻し，硬膜と脳の間に血腫を生じた状態である。

● 症状　血腫量が少なければ無症状だが，通常は脳挫傷を伴い，受傷直後から意識障害などの神経症状を呈することが多い。

● 診断　頭部単純CTにより，頭蓋骨直下に三日月型の高吸収域が確認できる。脳挫傷などによる脳実質損傷を伴う場合が多い。打撲部位と反対側に血腫が生じる場合もある（●図4-12）。

● 治療　治療は開頭血腫除去を原則とし，頭蓋骨を外したままとする**外減圧**，重要な機能をもたない部位の挫傷脳を切除する**内減圧**を適宜追加する。補助療法としては，浸透圧利尿薬，ステロイド薬による脳浮腫・脳圧制御，脳保護に加え，痙攣予防のための抗痙攣薬の投与などを行う。

| plus | **意識清明期がみられる頭部外傷患者** |
| --- | --- |

　意識清明期は，急性硬膜外血腫に特徴的とされるが，急性硬膜下血腫や外傷性脳内血腫で，血腫が徐々に増大する場合にもみられる。意識清明期がみられる頭部外傷患者は，受傷直後は脳実質損傷が少ないことを意味している。高齢者一般に加え，既往症のために抗血小板薬や抗凝固薬を内服中の患者は，出血に対する止血機構が正常ではないため，とくに注意が必要である。

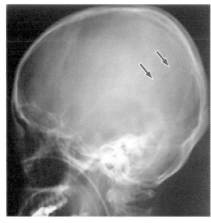

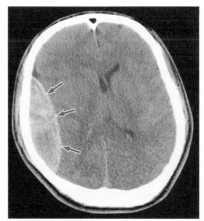

**a. 頭蓋骨骨折の頭部単純 X 線像**
中硬膜動脈の血管溝を横切る線状骨折(→)が
見られる。

**b. 急性硬膜外血腫の頭部単純 CT 像**
頭蓋骨に接する凸レンズ型の高吸収域が
見られる(→)。

◦**図 4-11　頭蓋骨折による急性硬膜外血腫**

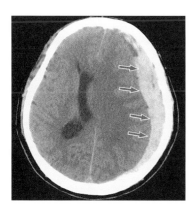

◦**図 4-12　急性硬膜下血腫の頭部単純 CT 像**
正中偏位を伴う三日月型の高吸収域が見られる
(→)。

## 5　脳挫傷 cerebral contusion・外傷性脳内出血 traumatic intracerebral hemorrhage

● **症状**　挫傷部位および程度によるが，受傷直後から種々の程度の意識障害をみとめることが多い。脳挫傷は，浮腫や血腫の増大が時間経過とともに進行する(◦図 4-13-a)ため，意識障害も通常 24 時間以内に悪化しはじめる。とくに高齢者は，意識障害が遅れて出現することが多いので注意を要する。

　受傷部直下の脳が傷害されるタイプを**直撃損傷** coup injury，反対側の脳が傷害されるタイプを**反衝損傷** contrecoup injury とよぶ。前頭部打撲の場合は，前頭葉，側頭葉の先端部に直撃損傷をきたすことが多く，後頭部打撲の場合は，前頭葉，側頭葉の先端部に反衝損傷をきたすことが多い。

● **診断**　受傷後 24 時間以内に撮影された頭部単純 CT 像では，点状出血と脳浮腫と正常脳が混在した塩コショウ様とよばれる，高吸収域と低吸収域の入りまじった像を呈する(◦図 4-13-a)。受傷直後には画像所見が不明瞭な場合も多い。挫傷性血腫が拡大した場合は，外傷性脳内血腫とよばれる(◦図

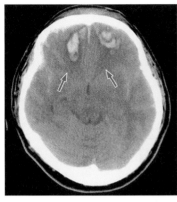
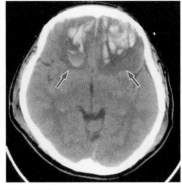

**a. 両側前頭葉の脳挫傷**

左は受傷直後，右は受傷後24時間である。血腫と浮腫は受傷直後にもみとめる（→）が，さらに経時的拡大（→）をみとめた。

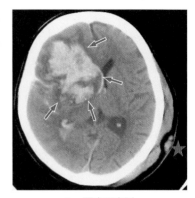

**b. 頭皮下血腫**

★が打撲部位を示す。
打撲部位と反対側に挫傷性血腫（→）が見られる。血腫は拡大しており正中偏位を伴う外傷性脳内血腫と診断された。

**○図 4-13　脳挫傷と外傷性脳内血腫の頭部単純 CT 像**

4-13-b）。

● **治療**　多くは広汎な脳実質損傷であることから保存的治療が主体となり，抗脳浮腫薬である高浸透圧利尿薬の投与が行われる。しかし，受傷から24時間以内に発生してくる挫傷性浮腫は，治療抵抗性である。保存的治療にもかかわらず意識障害が進行する場合には，挫傷壊死組織を摘出する内減圧術を計画し，必要に応じて開頭時の骨弁を戻さず閉創する外減圧術を併用する。

## 6 びまん性軸索損傷 diffuse axonal injury

　頭部に高度な衝撃が加わることで広範囲の軸索に伸展や断裂を生じる病態である。後遺症として高次脳機能障害を生じる原因として注目されている。

● **症状**　受傷直後から6時間以上続く重篤な意識障害がみられる。

● **診断**　急性期の頭部単純CTでは，脳梁や基底核に小出血を示唆する高吸収域を見ることもあるが，多くの場合，脳実質損傷を描出することは困難である。画像診断にはMRIが有用である。慢性期には，頭部単純CTでも脳室拡大を伴う全般性脳萎縮をみとめる。

● **治療**　保存的治療が主体となるが，予後不良の場合も多い。

## 7 慢性硬膜下血腫 chronic subdural hematoma

● **症状**　通常，軽微な外傷後1〜2か月の経過で発症する。外傷の既往がはっきりしない場合もある。頭痛・嘔吐・片麻痺・認知障害などで発症し，硬膜とクモ膜の間に被膜を形成する，陳旧性の凝固しづらい液状血腫が貯留する。

● **診断**　頭部単純CTでは，頭蓋骨に接して半月状に貯留した血腫をみとめるが，高吸収域，等吸収域，低吸収域，いずれの場合もあり，混合していることもある（○図4-14）。急性増悪もあり，高吸収域の血腫が鏡面像を呈す

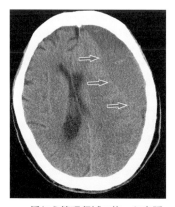

a. 低から等吸収域の均一な血腫
顕著な正中偏位を伴う。

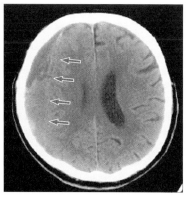

b. 低吸収域と高吸収域の混在性血腫
軽度の正中偏位を伴う。

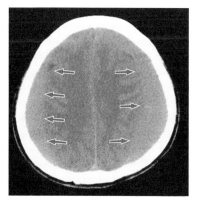

c. 高吸収域の均一な血腫
両側慢性硬膜下血腫の症例。
正中偏位は目だたない。

◐ **図 4-14　慢性硬膜下血腫の頭部単純 CT 像**

る場合や，隔壁を有する多房性のこともある。

● **治療**　無症状であれば経過観察を行うが，症候性の場合には穿頭ドレナージ術を行う。ほとんどの場合，症状は急速に改善するが，1～2 割の症例で再発をきたし，再治療を要することがある。近年，漢方薬である五苓散による再発予防効果が確認されている。

## 8 外傷性てんかん traumatic epilepsy

● **症状**　頭部外傷を契機に受傷 1 週間以上を経過して，痙攣発作を代表とするさまざまな病型のてんかん発作をきたす。
● **診断**　脳波検査で発作波がみとめられる。
● **治療**　抗てんかん薬の投与を行う。

## 3 脳血管疾患 cerebrovascular disease（CVD）

　脳血管の閉塞または破綻で生じる脳卒中は，わが国の死因としては，がん，心疾患，肺炎についで第 4 位ではあるが，入院受療率は，がんの 1.5 倍，心臓病の 3.5 倍に上り，寝たきりや血管性認知症の原因の第 1 位である。脳卒中には脳梗塞と脳出血があり，脳出血は脳内出血とクモ膜下出血に分類される。脳血管疾患には，突然症状が出現する脳卒中以外に，将来的に脳卒中の原因となる無症候性の脳血管病変や，硬膜動静脈瘻などのように慢性的な脳循環障害による臨床症状を呈する疾患もある。

## 1 クモ膜下出血 subarachnoid hemorrhage（SAH）

　クモ膜下腔に生じる出血で，おもな原因は脳動脈瘤の破裂である。
● **症状**　突然ピークに達するはげしい頭痛を特徴とし，吐きけ・嘔吐を伴うことも多い。重症例では突然の意識障害で発症し，突然死の原因ともなる。脳を局所的に破壊する脳内出血とは異なり，麻痺などの神経脱落症状を呈さ

ないことが多い。脳動脈瘤の破裂が原因となる例が多く，最初の出血をのりきっても，とくに発症後24時間以内に再出血をきたす頻度が高く，その場合の死亡率も高い。最終的に約1/3が死亡，約1/3に後遺障害がみられ，約1/3しか社会復帰・家庭内復帰できない，一度発症するときわめて転帰不良な脳卒中である❶。

● **診断**　頭部単純CTで，典型的な脳底槽の高吸収域をみとめる(▶図4-15)ことが多いが，出血量が少ない場合や発症から数日経過している場合では，頭部単純CTによる診断がむずかしい症例もあり，その場合にはMRIのFLAIR画像が有用である。症状からはクモ膜下出血が強く疑われるが，画像で診断がつかない場合の最終手段は，腰椎穿刺を行い脳脊髄液に血液が混在していないかを視認する方法である。クモ膜下出血と診断された場合，脳動脈瘤を代表とする出血源を検索するために，3D-CTAやDSAを行う。

● **治療**　出血による初期脳損傷に対する脳保護治療に加え，再出血予防，クモ膜下腔に流出した血液に起因する脳血管攣縮❷による脳梗塞の予防，正常圧水頭症❸に対する治療が行われる。

　急性水頭症に対しては脳室ドレナージ術が行われるが，脳動脈瘤破裂が原因の場合は再出血の危険があるため，適応は慎重に決める。脳動脈瘤破裂から72時間以内の急性期であれば，開頭による**脳動脈瘤頸部クリッピング術**(▶図4-16)，あるいは血管内治療による**脳動脈瘤塞栓術**(▶図4-17)を行う。

　発症から72時間以上経過してから診断された場合には，脳血管攣縮の発症時期であり，直接脳に触れる開頭手術は脳循環障害を悪化させる危険性が高いことから開頭手術を行うべきではなく，血管内治療による脳動脈瘤塞栓術を行う。

　脳血管攣縮に対しては，まず予防を行うことが最優先であり，薬物療法に加え，クモ膜下腔の血腫を早期に洗浄除去するために，脳槽ドレナージ・脳室ドレナージ・腰椎(スパイナル)ドレナージなどが行われる。

　予防治療にもかかわらず症候性となった場合は，血管内治療による血管拡張薬の動脈内投与や血管拡張術などが行われる。症候性の正常圧水頭症に対しては，V-Pシャント術などが行われる。

▣ NOTE

❶**外傷性クモ膜下出血**
　頭部外傷でも脳挫傷に伴ってクモ膜下出血をみとめることがあり，外傷性クモ膜下出血とよばれるが，脳卒中の病態とはまったく異なる。

▣ NOTE

❷**脳血管攣縮**
　脳血管が縮んで血流低下をきたす現象である。クモ膜下出血の発症後4〜14日ごろに生じる。
❸**正常圧水頭症**
　認知機能障害，歩行障害，尿失禁を三徴とする。クモ膜下出血の発症から30日程度で発症することがある。

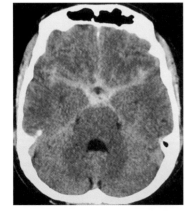

**▶図4-15　クモ膜下出血の頭部単純CT像**
典型的な脳底槽のクモ膜下血腫である。

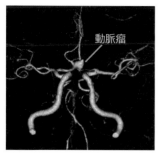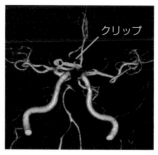

a．3D-CTA（左が術前，右が術後）

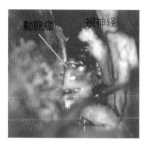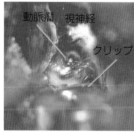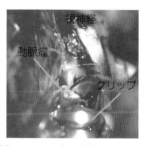

b．術中写真（左からクリッピング前，クリッピング中，クリッピング後）

▶図 4-16　破裂脳動脈瘤に対する開頭クリッピング術

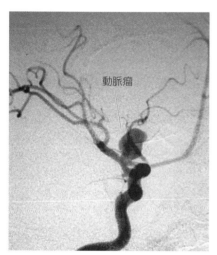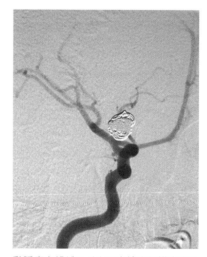

内頸動脈動脈瘤をみとめる。

動脈瘤内部がコイルで塞栓され描出されなくなった。

▶図 4-17　破裂脳動脈瘤に対するコイル塞栓術

## 2 脳出血 cerebral hemorrhage

　脳実質内への出血を**脳出血**という。高血圧による穿通枝の動脈硬化が原因で生じる高血圧性脳出血と，脳動静脈奇形，もやもや病，硬膜動静脈瘻，脳腫瘍，静脈・静脈洞閉塞，血液凝固異常，アミロイドアンギオパチー（高齢者の場合）などが原因で生じるものがある。

● **症状**　出血部位により，症状が異なる。被殻出血は運動麻痺から，視床

出血は感覚障害から始まることが多い。橋出血は急速な意識障害と四肢麻痺，小脳出血は激しい頭痛とめまい，嘔吐が生じやすい。間脳や脳幹に影響を及ぼすほど，意識障害の程度が強くなる。

　高血圧性脳出血の部位による特有の眼症状として，被殻出血は患側をにらむ共同偏視，視床出血は下内方共同偏視，橋出血は縮瞳，小脳出血は健側をにらむ共同偏視がみられる。皮質下出血は，大脳機能局在に一致した症状を呈するほか，頭蓋内圧亢進症状（頭痛，吐きけ，意識障害）のほか，痙攣で発症したり，意識障害で発症したりする❶。

● **診断**　頭部単純 CT で高吸収域の血腫をみとめる。高血圧性脳出血は約50％ が被殻におこり，ほかには視床・脳幹・小脳・大脳皮質下が好発部位である（○図 4-18）。高血圧の既往がない患者では，そのほかの原因疾患を考慮し，MRI や 3D-CTA，DSA などで出血源検索も行う。近年は MRI のT2*強調画像や磁化率強調画像を行うと，発症前の微小脳出血が検出されることがあり，脳ドックなどの検診でも行われることが多い。

● **治療**　高血圧性脳出血は，原則として保存的に加療される。とくに橋出血と視床出血は手術適応がない。被殻出血で意識障害が中等度の場合は，脳幹機能が残っている可能性が高く，救命目的で血腫除去術が行われる場合がある。小脳出血も救命目的の血腫除去術が考慮される。血腫除去術は開頭で

⊟ NOTE
❶血腫と脳室の位置関係
　脳実質内の血腫サイズが小さくても，脳室に穿破すると急性水頭症を併発するリスクがある。とくに視床は内側に第三脳室，小脳は前方に脳幹と第四脳室があるため，初診時の血腫サイズが小さくても，その後の経過で血腫増大や浮腫の増悪による脳幹圧迫や急性水頭症をきたし，急激に生命の危機にいたるリスクを有している。

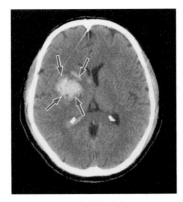

a. 右被殻出血

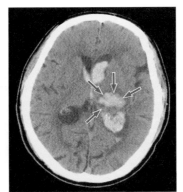

b. 左視床出血脳室穿破

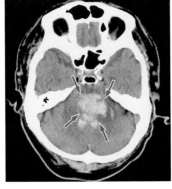

c. 橋出血

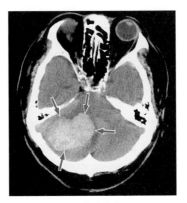

d. 小脳出血

○**図 4-18　高血圧性脳出血の頭部単純 CT 像**

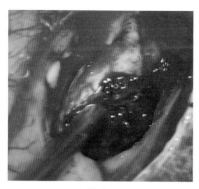
a. 術中写真

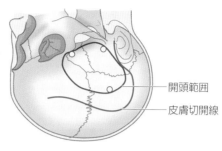
b. 開頭範囲と皮膚切開線

開頭範囲
皮膚切開線

◎図 4-19　開頭血腫除去術

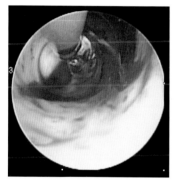
a. 内視鏡像

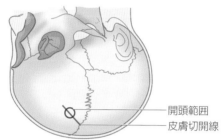
b. 開頭範囲と皮膚切開線

開頭範囲
皮膚切開線

◎図 4-20　内視鏡血腫除去術

行われていたが，最近では，低侵襲な定位脳手術による血腫除去術に加え，神経内視鏡下の血腫除去も行われる（◎図 4-19，20）。

　高血圧以外の原因がある場合は，出血源の摘出術（たとえば脳動静脈奇形 arteriovenous malformation〔AVM〕の摘出術，◎図 4-21）が行われたり，血管内手術や放射線療法なども含めた再出血予防の対応を考慮したりする。

## 3　脳梗塞 cerebral infarction

　脳や頸部の動脈硬化によるアテローム血栓性脳梗塞，心臓や頸部頸動脈など脳以外の場所に生じた血栓が脳血管に迷入して閉塞させる脳塞栓症，穿通枝の動脈硬化によるラクナ梗塞，脳全体の血流低下により側副血行路が不足している部位に虚血が生じる血行力学的機序による脳梗塞があるほか，脳動脈解離に伴う脳血管閉塞が原因となる場合もある。なるべく早く血流を再開させることを目ざす超急性期と，再発予防を目ざす亜急性期から慢性期に分けて考える。

● 症状　脳卒中は突然の発症が特徴とされるが，動脈硬化性血管狭窄による血流低下の程度は悪化と改善を繰り返すため，短時間で症状が消失する一過性脳虚血発作 transient ischemic attack（TIA）が先行する場合や，数日かけて

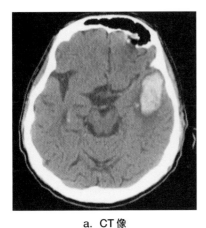

**a. CT像**
左側頭葉に脳内出血をみとめる。

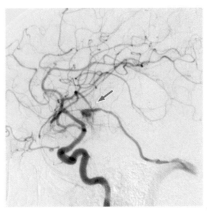

**b. DSA像**
AVM(→)をみとめる。

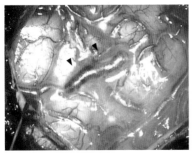

①赤く太い静脈(▶)を視認できる。

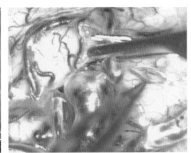

②細かい流入血管を遮断する。

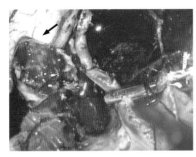

③AVM(→)を孤立させた。

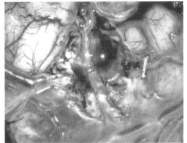

④摘出後

**c. 術中写真**

●**図 4-21　脳動静脈奇形の摘出術**

段階的に症状が増悪する場合もある。脳虚血症状は，虚血の程度・範囲・時間によってさまざまであるが，内頸動脈や中大脳動脈主幹部など大血管が閉塞していることが疑われる症状としては，失語・半側空間失認・共同偏視・顔面麻痺・構音障害・上肢の麻痺があげられる。動脈支配領域と脳の機能局在をあわせて，虚血範囲を推定することが重要である。

● **診断**　超急性期脳梗塞は，頭部単純CTで描出することがむずかしいため，臨床症状から脳梗塞を疑うことが最も重要である。加えて，発症からの時間が超急性期の血行再建の適応を決めることから，患者本人や目撃者からの問診がきわめて重要である。脳卒中の臨床症状重症度は，11項目の神経

症状から評価する NIHSS（National Institutes of Health Stroke Scale）で点数化する。

　画像診断では，頭部 MRI の拡散強調画像（DWI）が重要で，発症から 4.5 時間以内の超急性期脳梗塞の病巣を明瞭に描出できる唯一の撮像法である（●図 4-22）。MRA で閉塞血管が同定できれば，脳血流低下の範囲が推定できる。脳血流低下の範囲が，すでに脳梗塞に陥っている部位よりも広いかどうかを把握することが重要である❶。

　再発予防に主眼をおく慢性期の診断には，最終的に完成した脳梗塞の範囲を知る頭部 MRI に加え，脳血管の狭窄や閉塞の程度を把握するための MRA，3D-CTA，DSA，さらには脳血流量を把握するための単光子放出型コンピュータ断層撮影 single photon emission computed tomography（SPECT）などを行う。

● **治療**　発症から 4.5 時間以内に治療可能な脳梗塞で，慎重に適応を判断された患者に対しては，急性期血栓溶解療法として遺伝子組換え組織プラスミノゲンアクチベータ（rt-PA，アルテプラーゼ）の静脈内投与がすすめられる。発症から 6 時間以内の脳梗塞で，種々の条件を満たす症例に対しては，rt-PA の静脈内投与を含む内科的治療に追加して，ステントリトリーバー❷または血栓吸引カテーテルを用いた**機械的血栓回収療法**を開始することがすすめられる（●図 4-23）。さらには，発症から 6 時間をこえている症例であっても，神経徴候と画像診断に基づく適応判定を行って，最終健常時刻から 16 時間以内に機械的血栓回収療法を開始することがすすめられる。

　上記に該当しない場合は保存的治療が主体となるが，中大脳動脈灌流域を含む一側大脳半球梗塞あるいは脳幹を圧迫して重篤な意識障害をきたしている小脳梗塞では，**減圧開頭術**を行う場合がある。

　慢性期の脳梗塞再発予防治療は，原則として抗血小板薬や抗凝固薬の薬物療法が選択される。頸部頸動脈の高度狭窄例では**頸動脈内膜剝離術**carotid endarterectomy（**CEA**）（●図 4-24）や**頸動脈ステント留置術**carotid artery stenting（**CAS**）の適応となる場合がある（●図 4-25）。また，症候性内頸動脈および中大脳動脈の閉塞・狭窄による TIA あるいは軽症脳梗塞の症例では，適応を慎重に判断したうえで，**頭蓋外頭蓋内バイパス術**extracranial-intracranial anastomosis（**EC-IC バイパス手術**）を行う場合がある（●図 4-26）。

□ NOTE
❶両者に差がなければ，血流を再開しても救済できる範囲は少ないが，脳血流低下の範囲が広いにもかかわらず，脳梗塞に陥っている範囲が狭い場合は，血流再開で救済できる範囲が広いことを意味する。

□ NOTE
❷**ステントリトリートバー**
　カテーテルの先端に付いたステントで，脳血管内の血栓をからめとる機器である。

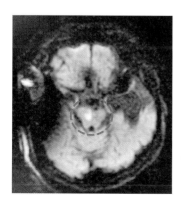

●**図 4-22　超急性期脳幹梗塞の超急性期頭部 MRI 拡散強調像**
脳幹に白い明瞭な脳梗塞像をみとめる。

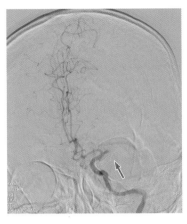
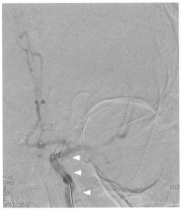
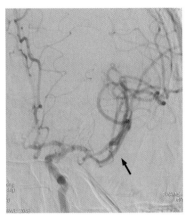

**a. 機械的血栓回収療法**

左中大脳動脈が途絶(→)している。カテーテル(▷)を閉塞部へ誘導し，血栓を回収して完全再開通を得た(→)。

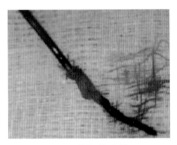
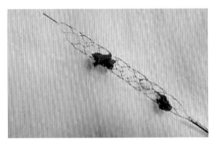

**b. 回収した血栓**　　　　　**c. ステントリトリーバー(Trevo)**

◉ **図 4-23　超急性期脳梗塞に対する機械的血栓回収療法**

この症例では患者の失語と右運動麻痺は劇的に改善，後遺症なく自宅退院となった。

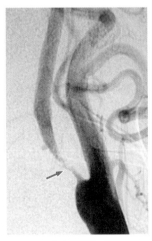
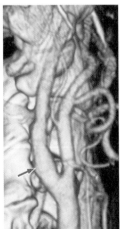
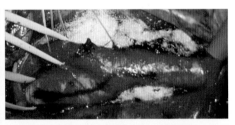
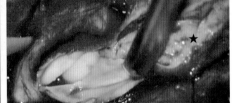

**a. 右内頸動脈狭窄**　　　**b. 術後**　　　　　　**c. 術中写真**

狭窄が解除された(→)。　内頸動脈を露出し，プラーク(★)を摘出した。

◉ **図 4-24　慢性期脳梗塞に対する頸動脈内膜剝離術(CEA)**

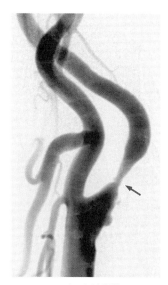 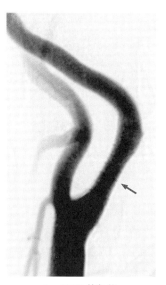

| a．CAS 施行前 | b．CAS 施行後 |
|---|---|
| 左内頸動脈狭窄(→)がみとめられる。 | 狭窄は解除(→)された。 |

▶図 4-25　慢性期脳梗塞に対する頸動脈ステント留置術

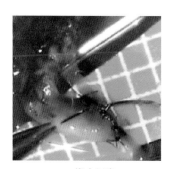 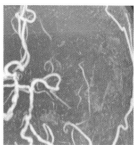

| a．術中写真 | b．MRA 像 |
|---|---|
| | 左は術前，右は術後を示す。術前は血管が乏しいが，術後はバイパス開存(→)と血流改善がみとめられる。 |

▶図 4-26　慢性期脳梗塞に対する頭蓋外頭蓋内バイパス術

## 4　未破裂脳動脈瘤

● **症状**　多くの場合は無症状である。頭痛などの精査で撮影された，あるいは，脳ドックなどの検診で撮影された MRA で偶然発見される場合が多い（▶図 4-27）。動脈瘤のサイズが大きくなると周囲の神経を圧迫して，視力視野障害や複視などを生じることがある。

● **診断**　MRA で偶然発見されることが多い。治療方針を決定するためのより詳細な情報が必要な場合は，3D-CTA や DSA を行う。

● **治療**　一般的な未破裂脳動脈瘤の年間破裂率は 1% 未満であり，部位やサイズ，形状によって破裂しやすさが異なる。多くの場合は経過観察が可能であり，発見されてもただちに治療を行う必要はない。ただし，日本人は諸

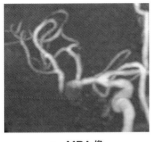
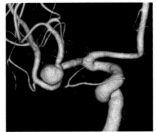

**a. MRA像**
右中大脳動脈瘤が脳ドックの
MRAで偶然発見された。

**b. DSA像**
脳動脈瘤と周囲血管の関係性を
確認した。

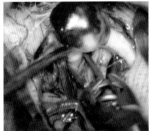
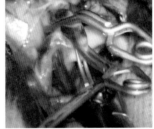

**c. 術中写真**
脳動脈瘤壁が赤く薄いことが視認できる。複数のクリップを用い
て動脈瘤頸部の完全遮断を行った。

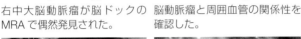

**◎図4-27　未破裂脳動脈瘤に対する外科治療**

外国に比べてクモ膜下出血の発症率が高いので，家族歴や既往歴も含め破裂
率が高そうな条件がそろっている場合や，症候性の場合は，脳動脈瘤根治術
を行う必要がある。治療法は破裂脳動脈瘤と同様である。

# 4　脳腫瘍 brain tumor

　頭蓋内に発生する腫瘍は2つに分類され，頭蓋内組織から発生するものを
**原発性脳腫瘍**，他臓器の悪性腫瘍に起因するものを**転移性脳腫瘍**とよぶ。
　原発性脳腫瘍には，脳実質組織から発生する神経上皮性腫瘍，髄膜の細胞
から発生する髄膜腫，脳神経の髄鞘を形成するシュワン細胞から発生する
シュワン細胞腫（神経鞘腫），下垂体前葉組織から発生する下垂体腺腫などの
頻度が高く，ほかに悪性リンパ腫・頭蓋咽頭腫・血管芽腫・胚細胞性腫瘍な
ど，多種多彩な組織型の腫瘍が発生する（◎表4-3）。また，同じ組織型の腫
瘍であっても，発生部位により症状・病態は異なり，治療方針もかわってく
る場合がある。
　髄膜腫やシュワン細胞腫などは良性腫瘍であり，5年生存率はおおよそ90
％である。同じ良性腫瘍でも，視床下部との癒着が強い頭蓋咽頭腫の5年
生存率は70％であるが，一方，悪性腫瘍でも化学療法や放射線療法が有効
なジャーミノーマ（胚腫）では5年生存率98％である。
●**症状**　脳腫瘍による共通した症状は，頭蓋内圧亢進による頭痛・嘔吐・
視神経乳頭浮腫と，運動障害や失語などの局所症状があげられる。頭蓋内圧

○表 4-3　脳腫瘍分類

| 原発性脳腫瘍 | 神経上皮性腫瘍 | 星細胞腫，膠芽腫，乏突起膠腫，上衣腫，中枢性神経細胞腫，髄芽腫，ほか |
| --- | --- | --- |
| | 脳神経および脊髄神経腫瘍 | シュワン細胞腫，ほか |
| | 髄膜の腫瘍 | 髄膜腫，血管腫，悪性黒色腫，血管芽腫，ほか |
| | 悪性リンパ腫と造血器腫瘍 | 悪性リンパ腫，ほか |
| | 胚細胞性腫瘍 | ジャーミノーマ(胚腫)，奇形腫，絨毛がん，ほか |
| | トルコ鞍部腫瘍 | 頭蓋咽頭腫，下垂体腺腫，ほか |
| | 嚢胞性病変 | ラトケ嚢胞，類上皮嚢胞，ほか |
| 転移性脳腫瘍 | | |

亢進は腫瘍そのものによる圧迫 mas effect，腫瘍周囲の脳浮腫，髄液循環障害による水頭症でおこる。起床時に頭痛・吐きけが強く，時間がたつと軽快する場合は，脳腫瘍による頭蓋内圧亢進が疑われる。

　局所症状は進行性に悪化し，視野障害・顔面痛・嚥下障害など，脳実質だけではなく脳神経症状を呈する場合や，てんかんで発症する場合もある。20歳以降の初発てんかん発作は，脳腫瘍に起因することを疑う。

● **診断**　脳腫瘍は，種類によって好発年齢と好発部位がある。脳脊髄液検査は，頭蓋内圧亢進が明らかな場合は禁忌であるが，腫瘍細胞の検出や，胚細胞腫瘍における腫瘍マーカーの上昇など診断に必須な検査となる場合がある。画像検査は頭部 CT や MRI が有用であるが，造影検査も行い，より鮮明な画像を得る必要がある(○図 4-28〜31)。

● **治療**　外科的に摘出するのが原則ではあるが，直達手術が困難であったり，脳機能を温存するためには全摘出を断念せざるを得ない場合であったり，必ずしも根治手術が可能ではない。摘出術以外では放射線療法・化学療法が補助療法として行われる。腫瘍によっては手術よりも補助療法が優先されて，高い治療効果が得られる場合もある。病理組織を特殊な方法で染色して算出される MIB-1(ミブワン)インデックスは，腫瘍の悪性度を数値化できるため，治療方針の決定に有用である。

　WHO 脳腫瘍分類により 4 段階のグレードに分けられ，数字が増えるにつれて悪性度が増す。グレード 1 は緩徐に増大するかほとんど増大しない良性腫瘍で，見つかっても経過観察を行うか，外科手術で全摘出できれば完治する。グレード 2 は良性にみえても，経時的に増大し浸潤性に増殖するため全摘出ができず，手術をしても再発する。まれにグレード 2 がグレード 3 や 4 に悪性化する。グレード 3 は悪性腫瘍で全摘出は不可能であり，術後の放射線照射や化学療法が必要となる。グレード 4 はきわめて悪性度が高く，発育速度もはやく有効な治療を行わないと早期に死にいたるが，治療を行っても生存期間の中央値は短い❶。

□NOTE

**❶神経上皮性腫瘍の 5 年生存率**

　神経上皮性腫瘍の 5 年生存率は，グレード 1 の毛様細胞性星細胞腫が 92％，グレード 2 のびまん性星細胞腫が 73％，グレード 3 の退形成星細胞腫が 41％，グレード 4 の膠芽腫が 10％とされ，とくに膠芽腫の生存期間の中央値は 2 年弱ときわめて予後がわるい。

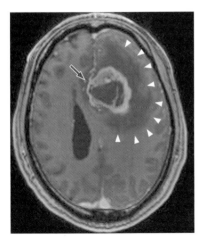

● 図 4-28　膠芽腫（グレード 4）の頭
　　　　　 部造影 MRI 像

著明に造影剤で濃染する腫瘍をみとめる。
内部信号は不均一で壊死をおこしている
部位は囊胞（→）を形成している。
腫瘍周囲には著明な浮腫（▷）が広がって
いる。
周囲の正常構造はつぶれ，正中偏位がみ
られる。

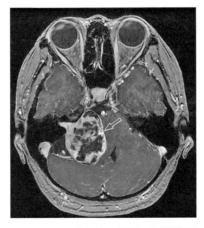

● 図 4-29　前庭神経鞘腫の頭部造影
　　　　　 MRI 像

神経鞘腫は，腫瘍内に囊胞を有すること
が多く不均一に造影（→）される。前庭神
経が走行する内耳道内に連続（►）してい
る。

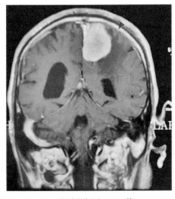

a.　頭部造影 MRI 像

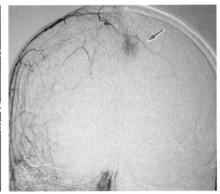

b.　DSA 像

● 図 4-30　大脳鎌髄膜腫

大脳鎌に付着部をもつ均一に造影される腫瘍である。周囲に浮腫（►）も目だつ。
外頸動脈から腫瘍が濃く染められており（→），栄養血管が豊富なことがわかる。

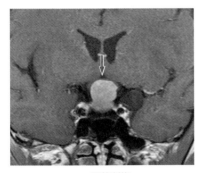

a.　冠状断像

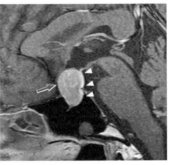

b.　矢状断像

● 図 4-31　下垂体腺腫の頭部造影
　　　　　 MRI 像

サイズが大きい下垂体腺腫である。
非機能性腺腫なので，ホルモン症状は
なく，視神経圧迫による視野障害で発
見された。雪だるまのような形（→）で
トルコ鞍上部までのびている。
正常下垂体のほうが強く造影されるた
め，矢状断では下垂体腺腫（→）によっ
て後方へ圧排された正常下垂体（▷）
が強く造影されている。

## 1 神経上皮性腫瘍

　**神経上皮性腫瘍**は，成人においても全脳腫瘍の約 1/4 を占める重要な腫瘍群である。脳実質は，神経細胞と，星状膠細胞・稀突起膠細胞・脳室上衣細胞などから構成される。神経細胞系の腫瘍（おもに側脳室に発生する中枢性神経細胞腫など）の発生頻度は低い。一方，神経膠細胞系の腫瘍（神経膠腫に総称される）の頻度は高く，なかでも頻度が高いのは星状膠細胞の腫瘍である。小児期において，脳腫瘍は白血病についで頻度が高い腫瘍で，固形腫瘍としては最も多い。神経膠腫は小児の代表的な脳腫瘍である。

● **症状**　脳実質に発生することから，発生部位の局所神経症状，痙攣発作，髄液循環路の閉塞による水頭症などで発症する。グレード 2 では比較的進行が遅いので緩徐に進行する局所症状が先行するが，グレード 3 ではすみやかな症状の進行がみられ，頭蓋内圧亢進症状をみとめやすい。グレード 4 ではより症状が発現しやすく，初発症状は頭痛が多く，痙攣・性格変化・見当識障害などが目だち，発症から診断までの期間がきわめて短い。

● **診断**　頭部 CT や MRI で，悪性度が高いほど造影効果が得られる（●372ページ，図 4-28）。

● **治療**　治療は，外科的摘出，放射線療法，化学療法が標準的であり，最近では分子標的療法，免疫療法なども行われる。脳実質に発生し浸潤性に発育することから，外科的に全摘することは困難な場合が多い。小児に好発する毛様細胞性星状細胞腫は境界明瞭であり，外科的摘出で根治が見込める数少ない神経膠腫である。放射線療法や化学療法はある程度の有効性はあるが，感受性は必ずしも高くない。

　神経膠腫の治療の原則は，安全な範囲内で可能な限りの腫瘍摘出を行ったあとに，組織型・経過などを考慮した適切な時期の放射線療法と化学療法を行うことである。神経機能を温存した最大限の摘出を行う工夫として，術中神経モニタリング，術中ナビゲーション，術中 MRI に加え，近年は手術中に麻酔を覚醒させて，言語聴覚士と患者が会話をしながら脳表上で言語中枢を正確に同定し，腫瘍摘出に際して言語機能を温存する**覚醒下手術**も行われている。

| plus | 脳腫瘍の個別化治療 |
| --- | --- |

　分子生物学的診断の進歩により，ある種の遺伝子異常を有する神経膠腫は，放射線療法や化学療法の反応性が良好であることがわかってきた。とくに，1p19q の共欠失は乏突起膠腫に高頻度でみられる染色体異常であり，放射線療法や化学療法が奏功し，比較的予後が良好である。手術に先だって，化学療法を先行させると腫瘍サイズの縮小が得られ，機能を温存した最大限の腫瘍摘出が行いやすくなる。

## 2　脳神経の腫瘍

　末梢神経の絶縁体である髄鞘を形成するシュワン細胞から発生する**シュワン細胞腫（神経鞘腫）**は，12 対の脳神経からも発生する良性腫瘍である。発生母地として頻度が高いのは前庭神経であるが，三叉神経・顔面神経・迷走神経をはじめ，すべての脳神経から発生しうる。成人に好発する脳腫瘍であるが，神経線維腫症などの遺伝性疾患の患者では，若年でも発生する。

●**症状**　最も頻度の高い前庭神経鞘腫では，併走する蝸牛神経の障害による患側の聴力障害で発症することが多い。三叉神経鞘腫では，顔面の痛みや知覚異常で，迷走神経鞘腫では嗄声，嚥下障害で発症することが多い❶。発生母地の神経の症状以外で発症することもまれではない。頸静脈孔を走行する舌咽神経・迷走神経・副神経由来の腫瘍が，蝸牛神経の障害による難聴で発症したり，三叉神経鞘腫が外転神経麻痺で発症したりすることもある。いずれも腫瘍塊によって近傍の脳神経が圧迫されることが原因である。

●**診断**　良性腫瘍であるが，頭部 CT や MRI で内部は不均一で，一見悪性腫瘍にみえるような造影効果（◯372 ページ，図 4-29）がみられる。

●**治療**　シュワン細胞腫は良性腫瘍であり，外科的全摘出により完治が見込める一方，手術操作により発生母地の神経，ときには，併走する脳神経の機能を障害する可能性がある。前庭神経鞘腫の場合には，顔面神経が蝸牛神経とともに併走していることから，術後に顔面神経麻痺をきたす可能性がある。神経鞘腫は，放射線療法にある程度感受性をもつこともわかっている。高度な合併症をきたす可能性がある場合，高齢者など全身麻酔下手術のリスクが高い場合などには，術後の補助療法として，あるいは腫瘍サイズが小さい場合には初期治療として，ガンマナイフ・サイバーナイフなどの定位放射線治療が行われる。

　NOTE
❶前庭神経，蝸牛神経は併走しており，まとめて第 8 脳神経とよばれることから，前庭神経鞘腫が蝸牛神経の症状で発症することは理にかなっている。

## 3　髄膜の腫瘍

　髄膜のうち，クモ膜細胞から発生する良性腫瘍である（◯372 ページ，図 4-30）。多くは硬膜に付着するが，脳室内で脈絡叢に付着するなど硬膜内部にも発生する。

●**症状**　成人に好発し，女性に多い。発生部位により分類され，嗅窩部髄膜腫の嗅覚脱失，鞍結節部髄膜腫の視野狭窄，小脳橋角部髄膜腫の聴力障害など，発生部位に特異性のある症状を呈する。テント上の髄膜腫は，痙攣で発症することもある。前頭部などに発生した場合は，緩徐に発育して巨大化し，頭蓋内圧亢進症状や高次脳機能障害で発症することもある。

●**診断**　頭部造影 CT や MRI では，硬膜に付着部をもつ腫瘍が均一に造影される。周囲との境界は明瞭であるが，ときに腫瘍周囲に脳浮腫が目だつ例もある。

　DSA で，外頸動脈からの豊富な腫瘍濃染像をみとめることが多い（◯372 ページ，図 4-30-b）。

●**治療**　治療は外科的摘出が原則であり，可能であれば付着部の硬膜ごと

摘出する。全摘出することにより重篤な合併症が予想される場合には，部分摘出にとどめる。髄膜腫の摘出度をシンプソングレード Simpson Grade であらわす。MIB-1 インデックスなども参考にして，残存腫瘍に増大傾向があるようであれば，ガンマナイフ・サイバーナイフなどの定位放射線治療を行う。術中の出血量を減らす目的で，術前日あるいは当日に腫瘍の栄養血管を血管内治療で塞栓する場合がある。

## 4 下垂体腺腫

　脳下垂体前葉に発生する良性腫瘍である[1]。

● **症状**　過剰産生された下垂体ホルモンによってもたらされる症状を呈する機能性腺腫と，ホルモンを過剰に産生せずに，腫瘍塊の視交叉圧迫による両耳側半盲など局所症状を呈する非機能腺腫とに分類される(●表4-4)。

● **診断**　頭蓋骨の影響を受けにくい頭部 MRI が有用である。造影剤を用いるが，下垂体腺腫よりも正常下垂体の増強効果が強い(●372ページ，図4-31)。

● **治療**　外科的摘出が主体であるが，プロラクチン産生腫瘍では摘出後の再発率が高く，ドーパミン受容体作動薬が著効することから，薬物療法が第一選択である。成長ホルモン産生腫瘍では，術前に抗腫瘍効果のあるソマトスタチンアナログ製剤が使用されることもある。

　外科的治療には，開頭術と**経蝶形骨洞手術**があり，トルコ鞍よりも上方伸展が著明な症例で開頭術が選択される以外は，経蝶形骨洞手術が行われる症例が多い。経蝶形骨洞手術は，顕微鏡を用いた上口唇，鼻中隔経由のハーディ Hardy 法が確立されていたが，最近では，内視鏡を用いたより低侵襲で術野の広い，**経鼻内視鏡経蝶形骨洞手術**(●355ページ，図4-9-g)が主流となり，開頭術と併用することもある。

## 5 その他の原発性脳腫瘍

　頭蓋内には，神経組織以外から発生する，悪性リンパ腫・胚細胞性腫瘍・頭蓋咽頭腫・血管芽腫など，さまざまな組織型の腫瘍が発生する。悪性リンパ腫と胚細胞性腫瘍は悪性腫瘍であり，外科的な処置は確定診断を目的とした生検のみとするのが原則で，感受性の高い放射線療法と化学療法を行う。頭蓋咽頭腫や血管芽腫は良性腫瘍であり，外科的治療が原則である。小児・新生児では，髄液を産生する脈絡叢乳頭腫が好発し，全摘出ができれば完治が見込める。

**NOTE**
[1]WHO の腫瘍分類では，中枢神経系腫瘍ではなく内分泌系腫瘍として分類されているが，おもに脳神経外科医により治療される。

●表4-4　下垂体腺腫の分類

| 機能性腺腫 | プロラクチン産生腫瘍(プロラクチノーマ) |
| --- | --- |
| | 成長ホルモン産生腫瘍(巨人症，先端巨大症) |
| | 副腎皮質刺激ホルモン産生腫瘍(クッシング病) |
| | 甲状腺ホルモン産生腫瘍 |
| **非機能性腺腫** | |

## 6 転移性脳腫瘍

　頭蓋外に発生した悪性腫瘍が，血行性あるいは播種性に頭蓋内に転移したものをいう。原発としては肺がんが半数で，ついで乳がんが 10% を占める。脳内に腫瘍塊を形成する場合と，髄膜播種をきたすがん性髄膜腫症がある。

　かつては，脳転移が生じた段階で全身にがんが進行した状態と診断され，積極的治療から緩和治療に移行することが一般的であった。しかし近年は，がんの長期生存例も増えてきたことから，全身のがんは制御されているにもかかわらず，中枢神経系の転移巣だけが悪化する症例が問題となってきている。その理由は，抗がん薬が中枢神経へ移行しにくい血液脳関門とよばれる機構の存在にある。

　一方で，転移性脳腫瘍の治療が低侵襲化し，症状を改善しながら局所制御ができるようになったことから，個々の症例に対して患者の考えや希望に寄り添うさまざまな治療選択が可能となってきている。局所症状を呈する大きな転移性脳腫瘍は外科的摘出が原則であるが，小さい腫瘍では定位放射線治療の適応となる。多発性病変や髄膜播種例では，全脳照射も行われる。組織型によっては，転移性脳腫瘍でも分子標的薬を含む化学療法が行われる。

# 5 機能性疾患

　パーキンソン病・ジストニア・本態性振戦・片側顔面痙攣などの不随意運動症，てんかん，三叉神経痛や脳卒中後あるいは脊髄損傷後の難治性神経因性疼痛，脳卒中後や脳性麻痺による痙縮などを機能性疾患という。

　パーキンソン病，本態性振戦などに対しては大脳基底核をターゲットにした大脳深部刺激療法が，てんかんに対しては焦点切除・脳梁離断術・迷走神経刺激療法などが，動脈による脳神経の圧迫が原因である三叉神経痛や片側顔面痙攣に対しては微小血管減圧術が，難治性神経疼痛に対しては脊髄刺激

---

| plus | 脳腫瘍に対する放射線療法 |
|---|---|

　脳腫瘍に対する放射線療法は，全中枢神経系照射・全脳照射・全脳室照射・（拡大）局所照射・定位放射線照射の5種類があり，腫瘍の種類や病巣数やサイズ，発生部位，播種のしやすさなどによって使い分ける。定位放射線照射以外は正常脳にも照射が及ぶため，1回の照射線量を正常脳の障害を回避できる低レベルに抑える必要があり，最終的に治療効果が得られる放射線量に到達させるためには，20〜30回程度の分割照射を行う必要がある。

　定位放射線照射は，あらゆる方向から病巣だけに集中した放射線照射を行うことで，少ない照射回数で高い治療効果を期待することができる。ガンマナイフは，201個のコバルト線源から病巣部に集中した定位的放射線照射を行う単回照射で，患者の頭部にフレームを装着し固定させる必要がある。X線を用いた定位的放射線照射を行うサイバーナイフは，患者の頭部を固定する必要がなく，3〜5回程度の分割照射も行える。

　近年，さまざまな方向から放射線の量を変化させて，複雑な形状の病変であっても高線量の照射を行うことができる強度変調放射線治療 intensity modulated radiation therapy（IMRT）の技術も用いられるようになった。

療法が，痙縮に対してはバクロフェン持続髄注療法が行われることがある。

# B　脊髄の疾患

## 1　基礎知識

### 1　構造と機能

● **脊柱・脊髄の機能**　**脊柱❶**には身体を支える柱としての機能と，身体の姿勢をかえるための関節としての機能がある。一方，**脊髄**には，情報を伝える神経としての機能がある。加齢，外傷，腫瘍などで脊柱の柱や関節としての機能が障害されると，脊髄の情報を伝える機能にも障害があらわれる。

● **脊柱・椎骨の構造**　脊柱は，**椎骨**が積み重なってできている柱である。椎骨は，7 個の頸椎，12 個の胸椎，5 個の腰椎，および仙骨に分けられる。

　椎骨は，本体をなす**椎体**と，後方の**椎弓**からなり，その間には**椎孔**という大きな孔が空いている。それぞれの椎体の間には，やわらかいクッションである椎間板があり，関節としてはたらいて姿勢をかえることができる。

　椎孔はつながって，**脊柱管**とよばれる管状の構造をつくる。その内側には靱帯が，さらに内側には脊髄を包む薄い膜である硬膜が存在する。この硬膜の中で，髄液に浮いている直径 10 mm，長さ 40 数 cm ほどの白く長細いやわらかな組織が，**脊髄**である。

● **脊髄の構造**　脊髄の断面をみると，周囲表層には色調の白い部位，内部にはやや色調の濃い部位があり，それぞれ**白質**，**灰白質**とよばれる。さらに，白質は前索・側索・後索，灰白質は前角・後角に分類される。

　白質には，脳と脊髄をつなぐ神経線維が通っており，側索は痛覚と温度覚を，前索は粗大な触覚を，後索は微細な触覚，関節覚，振動覚を伝える経路になっている。灰白質の前角には運動神経細胞，後角には感覚を中継する神経細胞が集まっている。

　脊髄は高さによって，頸髄・胸髄・腰髄・仙髄・尾髄に分けられる。通常，脊髄は，第 1 腰椎と第 2 腰椎付近で終わり，たくさんの細い枝に移行して馬尾神経とよばれる。

● **脊髄神経**　脊髄からは 31 対の神経根が分岐している。神経根は，前根と後根に枝分かれしており，前根は運動神経線維を含み，後根は感覚神経線維を含んでいる。硬膜を出たところで，前根と後根は合流して 1 本の脊髄神経となる。脊髄神経は，出口となる椎間孔の高さによって，頸神経・胸神経・腰神経・仙骨神経・尾骨神経に分けられる。

● **脊髄の損傷部位と障害**　頸髄は両上肢の運動や知覚のための枝，呼吸筋を動かすための枝，胸髄は胸部腹部の皮膚感覚や内臓を動かすための枝を送る。また，馬尾神経は，腰椎から両足や膀胱・直腸に枝を送る。

**NOTE**
❶**脊椎**
　脊椎という用語は，脊柱をさすこともあり，また椎骨の意味で用いられることもある。

　したがって，脊髄の損傷部位によって，生じる障害は異なる。腰髄に損傷がおこると，下肢のしびれ，間欠性跛行（はこう），頻尿や尿もれなど膀胱直腸障害を呈する。胸髄の損傷では，膀胱直腸障害に加えて歩行障害を，頸髄の損傷ではさらに上・下肢の障害，とくに巧緻（こうち）障害がおこる。また，C$_1$〜$_4$レベルの上位頸髄障害では，横隔膜が動かせなくなり呼吸障害を呈する。外傷などによる脊髄損傷においては，血圧低下や徐脈など脊髄性ショックとよばれる心臓血管系の交感神経障害がおきることがある。

## 2 手術方法

### ◆ 椎弓切除術

● **方法**　体位は腹臥位とし，椎骨の棘突起に沿って縦に皮膚を切開し，棘突起や椎弓に付着する筋肉をはがす。露出した椎弓とその下の黄色靱帯を切除して，硬膜の圧迫を解除する（●図4-32）。

● **対象となる疾患**　脊髄硬膜外血腫，脊髄変性疾患が対象となる。脊髄腫瘍では，この方法で脊髄硬膜に到達する。

### ◆ 椎弓形成術

● **方法**　椎弓切除術が椎弓を取りさるのに対し，椎弓形成術では椎弓を残し，曲げて脊柱管を広げる。折り曲げた椎弓を固定するために，インプラントを用いる（●図4-33）。椎弓形成術には，椎弓の片側を切断して開く片開き，椎弓の正中で開く両開きといった2種類の開き方がある。

● **対象となる疾患**　頸椎に対して行われる手術で，頸椎変性疾患（頸椎症・黄色靱帯骨化症・後縦靱帯骨化症）が対象となる。

### ◆ 脊髄硬膜内髄外腫瘍摘出術

● **方法**　椎弓切除術のあと硬膜を縦に切開し，脊髄や神経根などの脆弱（ぜいじゃく）な組織の腫瘍を，手術用顕微鏡を用いて摘出する（●図4-34）。硬膜内髄外腫瘍の多くは，脊髄や神経根と分けて摘出が可能である。また脊髄硬膜下血腫の

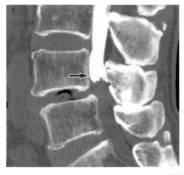
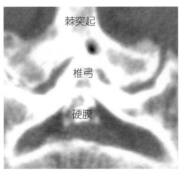
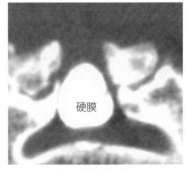

a. 術前CT像
神経が狭窄されている（→）。

b. 術後CT像
椎弓を切除し，硬膜の圧迫を解除した。

●図4-32　椎弓切除術

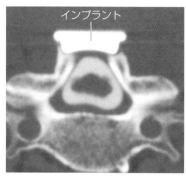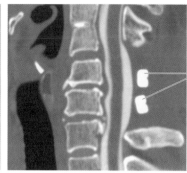

▶図4-33　椎弓形成術
椎弓の正中で開き，インプラントにより椎弓を固定した。

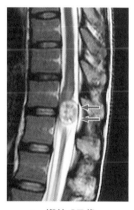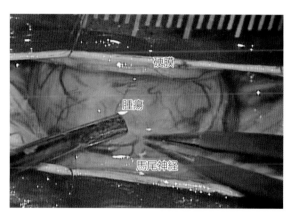

a. 術前CT像
硬膜内髄外腫瘍が確認できる（→）。

b. 術中写真
硬膜を切開し，腫瘍を摘出する。

▶図4-34　脊髄硬膜内髄外腫瘍摘出術

場合，硬膜を開けた時点で血腫をみとめることができる。血腫は，洗浄吸引することで除去できる。

● **対象となる疾患**　髄膜腫や神経鞘腫，硬膜下血腫に対して行われる。

### ◆ 脊髄髄内腫瘍および脊髄動静脈奇形の手術

● **方法**　椎弓切除術のあと硬膜を縦に切開し，後正中裂とよばれる脊髄の左右の分かれ目をていねいにはがし，脊髄内の腫瘍に到達する（▶図4-35）。後正中裂剝離時に後索が傷害されやすく，術後運動麻痺が出現しなくても下肢の深部感覚が障害されるため，歩行障害を呈することが多い。
　脊髄動静脈奇形は，脊髄表面にみとめる静脈をたどり脊髄内の動静脈奇形に達する。流入動脈を処理して動静脈奇形を摘出する。

● **対象となる疾患**　星細胞腫・上衣腫・脊髄動静脈奇形が対象となる。

### ◆ 頸椎前方除圧固定術

● **方法**　仰臥位で前頸部を切開し，椎体前にある食道と気管を内側に寄せ

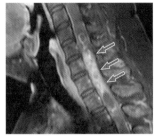
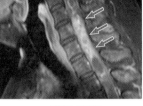

**a. 術前 CT 像**

頸髄髄内腫瘍が確認できる（→）。

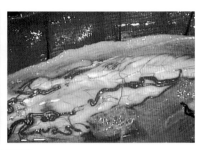

**b. 術中写真**

後正中裂をていねいにはがして腫瘍に到達する（→）。摘出後は縫合する。

**◉図4-35　頸髄髄内腫瘍の摘出術**

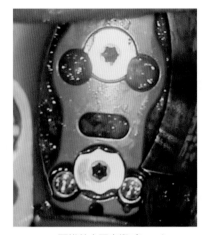

**a. 頸椎前方固定術プレート**

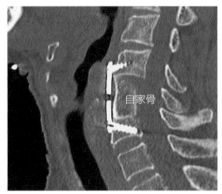

**b. 術後 CT 像**

**◉図4-36　頸椎前方除圧固定術**

て，椎間板や椎体を切除し，脊髄を前方から圧迫する物を切除して除圧を行う。摘出した椎間板や椎体にかわり，自家骨やインプラントを挿入して頸椎を固定する（◉図4-36）。

● **対象となる疾患**　脊髄が前方から圧迫される頸椎症性脊髄症，頸椎神経根症，頸椎椎間板ヘルニアが対象となる。

## ◆ 脊椎後方固定術

● **方法**　脊柱には柱と関節としての機能があるが，関節としての機能に障害が出た場合に，柱としての機能を維持する目的で行われる。強い荷重のかかる腰椎では，痛んだ椎間板を摘出して椎体間にケージとよばれる椎体間固定具を挿入する。ケージを挿入する方向には2つあり，後方から挿入する方法は**後方経路腰椎椎体間固定術** posterior lumbar interbody fusion（**PLIF**）や**経椎間孔的腰椎椎体間固定術** transtoraminal lumbar interbody fusion（**TLIF**）（◉図4-37），側方（側腹部）から挿入する方法は**腰椎前外側椎体間固定術** oblique lateral interbody fusion（**OLIF**）や**側方経路腰椎椎体間固定術** extreme lateral interbody fusion（**XLIF**）がある。

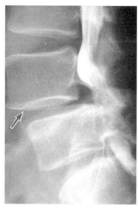 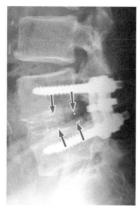

**a. 術前 X 線像**
腰椎の椎骨が前方にずれている（→）。

**b. 術後 X 線像とその模型**
椎間固定具を挿入し（→），椎弓根スクリューにより後方からさらに固定した。

椎弓根スクリュー

椎間固定具

◖図 4-37　腰椎すべり症に対する経椎間孔的腰椎体間固定術

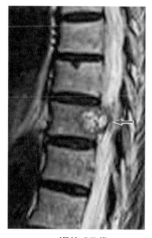 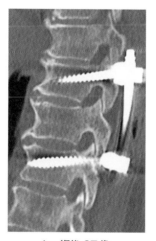

**a. 術前 CT 像**
がんが椎弓根に転移しているのが確認できる（→）。

**b. 術後 CT 像**
後方から椎弓根スクリューで固定した。

◖図 4-38　がんの椎弓根転移による骨折に対する胸椎後
方固定術

　腰椎における椎体間固定には必ず，後方からの椎弓根スクリュー固定を併用する。頸胸椎では椎体間固定を行わず，後方スクリューのみで固定される。また PLIF や TLIF においては椎弓切除術を行い，硬膜の圧迫を解除する。
● **対象となる疾患**　すべり症（◖図 4-37）などの脊椎変性疾患や，がんの脊椎転移（◖図 4-38），側彎症，脊椎外傷が対象となる。

### ◆ 椎体形成術

● **方法**　つぶれた椎体を形成する治療である。X 線透視下に後方から針を挿入し，つぶれた椎体内に骨セメントを注入して骨折椎体を安定させる（◖

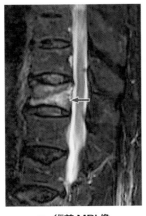 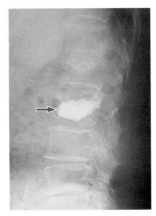

|　a. 術前 MRI 像　|　b. 術後 X 線像　|
|---|---|
| 椎体骨折の位置を示す（→）。 | 骨セメントを注入し，骨折椎<br>体を安定させる（→）。 |

▶ **図 4-39　椎体形成術**

図 4-39）。

● **対象となる疾患**　骨粗鬆症による椎体骨折，がんの椎体転移による椎体骨折など，椎体がつぶれた場合に行う。

# 2　脊椎変性に伴う脊髄の疾患

## 1　頸椎疾患

頸椎部における脊椎変性症による脊髄の病変としては，頸椎症や頸椎椎間板ヘルニア，頸椎後縦靱帯骨化症があげられる。

### ◆ 頸椎症 cervical spondylosis

**頸椎症**は，椎体の後方に生じた骨棘（骨の突出）により，神経組織が圧迫されることで発症する。脊髄から分岐した神経根が圧迫される病態が頸椎症性神経根症であり，脊髄が圧迫される病態が頸椎症性脊髄症である。

● **症状**　頸椎症性神経根症では頸部から肩甲骨にかけての痛み，上肢痛や上肢のしびれをみとめ，病状が進行すると上肢の筋力低下や知覚障害をみとめる。一方，頸椎症性脊髄症では四肢のしびれや手指の巧緻運動障害（箸が持ちづらい，ボタンがかけづらいなど），歩行障害，四肢の筋力低下などをみとめる。病状が進行すると膀胱直腸障害をみとめることもある。

● **診断**　問診に加え，神経学的な診察を含めた身体所見と単純 X 線撮影や MRI，脊髄造影，脊髄造影後 CT などの画像検査で行う。

● **治療**　治療は保存療法が基本である。保存療法として，安静指導のほか，非ステロイド性抗炎症薬（NSAIDs）や神経障害性疼痛治療薬（プレガバリンなど），ビタミン $B_{12}$ 製剤などの内服加療，リハビリテーション（頸椎牽引や低周波治療など），頸椎カラーの装着などを行う。頸椎症性神経根症の場合

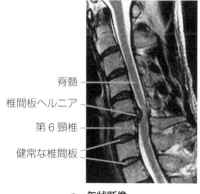
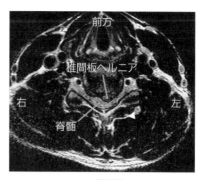

脊髄

椎間板ヘルニア

第6頸椎

健常な椎間板

前方

椎間板ヘルニア

右　左

脊髄

a. 矢状断像　　　　　b. 横断像

**◉図4-40　頸椎椎間板ヘルニア（C₅/₆）のMRI像（T2強調像）**
椎間板ヘルニアにより脊髄が圧迫されていることが確認される。

は，通常，保存療法で症状が軽快することが多い。一方，筋力低下をきたした頸椎症性神経根症や，巧緻運動障害，歩行障害などの脊髄症状をきたした頸椎症性脊髄症では手術適応となる。手術法は前方法と後方法とがあり，病態に応じて術式を選択する。

### ◆ 頸椎椎間板ヘルニア cervical disc herniation

　**頸椎椎間板ヘルニア**は，頸椎と頸椎の間にある椎間板組織（中心にある髄核の部分）が突出し，神経組織を圧迫することにより発症する（◉図4-40）。
　**● 症状**　症状は頸椎症と同様であり，初期には頸背部痛のほか，上肢痛や上肢のしびれをみとめ，病状が進行すると巧緻運動障害や歩行障害などの脊髄症状をみとめる。
　**● 診断・治療**　診断や治療は基本的に頸椎症と同様である。頸椎椎間板ヘルニアの病態は頸椎症と類似しているが，頸椎症と異なり骨よりやわらかい椎間板組織が神経組織を圧迫するため，頸椎症と比べ治療成績は良好である。

### ◆ 頸椎後縦靱帯骨化症 ossification of posterior longitudinal ligament of cervical spine（**OPLL**）

　**頸椎後縦靱帯骨化症**は，頸椎と頸椎をつなぐ後縦靱帯が骨化，肥厚し，神経組織を圧迫することで発症する（◉図4-41）❶。症状は頸椎症性脊髄症と同様である。画像所見として単純X線検査やMRI，CTで骨化した後縦靱帯を確認することができる。治療法も頸椎症性脊髄症と同様であり，まずは保存療法が選択されるが，巧緻運動障害や歩行障害などの脊髄症状をきたした場合には，手術適応となる。手術法は通常，後方除圧術が適応となる。

### 2　腰椎疾患

　腰椎部における脊椎変性症による脊髄の病変として，腰部脊柱管狭窄症や腰椎椎間板ヘルニアがあげられる。

▭ NOTE
❶頸椎後縦靱帯骨化症は国が定める指定難病に指定されている。

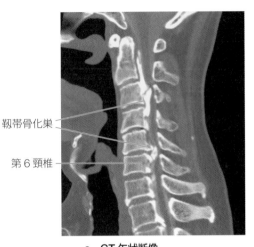

靱帯骨化巣

第6頸椎

**a. CT 矢状断像**
脊柱管内に骨化・肥厚した後縦靱帯が鮮明に確認される。

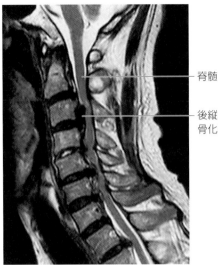

脊髄

後縦靱帯
骨化巣

**b. MRI 矢状断像**
後縦靱帯骨化巣により，脊髄が圧迫されているのが確認される。

**◐図 4-41　頸椎後縦靱帯骨化症の CT および MRI 像（T2 強調像）**

## ◆ 腰部脊柱管狭窄症 lumbar spinal canal stenosis（LSCS）

　**腰部脊柱管狭窄症**は，脊柱管内の肥厚した骨や黄色靱帯，突出した椎間板により神経根や馬尾神経が圧迫を受けることで発症する。

●**症状・治療**　腰部脊柱管狭窄症は症状により，神経根型と馬尾型，混合型に分類される。

　神経根型の症状として，下肢痛や下肢のしびれをみとめ，症状が進行すると間欠性跛行や筋力低下をきたす。神経根型の症状に対しては，NSAIDs や神経障害性疼痛治療薬などの内服治療，ブロック注射のほか，生活習慣の指導，リハビリテーションなどの保存療法を行う。保存療法が奏功せず，間欠性跛行による ADL 制限が顕著な場合には手術適応となる。

　一方，馬尾型の症状（両側の殿部から下肢にかけての痛みやしびれ，陰部のしびれ，間欠性跛行，排尿障害）を呈した場合には，保存療法による症状改善の見込みは少なく，手術適応となる場合が多い。手術法は椎弓切除術や椎弓形成術などの後方除圧術が第一選択となる。単純 X 線動態撮影で不安定性を有する場合（すべり症・分離症・側彎症など）には，患者の年齢や活動性，骨質なども評価したうえで PLIF を行う。

## ◆ 腰椎椎間板ヘルニア lumbar disc herniation

　**腰椎椎間板ヘルニア**は椎間板組織（中心にある髄核の部分）が突出し，神経根や馬尾神経を圧迫することにより発症する（◐図 4-42）。

●**症状・診断**　症状として，腰痛や下肢痛をみとめるが，病状が進行すると下肢の筋力低下や知覚障害をきたす。その診断には **SLR テスト** straight

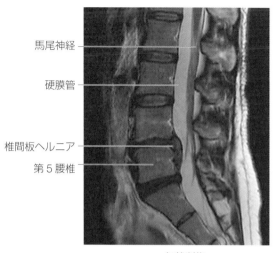
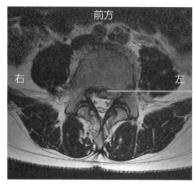

馬尾神経

硬膜管

椎間板ヘルニア

第5腰椎

前方

右　　　　　左

椎間板ヘルニア

a. 矢状断像　　　　　　　b. 横断像

◎図 4-42　腰椎椎間板ヘルニア($L_{4/5}$，左)の MRI 像(T2 強調像)
椎間板ヘルニアにより硬膜管が圧迫されていることが確認される。

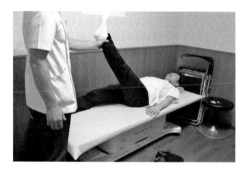

◎図 4-43　SLR テスト
患者を仰臥位とし，検者が下肢を挙上していく
と坐骨神経痛が誘発される。

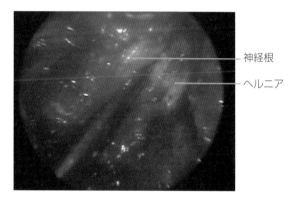

神経根

ヘルニア

◎図 4-44　内視鏡視下腰椎椎間板ヘルニア摘出術
特殊なヘラで神経根をよけ，ヘルニアを摘出する。

leg raising test(◎図 4-43)が重要である。

● **治療**　治療は NSAIDs や神経障害性疼痛治療薬などの内服治療，ブロック注射などの保存療法を行う。腰椎椎間板ヘルニアでは徹底した保存療法により，症状の改善が得られることが多い。一般的な手術適応は，数か月間の保存療法により症状の改善が得られず，ADL 制限をきたす場合である。一方，馬尾症状として排尿障害を呈した場合には緊急手術の適応となる。手術法として通常，**ラブ法(ヘルニア摘出術)**が行われ，最近では顕微鏡や内視鏡(◎図 4-44)を併用した術式が普及している。正中突出型ヘルニアや再発ヘルニアに対しては PLIF が選択されることもある。

# 3 血管障害に伴う脊髄の疾患

## 1 脊髄硬膜外出血 spinal epidural hematoma

　脊髄硬膜外の動脈や静脈より出血をおこし，たまった血腫が硬膜の外から脊髄を圧迫する。やや男性に多い。抗凝固薬内服や凝固異常，血管奇形，感染，外傷などを誘因としておこるが，原因不明例も多い。半身麻痺などで発症すると，脳卒中と区別がつきにくい。

● **症状**　出血部位の突然の疼痛，進行性の運動障害，感覚障害，膀胱直腸障害がみられる。

● **診断**　MRI で診断される（◯図 4-45）。

● **治療**　運動麻痺や膀胱直腸障害がある場合は，緊急で椎弓切除と血腫除去を行う（◯図 4-46）。早期手術が行えた例では，機能予後は良好である。

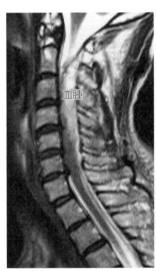
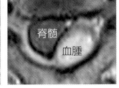

　　a. 矢状断像　　　　b. 横断像

◯**図 4-45　急性頸椎硬膜外血腫の MRI 像**

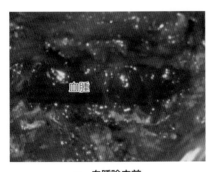
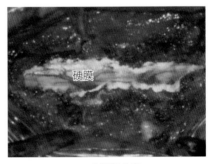

　　a. 血腫除去前　　　　　　b. 血腫除去後

◯**図 4-46　脊髄硬膜外血腫の血腫除去**

## 2 脊髄髄内出血 hematomyelia

　脊髄の内部におこる出血で，外傷，血管奇形，脊髄腫瘍，凝固異常，抗凝固薬内服などが原因である。

● 症状　局部の疼痛と障害部位以下の運動麻痺，感覚障害，膀胱直腸障害がおこる。上位頸髄でおこる場合は，上下肢麻痺に加え呼吸障害を呈することがある。

● 診断　MRIで診断される。

● 治療　経過観察と，早期リハビリテーションなどの保存治療が中心である。また，血管奇形や腫瘍性病変が原因の場合，さらなる病状悪化を考慮して原疾患を治療する場合がある。出血した時点で脊髄神経は損傷しており回復しないため，機能予後は不良である。

## 3 脊髄梗塞 spinal cord infarction

　脊髄を養う血管が閉塞しておこる。大動脈解離やその治療を行っている最中におこることがあり，胸髄に多い。そのほかに，血管奇形・動脈硬化などでおこることがある。

● 症状　発症部位の疼痛，障害部位以下の運動麻痺，痛覚・温度覚消失，膀胱直腸障害で発症する。

● 診断　MRIで診断される。

● 治療　動脈硬化が原因でおきる脊髄梗塞の場合，脳梗塞に準じた薬物療法が行われる。しかし，症状の改善は困難なことが多く，治療はリハビリテーションが中心となる。

## 4 脊髄動静脈奇形 spinal arteriovenous malformation

　脳におきる動静脈奇形と同様に，動脈から直接静脈に血流が流入する硬膜動静脈瘻と，動脈から毛玉のような形態の脆弱で異常な血管を通じて静脈に血流が流れる動静脈奇形がある。硬膜動静脈瘻が多い。動静脈奇形は，出血を繰り返すことにより機能障害が進む。硬膜動静脈瘻は硬膜の動脈と脊髄の静脈が短絡したもので，脊髄に浮腫が生じる（●図4-47）。

● 症状　下肢の運動麻痺，感覚障害，膀胱直腸障害が徐々に進んでいく。症状が進む場合は短絡路を断つ治療が必要となる。

● 診断　MRIで病巣部位を特定し，脊髄血管撮影で異常血管を特定する。

● 治療　MRIで偶然見つかることもあり，無症状の場合は経過観察となる。症状が進行するものは，動静脈奇形摘出術を行う。脳卒中における血管内治療の進歩の技術がこの疾患にも応用され，塞栓術も可能な場合がある。

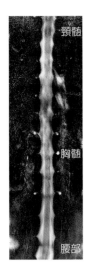
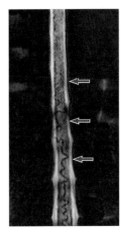

頸髄

胸髄

腰部

▶**図4-47 硬膜動静脈瘻**
左：正常像
右：脊髄動静脈瘻
　　脊髄後面を走る血管(拡張静脈)を確認
　　できる(→)。

# 4 腫瘍に伴う脊髄の疾患

## 1 脊髄硬膜内髄外腫瘍 intradural extramedullary tumor

　神経根，硬膜などから発生し，神経鞘腫と髄膜腫(▶379ページ，図4-34)が多い。
● **症状**　神経根に沿った痛みや，増大すると脊髄神経を圧迫し発生部位以下の運動麻痺と，膀胱直腸障害をきたす。腰椎に発生する場合は脊柱管狭窄症状，すなわち下肢痛と間欠性跛行を呈する。
● **診断**　MRIにより診断される。
● **治療**　ほとんどが良性であり，症状が進行すれば全摘出を行う。

## 2 脊髄髄内腫瘍 spinal intramedullary tumor

　上衣腫や星細胞腫で良性ではあるが，脊髄の内部から発生し直接脊髄神経を圧迫するため，機能予後はわるい。
● **症状**　発生部位以下の運動麻痺，膀胱直腸障害を呈する。脊椎変性疾患を調べる際に偶然にみつかる場合もある。
● **診断**　MRIにより診断される。
● **治療**　ほとんどが良性であり，症状が進行すれば全摘出を行う。無症状の場合はまず経過観察として，障害が出た場合に摘出手術を行う。

## 3 脊椎腫瘍 spinal tumor

　椎骨に発生する腫瘍である。椎骨や椎間板などが破壊されて脊柱の柱と関節の機能を障害し，のちに脊髄や神経根を障害する。原発性脊椎腫瘍は少なく，ほとんどががんの脊椎転移である。脊椎転移ではじめてみつかることもあり，原発巣の検索が必要になる。あらゆるがんが脊椎に転移をおこすが，

とくに高齢男性では前立腺がんの頻度は高い。

● **症状**　頸・背部痛・腰などの局所痛で発症し，のちに神経が障害されると歩行障害や膀胱直腸障害を，神経根が障害されると神経根に沿った部位の疼痛をきたす。さらに椎体の病的骨折をおこすと座位や立位を保てなくなる。

● **診断**　X 線検査・CT・MRI により診断される（●381 ページ，図 4-38-a）。

● **治療**　がんの脊椎転移の場合，長期予後はわるい。また，がんの脊椎転移は高齢者に多く，起き上がれないと誤嚥性肺炎や深部静脈血栓症をおこしやすい。完治を目ざしたがん転移巣の全摘よりも，脊柱の柱としての機能を後方固定術で補い，早期離床を目ざす場合が多い。

# 5　外傷に伴う脊髄の疾患

　代表的な外傷に伴う脊髄疾患として，頸椎脱臼骨折による脊髄損傷があげられる。

## 頸椎脱臼骨折による脊髄損傷

　本症は交通事故や転落事故などにより，頸椎に高度の外力が加わり発症する（●図 4-48）。受傷時より頸部痛をみとめる。通常，頸椎の骨折や脱臼に伴い，頸椎の中心にある脊髄が損傷され，高度の麻痺（四肢麻痺）をみとめる。本症に対する治療の要点は，①脱臼の非観血的整復術（頸椎牽引），②全身状態の回復および維持，③手術による脊髄除圧および頸椎固定術，④リハビリテーション（四肢の筋力訓練，関節の拘縮予防など）である。重度の頸髄損傷患者では全身の予備能力が低下しており，早期にリハビリテーションを開始することが二次的障害（呼吸器合併症や関節拘縮，褥瘡など）を予防するうえで重要である。

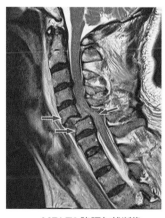
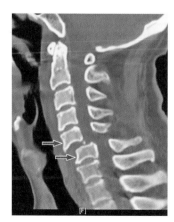
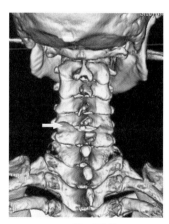

a. MRI T2 強調矢状断像　　　　b. CT 矢状断像　　　　　c. 3D-CT 像

● **図 4-48　頸椎脱臼骨折に伴う脊髄損傷（C5/6）**
MRI T2 強調矢状断像（a）および CT 矢状断像（b）では，第 5，6 頸椎が前後にずれていることが確認される（→）。また，MRI では脊髄が高輝度（白い陰影）となっており，脊髄が高度に損傷されていることが確認される（→）。3D-CT（c：頸椎を後ろから見ている像）では，第 5，6 頸椎が脱臼していることが鮮明に確認される（⇨，第 6 頸椎上関節突起）。

# C 末梢神経の疾患

## 1 基礎知識

### 構造と機能

　脳と脊髄は神経のかたまりで，中枢神経とよばれ，そこから出入りする枝を**末梢神経**とよぶ❶。末梢神経は，脳を出入りする脳神経と脊髄を出入りする脊髄神経に分けられる。

●**脳神経**　脳を出入りする**脳神経**は，左右12対存在する（●表4-5）❷。脳神経は，主として頭頸部の筋肉・皮膚・特殊感覚器（鼻・目・耳・舌）に分布している。脳神経は，脳底から出て頭蓋底の孔を通り抜けるため（●349ページ），脳底・頭蓋底の外傷や疾患に際して障害を受けやすい。また，脳底・頭蓋底の病変は，どの脳神経に機能障害があるかによって，その部位を知ることができる。脳神経障害によるおもな症状は，●表4-5のとおりである。

●**脊髄神経**　脊髄神経は脊髄を出入りする神経で，頸部（頸部には，一部，脳神経もかかわる）から下（尾側）にはりめぐらされる末梢神経である。四肢と体幹に分布する神経のほとんどは脊髄神経であるが，一部，脳神経である迷走神経が胸腹部の内臓を支配している。

●**末梢神経の治療**　末梢神経の機能に障害をきたす疾患や外傷の治療方法

□NOTE

❶神経の出力と入力

　神経の出入り，すなわち出力は遠心性（運動性）の神経，入力は求心性（感覚性）の神経という。遠心性の神経は，体表の骨格筋に分布する神経（体性運動神経）に限らず，血管や内臓の運動もつかさどる（臓性運動神経）。

❷嗅神経と視神経を脳の延長とするとらえ方もあるが，本書では末梢神経と位置づける。

●**表4-5　各脳神経の機能と障害された場合の症状**

| 脳神経 | 機能 | 神経核 | 障害された場合の症状 |
|---|---|---|---|
| 第Ⅰ（嗅神経） | 知覚 | | 嗅覚障害 |
| 第Ⅱ（視神経） | 知覚 | | 視野・視力障害 |
| 第Ⅲ（動眼神経） | 運動 | 中脳 | 複視，内転障害，眼瞼下垂，調節障害，散瞳，対光反射消失，開眼困難 |
| 第Ⅳ（滑車神経） | 運動 | 中脳 | 上斜筋の障害（下方視，内方視で複視） |
| 第Ⅴ（三叉神経）<br>1枝（眼）<br>2枝（上眼）<br>3枝（下顎） | 混合 | 橋中部 | 顔面（角膜，舌の前2/3などを含む）の知覚・温痛覚障害，咀嚼筋筋力低下 |
| 第Ⅵ（外転神経） | 運動 | 橋 | 外直筋の障害（眼球内転と複視） |
| 第Ⅶ（顔面神経） | 混合 | 橋 | 顔面表情筋の障害，角膜反射低下，味覚低下，聴覚過敏，涙分泌低下，閉眼困難 |
| 第Ⅷ（内耳神経） | 知覚 | 橋下部〜延髄 | めまい，耳鳴り，聴力障害，平衡感覚障害 |
| 第Ⅸ（舌咽神経） | 混合 | 延髄 | 咽頭，口蓋反射障害，球麻痺，嚥下障害 |
| 第Ⅹ（迷走神経） | 混合 | 延髄 | 咳，嚥下障害，嗄声 |
| 第Ⅺ（副神経） | 運動 | 延髄下部 | 胸鎖乳突筋と僧帽筋の筋力低下・萎縮 |
| 第Ⅻ（舌下神経） | 運動 | 延髄 | 舌の萎縮・攣縮 |

には，保存的治療と外科的治療の 2 通りがある。もちろん，緊急性を要する外科的治療という選択肢もあるが，一般的には保存的治療が無効な場合に外科的治療に移行する。

以下に，代表的な疾患ならびに外傷に関して記述する。

# 2 脳神経障害

脳神経が障害されやすい疾患として，以下に代表例をあげる。

## 1 重症頭部外傷

重症頭部外傷に伴って最も障害を受けやすいのが，嗅神経・視神経・顔面神経である。頭蓋内出血や頭蓋骨骨折を伴うような外傷の場合には，これらの脳神経の障害を強く疑わなければならない。また，顔面骨骨折を伴う場合には，眼窩底や眼窩壁の吹き抜け骨折を疑い，眼球運動（動眼神経・滑車神経・外転神経）を評価する必要がある。視神経の圧迫を解除する視神経管開放術や吹き抜け骨折の手術は，日常の臨床でしばしば経験する。

● **視神経管開放術**　視神経が通過する視神経管の上壁を切除し，視神経の減圧を行う。開頭による方法や，経鼻内視鏡的に行う方法がある。

● **眼窩吹き抜け骨折の手術**　**眼窩吹き抜け骨折**とは，眼窩内圧が上昇して，眼窩壁を構成する骨が外側に向かって吹き抜けるように骨折することである。基本的には折れた骨をもとに戻して固定する治療が行われるが，骨が細かく粉砕されている場合は，自己の骨や軟骨，人工材料を移植する。

## 2 血管性病変

代表的なものは，脳動脈瘤に伴う動眼神経麻痺である。とくに内頸動脈・後交通動脈分岐部の動脈瘤，脳底動脈・上小脳動脈分岐部の動脈瘤できたしやすい。動脈瘤の治療方法には，血管内治療と開頭クリッピング術の 2 通りが存在する（●362 ページ）。

## 3 脳神経を起源とする腫瘍性病変

代表的なものは，嗅神経にからんだ髄膜腫，内耳（聴）神経より発生する神経鞘腫である。外傷歴のない嗅覚障害や，片側性の難聴の場合，これらの腫瘍も鑑別診断にあげなくてはならない。また，下垂体腫瘍は，視神経を障害する代表的な腫瘍で，視野検査にて両耳側性半盲を呈するのが特徴である（経蝶形骨洞下垂体腫瘍摘出術については●375 ページ）。そのほか，橋にできるグリオーマは脳幹部腫瘍として代表的なもので，橋に核を有する脳神経症状を呈する。それぞれの治療法については，脳腫瘍の項を参照されたい（●370 ページ）。

## 4 血管が脳神経を圧迫することによりおこる疾患

代表的なものは，三叉神経痛と顔面痙攣である。三叉神経や顔面神経が，

そばを走行している血管に刺激を受けることで，顔面や歯茎の痛みに苛<sup>さいな</sup>まれたり，不随意に顔面がぴくついてしまったりする疾患である。まずは内服薬の導入で症状を緩和させることに専念するが，時として外科的治療（神経血管減圧術 microvascular decompression〔MVD〕）に移行する場合もある。

● **神経血管減圧術**　耳の後ろで小さく開頭（後頭蓋窩開頭）し，顕微鏡下で神経を圧迫している血管を移動して減圧する手術である。

# 3 脊髄末梢神経障害

　脊髄末梢神経障害は，疾患としていくつかあげられる。そのほとんどが薬物治療を主体とした保存的治療の対象となるが，外科系疾患の各論として代表的な2つの疾患について述べる。

## 1 手根管症候群 carpal tunnel syndrome（CTS）

　手根管は，手根の前面にある通路で，三方向が骨の壁，残りの一方向が強靱な横手根靱帯（屈筋支帯）に囲まれている。正中神経は，この手根管という狭いトンネルを通り抜けるため，このトンネル内で圧迫を受けやすい。圧迫の原因には，糖尿病，人工透析，腱鞘炎などがあるほか，妊娠を契機に発症する場合もある。

● **症状**　初期に第2指（示指），第3指（中指）がしびれ，痛みを伴う。進行すると第1指（母指）から第4指（環指）の母指側の3本半の指がしびれ（正中神経の支配領域にあたる），コーヒーカップが持てなくなる。

● **治療**　横手根靱帯（屈筋支帯）を切開し，正中神経を開放する。直視下で行う方法と，内視鏡下で行う方法がある。

## 2 肘部管症候群 cubital tunnel syndrome

　肘の内側に肘部管というトンネル（上腕骨内上顆という"くるぶし"の後方に骨と靱帯で形成されている）があり，そこを尺骨神経が通り抜けている。そのトンネル内で尺骨神経が圧迫されたり，引きのばされたりすることを肘部管症候群という。圧迫の原因は，トンネルを構成する骨の隆起（骨棘），靱帯の肥厚やトンネル内のガングリオンなどであり，引きのばしの原因は，小児期の骨折によって生じた外反肘などが代表的なものである。

● **症状**　初期は第5指（小指）や第4指の小指側（尺骨神経の支配領域にあたる）にしびれが生じ，進行すると手の筋肉がやせてきて第5指と第4指がまっすぐにのびない鷲手<sup>わし</sup>変形をきたす。

● **治療**　靱帯を切開してトンネルを開放し，尺骨神経の圧迫を解除する。ただし，神経の緊張が強い場合には，内上顆をけずったり神経を前方に移行したりする。外反肘変形の場合には，骨を切って変形を矯正する場合もある。

# Ⅱ 脳・神経疾患患者の看護

　脳は，成人の体重の約2%の重量しかない非常に小さい臓器である。しかし，脳がつかさどる機能は，意識を保持することや呼吸すること，身体を動かすこと，他者と会話することなど，人間が生きるうえで不可欠である。

　脳・神経疾患は，この小さくも重要な機能をもつ臓器に大きな影響を与えるが，その影響は，瞳孔の大きさや言葉の不明瞭さなどにあらわれるため，外見ではとらえにくいことが多い。脳・神経疾患患者の看護では，脳・神経の構造や機能，患者に生じる変化を理解し，ささいな変化を見落とさない観察を行うことが重要である。

　また，脳・神経疾患やその手術は，意識障害や運動機能障害，言語障害，認知機能障害など，さまざまな機能障害をおこし，患者や家族に心理的苦痛を与えるばかりではなく，日常生活や将来設計をも大きく変化させることもある。患者の身体状態が患者や家族に与える心理・社会的変化をとらえ，支援する必要がある。

## A 開頭術を受ける患者の看護

　**開頭術**は，頭蓋骨の一部を外して直接，脳や脳血管を操作する手術である。開頭術は，クモ膜下出血や脳腫瘍，脳出血，脳動静脈奇形，もやもや病などさまざまな頭蓋内病変に対して行われる。また，手術方法も，脳動脈瘤クリッピング術・腫瘍摘出術・血腫除去術・血管吻合術などさまざまあり，開頭部位も患者の状態によって異なる。看護師は，開頭術を受ける患者におこりうる問題と，それぞれの疾患や術式に特徴的な問題を理解して，看護しなりればならない。

## 1 手術前の看護

### 1 アセスメント

　術後には，麻酔の影響による一般的な合併症のほか，術後出血や脳浮腫，脳虚血，それらに伴う頭蓋内圧亢進といった合併症がおこりうる。また，術前から麻痺や失語症などの局所症状がある場合，手術までの間に症状が悪化する可能性もある。術前から，患者の全身状態や神経徴候をとらえておくことが大切である。クモ膜下出血のように緊急で手術が行われる場合も，できるだけ発症前の状態や既往歴，常用薬などの情報を得てアセスメントする。

　脳腫瘍の場合，腫瘍のある部位によって術後合併症はさまざまである。術

前から，そのような症状や徴候があるか，どの程度であるかを評価しておく。

　開頭術を必要とするおもな疾患で，術前に注目することは，以下のとおりである。

（1）脳動脈瘤破裂によるクモ膜下出血：破裂脳動脈瘤の再出血（●plus）

（2）脳内出血：再出血

（3）もやもや病：脳血流低下

（4）脳腫瘍：痙攣発作，頭蓋内圧亢進

- 下垂体腫瘍：術前の症状の有無（視力，視野，ホルモン産生能）
- 聴神経腫瘍：術前の症状の有無（聴力，顔面の対称性，嚥下）

　**1 全身状態**　CT や脳血管撮影の結果・栄養状態・排泄状態・ADL 状態・頭蓋内圧亢進症状の有無・脳浮腫の有無・意識レベル（●表 4-6，7）・バイタルサイン・四肢の状態・瞳孔の大きさ・対光反射・眼球位置・髄膜刺激症状などを確認する（●396 ページ，表 4-8）。

　**2 出血のリスク**　術後出血や術後創治癒遅延，呼吸器合併症からおこる低酸素による脳虚血のリスク因子を確認することが重要である。既往歴，喫煙の有無，抗血小板薬や抗凝固薬の服用歴，凝固能に関するデータを確認する。術前に，抗血小板薬や抗凝固薬の投与が中止される場合は，たとえば，心房細動や弁置換術後などそれらの薬剤を必要とした疾患の悪化の徴候がないかを観察することも必要である。

　**3 患者・家族の心理状態**　患者や家族は，開頭術を「頭を開ける」手術ととらえ，生命の危機や死をイメージし，強い不安や恐怖を感じやすいと推測される。緊急手術の場合は，患者も家族も心の準備ができていない状況で，場合によっては患者の生命があやぶまれる状態で手術にのぞむこともある。患者の身体状態や家族のおかれた状況から，心理状態や疾病・手術の受けとめ方をアセスメントする。

---

| **plus** | **破裂脳動脈瘤によるクモ膜下出血患者の術前看護のポイント** |

　出血源の脳動脈瘤根治術が行われるまでの最重要課題は再出血の予防であり，厳重な血圧管理が求められる。再出血がおこっていないかを判断するために，とくに，意識レベル・瞳孔不同・バイタルサインは重要な情報となる。しかし，患者は鎮静されていることも多く，そのような状況で刺激を与えずに観察しなければならない。患者のささいな反応もとらえられるよう，つねに患者の状態に関心を向け，限られた場面のなかですばやく確実に観察し，そうして得た情報を総合的にアセスメントすることが重要である。

　また，クモ膜下出血は発症後 4 日目ごろから脳血管攣縮がおこる。これは，クモ膜下出血発症時の重症度やクモ膜下腔への出血量と相関するといわれている。術前から，フィッシャー Fisher 分類*を確認して，脳血管攣縮の発生率を予測しておくことも重要なアセスメントの視点である。

*フィッシャー分類：クモ膜下出血の CT 所見により 4 つのグループに分類する。グループ 1：出血なし，グループ 2：クモ膜下腔に 1 mm 以内の出血，グループ 3：クモ膜下腔に 1 mm 以上の出血，グループ 4：クモ膜下腔の出血は軽度であるが，脳内あるいは脳室内の出血がある。

◉表4-6　ジャパン-コーマ-スケール（JCS；3-3-9度方式）

**Ⅲ. 刺激しても覚醒しない**
　300. 痛み刺激にまったく反応せず
　200. 手足を少し動かしたり顔をしかめる（除脳硬直を含む）
　100. 払いのける動作をする

**Ⅱ. 刺激すると覚醒する*** 
　30. 痛み刺激を加えつつ呼びかけを繰り返すとかろうじて開眼する
　20. 大きな声または身体を揺さぶることにより開眼する
　10. ふつうの呼びかけで容易に開眼する

**Ⅰ. 覚醒している**
　3. 名前，生年月日が言えない
　2. 見当識障害あり
　1. だいたい意識清明だがいまひとつはっきりしない

付.　"R"：不穏　　　　　　　例：30-R
　　"I"：糞尿失禁例　　　　　　　3-I
　　"A"：自発性喪失　　　　　　　3-A

*覚醒後の意識内容は考慮しない

◉表4-7　グラスゴー-コーマ-スケール（GCS）

| 観察項目 | 反応 | スコア |
|---|---|---|
| 開眼<br>（eyes open） | 自発的に開眼する | 4 |
| | 呼びかけに開眼する | 3 |
| | 疼痛により開眼する | 2 |
| | まったく開眼しない | 1 |
| 最良言語反応<br>（best verbal response） | 見当識あり | 5 |
| | 混乱した会話 | 4 |
| | 混乱した言葉 | 3 |
| | 理解不明の音声 | 2 |
| | まったくなし | 1 |
| 最良運動反応<br>（best motor response） | 命令に従う | 6 |
| | 疼痛部を認識する | 5 |
| | 痛みに対して逃避する | 4 |
| | 異常屈曲 | 3 |
| | 伸展する | 2 |
| | まったくなし | 1 |

3つのスコアの合計により評価する。最も重症：3点，最も軽症：15点。

## 2　看護目標

（1）神経徴候の悪化や頭蓋内圧亢進症状がなく，手術を受けることができる。
（2）手術に対する不安や恐怖に効果的に対処することができる。

## 3　看護の実際（看護介入）

### ◆ 術前の全身状態と神経徴候の評価

　術後にはさまざまな合併症がおこりうるため，それらを早期に発見し対処

◯ 表4-8　開頭術を受ける患者の手術前のアセスメント

| アセスメント項目 | 判断の指標 | 看護上の問題 |
|---|---|---|
| 脳・神経<br>防御反応 | • 意識レベル(GCS，JCS)(◯ 395ページ，表4-6，7)<br>• 瞳孔不同の有無，対光反射の敏速さ<br>　＊瞳孔不同は頭蓋内の危険を示す徴候として注目する。<br>• 麻痺(顔面含む)の有無，麻痺レベル(バレー徴候)<br>• 移動の自立度，日常生活行動の自立度<br>• 失語症の有無と程度，構音障害の有無と程度<br>• てんかん発作の有無・頻度，痙攣の有無<br>　＊脳腫瘍患者の場合はおこりやすい。<br>• 視野，視力，聴力，嚥下の状態<br>• 頭蓋内圧亢進症状(頭痛・嘔吐・吐きけ・うっ血乳頭)<br>• バイタルサイン(血圧・脈拍・呼吸・体温)<br>　＊収縮期圧上昇や脈圧拡大，徐脈，異常呼吸(チェーン-ストークス呼吸，不規則呼吸)は頭蓋内圧亢進を示す徴候として注目する。<br>　＊出血性疾患の場合は，血圧上昇で再出血をおこす危険がある。<br>• CT所見：出血，脳浮腫，虚血あるいは梗塞巣の有無や程度 | ◯手術待機中の再出血や腫瘍増大による頭蓋圧亢進の可能性<br>◯てんかん発作や麻痺による転倒や転落，咬舌，外傷の可能性 |
| 呼吸・循環機能 | • 既往歴：循環器系疾患，呼吸器疾患，肝臓疾患，腎臓疾患<br>• 常用薬：抗血小板薬，抗凝固薬，降圧薬，気管支拡張薬など<br>• バイタルサイン<br>　＊血圧上昇は再出血，血圧低下は脳虚血の可能性がある。血圧上昇因子(便秘や排便時の努責，ストレスなど)や血圧低下因子(低酸素，脱水など)に注意する。<br>• 凝固能(APTT・PT-INR・Dダイマー)<br>　＊抗凝固療法を受けていた患者の場合は，投与中止後に凝固能が正常化しているか，データに注意する。<br>　＊出血性疾患患者の凝固機能低下は，再出血の危険がある。<br>• 呼吸状態，喫煙歴(本数や喫煙年数，禁煙の有無)<br>　＊虚血性疾患では過換気や喫煙が脳血流量低下をまねく危険がある。<br>• 脱水症状(皮膚の状態，口渇，体重減少)，水分出納<br>　＊虚血性疾患では脱水が脳血流量低下をまねく危険がある。<br>• 血液ガスデータ($Pao_2$，$Paco_2$)，$Spo_2$ | ◯凝固能低下や血圧上昇による術後合併症(術後出血)の可能性<br>◯長期喫煙歴に伴う術後呼吸器合併症(無気肺，肺炎)の可能性<br>◯手術待機中の低酸素や脱水による脳虚血の可能性 |
| 栄養状態 | • 身長，体重，肥満度<br>• 既往歴(糖尿病，血糖降下薬の服用など)<br>• 栄養状態，食事量・摂取エネルギー量<br>• 栄養に関する血液データ | ◯高血糖・糖尿病既往による術後合併症(創傷治癒遅延)の可能性 |
| 心理状態 | • 患者や家族の手術に対するとらえ方<br>• コーピング行動 | ◯開頭術に対する不安や恐怖 |

しなければならない。そのために，術前から全身状態を観察し，神経徴候をとらえておくことが大切である。しかし，患者は意識レベルが低下していたり，鎮静を受けていたりすることもあり，緊急手術の場合もある。家族にも既往歴や服薬内容などこれまでの状況を確認するなど，状態を正確に把握できるようにする。

　手術待機中に再出血や脳虚血などの徴候が観察された場合には，すぐに医師に報告する。

## ◆ 全身管理

1 **頭蓋内圧管理**　脳内出血や脳腫瘍の場合，患者は術前から頭蓋内圧が亢進している可能性もあり，これを助長しないようにすることが大切である。

一般に，頭蓋内圧は，脳室ドレナージのカテーテル，脳実質内，硬膜下腔にトランスデューサーを接続する方法で測定される。頭蓋内圧亢進症状やクッシング現象❶がおこっていないか，脳室ドレーンが留置されている場合は髄液の排出量を観察しながら，①指示された浸透圧利尿薬やステロイド薬の投与を確実に行う，②頭部を30度程度挙上して静脈還流を促進する，③頸部の屈曲や圧迫をするような体位にしない，④排便をコントロールするなどのケアを行う。頭蓋内圧が亢進している患者の場合，浣腸（かんちょう）は禁忌となるため，術前処置としての浣腸は行わない。

2 **血圧管理**　クモ膜下出血や脳内出血のような出血性疾患の場合は再出血，もやもや病のような虚血性疾患の場合は脳血流低下をおこさないようにすることが重要である。再出血も脳血流低下も，頭蓋内圧亢進を助長させるため，厳重な管理が必要である❷。

医師の指示する目標血圧を維持できるように，降圧薬を確実に投与すること，努責や疼痛・ストレスといった血圧上昇因子を取り除くことが大切である。意識レベルや瞳孔などを観察することも血圧上昇因子となりえるため，刺激を最小にとどめる短時間で効果的な観察とする。

3 **呼吸管理**　過換気は脳血管を収縮させるため，脳血流量が低下する可能性がある。虚血性疾患患者の場合，虚血状態を助長させないように，患者の呼吸状態や血液ガスデータを観察しながら，適切な呼吸管理を行うことが大切である。

4 **水分管理・輸液管理**　虚血性疾患では，脳血流が低下することで脳虚血を悪化させる危険がある。とくに脱水状態は，循環血液量の低下から脳血流量が低下するリスクがあることから，水分管理が重要となる。また，輸液の過剰投与は脳浮腫を助長し，頭蓋内圧を亢進させる。これらのことから，輸液量や尿量・水分バランス・電解質データ・皮膚の状態など全身状態を把握し，異常を早期に発見すること，適切な輸液管理を行うことが大切である。

5 **遠隔部位感染の予防**　術前に，呼吸器系感染や尿路感染など遠隔部位感染が確認されると，これが治癒するまで手術は延期される。感染をおこさないように注意するとともに，感染徴候を確認し，異常があればすぐに医師に報告する。患者にも，術前の感染の危険性を説明し，予防方法や感染徴候を指導して，協力を求める。

## ◆ 危険防止

術前から運動麻痺や嚥下障害，体幹失調などがある患者は，転倒や転落，誤嚥などを引きおこすリスクがある。また，脳腫瘍では，てんかん発作をおこし，転倒や転落・咬舌・窒息などの危険もある。患者の症状からおこりうる事故を予測し，それらを防止する援助を行うと同時に，それらの事故が発

NOTE
❶ **クッシング現象**
　頭蓋内圧亢進時に，収縮期血圧の上昇，脈圧の拡大，徐脈がおこる現象である。これは，頭蓋内圧亢進により脳血液の循環が障害されたときに，全身の血圧が上昇して，それに抵抗しようとする結果生じる生体反応である。

NOTE
❷ 『脳卒中治療ガイドライン2021』では，脳出血の急性期の血圧の目標値は，収縮期圧140mmHg未満に降圧することを推奨している。

生したときに早期に対処できるように，バッグバルブマスクや吸引の器具などを準備しておく。

### ◆ 手術に向けた準備

　①**皮膚の清潔**　手術時には手術部位が消毒される。その効果を高め，手術部位感染(SSI)を防止するために，手術前日に入浴やシャワー浴を行い，頭部を洗浄してよごれを除去する❶。

　②**頭髪除去**　以前は頭部全体の剃髪を行っていたが，現在は切開部分を中心に，限定した範囲の頭髪を除去する。

### ◆ 心理的支援

　「開頭術」という言葉を脅威に思う患者や家族は多い。術前から意識障害や運動麻痺・失語症などの症状がある場合，また，術前からなんらかの機能障害がある患者の場合，その障害に衝撃を受けている時期でもあるかもしれない❷。発症から間もない時期に手術を受けるとなると，患者や家族の混乱や不安は，より一層強いものであると推測される。

　患者や家族の不安や恐怖心に耳を傾けて，思いを受けとめることが大切である。不安や恐怖が，誤解によって生じている場合は，再度医師からの説明を受けるように調整したり，看護師から補足説明をしたりする。

## 2　手術後の看護

### 1 アセスメント

　術後は，麻酔による一般的な術後合併症のほか，開頭術後の合併症もおこる。術後経過によってあらわれる症状が異なり，術後24時間以内におこる術後出血と術後24時間～3日目ごろにおこる脳浮腫は，いずれも頭蓋内圧を亢進させ，脳ヘルニアにいたる危険があり，とくに重大である。そのほかにも，てんかん，髄膜炎などの感染症も頭蓋内圧を亢進させる要因となる。

　これらを引きおこす要因・悪化させる因子を取り除くと同時に，局所症状（意識障害・瞳孔不同・対光反射・運動障害・言語障害・嚥下障害など），頭蓋内圧亢進症状（頭痛・嘔吐・吐きけ），バイタルサイン（とくにクッシング現象）を経時的に観察する（◯表4-9）。

　また，頭蓋内圧や全身状態が安定したら，早期にリハビリテーションを開始し，二次的障害を予防することが大切である。

　開頭術を必要とするおもな疾患で術後に注目することは，以下のとおりである。

（1）脳動脈瘤破裂によるクモ膜下出血：脳血管攣縮による脳虚血（◯403ページ，plus「クモ膜下出血患者の術後看護のポイント：脳血管攣縮期の看護」）

（2）脳内出血：術後出血

（3）もやもや病：脳血流量減少による脳虚血

**NOTE**

❶「手術医療の実践ガイドライン（改訂第三版）」では，皮膚切開部の消毒効果を高めるための手術前夜や当日朝のシャワー浴や入浴を推奨し，ふつうの石けんを用いても皮膚細菌数の減少効果は期待できるとしている。

❷コーンの障害受容モデルによれば，障害をもった人は，「ショック」「回復への期待」「悲嘆」「防衛／回復への努力」「適応」という5つの段階を経る。患者がどの段階にあるか把握することも重要である。

○表 4-9　開頭術を受けた患者の手術後のアセスメント

| アセスメント項目 | 判断の指標 | 看護上の問題 |
|---|---|---|
| 脳・神経 | ・意識レベル（GCS，JCS）（○395 ページ，表 4-6，7）<br>　＊瞳孔，その他の神経症状，バイタルサインを総合的に判断して麻酔から覚醒していない状態と判別することが重要。<br>・瞳孔不同の有無，対光反射の敏速さ<br>・麻痺（顔面含む）の有無・部位・程度<br>・眼球位置（共同偏視），眼振，眼球運動<br>・視野，視力<br>・嚥下の状態，構音障害<br>・失語症（言語了解，自発語）<br>・高次脳機能障害（失行，失認など）<br>・てんかん発作（頻度，持続時間，痙攣の随伴）<br>・除脳姿勢，除皮質姿勢<br>・頭蓋内圧亢進症状（頭痛・嘔吐・吐きけ・うっ血乳頭）<br>　＊脳室ドレーン留置中の場合は，液面の拍動位置や髄液の排出量で頭蓋内圧を把握する。<br>・バイタルサイン（血圧・脈拍・呼吸・体温）<br>　＊収縮期圧上昇や脈圧拡大，徐脈，異常呼吸（チェーン-ストークス呼吸，不規則呼吸）は頭蓋内圧亢進を示す徴候として注目する。<br>・投与されている浸透圧利尿薬とその効果<br>　＊D-マンニトールはリバウンド現象があるため投与中から神経徴候に注意する。<br>・CT 所見<br>　・出血，脳浮腫，虚血あるいは梗塞巣の有無や程度<br>　・所見の経時的な変化 | ○術後合併症の可能性<br>　・術後出血<br>　・脳浮腫<br>　・脳虚血<br>　・てんかん<br>○脳浮腫による頭蓋内圧亢進の可能性 |
| 呼吸・循環機能 | ・使用した麻酔薬，手術状況<br>・バイタルサイン<br>　＊血圧変動，とくに術直後から術後 6 時間以内の血圧上昇は術後出血をおこす危険が大きい。<br>　＊バイパス術の場合は，術後の血圧低下は脳血流量低下，血圧上昇は脳血流量増加による出血の危険がある。<br>　＊血圧上昇因子（便秘や排便時の努責，ストレスなど）や血圧低下因子（低酸素，脱水など）に注意する。<br>・ドレーンからの排液の性状・量（とくに血性排液に注意）<br>・創部の出血の有無，程度<br>・凝固能（APTT・PT-INR・D ダイマー・血小板）<br>・抗血小板薬や抗凝固薬の服用再開予定<br>・呼吸状態，呼吸音，SpO₂<br>・血液ガスデータ（PaO₂，PaCO₂） | ○術後合併症の可能性<br>　・無気肺<br>　・肺炎<br>○凝固能の低下や血圧上昇による術後出血の可能性<br>○低酸素や脱水による脳虚血の可能性 |
| 栄養状態<br>水分バランス | ・身長，体重，肥満度<br>・食事や水分の摂取量・エネルギー量，食欲，嚥下の状態<br>・輸液の内容，輸液量<br>・脱水症状（皮膚の状態，口渇，体重減少）<br>・浸透圧利尿薬の投与量，尿量，水分出納<br>・血液検査データ（RBC・Hb・Ht・血清総タンパク質・アルブミン・Na 値・K 値） | ○術後合併症の可能性<br>　・嚥下障害<br>　・尿崩症<br>　・ホルモン異常<br>○尿崩症による脱水や電解質異常の可能性 |
| 防御反応 | ・髄液漏（鼻漏・耳漏）の有無<br>・体温とその変化<br>・血液検査（WBC・CRP），培養検査，髄液検査<br>・髄膜刺激症状（項部硬直・ケルニッヒ徴候・頭痛・嘔吐）<br>・脳室ドレナージ中の場合：ドレーン挿入部の状態，髄液の性状（混濁や浮遊物の有無） | ○創傷部の感染や髄膜炎の可能性 |
| 安楽 | ・創部の痛みの有無や程度<br>・創部以外の痛みの有無や程度：カテーテル類の挿入部，腰など<br>・使用されている鎮痛薬とその効果 | ○創部やカテーテル挿入部位，安静臥床に伴って生じる疼痛 |

（4）脳腫瘍：痙攣発作，頭蓋内圧亢進

（5）下垂体腫瘍：尿崩症，髄液鼻漏，ホルモン異常

（6）聴神経腫瘍：聴力障害，顔面神経麻痺，嚥下障害

　□1　**術後出血**　術後出血はとくに術後6時間以内におこりやすい。術前からの抗凝固薬や抗血小板薬の服用，肝臓や腎臓の疾患，凝固能の低下がある患者は，術後出血のリスクが高い。また，血管に富む脳腫瘍の摘出術後は出血しやすく，脳動静脈奇形摘出術後も脳血流が正常化することで高還流となり出血しやすい。

　このような出血リスクの高い患者は，手術室で麻酔覚醒させず，気管挿管のまま帰室して，ゆっくり覚醒させることが多い。一般に，術後の麻酔覚醒状態の観察は重要であるが，開頭術ではさらに，麻酔からの未覚醒状態であるのか，意識障害であるのかを正しく見きわめることが重要である。とくに，麻酔から十分に覚醒していない可能性のある時期の判断はむずかしく，意識レベルだけではなく，その他の神経徴候やバイタルサインの値を含めて総合的に判断する。

　□2　**脳浮腫**　手術操作による動脈や微小血管壁の損傷によって，術後に脳浮腫がおこる可能性がある。一般に，術後24時間以降，術後3～4日目をピークとして2週間ほどおこる。脳腫瘍や頭蓋内出血の場合は，手術前から脳浮腫があり，術後に増強するリスクが高い。

## 2　看護目標

（1）術後合併症がおこらない。

（2）頭蓋内圧亢進症状による全身状態の悪化がおこらない。

（3）機能障害に応じた日常生活を送ることができる。

## 3　看護の実際（看護介入）

### ◆ 術後合併症の早期発見・対処と予防

　□1　**術後出血**　術直後から術後24時間以内は，医師の指示する血圧値を目安にして，不要な吸引・処置による不快な刺激は与えず，疼痛を緩和し，降圧薬の確実な投与を行って厳重な血圧管理をする。同時に，局所症状の変化や頭蓋内圧亢進症状，瞳孔不同の有無，尿量，中心静脈圧値，バイタルサインを確認する。また，創部からの出血やガーゼ汚染の有無や程度，皮下ドレーンや脳室ドレーンが挿入されている場合はドレーンからの出血量や性状を経時的に観察する。

　□2　**脳浮腫**　術後は脳浮腫を軽減するため，D-マンニトールやグリセオールなどの浸透圧利尿薬やステロイド薬が投与される。ステロイド薬は，消化管出血，血糖異常，感染症の悪化といった副作用があり，グリセオールは高ナトリウム血症や心負荷を引きおこす可能性がある。薬剤投与前後で全身状態を観察し，輸液量や尿量，水分バランス，電解質データ，心不全や肺水腫の徴候などを確認することが大切である。

3 感染　開頭術後のおもな感染症は，手術創の皮膚や皮下組織の感染，髄膜炎である。

創傷部位は，術後24～48時間は滅菌ドレッシング材で被覆保護し，その後は透明なドレープ材で保護して，原則として抜糸まで消毒は行わない。抜糸まで，創部の皮膚の腫脹や発赤，熱感，出血や滲出液などを観察し，抜糸後も離開などおこらないか，治癒状況を観察する。

髄膜炎は，脳細胞を損傷し，髄膜を刺激して症状を引きおこす重大な感染症である。脳室ドレナージ中の患者は，髄腔内にドレーンが留置されていることから，髄膜炎のリスクが高い。発熱や頭痛，項部硬直の有無，脳室ドレナージ中の場合は脳脊髄液（髄液）の混濁や浮遊物の有無を観察し，異常があればすぐに医師に報告する。

また，発熱は，脳の代謝を亢進させて脳細胞を損傷し，脳浮腫を助長して頭蓋内圧を亢進させる。術後の回復過程では，吸収熱や感染症による発熱がおこりやすく，早期に解熱するためのケアを行う。

4 痙攣　出血や術操作の刺激などにより脳細胞が損傷を受けることで，脳細胞の異常な興奮がおこり，痙攣発作がおこる。また，電解質異常や高熱など，頭蓋内以外の要因によって，痙攣がおこることもある。痙攣の部位や広がり方，持続時間，痙攣のタイプ，意識状態，呼吸状態などを観察し，転倒や転落，咬舌，窒息などを予防する。

5 深部静脈血栓症・肺塞栓症　『肺血栓塞栓症および深部静脈血栓症の診断，治療，予防に関するガイドライン（2017年改訂版）』では，静脈血栓症のリスクを4段階に区分し，脳外科手術のうち脳腫瘍の開頭術は高リスク，脳腫瘍以外の開頭術は中リスクであり，大量のステロイド薬を併用する場合にはさらにリスクが高くなるとしている[1]。

また，開頭術後患者のなかには，運動麻痺や意識障害で自発的な活動ができない患者も多く，より静脈血栓症のリスクが高いといえる。下肢の腫脹や皮膚色，呼吸状態などを観察すると同時に，周術期の早期離床，足関節自動運動，可能なら間欠的空気圧迫法や弾性ストッキング着用といった理学的方法での予防が推奨されている。

## ◆ 全身管理

1 呼吸管理　低酸素血症や高二酸化炭素血症は頭蓋内圧を亢進させ，低二酸化炭素血症は，脳血管を収縮させる。血管吻合術後は，脳血流量が低下すれば脳虚血をおこす可能性があり，過換気による低二酸化炭素血症を避けなければならない。そのため開頭術後は，$Pao_2$ は80mmHg，$Paco_2$ は30～35mmHg に維持することが望ましい。神経徴候と呼吸状態，$Spo_2$，血液ガスデータなどを観察する必要がある。

2 ドレーン管理　開頭術後は，血液や滲出液を排出することをおもな目的として，状態に応じて皮下ドレーン・硬膜外ドレーン・硬膜下ドレーン・

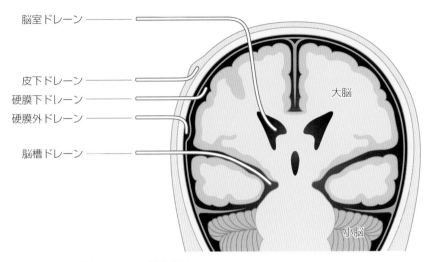

脳室ドレーン

大脳

皮下ドレーン
硬膜下ドレーン
硬膜外ドレーン

脳槽ドレーン

小脳

**◯図4-49　各種ドレーンの挿入部位**

脳室ドレーン・脳槽ドレーンが挿入される（◯図4-49）。

　一般に，開頭術後は，頭皮下に貯留する血液や滲出液を排出し創治癒を促進するために，皮下ドレーンが留置される。低圧持続吸引器（SBバッグ®）などを用いて術中から留置して，滲出液や血液を排出させて，術後1日目のCT撮影で状態を確認したあとに抜去されることが多い。

　皮下ドレーンからの排液の量や性状を観察し，髄液の排出がある場合は医師に報告してクランプするなどの対応をする。ドレーンが効果的ではない場合，滲出液の貯留によって，眼瞼や顔面のはれ，眼瞼の皮膚色の変化をおこすことがある。開眼しづらいために日常生活上での不自由さや転倒の危険，外観の変化による不安をまねくこともあり，患者の安全と安楽のための援助を行う。

　このほか，原疾患や術式などによって，皮下ドレーン以外のドレーンが挿入されることがある。なかでも，脳室ドレーンや脳槽ドレーンは，開放式のドレナージ回路を用いるため，厳重な管理が必要である（次項参照）。

### ◆ 安全で安楽な日常生活に向けた援助

　①**活動・リハビリテーション**　呼吸器合併症や深部静脈血栓症などの一般的な術後合併症を防止するために，全身状態，とくに血圧の状態を判断しながら早期離床を進める。虚血性疾患の術後は，血圧低下による脳血流量低下をおこさないようにベッドを少しずつ挙上し，血圧低下がおこらないことを確認しながら慎重に安静度を拡大する。運動麻痺や意識障害がある患者の場合，臥床が長期化することによる二次的障害の危険があり，体位変換や四肢の他動運動などによって，早期から身体を動かすことが大切である。

　②**食事・栄養**　腸蠕動運動が回復して状態が安定し，意識レベルや嚥下状態に問題がないと判断されると，食事が開始される。術後の回復を促進するために，栄養管理は重要である。嚥下障害がある場合も，嚥下機能を評価したうえで，患者の嚥下状態に応じた形態の食物での経口摂取，もしくは経

管栄養を開始する。患者の食事摂取状況や栄養状態を観察しながら，安全に栄養を摂取できるように援助を行う。

3 **清潔**　術創は上皮化すると細菌の侵入リスクが低下するため，ドレッシング材は除去される。状態が安定していれば，早い時期からシャワー浴は許可され，術後 48 時間を経過したあとは創傷部位を洗浄することも可能ではある。しかし，強く頭皮を洗浄することで創が離開する危険があり，術後早期の洗髪には注意を要する。術後 48 時間以上経過したあと，創部の治癒状態を確認しながら，状態に応じた方法で頭皮の清潔を保持する。

4 **心理的支援**　術後は，創部痛やカテーテル類の挿入部の痛み，発熱，臥床に伴う腰痛，各種カテーテル類挿入による拘束感などがおこりやすく，患者は非常にストレスや苦痛の多い環境におかれる。疼痛や発熱を早期に緩和し，不必要なカテーテル類は早期に抜去して離床を進め，苦痛の原因を取り除く。

また，運動麻痺や言語障害などのなんらかの機能障害のある場合，みずからの障害を受け入れられない患者や，症状の改善や回復の見込み，将来の展望がみえず，思い悩む患者がいる。コーンの障害受容モデル（**◯**398 ページ，NOTE❷）で示される心理状態と照らして，患者の心理状態を判断し，その段階に応じた援助を行う。

---

| plus | **クモ膜下出血患者の術後看護のポイント：脳血管攣縮期の看護** |
|---|---|

**1. 脳血管攣縮とアセスメントの視点**

クモ膜下出血の重大な合併症である脳血管攣縮は，発症後 4～14 日目ごろまでおこりやすく，術後数日で脳血管攣縮期に入る。脳梗塞をおこすと状態が悪化するリスクがあり，脳血管攣縮期を無事に乗りこえられるように全身管理をする必要がある。術前は，再出血防止のために血圧を上昇させないようにする。

術後は，脳血管の攣縮による脳血流量低下を予防するため，血圧を高めにするような治療（後述）に変更される。手術前後で看護の方向性が大きく異なることを念頭において，手術による影響だけではなく，脳血管攣縮に関するアセスメントを行うことが大切である。

**2. 脳血管攣縮期の治療と看護**

脳血管攣縮期には，いくつかの治療が行われ，それぞれに必要な看護がある。患者に行われている治療法をよく理解し，脳血管攣縮による脳虚血とその治療による合併症をおこさないような全身管理を行うことが重要である。

脳血管攣縮は，クモ膜下腔の血腫が分解されるときに産生される成分に，脳血管が刺激されておこるものである。そのため，脳槽や脳室に留置したドレーンから血腫を溶解する薬剤を注入し，早期に血腫を排出さ

せる治療法がある。治療が効果的に行われ，新たな出血などがおこっていないことを判断するため，ドレーンからの排出物の性状や量，神経徴候を観察する（B「脳室ドレナージ術を受ける患者の看護」を参照）。

攣縮した脳血管を拡張する治療法として，ニカルジピン塩酸塩などカルシウム拮抗薬の静脈内注射，パパベリン塩酸塩の動脈内注射，経皮的血管形成術（PTA）などがある。血管拡張薬の投与は血圧低下を伴うことがあり，脳循環の低下をまねく危険がある。血圧と神経徴候から患者の状態を判断する必要がある。

脳血管攣縮による脳循環を改善する方法として，トリプル H がある。これは，循環血液量増加 hypervolemia，人為的高血圧 hypertension，血液希釈 hemodilution を組み合わせた治療法である。このうち，循環血液量増加や人為的高血圧は，心臓や肺への負担が大きく，心不全や肺水腫といった二次的な変化をおこす危険もある。一方で，脳浮腫に対して浸透圧利尿薬が投与されている場合や発熱している場合は，脱水をおこして脳血流量を低下させる危険がある。尿量や電解質データなどの脱水症状，中心静脈圧や呼吸音聴取，胸部 X 線所見など，全身をよく観察して呼吸・循環状態を判断し，異常を早期に発見することが重要である。

# B 脳室ドレナージ術を受ける患者の看護

　**脳室ドレナージ術**は，頭蓋内に過剰に貯留した髄液を体外に排出して頭蓋内圧をコントロールすることや，クモ膜下出血術後のクモ膜下腔の血腫を排出することを目的として行われる。脳室ドレナージ術は，全身麻酔下で実施され，脳室内にドレーンを挿入する。

　脳室ドレナージ回路は，ドレーンに閉鎖式のドレナージセットと排液バッグが接続された回路である。排出のために設定した高さ（設定圧）でサイフォン部を固定し，頭蓋内圧が設定圧をこえると髄液や血腫が排出される（◉図4-50）。設定圧は，モンロー孔の高さとほぼ一致する外耳孔を基準に0（ゼロ）点として設定する。そのため，患者の体位をかえる，患者を移動させるなど外耳孔の高さがかわると設定圧もかわる。設定圧は医師によって決定されるが，サイフォン部の位置の変更やドレナージ回路の閉鎖および開放といった実際の管理は看護師が行う。

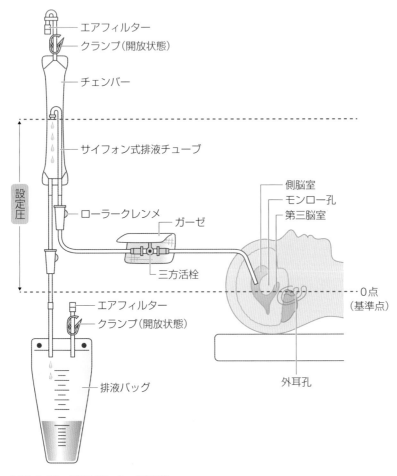

◉**図4-50　脳室ドレナージ回路**

# 1 手術前の看護

## 1 アセスメント

　脳室ドレナージ術は，急性水頭症による急激な頭蓋内圧亢進を予防する場合に行われたり，クモ膜下出血の開頭クリッピング術と同時に行われたりすることから，術前に十分な時間がもてないことが多い。患者の状態の変化を短時間で，的確に判断し，慎重に看護ケアを行うことが重要である。

　脳室ドレナージ術を必要とする患者の多くは，頭蓋内圧亢進状態にある。頭痛，吐きけ，嘔吐，意識レベル，瞳孔（大きさ・左右差，対光反射の有無・敏速さ），四肢の動き，うっ血乳頭，バイタルサイン（とくに異常呼吸やクッシング現象）を観察し，頭蓋内圧亢進症状の悪化を発見できるようにする。

## 2 看護目標

（1）適切に頭蓋内圧管理を行う。
（2）頭蓋内圧亢進症状の悪化の徴候を早期に発見できる。

## 3 看護の実際（看護介入）

### ◆ 頭蓋内圧管理

　頭蓋内圧を亢進する要因には，呼吸管理や輸液管理，体位にかかわるものなどがある（●表4-10）。頭蓋内圧を亢進しないように注意しながら看護を行い，症状を観察する。

　①**呼吸管理**　意識障害，睡眠不足，不安・ストレス，肥満は，$Paco_2$を上昇させやすい。患者の呼吸状態や$Spo_2$，血液ガスデータ（$Pao_2$，$Paco_2$，塩基過剰 base excess〔BE〕）を観察し，十分な酸素を供給する。

　②**輸液管理**　浸透圧利尿薬の投与による利尿の促進，ステロイド薬の投与による脳血管の透過性の抑制を行う。これらの薬剤が投与される前後で，

●表4-10　頭蓋内圧を亢進する要因と機序

| 頭蓋内圧を亢進する要因 | 機序 |
| --- | --- |
| 血中酸素分圧の低下 | 脳組織に酸素を供給するため，脳血流が増加する。 |
| 血中二酸化炭素分圧の上昇 | 脳血管が拡張して，脳血流量が増加する。 |
| 過剰な体液量 | 脳浮腫が助長される。 |
| 臥床，頸部や腹部・胸部の圧迫や屈曲 | 脳の静脈還流量を低下させる。 |
| 精神的ストレス | 交感神経の興奮などにより血圧が高まり，頭蓋内圧を上昇させる。 |
| 排便時や排痰時の努責 | 腹圧がかかることにより，頭蓋内圧を上昇させる。 |

患者の状態を観察してその効果を確認する。

　浸透圧利尿薬を投与している患者は，尿量が増加することによって水分出納バランスをくずし，脱水や電解質異常をおこすリスクがある。水分出納や電解質バランスを観察しながら，指示された輸液量を的確に投与すること，尿量・中心静脈圧・体重の測定，皮膚状態の観察を行って，異常を早期に発見することが重要である。

　③体位　腹部や胸部を圧迫しない体位とし，頸部を屈曲させないように枕の高さを調整し，頭部を 30 度挙上する。

　④その他　患者の心身の安定や排便コントロール，効果的な排痰を支援する。ただし，頭蓋内圧亢進状態にある患者に浣腸を行うと頭蓋内圧の急激な低下をまねき，脳ヘルニアをきたす危険があるため，基本的には浣腸は禁忌である。

# 2　手術後の看護

## 1　アセスメント

　麻酔や手術による一般的な合併症，脳室ドレナージ術後の合併症や二次的な問題（髄膜炎などの感染，排液量の過剰あるいは減少による頭蓋内圧亢進症状や低髄液圧症状❶，ドレーン抜去や転倒など）の危険がある。その危険の程度をアセスメントする必要がある。

　また，脳室ドレナージが適切に行われているか，アセスメントを行う。ドレーン内の液面の位置，咳嗽や努責などによる液面の移動の有無，髄液の排液量や性状は，脳室内の状態をとらえる指標であるとともに，効果的なドレナージが行われているかどうかを判断する重要な指標である。

## 2　看護目標

• 術後合併症や二次的な問題が発生することなく，ドレナージを適切に行うことができる。

## 3　看護の実際（看護介入）

### ◆　術後合併症の観察

　全身麻酔下の脳手術の一般的な合併症として，呼吸器合併症や術後出血，脳浮腫のリスクがあり，バイタルサインや神経徴候の観察が必要である。また，ドレーン挿入部の出血や髄液のもれの有無，CT でのドレーン位置の確認も重要である。

### ◆　ドレーン管理

　①設定圧の維持および調整　脳室ドレナージは，外耳孔を 0 点としたときのサイフォン部を置く高さを設定圧として行われる（○404 ページ，図 4-50）。

□ NOTE
❶低髄液圧症状
　脳室ドレナージからの過剰な髄液の流出や頭蓋損傷部位からの髄液漏出などがおこると，髄液量が減少し，髄液圧が低下する。これにより，頭痛，吐きけ・嘔吐，意識障害などが出現する。

設定圧は 15～20 cmH$_2$O とされることが多く，患者の状態に応じて医師が決定する。一般にはサイフォン部を設定圧よりも高くすると排液量は減少し，低くすれば排液量は増加することになり，サイフォン部が落下しないように，確実に固定することが重要である。

日常生活援助のなかでは，体位変換など外耳孔の位置が変化するケアも多い。このような外耳孔の位置，つまり0点がかわる場合は，ケアを実施する前に，ドレーンの途中をコッヘルで閉鎖する。そして，ケア後に体位を整えてから，0点を確認してコッヘルを外し，髄液の液面の拍動や排出を確認する。コッヘルで閉鎖および開放するときは，ドレーンの損傷に注意する。

また，排液バッグに空気が貯留すると，排液部分の圧力が高くなり，設定圧でのドレナージができなくなる可能性がある。排液バッグのエアフィルターが開放されていること，ぬれていないことを確認し，バッグのふくらみぐあいを観察して，空気が貯留しないようにする。

②**排液量・排液の観察**　設定圧よりも頭蓋内圧が高くなると，髄液は体外に排出される。髄液の排液量や性状は，患者の頭蓋内の状態を判断することができる重要な観察点である。

また，クモ膜下出血患者に対し，発症後すぐに行われる脳室ドレナージでは，一般にクモ膜下腔の血液がまざった濃血性の髄液が排出され，しだいに淡血性，キサントクロミー（淡黄）色へと変化し，最終的には透明な髄液となる（●図 4-51）。

③**閉塞防止**　通常，ドレーンが閉塞されない状態では，液面は心拍に伴って拍動性に移動する。しかし，ドレーンが閉塞されると，液面が拍動性に移動せず，髄液は排出されなくなる。液面の拍動性移動の有無を観察し，閉塞が予測される場合には，すみやかに医師に報告する。看護師の判断でミルキング（ドレーンをしごくこと）は行わない。

④**感染予防**　脳室ドレナージは，体内にドレーンを留置しており，ドレナージシステムが三方活栓で接続されていることから，感染のリスクが高い。感染を防止するために，チューブ挿入部位や三方活栓による接続部の清潔を保持すること，排液バッグのエアフィルターのもれや汚染を防止することが重要である。

また，感染徴候を早期に発見するために，発熱の有無や熱型，血液検査データ（白血球値，CRP），髄液の浮遊物や混濁の有無・程度，髄液検査データ（細胞数，タンパク質，糖）を観察する。

⑤**事故防止**　脳室ドレナージ術を要する患者は，意識障害が生じたり，ドレナージ中の行動制限によるストレスから不穏状態となることがあり，ド

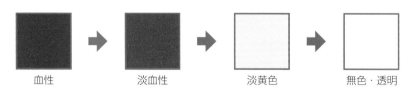

血性　　　　　　淡血性　　　　　　淡黄色　　　　　無色・透明

●**図 4-51　クモ膜下出血患者における髄液の色調の変化**

レーンを引っぱったり，看護師に知らせずに起き上がったりする場合がある。これらは，ベッドからの転落，ドレーンの抜去や切断，低髄液圧症状につながる行為であり，看護師はこれらを予防しなければならない。意識清明な患者であっても，睡眠中に無意識に頭に手をやり抜去してしまう場合もある。

　看護師は，ドレナージが安全に継続できるように，患者に安静の必要性を説明し，理解と同意を得る。安静度の必要性が十分理解されず，安静がまもれない場合や危険行動が繰り返される場合は，身体抑制を考慮せざるをえないこともある。

## C　脳室-腹腔短絡術（V-P シャント術）を受ける患者の看護

　なんらかの原因によって髄液の循環（●348 ページ）が障害されたり，脳室内の髄液がクモ膜下腔へ流れる部分が閉塞されたりすると，髄液が頭蓋内に過剰に貯留して水頭症がおこる。

　頭蓋内に貯留した髄液を腹腔に流し，腹腔内で吸収させて体外に排出する方法を，**脳室-腹腔短絡術（V-P シャント術** ventriculo-peritoneal shunt）という。V-P シャントは，脳室内にシャントチューブの一端を留置とし，もう一端は皮下を通して腹腔に留置し，バルブでシャント圧を調整するしくみである（●図 4-52）。バルブは，シャント圧を固定する圧固定式バルブ，シャント圧を調整できる圧可変式バルブ，重力によってシャント圧を調整する重力可変式バルブがあり，医師によって選択される（●表 4-11）。

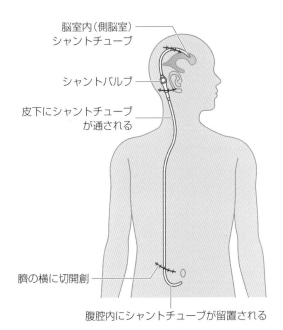

脳室内（側脳室）
シャントチューブ

シャントバルブ

皮下にシャントチューブ
が通される

臍の横に切開創

腹腔内にシャントチューブが留置される

●**図 4-52　V-P シャント術後の状態**

●**表 4-11　バルブの種類と特徴**

| バルブの種類 | 特徴 |
| --- | --- |
| 圧固定式バルブ | 低圧・中圧・高圧の3種類の開放圧がある。一定の圧で髄液を流し，埋め込んだあとは変更できない。 |
| 圧可変式バルブ | 体外からの圧の変更が可能である。わが国では最も多く使用されている。圧の変更には磁石を用いる。 |
| 重力可変式バルブ | 体位によって圧を自動的に変更し，頭蓋内圧を一定に維持することができる。 |

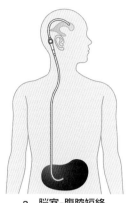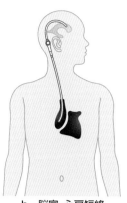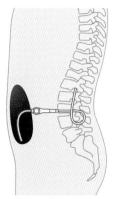

　　　a. 脳室-腹腔短絡　　　　b. 脳室-心房短絡　　　c. 腰椎クモ膜下腔-腹腔短絡
　　　　（V-Pシャント）　　　　　（V-Aシャント）　　　　　（L-Pシャント）

◐図 4-53　シャント術

　シャント術には，脳室から心房に排出させる方法（**V-A シャント** ventriculo-atrial shunt）や腰椎クモ膜下腔から腹腔に排出させる方法（**L-P シャント** lumbo-peritoneal shunt）もある（◐図 4-53）。成人では，クモ膜下出血や髄膜炎による続発性正常圧水頭症や原因不明の特発性正常圧水頭症の患者に対してV-P シャント術が行われることが多い。

# 1 手術前の看護

## 1 アセスメント

　正常圧水頭症では，頭蓋内圧は 15 mmHg 以下と正常値であるが，歩行障害，尿失禁，精神活動や自発性の低下（いわゆる 3 徴候）がある。それに伴って患者は，日常生活行動が自立して行えない，食事摂取量や水分摂取量が低下する，転倒するというリスクをかかえることがある。

　V-P シャント術が行われるまでの間にも，これらの症状が悪化する可能性が考えられるため，日常生活の自立度や症状の変化，CT 所見から，そのリスクを判断する必要がある。歩行状態，活動性や自発性，日常生活行動の自立度，尿失禁の頻度，栄養状態（食事摂取量・体重・血液検査データ〔総タンパク値・アルブミン値〕），体液量の状態（水分摂取量・水分出納・脱水症状の有無・血液検査データ〔電解質・赤血球数・ヘモグロビン値・BUN・クレアチニン値〕）を観察する。

　また，シャント術後には，髄膜炎や腹膜炎などの感染症，腹膜炎による腸閉塞，シャント機能不全，低髄液圧症状，硬膜下血腫などの合併症がおこる可能性がある。術後にこれらの症状を早期に発見・予防できるよう，術前からそのリスクを判断することが重要である。神経徴候（意識レベル・四肢の運動・瞳孔），腹部の状態（腸蠕動音・腹部のやわらかさ・腹痛の有無）を観察する。

　術前に脳室ドレナージや腰椎ドレナージなどが行われている場合は，髄液

の性状や流出量，髄膜刺激症状（発熱・頭痛・項部硬直）の有無を観察し，髄
液検査の結果を確認する。

## 2 看護目標

（1）身体状態の悪化や転倒による受傷などの二次的障害がなく，手術にのぞ
　　むことができる。

（2）家族が，患者の状態を理解し，必要な支援を行うことができる。

## 3 看護の実際（看護介入）

### ◆ 全身管理

　術後合併症の発生リスクを予測しながら，正常圧水頭症に伴う状態の変化
を観察する。術後の感染による身体状態の悪化を防ぐために，栄養状態や感
染徴候などを確認しながら，食事摂取や感染予防を行って，手術に向けて身
体を整える。

### ◆ 安全で安楽な日常生活のための援助

　①転倒の防止　患者の認知レベル，歩行時の身体バランスや足の運び方，
転倒に関するとらえ方や転倒予防行動の実施度などから転倒の危険要因を判
断し，その状態に応じた方法で歩行時の援助を行う。独歩では転倒のリスク
が高いと判断される場合は，患者に必要性を説明したうえで車椅子を使用す
る。

　②日常生活行動の支援　活動性や自発性・認知機能の低下がある患者に
は，周囲に関心を向けさせる，室外や屋外に出かける，積極的に話しかける
などの刺激を与える。

　食事や水分を十分に摂取できない患者には，積極的に介助して，摂取量を
増やすように援助する。嚥下障害を伴う場合は，誤嚥しないように，食事や
水分にとろみをつけるなどの工夫をする。

　また，日常生活行動の自立度に応じて，患者のできない部分を補助し，心
身の安楽を保持する。

　③家族の支援　日常生活援助は，家族が行うこともある。患者の症状や
それに伴う日常生活上のリスク，転倒予防方法や日常生活行動の援助方法を
家族にも説明し，情報交換をしながら，両者で患者の安全をまもる。

### ◆ 手術の準備

　V-Pシャント術は，全身麻酔下で行われるため，一般的な手術準備と同
様の前処置を必要とする。シャントチューブは，言語野のある優位半球を避
けるために右側に挿入されることが多い。シャントチューブが挿入される頭
部，必要に応じて頸部・腹部の右側の除毛を行う。

　また，とくに，認知機能障害のある患者の場合，手術準備や術後の状態に
関する説明は家族にも行い，確実に手術準備が進められ，患者も家族も安心

して手術が受けられるようにする。

# 2 手術後の看護

## 1 アセスメント

　V-Pシャント術は，頭蓋内の髄液量を正常化して症状を改善することを目的として実施されるものである。しかし，髄液が脳室から腹腔に過剰に排出されると，低髄液圧症状や硬膜下血腫・硬膜下水腫をおこす。また，適度に排出されないと，手術前の状態とかわらず歩行障害や精神活動の低下が持続あるいは悪化する。術後は，合併症の判断と同時に，シャントが効果的に機能しているかどうかを判断することが重要である。

　また，体内に留置したシャントシステムを介して，感染がおこることがあり，シャントチューブに沿って皮膚が発赤・腫脹したり，髄膜炎や腹膜炎をおこしたりする。シャントチューブ留置部位の皮膚の観察，発熱の有無や程度，腹痛の有無や部位・程度，頭痛の有無や程度，項部硬直の有無や程度，髄液検査，血液検査の炎症所見を観察する。

## 2 看護目標

（1）術後合併症をおこさない。
（2）シャントが効果的に機能し，日常生活の自立度を高めることができる。
（3）患者と家族が退院後の生活上の留意点を説明できる。

## 3 看護の実際（看護介入）

### ◆ 術後合併症の予防

　全身麻酔による一般的な合併症のほか，V-Pシャント術に特徴的な術後合併症がある。

　①感染　シャントシステムという異物を体内に留置するため，髄膜炎や脳室炎，腹膜炎をおこす可能性がある。感染をおこした場合は，いったんシャントを抜去し，感染が治癒したのちに再留置が検討される。発熱・嘔吐・痙攣・項部硬直・意識障害などの症状，創部やシャント経路の発赤などの観察，抗菌薬の確実な投与，創部の清潔保持に努める。また，腹膜炎をおこすと腸閉塞をおこす危険もあり，排便状況，腸蠕動音，腹部膨満の有無・程度，腹部X線所見もよく観察する。

　②低髄液圧症状，硬膜下血腫　V-Pシャントは，座位や立位になるとサイフォン効果で髄液を腹腔に排出するシステムである。術後に急に頭部を挙上したりすると，髄液が過剰に排出されて，頭痛や嘔吐・めまいなどの低髄液圧症状がおこる。CT像では，脳室がスリット状になっているのが確認される。また，脳表の血管が下方に吸引されることで，硬膜下に髄液が貯留したり出血したりすることもある。とくに，硬膜下血腫は重大な合併症で，血

腫除去の手術を必要とすることもあり，早期に異常を発見して医師に報告する。

　術直後の体位変換やはじめての頭部挙上は，患者の神経徴候を確認しながら，医師の指示に従って慎重に実施する。患者が低髄液圧症状を訴える場合は，すぐに頭部挙上を中止し，医師に報告する。

　最近では，過剰に髄液が排出するのを制御するオーバーフロー–リミッター機能をもつシャントシステムを用いて，低髄液圧症状を予防することも多い。患者に留置されているシャントシステムを把握したうえで，状態を判断する必要がある。

　③シャント機能不全　留置したシャントチューブがなんらかの理由で，途中で離断したり閉塞したりして，脳室内に貯留した髄液が十分に腹腔に流れない状態である。シャントが有効に機能しない状態にあるため，術前の状態が改善されない。意識状態や認知機能，活動性，自発性，神経徴候，歩行状態や尿失禁などの症状をよく観察する。シャント機能不全をおこした場合は，新たなシステムに入れかえられる。

## ◆ 安全な日常生活の支援

　①安静度の拡大　シャント術後は，医師の指示に従って，低髄液圧症状がないことを確認しながら段階的に安静度を拡大する。安静度を拡大するときには，シャントが急激にはたらくことで髄液が過剰に流れ，低髄液圧症状があらわれる危険がある。患者に低髄液圧症状がないか確認しながら，安静度の拡大を進める。

　②転倒の防止　手術前に歩行障害や精神活動の低下があった患者の場合，術前から筋力低下がおこっている可能性もある。術前に観察された症状の回復の程度を確認するとともに，転倒のリスクを考慮しながら安静度を拡大する。安静度拡大時に，低髄液圧症状が観察された場合は，すぐに臥床させて医師に報告する。

## ◆ 退院指導

　シャント術後は，水頭症による症状が改善され，自立した生活を送ることも可能である。しかし，水頭症発症前からある片麻痺や意識障害，失語症などの機能障害が残存することも多く，退院後も日常生活の自立支援や危険防止，コミュニケーション支援などが必要とされる。退院後の安全・安楽な生活のために，患者にはリハビリテーションの方法や安全な移動方法，コミュニケーション方法などを指導し，家族に対しても，患者の機能障害の種類や程度，日常生活行動の自立度，家族のサポート体制などに適した支援方法の指導や社会資源の紹介を行う。

# D　頭部外傷患者の看護

　**頭部外傷**とは，交通事故などによって頭皮・頭蓋骨・脳のいずれか，あるいはそのすべてに生じる損傷を意味する。無症状の場合もあれば，意識障害がおこり短時間で消失する，脳の局所症状を有する，意識障害や脳の局所症状がしだいに悪化するなど，患者の状態はさまざまで（◯356ページ），ショック症状を伴う場合もある。損傷は頭部外傷単独のみと考えられる場合でも，慎重に全身を観察することが重要である。

　頭部外傷は，頭部に外力が加わって生じる**一次性損傷**と，その後におこる二次性損傷があり，二次性損傷によって死にいたる場合もある。**二次性損傷**を引きおこす要因には，低酸素・低血圧・発熱などの全身的な要因と，脳浮腫や脳内血腫などの頭蓋内の要因がある。これらに対処し，二次性損傷を最小限にとどめることが，初期治療で最優先されることである。

　①グラスゴー-コーマ-スケール（GCS）スコアが8点以下，あるいはジャパン-コーマ-スケール（JCS）スコアがⅡ-30以上，②意識レベルが急速に悪化（GCSスコアの2点以上の急激な低下），③瞳孔不同や片麻痺やクッシング現象から脳ヘルニア徴候を疑う状態を「切迫するD」[❶]とよび，非常に危険な状態である。すぐに専門的な治療が開始されなければならない。

　また，全身状態が安定したあとも，遷延性意識障害やてんかんの可能性もあり，頭部外傷患者に対しては，搬入時からの継続的な全身管理が重要である。

▢ NOTE
**❶切迫するD**
　Dとは，プライマリーサーベイにおけるD（意識障害 dysfunction of central nervous system）である（◯294ページ）。

## 1　アセスメント

　受傷した脳の損傷に二次性損傷が加わると，予後が急激にわるくなる。搬入時から，プライマリーサーベイの観察項目である気道・呼吸・循環を観察して蘇生を行い，低酸素血症や高二酸化炭素血症，低血圧や貧血となることを避ける必要がある。$Pao_2$ 80 mmHg以上，$Paco_2$ 30〜35 mmHg，収縮期圧90〜120 mmHg，ヘモグロビン値 10 g/dL以上を目安に管理する。

　また，頭蓋内圧亢進を避けることが重要で，CT所見や頭蓋内圧亢進を示す意識障害・瞳孔不同・クッシング現象の有無，脳灌流圧 cerebral perfusion pressure（CPP）[❷]を観察することが重要である。変化は急激におこると考えられ，GCSスコア8点，頭蓋内圧 15〜25 mmHg，CPP 50〜70 mmHgを指標に，慎重に観察する。

　患者の状態を判断するために，搬入前に情報を収集することも重要である。受傷部位が頭部外傷のみとは限らないことに注意しながら，全身状態の観察を行う。回復に必要な栄養状態をアセスメントすることや，急な受傷に伴う患者や家族の心理状態をアセスメントすることも重要である（◯表4-12）。

▢ NOTE
**❷脳灌流圧（CPP）**
　脳血流の影響要因のひとつで，平均血圧（平均動脈圧）と頭蓋内圧の差の圧力である。脳灌流圧（CPP）＝平均動脈圧（MAP）－頭蓋内圧（ICP）で算出される。頭蓋内圧が亢進すると脳灌流圧は低下し，脳血流が減少する。

## 2　看護目標

（1）意識レベルがGCSスコア8点以上を維持できる。

**◯表 4-12　頭部外傷患者のアセスメント**

| アセスメント項目 | 判断の指標 | 看護上の問題 |
|---|---|---|
| 脳・神経<br>防御反応 | • 受傷時および受傷後の状況<br>　・いつ，どこで，どのように受傷したか。<br>　・受傷直後の意識や四肢の動き，呼吸状態はどうか。<br>• 既往歴，常用薬<br>　＊とくに心疾患や抗凝固薬・抗血小板薬の使用，アレルギー（薬剤）<br>• 意識<br>　＊GCS で 8 点以下あるいは 2 点以上の急激な低下は危険な徴候として注目する。<br>• 瞳孔（左右差・対光反射）<br>　＊瞳孔不同は危険な徴候として注目する。<br>• 頭蓋内圧<br>　頭蓋内圧亢進症状（頭痛・嘔吐・吐きけ・うっ血乳頭）<br>　＊脳灌流圧（CPP）が 50〜70 mmHg か注意する。<br>　＊収縮期圧上昇・脈圧拡大・徐脈は頭蓋内圧亢進を示す徴候として注目する。<br>• 頭蓋内圧亢進の助長因子：高体温，興奮状態，不穏状態<br>• 四肢の動き（自発的な動き，痛みに対する反応）<br>• 失語症（言語の理解，発話の状況）<br>• てんかん発作（頻度，持続時間，痙攣の随伴）<br>• CT 所見<br>　＊正中偏位は頭蓋内圧亢進の徴候 | ◯脳の損傷による頭蓋内圧亢進<br>◯脳ヘルニアをおこす可能性<br>◯脳出血による脳細胞の損傷や低酸素血症による脳虚血の可能性<br>◯てんかん発作・不穏状態・麻痺による外傷・咬舌・転落の可能性<br>◯外傷による興奮状態や不穏状態 |
| 呼吸機能 | • 血液ガスデータ（$Pao_2$，$Paco_2$）<br>　＊低酸素血症や高二酸化炭素血症は頭蓋内圧を亢進させる。以下を維持しているかに注目する。<br>　　・$Pao_2$：80 mmHg 以上<br>　　・$Spo_2$：95% 以上<br>　　・$Paco_2$：30〜35 mmHg<br>• 呼吸状態，呼吸回数，呼吸困難，咳嗽<br>　＊人工呼吸器装着の場合は，高二酸化炭素血症を避けるために過換気ぎみにしているが，$Paco_2$ が低下しないようにすることが重要である。<br>• 胸部 X 線所見<br>• 既往歴や常用薬：抗血小板薬，抗凝固薬の服用の有無 | ◯低酸素や高二酸化炭素血症の可能性<br>◯呼吸筋損傷による呼吸機能障害の可能性 |
| 循環状態 | • ショック症状<br>• バイタルサイン<br>　＊低血圧は CPP を低下させる。収縮期圧 120 mmHg を目安とする。<br>• 出血の有無，出血の部位，出血量<br>• 血球，凝固能（APTT・PT-INR・D ダイマー・血小板・RBC・Ht・Hb）<br>　＊貧血は頭蓋内圧を亢進させる。Hb 値 10 g/dL が目安。<br>• 腎機能，尿量 | ◯外傷性ショックの可能性<br>◯心拍出量の減少<br>◯臓器の損傷による組織循環障害の可能性 |
| 全身状態 | • 頭部・頸部・顔面<br>　・頭部の陥没，頭皮の裂傷・開放創，出血<br>　・顔面の損傷，眼瞼周囲の皮下出血<br>　・耳や鼻からの出血や髄液漏<br>　・口腔内の裂傷や出血<br>• 四肢の外傷や骨折，疼痛<br>• 腹部や胸部の状態<br>　・腹痛，腹壁の緊張度<br>　・胸郭の動き，皮下気腫<br>• 検査所見：全身の CT や X 線検査などの所見 | ◯四肢の外傷や骨折による機能障害の可能性<br>◯身体各部の裂傷・損傷による疼痛<br>◯身体各部の裂傷・損傷部位からの感染の可能性 |

○表4-12　（続き）

| アセスメント項目 | 判断の指標 | 看護上の問題 |
|---|---|---|
| 栄養状態・代謝 | • 栄養・代謝に関する血液データ<br>　＊血糖値 100～200 mg/dL を目安とする。<br>• 体重 | ○回復に必要な栄養摂取量の不足 |
| 心理状態 | • いまの症状や予後についての説明内容と患者のとらえ方<br>• コーピング行動<br>• 自尊感情<br>　＊機能障害がある場合はとくに変化しやすい。 | ○強いストレスを感じる<br>○自尊感情が低下する可能性 |
| 家族の心理状態 | • 患者の状態や予後についてのとらえ方<br>• キーパーソンとなる家族成員<br>• 家族成員あるいは家族のコーピング行動 | ○患者の状態や予後に対する不安<br>○患者を亡くすかもしれないという思い |

（2）循環と呼吸の状態が安定する。

（3）頭蓋内圧が 25 mmHg をこえない。

## 3　看護の実際（看護介入）

### ◆ 初期治療時の看護

　搬入時からショック状態であることも多く，初期治療時は患者の生命予後を左右する重大な時期である。患者の生命を維持し，二次性損傷をおこさないように，危険な徴候を見落とさず，全身をしっかりと観察することが重要である。

　① 救命処置　搬入時，ショック症状がみとめられる場合は，加温した細胞外液補充液を1～2L急速輸液する。輸液によってショックが改善しない場合は，出血性ショックの可能性があり，止血のための手術が行われるため，緊急手術の準備を行う。そのほか蘇生を行い，それぞれの状態に応じて気管挿管，補助換気，心臓マッサージ，薬剤投与を行う。

　頭部外傷では，脊髄損傷がおこっている場合も多く，初期対応が予後を左右する。脊髄損傷が否定されるまでは，頸椎カラーやバックボードを用いて脊椎を保護しておく。

　② 搬入前の情報収集　患者の状態を判断するため，受傷前の状態や受傷時の状態・その後の経過の情報収集，および搬入時の生命徴候や神経徴候・全身の状態の観察を行う。病院搬入時に本人あるいは家族・付き添いの人から，以下の情報を収集する。

• 受傷時の状況：いつ・どこで・どのようにして受傷したのか。
• 受傷後の状態：受傷直後の意識状態や四肢の動き，呼吸状態はどうであったのか。受傷後の状態はどのように変化しているのか。
• 受傷前の状態：既往歴，常用薬（とくに抗不整脈薬・強心薬・降圧薬・抗血小板薬・抗凝固薬には注意する），アレルギー（とくに薬剤）。

　③ 全身状態の観察　バイタルサインや神経徴候，外傷を受けた頭部，顔

面を観察する。頭部外傷では，同時にほかの部位を損傷していることも多い。頸部，胸部，腹部，四肢の損傷やそれに伴う身体の変化も観察し，検査所見を把握して，全身状態をくまなく観察する。とくに危険な状態をあらわす徴候，すなわち，収縮期圧の上昇，脈圧拡大，徐脈，GCS スコア 8 点以下あるいは 2 点以上の急激な低下，瞳孔不同がないかをよく観察する。

### ◆ 脳代謝保護，頭蓋内圧管理

　GCS スコア 8 点以下，収縮期圧 90 mmHg 以下，CT 所見で正中偏位が確認される患者には，頭蓋内圧の持続モニタリングが推奨されている。また，後述するバルビツレート療法や低体温療法を行う場合にも，頭蓋内圧測定を行い持続的に観察する必要がある。

　①呼吸管理　低酸素血症や高二酸化炭素血症は，頭蓋内圧を亢進させるため，$Pao_2$ は 80 mmHg，$Paco_2$ は 30～35 mmHg に維持する必要がある。人工呼吸器により，$Paco_2$ を 30～35 mmHg とする過換気療法を行う❶。

　過換気療法中は，頭蓋内圧値と $Paco_2$ を経時的に観察し，頭蓋内圧が 20 mmHg を下まわる場合は医師に報告し，過換気療法の継続を検討する。

　②浸透圧利尿薬の投与　利尿作用によって脳組織内の水分を血管内へ移動させ，頭蓋内圧を低下することを目的として投与される。一般には，D-マンニトールや濃グリセリン・果糖(合剤)が投与される。ただし，D-マンニトールは，それ自体がもれ出て脳組織の透過性を亢進させ脳浮腫を悪化させるというリバウンド現象がおこる可能性があり，グリセオールも，尿量が増加し脱水や電解質異常をきたすことがある。また，血圧が低い状態で投与した場合は，脳灌流圧が低下する危険もある。

　浸透圧利尿薬投与時は，頭蓋内圧の変化，バイタルサインや瞳孔の観察，尿量や尿比重，検査所見を把握し，異常を早期に発見する。

　③鎮静・鎮痛　興奮や不穏を抑制するため，そして，迅速かつ適切に気道確保や呼吸管理を行うために，鎮静薬が投与されることが多い。効果的で適度な鎮静が維持されるよう，RASS(リッチモンド興奮・鎮静尺度 Richmond agitation-sedation scale)などを用いて鎮静の深度を観察する必要がある。薬剤投与が中止されたのちに，患者が混乱し，興奮状態や不穏状態がおこる可能性があるため，転落防止のためのベッド柵はつけておく。

　④バルビツレート療法　ほかの方法で頭蓋内圧コントロールがむずかしい場合，バルビツレート剤を投与するバルビツレート療法が行われることがある。バルビツレート剤は，脳代謝抑制と脳血流量減少によって頭蓋内圧を低下させるが，強い呼吸循環抑制による脳血流の低下や肝臓・腎臓の機能低下をおこす可能性がある。脳波を持続的にモニタリングして麻酔深度を確認しながら，安定した呼吸・循環状態で治療が受けられるように，厳重に全身管理を行う必要がある。鎮静薬使用時と同様，意識状態の変化がおこる可能性があることから，転落防止のためのベッド柵を設置しておく。

1）日本脳神経外科学会・日本脳神経外傷学会監修：頭部外傷治療・管理のガイドライン，第 4 版．医学書院，2019.

□ NOTE
❶ 『頭部外傷治療・管理のガイドライン　第 4 版』では，盲目的な長時間の過換気療法($Paco_2$≦25～35 mmHg)はすべきではない。脳ヘルニア徴候のある脳圧亢進では，短時間の過換気を考慮してよいとされている[1]。

⑤ **低体温療法**　発熱は脳代謝を促進し，脳血流量を増加させて，頭蓋内圧を亢進する❶。これを防止するために，低体温療法が行われる。

低体温療法は，冷却ブランケットを使用して人為的に一時的に体温を低下させ，基礎代謝を抑制し，脳の酸素消費量を低下させる方法である。受傷後できるだけ早期に導入して，6 時間以内に目標温度を達成することが推奨される。低体温療法には，低カリウム血症や不整脈，心拍出量の低下，免疫反応の低下や感染症，血小板減少や凝固異常などの合併症の可能性がある。低体温療法中は，頭蓋内圧を確認しながら，各種検査所見と患者の全身状態を把握し，異常を早期に発見することが重要となる。

また，易感染状態にあるため，抗菌薬の確実な投与，カテーテル類の清潔操作，全身や陰部・口腔内の清潔保持を実施する。

低体温療法は，48〜72 時間あるいは頭蓋内圧の正常化まで実施される。その後，もとの体温に戻す（復温）が，わが国における復温速度は，1 日に0.5〜1.0℃ が多く，自然復温もすすめられる[1]。復温中に頭蓋内圧が再度上昇する場合は，一時的に中断し，患者の状態に応じて判断される。復温中も頭蓋内圧やバイタルサインをよく観察し，異常時はすぐに医師に相談し適切に対応することが重要である。

⑥ **頭部挙上・体位の調整**　静脈還流を促進して頭蓋内圧を低下させるために，頭部を挙上する。頭部挙上については，30 度をこえると脳灌流圧が低下すると指摘されており，20〜30 度の挙上とする必要がある。また，頸部の圧迫や過屈曲・過伸展も，頭蓋内圧を亢進させる危険がある。体位変換後は，ベッドを 30 度挙上し，頸部をまっすぐにし圧迫しないように整える。

⑦ **外科的治療**　頭蓋内圧亢進症状が改善しない場合は，原因となっている血腫の除去や減圧開頭術などの外科的治療が行われる。術前から危険な状態で手術を行うことが多く，術後の全身管理が重要である。

減圧開頭術には，頭蓋骨を外して頭蓋内圧を外に逃がす外減圧術と，壊死した脳組織の一部を切除する内減圧術がある。外減圧術後は，頭蓋内圧亢進が軽減するまで頭蓋骨を外した状態であるため，日常生活における注意が必要である。

外減圧部（頭蓋骨のない部分）のはり出し方や緊満の程度を確認し，頭蓋内圧を観察する。頭蓋内圧が高い時期は，頭蓋骨がないにもかかわらず頭蓋骨があるようなふくらみがあるため，誤って圧迫しないように注意する。また，外減圧部は頭蓋骨がないため，この部位を圧迫しないよう，外減圧部を下にした側臥位にする場合は頭部の位置を配慮したり，除圧マットを敷いたりするなどの工夫をし，離床時にはヘッドギアを装着するなどして，外減圧部を保護する。患者に意識がある場合は，外減圧部を保護するように指導することも大切である（◐394 ページ，plus「破裂脳動脈瘤によるクモ膜下出血患者の術前看護のポイント」）。

❶体温が 1℃ 上昇すると代謝は 10〜15% 上昇する。

---

1）日本脳神経外科学会・日本脳神経外傷学会監修：頭部外傷治療・管理のガイドライン，第 4 版．医学書院，2019．

## ◆ てんかん発作の予防と発作時の看護

　脳の局所の損傷によって，外傷性てんかんが発生する。①GCS スコア 10 点以下，②CT で異常所見がある，③受傷後 1 週間以内にてんかん発作（早期外傷性てんかん）があった場合は，外傷性てんかんの発生リスクが高い。てんかん発作は，頭蓋内圧を亢進させる危険がある。二次性損傷を予防するために，抗てんかん薬が投与される。

　看護師は，薬剤を確実に投与し，てんかん発作時の転落防止のためにベッド柵を設置する。また，てんかん発作が生じた場合は，痙攣の有無や部位，持続時間など患者の状態をよく観察すると同時に，転落や咬舌などの危険を防止する。退院時には，薬剤の服用を継続する必要性，その薬剤の作用と副作用，てんかん発作時の対応方法を患者と家族に指導する。

## ◆ 栄養管理

　頭部外傷後急性期の基礎エネルギー消費量は，通常の 130～140% に上昇し，かなりのエネルギーが消費される。代謝を亢進するために，受傷後 7 日までに必要なエネルギー量を経静脈栄養または経管栄養にて投与すること，血糖値は 100～200 mg/dL にコントロールすることが推奨されている。

## ◆ 二次的障害の予防

　① 感染の防止　開放創がある場合は，出血の有無や程度を観察し，定期的にガーゼ交換をして創部を観察し，感染防止に努める。また，髄液漏がある場合は，髄膜炎をおこす危険があるため，清潔に留意する必要がある。患者の鼻や耳から透明の液がもれ出た場合は，試験紙で糖が検出されるか否かを確認し，医師に報告する。患者に意識がある場合は，鼻水のようにすすったり，もれ出た液体を触ったりせずに，すぐに看護師に報告するように指導する。

　② 臥床に伴う二次的障害の予防　頭蓋内圧が安定するまで積極的な治療が行われ，臥床状態が長期化する場合があり，褥瘡や関節拘縮など，臥床に伴う二次障害を引きおこす可能性がある。定時的な体位変換，褥瘡好発部位の除圧やマッサージ，深部静脈血栓予防のための弾性ストッキング着用を行う。また，身体状態が安定すれば，ベッド上での関節の自他動運動を開始する。

　③ 意識障害の改善と自立に向けた支援　治療が長期化し，意識障害が残存することもある。状態が安定すれば，話しかける，からだをおこす，許可された安静度での活動を促進するなど，できるだけ多くの外的刺激を与え，意識障害の改善に努める必要がある。そして，可能な範囲で，できることは患者自身で実施するようにし，セルフケアの自立を目ざす。患者の残存機能の状態や日常生活の補助の方法は，家族にも指導し，入院中から患者の状態を把握し，それに応じた補助ができるようにする。

#### ◆ 軽症患者への退院指導

　軽症の場合は，救急外来からすぐに帰宅させることもある。軽症ではあるが，受傷後時間がたっていないため，退院後になんらかの症状が出現する可能性もある。そのため，退院後に以下のような症状が観察される場合は，すぐに受診するように，患者と家族に指導をする。

- 話しかけても返事がない，ぼーっとして反応が鈍い，目がうつろで焦点が合わない。
- 意味不明なことを言う，おかしな行動をとる。
- 立てない，歩けない，持っている物を落とす，手足が動かない。
- 頭痛が強くなってきた，吐きけがある，繰り返し嘔吐する。
- 言葉が出ない，言葉を理解できない，ろれつがまわらない。
- 顔の一部分がピクピクする，痙攣がある。

　薬剤が投与された場合は確実に服用するように説明し，開放創がある場合は創部の処置方法を指導する。このほか，気になることがある場合には，病院に相談するように説明する。

# E　脊髄腫瘍摘出術を受ける患者の看護

　**脊髄腫瘍**とは，脊髄・神経根・硬膜などから発生する腫瘍で，四肢の神経痛・筋力低下・しびれをおこすことが多く，運動麻痺・排尿排便障害・呼吸障害などさまざまな神経症状をおこすこともある。神経障害が生じる場合は手術適応となる。多くは良性ですべて摘出できるが，悪性で境界が不明瞭な場合は一部しか摘出できないこともある(●388ページ)。

## 1　手術前の看護

### 1　アセスメント

　手術までの間にも症状が進行する可能性があり，術後に症状変化を判断するためにも，症状をよく観察する。運動機能障害がある患者の場合，術後に呼吸器合併症や深部静脈血栓症がおこる可能性がより高いが，患者自身では術後合併症予防のための行動を実施できないことも多い。患者が予防のための行動を適切に行っているか，アセスメントする。

　また，患者も家族も，腫瘍摘出による症状改善を期待する一方，術後の合併症発症や再発の可能性に対する不安・恐怖をいだきやすい。患者・家族の心理状態をアセスメントすることも重要である。

### 2　看護目標

- 安全かつ安楽な状態で手術にのぞむことができる。

### 3 看護の実際（看護介入）

□1 **全身状態の観察**　腫瘍による症状が摘出までの間に悪化し，呼吸障害などの重篤な症状が出現する可能性がある。入院時の神経症状や全身状態をよく観察し，手術までの間に変化がないか，新しい症状がおこっていないか，観察する。とくに，しびれや痛みは患者の主観によるものであるため，部位を図示したり，患者の表現する言葉を記録したりして，術後の変化を比較しやすくする。

□2 **術後合併症予防の準備**　患者に術後合併症のリスクや予防方法，術前から予防行動を練習することの必要性を説明する。運動機能障害がある患者の場合，実施を促すだけではなく，一緒に実施しながら患者が術後に実施しやすい方法を具体的に指導する。

□3 **安全と安楽のための支援**　患者・家族に対して，手術室での様子や術後に留置されるライン類などを説明し，不明な点や疑問に答えて，手術や術後の状態をイメージしてもらう。

また，運動機能障害がある患者に対しては，転倒・転落を予防しながら，入浴やシャワー浴による手術前の身体の清潔を援助する。

## 2　手術後の看護

### 1 アセスメント

腫瘍摘出術では，全身麻酔によって生じる合併症のほか，手術部位の出血，脊髄・神経根の損傷，髄液漏やそれによる髄膜炎などが原因となってさまざまな神経症状がおこる可能性がある。腫瘍摘出術後も，症状が改善しない，あるいは一時的に改善しても早期に再発して症状が出現する可能性もある。これらのことから，術後合併症予防のための支援と同時に，各合併症の症状や神経症状を経時的に観察し，身体の変化を早期に発見する。

### 2 看護目標

（1）安静を保持しながら術後合併症をおこさない。
（2）退院後の生活の留意点を患者が理解することができる。

### 3 看護の実際（看護介入）

□1 **術後合併症の観察と予防**　腫瘍摘出術は全身麻酔下で実施されるため，一般的な術後合併症の観察と予防のための援助が重要である。また，疼痛の緩和とともに，呼吸器合併症（無気肺，肺炎），深部静脈血栓症，褥瘡などを予防するため，体位変換や下肢の運動，深呼吸や喀痰喀出などの実施を支援する。とくに術前から運動機能障害がある患者は，早期離床が困難なために，支援が重要である。

また，脊髄手術の術後は，とくに，神経損傷，術部位の出血による神経圧

迫，髄液漏とそれによる低髄液圧症状や髄膜炎に注意が必要である。ドレーンからの出血量や性状とともに，術前の症状の変化と，新たな症状の出現がないか，全身をよく観察する。頭部を挙上した際に低髄液圧症状が観察されるときは，すぐに水平臥床させて症状の変化を確認する。

2 **日常生活行動の自立への支援**　一般に，ドレーンは手術翌日に抜去され，その後，髄液の多量漏出がなければ術後3日ごろには座位・立位が許可される。ドレーン留置中は，ドレーンが抜去されないように注意しながら，体位変換やベッド頭部挙上など積極的に許容範囲内の生活行動ができるように支援する。

ドレーン抜去後は，髄液漏の有無を確認しながら，リハビリテーションを進め，段階的に安静度を拡大し，患者の神経症状に応じた方法で自立した日常生活行動が行えるように支援する。カラーやコルセットなどの固定具を装着する場合は，足もとが見えにくい，身体を動かしにくい状態となるため，必要に応じて日常生活を支援する。

3 **退院後の生活の留意点の説明**　患者の症状，固定具の有無など患者の状態に応じて，日常生活上で注意することを指導する。固定具を装着して退院する場合は，医師の指示があるまで装着を継続し，定期受診の際に確認するように説明する。また，退院後も，創部感染や髄液漏の可能性もあるため，患者と家族に創部の治癒状況や皮下貯留の観察方法を指導する。

**参考文献**
1. 新井一監修：標準脳神経外科学，第15版．医学書院，2021．
2. 小泉博靖：頭部外傷患者の周術期管理．救急・集中治療27(5・6)：367-374，2015．
3. 小島操子：看護における危機理論・危機介入，改訂3版．金芳堂，2013．
4. 日本循環器学会ほか：肺血栓塞栓症および深部静脈血栓症の診断，治療，予防に関するガイドライン（2017年改訂版）．(https://js-phlebology.jp/wp/wp-content/uploads/2019/03/JCS2017_ito_h.pdf)（参照 2022-06-16）．
5. 日本脳神経外科学会・日本脳神経外傷学会監修：頭部外傷治療・管理のガイドライン，第4版．医学書院，2019．
6. 日本麻酔科学会：周術期禁煙ガイドライン．2015．(http://www.anesth.or.jp/guide/pdf/20150409-1guidelin.pdf)（参照 2022-06-16）．

# 第 5 章

## 頭部および頸部の疾患

# I 頭部・頸部の疾患

## A 口腔・咽頭・喉頭・鼻副鼻腔・頸部の疾患

### 1 基礎知識

#### 1 構造と機能

##### 口腔

　口腔の構造は，頬粘膜，上下の**歯槽**と**歯肉**，**硬口蓋**，**舌**，**口腔底**に分類される（◉図5-1）。これらは咀嚼（そしゃく）や嚥下（えんげ），発声などに重要な役割を果たす。

●**舌**　舌の本体は舌筋で構成されており，表面粘膜には，舌乳頭とよばれる多数の小隆起がある。

　舌には，味覚器としての役割もある。味覚受容体である味蕾（みらい）の大部分は舌乳頭に分布し，一部は軟口蓋にもある。舌の神経支配は複雑であり，前方2/3の触覚は三叉神経，味覚は顔面神経に支配される。一方，舌の後1/3の触覚，味覚はともに舌咽神経に支配されている。舌運動は舌下神経に支配されている。

●**唾液腺**　口腔には唾液腺から唾液が流入する。唾液腺には，**大唾液腺**である**耳下腺・顎下腺・舌下腺**があり，耳下腺からは**耳下腺管（ステノン管）**を

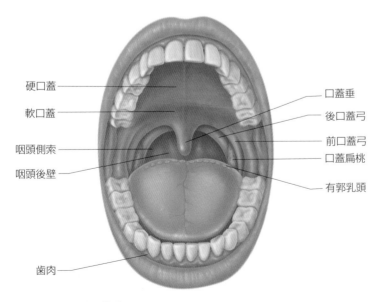

　　硬口蓋 ——
　　軟口蓋 ——
　　咽頭側索 ——
　　咽頭後壁 ——

　　　　　　　　—— 口蓋垂
　　　　　　　　—— 後口蓋弓
　　　　　　　　—— 前口蓋弓
　　　　　　　　—— 口蓋扁桃
　　　　　　　　—— 有郭乳頭

　　歯肉 ——

◉**図5-1　口腔の構造**

介して頰粘膜に，顎下腺・舌下腺からは**顎下腺管(ワルトン管)**を介して口腔前庭に，唾液が流入する。そのほかにも，数多くの**小唾液腺**がある。

### ▍咽頭

　**咽頭**は，**上咽頭・中咽頭・下咽頭**に分けられる(◯図5-2)。上咽頭は咽頭の最上部にあり，**咽頭扁桃(アデノイド)**，耳管開口部，軟口蓋背側面が含まれる。中咽頭には口蓋扁桃，軟口蓋，舌根が含まれる。下咽頭は喉頭の背側に位置し，尾側で頸部食道に移行する。

　中咽頭は嚥下反射の起点となる重要な構造で，食塊が中咽頭に到達すると，軟口蓋が挙上して上咽頭を閉鎖し，舌骨と喉頭が挙上され，食道入口部が開くという一連の反射が生じる。

### ▍喉頭

　**喉頭**は，甲状軟骨・輪状軟骨・披裂軟骨・喉頭蓋軟骨によって構成される(◯図5-2)。喉頭の内腔には**声帯**があり，開閉することにより発声，呼吸，嚥下にかかわっている(◯図5-3)。声帯の運動は，おもに迷走神経の枝である**反回神経**によって支配されている。**喉頭蓋**は，嚥下時に食塊が喉頭腔内に流入するのを防ぐ役割を果たす。

### ▍鼻副鼻腔

　鼻副鼻腔は，**固有鼻腔**と**副鼻腔**とに分かれる。固有鼻腔は，鼻呼吸の主体となる。副鼻腔は，**上顎洞・篩骨洞・前頭洞・蝶形骨洞**の4つがある。上顎洞・篩骨洞・前頭洞はおもに中鼻道に開口し，蝶形骨洞は鼻腔後方に開口部がある。固有鼻腔の頭側の天井部付近は嗅裂とよばれ，嗅覚を感知する嗅上皮が分布している(◯図5-4)。

### ▍頸部

　頸部は，頭蓋底から鎖骨上までの範囲をさし，種々の筋肉・血管・神経・リンパ節が位置している。左右に走る総頸動脈は，頸部で内頸動脈と外頸動

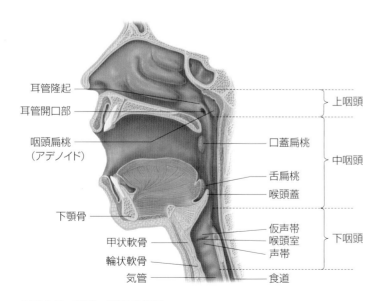

◯**図5-2　咽頭・喉頭の構造**

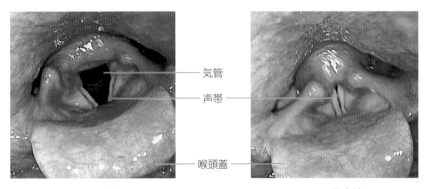

| | |
|---|---|
| a. 開大時 | b. 発声時 |

○図 5-3　声帯

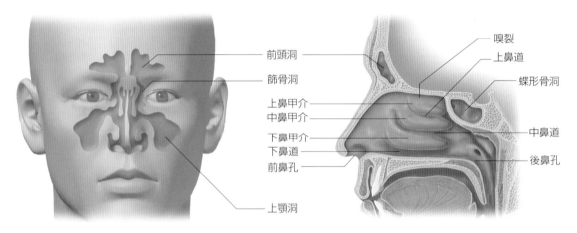

○図 5-4　鼻副鼻腔の構造

脈とに分かれる。内頸動脈は最終的に頭蓋内に入り，外頸動脈は分枝を出しながら頸部・口腔・鼻腔・顔面などを栄養する。静脈は浅層を走行する外頸静脈と，総頸動脈に伴走する内頸静脈，頸部の前面を走行する前頸静脈などがある。リンパ節は，顎下部や，外・内頸静脈と副神経の周囲に多く分布している（○図 5-5）。

## 2　手術方法

　頭部・頸部の手術の創部は，衣服で隠すことがむずかしい体表露出部位になりやすい。そのため，手術を行う際には整容面についてできるだけ配慮し，創部が目だたないような皮膚切開を行ったり，口腔や外鼻孔を経由した手術を優先的に選択したりする。近年は，内視鏡や手術支援器具の発達により，**経口的手術**（○図 5-6）や**経鼻的手術**の適応範囲が広がっている。

　頸部を切開する手術においては，頸部を走行する脳神経や血管の損傷リスクがある。神経を傷害すると，それに伴う神経麻痺が生じる。たとえば舌下神経を損傷すると，舌運動が障害されることにより構音障害や咀嚼・嚥下障害が生じる。そのため，手術野に出現する神経をできるだけ温存しながら手

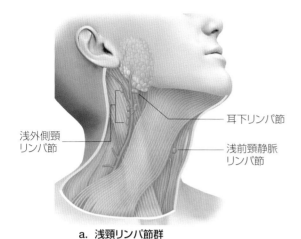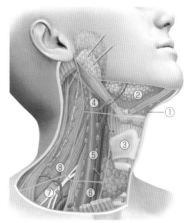

耳下リンパ節

浅外側頸
リンパ節

浅前頸静脈
リンパ節

a. 浅頸リンパ節群　　　　　b. 頸部リンパ節区分(浅頸リンパ節を除く)

オトガイ下リンパ節 ········································ ①
顎下リンパ節 ················································ ②
前頸部リンパ節(前頸静脈・喉頭前・甲状腺前・気管前・気管傍) ·· ③
側頸リンパ節　内深頸リンパ節　上内深頸リンパ節 ····· ④
　　　　　　　　　　　　　　　中内深頸リンパ節 ····· ⑤
　　　　　　　　　　　　　　　下内深頸リンパ節 ····· ⑥
　　　　　　　外深頸リンパ節　鎖骨上窩リンパ節 ····· ⑦
　　　　　　　　　　　　　　　副神経リンパ節 ········ ⑧

**◎図 5-5　頸部のリンパ節**
(日本頭頸部癌学会編：頭頸部癌取扱い規約, 第6版. pp.6-7, 金原出版, 2018 による)

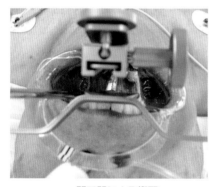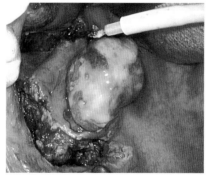

a. 開口器による術野　　　b. 左扁桃がん切除のモニター画像

**◎図 5-6　経口的咽頭腫瘍切除術**
専用の手術器具を用いて開口し, 内視鏡などで病変を観察しながら, 腫瘍切除を行う。

術を行う。
　悪性腫瘍の手術では, 腫瘍切除に伴い頭頸部の臓器を切除することになる。切除した部位は, ほかの組織による移植手術で再建を行うことで, 臓器切除で生じた空間を埋め, 術後機能の低下を軽減する(◎図5-7)。移植した組織は血流が不安定であり, 部分的に壊死が生じたり, すべての移植組織が壊死してしまったりするリスクがある。
　術中の出血は, 必要に応じて血管を結紮するなどして止血して手術を行う。術後出血が生じた場合には, 創部が腫脹し, 容易に咽頭や喉頭の浮腫が生じ

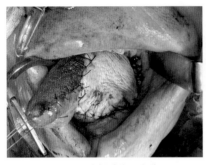 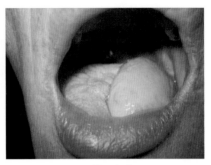

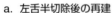

|a. 左舌半切除後の再建|b. 術2年後|

**◎図5-7 舌がん術後の再建**
舌の左半分を切除したのちに遊離皮弁を移植し，舌の術後機能低下を軽減した。

る。そのため，すみやかに再開創し，止血する必要がある。

　また鼻腔・口腔・咽頭には常在菌が存在するため，これらの部位の手術では術後の感染のリスクがある。手術内容によっては，鼻腔・口腔・咽頭と頸部や頭蓋内が交通することがあり，このような手術では創部全体の感染リスクが高くなる。

## 2　外傷

　頭頸部の外傷は，外部からの外傷と，内腔からの外傷とがある。

　外部からの外傷は，頸部の外部から力が加わることにより生じる。交通事故や自傷行為により生じ，顔面骨折，喉頭外傷や動静脈・神経の損傷を生じうる。顔面骨折では骨折部を整復し，金属製のプレートなどを用いて固定を要することがある。下顎骨骨折では，咬合により骨折部に負荷がかかるため，骨折部が癒合するまで顎間固定する場合がある。また歯列の損傷がある場合には，破損部の修復など歯科的な治療を要する。喉頭外傷では，外傷の影響が高度の場合には，気道狭窄を生じうるため緊急性があり，気管切開による緊急の気道確保が必要となる場合がある（◎plus）。

　内腔からの外傷は，口腔や鼻腔を通じて内腔に損傷を受けるものである。乳幼児が歯ブラシや箸などをくわえたまま転倒するなどで生じることがあり，注意を要する。また，火災により高温の煙などを吸入した際に，気道熱傷を生じることがある。受傷直後は症状が軽い場合でも，急速に気道の浮腫が生じ，気道狭窄による呼吸困難にいたることがあるので，慎重に経過をみる必要がある。

## 3　口腔がん oral cancer

　口腔のがんは，舌・歯肉・口唇・硬口蓋などに発生する。このなかで最も多いのは，**舌がん**である（◎図5-8）。齲歯や義歯などの機械的な刺激や，飲酒や喫煙が口腔がんの危険因子である。舌がんは，歯の影響を受けやすい舌

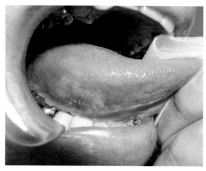

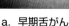
a. 早期舌がん

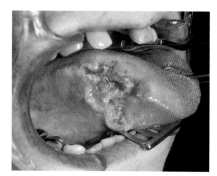
b. 進行舌がん

▶図 5-8　舌がん

の辺縁部に好発する。

　口腔がんの大部分は粘膜より生じる扁平上皮がんであるが，粘膜下の小唾液腺を起源として，腺がんを生じることもある。多くは高齢者でみられるが，若年発症の舌がんもあることから注意を要する。

● **症状**　なかなか治らない口内炎，隆起性の硬結，痛み，出血などがある。進行すると構音障害や咀嚼・嚥下障害が生じる。

---

| plus | **気管切開術** |
|---|---|

　呼吸困難時の気道確保の方法には，気管挿管と外科的気道確保がある。外科的気道確保は，輪状甲状膜穿刺・切開，経皮的気管切開，気管切開がある。ここでは，一般的な気管切開について解説する。

　体位は仰臥位として，肩甲骨の下に肩枕を入れ，頸部を伸展させる（▶図）。この体位をとることにより，気管が皮膚に近い位置に移動してくるため，手術が行いやすくなる。

　頸部を局所麻酔したあとに，輪状軟骨の 1～2 cm 下方に 3～5 cm の横切開を行う。前頸筋群を正中で剝離し，甲状腺を確認する。甲状腺は正中で結紮離断

するか，上下によけて気管前壁を露出する。

　気管内腔を確認するため，4% リドカイン塩酸塩を入れた注射器で穿刺し，空気を吸引する。気管と確認できたら，そのままリドカイン塩酸塩を注入し，気管内腔を麻酔する。この操作により咳嗽反射を軽減できる。気管を切開し，気管壁と皮膚とを縫合し，カニューレを気管内腔に挿入する。カニューレが気管内腔に入っていることを，呼気・吸気の有無などで確認する。

　カニューレは頸皮に固定ひもで固定するほかに，頸皮に直接縫合することで，事故抜去を防ぐ必要がある。

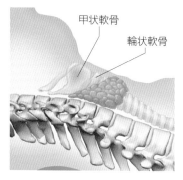
甲状軟骨
輪状軟骨

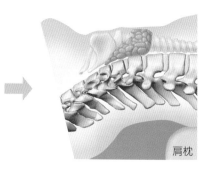
肩枕

▶図　肩枕の挿入による頸部の伸展

●**診断** 組織生検を行う。頸部MRIで腫瘍の浸潤程度を評価し，頸部CTや超音波検査により頸部リンパ節転移や遠隔転移について評価する。

●**治療** 手術が標準療法となる。腫瘍浸潤が軽度であれば，舌を部分的に切除する。創部の治癒に時間を要するが，術後の構音障害や咀嚼・嚥下障害は軽度で，日常生活への影響は比較的少ない。進行例では，腫瘍の進展度に合わせて舌を半分，あるいは全摘・亜全摘する。この場合，遊離皮弁（前腕皮弁や腹直筋皮弁など）で切除部位を再建する（◐428ページ，図5-7）。術後にリハビリテーションを行い，咀嚼や嚥下機能の改善をはかる必要がある。腫瘍の進行の程度によっては，術後治療として放射線療法を行い，その際に化学療法を併用することがある。

# 4 上顎洞がん maxillary sinus cancer

副鼻腔は，上顎洞・篩骨洞・前頭洞・蝶形骨洞に分かれる。いずれの副鼻腔からも悪性腫瘍は生じ，このうち**上顎洞がん**が最も多い（◐図5-9）。上顎洞がんは，慢性炎症が引きがねとなると考えられており，長期間放置した副鼻腔炎などが原因となる。また，良性腫瘍である乳頭腫が悪性化することも知られている。

●**症状** 出血，鼻閉，嗅覚障害などがある。腫瘍が進行すると，頬部の皮膚浸潤や，眼窩内浸潤による眼球突出，眼球運動障害が生じることがある。

●**診断** 組織生検を行う。外鼻孔から到達できない場合には，上顎洞自然孔や歯肉を切開して組織を採取する。腫瘍の進展について把握するために，副鼻腔CTにて骨破壊の程度を評価し（◐図5-9），MRIにて眼窩内や頭蓋底浸潤を評価する。上顎洞がんが転移を生じることは少ないが，頸部や肺などへの転移について，CTで評価を行う。

●**治療** 手術切除が標準療法となる。顔面を皮膚切開し，腫瘍を上顎洞ごと切除する**上顎全摘術**が標準術式となる。がんが眼窩内に広がっている場合には，眼窩内容を合併切除する拡大上顎全摘術を行うことがある。腫瘍切除した上顎部には，遊離皮弁を用いた再建を行い，腫瘍を切除した空間を埋めるとともに，口腔と鼻腔の交通を遮断する。術後は，健側の歯列を利用して義歯を装着することにより，咀嚼機能を改善することができるため，術前と同様の食事を摂取できる場合が多い。

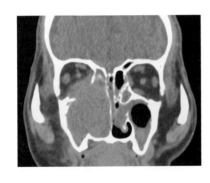

◐**図5-9 上顎洞がんのCT像**
右眼窩内に進展している。

# 5　咽頭がん pharyngeal cancer

上咽頭がん・中咽頭がん・下咽頭がんに分けられる（◯図5-10）。

## 1　上咽頭がん nasopharyngeal cancer

● **症状**　早期には症状は少なく，腫瘍が進行するにしたがい，耳管開口部を閉塞することで滲出性中耳炎（伝音難聴）を生じるほか，周囲へ浸潤することによる三叉神経や外転神経などの脳神経麻痺がおこることがある❶。
● **診断**　上咽頭がんは，頭蓋底への浸潤や頸部リンパ節への転移を生じやすいため，MRIによる周囲への浸潤の評価を行うほか，CTを用いて頸部リンパ節・肺・骨への転移について評価する。
● **治療**　上咽頭がんは放射線への感受性が高い。化学療法や放射線療法の単独または併用療法が行われる。外科的な治療はほとんど行われない。

## 2　中咽頭がん oropharyngeal cancer

中咽頭がんは，喫煙と飲酒が危険因子である。さらに近年は，ヒトパピローマウイルス（HPV）による中咽頭がんが増加している。
● **症状**　早期には症状に乏しく，腫瘍が増大するにしたがって咽頭の異物感や嚥下時痛が生じる。
● **診断**　中咽頭がんは，腫瘍のサイズが小さい状態であっても転移を生じることがある。そのため，頸部リンパ節・肺・骨への転移について，CTやMRIなど画像検査での評価を行う。
● **治療**　上咽頭がんと同様に放射線感受性が高い。化学療法や放射線療法の単独または併用療法が行われる。早期症例では，経口的に腫瘍切除を行うことで，放射線療法による合併症を避けて，治癒に導くことができる。

## 3　下咽頭がん hypopharyngeal cancer

喫煙と飲酒が危険因子であり，とくに飲酒との関連性が高い。
● **診断**　下咽頭がんは症状に乏しいため，外来受診時にはすでに転移を生

▭ NOTE
❶疫学
　上咽頭がんは台湾や中国南部などで好発し，その発症にはEBウイルスがかかわっていることが知られている。一方で，欧米の上咽頭がんの頻度は低く，その発症は喫煙や飲酒によるものが多い。

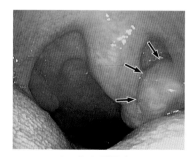
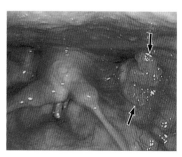

　　a. 上咽頭がん　　　　　　　b. 左中咽頭がん　　　　　　c. 左下咽頭がん

◯図5-10　咽頭がん

じていることが多く，頸部リンパ節，肺，骨への転移について，CTなどで評価を行う。また，同じ飲酒や喫煙で発症する悪性腫瘍が，同時に存在することが多い。とくに食道がんの合併率が高いため，上部消化管内視鏡検査を行う。また，PET-CTなどを用いて全身を精査する必要がある。近年は，健康診断などで行う上部消化管内視鏡検査時に，早期の下咽頭がんを発見する機会が増えている。

●治療　早期例では経口的な腫瘍切除を行うことができ，音声機能，嚥下機能を温存できる。一方で，進行例では根治的な手術として，**咽喉頭摘出手術**および遊離空腸による**咽頭再建手術**が必要となる。音声機能の温存を優先する場合には，放射線療法と化学療法の併用療法が行われる場合もある。

# 6　唾液腺腫瘍 salivary gland cancer

　耳下腺由来の腫瘍（◯図5-11）が最も多く，次に顎下腺腫瘍が続く。舌下腺腫瘍，小唾液腺腫瘍はまれである。組織型は多彩でさまざまな腫瘍が発生するが，**多形腺腫**が最も多く，ついで**ワルチン腫瘍**が多い。多形腺腫は長期経過で悪性転化することが知られ，一方でワルチン腫瘍は悪性化しないとされている。

●症状　唾液腺腫瘍の多くは，無痛性の腫瘤として自覚される。有痛性腫瘍，神経麻痺（顔面神経や舌神経など）がある場合は，悪性腫瘍の可能性がある。

●診断　MRIやCTといった画像検査で評価する。組織学的な診断として，穿刺吸引細胞診を行うことがある。良性・悪性の診断が可能な場合があるが，正診率は必ずしも高くない。

●治療　腫瘍切除を行う。耳下腺腫瘍では，腫瘍と顔面神経との位置関係が重要となる。良性腫瘍であっても，顔面神経より深い部位に腫瘍があった場合（深葉腫瘍）には，神経の牽引による**顔面神経麻痺**が生じるリスクが高くなる。悪性腫瘍では，顔面神経を合併切除する場合があり，顔面神経麻痺を生じる。術後の機能改善を目ざし，ほかの部位の神経などを用いて，顔面神経の神経再建を行うことがある。

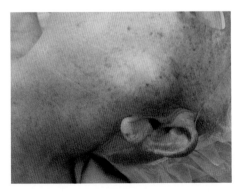

◯**図5-11　左耳下腺腫瘍**

# 7 喉頭がん laryngeal cancer

　喫煙が危険因子である。声帯に発生するがんは，嗄声（させい）が出現するため，早期がんとして発見される機会が多い。また，頸部リンパ節への転移の頻度は低い。一方で，声帯より上部に発生する**声門上がん**や下部に発生する**声門下がん**は症状に乏しく，リンパ節転移を生じるなど進行がんとして発見されやすい（◉図 5-12）。

◉**治療**　早期例では，経口的にレーザー手術などを行うことで，**音声機能温存手術**が行われる。また，放射線療法も有効である。進行例では，喉頭を切除することになるため，音声機能が障害される。術式として，**喉頭部分切除**や**喉頭全摘術**が行われる。喉頭全摘術を行った場合は，音声を失うことになる。咽頭と気管は分離され，呼吸は鎖骨上に造設した永久気管孔から行う。失われた音声については，食道発声法による代替音声の獲得といったリハビリテーションを行う。また，気管と食道との間に一方弁を挿入するシャント発声法や，電気喉頭を用いたコミュニーケーション法もある（◉463 ページ）。

# 8 悪性リンパ腫 malignant lymphoma

　頭頸部のさまざまな部位で，悪性リンパ腫が生じる可能性がある（◉図 5-13）。とくに，扁桃を含めた咽頭にはリンパ組織が集中しており，**ワルダイエル咽頭輪**とよばれ，悪性リンパ腫が好発する。また，頸部リンパ節にも悪性リンパ腫が生じる。

◉**診断**　全身性の悪性リンパ腫の組織学的診断を目的として，扁桃生検や頸部リンパ節生検が行われる。

◉**治療**　化学療法が主体となり，限局病変では放射線療法を行う場合がある。

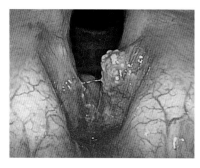

◉**図 5-12　喉頭がん**
左声帯を中心に声門下に進展している。

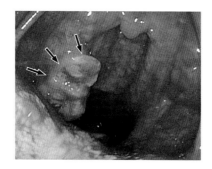

◉**図 5-13　右扁桃に発生した悪性リンパ腫**

# 9 がんのリンパ節転移 neck metastasis

　頭頸部の悪性腫瘍は，頸部リンパ節に転移を生じうる（◉図5-14）。頸部以外の部位から頸部リンパ節に転移することはまれで，この場合には全身転移の一環として頸部転移が生じていることが多い。

●診断　穿刺吸引細胞診が行われる。

●治療　原発となる腫瘍の性質による。一般に，頸部リンパ節転移病変は，原発巣と比較すると化学療法や放射線療法の効果が低い。そのため，手術切除（**頸部郭清**）が行われる。顎下部から鎖骨上までの内頸静脈周囲のリンパ節を切除する術式が基本となる。周囲の臓器を温存しながらリンパ節を脂肪組織とともに取り除くが，腫瘍の浸潤の程度により，内頸静脈や副神経などの隣接臓器を合併切除する必要がある。

# 10 副鼻腔炎 sinusitis

　以前は細菌感染による慢性副鼻腔炎が多かったが，近年は衛生状況がよいため，細菌性副鼻腔炎は減少し，アレルギー性や真菌性の副鼻腔炎が治療対象となってきている。

●症状　急性副鼻腔炎では，鼻閉や鼻汁のほかに，炎症部位に一致した疼痛や腫脹（しゅちょう）が生じる。慢性副鼻腔炎では，数か月から数年単位で持続する鼻汁や鼻ポリープ形成による鼻閉が主訴となる。炎症が波及すると眼窩内や頭蓋内へ感染が広がることがある。

●診断　CT で病変の範囲を評価する。真菌症が疑われる場合には MRI を撮影し，真菌塊を示す無信号領域を確認する。また，炎症と腫瘍性疾患の鑑別にも，MRI は有用である。

●治療　マクロライド系抗菌薬の長期服用による保存的治療が行われる。保存的治療で改善しない場合には，**経鼻内視鏡下副鼻腔手術**を行う。鼻ポリープ（◉図5-15）や浮腫化した粘膜など炎症性病変を取り除き，副鼻腔開口部を開大する。術後は，鼻内にガーゼや吸収性止血剤を充塡する。鼻副鼻腔手術では，頭蓋底の損傷や眼窩内損傷のリスクがあり，それぞれ髄膜炎や視

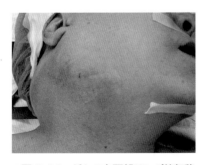

◉図5-14　がんの右頸部リンパ節転移

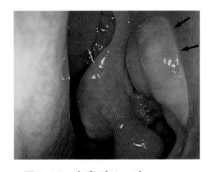

◉図5-15　左鼻ポリープ

機能障害といった重篤な合併症につながることがあるため，注意を要する。

## 11　扁桃肥大症 hypertrophic palatine tonsil・習慣性扁桃炎 habitual angina

　扁桃は4〜7歳ごろが最も大きく，その後は成長に伴って徐々に退縮する。
● 症状　小児では，**扁桃肥大**(◐図5-16)が高度で，摂食障害や睡眠時無呼吸症候群などの症状が生じた場合に**扁桃摘出術**の適応となる。成人では，年に数回の扁桃炎を繰り返す習慣性扁桃炎や，扁桃肥大により閉塞性睡眠時無呼吸症を生じている場合などに扁桃摘出術を行う。
● 治療　手術により，経口的に扁桃を周囲組織より剥離し，摘出する。術後は，咽頭痛(創部痛)が強く，嚥下が困難となる。消炎鎮痛薬を服用しながら食事形態の段階を上げていく。また，一定の頻度で術後出血を生じる。術後24時間と7日目に術後出血を生じるピークがある。

## 12　声帯ポリープ vocal cord polyp・声帯結節 vocal cord nodule

● 声帯ポリープ　声帯ポリープは声帯に発生した有茎性の浮腫状腫瘤である(◐図5-17)。声帯の酷使，炎症，喫煙が誘因となる。症状として，嗄声を生じる。治療は，発声制限やステロイド薬の吸入など保存的治療を行う。改善がない場合には，経口的手術(**顕微鏡下喉頭微細手術**)を行い，ポリープを取り除く。術後は，声帯に創部があることから，1週間程度の声帯の安静(沈黙)を要する。
● 声帯結節　声帯結節は，声帯酷使により生じる粘膜の肥厚で，皮膚疾患の胼胝や鶏眼と同類の病変である(◐図5-18)。両側対称性に生じ，音声を多用する教師・歌手・小児に好発する。治療は，正しい発声法の指導や生活指導，消炎治療など保存的治療が優先される。難治例では声帯ポリープと同様に手術切除を行う。

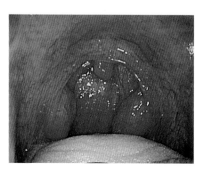

◐図5-16　扁桃肥大

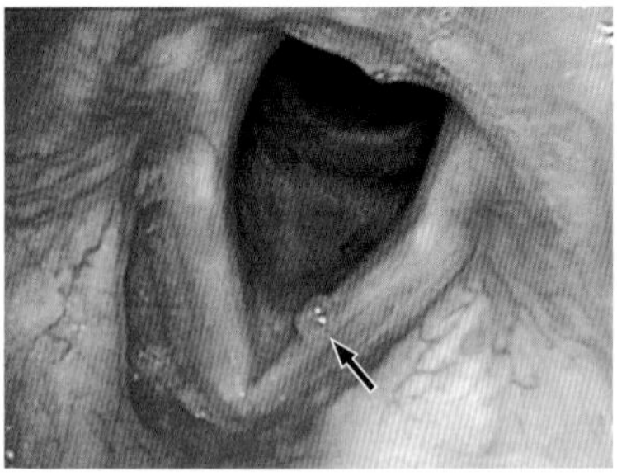

▶図 5-17　左声帯ポリープ

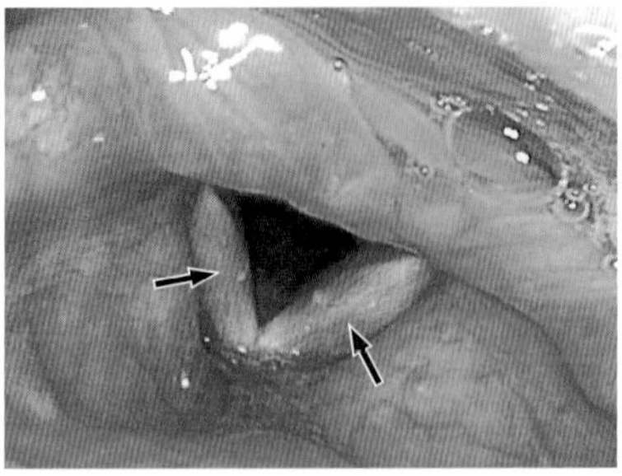

▶図 5-18　声帯結節

# B　甲状腺・副甲状腺(上皮小体)の疾患

前頸部に腫瘍がみとめられたときは，まず甲状腺腫瘍を疑うことになる。甲状腺・副甲状腺に対しても，その他の臓器と同様に外科的な治療が行われるが，これらはともにホルモンを分泌する内分泌腺であるため，その点からの対処も必要となる。

● **外科的治療の対象となる甲状腺疾患**　甲状腺は特有の機能を有しており，バセドウ病をはじめ，良性・悪性甲状腺腫瘍など，疾患の種類は多彩である。そのため，疾患の表記や分類方法はさまざまである。臨床的には，機能性疾患と結節性疾患に分類するとわかりやすい(▶図 5-19)。甲状腺ホルモンの分泌異常を伴う機能性疾患にはバセドウ病や橋本病があり，腫瘍形成を伴う結節性疾患には甲状腺がんや良性甲状腺結節などがある。また，結節から甲状腺ホルモンの過剰分泌をおこす機能性甲状腺結節という疾患もある。このうち，外科的治療の対象となるものは，大半が甲状腺がんで，良性甲状腺結節，バセドウ病と続く。

● **外科的治療の対象となる副甲状腺疾患**　外科的治療の対象となる副甲状腺疾患には，原発性副甲状腺機能亢進症と二次性副甲状腺機能亢進症とがある[1]。原発性副甲状腺機能亢進症は，血清カルシウム値の測定が容易に行われるようになってから診断がつきやすくなり，特殊な疾患ではなくなりつつある。二次性副甲状腺機能亢進症は，慢性腎不全により血液透析を長期間行っている患者に多い。

NOTE
❶腎移植後の一部の患者に副甲状腺機能亢進症状が生じることがあり，これを三次性副甲状腺機能亢進症という。

## 1　基礎知識

### 1　構造

#### ◆ 甲状腺

**甲状腺**は，左右の側葉とそれをつなぐ峡部からなり，重量は約 15～20 g である。甲状腺とその周囲の臓器・血管・神経の構造を▶図 5-20 に示した。

甲状腺は，気管上部の前面にあり，靱帯によって気管と固定されている。甲状軟骨の背側には声帯，甲状腺の背側には気管・下咽頭・頸部食道が存在する。甲状腺の周囲には，声帯を動かす**反回神経**が縦走する❶。動脈は外頸動脈の枝である**上甲状腺動脈**と，鎖骨下動脈の枝である**下甲状腺動脈**が支配しており，体内でも血流の多い臓器である。

### ◆ 副甲状腺

**副甲状腺**は**上皮小体**ともよばれ，甲状腺の背側に存在する。副甲状腺は，多くは左右両葉の上下に合計4つあるが(◍図5-20-b)，それよりも少なかったり多かったりする場合もある。1個(腺)の重さは約30 mgで，米粒程度の大きさしかなく，体内で最小の内分泌腺であるが，そのはたらきはきわめて重要である。血行は，主として上下甲状腺動脈から受けている。

━ NOTE
**❶甲状腺周囲の神経**
　甲状腺の手術に際して損傷してはならない神経は，反回神経と上喉頭神経外枝である。反回神経の損傷は嗄声や嚥下障害を引きおこし，上喉頭神経外枝の損傷は輪状甲状筋の収縮を障害して，大声や高音の発声を困難にする。甲状腺がんの手術ではリンパ節郭清が行われるが，その場合は交感神経・横隔神経・副神経・迷走神経などにも注意する。

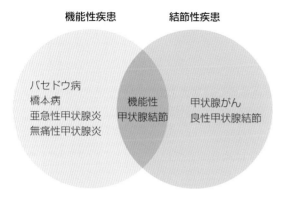

◍図 5-19　甲状腺疾患の分類

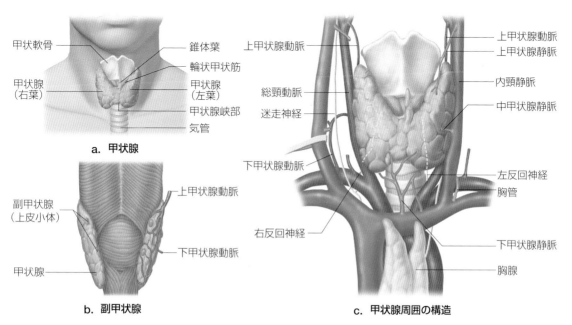

◍図 5-20　甲状腺周囲の解剖

## 2 機能

### ◆ 甲状腺

　甲状腺はおもに濾胞細胞によって形成され，**甲状腺ホルモン**の合成と分泌を行う。甲状腺ホルモンは，胎児や新生児の正常な発育に重要であり，すべての年齢層で代謝調節にかかわっている。さらに，甲状腺には傍濾胞細胞（C細胞）があり，カルシトニンというホルモンを分泌する。

### ◆ 副甲状腺

　副甲状腺は，**副甲状腺ホルモン** parathyroid hormone, parathormone（**PTH**）を分泌する。このホルモンは生体のカルシウム調節にきわめて重要な役割を果たしており，血清中のカルシウムをほぼ9～10 mg/dL に維持している。

## 3 おもな検査

### ◆ 甲状腺

　**1 問診**　甲状腺腫の問診で重要なことは，腫瘍の増殖速度，疼痛の有無，嗄声の有無，甲状腺機能亢進症状あるいは機能低下症状❶の有無，家族歴などである。

　**2 触診**　画像検査の精度の向上により，触診の必要性は減ってきているものの，甲状腺分野ではいまだに重要な検査の1つである。触診では，腫瘍のかたさ，可動性，圧痛などの，画像検査ではわかりにくい情報が得られる。

　**3 血液検査**　ホルモン検査として，血中の遊離トリヨードサイロニン（FT$_3$），遊離サイロキシン（FT$_4$），甲状腺刺激ホルモン thyroid-stimulating hormone（TSH）値の測定を行い，甲状腺機能を確認する。一方，免疫学的検査としては，慢性甲状腺炎（橋本病）を疑うときは抗サイログロブリン抗体 anti-thyroglobulin antibody（TgAb）や抗甲状腺ペルオキシダーゼ抗体 anti-thyroid peroxidase antibody（TPOAb），バセドウ病を疑うときは TSH レセプター抗体 TSH receptor antibody（TRAb）などの自己抗体を測定する。甲状腺腫瘍があるときは，腫瘍の種類によってサイログロブリン，カルシトニン，がん胎児性抗原 carcinoembryonic antigen（CEA）などを測定する。

　**4 画像検査**　超音波検査は低侵襲で簡便であり，甲状腺疾患において有用性も高いため，第一選択の画像検査と位置づけられている。必要に応じて，CT やシンチグラフィも行われる。

　**5 病理学的検査**　良悪判断は画像検査だけでは困難なことが多く，注射針による穿刺吸引細胞診を行う。特殊な疾患では，針生検や診断的手術を行うこともある。

### ◆ 副甲状腺

　**1 問診**　副甲状腺機能亢進症の症状は，高カルシウム血症に伴う食欲不

**NOTE**
❶甲状腺機能亢進症状には，動悸・手のふるえ・多汗・体重減少などがある（444ページ）。一方，機能低下症状の多くは不定愁訴的であり，見逃されやすい。

振，多尿，口渇などがあるが，自覚症状がないこともある。血液検査の普及によって，最近は無症状の副甲状腺機能亢進症の発見が増えてきている。副甲状腺機能亢進症に関連する疾患の既往歴や家族歴などの問診が重要である。

　　②**血液検査**　高カルシウム血症で発見された場合は，ホルモン検査としてPTH値の測定を行う。原発性副甲状腺機能亢進症が原因となりえる疾患（尿管結石，骨粗鬆症など）での精査で，アルブミン補正カルシウム値とPTH値が同時に測定され，原発性副甲状腺機能亢進症が疑われる症例も増えてきている。

　　③**尿検査**　PTHが高値であった場合，血清および尿中のカルシウムとクレアチニン値を測定し，カルシウム排泄率 fractional excretion of calcium（FECa）を算出する。その値で原発性副甲状腺機能亢進症がより疑われるかどうかを判断する。

　　④**画像検査**　通常4つ前後ある副甲状腺のうち，手術では病的な腺のみを切除するため，術前に異常な腺の場所を把握することが重要である。超音波検査，CT，シンチグラフィなどを組み合わせて，その位置を探す。

　術前の画像検査などで位置がわからなかった場合は，術中に検索することもある。

## ４　手術方法

　甲状腺疾患の手術方法はさまざまであるが，おもに行われているのは**甲状腺全摘術，甲状腺葉切除術**（甲状腺の右半分あるいは左半分だけ摘出）である。がんの種類や進行度によって，周囲のリンパ節郭清を行ったり，周囲組織（気管・反回神経・食道・静脈など）の合併切除を行ったりする。

　副甲状腺疾患の手術方法は，病的な腺を摘出する**副甲状腺腫瘍摘出術**がおもとなる。二次性副甲状腺機能亢進症や家族性の副甲状腺機能亢進症では，4つ前後ある副甲状腺の一部のみを残す**副甲状腺亜全摘術**や，いったんすべての副甲状腺を摘出して一部を前腕などに移植する副甲状腺全摘術＋**副甲状腺自家移植術**などが行われている。

　甲状腺疾患・副甲状腺疾患ともに，前頸部を切開する開頸手術と，服や髪などで隠れる場所に切開をして前頸部に傷をつけない内視鏡手術が行われている。

### ◆　術前処置

　術前の処置はほとんど必要としない。下剤・浣腸も不要で，手術当日の朝，排尿・排便をさせるのみでよい。膀胱カテーテルの挿入は行うことが多いが，短時間の手術では省略することもある。

　葉切除や副甲状腺切除の場合は，皮膚切開や手術操作部位が左右で異なってくるため，麻酔前に位置確認を行う。左右のマーキングがされているときは，マーキング部位が正しいか確認する。

### ◆ 体位と切開位置

開頸手術か，内視鏡手術かによって手術体位が異なる。手術体位を疾患別に変えることは少ない。ただし，二次性副甲状腺機能亢進症や家族性の副甲状腺機能亢進症で，副甲状腺自家移植術を行うときは，移植する腕はしまい込まず手台にのせて消毒しておくか，あるいは頸部手術後に移植する腕を出し消毒する。

#### ▮ 開頸手術

開頸手術の際は，頸椎症など後屈が困難な症例を除き，肩に枕を入れたりベッドの頭部を下げたりして前頸部を伸展させ，手操作部位を展開する（◗図 5-21-a）。

通常は鎖骨上 1〜2 横指の高さで，正中に 8〜10 cm 前後の皮膚切開を行う。整容性のためにより短い皮膚切開を行うこともあるが，進行したがんや大きな甲状腺腫ではより長い切開が必要となる。葉切除術や副甲状腺摘出術の場合は，患側寄りで皮膚切開を行うこともある。

#### ▮ 内視鏡下手術

内視鏡下手術はさまざまなアプローチ方法があり，それによって体位が異なる（◗図 5-21-b）。また，皮膚切開部位や長さが異なり，わが国でよく行われているのは，前胸部や腋窩に 3 cm 前後の皮膚切開を行うアプローチ方法で，頸部は傷がない，あるいは数 mm 程度の創部ですむ。

### ◆ 術中・術後の留意点

● **術中神経モニタリング**　甲状腺・副甲状腺手術の合併症の 1 つに，声帯運動を司る反回神経の麻痺がある。その予防および麻痺が生じたことを術中に把握するために，専用のプローブ❶で反回神経などを刺激して術中神経モニタリングを行う。術中神経モニタリングには，筋電図電極を装着した専用の気管挿管チューブを使用する。術中神経モニタリングを使用している間は，筋弛緩薬の効果が消失した状態に保つため，術中の体動に注意する。

● **検体の処理**　手術中に正常な副甲状腺が甲状腺とともに摘出されてしまった場合は，筋肉内に埋め込むことがあるため，清潔に保つ必要がある。

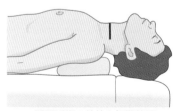

**a. 開頸手術の体位と切開位置**
肩に枕を挿入，頭部をやや下げ前頸部を伸展させる。切開線は皮膚のしわに沿い，横方向にひく（━）。

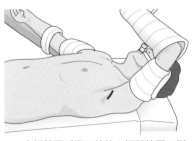

**b. 内視鏡下手術の体位と切開位置の例**
切開線は腋窩にひく（━）。

◗ **図 5-21　甲状腺手術時の体位**

そのため，摘出した検体は，執刀医に確認してから外まわり看護師に渡したり，ホルマリン処置をしたりする。

● **ドレーンの留置**　手術終了時にドレーンを留置することもある。

● **術後管理**　手術が順調に行われた場合は，麻酔から十分に覚醒したあと，術当日から起床・歩行・飲水が可能である。反回神経麻痺をおこしている場合，誤嚥リスクもあるため初回飲水時は十分に注意する。

### ◆ 術後の合併症への対応

● **反回神経麻痺**　甲状腺全摘術や副甲状腺手術で両側を手術操作した場合，まれではあるが両側で反回神経麻痺が生じることがある。抜管直後は挿管チューブの影響で両側の声帯が開いているため呼吸はできるが，時間がたつと徐々に声帯が閉じて呼吸困難を生じることがある。そのため，両側反回神経麻痺の可能性がある場合は入院中，注意深く観察する必要がある。両側反回神経麻痺による呼吸困難が生じた場合は，再挿管や気管切開を行う場合もある。

● **後出血**　後出血をおこすと，頸部には血液が広がる空間がなく，気管を圧迫したり声帯浮腫をおこしたりするため，窒息死のリスクがある。術後は，定期的に頸部の腫脹がないか確認する。多くの場合，後出血をおこすのは術後24時間以内である。

● **甲状腺の術後機能低下**　甲状腺全摘術の場合は，全例で術後甲状腺機能低下が必発となるため，術翌日から甲状腺ホルモン製剤（レボチロキシンナトリウム水和物）を投与する。葉切除でも一部の患者で術後甲状腺機能低下となるが，通常は甲状腺ホルモン値が安定する術後1か月前後の血液検査の結果をみて，甲状腺ホルモン製剤の投与を開始するか判断する。

● **テタニー発作**　甲状腺全摘術では，正常な副甲状腺が摘出されたり血流障害がおこったりすると，副甲状腺ホルモンの分泌量が低下し，血中のカルシウム濃度が低下することで，テタニー発作❶を生じることがある。そのため甲状腺全摘術では，血中の副甲状腺ホルモンやカルシウム濃度を術後に血液検査で確認し，投薬によりカルシウム濃度を調整する。テタニー発作が生じた場合は速やかにカルシウム剤を投与する。

● **乳び漏**　頸部リンパ節郭清（おもに左外側頸部リンパ節郭清）を行う患者では，気がつかないうちに胸管（◐437ページ，図5-20-c）やその枝を損傷してしまうことがある。術前の禁食により，漏出量も少なく無色透明のため，術中には気がつかず，手術後摂食するようになってから，ドレーンから多量の白濁した排液が出て乳び漏と発覚することがある。再手術による漏出部の結紮が必要となることがある。

## 2　甲状腺腫瘍 Thyroid tumor

　◐437ページ図5-19で示した結節性疾患に該当する。さまざまな分類方法があるが，その一例を◐表5-1に示した。このなかから代表的なものを取

○ 表5-1 甲状腺腫瘍の組織学的分類

| 良性腫瘍 | 濾胞腺腫 | [特殊型]好酸性細胞型濾胞腺腫, 明細胞型濾胞腺腫 |
|---|---|---|
| 悪性腫瘍 | 乳頭がん | [特殊型]濾胞型乳頭がん, 大濾胞型乳頭がん, 好酸性細胞型乳頭がん, びまん性硬化型乳頭がん, 高細胞型乳頭がん, 充実型乳頭がん, 篩型乳頭がん, ホブネイル型乳頭がん, その他の亜型 |
| | 濾胞がん | [浸潤様式からみた分類]微小浸潤型濾胞がん, 被包性血管浸潤型濾胞がん, 広汎浸潤型濾胞がん<br>[特殊型]好酸性細胞型濾胞がん, 明細胞型濾胞がん |
| | 低分化がん | |
| | 未分化がん | |
| | 髄様がん | |
| | 混合性髄様がん・濾胞細胞がん | |
| | リンパ腫 | |
| その他の腫瘍 | 硝子化索状腫瘍, 円柱細胞がん, 粘液がん, 粘表皮がん, 甲状腺内胸腺がん, 胸腺様分化を伴う紡錘形細胞腫瘍, 扁平上皮がん, 肉腫, その他, 続発性(転移性)腫瘍 | |
| 分類不能腫瘍 | ―― | |
| 腫瘍様病変 | 腺腫様甲状腺腫, アミロイド甲状腺腫, 嚢胞 | |

(日本内分泌外科学会・日本甲状腺病理学会編：甲状腺癌取扱い規約, 第8版, 金原出版, 2019をもとに作成)

り上げる。

多くの結節は, 甲状腺ホルモンの過剰分泌は伴わない。わが国では頻度は低いが, 濾胞腺腫や腺腫様甲状腺腫で甲状腺機能亢進を伴うことがある❶。

[1] **良性腫瘍**　**濾胞腺腫**は典型的には表面平滑, 弾性軟あるいは中, 境界明瞭, 可動性良好である。単発性のことが多く, 実質性のことも嚢胞性のこともある。

[2] **腫瘍様病変**　**腺腫様甲状腺腫**は, 過形成によって一見腺腫に似た結節を生じたものである。大きくなると退行性変性が加わり, 嚢胞化や壊死, 結節内での出血をおこす。こうした腺腫様結節が, 甲状腺の中に多数生じてくる。

[3] **甲状腺悪性腫瘍**　甲状腺悪性腫瘍(**甲状腺がん**)は, 組織型によって病態がかなり異なる。病理組織学的には, 乳頭がん・濾胞がん・低分化がん・未分化がん・髄様がん・悪性リンパ腫に分けられる。

乳頭がんが最も頻度が高く(わが国では甲状腺悪性腫瘍の90%程度), 多くの症例は予後良好(5年相対生存率90~95%程度)である。治療は原則手術であるが, 10 mm以下の微小乳頭がんは手術を行わず, 経過観察となることもある。

乳頭がんについで濾胞がんが多い(甲状腺悪性腫瘍の5~10%程度)。細胞診を含めた術前検査では, 濾胞がんと良性甲状腺結節である濾胞腺腫の区別は困難である。

乳頭がん・濾胞がんといった高分化がんに比べて, 未分化がんは頻度が低いもののきわめて予後不良であり, 平均生存期間4か月程度ともいわれている。頸部腫瘍の急速増大が特徴であり, 定まった治療方法はない。低分化が

NOTE

❶その原因は完全に解明されていないが, 一部の症例ではTSH受容体遺伝子の変異によって, TSHによる甲状腺ホルモン調節とは独立に, 甲状腺ホルモンを分泌するようになることが確認されている。

んは高分化がんよりは予後不良だが，未分化がんよりも予後良好である。

　以上の 4 つのがんは，甲状腺の中の濾胞細胞から発生するがんである。甲状腺の C 細胞から発生したがんが髄様がんであり，約 1/3 は遺伝性でそのほかは散発性（非遺伝性）である。

● **症状**　機能性甲状腺結節であれば，甲状腺機能亢進症状（◖444 ページ）を伴ったりする。また，甲状腺腫瘍が大きいものでは，頸部の圧迫感，つかえ感，息苦しさなどの圧迫症状がでてくることがある。甲状腺がんでは，周囲組織に浸潤することで，反回神経麻痺をおこして嗄声が生じることもある。

● **診断**　視診・触診などで発見された頸部腫瘍は，血液検査・超音波検査で精査する。胸部 CT，頸椎 MRI，頸動脈超音波検査などで，偶発的に甲状腺腫瘍がみつかる場合もある。

　血液検査では，甲状腺機能亢進の有無を確認する。超音波検査での所見を参考に，がんであれば治療を要するであろうものに関しては細胞診を検討する。細胞診にてある程度，甲状腺腫瘍の種類を推定できるが，濾胞がんは細胞診だけでは推定が困難であり，診断的切除を行うこともある。

● **治療**　良性腫瘍・腫瘍様病変と甲状腺悪性腫瘍で治療が異なる。

　**１ 良性腫瘍・腫瘍様病変**　良性腫瘍や腫瘍様病変のうち非機能性甲状腺結節は，細胞診で良性が考えられ，無症状であった場合は経過観察を考慮する。囊胞成分が主体で有症状であったり，整容面の問題があったりした場合は，吸引や経皮的エタノール注入療法❶を行う。

　良性腫瘍の手術適応に関しては，複数あるガイドラインでも，基準が異なっている。手術を考慮する共通の基準は，腫瘤による症状がある場合，大きな腫瘤，増大傾向がある腫瘤の場合である。そのほかにも，縦隔内へ腫瘤が進展している場合，超音波検査や細胞診検査でがんを否定できない場合，血中サイログロブリンが高値である場合などを手術適応としてあげているガイドラインもある。

　**２ 甲状腺悪性腫瘍**　悪性リンパ腫を除いた甲状腺悪性腫瘍の治療は手術が中心となる。未分化がんでは進行が早く，手術を行えない症例も多い。遠隔転移がある高分化がんでは，手術後に放射性ヨウ素（$^{131}$I）を用いた治療（◖445 ページ）を行うことがある。かつては，手術や $^{131}$I などの放射線療法でコントロール不良な甲状腺悪性腫瘍はなすすべがなかったが，近年では分子標的薬が使用できるようになり，後治療の選択肢が増えた。甲状腺原発の悪性リンパ腫は，外照射や化学療法が中心となるが，診断のために生検などの手術は行う。

# 3　バセドウ病（グレーブス病 Graves' disease）

　バセドウ病は，血中の甲状腺ホルモンの過剰によって引きおこされた甲状腺機能亢進の状態であり，女性に多く，20〜40 歳代に頻度が高い。

　バセドウ病の病因は不明な点が多いが，慢性甲状腺炎（橋本病）と同じく，自己免疫疾患と考えられている。自己抗体によって甲状腺が刺激され，身体

▭ NOTE

**❶経皮的エタノール注入療法**

　超音波ガイド下に，細い注射針を腫瘍に刺してエタノールを注入し，充実性腫瘍を壊死に陥らせたり，囊胞内に炎症をおこさせたりして縮小をはかる治療法である。

が必要とする以上の甲状腺ホルモンが産生・分泌され，甲状腺ホルモンの過剰による症状があらわれる。

● **症状**　バセドウ病では眼球突出（●図 5-22）・甲状腺腫・頻脈という**メルゼブルク** Merseburg **の三徴**が有名であるが，必ずしも三徴すべてがそろうとは限らず，それ以外にも下記のような甲状腺機能亢進症状がある。

（1）循環器症状：頻脈・動悸，ときには不整脈（心房細動）

（2）神経症状：倦怠感，イライラ，興奮・落ち着きがない，手指振戦

（3）皮膚症状：発汗過多，脱毛

（4）眼症状：眼球突出，眼瞼腫脹，複視

（5）消化器症状：食欲亢進，下痢

（6）その他：体重減少，月経異常，筋力低下（筋の萎縮）など

● **診断**　バセドウ病の診断は臨床所見と検査所見を組み合わせて行う（●表 5-2）。

● **治療**　バセドウ病に対して行われている治療は，本症にみられる甲状腺機能亢進症に対する対症療法であり，機能が正常化しても安易に治癒したというべきではなく，寛解と表現したほうがよい。治療法を大別すると次の 3

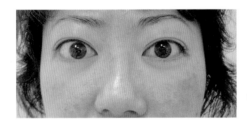

●**図 5-22　バセドウ病による眼球突出**

●**表 5-2　バセドウ病の診断ガイドライン**

| **a）臨床所見** | 1. 頻脈，体重減少，手指振戦，発汗増加などの甲状腺中毒症所見 |
|---|---|
| | 2. びまん性甲状腺腫大 |
| | 3. 眼球突出または特有の眼症状 |
| **b）検査所見** | 1. 遊離 $T_4$，遊離 $T_3$ のいずれか一方または両方高値 |
| | 2. TSH 低値（0.1 μU/mL 以下） |
| | 3. 抗 TSH 受容体抗体（TRAb）陽性，または甲状腺刺激抗体（TSAb）陽性 |
| | 4. 典型例では放射性ヨウ素（またはテクネチウム）甲状腺摂取率高値，シンチグラフィでびまん性 |

1）バセドウ病
　a）の 1 つ以上に加えて，b）の 4 つを有するもの
2）確からしいバセドウ病
　a）の 1 つ以上に加えて，b）の 1，2，3 を有するもの
3）バセドウ病の疑い
　a）の 1 つ以上に加えて，b）の 1 と 2 を有し，遊離 $T_4$，遊離 $T_3$ 高値が 3 か月以上続くもの

（日本甲状腺学会：甲状腺疾患診断ガイドライン 2021. バセドウ病の診断ガイドライン. 2021. ＜http://www.japanthyroid.jp/doctor/guideline/japanese.html＞＜参照 2021-1-11＞による）

種があり，それぞれの特徴について述べる。

　①**抗甲状腺薬治療**　薬物療法はほとんどの患者で施行できる。抗甲状腺薬にはチアマゾール（MMI）とプロピルチオウラシル（PTU）の 2 種類があり，甲状腺ホルモンの合成過程に作用して分泌を抑制する。副作用がなければ外来治療ができるものの，ほかの治療に比べて一般に寛解率が低く，治療期間が長いというデメリットもある。副作用には発疹・発熱・肝機能障害・無顆粒球症などがあり，頻度も高い。とくに無顆粒球症は，生命にかかわる重篤な副作用である。長期投薬で寛解にいたらない場合，短期での治療を希望する場合，服用アドヒアランス不良の場合などは，ほかの治療を考慮する。

　②**アイソトープ治療**　抗甲状腺薬が副作用などで使用できない場合や抗甲状腺薬で改善しない場合，手術はしたくないが甲状腺機能亢進症をより確実に改善させ甲状腺腫を小さくしたい場合，手術リスクが高い場合などに適応となる。妊婦，半年以内の妊娠を希望する人，若年者，重症甲状腺眼症があらわれている人は適応とならない。授乳婦は，断乳が可能な場合で施行できる。

　アイソトープ治療は，ヨウ素の放射性同位元素である $^{131}$I のカプセルを経口投与する。甲状腺はヨウ素の取り込み能があるため，$^{131}$I は甲状腺特異的に集積して甲状腺濾胞細胞を破壊する。甲状腺機能亢進症の一部の症例を除き外来治療が可能であるが，$^{131}$I 投与後半年は甲状腺機能の変動が激しく，甲状腺機能亢進症の早期改善は困難である。また，将来的な発がんリスク上昇の可能性，眼症悪化の可能性，治療後に甲状腺機能低下となり終生にわたる甲状腺ホルモン製剤の内服が必要となる可能性など，デメリットもある。

　③**外科的治療**　抗甲状腺薬が副作用などで使用できない場合や抗甲状腺薬で改善しない場合，妊娠希望や社会的背景（海外赴任，学業，専門医不在地域）により早期の甲状腺機能改善を希望する場合，甲状腺腫が気管を圧迫して気道狭窄をきたしている場合，甲状腺がんを併発している場合などに適応となる。甲状腺全摘術では，早期に確実に甲状腺機能コントロールが可能であるが，終生にわたる甲状腺ホルモン製剤の内服が必要となる。また，頻度は高くないが，手術合併症が生じる可能性がある。

　バセドウ病では，抗甲状腺薬などによって甲状腺機能を正常化してから，手術を行う必要がある。高度な甲状腺機能亢進状態のままで手術を行うことは，甲状腺クリーゼ❶のリスクもあり，すべきではない。外来でコントロール不良なバセドウ病では，早めに入院して抗甲状腺薬やステロイドなどで甲状腺機能亢進状態を改善させてから手術を行う。

　甲状腺全摘術のほか，術後甲状腺機能低下の回避や術後副甲状腺機能低下のリスクを下げるため，一部の甲状腺組織を残す**甲状腺亜全摘術**を行うことがある（●図 5-23）。甲状腺亜全摘術の場合，残存甲状腺によって甲状腺機能亢進症が再燃することがある。

**NOTE**
❶**甲状腺クリーゼ**
　甲状腺機能亢進症が極端に増悪した状態で，多臓器不全に陥る非常に危険な病態である。

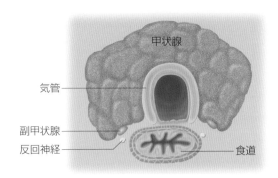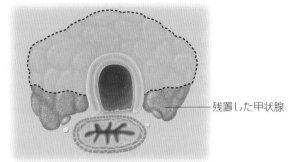

○図 5-23　バセドウ病の手術（甲状腺亜全摘）の模式図

# 4 副甲状腺機能亢進症 hyperparathyroidism

## 1 原発性副甲状腺機能亢進症 primary hyperparathyroidism

　副甲状腺の腫瘍化によって PTH の過剰産生が行われ，高カルシウム血症となる。組織型はほとんどが腺腫であり，ほかには過形成，がんなどもある。罹患率は 2,000〜3,000 人に 1 人程度と考えられている。遺伝性疾患によるものもあるが，患者の約 5% とまれである。

●症状　無症状で，血液検査での高カルシウム血症で発見されることが増えてきた。高カルシウム血症が進行すると消化器症状（食欲不振，便秘，吐きけ）や倦怠感などが生じ，さらに進行すると意識障害などをおこすこともある。PTH によって骨からのカルシウムの遊離が促進されて，骨粗鬆症が生じたり，放出されたカルシウムによって尿路結石が生じたりするため，骨粗鬆症や尿路結石を契機に発見される症例も増えてきた。

●診断　血液検査・尿検査で診断したのち，超音波検査・CT・シンチグラフィなどを組み合わせて，原因となっている副甲状腺の場所を同定する。

●治療　手術での症状の原因となっている副甲状腺の摘出が主となる。高カルシウム血症の著しい患者に対しては，血清カルシウム値を術前にある程度是正する。

## 2 二次性副甲状腺機能亢進症 secondary hyperparathyroidism

　腎不全で透析療法を長期間続けてきた患者のなかには，低カルシウム血症のため，副甲状腺に二次的な腫瘍（過形成）が生じる場合がある。

●症状　骨・関節痛，筋力低下，精神症状，瘙痒感などがある。

●治療　薬物療法と手術がおもな選択肢となる。近年ではカルシウム受容体作動薬が使用できるようになり，PTH やカルシウム，リンのコントロールがしやすくなった。

　薬物療法に抵抗する二次性副甲状腺機能亢進症では，手術を行う。ほかにもカルシウム受容体作動薬が副作用などで使用できない場合，内服アドヒア

ランス不良である場合，手術が必要な甲状腺疾患を併発している場合などで
は手術を検討する。周術期も透析が必要なため，術前に透析日程を確認する。
通常は手術前日に透析を行い，術後1～2日おいて再開する。

# Ⅱ 頭部・頸部疾患患者の看護

## A 顔面外傷患者の看護

　顔面外傷は，交通事故，転倒・転落，作業事故，スポーツ，殴打などさま
ざまな原因で生じる。おもな外傷として，顔面の軟部組織(顔面皮膚，口腔
粘膜)の損傷，歯および周囲組織の損傷(歯の破折，脱臼)，顎顔面骨の骨折
(上顎骨や下顎骨などの骨折)があげられる。

### 1 看護の特徴

　顔面外傷により口腔内に損傷や骨折のある場合には，食事や口腔ケアが困
難になり，さらに会話も困難になることがある。また患者は，顔面に外傷を
受けたこと自体に大きな衝撃を受けており，不安をかかえやすい。つまり顔
面外傷患者は，生活上の困難と，突然の受傷や治療による不安をかかえるこ
とが多く，これらに対する看護が特徴となる。創部の安静と感染予防に注意
しながら看護を行う。

　**1 食事の支援**　口腔内に損傷や骨折のある場合は，止血と創部痛の緩和
をはかるため，軟食を健側で摂取するよう説明する。また飲酒は，血行を促
進し出血の誘因となるため，制限する必要がある。

　骨折により顎間固定をしている場合は，経管栄養となる。経管栄養では，
浸透圧や投与速度により，下痢，吐きけ・嘔吐を誘発しやすくなるため，こ
れらの症状が生じていないか観察する必要がある。顎間固定をしているため，
嘔吐時には窒息の危険性があり，ただちに顔を横に向け気道閉塞を回避する。

　**2 口腔ケア**　口腔の障害に応じて，口腔ケアの方法を選択する。易出血
状態や疼痛の訴えのある患者の場合は，3～5歳用の比較的やわらかい歯ブ
ラシやスポンジブラシ，刺激の少ない含嗽液(がんそう)を選択し，口腔粘膜への刺激を
最小限にしながらブラッシングを行う。

　骨折に伴い顎間固定をしている場合は，水流により口腔内を清掃する洗浄
器(ウォーターピック®)を用いて歯間部の食物残渣(ざんさ)を取り除き❶，含嗽は歯
のすきまから含嗽液を流し入れ実施する。なお，顎間固定により開口が制限
されている患者は分泌物などの喀出ができないため，吸引器を用いた自己吸

NOTE
❶ウォーターピック®の水
圧は強めにし，頻回に洗浄
を行うことが，食物残渣の
除去に有効である。水圧は，
痛みや出血の状態に合わせ
て段階的に強くしながら施
行する。

引が行えるよう指導する。

　3 **会話の支援**　骨折による開口制限や顎間固定，疼痛や麻痺などに伴う構音障害により，患者は言語的コミュニケーションがとりづらくなる。訴えの多い内容を示したコミュニケーション板，五十音の文字盤，筆談ボードなどを用いて意思疎通をはかることを促すとともに，治療によって構音障害が改善されることを伝えながら，精神的な安定をはかる。

　4 **不安の緩和**　患者は，突然の受傷により，顔面の外傷・変形・麻痺および回復への不安，治療に対する不安などを予期せずにかかえ，精神的に不安定な状況に陥りやすい。看護師は，医師による外傷の状況や治療についての説明と患者の理解度を把握し，必要に応じて患者が不安や疑問を表出できるよう，環境を調整する。また，障害の程度を把握し，今後の社会生活を送るうえでの不安を軽減しながら，患者が満足感のある社会生活を送れるよう支援していく。

　なお，審美的問題に関する不安へのケアについては，B「口腔・咽頭・喉頭・鼻腔・副鼻腔がん患者の看護」を参照のこと（●449ページ）。

## 2 顔面皮膚損傷がある患者の看護

　損傷は頰や顎に受けることが多い。傷の中にガラスや金属，砂などの異物が存在することがあり，その場合は必ず洗浄・消毒を行う。傷口の状態によっては縫合が必要となる。顔面は血管が多く，受傷直後はかなりの出血がみられる。出血している場合には，ただちに清潔な布やガーゼで受傷箇所を圧迫し止血する必要がある。

　止血を促すための創部の安静，栄養管理（安静をはかるためにやわらかい食事にするなど），口腔ケアの方法の指導，審美的問題へのケア（●464ページ）などを行う。また，突然の受傷により患者は精神的な苦痛をかかえることが多いため，不安の緩和をはかる。

## 3 歯の損傷がある患者の看護

　歯が破折した場合は，プラスチックや金属で修復する。歯が脱臼した場合は，ワイヤーや接着剤を用いて脱臼した歯を短期間固定し治療する。固定に使用したワイヤーや接着剤は約2週間で除去され，順調な経過をたどれば1〜2か月で歯の脱臼が改善し，咬合に耐えられるようになる。歯が安定するまではその部位での咀嚼は控え，なるべく安静を心がける。

　顔面皮膚損傷がある患者の場合と同様に，創部の安静のためにやわらかい食事にすることや，口腔ケアの方法の指導，審美的問題へのケア，突然の受傷による不安の緩和が重要となる。

## 4　顎顔面骨骨折患者の看護

　骨折の部位などにより症状が異なるが，骨折部の疼痛・腫脹，口が開けにくい，かみ合わせがわるいといった症状，それに伴う咀嚼障害などが，共通する症状としてあげられる。治療では，口が開かないよう顎間固定が行われる。顎間固定期間は，骨折の状態・手術の有無などにより異なるが，おおよそ3〜4週間必要となる。

　顎間固定による開口制限に対する自己吸引方法の指導，栄養管理（開口制限で咀嚼できないため，栄養価の高い流動食を摂取するなど），口腔ケア，審美的問題へのケア，突然の外傷による不安の緩和などの看護が重要となる。

## B　口腔・咽頭・喉頭・鼻腔・副鼻腔がん患者の看護

　口腔・咽頭・喉頭・鼻腔・副鼻腔は，人間が生活していくうえで重要な咀嚼・嚥下，構音・発声，嗅覚などの機能を担っており，同時に審美的にも重要な部位である。したがって，これらの部位に発生したがんに対する手術療法においては，可能な限りこれらの臓器や機能を温存したり，失われた場合は再建したり，あるいはリハビリテーションを実施してQOLを向上させたりする必要がある。

## 1　手術前の看護

### 1　アセスメント

　患者の状況をふまえ，患者が少しでも身体的苦痛を緩和し精神的不安を軽減しながら手術が受けられるよう，◉表5-3に示した点をアセスメントしながら支援していく必要がある。ここでは，特徴的なアセスメントの視点に焦点をあてる。

　□1□疼痛・出血　がんによる口腔・咽頭痛❶は侵害受容性疼痛であり，「うずく痛み」や「差し込む痛み」と表現されることが多い。体性痛や神経障害性疼痛を合併することもある。体性痛の場合は，NSAIDs（非ステロイド性抗炎症薬）の併用を考慮し，神経障害性疼痛の場合は，医療用麻薬に加え鎮痛補助薬を併用する。看護師は，ペインスケール（◉451ページ，図5-24）を用いて，患者の訴える痛みと看護師の解釈にズレが生じないようアセスメントする。また，睡眠中に痛みが増強するのか，安静時に痛むのか，体動時に痛むのかなど，1日の痛みの変化を把握する。

　がんの発生部位によっては，口腔内の疼痛・出血に伴う食事の摂取困難，

NOTE
❶痛みを感じる部位
　腫瘍部の痛みのほかに，それぞれのがんに特徴的な痛みが生じる。
・口腔がん：摂食に伴う痛み，嚥下痛，耳への放散痛を訴えることがある。
・上咽頭がん：頸部のリンパ節転移も高率におこすので，リンパ節部位の痛みを訴えることがある。
・中・下咽頭がん：嚥下痛，耳への放散痛が多い。
・喉頭がん：耳への放散痛を訴えることがある。
・鼻腔・副鼻腔がん：顔面痛や頭痛を訴えることが多い。

○表5-3　口腔・咽頭・喉頭・鼻腔・副鼻腔がんで手術を受ける患者の手術前のアセスメント

| アセスメント項目 | 判断の指標 | 看護上の問題 |
|---|---|---|
| 健康知覚-健康管理 | ・健康についてどのような考えをもち，どのような健康行動がとられてきたか。<br>・検査・治療・術前の訓練に主体的に参加しているか。<br>・喫煙歴はあるか。禁煙ができているか。 | ○術前の健康管理の不足 |
| 栄養-代謝 | ・食事の摂取状況：口腔・咽頭痛の状況に応じた摂取可能な食品，摂取量，食欲，嚥下状態，体重減少<br>・栄養の指標となる血液データ<br>・水・電解質バランス(基準値は，Na：135〜150 mEq/L，K：3.5〜5.5 mEq/L，Cl：96〜110 mEq/L)など | ○手術に対する予備力の低下<br>○＜遊離皮弁の壊死の危険性＞ |
| 活動-運動 | ・口腔機能：欠損歯の有無，上下顎・舌の可動性<br>・口腔ケアの実施状況：歯垢・歯石の有無と程度，歯の動揺・破折，口腔ケアの頻度，使用物品<br>・術後の気管カニューレの挿入と，カニューレからの吸引に対する理解<br>・呼吸機能：喫煙歴，呼吸機能検査，血液ガスデータ($PaO_2$，$PaCO_2$)，既往歴(COPD，喘息，結核などの有無)，呼吸状態(数，深さ，リズム，呼吸音，痰の性状・量)，胸部X線所見<br>・循環機能：心疾患の既往歴，心電図の波形，不整脈の有無，水・電解質バランスの不均衡 | ○＜口腔ケアのセルフケア不足による誤嚥性肺炎の危険性＞<br>○＜呼吸器合併症〔無気肺・肺炎〕の危険性＞<br>○＜循環器合併症〔頻脈・心室性頻拍・循環血液量減少性ショックなど〕の危険性＞ |
| 認知-知覚 | ・がん性疼痛の状況：部位，程度，持続時間，鎮痛薬の効果，疼痛による随伴症状と増悪因子・緩和因子，全身倦怠感の有無と程度<br>・頭頸部がんに対する治療法の選択に対する葛藤<br>・病気・入院・手術・麻酔についての理解度や受けとめ方<br>・理解力，意思決定力 | ○がん性疼痛および治療選択に対する葛藤から生じる全人的苦痛 |
| 自己概念-自己知覚 | ・術前の機能障害(摂食・嚥下障害，構音・発声障害)，顔面変容によるボディイメージの変容に対する認識と，手術後のリハビリテーションへの取り組みに対する意欲<br>・術前における術後の自分をあらわす表現<br>・過去の喪失体験とその対処<br>・治療・予後に対する悩みや不安の内容，抑うつなどの精神状態<br>・術前における術後の自分の姿に対する思いと将来への希望<br>・患者の性格 | ○術後の機能障害と顔面変容に対する予期的悲嘆 |
| 役割-関係 | ・職種と役割，食生活，会話，顔面変容との関係性と役割，遂行上の課題に対する考え方<br>・術後の生活計画と経済状況<br>・仕事に対する思い<br>・退院後の不安：摂食・嚥下障害，構音・発声障害，ボディイメージの変化による社会的地位と役割変更の受けとめ方やその予測<br>・家庭生活におけるおもな役割，食生活・会話・顔面変容と役割の関係性<br>・家族支援，社会資源活用に対する認識<br>・近隣地域における役割 | ○社会・家族・地域役割の喪失に対する予期的悲嘆 |
| コーピング-ストレス耐性 | ・手術を受けることによる機能障害，顔面変容，再発と将来への不安の訴えと内容<br>・不安による生理的徴候(呼吸・心拍数の増加，血圧上昇，手足の冷感，顔面蒼白，頻尿)の有無と程度<br>・術前の睡眠状況，落ち着き(多動や多弁がないか)<br>・集中力の低下の有無<br>・言語表現の困難<br>・ふだんのストレスに対する対処法<br>・病気や入院に対する受けとめ方<br>・キーパーソンに対する不安の訴えと不安の緩和状況<br>・患者会の情報の入手状況 | ○術前の不安 |

＜　＞内は，術前から予測される術後の看護上の問題

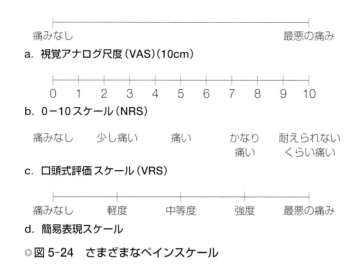

a. 視覚アナログ尺度（VAS）（10cm）

痛みなし　　　　　　　　　　　　　　最悪の痛み

b. 0−10スケール（NRS）

0　1　2　3　4　5　6　7　8　9　10

c. 口頭式評価スケール（VRS）

痛みなし　　少し痛い　　痛い　　かなり　　耐えられない
　　　　　　　　　　　　　　　　　痛い　　くらい痛い

d. 簡易表現スケール

痛みなし　　軽度　　中等度　　強度　　最悪の痛み

◉**図5-24　さまざまなペインスケール**

会話困難などの問題を生じる。患者がかかえている問題についてもアセスメントする。

　② **栄養状態**　患者は口腔・咽頭痛により食事摂取量が低下し、栄養状態が悪化している可能性がある。また、炎症性サイトカイン血症などから腫瘍性の悪液質をおこす傾向も強く、倦怠感や食欲不振、体重減少がおこりうる。手術侵襲に耐えられるよう、栄養状態を整えることが重要である。食事摂取量および栄養状態をアセスメントする。栄養状態については、栄養不良の指標となる血液データを確認する❶。過去3か月ほどで10%の体重減少、6か月ほどで10〜15%以上の体重減少がみられる場合、術前栄養管理の適応とされている。

　③ **心理状態**　上・下顎切除術、舌切除術、頬粘膜切除術によって、摂食・嚥下障害や構音・発声障害が生じる。また、顔面皮膚軟部組織切除や眼球摘出術、顔面神経摘出後の顔面神経麻痺、頸部郭清術の併用による侵襲拡大などにより、ボディイメージの変化を余儀なくされる場合も多い。

　手術を受ける前の患者は、術後の機能障害やボディイメージの変化による精神的な負担を感じており、社会復帰をはじめとする術後QOLに大きな不安をいだいている。術後の機能障害や顔面変容によるボディイメージの変化に対する認識をアセスメントする。頭頸部がん患者は抑うつの発症頻度がほかのがんに比較して高く、頭頸部がん患者の27〜28.5%との報告がある。抑うつは治療前後を問わずみとめられる。

　④ **リハビリテーションに対する準備**　手術後には、摂食・嚥下障害、構音・発声障害が生じると予測される。これらの障害に対してリハビリテーションを行う必要があることを、術前のオリエンテーションのなかで患者に説明し、必要性を十分に理解できているかアセスメントする。また、構音・発声障害に対しては、術後のコミュニケーション手段やその方法を話し合い、術後に備える。

□NOTE

❶**栄養不良の指標となる数値**

　それぞれ次のとおりである。

　赤血球数：男性440万/μL未満，女性380万/μL未満，白血球数：3,000/μL未満，ヘモグロビン：男性14g/dL未満，女性11g/dL未満，ヘマトクリット：男性42%未満，女性38%未満，総タンパク：65g/dL未満，アルブミン：3.5g/dL未満。

## 2 看護目標

（1）手術内容および術後の状況を理解し，積極的に治療に取り組むことができる。

（2）術前の体調および準備を整えて手術にのぞむことができる。

## 3 看護の実際（看護介入）

### ◆ 疼痛の緩和

患者の痛みの状態と，薬剤の作用効果・副作用，投与経路などの特徴をとらえて，疼痛をコントロールしていく。口腔・咽頭痛は摂食を困難にし，栄養状態の悪化につながる❶。食事の際に鎮痛薬が作用するように投与するなど，投与のタイミングも工夫する。

痛みが食事や会話などの日常生活に直結することにより，心理的な落ち込み，社会的役割が果たせない苦痛も生じ，死への恐怖とともに，患者の感じる痛みを増強させる。精神的・社会的・霊的（スピリチュアル）な要因も把握して，疼痛への対処を行うことも重要である。

### ◆ 食事の工夫

前述したように鎮痛薬も活用しながら，口腔・咽頭痛をもつ人が食べやすいように配慮した食事を提供する（◐表5-4）。咀嚼は，がんの部位を避けて健側で行うよう伝える。また，家族からの差し入れなど，患者にとって食べやすいものを摂取してもらうようにする。口腔ケアは口腔内に適度な刺激を与え唾液が増えるため，食後だけでなく，食前にも行うとよい。

疼痛だけでなく，手術に対する不安や環境の変化による緊張などの心理状態が食欲低下の原因となっていることもある。食べることを意識するあまり，食べることにつらさを感じることもある。不安を表出できる環境をつくり，食事を楽しめるようにすることも重要である。

### ◆ 口腔ケアの実施

唾液の分泌量が減少し舌苔が発生するなど，口腔内の自浄作用が低下することが，術後合併症の誘因になる可能性があるため，口腔ケアが重要である。一方で，口腔ケアが痛みを引きおこすこともある。痛みで口腔ケアが困難にならないよう，患者の反応を観察しながら行う。

● **口腔ケアの方法** 口腔ケアの回数は5〜6回/日を目安に，疼痛の程度によってスポンジブラシや綿棒を用いて刺激を緩和しながら行う。老廃物を取り除く程度の弱い力（50 g程度の力）で軽くブラッシングするだけで，十分効果がある。ポビドンヨード（イソジン®ガーグル）や10倍希釈の過酸化水素（オキシドール®）のような含嗽液を併用することもあるが，刺激で疼痛の増強がみとめられる場合は，緑茶やウーロン茶，紅茶を用いることでも除菌・除臭効果がある。口腔内が乾燥している場合は疼痛を増強させるため，

NOTE

**❶口腔がん・咽頭がんの痛み**

口腔がんの痛みは，口内炎のような症状が続き，食事がしみる，かみ砕くときに痛い，痛くて話せないといった症状を引きおこす。咽頭がんの痛みは，のどのしみる感じや嚥下痛が代表的である。いずれも食事に困難をきたす痛みである。

◉表5-4　**口腔・咽頭痛をもつ人が食べやすい食事の特徴**

| 食感 | やわらかさのなかにも歯ごたえのある食感<br>ねばりをいかした食感<br>ふんわり感をいかした食感<br>肉・魚の煮物料理のもつ食感<br>きめこまやかな舌触り<br>とろける舌触り<br>最初に口に入れたときの口あたりやのどごしがよいもの<br>※肉・魚の焼き物料理のもつパサパサした食感を避ける。<br>※揚げ物のもつ食感を避ける。 |
| --- | --- |
| 味付け | 洋風だしより和風だし<br>みそ汁よりすまし汁<br>乳製品を使った味つけ<br>※辛み・濃いしょうゆ味などの刺激物，アクの強い食材を避ける。 |
| 温　度 | 前菜などの冷料理<br>あたたかい料理と冷たい料理の組み合わせ<br>人肌程度の温度 |
| におい | ※炊きたてのご飯のにおいや，かおりの強い食品を避ける。<br>※食べている最中よりも，食べはじめのかおりが強い食品を避ける。 |
| 食形態 | とろみ，バター・植物油を使用した調理，ゼリー寄せといった食形態<br>春雨・煮めんといった飲み込みやすい食形態<br>副食を小分けして少しずつ食べられる食形態 |
| 嗜好性 | 患者の好きな食べ物や調理方法<br>患者がこれまでよく食べていた食事 |

ぬるま湯に浸した綿棒で口腔内を軽く清拭し，粘膜を十分に湿潤させてからブラッシングを行う。スポンジブラシや綿棒は，術後の口腔ケアで用いるため，術前から用いることで訓練にもなる。

### ◆ 不安の緩和

　口腔・咽頭・喉頭・鼻腔・副鼻腔がん患者の手術前の不安は，疾患，手術，治癒や予後に関係することだけではない。食事や会話に関する術後の機能障害や顔面変容によるボディイメージの変化，さらにこれに伴うQOLの低下，経済的負担など，さまざまな要因がからみ合う不安をかかえており，精神的に不安定になる❶。

　したがって，患者の大きな不安の誘因がなにであるのかを把握し，それに対する正確な情報や知識の提供を行う。機能障害への不安に対してはリハビリテーションプログラムがあること，ボディイメージの変化への不安に対しては，手術後に予測される状況と形成術の可能性などを説明する。医師や言語聴覚士などの多職種とも連携しながら十分な説明を実施し，患者が手術に前向きに取り組めるよう支援していく必要がある。

### ◆ 術前オリエンテーションの実施

　術後に予想される摂食・嚥下障害，構音・発声障害，ボディイメージの変化，吸引の実施は，口腔・咽頭・喉頭・鼻腔・副鼻腔がん患者の術後の状況

━ NOTE<br>❶通常，手術前の不安は，手術そのものの選択，がんの治癒や生命予後，機能障害，ボディイメージの変化の順に強いといわれる。ただし，手術内容，がんの進行度などによっても異なると考えられる。

に特徴的であり，患者にとって重要なことがらである。術後1〜2週間程度は患者の関心が周囲に向きづらいため，術後に具体的な説明を受けても十分に患者は理解できず実施につながらないことが多い。そのため，術前オリエンテーションでは，患者が術後の状況をイメージできるよう具体的な説明が必要となる。

　術前オリエンテーションは，患者の術後のリハビリテーションへの取り組みや術後 QOL に大きく影響するため，看護師はそれを十分に理解して実施する。

　**1 摂食・嚥下障害に関する説明**　術後10日程度は胃管を挿入し経管栄養摂取となるため，実際に使用するイリゲータやチューブの管理方法，ミキサー加工食や高エネルギー食について情報提供する。患者は経口摂取の開始，摂取内容と摂取量を回復度の1つの大きな目安とするため，経口摂取の開始については，創部の状態，嚥下造影(VF)による術後嚥下機能の評価，リハビリテーションの進捗状況をふまえることを説明しておく。

　術後に実施するリハビリテーションを説明し，実際に経験しておくと，患者が術後のリハビリテーションに移行しやすくなる。患者の受ける手術内容によって，手術後に生じる摂食・嚥下障害を予測し，それに対するリハビリテーションの実施の必要性と内容を説明し，理解を得る。

　**2 構音・発声障害に関する説明**　術後1週間程度は，一時的に気道を確保する目的で気管カニューレを装着する。これにより発声ができなくなり，さらに舌や声帯などの切除が行われる場合は構音・発声障害のため，意思疎通が困難となる。そのため，訴えの多い内容を示したコミュニケーション板，五十音の文字盤，筆談ボードなどを用いて意思疎通をはかることを説明し，手術前に患者に経験してもらう。

　摂食・嚥下障害の場合と同様に，術後に予測される構音・発声障害に対するリハビリテーション内容の説明を行うとともに，実際に患者が術前に経験できるよう支援する。

　**3 ボディイメージの変化に関する説明**　口腔がん，鼻腔・副鼻腔がんに対する手術は，術後に顔面の変化を余儀なくされる場合がある。顔面の変化は隠すことがむずかしいために，患者の不安も大きい。患者は，手術前から顔面の変化を予期し，知人に会いたくないなど人付き合いや外出を避ける気持ちが強くなる傾向にある。術後のボディイメージの変化を想像するだけでも恐怖や混乱を経験し，自分の命と予期される手術後のボディイメージの変化とを天秤にかけながら，悩み苦しむ。

　看護師は，抑うつなど患者の精神状態をアセスメントし，必要に応じて医師などへのコンサルテーションを実施する。また，患者がボディイメージの変化への予期的悲嘆と向き合いながら，混乱した気持ちに徐々に折り合いをつけていけるように支援する。さらに，治療後に再発や転移の可能性が低くなると形成外科的な再建術を受けられるといった情報提供も行う。具体的な情報が，患者がボディイメージの混乱に折り合いをつけるきっかけとなる場合もある。

　④ **吸引に関する説明**　手術後は，創部の痛み，再建部の安静，気管カニューレの挿入による分泌物増加，嚥下機能低下などの理由から，口腔内に分泌物が貯留しやすく，患者自身による喀出がむずかしくなる。この分泌物を喀出できないと誤嚥性肺炎など術後合併症の誘因となるため，患者に対して術前から自己吸引の必要性や器械操作について説明する。

# 2　手術後の看護

　ここでは手術後の看護としてとくに重要かつ特徴的である術直後の看護，遊離皮弁移植に対する看護，摂食・嚥下機能障害，構音・発声障害，そしてボディイメージの変化に対する看護について概説する。なお，●表 5-5 に特徴的な手術後のアセスメント項目を示した。

## 1　術直後の看護（術後 24 時間ごろまで）

### ◆ アセスメント

　術直後のアセスメントでとくに重視すべき内容は，切除部位や所属リンパ節である頸部郭清術の有無によって異なる。ここでは，口腔・咽頭・喉頭・鼻腔・副鼻腔がんの手術のなかで特徴的な口腔がん，鼻腔・副鼻腔がんの切除，頸部郭清術を受けた患者に対するアセスメントの概要を説明する。

● **口腔がんの手術を受けた患者のアセスメント**　とくに重要なのは，①気道の浮腫による呼吸状態の悪化，②創部の後出血である。

　口腔がんに対する手術は，気道と近い部位に術創を伴う。術創の浮腫は気道を狭窄し，呼吸状態を悪化させる大きな要因となる。とくに，吸気時の喘鳴の有無が，アセスメント指標のポイントの 1 つとなる。創部の後出血は，術後 24 時間以内に発生する可能性が高い。酸素を多く含んだ鮮赤色の血液の口腔内への貯留，あるいは喀出をみとめるため，出血部位の観察が重要となる。

● **鼻腔・副鼻腔がんの手術を受けた患者のアセスメント**　鼻腔・副鼻腔がんは頭蓋底に浸潤していることがあり，この場合の手術は頭蓋底にまで手術創が及ぶ。そのため，脳浮腫による頭蓋内圧亢進をきたすことがある。頭蓋内圧亢進症状の急性期に観察される症状として，意識の混濁，瞳孔不同，対光反射の減弱あるいは喪失，頭痛の訴え，吐きけ・嘔吐があり，観察に基づくアセスメントが重要となる。頭蓋内圧がさらに亢進すると脳ヘルニアを併発し，徐脈，呼吸状態の悪化をみとめる。

● **頸部郭清術を受けた患者のアセスメント**　頸部郭清術は，術野に細い血管が多く，術中に止血を確認していても術後とくに 12 時間以内に出血し，血腫が生じる可能性がある。そのため，ドレーン排液の色調と量，頸部創の疼痛増強と膨隆の有無，頸部の皮膚の色の変化（青黒くなる）などの観察が必要となる。これらに伴い，気管の圧迫による呼吸困難感の有無も注意深く観察する。

◉表 5-5　口腔・咽頭・喉頭・鼻腔・副鼻腔がんで手術を受けた患者の手術後のアセスメント

| アセスメント項目 | 判断の指標 | 看護上の問題 |
|---|---|---|
| 栄養-代謝 | • 遊離皮弁の色調<br>• 創部の安静：頸部の過伸展・屈曲・回旋などによる血管圧迫の有無，チューブなどによる頸部の圧迫の有無，吻合部を圧迫しない体位，皮弁再建部の血流を維持するための安静の保持状況<br>• 手術創部の感染徴候の有無（腫脹，熱感，発赤の出現，CRP・白血球数の上昇）<br>• 口腔内の乾燥と口腔ケアの実施状況<br>• 栄養状態の指標となる血液データ<br>• 術前における放射線療法の治療歴 | ○遊離皮弁の壊死の危険性（術後 7 日ごろまで） |
| 活動-運動 | • 吸気時の喘鳴の有無<br>• 気管カニューレの挿入とカニューレからの吸引に対する理解<br>• 呼吸機能：喫煙歴，呼吸機能検査，血液ガスデータ（$Pao_2$，$Paco_2$），既往歴（COPD，喘息，結核などの有無），呼吸状態（数，深さ，リズム，呼吸音，痰の性状・量），胸部 X 線所見<br>• 出血の状態：口腔内への血液貯留あるいは喀出，出血部位，出血量の増加および舌などの創部の腫脹の増強<br>• 術前の抗凝固薬の服用の有無<br>• 頸部郭清術の実施の有無<br>• ドレーン排液の色調の濃さと量の増加，頸部創の疼痛増強と膨隆，頸部の皮膚の変化（青黒く変化）<br>• 循環機能の状態：心疾患の既往歴，心電図の波形，不整脈の有無，水・電解質バランスの不均衡<br>• 舌・口蓋・頰筋・咀嚼筋・咽頭筋などの切除範囲<br>• 嚥下の過程の確認：食塊形成困難や食塊残留，嚥下前誤嚥，咽頭クリアランス低下，嚥下後誤嚥，咽頭期惹起遅延<br>• 口腔機能の状態：欠損歯の有無<br>• 上下顎・舌（舌尖や舌背）・軟口蓋の可動性<br>• 構音・発声障害の有無と程度：不明瞭・障害されている言語，会話明瞭度<br>• 口腔容積と舌のボリューム<br>• 代用発声法への取り組みと意欲<br>• 患者の話しにくさや社会生活上のコミュニケーションの困難さの訴え，会話意欲の状況<br>• 口腔ケアの実施状況：歯垢・歯石の有無と程度，歯の動揺・破折，口腔ケアの頻度，使用物品 | ○気道浮腫による呼吸状態の悪化の危険性（術後 24 時間以内）<br>○呼吸器合併症（無気肺・肺炎）の危険性<br>○後出血の危険性（術後 24 時間以内）<br>○頸部血腫による気道圧迫の危険性（術後 12 時間以内）<br>○循環器合併症（頻脈・心室性頻拍・循環血漿量減少性ショックなど）の危険性<br>○摂食・嚥下障害による誤嚥性肺炎の危険性<br>○会話明瞭性の低下による意思疎通困難 |
| 認知-知覚 | • 術後疼痛の状況：部位，程度，持続時間，鎮痛薬の効果，疼痛による随伴症状と増悪因子・緩和因子，全身倦怠感の有無と程度<br>• 術前の鎮痛薬使用に対する理解度や受けとめ方<br>• ドレーン類に対する違和感と不安の程度 | ○手術創部とドレーン類による急性疼痛 |
| 自己概念-自己知覚 | • 術後の機能障害（摂食・嚥下障害/構音・発声障害），顔面変容によるボディイメージの変容に対する認識とリハビリテーションへの取り組み<br>• 術後の自分をあらわす表現<br>• 過去の喪失体験とその対処<br>• 術後の追加治療や予後に対する悩みや抑うつなどの精神状態<br>• 術後の自分の姿に対する思いと将来への希望<br>• 顔面変容に対する再建術への関心 | ○術後の機能障害と顔面変容による役割遂行（職場・家庭）の困難に関連した自尊心の低下 |

○表5-5　（続き）

| アセスメント項目 | 判断の指標 | 看護上の問題 |
|---|---|---|
| 役割-関係 | ・術後の職種と役割，食生活，会話・顔面変容と役割の関係性，役割遂行上の課題に対する考え方<br>・術後の生活計画と経済状況<br>・仕事に対する思い<br>・退院後の不安：摂食・嚥下障害，構音・発声障害，ボディイメージの変化による社会的地位と役割変更の受けとめ方やその予測<br>・家庭生活におけるおもな役割，食生活・会話，顔面変容との関係性<br>・家族支援，社会資源活用に対する認識<br>・近隣地域における役割 | ○社会・家族・地域役割の喪失に対する予期的悲嘆<br>○職務上の役割変化あるいは喪失に伴う経済上の困窮に対する対応困難 |
| コーピング-ストレス耐性 | ・治療に伴う機能障害，顔面変容，再発と将来への不安の訴えと内容<br>・不安による生理的徴候（呼吸・心拍数の増加，血圧上昇，手足の冷感，顔面蒼白，頻尿）の有無と程度<br>・入院中の睡眠状況，落ち着き（多動や多弁がないか）<br>・集中力の低下の有無<br>・言語表現の困難<br>・ふだんのストレスに対する対処法<br>・病気や入院に対する受けとめ方<br>・キーパーソンに対する不安の訴えと不安の緩和状況<br>・患者会の情報の入手状況 | ○不安 |

◆ **看護目標**

（1）気道浮腫，頸部血腫を誘発することなく，呼吸状態が安定している。

（2）後出血の徴候がなく，循環動態が安定している。

◆ **看護の実際（看護介入）**

１ **呼吸管理**　気道浮腫，頸部血腫による気道閉塞あるいは狭窄を予防するために，術中より気管切開術が実施され，術直後はカフ付き気管カニューレ❶を挿入し，呼吸管理を行う。

カフ付き気管カニューレの管理は，呼吸状態の安定のために不可欠である。痰による気管カニューレの閉塞を防ぐため，適切な気管吸引技術，加湿や吸入，内筒洗浄などの援助が重要となる。指示されたカフ圧であるか，空気がもれていないかを，3回/日程度は必ず確認するとともに，カニューレ内の出血の有無，カニューレ留置による気道の痛みの有無，カニューレの固定状態，カニューレ挿入周囲の皮膚炎の有無（出血，滲出液など）を観察する。

カニューレ挿入による外見上の変化，声の喪失によるコミュニケーション制限などのストレスが生じるため，精神面に対する看護が不可欠となる。コミュニケーションを保つためのボードを用いながら，思いの表出を可能な限り引き出す。

２ **創部の管理**　出血量の増加および舌などの創部の腫脹が増強する場合は，止血術が必要となることもある。そのため，麻酔から覚醒し意識が清明なことをアセスメントしたうえで，積極的に含嗽させて後出血の有無の確認

NOTE

❶気管カニューレ

大きく分けて，カフ付き（○図a）とカフなし（○図b），単管式と複管式がある。術直後はカフ付きかつ複管式を用いて呼吸管理を行い，貯留する唾液・痰などの分泌物の誤嚥を防ぐ。複管式は内管（内筒）のみを一時的に抜去し，洗浄・消毒ができるメリットがある。

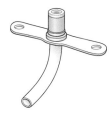

○図a　カフなし気管カニューレ

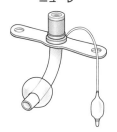

○図b　カフ付き気管カニューレ

を行う。また含嗽により，口腔内の清潔を保ち創傷治癒を促進する。

後出血の早期発見のためにドレーンが留置されるため，ドレーンバッグが陰圧に保たれており閉塞やエアリークがないか確認し，排液の性状と量，皮下気腫の有無，ドレーン挿入部の圧痛・発赤・出血・腫脹の有無を観察する。

## 2 遊離皮弁移植を受ける患者の看護（術後7日ごろまで）

遊離皮弁移植後の管理は，皮弁を移植した再建部位の感染予防が重要となる。感染による炎症は，創部の浮腫を増強させ皮弁の血流も悪化するため，皮弁の壊死を引きおこす。したがって，術直後からの口腔ケアを徹底させながら，再建部位の感染予防に努める必要がある。

[1] **皮弁再建部の血流・癒合状態のモニタリング** 皮弁再建部における血流のモニタリングは，皮弁の色調や緊張の観察，キャピタリー-リターン capillary return やピンプリック法 pin prick test の実施によって行うことが多い（◎表5-6）。また，皮弁再建部の癒合状態を確認するため，創部の腫脹，疼痛，口臭（皮弁壊死の情報）などを観察する。皮弁再建部に関する観察は，術直後は少なくとも2時間ごと，その後異常がなければ術後7日ごろまで4時間ごとの定期的な実施が必要となる。

[2] **安静度の管理** 頸部の過伸展・屈曲・回旋などによる，皮弁再建部の血管の圧迫を回避する必要がある。そのため，医師と相談しながら頭部挙上や歩行時期などの安静度範囲を決め，患者の安静度が維持できているかを観察する。一方で，頸部の活動制限は不穏を誘発しやすいため，制限を行わない場合もある。その場合は，血流障害を予防するため，①吻合部を下にして臥床しない，②酸素マスクなどのチューブやひもで頸部を圧迫しない，という2つのポイントをまもる。

このような安静度の管理は，皮弁組織と周囲組織との間に側副血行路が発達する術後7日ごろに解除されることが多い。しかし，術前に放射線療法を受けている場合は皮弁組織と周囲組織の癒合が遅延するため，皮弁再建部の血流・癒合状態によって安静度の管理の解除を決定する。

[3] **感染予防** 術後は唾液の貯留により細菌が増殖するため，口腔内の清潔が保たれないと皮弁再建部の創感染のリスクが高まる。そのため，術直後からの口腔ケアによる感染予防が重要となる。

術直後は，唾液が口腔内に貯留しやすく，細菌が増殖するため，患者に自

◎表5-6 動脈血栓・静脈血栓に伴う皮弁の特徴

| | 動脈血栓（虚血） | 静脈血栓（うっ血） |
|---|---|---|
| 皮弁の色調 | 蒼白色 | 暗紫色 |
| 皮弁の緊張 | なし | 腫脹 |
| キャピラリー-リターン* | 遅い | 早い |
| ピンプリック法** | 出血しない〜遅い | 暗赤色の血液がすぐに出る |

*皮弁を圧迫したあと，圧迫を解除して血液が再び流入することで圧迫部が白色からピンク色にかわる現象。
**23G針などで皮弁を刺して出血を確認する。

身で唾液を口腔内から排出してもらうか，看護師が吸引を行う。さらに術後1日目より，口腔ケアを実施する。

口腔ケアは，スポンジブラシ，綿棒，デンタルフロスなどをポビドンヨードの30倍希釈液に浸し，患側を避けて健側の口腔清拭を行う。口腔ケアの回数は5〜6回/日とするが，ポビドンヨードを頻繁に使用しすぎると口腔内乾燥を強めるため注意する。また，術直後は患者みずから唾液を喀出しにくいため，患側を避けながら口腔内に貯留した唾液を吸引する必要がある。口腔ケアにあたっては，皮弁縫合部が離開しやすくなっていることに注意する。

### 3 摂食・嚥下障害に対する看護

摂食・嚥下障害がとくに問題となるのは，鼻腔・副鼻腔がんに対する上顎全摘術，舌がんに対する舌（亜）全摘切除，中咽頭がんに対する中咽頭切除術，下咽頭がんに対する下咽頭部分切除術，喉頭がんに対する喉頭部分切除術である。術式，切除範囲，神経損傷の部位により，嚥下運動のどの段階が障害されるかが異なり，症状も異なる。患者の障害の状態をアセスメントし，適切なリハビリテーション方法を選択する（○表5-7）。とくに，効果的な間接訓練と直接訓練❶について，看護師・医師・管理栄養士・言語聴覚士などをはじめとするチーム医療で検討する必要がある。

□1 **鼻腔・副鼻腔がんに対する上顎全摘術の場合**　準備期に，上顎歯列および咀嚼筋の切除に伴う食塊形成困難や食塊残留の問題が生じる。口腔期では，歯槽部および口蓋部の切除に伴う鼻咽腔閉鎖不全と，同時に舌の運動が低下することによる口蓋閉鎖不全によって，嚥下前誤嚥❷の危険性が高まる。さらに咽頭期では，先の口腔期における鼻咽腔閉鎖不全と口蓋閉鎖不全があると，嚥下圧が十分に形成されず食塊が咽頭に送り込まれないため，喉頭蓋谷や梨状陥凹（梨状窩）に食塊が停滞し，嚥下後誤嚥❸が生じる。

□2 **舌がんに対する舌（亜）全摘切除の場合**　準備期には，舌切除に伴う食塊の送り込み困難や食塊形成困難，さらに皮弁再建に伴う咀嚼筋群の運動低下による食塊残留や口腔保持困難が生じる。口腔期では，舌切除に伴う鼻咽腔閉鎖不全と同時に，口蓋閉鎖不全による嚥下前誤嚥を引きおこす可能性がある。咽頭期では，舌骨上筋群切除に伴い嚥下反射と呼吸のタイミングのズレ（咽頭期惹起遅延）が生じ，喉頭と喉頭蓋との間の喉頭閉鎖不全がおこることで，嚥下中誤嚥❹を引きおこす。さらに，鼻腔・副鼻腔がんに対する上顎全摘術の場合と同様に，咽頭クリアランス低下による嚥下後誤嚥も生じる。

□3 **中咽頭がんに対する中咽頭切除術，下咽頭がんに対する下咽頭部分切除術，喉頭がんに対する喉頭部分切除術の場合**　いずれも咽頭期における嚥下障害と大きく関連する。中咽頭切除術では，咽頭壁切除に伴う中咽頭知覚低下による咽頭期惹起遅延を原因とする嚥下中誤嚥，加えて咽頭壁蠕動運動減弱による咽頭クリアランス低下を原因とする嚥下後誤嚥が問題となる。咽頭部分切除術および喉頭部分切除術では，喉頭と声帯の一部分が切除されるため，喉頭閉鎖不全および声門閉鎖不全は避けられない。喉頭閉鎖不全は嚥下中誤嚥を引きおこし，声門閉鎖不全にいたっては嚥下圧が十分に形成され

━NOTE

❶間接訓練は食物を用いないで行う基礎訓練，直接訓練は食物を用いる摂食訓練である。

❷**嚥下前誤嚥**
嚥下動作が始まる前に食物が口腔から咽頭に流入し，気道に食塊が入ってしまう誤嚥である。

❸**嚥下後誤嚥**
嚥下反射後に気管に誤って流入してしまう誤嚥で，喉頭蓋谷や梨状陥凹（梨状窩）に食塊が停滞する咽頭クリアランスの低下によっておこる。

❹**嚥下中誤嚥**
咽頭を通過する食塊の一部が気管に入る誤嚥である。喉頭蓋と喉頭の間に閉鎖不全が生じることで，気管に食塊が流れ込んでしまう。

◎表5-7　手術後の摂食・嚥下障害のアセスメント指標とリハビリテーション

| 嚥下運動の時期 | アセスメント指標 | | | リハビリテーション | |
| --- | --- | --- | --- | --- | --- |
| | 自覚症状 | 嚥下障害の病態 | 評価の視点 | 間接訓練 | 直接訓練 |
| **準備期**<br>食物を口腔に取り込み，唾液と混ぜながら食塊を形成する。 | 食塊が上手に形成されない。食塊がのどに送り込めない。食べ物がこぼれる。 | 食塊形成不全<br>咀嚼筋・舌運動障害<br>口腔保持困難 | ・咀嚼機能に関する口唇，頰，咀嚼筋群および顎関節などの可動域と感覚障害の有無<br>・歯の残存状態<br>・義歯の適合状態<br>・食塊残渣の有無 | ・舌，頰，顎の運動<br>・アイスマッサージ<br>・口唇音（パ/マ），舌尖音（タ/ダ）の構音訓練 | ・頸部前屈位での摂取<br>・少しの咀嚼で食塊形成が可能な食品（コロッケ，グラタン，煮込みハンバーグなど） |
| **口腔期**<br>食塊を舌と口蓋で挟んで，押しつぶしながら咽頭に送り込む。 | 食塊が上手に形成されない。食塊がのどに送り込めない。飲み込むのに時間がかかる。食べ物がこぼれる。 | 鼻咽腔閉鎖不全<br>口蓋閉鎖不全<br>嚥下前誤嚥<br>舌・舌根運動障害<br>口腔内の知覚機能低下 | ・舌による送り込み動作の繰り返しがないか。<br>・過度の口腔通過時間の延長がないか。<br>・嚥下動作前に咳やむせがないか。 | ・舌尖音（タ/ダ），舌奥音（カ・ガ）の構音訓練<br>・口腔ケア<br>・舌，頰，顎の運動 | ・頸部後屈位での摂取<br>・粘度が均一でまとまりのよい食品（ヨーグルト，温泉卵，マッシュポテト） |
| **咽頭期**<br>食塊を咽頭から食道に送り込む。 | 食塊が喉頭蓋谷や梨状窩に停滞する。食塊が咽頭通過時に気管に流れ込んでしまう。声がかれる。 | 咽頭クリアランス低下<br>嚥下後誤嚥<br>咽頭期惹起遅延<br>嚥下中誤嚥<br>声門閉鎖不全 | ・飲み込むとよくむせることがないか。<br>・固形食よりも水でむせやすいことがないか。<br>・濃厚な痰がよく出ていないか。<br>・嚥下後痰がからんだ声になっていないか。<br>・肺炎を繰り返すことがないか。 | ・声門上（息こらえ）嚥下[1]<br>・前口蓋弓のアイスマッサージ<br>・ブローイング[2]<br>・メンデルゾーン手技[3]<br>・口腔ネラトン法[4] | ・息こらえ嚥下<br>・複数回に分けた嚥下<br>・とろみのついた食品（ポタージュスープ，シチュー，ゼリー飲料）<br>・粘性が低くつるりとした食品（ムース，ゼリー，テリーヌ，絹ごしどうふ） |

1）嚥下開始前から息をこらえることで，声門の閉鎖が強化され気管に食塊が入らない方法。また嚥下後に咳をすることで喉頭蓋谷，梨状窩に流入した食塊を排出する。

2）コップに水を入れ，口をとがらせて吹くことにより，軟口蓋が挙上し鼻咽腔が閉鎖しやすくなる。

3）歯をかみしめて，舌を硬口蓋の後方に押しつけ甲状軟骨（のどぼとけ）を上昇させ喉頭を挙上させる方法。手で保持してもよい。

4）12～14 Fr のネラトンカテーテルを口から 40 cm 程度挿入することにより，ネラトンカテーテルの嚥下が咽頭刺激となり嚥下反射を強化する方法。

ず，食塊が喉頭蓋谷や梨状陥凹に停滞して嚥下後誤嚥を生じる。

●**摂食・嚥下訓練**　◎表5-7に，手術後によく実施される準備期・口腔期・咽頭期の間接訓練および直接訓練に関するリハビリテーション内容を示した。間接訓練は皮弁再建創の安定する術後1週間ごろより開始となる。直接訓練は，創部の状態，嚥下造影検査による術後嚥下機能の評価，リハビリテーションの進捗状況をふまえて開始となる。直接訓練に移行できた場合でも，間接訓練と直接訓練を併用しながら実施する。

　準備期および口腔期を担う嚥下機能は随意運動であるため，十分な間接訓練により随意運動が可能となり，嚥下動作の改善が期待できる。さらに頭頸

部領域の器官は発声器官でもあるため，言語訓練が嚥下動作の改善につながることが特徴である。

咽頭期の嚥下機能は不随意運動であるが，準備期・口腔期の嚥下動作の改善が咽頭期における障害の改善につながるほか，咽頭期の障害に対する訓練もある。

## 4 構音・発声障害に対する看護

発音が正しくできなくなる構音障害をもたらすものに口腔がんや鼻腔・副鼻腔がんに対する手術があり，発声自体ができなくなる発声障害をもたらすものに下咽頭がんや喉頭がんに対する喉頭全摘術がある。

会話明瞭度が低下することにより，家族や知人・友人との，また職場などでの意思疎通が困難となり，社会生活に支障をきたす。これは，患者の年齢や性別，手術後の社会的役割により，患者が再獲得したい会話明瞭度が異なるということである。そのため，看護師をはじめとする医療者は，患者のさまざまなニーズを考慮し，構音・発声障害に対する看護を実践する必要がある。

### ◆ 構音障害に対する看護

構音障害に対して，①主訴・意欲，②口腔容積と舌のボリュームとの関係，③舌・軟口蓋の可動性，④歯・義歯の状態，⑤実際の発語・会話明瞭度の5つの視点でアセスメントを行う。

構音障害は，とくに舌の切除と大きく関連している。切除の範囲が広くなるほど舌のボリュームは小さくなり，舌の可動性が制限されて構音機能も低下する❶。

#### ▋アセスメント

**1 主訴・意欲**　患者が話しにくさや実際の社会生活上のコミュニケーションの困難を訴えるか，患者の会話意欲はどうかを確認する。軽度の構音障害で医療者側が聴覚的にほぼ正常と判断する場合でも，患者本人は話しにくさを訴える場合がある。反対に，中等度以上の構音障害を示して意思疎通が困難であっても，患者本人はあまり気にせず，むしろ摂食・嚥下障害を強く訴える場合もある。会話意欲もさまざまである。

一般に，現職復帰を希望するような比較的年齢の若い患者は，構音障害の自覚や会話意欲も高いが，高齢で独居などの患者の場合は，構音障害の自覚があっても会話意欲は低く，構音訓練などのリハビリテーションを希望しない場合がある。

**2 口腔容積と舌のボリュームとの関係**　舌切除術などの手術による操作が加わると，口腔容積に対して舌のボリューム不足が生じるため，舌と口蓋との距離が遠くなり十分な接触ができなくなることで構音機能を低下させる。また，術後における口腔内の腫脹や疼痛は，舌と口蓋の接触を制限する要因となり，結果として構音障害につながる。

**3 舌・軟口蓋の可動性**　開口した状態で，安静時と突出させた場合にお

**NOTE**
❶舌尖や舌背の可動性の問題による全体的な構音のゆがみのほか，破裂音（ガ/ダ）が摩擦音（ス/ズ）や破擦音（ギ/ジ）に置換され，歯茎音（ツ/ヅ）が両唇音（ブ/プ）や声門音（フ）に置換されて聞こえるようになる。また手術に伴う顔面神経麻痺は，口唇音（パ/マ）に影響する。

ける舌の形態と偏位の有無・程度，舌尖の左右口角への接触を観察する。次に，舌尖が上顎前歯および下顎前歯の裏につくかを調べ，挙上と降下運動を確認する。最後に開口した状態で軟口蓋の状態を観察する。中咽頭が切除範囲に含まれる場合は，軟口蓋の挙上制限が生じる❶。

　④**歯・義歯の状態**　口腔・中咽頭がんの患者は，術後に歯および歯槽の欠損を伴うことが多いため，発音への影響があるかを調べる。また，義歯の適合も発音に影響するため，観察する必要がある。

　⑤**発語・会話明瞭度**　実際に患者の発音する日本語単音節（◐図5-25）の明瞭度（発語明瞭度），一定の会話の明瞭度を5段階で評価（◐表5-8）することで，どのような発語や会話内容の場合に明瞭度が低下するかを確認する。

### ▌看護の実際

　まずは，患者の意思疎通を確保し，QOLの低下を回避することが重要である。その後，会話効率・正確性を促進する，会話流暢性に折り合いをつけるといった段階に進めていく。会話流暢性とは，聞き手側に違和感を与えず，なめらかに会話を進めることをさす。

　①**意思疎通を確保する段階**　手術後1週間を経過した時点で，構音障害の評価とともに，手術による直接的影響を受けていない簡単な発音に関連する発音訓練を開始する。

　患者に正常な音とゆがみのある音を正確に情報提供しながら，最初に正常な発音に対する訓練を始める。患者はまず，発音のゆがみに対する把握と確認に大きな関心を寄せる。これには，家族などの親密な対象の示す，誤聴に対する反応が大きな影響を与える。したがって，医療者が患者本人に対して正確な情報提供を行うことはもちろんであるが，家族など親密な人に訓練の補助的役割を担ってもらう重要性を説明し，発音に関する情報提供を行う。

　並行して，口唇・舌・下顎の運動訓練を実施する。これは，発音に必要な口腔周囲筋群および舌の筋力の増強，可動域の拡大，スピードの向上を目的として行われる。さらに，手術により障害されている発音の改善を行う。具体的な訓練方法としては，ゆがんだ音を徐々に正しい音に近づける漸次接近法❷や，正しい構音点を指導する構音点法❸が用いられる。

　②**会話効率・正確性を促進する段階**　通常，おおよそ手術2週間〜1か月経過後の段階となる。意思疎通の確保について患者が関心を寄せる点は，会

**NOTE**

❶舌および軟口蓋の可動性は，舌のボリュームの不足と大きく関連しながら，舌尖音（タ/ダ），舌中央音（シャ/シュ/ショ），舌後方音（キャ/キュ/キョ）などの構音機能に大きな影響を及ぼす。

**NOTE**

❷漸次接近法
　構音点や構音方法について，視覚的に図を用いたり聴覚的に音声を用いたりして，徐々に正しい発音へと導く方法。口唇や舌の変形・偏位の影響で発音にゆがみが生じている場合の修正に用いる。看護師あるいは言語聴覚士と患者とのマンツーマンで行われる。

❸構音点法
　構音点の模式図あるいは鏡を用いて，口唇の閉鎖，舌と口蓋との接触位置を具体的に示し，視覚的な手がかりをもとに構音指導を行う方法。看護師あるいは言語聴覚士と患者とのマンツーマンで行われる。

| ら | みゃ | しゅ | び | ゆれ | て | か | な | さ | ひょ |
|---|---|---|---|---|---|---|---|---|---|
| げ | りゅ | ね | ろ | れ | り | ぎゃ | き | ぴゃ | む |
| ぺ | ひゃ | し | け | ほ | ぼ | しょ | びょ | じ | ば |
| よ | ま | つ | と | が | にゅ | ず | びゃ | ぎゅ | もぐ |
| ひゅ | ぴゅ | せい | びょ | じょ | きょ | たりゃ | すど | ぜ | に |
| りょ | べ | そ | め | へ | みゅ | ざ | きゅ | でく | ぷ |
| じゃ | ちょ | びゅ | あ | ちぎ | おご | ぱは | みょ | ひ | ちゅ |
| わ | ふ | ぽ | う | じゅ | ぞ | え | は | こ | ぬ |
| やび | ぶの | ぽにょ | しゃにゃ | きゃ | ちゃ | だ | み | る | ぎょ |

◐**図5-25　日本語単音節リストの例**

◐**表5-8　会話明瞭度の5段階評価**

1. 全部わかる
2. ときどきわからない言葉がある
3. 話の内容を知っていればわかる
4. ときどきわかる言葉がある
5. 全然わからない

話の効率・正確性である。とくに患者が電話対応や職場復帰を想定した場合，つまり会話の相手が家族などの親密な対象から，職場の上司・部下・同僚といった職務的な対象に拡大すると，意思疎通の成立だけでは職務上の責任・信頼関係に支障をきたすおそれが出てくる。この段階の訓練は，①会話上の悪習慣の軽減・除去，②代償性構音の効果的利用から構成される。

**①会話上の悪習慣の軽減・除去**　患者は構音障害や術後の顔面，頸部の傷あとや変形により自信を失い，会話の際に相手の目を見て話さない，声が小さい，ハンカチやタオル，マスクで口を隠して話すなどの習慣を自然に身につけていることが多い。また，手術後の流涎の処理が困難となり，ティッシュペーパーを口に含んだり，唾液をいつもすすったりするなどの行動をとることがある。これらの行動が会話の効率・正確性を低下させるため，必要に応じて指摘して修正・除去するよう指導する。

**②代替語の効果的利用**　ゆがみを含む語を回避することで相手の誤聴を回避し，それを代替語におきかえることで会話の効率・正確性を促進する。ゆがみを含む語を回避するために，むずかしい構音，聞き手から問い直される語を特定する。次に，そのゆがみを含む語を患者が職場などで頻繁に使用する場合，代替語を注意深く選定する。ただし，すべての場で代替語を利用することは患者の疲労を増強させる場合があるため，話題や話し相手によって程度に差をつけるよう指導する。

**③会話流暢性に折り合いをつける段階**　営業・サービス職につく患者は会話効率・正確性に焦点をあてる一方で，会話から相手に与える社会的印象に関心を集中させ，会話流暢性を獲得することが職務遂行上不可欠といえる。看護師は，これまでの経時的変化によるゆがみが回復傾向にある部分に注目させ，どの程度回復しているのか，あるいは回復が今後どの程度予測されるのかについて情報提供していく。看護師が回復の可能性のある単音節を示唆することなどにより，患者は会話流暢性の獲得に取り組むことができ，リハビリテーションを継続することで会話が正常に近づいていく。

しかし，患者が会話流暢性の獲得に限界を感じる場合，医療者による訓練は重荷になる可能性がある。その場合は，患者の自己実現の再定義と会話流暢性との折り合いの調整に取りかかるための支援を展開する。

## ◆ 発声障害に対する看護

下咽頭がんや喉頭がんに対する喉頭全摘術により，患者は永久失声および永久気管孔（●469ページ，column「永久気管孔の管理と注意点」）の形成を余儀なくされる。術後は，筆談，文字盤，ジェスチャーなどでコミュニケーションをはかるようになるほか，いくつかの代用発声法もある。代用発声法には，器械を使う発声法（**電気発声**）や，**食道発声**などがあり，それぞれに利点・欠点がある（●表5-9）。看護師はそれらをふまえ，患者の要望や意欲，年齢，患者が復帰する集団や社会的役割といった社会的背景などを加味しながら，状況に応じた代用発声法の使い分けについて情報提供し，患者の再獲得したい会話明瞭性に応じた看護を実践する必要がある。

●表 5-9 電気発声と食道発声の比較

| 発声法 | 方法 | 利点 | 欠点 |
|---|---|---|---|
| 電気発声 | 電気式人工喉頭とよばれる小型マイクのような器械を頸部に密着させ，電気的な振動を利用しながら発声どおりに口を動かすことで声を出す方法 | 発声音量が十分に確保でき，習熟が食道発声に比べると簡単である。約1か月と短期間で習得が可能である。 | 電気式人工喉頭を持ちながらの発声になるため，片手がふさがってしまう。機械音声で声が平坦になり，違和感がある。 |
| 食道発声 | 発声器官のかわりに食道や胃に空気を吸い込み，その空気を吐き出すときに咽頭または食道粘膜をふるわせて音を出す方法 | 肉声での発声で器具を使わないため，いつでも発声が可能である。自然な声である。 | 発声教室での練習が必要であり短期間での習熟はむずかしい。たとえば「ア」という音節の発声までに平均2〜3週間程度を要し，短い会話ができるまでに最低6か月程度かかる。また音量が不足する傾向にあり，かなり習熟しないと聞き手が会話を理解できない。 |

● **社会資源の情報提供** 手術に伴う失声により身体障害者3級と認定されること，セルフヘルプグループである食道発声教室（例；銀鈴会）に関する情報を提供していく。現在，国内に60団体ほどの喉頭摘出者団体があり，そこで食道発声教室が定期的に開催されている（●column）。

## 5 ボディイメージの変化に対する看護

顔面の変容などのボディイメージの変化をきたす代表的な手術は，鼻腔・副鼻腔がんに対する上顎全摘術，顔面皮膚軟部組織切除や眼球摘出術，下顎歯肉がんに対する下顎切除術，および耳下腺がんに対する顔面神経などである。このような頭頸部領域のボディイメージの変化は，患者に大きな心理・社会的負担を与える。患者のボディイメージの混乱に対する看護には，十分な注意が必要となる。

1 **精神状態の把握** 顔面の変容は，患者にとって非常に衝撃が大きい。人と会わないようにしたり，顔を見られないようにしたり，あるいは部屋に閉じこもってしまったりすることもある。ボディイメージの変化に向き合う

---

**column** 　**喉頭全摘出者の相互支援活動**

喉頭全摘出者が発声法の習得や生活上の工夫を学ぶことへの支援の1つに喉頭全摘出者で組織されるセルフヘルプグループメンバー間の相互支援活動がある。この相互支援活動は，同じ体験をした者が気持ちや情報などを分かち合いながら，互いに支え合う活動を目ざしている。

グループには，発声法の練習や仲間どうしで気持ちを分かち合うミーティングを主とするグループもあれば，自分たちの問題を多くの人に理解してもらうために，講演会・資料発行を通して社会への啓発活動などを行うグループもある。喉頭全摘出者が支援を受ける側になるだけでなく，支援する側にもなることでみずからの存在価値を認め，希望や目標の発見につなげている。

ことは患者本人の問題であり，言いかえれば患者自身のみに解決可能な問題
ととらえられる。ふさぎ込む，人と会わないといった行動は，正常範囲内の
対処の場合も多い。しかし，数週間にわたり食事や入浴などの清潔行動と
いった日常生活行動がとれない状況は，抑うつ状態の可能性が高いため，薬
物療法などの専門的介入が必要となる。

　したがって看護師は，患者の行動が正常な範囲内の対処か，それとも抑う
つ状態かを確認したうえで，必要に応じて医師などへのコンサルテーション
を実施する。

　②患者とのかかわり方　患者にとっては術前から予測していたボディイ
メージではあるものの，すぐに受容することはむずかしい。

　術直後は，無防備に他者の視線にさらされないよう，術後は個室にする，
面会を制限するなど，患者の希望も聞きながら対応する。看護師は，入院期
間を通して患者が徐々にボディイメージの変化を受け入れ，行動を変容でき
るように支援する。帽子やマスクの着用，傷口を隠すための化粧の方法など，
退院後の生活も考えながら提案する。

　③再建術　治療後，再発や転移の可能性が低くなると，患者はがんの再
発・転移に対する恐怖心がいくらか緩和され，心理的にも落ち着き，徐々に
形成外科的な再建術への関心を高める。また，手術侵襲による生体反応や創
部も安定していることで，患者の希望にそった再建術が可能となる時期でも
ある。すなわち，この時期は再建術において絶好のタイミングである。

　したがって看護師は，再建術を受ける利点（顔貌の改善など）と欠点（再建
に必要な組織を採取した部位〔○図5-26〕に残る傷あとなど）をどのように理
解し受けとめているかを確認しながら，患者が現状と向き合いながら徐々に
行動を変容し，みずから顔貌の変容に対する折り合いをつけられるよう支援
する。

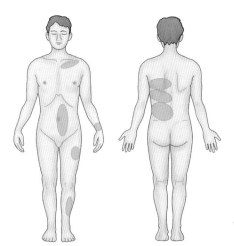

○図 5-26　遊離皮弁移植に使用する
　　　　　組織を採取する部位

# C 甲状腺がん患者の看護

　甲状腺がんに対する治療方法は，がん種，進行度ならびに組織型などをふまえ決定される。手術を受ける患者の看護は，B「口腔・咽頭・喉頭・鼻腔・副鼻腔がん患者の看護」で述べる術前・術後の看護に準じるが，甲状腺がん患者に特徴的な援助も必要であり，ここではそれについて説明する。

## 1 手術前の看護

### 1 アセスメント

　甲状腺は，甲状腺・副甲状腺ホルモン生成および調節の役割をもち，血流が豊富な組織で，反回神経が走行している。甲状腺の切除によって，ホルモン分泌機能の減退，テタニー症状の出現，後出血および創部腫脹による気道閉塞，反回神経麻痺による誤嚥，嗄声といった発声障害などの合併症が出現する可能性がある。

　看護師は術前から，創部に過度の緊張を与えないよう術後の安静を保つ必要のあること，誤嚥や嗄声，ホルモン分泌機能減退への対処，ボディイメージの変化について患者の理解を促し，患者が不安を軽減しながら手術を受けられるよう支援する必要がある。

### 2 看護目標

(1) 手術内容，術後の状態，術後の合併症を予防するための対処方法について理解し，手術に向けての準備を整える。

(2) 術後の甲状腺ホルモン製剤内服の必要性を理解したうえで，手術を受けることができる。

### 3 看護の実際（看護介入）

　**1 安静保持のための練習**　術直後から12時間程度はベッド上安静の指示が出ることがあるため，安静度に関する説明を行い，理解度を確認して，安静のための体位や体位変換の方法を練習する。また，術後は無理な咳嗽を控える必要がある。痰の粘性を低下させるための超音波ネブライザーの使い方や効果的な含嗽の方法など，喀痰・喀出の方法を説明する。

　**2 食事への理解**　術後すぐに通常の食事を始めることはできない。食事の経過について，術前に説明し理解を得ておく。術後最初の食事の際は，まず少量の水分を摂取し，誤嚥の有無を確認する。誤嚥の危険性が低ければ流動食から開始となり，翌日にはかゆ食となる。術後に反回神経麻痺がみとめられる場合は，まずは粘性が低く，つるりとした食品から摂取しはじめること，顎を引きながらゆっくり摂取することなどを説明しておく。

　**3 術後のコミュニケーション方法の練習**　術後2～3日間は声帯の安静を

保つために会話を制限することを説明する。その間は筆談，文字盤，ジェスチャーなどでコミュニケーションをはかることを説明し，実際に体験してもらう。

　④**甲状腺ホルモン製剤内服への理解**　術後に甲状腺機能低下が予測される場合は，甲状腺ホルモン製剤を術後から数か月あるいは生涯にわたり内服する必要があることを説明する。また，副甲状腺機能低下が予測される場合は，低カルシウム血症によるテタニー症状を予防するために，術後はビタミンD製剤，乳酸カルシウムの内服の必要性があることを説明する。

# 2　手術後の看護

　甲状腺に対する切除術は，葉切除術，（亜）全摘術，および頸部などの周辺組織合併切除に大別される。切除の進展範囲によって，後出血および創部腫脹による気道閉塞，反回神経麻痺，副甲状腺切除によるホルモン分泌の減退がおこる可能性があり，さらにこれらを原因とした機能低下が生じる。以下では，特徴的な機能低下に対する看護について概説する。

## 1　アセスメント

### ◆ 後出血および創部腫脹による気道閉塞

　甲状腺は血流が豊富な組織であるため，手術後に出血およびこれに伴って血腫を生じることがある。出血を防ぐために，ベッド上での安静が適切にまもられているかを確認する。

　また，内出血は創部の腫脹の誘因となる。このような血腫や腫脹が気管を圧迫して気道狭窄をおこすため，患者は息苦しさを訴えるようになる。したがって看護師は，ドレーンからの排液量の性状，呼吸状態に注意する必要がある。

### ◆ 反回神経麻痺

　反回神経は，甲状腺に沿って2本走行している。がんが反回神経と癒着している場合は剝離するが，不可能な場合には神経を切断するとともに神経再建を行う。再建により声帯萎縮の進行を防ぐことはできるが，ほとんどの場合神経麻痺が残り，修復された側の声帯が動くことはまれである。

　反回神経麻痺は，声門閉鎖不全を引きおこすため，嚥下圧が十分に形成されず嚥下後誤嚥（●459ページ，NOTE❸）を生じる。また，声帯が十分に動かないため，嗄声に伴う発声障害も余儀なくされる。

　神経麻痺が片側のみであれば，誤嚥を回避しながら食事支援を行えば大きな問題は少なく，発声障害も自然に改善することも多い。術後の経過を観察し，発声障害が長引く場合には手術による治療も可能である。両側反回神経麻痺の場合は，深刻な誤嚥や窒息の問題が生じる可能性が高いため，永久気管孔を形成する必要がある。

以上のことから看護師は，術後の声帯の動き，嗄声，誤嚥や肺炎症状についてアセスメントし看護を展開する。

## ◆ 副甲状腺ホルモン・甲状腺ホルモンの分泌の減退

甲状腺と同時に副甲状腺を切除した場合は，副甲状腺ホルモンの分泌量の減退から低カルシウム血症を生じる。低カルシウム血症は，口周囲や指先のしびれ・ピリピリ感，手指の痙攣をきたすテタニー症状の原因となり，術後1週間以内に出現しやすい。したがって看護師は，テタニー症状の観察を行う。

また，テタニー症状を予防するため，甲状腺全摘術あるいは葉切除術による副甲状腺機能の低下が予測される場合は，術中や術後に塩酸カルシウムを静脈投与したり，術後に必要に応じてビタミンD製剤，乳酸カルシウムの内服を開始したりする。

さらに，甲状腺を広範囲に切除した場合は，甲状腺ホルモンの分泌が減退するため，甲状腺ホルモン製剤を服薬する。これらの薬剤は，術後から数か月あるいは生涯にかけて内服する必要がある。

## 2 看護目標

(1)後出血および創部腫脹による気道閉塞を回避し，術後の呼吸状態が安定する。
(2)反回神経麻痺による誤嚥，発声障害を最小限にしながら食事や会話を円滑に行う。
(3)甲状腺機能の低下による症状を最小限にしながら，内服管理ができる。
(4)副甲状腺ホルモンの分泌減退によるテタニー症状を予防する。

## 3 看護の実際（看護介入）

**１ 後出血による血腫の形成に伴う呼吸困難・窒息**　後出血は，術後24時間以内におこる頻度が高いとされている。ドレーンの排液の性状，排液量，出血による頸部の腫脹，呼吸状態のアセスメント，呼吸困難感の訴えの有無を観察する。術前に説明した安静度への理解を確認し，ベッド上安静が適切にまもられるような看護実践を行うことが必要となる。

なお，緊急時には，病棟での再開創，血腫除去や気管切開を行うこともあるため，準備を整えておくことも重要な看護である。ただし，浮腫により声門が完全に閉塞してしまった場合の気管切開は困難であるため，後出血による血腫の形成と呼吸困難・窒息のリスク回避が不可欠となる。

創部の安静をはかるため，痰の喀出時は無理な咳嗽を控える。超音波ネブライザーや効果的な含嗽を行い，痰の粘性を低下させながら喀痰・喀出ができるようにする。気管内吸引は，創部へ過度な緊張を与える可能性があるため，最小限にとどめるべきである。

**２ 反回神経麻痺による摂食・嚥下機能低下**　両側の反回神経麻痺は，気道閉鎖ができなくなり，水分がすきまから入り込むため，誤嚥につながる。

誤嚥を予防するために，水分のとろみの付与，ゼリーなどで対応する，肺炎予防のための口腔ケアを徹底するなど，誤嚥を防ぐ慎重な栄養管理が重要となる。片側の反回神経麻痺の場合は，術病日1日目から食事が開始となり，最初は少量の固形物を摂取し，誤嚥の有無を確認する。誤嚥の危険性が低ければ流動食から開始となり，翌日にはかゆ食となる。

　また，声門閉鎖不全があると，嚥下後誤嚥（◐459ページ，NOTE❸）を生じる。このような場合は，流動食といった凝集性の低い食事は誤嚥の危険性が高いので，粘着性が低くつるりとした食品（ムース，ゼリー，テリーヌ，絹ごしどうふ）から摂取を始める。

　なお，永久気管孔を形成する場合には，生活上の注意点について説明する（◐column）。

　③**声門閉鎖不全や声帯の浮腫による嗄声**　嗄声には，生活上のさまざまな不便がつきまとう。コミュニケーションの仕方を含め，生活上の工夫のアドバイスが必要である。術後は定期的に発声を確認し，嗄声の出現に注意する。

　術後2〜3日間は，声帯の安静を保つために会話を制限する。その間，筆談，文字盤，ジェスチャーなどでコミュニケーションをはかる。声帯の浮腫が原因の嗄声であれば，術後数日で浮腫が軽減し，嗄声が改善することを説明して，不安を軽減する。

　④**甲状腺の全摘出術による症状**　甲状腺ホルモンの分泌がなくなることで，永続性に基礎代謝が低下し，体重増加，便秘，徐脈，浮腫などの身体症状をみとめる場合がある。それぞれの身体症状に対する看護を行う。

　このような症状をコントロールする目的で，術後より生涯にわたり甲状腺ホルモン製剤の内服管理が必要となる。適切な内服が継続されないと，動脈硬化や心筋梗塞，意識消失や失神発作などにつながるおそれがあるため，入

---

**column** **永久気管孔の管理と注意点**

●**気管孔用エプロンの使用**

　喉頭全摘により頸部に孔が空いた状態となるため，空気が直接気管に入り，気管内の湿度が不足して痰の粘性が増す。また永久気管孔にごみが入りやすいため，痰が多くなる。したがって，永久気管孔の前に小さなエプロンをかけて，湿度を保ち，ごみが入らないようにする。乾燥しやすい冬はエプロンを厚めにするとともに，加湿器を用いて気管の湿潤を保つ。

●**入浴**

　永久気管孔から水が直接肺に入るため，入浴の際は，注意が必要である。湯が永久気管孔に入らないよう，風呂に肩までつかることはさける。気管孔用のエプロンをかけていれば，多少の水しぶきなどは防ぐことが

できる。

●**痰の出し方**

　痰を出す場合は永久気管孔にティッシュなどをあて，咳をする要領で出す。永久気管孔に痰が付着した場合は，ぬれたガーゼで湿らせながら，永久気管孔周囲を傷つけないようにふきとる。

●**食事**

　鼻呼吸ができなくなるため，においをかぐことができない。また，熱い料理に息を吹きかけてさますこともできないので，よくさましてから食べる必要がある。また口呼吸もできないため，すすり込んで食べたり，飲んだりすることができなくなる。

院中–退院前–退院後の服薬指導と服薬管理が必要となる。とくに高齢者などに対しては，社会資源を利用した支援も必要となる。そのため，患者に対して薬物療法の必要性を説明し理解を促す。入院時よりその必要性と対応などを，患者のみならず，キーパーソン，医療ソーシャルワーカー（MSW）などと調整する。

　5 **テタニー症状に対する看護**　甲状腺全摘出術や頸部リンパ節郭清術などで，副甲状腺をすべてあるいは部分的に除去した場合は，テタニー症状がおこる。

　テタニー症状による痙攣で，ベッドから転落する危険があるため，ベッド柵の設置ならびにベッド周辺の環境整備が不可欠となる。テタニー症状が急性増悪した場合には，痙攣，呼吸筋の攣縮による呼吸困難に対する看護を行う。衣服をゆるめ，咬舌や誤嚥の予防，気道の確保，吸引といった生命維持の援助を迅速かつ的確に実施する。

　退院後に向けて，テタニー症状が出現した場合の対応をキーパーソンに情報提供しておくことが重要である。初期症状（全身倦怠感，不穏状態，不眠，微熱，肩や首の違和感，嚥下障害，開口障害など）を説明し，患者に症状が出現した場合はただちにかかりつけ医に連絡するよう指導する。

　6 **食事に関する情報提供**　テタニー症状を予防するため，カルシウム摂取を意識した食材や調理方法を選ぶことが基本である。しかし，それを意識して，日々食事をつくることは負担が大きい。患者の嗜好性や退院後の生活をアセスメントしたうえで，生活への影響が最小限になるように情報提供する必要がある。

　患者からよく使用する食材などを情報収集し，そのなかでカルシウムを多く含む食材❶を説明する。また，リンによってカルシウムの吸収が阻害されることも説明して，リンを含む食材❷も示す。自炊をする場合には，メニューを考えることも有効である。自炊を好まない患者には，積極的に野菜を摂取するよう指導してもよい。どちらの場合であっても，リンを多く含むスナック菓子の頻回な摂取を控えることは指導する必要がある。

**NOTE**

**❶カルシウムを含む食材**

　野菜では，コマツナ・ダイコンの葉・いりごま・チンゲンサイ・魚介類ではサケやサバの缶詰・ちりめんじゃこ・ヒジキなどがあげられる。

**❷カルシウムを含むが，リンも含む食材**

　乳製品・ねり物・しらすぼし・木の実・玄米・胚芽米・甲殻類などがあげられる。

**参考文献**
1. 鎌倉やよい：嚥下障害ナーシング──フィジカルアセスメントから嚥下訓練へ．医学書院，2000.
2. 溝尻源太郎・熊倉勇美編著：口腔・中咽頭がんのリハビリテーション──構音障害，摂食・嚥下障害．医歯薬出版，2000.

第 6 章

小児の外科

# I 小児の外科疾患

## A 小児外科の基礎知識

　小児外科は 16 歳未満の小児期にみられる外科的疾患を扱う。この小児期は新生児期(生後 4 週未満)，乳児期(生後 1 年未満)，幼児期(1〜6 歳未満)，学童期(6〜12 歳未満)，思春期(12 歳以後)と年齢の差が大きく，それぞれの年代で特有な疾患がある。小児外科では，「子どもは大人のミニチュアではない」とよくいわれるが，この言葉は物理的な大きさや脆弱性だけではなく，小児特有の生理，疾患の病理・病態，治療までを含んだ言葉である。小児外科診療はこの特徴を理解したうえで行われなければならない。

## 1 新生児医療から周産期医療・成育医療へ

● **出生前診断の増加**　1980 年代ごろから，超音波機器の進歩や産婦人科医の胎児に対する診断の重要性の認識が高まり，それまでは出生後に診断されていた異常を出生前に指摘できることが多くなってきた。**出生前診断**の目的は，妊娠中に胎児の異常を発見し質的な診断をすることによって，新生児疾患の治療成績を向上させることである。出生前診断される新生児外科疾患は，1993 年には 19.6 % であったが，徐々に増加して 2018 年では 33.2 % となり，約 1/3 が出生前に診断されている(◐図 6-1)。さらに，一部の疾患では胎児治療が実際に試みられており，生命予後とともに機能予後の改善に期待が高まっている。

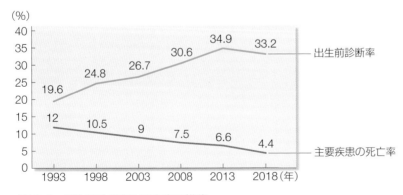

◐**図 6-1　出生前診断率と死亡率の推移**
(日本小児外科学会学術・先進医療検討委員会：わが国の新生児外科の現状──2018 年新生児外科全国集計．日本小児外科学会雑誌 56(7)：1167-1182，2020 をもとに作成)

● **成人期にいたる患者の増加**　小児期に発症した疾患をその後も有する患者は，成人期に向かう診療を必要とするようになる。わが国では 90 年代後半から，リプロダクティブライフサイクル reproductive life cycle❶を網羅する医療体系によってこれに対応することが提唱されており，これを**成育医療**という。

　近年，新生児外科医療の進歩により，重症疾患患者が救命されるようになり，機能障害や後遺症をかかえたまま，成人期にいたる患者が増えてきている。このような患者は小児科医や小児外科医がフォローアップしてきたが，さまざまな医学的問題に診療体制や保険制度の問題などが加わり，成人診療科への移行期医療が社会問題となっている。小児期医療から成人期医療へ移行する間で，これら 2 つの医療の担い手が，切れ目のない医療を提供することが期待される。

　移行期医療では，疾患の性質や重症度，重複疾患の有無といった医学的な観点に加え，地域性などを考慮した対応，多職種が連携した包括的支援，民間活動を含む社会全体での支援が必要となる。

□ NOTE
❶リプロダクティブライフ
サイクル
　受精・出生から，成長・発達して，次世代を産む生殖にいたる過程に焦点をあてたライフサイクルである。

# 2 小児の生理の特殊性

　学童期までの児では，次に示すような子どもの生理学的特徴や成長・発育を考慮した方法で手術を行うことが重要となり，可能な限り機能を温存した術式が選択される。12 歳までの学童期を過ぎて思春期に入ると，疾患やその病態も成人との差は少なくなる。

　1 **体重**　生後 3 か月までの体重は，1 日 30 g ずつ増加する。出生時体重 2,500 g 未満を低出生体重児，1,500 g 未満を極低出生体重児，1,000 g 未満を超低出生体重児とよび，新生児科特有のケアを要する。

　2 **呼吸**　新生児期・乳幼児期の小児は，胸壁筋が未発達であるため腹式呼吸であり，呼吸数は 30〜50 回/分と多呼吸である。胸郭が発達する 7〜8 歳ごろに，腹式呼吸から胸式呼吸となる。胸郭のコンプライアンスが高いた

---

**column　児童虐待と診療**

　1990 年には 1,000 件程度であった児童相談所の虐待対応件数は，2021 年には 20 万件と約 200 倍にも増加しており，事態は深刻である。2000 年 5 月には「児童虐待の防止等に関する法律」が公布されたものの，虐待による死亡事例は年間 50 件で，およそ 1 週間に 1 人の子どもの命が失われていることになる。

　児童虐待は，親や保護者，世話をする人によって引きおこされる子どもに対する虐待であり，身体的虐待・心理的虐待・ネグレクト・性的虐待に分類される。

　児童の福祉に職務上関係のある者は，児童虐待の早期発見に努めることが義務づけられ，発見しだいすみやかに通告しなければならないとされている。診療では，小児外傷のなかに被虐待例が含まれるので注意を要する。

　被虐待のリスクファクター（低出生体重児・双生児・医療的ケア児など）をもつ小児の外傷では，虐待を考慮して診療しなければならない。親が虐待行為を肯定することはきわめて少ないため，虐待が疑われた場合には，福祉事務所または児童相談所へ通告する。

め, 強い自発呼吸や上気道閉塞があると胸郭が変形して陥没呼吸となる。肺胞換気量は成人の約2倍であり, 気道閉塞により短時間で低酸素脳症となる。

　③ **体温調節**　新生児は体温調節機構が未発達である。さらに, 体重あたりの体表面積が大きく不感蒸泄が多くなり, 容易に低体温になる。とくに, 新生児の搬送や手術の際には, 体温低下に十分に注意する。

　④ **腎機能**　新生児の腎臓は, 濃縮能の発達が不十分で, 乳児期後半まで濃縮尿（ろか）をつくることができない。糸球体濾過率は成人の15〜30%であるが, 2歳ごろに成人と同じ程度まで発達する。

　⑤ **循環**　動脈管を介する両方向性シャントは, 1週間以内に解剖学的に閉鎖する。出生直後に呼吸を開始すると, 肺胞がふくらんで肺血管抵抗が低下する。その結果, 肺動脈・右心室の圧は下降し, 卵円孔は数時間で機能的に閉鎖する（●511ページ, column「胎児循環」）。

　新生児期は, 胎児型の循環から成人型の循環への移行期である。そのため, 重症な疾患の手術侵襲により肺血管抵抗が増大し, 新生児遷延性肺高血圧症とよばれる胎児期の循環に逆戻りした状態となり, 治療に難渋することがある。

　⑥ **新生児黄疸**　新生児の生理的黄疸（おうだん）は生後7〜10日で消退するが, 低出生体重児や母乳栄養児では, しばしば間接ビリルビン優位の新生児黄疸がみられる。

# 3　小児の外科疾患とその症状

　小児の外科疾患のおもな症状として, 新生児期には嘔吐・腹部膨満・下血・呼吸困難・体表異常があげられ（●表6-1）, その原因となる疾患の多く

●表6-1　小児の外科疾患とその症状

| 症状 | 新生児期に問題となる疾患 | 乳幼児期に問題となる疾患 |
|---|---|---|
| 嘔吐 | 先天性食道閉鎖症, 食道裂孔ヘルニア, 胃破裂, 肥厚性幽門狭窄症, 先天性小腸閉鎖症, 腸回転異常症, 壊死性腸炎, ヒルシュスプルング病, 胎便性腹膜炎 | 先天性食道狭窄症, 食道裂孔ヘルニア, 胃軸捻症, 肥厚性幽門狭窄症, 腸重積症, ヒルシュスプルング病 |
| 腹部膨満 | 胃破裂, 肥厚性幽門狭窄症, 先天性小腸閉鎖症, 腸回転異常症, 壊死性腸炎, ヒルシュスプルング病, 胎便性腹膜炎, 鎖肛 | 急性虫垂炎による汎発性腹膜炎, 先天性胆道拡張症 |
| 下血 | 腸回転異常症, 壊死性腸炎 | 胃十二指腸潰瘍, 腸回転異常症, 腸重積症, メッケル憩室, 腸管ポリープ, 裂肛 |
| 呼吸困難 | 先天性肺嚢胞症, 肺葉性気腫, 先天性横隔膜ヘルニア, 横隔膜弛緩症, 胃破裂 | 先天性肺嚢胞症, 肺葉性気腫, 先天性横隔膜ヘルニア, 横隔膜弛緩症 |
| 黄疸 | 胆道閉鎖症, 先天性胆道拡張症 | 胆道閉鎖症, 先天性胆道拡張症 |
| 腹痛 | — | 胃十二指腸潰瘍, 腸重積症, メッケル憩室, 急性虫垂炎, 腸閉塞症, 外傷 |
| 体表異常 | 口唇口蓋裂, リンパ管奇形, 臍帯ヘルニア, 腹壁破裂, 仙尾部奇形腫 | 正中頸嚢胞, 側頸嚢胞, 臍ヘルニア, 鼠径ヘルニア, 精巣水瘤, 停留精巣 |

が新生児期に緊急手術を必要とする。乳幼児期にみられる症状では，嘔吐・下血・黄疸・腹痛・体表異常がある。先天性疾患の症状が新生児期でなく，乳幼児期に出現するものもある。

　小児外科疾患の種類は多岐にわたるが，腸重積症や急性虫垂炎などの消化器疾患，鼠径ヘルニアや停留精巣などの鼠径部の疾患が，頻度の高い一般的小児外科疾患としてあげられる。

# 4 周術期の管理

　小児外科において，新生児外科疾患の術前・術後管理は新生児の特殊性を考慮して，**新生児集中治療室** neonatal intensive care unit（**NICU**）で行われる。乳児の管理は新生児に準じ，年長児の管理は成人外科に近くなる。

## 1 術前管理

　1 **病歴・出生歴の聴取**　原疾患や直近の上気道炎の罹患など病歴の聴取に加え，出生日時，在胎週数，出生時体重，アプガー Apgar スコア（●537ページ，表6-8），入院時体重，薬物・ラテックス・食物アレルギーの有無，過去の麻酔歴の確認を行う。

　2 **理学所見の確認**　体温，皮膚色（黄疸・チアノーゼ），顔貌，脱水，四肢の運動，呼吸状態，啼泣，痙攣，腹部の状態，外表奇形，脈拍，尿量などの異常の有無の確認をする。

　3 **経口摂取制限，胃管の挿入**　長期間の絶飲食は低血糖や脱水のリスクであり，推奨されていないため，おおむね手術の2時間前まで水分摂取が可能である。新生児の外科的疾患では消化管奇形が多く，腹部膨満や嘔吐が出現するため，誤飲予防として経鼻胃管を挿入する。胆汁の有無など，吸引内容を確認する。

　4 **保育器の管理**　成熟児では30〜32℃，未熟児では32〜34℃ に温度を設定する。

　5 **気道の確保と酸素投与**　新生児は鼻から呼吸を行う。新生児は口腔に比べて舌が大きいため，気道が閉塞しやすく呼吸障害を生じやすい。呼吸数の増加，不規則な呼吸，陥没呼吸，呻吟，鼻翼呼吸などがみられたら，気道の確保と酸素の投与を行う。

　6 **輸液の開始**　消化器の手術では，手術前に経口摂取を中止したり，緩下薬や浣腸など用いて腸管をきれいにしておいたりする必要があり，体液バランスがくずれる可能性がある。輸液によって脱水と電解質異常や酸塩基平衡の異常を補正する。

　7 **検査**　一般末梢血検査，血液生化学検査を行う。

　8 **ビタミンKの投与**　ビタミン $K_2$ を 1 mg/kg 体重で，静脈内注射により投与する。

　9 **X線検査**　胸部・腹部単純X線撮影のほか，必要に応じて上部・下部消化管造影を行う。

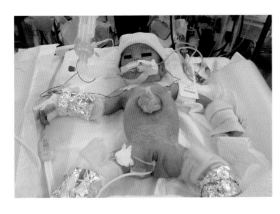

●図6-2　新生児手術の外観
新生児は容易に低体温となるため，体表面積に占める割合の大きい四肢をおおい，温風式加温装置などで保温に努める。

## 2 術中・術後管理

[1] **体温の管理**　新生児の体表面積における四肢の割合は，成人に比べて大きく，四肢をむき出しで手術をすると容易に低体温になるため，術中から保温に努める（●図6-2）。

[2] **呼吸管理**　パルスオキシメーターによる測定と，動脈血ガス分析を併用し，低酸素血症にならないように注意する。気管挿管で呼吸管理を行っている場合には，気道内分泌物を吸引する。また，新生児では，未熟児網膜症に考慮した管理が行われる。

[3] **尿量**　最低1時間に1mL/kg体重以上の尿量を確保する。

[4] **薬剤の投与**　鎮痛薬や抗菌薬などの薬剤を投与する。

# B 顔面・口唇口蓋疾患

## 1 口唇口蓋裂 cleft lip and/or palate

先天的に口唇・口蓋・歯槽（しそう）に裂をみとめる疾患である。胎生期の癒合不全，または組織欠損により生じると考えられている。原因としては，遺伝的要因に環境要因が組み合わさった，多因子遺伝によると考えられている。

● **分類**　**口唇口蓋裂**は，**口唇裂・口蓋裂・顎裂**の3つの病態の総称である。これらの組み合わせから，4つの裂型に分類される（●表6-2）。口唇裂では，裂が口唇から鼻腔底にいたる完全形と，いたらない不完全形がある。口唇裂と顎裂については右側・左側・両側の3種類がある。

そのほかに特殊な病型として，痕跡（こんせき）唇裂と粘膜下口蓋裂がある。痕跡唇裂は非常に軽微な口唇裂であり，外鼻の左右差や唇の線状陥凹など軽度な変形を主訴に受診する場合が多い。粘膜下口蓋裂は，口蓋裂は存在しないものの，粘膜下で口蓋の機能を果たす筋層が断裂した状態であり，口蓋裂と同様な症状を呈する。二分口蓋垂（口蓋垂が二分している），軟口蓋の透明帯（正中が

○表6-2　口唇口蓋裂の分類

| 裂型 | 口唇裂 | 顎裂 | 口蓋裂 | | 健常な場合 |
|---|---|---|---|---|---|
| 口唇裂 | 有 | 無 | 無 | | |
| 唇顎裂 | 有 | 有 | 無 | | |
| 唇顎口蓋裂 | 有 | 有 | 有 | | |
| 口蓋裂 | 無 | 無 | 有 | | |

（彦坂信・金子剛：口唇裂・口蓋裂の治療法，周産期医学 46 増刊号：869-872, 2016 による，一部改変）

薄くなっている），硬口蓋後端の後鼻棘（びきょく）の欠損（触診で硬口蓋後端に骨の陥凹を触れる）からなるカーナン Calnan の三徴がそろうと，強く疑われる。

● **疫学**　口唇口蓋裂は，日本人では約 500 人に 1 人（0.2%）の頻度で出生する。きょうだいの 1 人に口唇口蓋裂をみとめる場合の次子の罹患率は 2～3％（約 10 倍），片方の親に口唇口蓋裂をみとめる場合の子の罹患率は 4～5％（約 20 倍）とされている[1]。

● **症状**　裂の生じている部位により，症状は異なる。

1 **口唇裂**　口唇の裂と外鼻の変形による整容的な症状が主体となる（○図6-3）。変形は片側と両側で異なる。片側口唇裂では，患側鼻翼基部の外側・足側偏位，患側鼻孔（びせん）・鼻尖の平坦化などをみとめ，左右非対称性が変形の主体となる。両側口唇裂では，両側の鼻翼間距離が広く，鼻孔・鼻尖が平坦化し，左右対称性の変形をみとめる。

2 **口蓋裂**　口蓋裂では，口蓋に裂があることで口腔と鼻腔が連続し，鼻咽腔閉鎖機能不全❶を生じる。哺乳（ほにゅう）時には，吸啜（きゅうてつ）しても鼻からも空気が流入することによる哺乳不良，ミルクの鼻漏出（ろうしゅつ）がおこる。言語においては，開鼻声（かいびせい）（鼻に抜けたような発音）やこれを代償しようとして習得する構音障害（誤った発音様式）などによる不明瞭さを生じる。

また，口蓋帆張（はんちょう）筋が断裂しているために，中耳を換気する耳管の開閉がうまく行われず，中耳炎になりやすい。

口蓋形成術後においては，手術侵襲により上顎劣成長を生じ，中顔面低形成（上顎部分が後退した顔貌（こうぼう））や反対咬合などを生じうる。

3 **顎裂**　歯槽骨の裂部では，歯が萌出（ほうしゅつ）・配列できないことによる歯並びの問題が生じる。また口腔と鼻腔が交通しており，瘻孔が大きければ，飲食物や声の鼻漏出を生じることがある。

□ NOTE
❶**鼻咽腔閉鎖機能不全**
　軟口蓋は，嚥下時や発声時に鼻咽腔を閉鎖するはたらきがあり，飲食物や声の鼻漏出を防いでいる。口蓋裂や口腔・咽頭がんの手術による軟口蓋の裂や欠損によって，鼻咽腔が閉鎖できなくなると，発声時や嚥下時に口腔内圧が鼻腔に抜けてしまい，開鼻声，嚥下障害などを生じる。

1）小崎健次郎：口唇口蓋裂の発生機序と遺伝．中島龍夫編：よくわかる子どものための形成外科．pp.78-81，永井書店，2005.

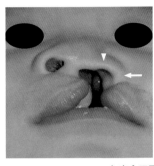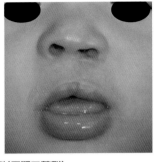

左：口唇から鼻孔底にいたる裂をみとめる。左鼻翼基部（→）は外側・足側に偏位し，左鼻翼・鼻尖（▷）は平坦化をみとめる。
右：術後である。

**a. 左完全口唇裂（唇顎口蓋裂）**

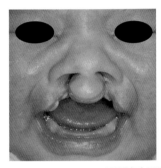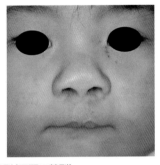

左：変形は左右対称性であり，両側の鼻翼間距離の開大，鼻孔・鼻尖の平坦化をみとめる。
右：術後である。

**b. 両側完全口唇裂（唇顎口蓋裂）**

**◉図6-3　口唇裂**
（〔b〕彦坂信・金子剛：口唇裂・口蓋裂の治療法，周産期医学46増刊号：869-872，2016による）

　**④合併疾患**　口唇口蓋裂の8～40%に，その他の先天異常が合併すると報告されている[1]。合併疾患は，器官別では頭蓋顎顔面，心臓大血管，中枢神経系が約10%ずつで最も多い。症候群は16%にみとめ，ピエール-ロバンシークエンス Pierre-Robin sequence（症候群合併例の23%である。小下顎，舌根沈下，吸気性喘鳴を主徴とする），22q11.2欠失症候群（7%である。特異顔貌，先天性心疾患，鼻咽腔閉鎖機能不全のほか多彩な症状を呈する），第一第二鰓弓症候群（5%。小下顎，小耳症，巨口症などを呈する）などが多い[2]。出生後早期には，新生児科などによるこれら合併疾患の鑑別が重要である。

　●**治療**　口唇口蓋裂は整容，言語，咬合・顎発育，心理社会面など多彩な症状を呈する。さらに出生時から成長完了期をこえるまでの長期間，成長・発達のなかでこれら症状を経験することになる。そのため，複数の専門科によるチーム医療で途切れない治療体制を提供することが重要である（◉図6-4）。

　**①出生前**　わが国では口唇口蓋裂患者の約20%が出生前に診断されている[3,4]。出生前カウンセリングでは，口唇口蓋裂に関する情報提供に加えて

1）口唇・顎・口蓋裂・その他の顔面先天異常診療ガイドライン作成部門：第I編口唇・顎・口蓋裂・その他の顔面先天異常診療ガイドライン．日本形成外科学会ほか編：形成外科診療ガイドライン2　2021年版頭蓋顎顔面疾患（先天性・後天性）．金原出版，2021.
2）小原浩ほか：大阪府立母子保健総合医療センター口腔外科開設後20年間における口唇裂・口蓋裂患者の臨床統計的検討．日本口蓋裂学会雑誌33(3)：330-337，2008.

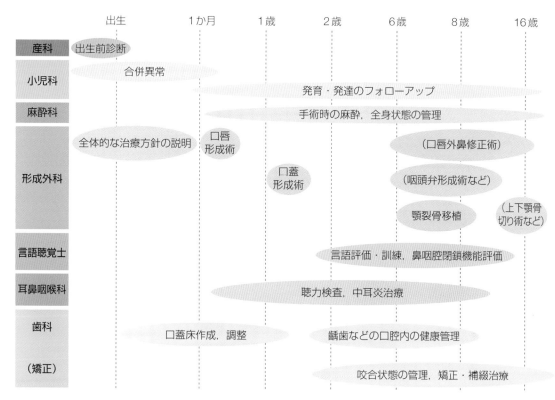

◎図 6-4　**チーム医療**
カッコを付したものは，必要な場合に行われる治療である。

精神的なサポートを提供することで，家族の不安をやわらげることができる。

**2** **出生後早期**　口蓋裂では，吸啜が不十分なために経口哺乳がむずかしい。弱い吸啜でも哺乳が可能な口蓋裂用乳首を使用し，口蓋裂を閉鎖する口蓋床を装用することで，大多数の患児では経口哺乳が可能となる。

施設によっては，出生後早期から歯槽や外鼻形態を 矯正（きょうせい）するために，ホッツ Hotz 床や術前顎外鼻矯正装置 nasoalveolar molding（NAM）が適用される。

**3** **手術**　多くの施設では，口唇裂を 3〜6 か月齢，口蓋裂を 1 歳，顎裂を永久犬歯萌出前の 8〜10 歳ころに手術している。

**①口唇裂**　手術の目的は整容的な改善であり，要点は裂部で短縮した口唇の上下方向の長さを延長することと，外鼻の左右対称性を改善し鼻尖を高くすることである（◎478 ページ，図 6-3）。のちに成長の過程で変形を生じた場合には，患児・家族の希望に応じて修正術が行われる。

**②口蓋裂**　手術の目的は鼻咽腔閉鎖機能の獲得であり，要点は裂の閉鎖と，鼻咽腔閉鎖機能にかかわる左右の口蓋帆挙筋（はんきょ）の縫合再建を行うことである（◎図 6-5）。手術後は言語聴覚士による言語評価や訓練が行われる。初回手

3）武田康男ほか：口唇口蓋裂の出生前診断と出生前カウンセリング．小児歯科学雑誌 39（5）：966-973，2001.
4）河合要介ほか：当院における口唇口蓋裂の出生前診断の現状と先天性合併症および染色体異常についての検討．日本周産期・新生児医学会雑誌 54（1）：76-81，2018.

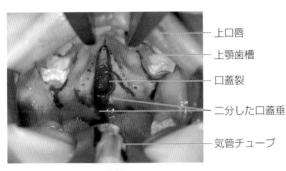

上口唇
上顎歯槽
口蓋裂
二分した口蓋垂
気管チューブ

a. 術前

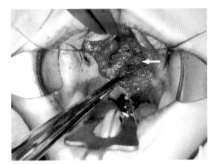

b. 術中
両側の口蓋帆挙筋を縫合したところ(→)。

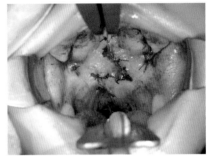

c. 手術終了時(ファーラー Furlow 変法の
場合)

◐図6-5　口蓋裂

(彦坂信・金子剛:口唇裂・口蓋裂の治療法. 周産期医学 46 増刊号:869-872, 2016 による)

術後,約 90% の患者では言語的コミュニケーションで支障ないレベルの鼻
咽腔閉鎖機能を獲得する。十分な鼻咽腔閉鎖機能が得られない場合には,**咽
頭弁形成術**(粘膜により鼻咽腔に弁を形成する)や**咽頭後壁増大術**(咽頭後壁
に軟骨などを移植する)などの,鼻咽腔を狭小化する追加手術が行われる。

③**顎裂**　手術の目的は,顎裂部に骨を形成して永久歯の萌出・配列を可能
とすることと,口腔・鼻腔瘻孔を閉鎖することである。一般的には腸骨海綿
骨が移植される(◐図6-6,7)。

④**顎骨切り術**　中顔面低形成が著しいなど,歯科矯正による歯の移動では
良好な咬合が得られない場合には,顎骨を移動させる**上(下)顎骨切り術**が行
われる。

# 2　耳介形成異常

組織欠損はないが変形をみとめる変形 deformation と,組織欠損を伴う奇
形 malformation に大別される。

耳介変形では組織欠損がないために,出生後早期の矯正治療で改善が得ら
れる場合がある。また耳介軟骨は,出生時は未熟な状態でやわらかいが,
徐々に成熟してかたさを増すことで,変形の自然改善を得ることがある。手
術は,矯正治療や自然経過で改善が得られなかった場合に,患児が本格的に
集団生活に入る就学前に行われることが多い。代表的な耳介変形を◐図6-8

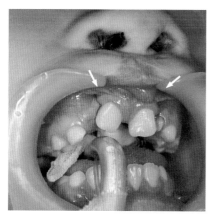

| a. 術前 | b. 術中 |
|---|---|
| 両側に顎裂(→)をみとめる。 | 粘膜を切開して右顎裂部(→)の骨欠損部に腸骨海綿骨を移植した。 |

▶図 6-6　顎裂

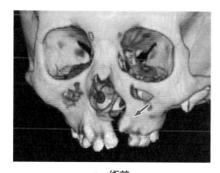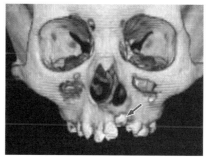

| a. 術前 | b. 術後 |
|---|---|
| 左顎裂をみとめる。永久犬歯(→)が萌出前である。 | 顎裂部に永久犬歯(→)が萌出中である。 |

▶図 6-7　顎裂の CT 像

に示す。

　耳介奇形の改善には，欠損した組織を補うために手術が必要となる。

　健常な耳介の構造を▶図 6-8-a に示す。耳介の形態には個人差が大きく，また病的ととらえる感性にも個人差がある。治療の要否を決定する際には，患児・家族の訴えのほか，医療提供者としての判断基準も重要である。

## 1　副耳 accessory ear

　耳介の近傍にみとめる皮膚または皮膚および軟骨性の隆起である(▶図 6-8-b)。頻度は 1～2% である。皮膚性で茎部が細いものは，結紮することで壊死・脱落させることができる。軟骨を含んでいたり茎部が太いものは，結紮後も小隆起が残ることが多く，切除術の適応となる。

## 2　先天性耳瘻孔 congenital aural fistula

　耳介またはその周囲の皮膚に，盲端に終わる小さな孔をみとめる(▶図 6-

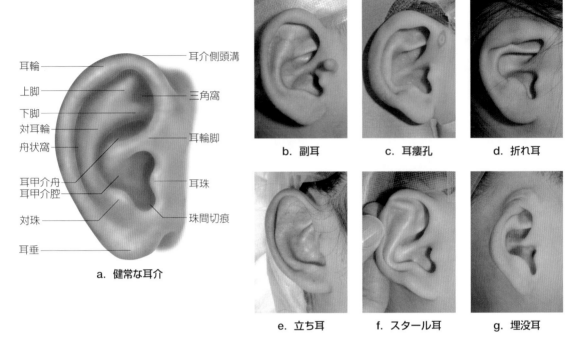

耳輪 ——
上脚 ——
下脚 ——
対耳輪 ——
舟状窩 ——
耳甲介舟 ——
耳甲介腔 ——
対珠 ——
耳垂 ——

—— 耳介側頭溝
—— 三角窩
—— 耳輪脚
—— 耳珠
—— 珠間切痕

**a. 健常な耳介**

**b. 副耳**　　　**c. 耳瘻孔**　　　**d. 折れ耳**

**e. 立ち耳**　　　**f. スタール耳**　　　**g. 埋没耳**

**◉図6-8　健常な耳介と副耳・耳瘻孔・耳介変形**

（〔a〕，〔b〕彦坂信・金子剛：耳介の異常．田口智章編：ナースのための小児・新生児の外科疾患　完全マスターガイド，pp. 10-16，メディカ出版，2018．〔c〕～〔f〕彦坂信・金子剛：耳のかたちがおかしい．小児科 58（9）：1069-1075，2017 による）

8-c）。頻度は 2～3% とされ，典型例は耳前部にみとめる。瘻孔自体には症状はないが，垢（あか）がたまることで皮下硬結や白色粥状（じゅくじょう）の分泌を生じたり，細菌が侵入して感染を生じたりすることがある。皮下硬結を触れる，感染歴がある場合には切除術の適応となる。

## 3 耳介変形 auricular deformity

●**折れ耳**　耳介の頭側部分が下側に倒れた変形である（◉図6-8-d）。その本態は，対耳輪上脚の形成不全（山折りが平坦化している状態）である。矯正治療では，耳介を側頭部にテープ固定する。

●**立ち耳**　耳介の後方部分が前側に立った変形である（◉図6-8-e）。その本態は対耳輪の形成不全であり，矯正治療では，対耳輪の山折りをつくった状態で耳介を側頭部にテープ固定する。

●**スタール耳**　第三耳輪脚（過剰な軟骨の線状の隆起），これによる舟状（しゅうじょう）窩（か）の断絶，同部の耳輪辺縁の突出を三徴とする（◉図6-8-f）。矯正治療では，第三耳輪脚を平坦化させるように綿球をあてて，耳介を側頭部にテープ固定する。

●**埋没耳**　耳介の頭側部分が側頭部の皮下に埋没した変形である（◉図6-8-g）。徒手的に引き出すと，耳介軟骨の全容をみることができる。その本態は，耳介側頭溝の皮膚の不足（溝を降りて登る皮膚がないために，軟骨が皮下に埋没する）と軟骨自体の変形である。埋没耳はほかの耳介変形と異なり，整容的な問題のほか，眼鏡やマスクをかけづらいといった機能的な問題を生じ

る。矯正治療では，耳介側頭溝を形成するように同部の皮膚を伸展するような器具が必要である。

## 4 耳介奇形 auricular malformations

● 小耳症　耳介の一部または全部が欠損した状態であり，その程度により分類される（◐図 6-9）。整容的な問題のほか，眼鏡やマスクがかけられないといった機能的な問題や，また外耳道閉鎖が併存すれば伝音性難聴を生じる。健側の聴力が保たれていれば，言語発達などに支障はない。また内耳は正常に形成されていることが多く，平衡感覚などにも支障はない。

　治療では，欠損した組織を補塡（ほてん）するために，自家肋軟骨移植による**耳介形成術**が行われる。耳介が成人の 90% 程度の大きさまで成長し，かつ十分な量の肋軟骨が採取できる 9 歳以後に手術を行う施設が多い。通常 2～3 回の手術で，肋軟骨を耳介の形態に加工して皮下に移植し，耳介側頭溝を形成する（◐図 6-10）。

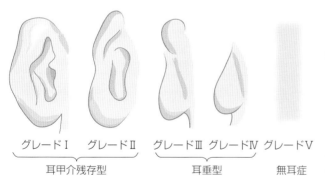

グレードⅠ　　グレードⅡ　　　グレードⅢ　グレードⅣ　グレードⅤ

⎣_____⎦　　　　⎣_____⎦　⎣____⎦
　耳甲介残存型　　　　　　　耳垂型　　　　無耳症

◐図 6-9　小耳症の分類（荻野分類）
グレードⅠ：構成部分がほぼ完全に存在するが，全体として矮小である。
グレードⅡ：構成部分が部分欠損するが，耳甲介は残存する。
グレードⅢ：耳垂部分と小さな頭側の残存耳介のみ。耳甲介は欠損する。
グレードⅣ：耳垂部分のみ。
グレードⅤ：無耳症。

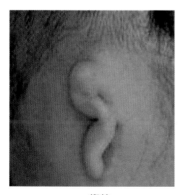

a. 術前

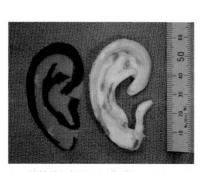

b. 肋軟骨を加工して作成したフレーム

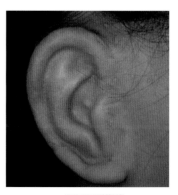

c. 3 回の手術後

◐図 6-10　小耳症

# C 呼吸器・消化器および一般的な外科疾患

## 1 正中頸嚢胞 median cervical cyst （甲状舌管嚢胞 thyroglossal duct cyst）

　甲状腺原基は胎生3週ごろに，舌盲孔とよばれる舌根部から発生し，頸部正中を下降して甲状腺となる。このとき，舌盲孔から甲状腺の間にできる管状の構造物は甲状舌管といわれ，甲状腺が完成すると萎縮・消失する。**正中頸嚢胞**は，本来は消失する甲状舌管の遺残から発生した舌骨直下の球状の腫瘤としてみとめられる。

● **症状**　頸部正中に，アズキ大からクルミ大の無痛性，球形の緊満した腫瘤としてみとめられる（●図6-11）。腫瘤は表面が平滑で皮膚との癒着はないが深部で固定されており，嚥下に伴い上下に動く。通常は自覚症状がないことが多いが，感染して自潰すると皮膚と瘻孔を形成し，粘液性の分泌物の排出をみとめる。

● **診断**　頸部正中に存在する腫瘤をみとめたら本症を疑い，超音波検査で舌骨直上の嚢胞を同定する。異所性甲状腺・類皮嚢腫・リンパ節炎などとの鑑別を要する。

● **治療**　手術が根治的治療であり，嚢胞を剥離して舌骨の中央部を含めて瘻管を舌盲孔まで追跡して，完全摘出する。舌骨中央部の合併切除をしなかったり，瘻管を残してしまったりすると再発する。感染している場合は切開排膿し，炎症が消退してから手術を行う。

## 2 側頸嚢胞 lateral cervical cyst, 側頸瘻 lateral cervical fistula

　胎生4週ごろから，顔や耳介，頸部を形成する咽頭弓とよばれる隆起とこれを分けている咽頭溝とよばれる溝が出現する。このとき，咽頭弓に関連する組織が遺残すると瘻孔が形成され，**側頸嚢胞**や**側頸瘻**が発生する。

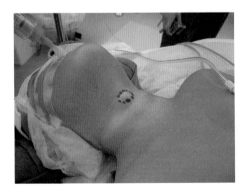

●**図6-11　正中頸嚢腫の概観**
頸部の正中に腫瘤が存在する。

● **症状**　胸鎖乳突筋の下 1/3 の前縁近くに開口部を有するものが多いが，表面平滑の囊胞を形成する場合もある。通常は無症状であるが，感染すると発赤・腫脹・疼痛のほか，咽頭痛や外耳炎・中耳炎の症状を示すこともある。
● **診断**　特徴的な瘻孔の開口部位から本症が疑われ，超音波検査や MRI による瘻孔の走行から診断される。瘻孔から造影して走行を確認することがある。
● **治療**　根治的治療には，囊胞・瘻管の完全摘出が必要である。

# 3　リンパ管奇形 lymphatic malformation （リンパ管腫 lymphangioma）

　リンパ系は胎生 6 週ごろから発生しはじめ，頸部・後腹膜・乳び槽に一次リンパ囊が形成され，これらのリンパ囊が互いに吻合してリンパ管を形成する。この発生過程において，原始リンパ組織が分離したり吻合不全になったりすると，リンパ流が遮断されて停滞し，**リンパ管腫**が形成される。
● **症状**　頸部や腋窩に好発するやわらかい腫瘤としてみとめられる（◉図6-12）。無症状であるが，感染や出血を契機に痛みを伴って急速に増大する。口腔内や縦隔に大きなものが発生すると，気道閉塞の危険性がある。
● **診断**　好発する部位から疑われ，超音波検査で多囊胞性あるいは充実性の腫瘤を同定する。
● **治療**　囊胞性リンパ管腫では，溶連菌製剤であるピシバニール®（OK-432）や抗がん薬のブレオマイシンを局所注射する硬化療法が行われる。硬化療法が無効な場合や限局性の場合に，外科的切除が選択される。顔面や頸部のリンパ管腫は整容性や神経損傷に注意を要するため，経過観察することがある。

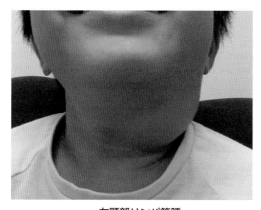

**a．左頸部リンパ管腫**
生来健康であったが，突然左頸部に腫瘤性病変をみとめた。

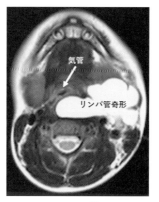

**b．CT 像**
リンパ管奇形が大きく気管を圧排していることがわかる。ピシバニール®（OK-432）を局所注射する硬化療法を行い，リンパ管奇形は消失した。

◉**図 6-12　頸部リンパ管奇形**

# 4 先天性肺疾患

## 1 先天性肺気道奇形
### congenital pulmonary airway malformation(CPAM)

　肺は胎生3〜4週ごろから前腸の肺芽より発生し，6週ごろまでに肺葉・区域気管支が形成される。このような肺の発生過程の停止により，肺実質内に嚢胞性病変が形成される疾患である。

●症状　おもに新生児期に過膨張した肺葉による健常肺の圧迫や，縦隔の偏位による呼吸困難で発症するため，緊急手術が必要となるものもある。近年は出生前診断され，周産期に計画的な分娩を行うことが多い。

●診断　胸部単純X線撮影で，嚢胞状に拡張した肺葉がみられる。CTやMRIで詳細な情報が得られる（●図6-13）。

●治療　開胸により気腫状となった肺葉の切除を行う。

## 2 肺分画症 pulmonary sequestration

　正常の気管支とは交通をもたず，大動脈から分岐する異常動脈から栄養される気管支・肺胞系の先天異常をいう。

●症状　発熱・咳嗽などの呼吸器感染症状を繰り返すことによって発見される。無症状で，偶然に発見されることもある。

●診断　胸部単純X線撮影で，左下肺野の嚢腫状腫瘤状陰影としてみとめられる。異常動脈の確認は大動脈造影・CT・MRI・カラードップラー超音波検査で確認される。

●治療　炎症が消退したのちに手術を行う。異常動脈を結紮切離し，分画肺が含まれる肺葉切除を行う。

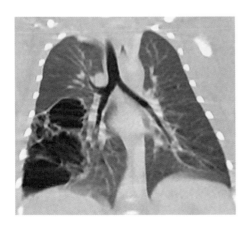

●図6-13　先天性肺気道奇形の胸部単純X線像
右下葉は大きな嚢胞により占拠されている。

# 5　先天性食道閉鎖症 congenital esophageal atresia

　気管と食道はともに前腸から発生し，胎生 4〜6 週にかけて分離する。この分離過程の異常で，気管と食道に関連した先天異常が発生する。また胎生 5〜7 週は，心臓や直腸・肛門など他臓器にも形態異常が発生する頻度が高く，**VACTER 連合❶**とよばれている。

● **症状**　胎児期には，嚥下された羊水が下部腸管まで通過しないため，母体は羊水過多を示す。羊水過多とともに胎児の胃内に液体が描出されず，出生前に診断される例もある。出生後は，口腔や鼻腔から唾液が泡沫状に逆流し，チアノーゼなどの呼吸不全症状が出現する。

　先天性食道閉塞症のグロス Gross 分類を▶図 6-14 に示す。上部食道が閉鎖し下部食道が気管と交通している C 型が約 85% と最も多く，ついで上下部ともに盲端となっている A 型が約 10% である。C 型では，気管と下部食道の間の瘻孔を通じて空気が胃に送り込まれ，胃が拡張するとともに，胃液が気管内に逆流し，重篤な肺炎を引きおこす。

● **診断**　カテーテルを鼻から胃内に向け挿入して X 線撮影を行うと，上部食道盲端でカテーテルが反転した像（コイルアップサイン）を確認できる（▶図 6-15）。胃内の空気の有無から，A 型か C 型かが鑑別できる。約 30% に，VACTER 連合に関連した先天異常の合併をみとめる。

● **治療**　診断がついたら絶飲食として，口腔内の唾液を頻回に吸引して誤飲による肺炎を防ぐ。患児の状態がよければ，一期的に食道気管瘻の切離，上下食道の端々吻合を行う。未熟児や肺炎などでただちに根治手術を行えない場合は，まず胃瘻を造設して肺合併症の治療を先行させ，全身状態の改善を待って根治手術を行う。上下食道盲端の距離が長く吻合が行えないと判断した場合には，食道ブジーを繰り返し，上下食道盲端が接するようになってから吻合を行う方法が選択される。出生体重と心疾患の重症度の 2 つが予後を左右する因子とされている。

▭ NOTE
❶ **VACTER 連合**
　器官形成期に形態異常が発生し，椎体 vertebral，直腸・肛門 anal，心臓 cardiac，気管 trachea，食道 esophageal，腎臓 renal などの，さまざまな臓器に先天異常がみられる状態である。先天異常がみられる臓器の頭文字をとって，VACTER 連合とよばれる。

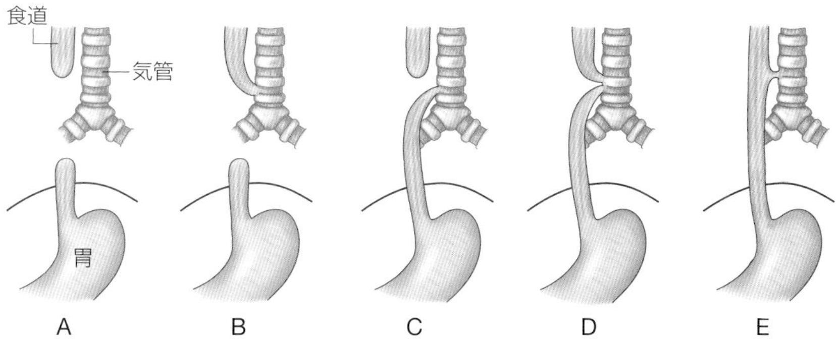

▶図 6-14　**先天性食道閉鎖症のグロス分類**
上部食道が閉鎖し下部食道が気管と交通する C 型が最も多く（85%），ついで上下部ともに盲端となっている A 型が約 10% である。

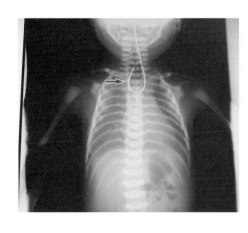

<pre>○図6-15　先天性食道閉鎖症の単
　　　　純X線像</pre>
経鼻胃管が上部食道で反転するコイル
アップサインがみとめられる。胃泡を
みとめることから，C型食道閉鎖症と
診断できる。

## 6 先天性食道狭窄症 congenital esophageal stenosis

　食道の先天的狭窄である。中下部食道に粘膜の狭窄が生じたり，食道壁に
気管軟骨が迷入したり，筋層が肥厚したりすることで，狭窄が生じる。発生
頻度は，先天性食道閉鎖症の約10%とまれな疾患である。
● 症状　液体ミルクの哺乳時には無症状であるが，乳児期後期の固形食の
摂取が始まる離乳期に，嘔吐や呼吸器感染が出現して発見される。
● 診断　食道造影によって，食道の中部や下部に狭窄をみとめる。
● 治療　バルーン拡張術が無効な場合は狭窄部の食道切除と吻合を行う。

## 7 先天性横隔膜ヘルニア congenital diaphragmatic hernia

　連続していた胸腔と腹腔は，胎生8週ごろにいくつかの膜が融合すること
で分離される。後外側からのびる胸腹裂孔膜が形成不全をおこすと，横隔膜
に欠損孔が生じ，この裂孔を通して胃・小腸・大腸・脾臓などが胸腔内に脱
出する。脱出した臓器に圧迫されて，左肺は低形成となり，縦隔は右側に偏
位する（○図6-16）。欠損孔の生じる位置により異なった名称でよばれるが，
左後外側に欠損孔を生じる**ボホダレク孔ヘルニア**が本症のほとんどを占める。
● 症状　欠損孔の大きさにより重症度は異なり，新生児期早期に死亡する
ものから無症状なものまで，さまざまである。生後24時間以内に呼吸促迫，
チアノーゼ，陥没呼吸で発症する症例が大多数である。腹腔内臓器が胸腔内
に脱出しているため，腹部は陥凹し，胸部は樽状に膨隆している。患側肺の
呼吸音は減弱し，腸雑音が聴取される場合もある。心音は右側で聞こえる。
● 診断　胸腹部単純X線撮影により，胸腔内の腸管ガス像，心陰影・縦隔
の健側への偏位，腹腔内の腸管ガス像の減少や消失で診断される。近年，出
生前の胎児超音波検査で本症と診断される症例があり，全症例の約75%に
のぼる。
● 治療　経鼻胃管を挿入して，消化管の減圧を行う。呼吸管理は重症度に
応じて行われ，酸素投与から，気管挿管して高頻度振動換気法 high frequency

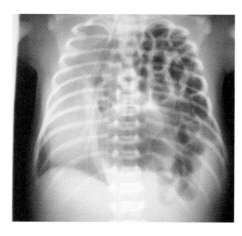

◉図6-16　先天性横隔膜ヘルニア
　　　　　の単純X線像
左胸腔内に腸管が脱出しており，縦隔
は著明に右側に偏位している。

oscillatory ventilation（HFOV）❶を行う方法まで考慮される。循環管理は心不全
の程度に応じて，カテコールアミンの投与から，肺高血圧が強い場合には一
酸化炭素の吸入療法が検討される。手術は，呼吸・循環が安定化してから行
われるのが一般的で，開腹し胸腔内に脱出した臓器を腹腔内に戻したのち，
欠損孔の縫合閉鎖が行われる。

◻ NOTE
❶ 高頻度振動換気法
　従来の間欠的強制換気で
は，肺胞にガスを到達させ
るために高い圧力をかける
ため，肺胞への負荷が大き
い。高頻度振動換気法は，
最低限の圧をかけたガスに
振動を加え，拡散効果を促
進する換気法で，未熟児・
新生児の人工呼吸を中心に
使用される。

# 8　食道裂孔ヘルニア hiatus hernia

　横隔膜の食道裂孔を通じて，胃が縦隔側に脱出する疾患である。①胃食道
接合部が，裂孔より口側にある滑脱型，②接合部の位置は正常であるが胃の
一部が裂孔から縦隔側に入り込んでいる傍食道型，③両者が混合したものに
分類される。本症では，胃から食道への逆流防止機能がそこなわれて，胃食
道逆流を呈する。

● **症状**　胃食道逆流症のため，嘔吐や体重増加不良，繰り返す上気道感染
を示す。

● **診断**　上部消化管造影で診断される。24時間pHモニタリングによる逆
流率や，内視鏡による逆流性食道炎の評価も有用である。

● **治療**　軽症では，体位を半座位にし，経鼻胃管による母乳・ミルクの投
与と薬物療法により，症状の改善をみとめることが多い。保存療法が無効な
場合や，逆流による食道炎や狭窄がある場合などには手術を行う。脱出した
胃を腹腔内に引き戻し，横隔膜脚を縫合したあと，胃底部で腹部食道を取り
巻く逆流防止手術が行われる。近年では，腹腔鏡下にこの手術が行われるこ
とが多い。

# 9　横隔膜弛緩症 diaphragmatic eventration

　横隔膜をつくる筋層や神経の異常が原因で，横隔膜がつねに挙上した状態
をさす。先天性のものは比較的まれであり，多くは分娩時の外傷や心臓外科
手術による横隔神経麻痺が原因である。

●**症状**　横隔膜挙上のため，肺が圧迫されて縦隔が偏位する。横隔膜の奇異運動があり，多呼吸，啼泣時のチアノーゼ，呼吸困難をみとめるが，無症状の症例も少なくない。

●**診断**　胸部単純X線撮影で横隔膜の挙上がみられ，X線透視下で横隔膜の奇異運動を同定する。

●**治療**　無症状のものは治療の必要はないが，呼吸障害や繰り返す気道感染などの症状のあるものは，外科的治療の対象となる。近年は，内視鏡手術により弛緩した横隔膜の縫縮を行う方法が選択されることが多い。

# 10 新生児胃破裂・胃穿孔
## neonatal gastric rupture/perforation

胃の内圧の上昇，先天的な胃壁筋層の脆弱性，周産期の低酸素血症による血流減少などが原因となり，胃前壁大彎側が伸展されて裂け，腹膜炎にいたる疾患である。新生児管理の進歩により，発生頻度は著しく減少した。

●**症状**　生後3日ころから，前駆症状として哺乳力低下，腹部膨満，チアノーゼなどの症状が出現する。急速に症状は進行して，四肢のチアノーゼ，頻脈，循環不全による血圧下降・乏尿などのショック状態を呈する。多量の遊離ガスにより横隔膜が圧迫されて呼吸障害を生じ，腹壁は発赤・緊満し光沢を生じる。

●**診断**　腹部単純X線撮影で胃泡が消失し，大量の遊離ガスがみとめられることで診断される（◯図6-17）。とくに，立位で横隔膜下のガス像と下腹部の腹水の間に鏡面像を形成し，サドルバッグサインとよばれる。

●**治療**　刻々と状態が悪化するため，早期に診断し集中治療を開始する。

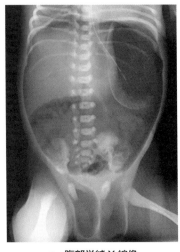

**a. 腹部単純X線像**
腹腔内に多量の遊離ガスが見られ，横隔膜は挙上している。

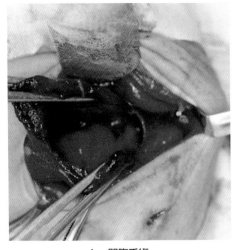

**b. 開腹手術**
開腹手術を行い，胃大彎に大きな破裂部をみとめ，縫合閉鎖した。

◯**図6-17　新生児胃破裂**

経鼻胃管を挿入して消化管を減圧し，人工呼吸管理を開始する。補液により，脱水・電解質異常・アシドーシスに対処する。状態がわるくすぐに開腹手術が困難な場合には，病棟で腹腔穿刺やドレナージで腹腔内遊離ガスや汚染腹水を排出することで，呼吸状態は一時的に回復する。集中管理により状態が安定したら開腹して，破裂部を縫合閉鎖する。

# 11 肥厚性幽門狭窄症 hypertrophic pyloric stenosis

　幽門を開閉する括約筋が肥厚して，胃内容の通過が困難となる。筋層が肥厚する原因は不明だが，男児に多く，生後 1 か月前後に発症する。

● **症状**　飲んだミルクをすべて吐き出すような噴水様嘔吐を繰り返す。空腹でどんどん飲むのにすべて一気に吐くということを繰り返し，しだいに弱ってしまう。

● **診断**　視触診・画像検査・血液検査によって診断する。

　□1 **視触診**　激しい胃の蠕動が，上腹部の腹壁を通して波のうねりのように見えることがある。触診では，肥厚した幽門筋部が上腹部の右寄りに触れる❶。

　□2 **腹部単純 X 線検査**　拡張した胃のガス像が観察できる。激しい蠕動による圧痕（あっこん）が見られることもある（◯図 6-18-a）。十二指腸以下のガスはない，もしくは少ないことが多い。

　□3 **超音波検査**　肥厚した幽門筋部を描出する。筋層の厚さ（4 mm 以上）と，長さ（14 mm 以上）で診断を確定する（◯図 6-18-b）。ミルクが胃に充満しており，狭窄部を通過していないことも確認できる。

　□4 **血液検査**　アルカローシスとなっており，塩素イオン（$Cl^-$），カリウム

**NOTE**
❶オリーブの実のような腫瘤を触知できる。リラックスさせて背骨に押しつけるように触れるというコツがある。

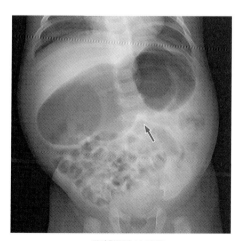

**a. 腹部単純 X 線像**
拡張した胃の一部に収縮輪をみとめる（→）。

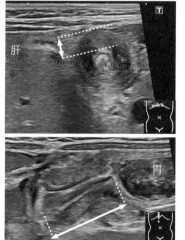

**b. 超音波像**
肥厚した幽門筋の厚さと長さが
診断に重要である。

◯**図 6-18　肥厚性幽門狭窄症**

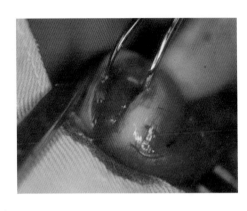

○図6-19　ラムステッド手術による肥厚した筋層の切開
（森川康英：Ⅰ．小児の外科疾患．北島政樹・江川幸二編：臨床外科看護各論〔系統看護学講座〕．第9版．医学書院，2017による）

イオン（K⁺）は低値，炭酸水素イオン（HCO₃⁻）は高値を示し，重症度と相関する。

● 治療　経鼻胃管を留置して胃内容物を排液し，その量をモニターする。禁乳として，静脈内投与で電解質異常・脱水・アルカローシスの補正などを行い，体調を改善する。

　治療には，手術療法である①幽門筋切開法（ラムステッド手術）と，②硫酸アトロピン療法がある。

　① 幽門筋切開法（ラムステッド Ramstedt 手術）　全身麻酔下の手術を要し，肥厚した幽門筋を切り開いて，狭窄を一気に解除する（○図6-19）。胃管からの排液は著明に減少し，手術翌日から経口でミルク摂取を再開できる。

　② 硫酸アトロピン療法　硫酸アトロピン水和物を最初は経静脈的に投与し，しだいに経口的投与に移行する。幽門筋の弛緩が生じるため，経路が開き，徐々に筋肥厚も改善する。ただし，治療期間が数週間にわたることがある。また，結果的に十分な改善を得られずに，手術療法に移行することもある。

## 12 先天性腸閉鎖症・狭窄症 intestinal atresia/stenosis，胎便性腹膜炎 meconium peritonitis

　胎生期にさまざまな形態（離断・索状・膜様）で腸が閉鎖して，消化経路が途中で絶たれている状態である。十二指腸閉鎖が最も多い。通過障害のため，閉塞部の口側の腸管は拡大し，逆に肛門側は細くなる（○図6-20）。閉鎖は1か所ではなく，多発することもある。空腸・回腸閉鎖では，閉鎖部付近に穿孔が生じ，胎便が腹腔内に拡散して胎便性腹膜炎を生じることもある。

　閉鎖の原因は，十二指腸では輪状膵が多いが，空腸以下の閉塞ではなんらかの血流障害が原因と考えられている。十二指腸閉鎖は21トリソミーに合併する頻度が高い。

● 症状　腸閉鎖は，胎児期に腸管拡張や母体の羊水過多をみとめる。十二指腸閉鎖では，胃管からの排液が白色のことが多い。これは，胆汁の出口である大十二指腸乳頭（ファーター乳頭）の口側に閉鎖部があることが多いためである。

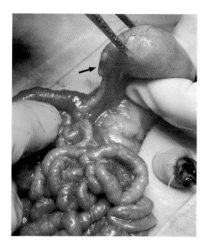

◉図 6-20　先天性腸閉鎖症・狭窄症の閉塞部の腸管

→部で閉鎖しており，口側が拡張している。

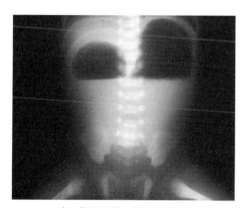

a. 十二指腸閉鎖の腹部単純 X 線像
ダブルバブルサインがみられる。

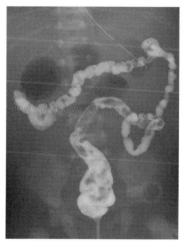

b. 小腸閉鎖の注腸造影像
ミクロコロンがみられる。

◉図 6-21　先天性腸閉鎖症・狭窄症

〔(a)森川康英：Ⅰ. 小児の外科疾患．北島政樹・江川幸二編：臨床外科看護各論〔系統看護学講座〕，
第 9 版，医学書院，2017 による〕

　また，ファーター乳頭の肛門側に膜様狭窄をみとめることもある。その場合には，ミルクは通過するが固形食が通らないために，離乳食に移行する乳児期後半以降に明らかになることがある。空腸・回腸閉鎖では，胃管からの排液は胆汁色であり，閉鎖部位が肛門側であるほど腹部膨満が強い傾向がある。

●診断　胎児期の腸管拡張や母体の羊水過多により，出生前診断されることも多い。出生後には，画像診断が有用である。

　①腹部単純 X 線検査　十二指腸閉鎖では拡大した胃と十二指腸球部像（ダブルバブル double-bubble サイン）（◉図 6-21-a），さらに上部空腸閉鎖では閉鎖部の口側の拡張も加わる（トリプルバブル triple-bubble サイン）。

　②注腸造影検査　空腸・回腸閉鎖では，結腸には胎便が少なく，細くなっている（ミクロコロン microcolon）（◉図 6-21-b）。

● **治療**　閉塞部を切開して口径差のある口側・肛門側の腸管を吻合する。十二指腸閉鎖では，**ダイヤモンド吻合**が行われる❶。空腸・回腸閉鎖も同様に，原則として口側・肛門側の断端を吻合するが，一部切除することもある。胎便性腹膜炎を生じていて腹腔内の炎症が強いときは，人工肛門を造設していったん終了し，数週間後に炎症が落ち着いてから吻合することが多い。術後に経腸栄養がなかなか進まない場合や，広範囲切除で小腸が短くなった場合には，中心静脈栄養を要する期間が長くなる。

📝 NOTE
❶**ダイヤモンド吻合**
　口側は横に，肛門側は縦に切開して吻合する方法である。吻合口が菱形にひらくため，ダイヤモンド吻合とよばれる。

## 13 腸回転異常症 malrotation of the intestine，中腸軸捻転 midgut volvulus

　腸管は，胎生期の初期には腹腔外に出ているが，胎生 12 週までに上腸間膜動脈を中心として反時計まわりに 270 度回転して腹腔内に還納され，後腹膜に固定される。腸回転異常は，この回転と固定がさまざまな程度に不十分であるために生じる（▶図 6-22）。**腸回転異常症**では，上腸間膜動脈の両側に近い位置に十二指腸と右結腸が位置する。その間の腸管のループが末梢で広がるため，根部でねじれやすくなっており，**中腸軸捻転**を生じることがある（▶図 6-23）。腸間膜根部がねじれると，腸管の全血流が一気に障害されるため，ほとんどの小腸を失うことがある。そのため，新生児の腸疾患のなかでも，最も緊急性を要する疾患の 1 つである。

● **症状**　胆汁性嘔吐・腹部膨満・下血・ショックがみられる。

● **診断**　画像検査が有用であるが，比較的緊急性を要する。

　**1 腹部単純 X 線検査**　上部腸管のガス像と，結腸のガス欠如，腹部中央部の無ガス領域が確認される。

　**2 超音波検査**　典型的な腸回転異常症では，上腸間膜動静脈の左右の位置関係が逆になっている。中腸軸捻転では，上腸間膜動静脈を尾側にたどる

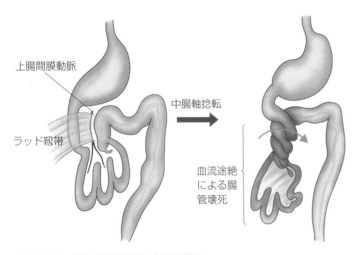

▶**図 6-22　腸回転異常症と中腸軸捻転**
（森川康英：Ⅰ．小児の外科疾患．北島政樹・江川幸二編：臨床外科看護各論〔系統看護学講座〕，第 9 版．医学書院，2017 による）

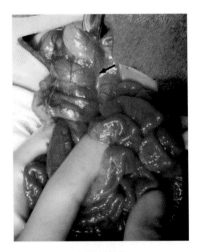

▶**図 6-23　中腸軸捻転**
腸間膜は 3 回転ねじれているのが確認された。

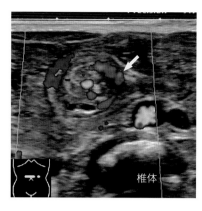

椎体

○**図 6-24　腸回転異常症・中腸軸捻転の超音波像**
腸間膜の血管が渦巻き状にみえる。

とそれらがねじれ，周囲の血管が渦を巻くようにらせんを描いて走行する（○図 6-24）。

**③注腸造影**　結腸全体が腹部の左側に位置しており，捻転時には横行結腸の途中から口側に造影剤が流入しない。

● **治療**　胆汁性嘔吐をみとめたら，ただちに胃管を留置し輸液を開始する。状態をモニタリングしながら，X 線検査，超音波検査を進めると同時に，緊急手術のため小児外科医を確保する。

可及的すみやかに緊急手術を行う。捻転を解除し，ねじれやすい細いくびれを形成している腸間膜の根部の膜を切開してくびれ部の幅を広げ，再捻転を予防する。また，回転異常により生じるラッド Ladd 靱帯を切離し，結腸の異常な固定を解除する。

## 14　腸重積症 intussusception

内腔に突出した小腸・大腸の一部が，蠕動によって肛門側の腸内に引っぱり込まれて，腸が折り返して重なっている状態である。回腸末端部が結腸内に貫入して，横行結腸まで引き込まれることが多い。重積部腸管の血流障害に進行すると腸管壊死，穿孔へといたることがある。メッケル憩室やポリープなどが先進部の原因となることもあるが，多くの場合には内腔へ突出する回腸末端部の腸管壁内リンパ濾胞の腫大をみとめる。先行する胃腸炎などがある，乳児期後半の男児に最も多い。

● **症状**　数分おきに間欠的腹痛がおこる。そのほか，嘔吐・血便・腹部膨満・不きげん・顔色不良・ショックがみられる。

● **診断**　超音波検査が簡便で有用である。重積した腸管がリング状に重なって的のように見えるターゲットサイン target sign（○図 6-25）や，腎臓のように見えるシュードキドニーサイン pseudo-kidney sign をみとめる。ほかに，腹水の有無や腸の蠕動などを観察する。重積部の腸管内に血流が保たれているかどうかは，ドップラー法で確認できる。

腹部単純 X 線検査では，小腸の拡張，大腸のガス欠如などをみとめる。また，腹部の診察では，右下腹部が空虚であるダンス徴候 Dance sign や，右

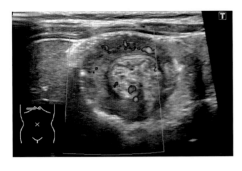

◉**図6-25　腸重積症の超音波像**
重積した腸管が「的」のように見える。
ターゲットサインが確認できる。

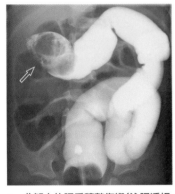

a.　**非観血的腸重積整復術（注腸透視像）**
造影剤を注腸し，重積した腸管の先進部（→）を押し戻す。

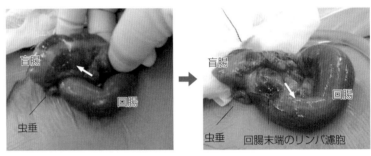

b.　**観血的腸重積整復術**
回腸末端部が盲腸にもぐり込んでいる。もぐり込んだ回腸をもとに戻す。

◉**図6-26　腸重積症の整復術**

上腹部に腫瘤（重積部腸管）を触知する。

● **治療**　非観血的に整復する方法と手術により整復する方法がある。

　**①非観血的腸重積整復術（注腸整復）**　肛門にバルーンカテーテルを挿入してバルーンで栓をした状態で，X線透視下や超音波観察下に，造影剤や水，空気を注入して圧をかける。すると重積した腸管が押し戻されていき，最終的に重積が解除される（◉図6-26-a）。約80％の症例で整復は成功するが，腸穿孔をおこすこともある。

　**②観血的腸重積整復術（手術）**　非観血的整復で解除されない場合，来院時すでに重積腸管が壊死に陥って患児の状態がわるい場合には手術となる。貫入した重積を解除するが（◉図6-26-b），腸管壊死がみとめられれば部分切除を必要とする。

## 15　メッケル憩室 Meckel diverticulum

　回腸の一部に存在する，腸間膜の対側に突出した盲端のある腸管を**メッケル憩室**という（◉図6-27-a および 186ページ）。長さはさまざまで，盲端部に胃粘膜組織を有することがあり，消化管出血の原因になることがある。また突出が内腔側に反転して，腸重積の原因となることもある。

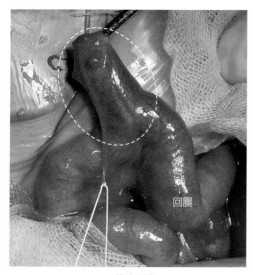
**a. 術中写真**

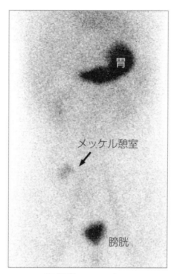
**b. 胃粘膜シンチグラフィ**

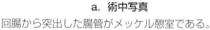
回腸から突出した腸管がメッケル憩室である。

◐**図 6-27　メッケル憩室**

● **症状**　腹痛が生じることもあるが，生じないこともある。腸重積による腹痛の場合には，間欠的である。ときに輸血を要するほどの大量の下血をおこす。下血は，有痛性のことも無痛性のこともある。

● **診断**　メッケル憩室を疑った場合には，胃粘膜シンチグラフィ❶が有用である。胃粘膜に集積する核種を静脈内投与すると，胃粘膜および排泄のために膀胱に集積するとともに別の部位に 1 か所点状に集積する（◐図 6-27-b）。
　超音波検査でメッケル憩室を検出することもある
● **治療**　手術で憩室部の小腸を切除する。

▭ NOTE
❶メッケルシンチグラフィとよばれることもある。過テクネチウム酸ナトリウム（$^{99m}Tc$）を用いたシンチグラフィで，異所性胃粘膜がないメッケル憩室は検出できない。

## 16 壊死性腸炎 necrotizing enterocolitis

　腸管への血流障害や重症の腸炎により，部分的に腸管が壊死する病態である（◐図 6-28）。とくに心奇形により低酸素状態にある低出生体重児でリスクが高く，腸管虚血により広範な小腸壊死を生じることがある。致命率は高く，生存しても短腸症候群となる例が多い。
● **症状**　腹部膨満・発熱・イレウス症状・ショックがみられる。
● **診断**　全身症状の変化は著明であり，画像検査および血液生化学検査により診断する。
　**1 腹部単純 X 線検査**　腸管拡張像・腸管壁内気腫像・門脈ガス像がみられる。穿孔がある場合には，腹腔内遊離ガス像がみられる。
　**2 血液生化学検査**　白血球増多・血小板減少・CRP 上昇・凝固異常がみられる。
　**3 超音波検査**　腸管の拡張像・門脈内ガス像・肝内門脈内ガス像・腹水・腸管壁血流低下像がみられる。

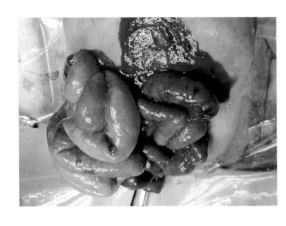

▶図6-28　壊死性腸炎
腸管は菲薄化し，色調がまだらに変化している。

● **治療**　軽度の場合には消化管栄養を停止し，胃管による減圧，輸液，抗菌薬投与を行って回復を待ちつつ，観察する。壊死が進むと腸管穿孔，ショックに陥る。急性期には，腹腔ドレナージ・壊死腸管切除・ストーマ造設など，状況に応じた救命のための外科的対応が緊急に必要となる。小腸の大量切除を要した場合，急性期を乗りこえたあとも短腸症候群に対する長期的な治療が必要となる。

## 17　結腸ポリープ polyp of the colon

　よくみられるのは若年性ポリープである。直腸に発生すると，排便時に肛門から出てくることもある。また，結腸-結腸の腸重積の原因となることもある。多くは良性である。遺伝子異常により多発する場合もあり，注意を要する（ポイツ-ジェガース症候群，▶204ページ）。
● **症状**　排便時出血，下血がみられる。排便後に，肛門に腫瘤として触れることもある。腸重積症状や腹痛をおこすことなどもある。
● **診断**　直腸ポリープであれば，突出時の観察と，直腸指診による存在確認を行う。直視や指診できない位置にある場合には，注腸造影による陰影欠損による診断と，大腸内視鏡による確認を行う。
● **治療**　肛門から突出するような直腸のポリープは，肛門を広げて直視下に切除することもできる。S状結腸より奥にあり直視できないポリープであれば，内視鏡的に切除する。

## 18　ヒルシュスプルング病 Hirschsprung disease

　腸管の蠕動運動を制御する腸管壁内神経節細胞が先天的に欠如している疾患である。その部分の腸管が動かない（広がらない）ため，それ以上便が進まず排便ができない。病変の口側は便やガスが貯留して拡張し，重篤な腸炎をおこすこともある。病変の範囲は肛門部から直腸・S状結腸までの場合が多いが，結腸をこえて小腸まで広範囲に広がる場合もある。
● **症状**　腹部膨満，嘔吐を生じる。強度の便秘，排ガス不良があり，ブ

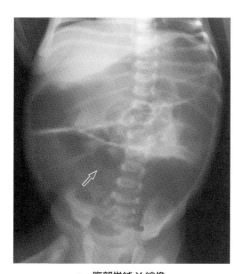

**a. 腹部単純Ｘ線像**
拡張したＳ状結腸をみとめる。

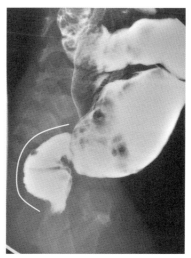

**b. 注腸造影像**
キャリバーチェンジをみとめる。

◖**図6-29　ヒルシュスプルング病**

ジーによってガスと便が噴出する噴出性排便がおこる。腸炎に伴い悪臭便となる。重症の場合には貧血，ショックなどをおこす。

● **診断**　画像検査および直腸粘膜生検により診断を行う。最近行われることが少ないが，直腸-肛門反射試験を行うこともある。

　　１ **腹部単純Ｘ線検査**　病変部の腸管の口側が著明に拡張した像（◖図6-29-a）が確認できる。直腸は無ガス像である。

　　２ **注腸造影検査**　肛門付近の直腸の拡張不良と口側結腸の著明な拡張，その間の移行帯（キャリバーチェンジ caliber change）をみとめる（◖図6-29-b）。

　　３ **直腸粘膜生検**　肛門から直腸粘膜を一部採取して病理学的に診断する。

　　４ **直腸-肛門反射試験**　肛門括約筋の律動的収縮の弛緩反射がみとめられれば，ヒルシュスプルング病は否定される。

● **治療**　根治治療は手術である。無神経節腸管をすべて切除して，健常な腸を肛門に吻合するのが基本である。腹腔鏡を用いて腹部操作を行う場合と肛門からの操作で完結する場合とがある。根治手術にいたるまでは，しっかり栄養を摂取して排便する必要がある。そのため，病変が短い範囲の場合には浣腸やブジー，洗腸などで管理して成長を待って根治術を行う。一方，病変が長くて排便を得られない場合には，人工肛門を造設して管理する必要がある。

## 19　鎖肛 imperforate anus

　　**直腸肛門奇形**ともよばれる。一般に，外観上肛門がないか（◖図6-30），正常な位置にみとめられない（正常より前方に開口する）。直腸・肛門部を含む骨盤底部の発生異常により，肛門の位置異常や，尿道や腟などへの開口異常，完全な閉鎖などを生じる先天性の疾患である。

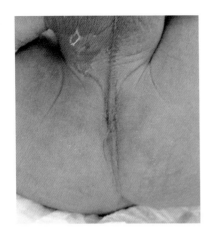

◖図6-30　鎖肛

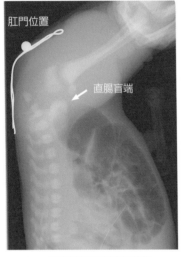

**a　倒立位側面単純X線像**
ガスの位置で直腸の盲端の位置を判断する。

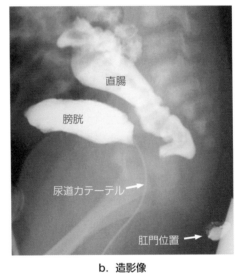

**b.　造影像**
尿道・膀胱造影と人工肛門からの注腸で直腸と尿路の位置関係や瘻孔を明らかにする。

◖図6-31　鎖肛

● **症状**　排便がないことにより肛門部を観察して、肛門がないことに気づかれる。ただし、直腸から細い瘻孔が会陰部皮膚や尿道や膀胱、腟に開口していることもあり、腟や尿道から胎便の排出をみとめることもある。排便困難が続けば、腹部膨満が進行する。

● **診断**　肛門の欠如や位置異常によって、鎖肛であることは診断される。鎖肛の程度（直腸と肛門位置との距離）を診断する検査には、生後12時間以上経過後に倒立位側面単純X線像を撮像する方法があり、直腸ガスの到達位置から判断する（◖図6-31-a）。また超音波検査で、会陰や腹部から胎便や空気の先進部を観察して、直腸盲端部を確認する方法もある。中間位・高位が疑われる場合には、すみやかに人工肛門を造設するのが一般的である。その後、人工肛門から造影検査を行い、直腸盲端の様子を確認して、細かい病型を診断する（◖図6-31-b）。

●**治療**　まず排便する経路をつくる必要がある。会陰部に瘻孔がある場合には瘻孔を広げるブジーや浣腸にて排便を可能としたうえで、あらためて肛門形成術を行う。検査で中間位・高位鎖肛が疑われる場合には、人工肛門を造設し、成長を数か月待ってから肛門形成術を行う。人工肛門は、肛門完成後に閉鎖する。一方、低位鎖肛では一期的に根治術を行うことが多い。肛門形成の際には、骨盤底から肛門にいたる筋肉に正しく包まれるように経路を作成することが、便の保持、排便にきわめて重要となる。

# 20 乳児痔瘻 anal fistula in infant

　おもに男児の乳児に生じる、肛門管歯状線部と肛門周囲の皮膚の間に通じる瘻孔である。皮膚側では皮下に膿瘍(肛門周囲膿瘍)を形成し、それが穿破して瘻孔が形成される。

●**症状**　肛門周囲の発赤・腫脹・圧痛にて発見される(●図6-32)。自潰すると肛門管内に通じる瘻孔を形成する。便性が水様の場合に生じやすく、母乳から人工乳への切りかえ、離乳食開始による便性の変化により、自潰することも多い。

●**治療**　皮下膿瘍に対しては、抗菌薬は不要で、切開排膿がよい。水様便だと瘻孔はなかなか改善しないが、逆に便性が改善するとしだいに閉じてくる。そのため、便性の改善目的の整腸剤を投与する。膿瘍を形成している急性期には、漢方薬の排膿散及湯、排膿後は十全大補湯が改善に効果があるとされる。ほとんどは自然軽快するが、1歳以降に持続する場合や同じ部位に再発を繰り返す場合には、瘻孔切開開放、瘻孔切除も考慮する。あまりに難治性の場合には、潜在性の炎症性腸疾患や免疫機能の異常を疑う。

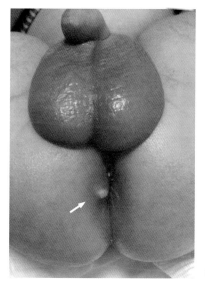

●図6-32　乳児痔瘻

# 21 胆道閉鎖症 biliary atresia

胆管が閉塞する疾患である。胆汁排泄ができないため黄疸が進行し，肝硬変，肝不全へといたる。原因は不明である。わが国では約1万出生に1人みとめる。

● **症状**　新生児期の黄疸が遷延する。灰白色便とよばれる薄いクリーム色の便をみとめる（○図6-33）。ただし，出生直後の便の色は正常な黄色で，だんだん薄くなることが多い❶。胆汁が腸管に出てこないため，吸収障害からビタミンK不足となる。そのため，凝固障害を生じて頭蓋内出血を発症し，痙攣が発見契機になることもある。

● **診断**　黄疸，灰白色便とともに，血液検査では直接ビリルビン値，AST/ALTの上昇をみとめる。

超音波検査では，胆嚢は萎縮して小さくなっているか見えないこともある。数時間の絶食後も胆汁がたまらず，ミルクを飲んでもそれに対する収縮が観察されない。総胆管が見えないことが多い。肝胆道シンチグラフィでは，胆汁の肝外への排出がまったくみとめられない（○図6-34-a）。

これらを総合しても乳児肝炎と胆道閉鎖の鑑別ができない場合には，肝外胆管が閉塞しているかどうか確認する直接胆道造影（○図6-34-b）を行うため，手術となる。胆道閉鎖症と診断された場合には，続けて根治術となる。

● **治療**　閉塞している肝外の胆管を含む肝門部瘢痕組織を切除し，断端からの胆汁のにじみ出しを受け取るように空腸を縫合する**肝門部空腸吻合術（葛西手術）**を行う。有効な場合は胆汁の排泄が得られ，黄疸は消失するが，不十分であると，胆汁うっ滞による肝硬変は徐々に進行する。また，胆管炎を繰り返すとやはり肝機能をそこない，肝硬変が進行する。肝不全に対しては，内科的治療は困難で，肝移植が唯一の治療となる。

● NOTE

❶ **便色カードによる確認**

胆道閉鎖症の発見には，母子手帳に掲載されている便色カードが有用である。7つの便色が示されており，便と見比べることで受診が必要か判断できる。

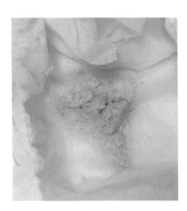

○図6-33　灰白色便
胆道閉鎖症の最初の発見契機となる大事な所見である。

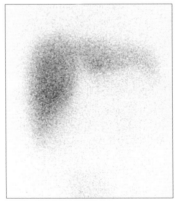

a.　肝胆道シンチグラフィ
胆汁排泄がないといつまでも肝臓に貯留する。

○図6-34　胆道閉鎖症

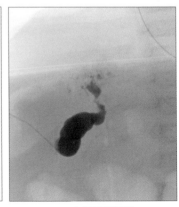

b.　直接胆道造影
胆嚢に造影剤を注入している。肝門部で胆管が途切れ途切れにみとめられている（胆道閉鎖）。

# 22 先天性胆道拡張症 congenital biliary dilatation

　肝管・総胆管が拡張する疾患である❶。膵胆管合流異常がみられ，これにより膵液が胆管内へ逆流するため，内皮が傷害されて拡張にいたると考えられている。膵液により傷害された内皮のごみや胆汁のよどみにより，胆泥，胆石を生じる。拡張部の出口で詰まると閉塞性黄疸や胆管炎をおこす。また，合流異常のため合流後の共通管で閉塞すると膵炎を併発する。胆管由来の発がん率が通常の約 10 倍高い。女児に多い。

**NOTE**
❶欧米では総胆管嚢腫 choledochal cyst とよばれる。

● **症状**　腹痛・発熱・黄疸・右上腹部の腫瘤などがよく知られる。穿孔して胆汁性腹膜炎として発症することもある。最近では，出生前に胎児超音波検査で発見されることも多くなっている。

● **診断**　画像検査により診断を行う。

　□1 **腹部超音波検査**　拡張した総胆管や胆嚢，肝内の胆管の様子，内部の胆泥や結石，膵臓の腹水の有無を確認する。

　□2 **MRI（MRCP）**　拡張した胆管・胆嚢や膵管，また膵胆管合流異常が描出される（●図 6-35）。

● **治療**　根治治療は手術である。拡張している総胆管・胆嚢を切除して，肝門部で肝管空腸吻合を行う。これにより，膵液が胆管に逆流して胆管を傷害することがなくなる。胆汁，膵液の排出路を分ける分流手術といわれる。

# 23 鼠径ヘルニア inguinal hernia

　男児では胎生期の精巣下降に伴って，女児では胎生期に子宮円靱帯が大陰唇にのびる際に生じる腹膜鞘状突起の閉鎖が不完全であることで，腹腔内の臓器が脱出して発生する。小児外科疾患のなかで最も頻度が高い。

● **症状**　鼠径部から陰嚢（女児では大陰唇）にかけての腫脹により発見される（●図 6-36）。女児で乳児期に小指頭大の腫瘤を触知すれば，卵巣の滑脱へ

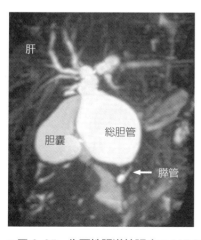
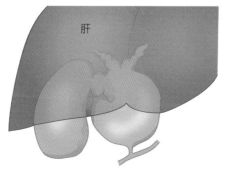

●**図 6-35　先天性胆道拡張症の MRCP 像**

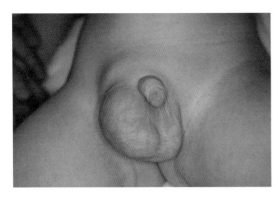

▶図6-36 男児鼠径ヘルニアの概観
右鼠径部から陰嚢まで腸管が脱出しているため，腫脹している。

ルニアである。通常，臓器が脱出しても無症状である。脱出した臓器が還納できない状態で，臓器の血流障害が伴うものは嵌頓ヘルニアとよばれ，局所の疼痛と皮膚発赤を伴うようになり，徐々に嘔吐，腹部膨満などの腸閉塞症状に進行する。

● 診断　立位で腹部を圧迫して，鼠径部の膨隆が出現したり消失したりする再現性を確認することで診断できる。腸管の脱出がみられない場合には，精索の肥厚やヘルニア囊が触知される感触（シルクサイン）があれば，鼠径ヘルニアの可能性が高いが，経験を要する。触診で診断が困難な場合には，超音波検査が有用である。

● 治療　従来，鼠径部を切開してヘルニア囊を根部で結紮する単純高位結紮術（ポッツ法）が行われてきたが，腹腔鏡下にヘルニア門を閉鎖する術式が普及している。

## 24 精巣水瘤 testicular hydrocele

　腹膜鞘状突起の閉鎖不全により腹水が貯留した状態で，腸管などの腹腔内臓器が脱出する鼠径ヘルニアと同一の疾患群である。女児では，**ヌック管水瘤**という。

● 症状　鼠径部から陰嚢にかけての，無痛性で表面平滑な腫瘤で気づかれる。

● 診断　腫瘤にペンライトをあてると，光が透けて見える透光性が確認できる（▶図6-37）。穿刺を行って水瘤を確認することは，誤って脱出臓器を穿刺したり，血腫が形成されたりするリスクがあるため行わない。

● 治療　1～2歳までに自然治癒することが多い。2歳を過ぎても治癒しない場合には手術が行われる。手術では，鼠径ヘルニアと同様に，鼠径部を切開して腹膜鞘状突起根部を結紮閉鎖するとともに，水瘤を開放して再貯留を防ぐ。

## 25 停留精巣 undescended testis

　精巣は胎生3か月ごろには内鼠径輪に，7～9か月ごろには陰嚢内に下降

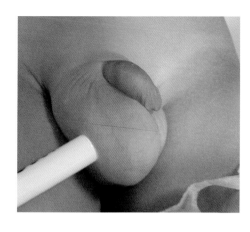

▶図 6-37　**精巣水瘤**
右陰嚢には水瘤が存在して腫脹している。ペンライトをあてると光が透けて見える透光性が確認できる。腸管が脱出している鼠径ヘルニアでは，光は透過しない。

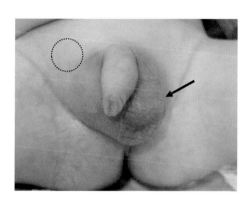

▶図 6-38　**停留精巣**
左精巣（→）は陰嚢内に下降しているが，右精巣は鼠径部（点線の部分）に停滞して，圧迫しても陰嚢内には下降しない。

する。この精巣の下降が障害されたため，陰嚢内に精巣をみとめず，鼠径部や腹腔内に停滞している疾患である。停留した精巣は形成不全を伴い，妊孕<sup>にんよう</sup>性が低下し，悪性腫瘍の発生があるなどの問題があるため，手術適応がある。
● **症状**　精巣が陰嚢には存在せず，鼠径部に触知する（▶図 6-38）。約 20% の患者で精巣を触知できず（非触知精巣），腹腔内精巣や消失精巣（胎児期の内分泌異常や精巣捻転により精巣が消失したもの）が考えられる。
● **診断**　触診により，精巣が陰嚢内に到達しないことを確認する。非触知精巣では超音波検査や MRI を行い，精巣の位置を同定する。精巣下降は完了しているが，精巣挙筋反射が過剰に強いために，精巣が鼠径部に挙上してしまう移動性精巣との鑑別が重要である。
● **治療**　1 歳までは自然下降を期待して経過観察を行うが，1 歳を過ぎたら自然下降の可能性は少ないため，1〜2 歳ごろに手術を行うことが望ましい。手術は精巣を陰嚢内に下降させ固定する精巣固定術が行われる。

# 26　臍ヘルニア umbilical hernia

　出生後，臍帯が乾燥し脱落する際，臍輪の閉鎖が障害され左右の筋膜の閉鎖が不完全になると，臍ヘルニアとなる。新生児の約 20% にみられるが，1 歳ごろまでに 80%，2 歳ごろまでに 90% が自然治癒する。いわゆる出べその状態で，ヘルニア嚢が皮膚でおおわれている点で臍帯ヘルニアとは異なる。

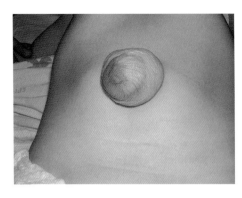

●図6-39　臍ヘルニア
臍部は皮膚におおわれて膨隆しており，ヘルニア内容が脱出している。

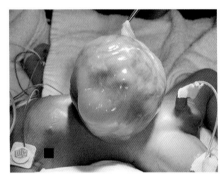

**a．治療前**
羊膜に透見された腸管をみとめる。

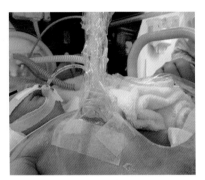

**b．治療の様子**
ヘルニア囊をラップでおおい，徐々に還納する。この症例では，1週間かけて徐々に腸管を腹腔内に還納できた。

●図6-40　臍帯ヘルニア

● **症状**　臍部から，皮膚とその下層の腹膜におおわれた腹腔内容が突出する（●図6-39）。

● **診断**　膨隆した臍ヘルニアの中央を圧迫すると，示指から小指頭大のヘルニア門を触知する。

● **治療**　2歳を過ぎても自然治癒がない場合には，手術の対象となる。手術は突出した腹膜を切除し，左右の筋膜を閉鎖して臍を陥凹させて形成する。

## 27　臍帯ヘルニア omphalocele

　腹壁正中部が欠損しており，臍帯の羊膜と腹膜により形成された半透明のヘルニア囊の中に，腸管や肝臓などの腹腔内臓器が脱出したものである。染色体異常や心疾患，腸管の奇形の合併が多いことが特徴である。

● **症状**　出生時から腹腔内臓器が臍帯内に脱出している（●図6-40-a）。

● **診断**　出生後の外観からただちに診断が可能である。近年では，出生前に診断される症例が多い。

● **治療**　小さな臍帯ヘルニアでは，脱出臓器を還納して一期的に腹壁を閉鎖する。一期的な閉鎖では過度の腹腔内圧上昇がみられ，呼吸・循環に障害

をきたすと考えられた場合，ラップでおおい保温・保湿した臍帯ヘルニアを保育器につり下げ，1～2週間程度で用手的に加圧して，ヘルニア内容を腹腔内に還納して腹壁を閉鎖する方法がとられる（◉図6-40-b）。巨大な臍帯ヘルニアや重症合併奇形を有するものや，全身状態が不良な例で臓器還納による腹圧上昇に耐えられない場合には，3種類の色素の混合液をヘルニア囊に塗布して，ヘルニア囊を上皮化させる保存的治療が行われる。

# 28　腹壁破裂 gastroschisis

　臍の右側の腹壁の欠損孔より，腸管が被膜におおわれることなく腹腔外に脱出したものを，**腹壁破裂**という（◉図6-41）。

● **症状**　臍帯は正常であり，通常は臍帯の右側に腹壁の欠損がある。臍帯と腹壁欠損部の間には，正常な皮膚がみとめられる。腹壁破裂は，臍帯ヘルニアに比べて合併奇形が少ない。腹腔内臓器が脱出しているため，低体温・脱水・感染に陥りやすく，出生直後より管理が必要である。

● **診断**　臍帯ヘルニアと同様に外観から診断可能であるが，ときに臍帯ヘルニア破裂の症例では診断がむずかしいことがある。近年では出生前診断例が多い。

● **治療**　ヘルニア囊がないため，円筒型の人工膜にヘルニア内容を収納して保育器につり下げ，臍帯ヘルニアの治療に準じて徐々に腹腔内に還納して腹壁を閉鎖する。

# 29　悪性腫瘍

　成人では上皮性組織から発生するがんが中心であるが，小児の固形悪性腫瘍は，間葉系組織や神経外胚葉など非上皮性組織から発生する。腫瘍の増殖は成人がんよりも早く，患児本人の訴えが少ないため，腫瘍が巨大になってから気づかれることが多い。

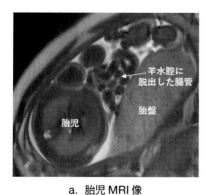

**a．胎児 MRI 像**
羊水腔に，消化管がヘルニア囊におおわれることなく，直接脱出している。

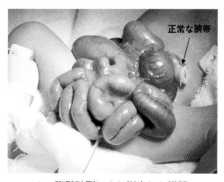

**b．腹壁破裂により脱出した臓器**
正常な臍帯の右側の腹壁欠損から，消化管が脱出している。

◉**図6-41　腹壁破裂**

# 1 神経芽腫 neuroblastoma

　小児の悪性固形腫瘍としては，最も頻度が高い。胎生期の神経堤由来の細胞が，分化の過程で腫瘍性に増殖したものである。副腎や交感神経節に発生することが多く，約80％は腹部に発生し，残りは胸部や頸部に発生する。カテコールアミンを産生しており，診断や治療後の経過観察に利用される。

● **症状**　早期では無症状であるが，進行例では腹部膨満や腹部腫瘤で発見される。腫瘤は表面凹凸不整で可動性が少なく，正中をこえて触知されることもある。発熱・腹痛・食欲不振・顔色不良などがみられ，転移巣の場所により，下肢麻痺（脊椎管内浸潤），眼球突出（眼窩転移），眼窩周囲皮下出血，跛行や四肢疼痛（骨転移），肝腫大，皮下結節といった症状が出現する。

● **診断**　神経芽腫が産生するカテコールアミンの尿中最終代謝産物である尿中バニリルマンデル酸（VMA）とホモバニリン酸（HVA）の測定が，特異性が高く，治療効果の判定にも使用される。

　超音波検査では，腫瘍の性状，部位，血管などの周囲臓器への浸潤，転移の有無の確認を行う。CT・MRIで原発巣の部位，腫瘍の質的診断，周囲臓器への浸潤の有無・程度，転移の有無など詳細な情報が得られる（◉図6-42）。

　全身の検索には，カテコールアミン代謝系に核種が取り込まれる $^{123}$I-MIBGシンチグラフィが最も有用であり，原発巣とともに転移巣も描出できる。いずれも術後の腫瘍の残存の有無，再発の診断にも使用される。骨髄転移の有無は，病期の決定や治療方針にも影響するため，骨髄穿刺が必要である。

● **治療**　化学療法・放射線療法・手術を組み合わせた集学的治療が行われるが，一般的に先に化学療法が行われ，腫瘍を縮小させたのちに手術で摘出することが多い。腫瘍生検を行い，発症年齢や組織学的な悪性度から低・中間・高の3つのリスク群に分けられ，治療方針が決定される。低・中間リスク群では比較的治療成績がよいため，過剰な治療による合併症や晩期障害をきたさないようにする。高リスク群では，造血幹細胞移植を用いた大量化学療法に手術と放射線療法が併用され，治療期間は長い。1歳未満の予後は良

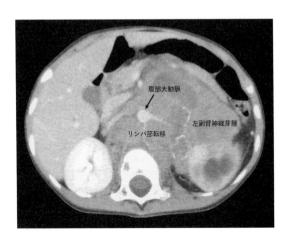

◉ **図6-42　神経芽腫のCT像**
左副腎から発生した神経芽腫で，淡い石灰化を伴っている。傍大動脈リンパ節転移により，大動脈や腫瘍血管が取り囲まれている。

好であるが，1歳以後の発症例では進行例が多く，予後は不良である。このほか *MYCN* 遺伝子の増幅も予後不良因子である。

## 2 腎芽腫 nephroblastoma（ウィルムス Wilms 腫瘍）

正常な尿細管・糸球体への分化能を伴わない，後腎芽組織から発生する。小児の固形悪性腫瘍では，神経芽腫についで多い。血行性に肺転移を生じやすい。大部分は片側性であるが，約5%は両側性に発生する。

● **症状**　腹部腫瘤，腹部膨満を主訴に来院するものが多い。血尿や高血圧を伴うことがある。腹痛・不きげん・発熱・嘔吐・下痢・便秘・体重減少・貧血などがみられる。泌尿器系（尿道下裂・停留精巣・重複尿管），筋骨格系（片側肥大・四肢奇形），無虹彩症など，約10%が合併疾患をもつ。

● **診断**　側腹部に表面平滑，境界明瞭な腫瘤として触知する。胸部単純X線撮影で肺転移の有無を確認する。超音波検査では腫瘍は充実性，境界は明瞭であり，対側腎の腫瘍の有無，腎静脈・下大静脈への腫瘍塞栓の進展を評価する。CT・MRIで腫瘍の局在，浸潤の程度，リンパ節・肝・肺転移の有無を確認する（○図6-43）。

● **治療**　開腹手術により腫瘍を含む腎臓を摘出し，術後の病理検査に従って化学療法と放射線療法を組み合わせる。腫瘍が巨大で一期的に切除がむずかしい場合や両側例では，術前に化学療法を行い，腫瘍の縮小後に摘出術を行う。

## 3 肝芽腫 hepatoblastoma

小児の肝悪性腫瘍のうちで，最も頻度が高い。成人の肝臓がんと異なり，肝硬変は伴わず，3歳までに発症するものが多い。

● **症状**　腹部膨満または腹部腫瘤を初発症状とする。自覚症状がないことが多いが，腹痛・発熱・貧血・嘔吐・食欲不振・下痢・体重減少を呈することがある。

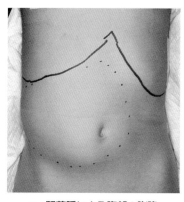

**a. 腎芽腫による腹部の膨隆**
右側腹部に表面平滑なかたい腫瘤（点線丸）を触知できる。

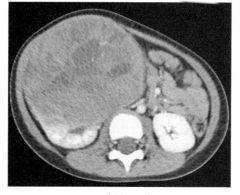

**b. 造影CT像**
右腎臓に長径10 cmの腫瘤をみとめる。

○**図6-43　腎芽腫**

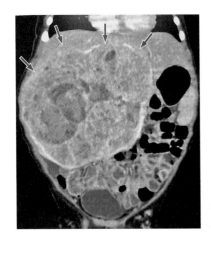

**○図 6-44 肝芽腫の CT 像**
肝右葉の大半を占める巨大な腫瘍である。

● **診断** 血清 α フェトプロテイン（AFP）が特徴的で，高値を示す。ただし，AFP は新生児・乳児では正常でも生理的に高値を示し，注意を要する。腫瘍を完全摘出すると，半減期 2〜4 日で AFP は減少していき徐々に陰性となり，再発すれば再上昇する。胸部単純 X 線撮影で肺転移の有無を検索し，超音波検査・CT（○図 6-44）・MRI で，腫瘍の大きさ，周囲への浸潤の程度，肝静脈内腫瘍血栓の有無の確認を行う。

● **治療** 原発巣の完全切除で治癒が望める。小児の肝腫瘍では肝硬変を伴わないことが多いため，3 区域までの肝切除は比較的安全に行うことができる。占拠部位の大きい症例では，一期的切除が不可能であるため，化学療法で腫瘍の縮小をはかり手術を行う。肺転移巣の外科的切除も，根治が期待できることがあり，積極的に行われる。

## 4 胚細胞性腫瘍 germ cell tumor

内・中・外の 3 胚葉成分からなる腫瘍で，身体の正中線上に近い部分に発生し，奇形腫群腫瘍ともいわれる。腫瘍内には，毛髪・骨・軟骨・歯・皮膚組織・神経組織など，さまざまな臓器に類似した組織が存在する。発生部位は，精巣・卵巣，仙尾部（○図 6-45），後腹膜，縦隔とさまざまである。**仙尾部奇形腫**は出生前診断されることが多い。多くは成熟した組織からなる良性奇形腫であるが，未熟組織からなる未熟奇形腫や，悪性組織からなる悪性奇形腫もある。

● **症状** 腫瘤の存在で気づかれることが多い。卵巣奇形腫では捻転し，腹痛で発症することがある。

● **診断** 単純 X 線撮影や超音波検査で，石灰化や骨組織の確認ができる。悪性奇形腫では，AFP が高値を示す。AFP は治療効果の判定にも有用である。

● **治療** 仙尾部奇形腫では尾骨を含めた腫瘍全摘術を行う。卵巣の嚢腫状の奇形腫は良性であり，核出術のみ行う。悪性の場合は化学療法を追加する。

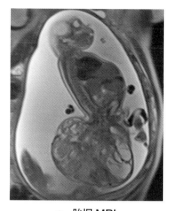

**a. 胎児 MRI**
仙尾部より巨大な腫瘤が突出している。

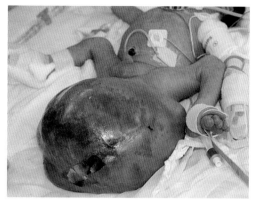

**b. 仙尾部に発生した巨大な腫瘤**
新生児期に尾骨とともに腫瘤を摘出した。

**⬭図 6-45　仙尾部奇形腫**

# D　先天性心疾患

　先天性心疾患は，生まれつき心臓に発生・形成異常をきたした疾患である。その種類は多く，単純にチアノーゼ型，非チアノーゼ型に分類することはできない。

　先天性心疾患の治療を学ぶうえでは，まず発生頻度の高い疾患について，どこが問題点であるか，手術によってどこまで健常な人に近づけるかを知っておくことが重要である。

　また，新生児期に治療が開始されることが多くなった今日では，胎児循環（◉column）についての知識も必要とされる。肺体血流量比と肺および体血管

---

**column　胎児循環**

　胎児は肺によるガス交換を行わない。酸素を取り込み，二酸化炭素を排出する作業は，胎盤を経由して母体との間で行っている。

　胎盤から臍静脈を経て送られる酸素と栄養分に富んだ血液は，胎児の下大静脈から右心房に流入する。本来であれば，右心室を経由して肺動脈に流れるが，血液にはすでに酸素と栄養分が含まれているため，肺に循環する必要がない。胎児には，右心房と左心房の間に卵円孔という孔があり，酸素と栄養分に富んだ血液の一部は卵円孔を通り左心房・左心室に流入して大動脈を経て，おもに上半身に届けられる。

　一方，上大静脈から右心房に戻った血液と下大静脈

から右心房に戻った血液の一部は，右心室から肺動脈に送り出される。ここには肺動脈から大動脈につながる動脈管があり，血液のほとんどは動脈管を通って大動脈を通る血液と混合されて，おもに下半身に向かう。つまり，動脈管があることで，肺に流れる血液は少量になる。

　このように動脈管と卵円孔という胎児にとって重要な2つの構造は，出生後に肺を使って呼吸を始めれば不要となるので，自然におのおの閉鎖する。出生直後の新生児では肺血管抵抗が高いが，正常児では2週間くらいかけて低下して，成人と同等になる。

◉**表6-3 先天性心疾患の種類**

| | |
|---|---|
| ・心房中隔欠損症 | ・総動脈幹症 |
| ・心室中隔欠損症 | ・総肺静脈還流異常症 |
| ・房室中隔欠損症（心内膜床欠損症） | ・大動脈弁狭窄症，閉鎖不全症 |
| ・動脈管開存症 | ・僧帽弁狭窄症，閉鎖不全症 |
| ・大動脈縮窄および大動脈弓離断症 | ・エプスタイン病 |
| ・血管輪 | ・単心室およびその類縁疾患 |
| ・肺動脈弁狭窄症 | ・単心室症 |
| ・純型肺動脈閉鎖症 | ・三尖弁閉鎖症 |
| ・ファロー四徴症 | ・無脾症，多脾症に伴うもの |
| ・両大血管右室起始症 | ・左心低形成症候群 |
| ・大血管転位症 | |

抵抗が，どのように患児に影響を与えるかを知ることが治療をするうえで大切である。肺血流が多い場合，あるいは肺血流が足りない場合，さらに肺うっ血が生じている場合などの標準的な治療を理解することで，まれな疾患への対応もできるようになる。

◉**表6-3**におもな先天性心疾患の種類を示した。

# 1 心房中隔欠損症 atrial septal defect（ASD）

**心房中隔欠損症**は，発生過程で心房中隔が完全に閉鎖しなかったもので，おもに**心房中隔一次孔欠損** ostium primum defect と，**心房中隔二次孔欠損** ostium secundum defect とがある。前者は**部分型心内膜床欠損症（房室中隔欠損症）**として別に分類され（◉514ページ），一般に心房中隔欠損症といえば二次孔欠損をさすことが多い。

先天性心疾患の約7〜10％を占め，比較的頻度の高い疾患である。心房レベルでの左→右短絡のために，右心系に容量負荷をきたす。

乳幼児期に心不全症状を呈することはまれであり，3歳児健診や小学校入学時の健診で，心電図異常や心雑音から疑われて診断にいたることが多い。成人まで放置された症例では，まれに高度の肺高血圧症になって右→左短絡をきたすようになる（**アイゼンメンゲル** Eisenmenger **症候群❶**）。

欠損孔の位置によって，卵円窩欠損型・静脈洞型・冠状静脈洞型などに分類される（◉図6-46）。合併疾患としては，肺静脈還流異常・肺動脈狭窄・心室中隔欠損などがある。

● **診断** 以下のようなことを参考にして行われる。

①**心音** 収縮期駆出性雑音とⅡ音の固定性分裂❷が特徴的である。

②**胸部X線検査** 肺血管陰影の増強と左第2弓の突出をみとめる。

③**心電図** 不完全右脚ブロックパターンが特徴的である。成人例では心房細動を示すこともある。

④**心臓超音波検査（心エコー検査）** 右心房・右心室は拡大し，左心室がやや小さい（◉図6-47, 48）。心室中隔が収縮期に正常とは逆の右心室方向に動く奇異性運動が特徴的である。ドップラー法によって，欠損孔に一致してモ

NOTE

**❶アイゼンメンゲル症候群**

左→右短絡によって肺血流量が増大した状態が長く続くと，しだいに肺血管に病的変化が生じて肺血管抵抗が高まり，肺高血圧となる。高度の肺高血圧へ進行すると，治療を行っても改善しない不可逆的なものとなり，右心室圧が左心室圧よりも高くなり，右→左短絡をきたすようになる。これをアイゼンメンゲル症候群という。

**❷Ⅱ音の固定性分裂**

心臓のⅡ音は大動脈弁成分と肺動脈弁成分からなり，大動脈弁成分が先行する（大動脈弁が先に閉鎖する）。正常であれば吸気により分裂幅が広くなるが，心房中隔欠損症では心房レベルでの左→右短絡の影響もあり呼吸の変化をまったく受けない。

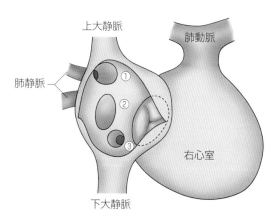

① 静脈洞型
② 二次孔（卵円窩欠損型）
③ 冠状静脈洞型

◉図 6-46　心房中隔欠損症の
種類

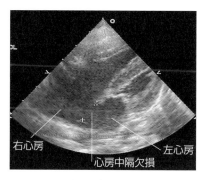

◉図 6-47　心房中隔欠損症の心エ
コー四腔像
大きな欠損孔が見える。

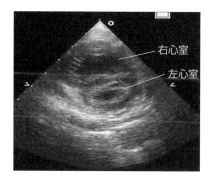

◉図 6-48　心房中隔欠損症の心エ
コー短軸像
右心室が大きく，左心室が小さく見える。

ザイク状の短絡血流をみとめる。

　⑤**右心カテーテル検査**　カテーテルが欠損孔を通って左心房に挿入できる。
上下大静脈に比べて，右心房で酸素飽和度の上昇をみとめる。重症例では，
肺高血圧症を示すこともある。

● **治療**　侵襲的治療について述べる。

　1 **手術適応**　肺体血流量比 1.8 以上が手術適応であるが，近年は手術リス
クの低下に伴い適応が拡大しつつある。心不全を呈するものはその時点で手
術対象となるが，非常にまれである。就学前でかつ無輸血開心術の可能な 3～
5 歳で待機的に施行する。症状の発現がなく，発見の遅れた症例でも，成人
する前に手術を行うことが望ましい。

　2 **手術術式**　体外循環のもとに，**直視下欠損孔閉鎖術**を行う（◉図 6-49）。
卵円窩欠損型は直接縫合が可能なことが多いが，静脈洞型や冠状静脈洞型は
パッチ閉鎖を要する。開心術としては容易な手術の 1 つであり，肺高血圧
症・心不全を伴わない症例では手術死亡率❶は皆無に近い。

　3 **カテーテル治療**　治験段階を経て 2008 年からは基準に合格した施設で
**アンプラッツァー** Amplatzer **心房中隔閉鎖栓**のカテーテル治療が可能となっ
た（◉図 6-50）。手術のように直視下ではなく透視下での操作であり，欠損孔
の周囲に十分な心房中隔組織があることが必要である（いわゆる縫いしろの

▭ NOTE
❶ **手術死亡率**
　術後 30 日以内に死亡す
る確率である。

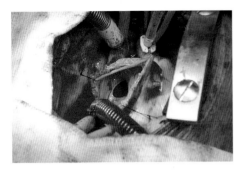

○**図6-49 心房中隔欠損症に対する直視下欠損孔閉鎖術**
中央の丸い部分が欠損孔である。

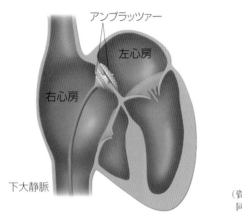

アンプラッツァー

左心房

右心房

下大静脈

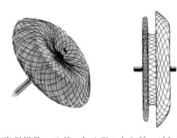

（資料提供：アボットメディカルジャパン合同会社）

○**図6-50 心房中隔欠損症のカテーテル治療**
アンプラッツァー心房中隔閉鎖栓は，2枚のかさ状の構造からなり，このかさで孔を挟み込むことにより閉鎖する。ニッケル・チタンの合金の細いワイヤーを網目状に編んだ中に，血液が通らないよう布が縫いつけられている。

ようなもの)。したがって卵円窩欠損型で大きすぎないものがよい適応となるが，近年はデバイスの進歩により適応が拡大している。右心系(右心房・右心室)の拡大をみとめていれば適応がある。

● **予後** 学童期以前に手術が行われた場合の予後は良好で，健常な人と同等の QOL が見込まれる。青年期以降の手術では，肺血管病変の残存や難治性の上室性不整脈などの合併症がおこりうる。

## 2 房室中隔欠損症 atrioventricular septal defect（AVSD）

房室中隔部の欠損と同時に房室弁の形成異常を伴い，**心内膜床欠損症** endocardial cushion defect（**ECD**）とよばれていたが，最近では**房室中隔欠損症**という呼称が使われるようになった。

房室中隔欠損症は先天性心疾患の約2～3％を占め，ダウン症候群に伴ってみられることが多い。心房中隔欠損と僧帽弁の裂隙があるが，心室中隔欠損のないものを**不完全型房室中隔欠損症（一次孔欠損）**という（○図6-51-a）。心房中隔にも心室中隔にも欠損があり，僧帽弁と三尖弁が分離せず(共通房室弁)，どちらにも裂隙があるものを**完全型房室中隔欠損症**という（○図6-

51-b）。

　不完全型房室中隔欠損症の多くが心房中隔欠損症と同様の経過をたどり，幼児期に待機的に手術ができる。完全型房室中隔欠損症では，乳児期から心不全を呈し，重篤で早期に手術が必要となる。

● **診断**　以下のようなことを参考にして行われる。

　①**心音**　Ⅱ音の肺動脈弁成分の亢進，胸骨左縁の駆出性雑音あるいは全収縮期雑音をみとめる。僧帽弁閉鎖不全を伴う場合は，心尖部での逆流性雑音をみとめる。

　②**胸部Ｘ線検査**　心陰影の拡大と肺血管陰影の増大をみとめる。

　③**心電図**　不完全右脚ブロックパターン，高度の左軸偏位が特徴的である。左室肥大をみとめる。

　④**心エコー検査**　僧帽弁の前尖が低く三尖弁の中隔尖と高さが一致し，その頭側に一次孔欠損をみとめる。ドップラー法によって欠損孔に短絡血流をみとめる。また，大なり小なり両房室弁の逆流をみとめることが多い（○図6-52）。

　⑤**心臓カテーテル検査**　右心カテーテルを左心房から左心室へ容易に挿入できる。右房で酸素飽和度の上昇をみとめる。完全型ではさらに右心室でも酸素飽和度の上昇をみとめ，肺高血圧症を呈する。

　⑥**心血管造影**　左心室造影正面像では，狭小な左心室流出路と僧帽弁の付着異常によるガチョウの首徴候（グースネックサイン goose neck sign）が特徴

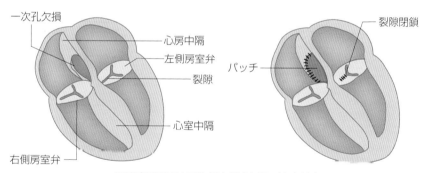

**a. 不完全型房室中隔欠損症（左）とその治療（右）**

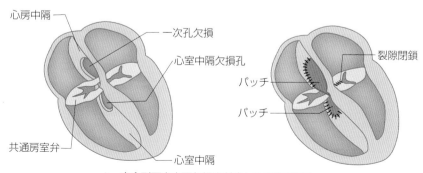

**b. 完全型房室中隔欠損症（左）とその治療（右）**

○**図6-51**　**房室中隔欠損症とその治療**

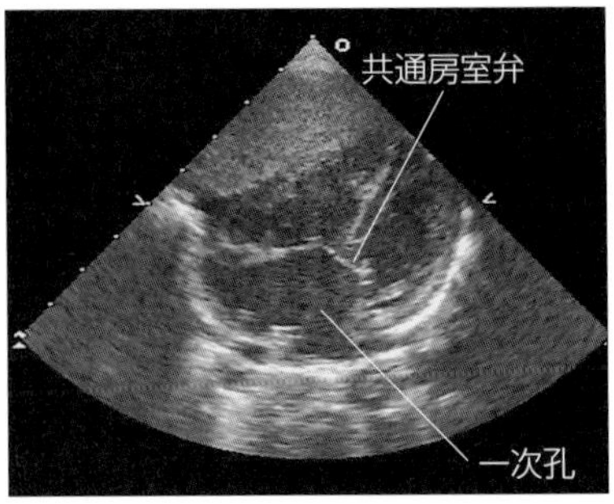


▶図 6-52　**完全型房室中隔欠損症の心エコー四腔像**

共通房室弁と心室中隔欠損・心房中隔欠損が同時に描出される。

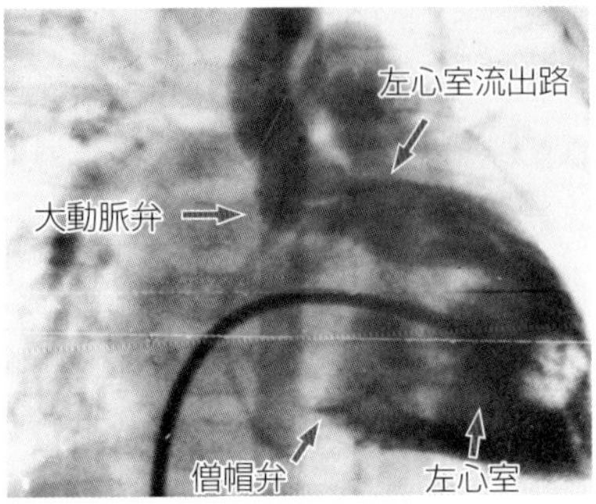


▶図 6-53　**完全型房室中隔欠損症の左心室造影**

左心室流出路が，ガチョウの首のように細長くのびているように見える(ガチョウの首徴候〔グースネックサイン〕)。

的である(▶図 6-53)。

● **治療**　通常は手術を行う。

**1 手術適応**　不完全型房室中隔欠損症の手術適応は，心房中隔欠損症と同じように欠損孔の大きさによって決まる。だが，本症では欠損孔が小さい例は少ない。僧帽弁閉鎖不全を伴う場合は，欠損孔パッチ閉鎖とともに弁形成術の対象となる。

完全型房室中隔欠損症は，全例が手術適応である。乳児期早期から重篤な心不全を呈する症例は，生後3か月前後に手術が必要となる。心不全がコントロールできる例でも，肺高血圧による肺血管の病的変化が不可逆的となるのを防ぐために，生後6か月前後で手術することが望ましい。

**2 手術術式**　不完全型房室中隔欠損症に対しては，僧帽弁の裂隙を縫合して，中隔欠損をパッチ閉鎖する(▶515ページ，図 6-51-a)。僧帽弁の閉鎖不全が高度な症例でも，幼児期までに手術すれば，人工弁が必要となる症例は少ない。成人まで放置された症例では，人工弁置換が必要となることがある。手術死亡率は0〜2% である。

完全型房室中隔欠損症は，房室弁が共通前尖・共通後尖によって一体化している。そのため，心室中隔欠損と心房中隔欠損をパッチ閉鎖すると同時に，この共通弁尖を分割する必要がある。さらに僧帽弁の裂隙の縫合も行う(▶図 6-54 および 515 ページ，図 6-51-b)。

乳児期早期に心不全が強い症例に対しては，姑息(こそく)手術として肺動脈絞扼術を行うこともあるが，一般的には一期的に開心根治術を行う。手術死亡率は約3〜5% で，生後3か月以下ではやや高い。

● **予後**　不完全型房室中隔欠損症では，まれに僧帽弁閉鎖不全が高度で弁置換にいたる例が存在するが，それ以外の症例の予後は良好である。通常の心房中隔欠損症と同様に，成人してから手術を受けた例のなかには，上室性不整脈に苦しめられる場合がある。

完全型房室中隔欠損症の場合は，肺血管病変の程度と僧帽弁閉鎖不全が予後を左右する。

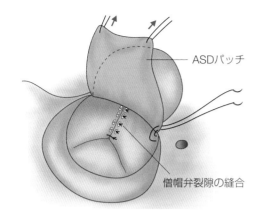

ASDパッチ

僧帽弁裂隙の縫合

◉**図 6-54　完全型房室中隔欠損症の手術**

# 3　心室中隔欠損症 ventricular septal defect（VSD）

　単独心奇形としては最も頻度が高く，先天性心疾患の約 25〜30％ を占める。欠損孔の位置や大きさによって，種々の病態を示す（◉図 6-55）。本来は心室レベルでの左→右短絡であるが，合併疾患や肺血管病変によっては右→左短絡が出現することもある。

　症状は，無症状で心雑音のみのものから，乳児期早期から心不全を呈するものまでさまざまである。特有の随伴疾患としては，肺動脈狭窄・動脈管開存・大動脈弁閉鎖不全などがある。また，多くの複雑心奇形にも合併する。

● **診断**　以下のようなことを参考にして行われる。

　①**心音**　胸骨左縁の全収縮期雑音とⅡ音の肺動脈弁成分の亢進をみとめる。

　②**胸部 X 線検査**　短絡量の少ない例では正常である。短絡の増大につれて，心陰影の拡大と肺血管陰影の増強を示す。肺血管抵抗の上昇したアイゼンメンゲル症候群では，末梢肺野はむしろ明るくなる。

　③**心電図**　軽症では正常である。短絡の増大につれ，左心室肥大から両心室肥大をみとめる。

　④**心エコー検査**　左心房，左心室，肺動脈が拡大している。ドップラー法によって，欠損孔に一致したモザイク状の短絡血流をみとめる（◉図 6-56）。

　⑤**右心カテーテル検査**　右心室レベルでの酸素飽和度の上昇，右心室・肺動脈圧の上昇を呈する。これらは左→右短絡の検査結果であるが，肺高血圧が続いた症例では肺血管抵抗が上昇するために，右→左短絡も出現する（アイゼンメンゲル症候群，◉512 ページ，NOTE❶）。

● **治療**　自然閉鎖することもあるが，大きな欠損孔の場合は手術が必要となることが多い。

　□ **手術適応**　肺体血流量比 1.5 以上が手術適応となる。心不全の強い例では，月齢にかかわらず手術が必要となるが，生後 1 か月以内に手術を要する例は少ない。

　高度肺高血圧症例では，1 歳までに手術を行う必要がある。短絡の少ない小さな欠損でも，大動脈弁の閉鎖不全を伴う（円錐部中隔欠損に多い）場合や，

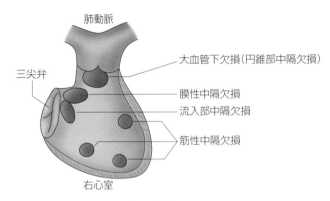

◉図6-55　心室中隔欠損の種類

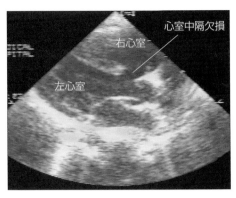

◉図6-56　心室中隔欠損症の心エコー長軸像

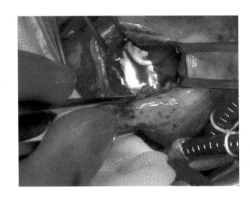

◉図6-57　心室中隔欠損症の術中写真(パッチ閉鎖術)

肺動脈弁下狭窄が進行する例では手術適応となる。

　アイゼンメンゲル症候群にいたると，手術死亡率が非常に高く，手術適応外となる。

　**②手術術式**　体外循環のもとで，直視下に**欠損孔閉鎖術**を行う(◉図6-57)。欠損孔の直接縫合閉鎖よりも，パッチ閉鎖が行われることが多い。円錐部中隔欠損では肺動脈を切開して経肺動脈弁的に，膜性中隔欠損や流入部中隔欠損では右心房を切開して経三尖弁的に，欠損孔を閉鎖する。右心室心筋を切開しないことを原則とするが，筋性中隔欠損では心室切開を必要とすることがある。

　膜性中隔欠損や流入部中隔欠損は，刺激伝導系の近辺を縫合閉鎖することとなるので，その損傷をきたさないよう注意が必要となる。手術死亡率は約1〜2%である。

　乳児期の開心術の進歩に伴って，単独疾患としての心室中隔欠損症に対して，姑息的に肺動脈絞扼術を行うことはなくなった。

　**●予後**　短絡量が適応以下で，手術をしないで経過をみた症例のうち，右心室流出路狭窄の進行のために手術が必要となる例が，20%くらいあるとされる。

　円錐部中隔欠損の症例では，大動脈弁の変形が心エコー検査で証明されたら早めに手術を行うべきである。経過観察が長すぎると，人工弁置換にいた

ることがありうるので注意を要する。なお，乳児期にパッチ閉鎖を受けた症例の予後は良好である。

# 4 動脈管開存症 patent ductus arteriosus（PDA）

　胎生期に開存している動脈管は，正常児では通常 72 時間以内に閉鎖して動脈管索となる。この動脈管が閉鎖しないまま残るものが**動脈管開存症**で，先天性心疾患の約 10% を占める。少数例のみが乳児期に心不全症状を呈し，早期手術の対象となる。多くは無症状であるが，心雑音によって容易に診断される。

● **診断**　以下のようなことを参考にして行われる。

　①**心音**　左胸部から背部にかけての連続性雑音が特徴的である。

　②**胸部 X 線検査**　短絡量に応じて肺血管陰影の増強と心陰影の拡大をみとめる。

　③**心電図**　軽症では正常，短絡が多くなると左心室肥大をみとめる。

　④**心エコー検査**　ドップラー法によって，動脈管での左→右短絡をみとめる。

　⑤**心臓カテーテル検査**　右心カテーテルを肺動脈から動脈管を抜けて，下行大動脈に挿入できることが多い。肺動脈で酸素飽和度の上昇をみとめる。重症例では肺高血圧症を呈する。

● **治療**　侵襲的治療について述べる。

　**1 手術適応**　短絡量が少ない症例でも，放置すると感染性心内膜炎の罹患率が高い。一方で感染を伴わない限り手術死亡率は非常に低いので，全例が手術適応となる。未熟児も含め乳児期に心不全を呈する例は，早期手術の対象となる。無症状のものは，待機的に就学前に手術を行うことが望ましい。

　なお，成人にいたった症例では，動脈硬化によって手術のリスクは高くなる。高齢者や動脈管動脈瘤症例では，手術死亡率は 5% をこえる。そのため，幼児期までに手術もしくはカテーテルインターベンションで閉鎖しておくことが望ましい。

　**2 手術術式**　左側方開胸によって，動脈管の結紮もしくは切断を行う（◯図 6-58）。人工心肺は不要で，手術死亡率は低い。最近のカテーテル治療の進歩により，カテーテルによる閉鎖術も増加している（◯図 6-59）。

● **予後**　一般に予後は良好である。手術の合併症として，反回神経麻痺がおこりうるので，結紮・切断時には注意を要する。

# 5 大動脈縮窄症 coarctation of the aorta（CoA）

　動脈管付近の大動脈に先天的な狭窄が生じるもので，先天性心疾患の約 5% に発生する。心奇形を合併した症例が多く，約 40% に心室中隔欠損を，約 20% に複雑心奇形を合併する。重症度は合併した心奇形により左右される。

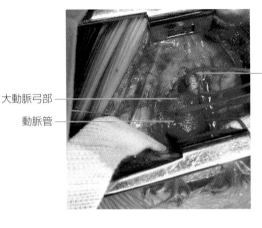

左鎖骨下動脈

大動脈弓部

動脈管

◖図6-58　動脈管開存症の
術中写真

左開胸で左肺を圧排すると，大
動脈と同じように太い動脈管が
中央に見える。

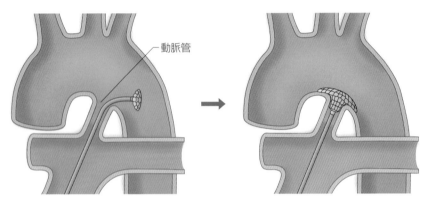

動脈管

◖6-59　動脈管開存症のカテーテル治療

閉鎖栓を留置し，動脈管を閉鎖する。

　このように，ほかの心疾患を合併する場合を**大動脈縮窄複合** coarctation complex とよぶ。大動脈縮窄複合は，新生児期に重篤な心不全・呼吸不全・アシドーシスを生じ，プロスタグランジン $E_1$（$PGE_1$）を中心とした積極的な薬物治療と緊急手術を必要とする。

　心疾患を合併しない単独の縮窄症の場合は，症状の発現が遅く，心雑音や上肢高血圧症をきっかけに診断される。

● **診断**　以下のようなことを参考にして行われる。

　①**心音**　乳児の心音は合併心疾患による。成人では血管狭窄雑音 bruit を背部で聴取する。

　②**胸部 X 線検査**　成人では，左第一弓が縮窄と縮窄後拡大による3の字型 appearance of figure 3[1]を示す。また肋間動脈拡大による肋骨下縁の蚕食像 rib notching[2]もみとめる。乳児では，特有の陰影はみとめられない。

　③**心電図**　左心室肥大または両心室肥大をみとめる。

　④**心エコー検査**　大動脈弓遠位部が狭窄あるいはほぼ途絶した像が得られる。

　⑤**上下肢血圧**　成人では著明な上肢高血圧症と上下肢血圧差をみとめる。しかし，新生児の大動脈縮窄複合では，状態不良のときは四肢の血圧がすべ

━ NOTE

❶3の字型

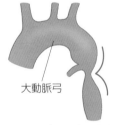

大動脈弓

狭窄部が3の字に見える。

❷蚕食像

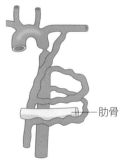

肋骨

肋間動脈が側副血行路として発達することで，肋骨下縁が虫食い状にくぼんで見える。

て低く，血圧差は不明確である。また，プロスタグランジン $E_1$ が有効な例は，動脈管経由の右→左短絡によって下半身が灌流されるため，やはり上下肢血圧差は不明確である。

⑥**心臓カテーテル検査**　カテーテルが縮窄部を通過可能ならば圧較差が証明できるが，合併疾患の検索を除いては必ずしも必要な検査ではない。

⑦**血管造影**　右心系からの造影で十分な診断価値があり，大動脈造影は必ずしも必要ではない。新生児では心臓カテーテル検査の侵襲を避けるため，逆行性橈骨動脈造影のみを行うことが多い。

⑧**CT**　最近の CT の進歩により，乳幼児でも短時間おとなしくしていれば十分によい造影画像が得られるようになった（◉図 6-60）。

● **治療**　外科的治療について述べる。

１**手術適応**　ごく軽度の狭窄を除き，すべて手術適応である。軽度の狭窄および手術後の狭窄残存には，カテーテルインターベンションが有効である。

２**手術術式**　次のようなものがある。

①**鎖骨下動脈フラップ subclavian flap 法**　左鎖骨下動脈を切断して縮窄した大動脈を再建する。形成部の成長が期待でき，再狭窄は少なく，乳幼児に対して有用な術式である。しかし，左鎖骨下動脈を結紮切断しなければならず，QOL の面から徐々に採用されることが少なくなっている。

②**縮窄切除・端々吻合**　縮窄部を切除して端々吻合する。この術式は，狭い範囲で行うと再狭窄が多いため，最近では大動脈弓部まで十分に切開して縮窄をできるだけ切除する拡大術式が行われている（◉図 6-61）。早期・遠隔ともよい成績を示している。

③**人工血管置換術**　まれではあるが，成人まで未治療だった症例に適用される。

● **予後**　単純な縮窄症の手術成績は良好であるが，合併心奇形を有する新生児の手術死亡率は 3～5％ である。狭窄の残存や再発に対しては，カテーテルによる治療がたいへん効果的である。

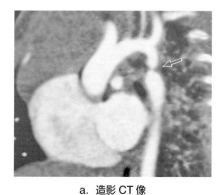

**a．造影 CT 像**
→が縮窄部である。

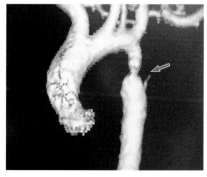

**b．3D-CT 像**
→が狭窄部である。

◉**図 6-60　大動脈縮窄症**

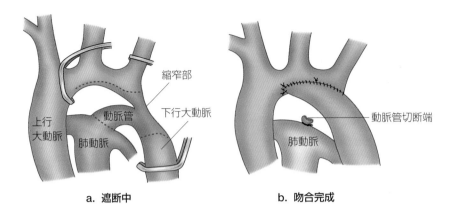

a. 遮断中　　　　　　　　　b. 吻合完成

◯図6-61　大動脈縮窄症に対する拡大端々吻合法

# 6 ファロー四徴症 tetralogy of Fallot(ToF)

チアノーゼ性心疾患の代表であり，先天性心疾患の約10%を占める。**ファロー四徴症**の解剖学的な特徴は，①肺動脈狭窄，②心室中隔欠損，③大動脈騎乗，④右心室肥大の4つである。

肺動脈狭窄の主体は右心室流出路の筋性狭窄で，これに肺動脈弁自体の狭窄を伴う。そのため肺循環系の抵抗が高く，しかも大動脈が心室中隔欠損の上に騎乗しているため，体静脈血は右→左短絡し，高度のチアノーゼを呈する。体循環から肺循環へと流入する側副血行路が発達し，上行大動脈は正常に比べて太い。

新生児期からチアノーゼをみとめ，右心室流出路狭窄が中等度以上であれば，哺乳時や体動時に呼吸困難や無酸素発作をおこす。歩行する年齢に達すると，運動後に蹲踞(うずくまり)の姿勢をとるようになる。右心室流出路の軽度の狭窄を示すものから，極型といわれる肺動脈閉鎖例まで，重症度が大きく異なる。

●**診断**　以下のようなことを参考にして行われる。

①**心音**　Ⅱ音は単一である。胸骨左縁に収縮期駆出性雑音を，ときに側副血行による連続性雑音をみとめる。

②**血液検査**　多血症・血液濃縮をみとめる。

③**胸部X線検査**　心陰影は木靴型が特徴的で，肺野は明るい。右側大動脈弓の率が高い(約25%)。

④**心電図**　右心室肥大，右軸偏位をみとめる。

⑤**心エコー検査**　長軸像によって心室中隔欠損と大動脈の騎乗が，短軸像によって右心室肥大と右心室流出路狭窄が描出される。

⑥**心臓カテーテル検査**　右心室圧と左心室圧は等圧であり，右→左短絡のため体循環の酸素飽和度が低下している。右心カテーテルを肺動脈に挿入できることはまれで，大動脈には挿入しやすい(◯図6-62)。

⑦**心血管造影**　右心室造影で大動脈が良好に造影され，同時に右室から肺

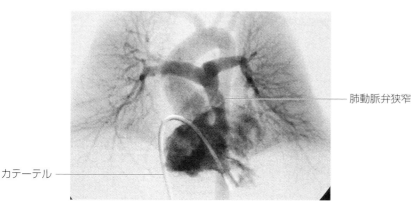

◗図 6-62　ファロー四徴症の右心室造影（肺動脈弁狭窄と右心室流出路狭窄）

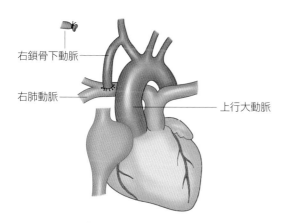

◗図 6-63　ブラロック-タウシッヒ手術

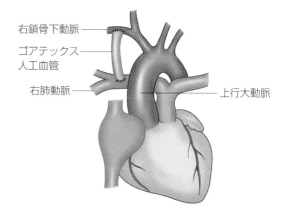

◗図 6-64　ブラロック-タウシッヒ変法

動脈への流出路に狭窄をみとめる。

● **治療**　外科的治療について述べる。

　□1 **手術適応**　全例が手術適応となる。根治手術までの経過中に，感染性心内膜炎や脳膿瘍を併発することがある。乳児期に無酸素発作を繰り返す例と肺動脈の発育が不十分と判定された例では，次に述べる**ブラロック-タウシッヒ** Blalock-Taussig **手術**による肺血流の増加がはかられる。

　根治手術は，以前は 1〜2 歳，体重 8〜10 kg で施行されていたが，最近では早期の根治手術の適応が拡大しつつある。

　□2 **手術術式**　次のようなものがある。

　①**体肺動脈短絡術**　ブラロック-タウシッヒ手術が主流である。ブラロック-タウシッヒ手術は，鎖骨下動脈を離断し同側の肺動脈へ端側吻合することで肺動脈血流量を増やす，姑息手術である（◗図 6-63）。現在では，人工血管で鎖骨下動脈と肺動脈をつなぐ変法を行うことが多い（◗図 6-64）。

　②**根治手術**　心室中隔欠損のパッチ閉鎖を行ったのち，右心室流出路狭窄の程度に合わせた右心室流出路拡大術を行う。右心室流出路拡大術には，一弁つき流出路パッチを用いて拡大する方法や，弁つき心外導管を用いて右心室から肺動脈への通路を作成する方法（**ラステリ手術**，◗526 ページ）がある。

流出路を拡大する際に肺動脈弁を犠牲にした場合は，手術後に肺動脈弁がない状態，あるいはある程度の肺動脈弁閉鎖不全の状態になるが，多くの症例は十分に耐えることができる。手術死亡率は，肺動脈の発育状況に左右されるが，約1%である。

● **予後** 根治手術を受けた多くの症例が肺動脈弁閉鎖不全の状態である。それが原因で成人に達したのちに，右心室機能不全や不整脈に対しての治療が必要となることがある。成人に達したファロー四徴症術後患者では，10〜20%で肺動脈弁置換術が必要となるとされている。

# 7 完全大血管転位症
## complete transposition of the great arteries（TGA）

心室と大血管の接続が逆転し，右心室から大動脈が，左心室から肺動脈が起始する疾患で，正常の循環と血行動態が異なるのが特徴である（▶図6-65）。先天性心疾患の約5%を占める。

心室中隔欠損の有無および肺動脈狭窄の有無によって，4型に分類される。頻度は，Ⅰ型が約60%，Ⅱ型が約30%，Ⅲ型とⅣ型が約10%である（▶表6-4）。

静脈血が肺を通らずに大動脈に流入してしまうため，病型にかかわらず新生児期からチアノーゼが著明で，卵円孔または心房中隔欠損・心室中隔欠損・動脈管開存のいずれかによる動静脈血混合がないと生存できない。**バルーン心房中隔裂開術** balloon atrial septostomy（**BAS**）❶または手術なしでは，約50%以上が1か月以内に死亡する。病型によって治療の方法や時期が異なるが，いずれの病型でも手術なしに長期生存は望めない。根治的には，心房・心室・大血管いずれかのレベルでの血流転換手術が必要となる。

● **診断** 以下のようなことを参考にして行われる。

①**胸部X線検査** 心基部が狭く，心室が拡大した卵型陰影をみとめる。

◻ NOTE

**❶バルーン心房中隔裂開術（BAS）**

バルーンカテーテルを，大腿静脈から右心房，さらに卵円孔を経由して左心房へと進める。左心房内でバルーンをふくらませ，勢いよく右心房まで引き抜くことで，心房中隔を裂いて孔を拡大することができる。通常透視下に行うが，緊急時などベッドサイドで心エコーガイド下に行うことも可能である。

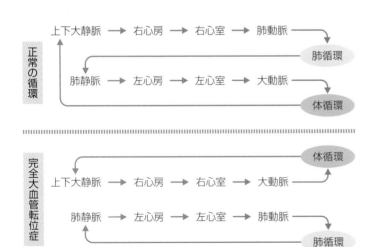

● 表6-4 **完全大血管転位症の分類**

| | |
|---|---|
| Ⅰ型 | 心室中隔欠損なし |
| Ⅱ型 | 心室中隔欠損を合併する |
| Ⅲ型 | 心室中隔欠損と肺動脈狭窄を合併する |
| Ⅳ型 | 心室中隔欠損のない肺動脈弁ないし弁下狭窄の合併 |

▶ 図6-65 **正常の循環と完全大血管転位症の血行動態の違い**

②**心電図**　右軸偏位，右心室肥大または両心室肥大をみとめる。

③**心エコー検査**　大動脈が前方の心室（右心室）から起始し，肺動脈が後方の心室（左心室）から起始している。冠状動脈の走行も可能な限り判定する（○図6-66）。

④**心臓カテーテル検査**　診断は心エコー検査だけで可能であるが，合併疾患の診断，肺動脈圧の測定，同時バルーン心房中隔裂開術を行ううえで有用である。

⑤**心血管造影**　右心室造影によって大動脈が，左心室造影によって肺動脈が造影される。冠状動脈の走行異常が多いので，根治手術のためには冠状動脈造影も必要である。

● **治療**　Ⅰ型とⅡ型に対しては，以前はバルーン心房中隔裂開術を施行してから待機的に**心房内血流転換手術**が行われていた。しかし，長期予後における不整脈と解剖学的右心室の心不全が注目されるようになり，最近では大血管レベルでの血流転換手術（**ジャテーン手術**）が主流となっている。Ⅲ型は**ラステリ手術**を行うことが多い。Ⅳ型は非常にまれであるが，治療方針の決定はむずかしい。

☐1 **姑息手術**　体肺動脈短絡術では，主としてブラロック-タウシッヒ変法（○523ページ）が行われている。Ⅱ型に対し，待機的にジャテーン手術を行う際の姑息手術として，肺動脈絞扼術が用いられることがある。

☐2 **根治手術とその予後**　過去に多く行われた手術として，マスタード手術とセニング手術とがあり，ともに心房内血流転換手術である。Ⅰ型・Ⅱ型・Ⅳ型に適応する。手術死亡率は約3〜4％である。右心室を体循環に使うことになるので，成人に達したのちに不整脈や心不全をきたすことがあり，適応されることが少なくなった。現在はジャテーン手術やラステリ手術が行われる。

①**ジャテーン Jatene 手術**　現在の主流となったジャテーン手術は，大血管レベルの血流転換手術であり，人工心肺下に大動脈と肺動脈を切り離し位置を入れかえ，同時に冠状動脈を肺動脈（新しい大動脈）につけかえる（○図6-67）。Ⅰ型・Ⅱ型に適用し，手術死亡率は約2〜5％である。新生児期手術の進歩とともに成績が向上してきた。肺動脈狭窄による再手術が約10〜20％必要となる。

ジャテーン手術が主流になったのに伴い，Ⅰ型では大きなバルーン心房中

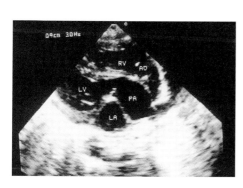

LV：左心室
RV：右心室
LA：左心房
AO：大動脈
PA：肺動脈

○**図6-66　完全大血管転位症の心エコー長軸像**
右心室と大動脈，左心室と肺動脈がつながっている。

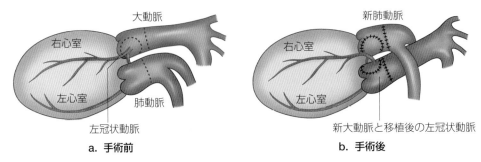

　大動脈　　　　　　　　　　　　　　　　　　　新肺動脈

右心室　　　　　　　　　　　　　　　　　　右心室

左心室　　　　　　　　　　　　　　　　　左心室

　　　　　　　肺動脈

左冠状動脈　　　　　　　　　　　　新大動脈と移植後の左冠状動脈

**a. 手術前**　　　　　　　　　　　　　　**b. 手術後**

○**図6-67　ジャテーン手術**
左方から見た図なので，冠状動脈は左側だけを示した。このように，肺動脈の分枝の間から大動脈を
通す方法が一般的である。

　隔裂開術は左心室圧の低下や左心室壁厚の減少をきたすため不適とされ，プ
ロスタグランジン $E_1$ による動脈管の維持と小さなバルーン心房中隔裂開術
で左心室の負荷を保ちつつ，早期のジャテーン手術が行われるようになった。
Ⅱ型では，心室中隔欠損があるため動静脈血混合も左心室圧の低下も心配な
く，心不全の強くなってくる生後1か月ごろに心室中隔欠損の閉鎖とジャ
テーン手術が行われる。

　②**ラステリ Rastelli 手術**　ラステリ手術は，パッチでトンネル状に心室中
隔欠損を閉じ，心外導管で右心室から肺動脈へのバイパスを作成する根治術
である。Ⅲ型では新生児期～乳児期早期に体肺動脈短絡術によりチアノーゼ
を改善し，成長を待ち3～5歳でラステリ手術を施行する。手術死亡率3%
前後である。心外導管は成長や変性によって交換する必要がある。

# 8 総肺静脈還流異常症
## total anomalous pulmonary venous return（TAPVR）

　先天性心疾患の約1%を占める。左心房に還流すべき4本の肺静脈が，す
べて右心系に還流したものである。心房中隔欠損もしくは卵円孔開存がなけ
れば生存できない。右心室・肺動脈の血流は増大し，肺高血圧症を呈する。
右心系に還流する経路に狭窄を有する場合 pulmonary venous obstruction
（PVO）は，肺うっ血をきたし重篤である。

　肺静脈の還流部位によって，上心臓型（Ⅰ型）・心臓型（Ⅱ型）・下心臓型
（Ⅲ型）・混合型（Ⅳ型）の4型に分類される（○図6-68）。型別では最も多いの
は上心臓型で約60%を占める。下心臓型はPVOの頻度が高く，新生児早
期から重篤な例が多い。

　全体の約80%以上は新生児期から肺うっ血・肺高血圧・心不全となり，
早急な手術を要する。乳幼児健診が進歩し，年長児になってからみつかる症
例は減少してきた。

　●**診断**　以下のようなことを参考にして行われる。

　①**胸部X線検査**　肺野は型にかかわらず重症度に応じたうっ血像を呈す

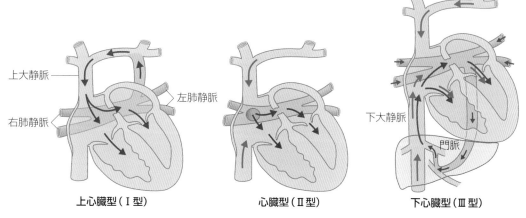

**上大静脈**

**右肺静脈**

**左肺静脈**

**下大静脈**

**門脈**

上心臓型（Ⅰ型）　　　　　心臓型（Ⅱ型）　　　　　下心臓型（Ⅲ型）

◖**図 6-68　総肺静脈還流異常症の病型分類**
この３つのほかにⅣ型として混合型がある。

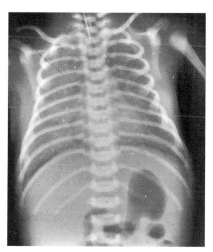

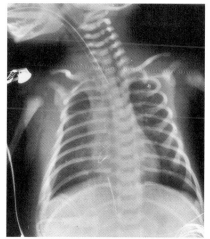

　　　a．手術前　　　　　　　　　　　　　b．手術後
高度の肺うっ血を呈している。　　　高度の肺うっ血は改善されている。

◖**図 6-69　総肺静脈還流異常症の X 線像**

る（◖図 6-69）。Ⅰ型の年長児では，垂直静脈および上大静脈の拡大によって
雪だるま型陰影が特徴的である。

　②**心電図**　右軸偏位・右心室肥大・右心房負荷をみとめる。

　③**心エコー検査**　左心房・左心室の狭小と右心室の拡大をみとめる。カ
ラードップラー法では，心房中隔欠損を介した右→左短絡をみとめる。なお，
異常還流部位を描出できる場合もある。

　④**心臓カテーテル検査**　肺静脈還流部位での酸素飽和度の上昇と，左心系
での酸素飽和度の低下および肺高血圧症をみとめる。

　⑤**心血管造影**　肺動脈造影を行えば，還流の形態がわかる。ただし，重症
の新生児には行えないことも多い。

● **治療**　手術を行う。

　　①**手術適応**　全例が適応となると考えられる。PVO を伴うものは緊急手術の必要があるが，それ以外は心不全治療ののちに準緊急的に手術を行う。

　　②**手術術式**　Ⅰ型およびⅢ型では，共通肺静脈幹と左心房を吻合する。手術の方法として，心尖を持ち上げて後方で吻合する後方からの手術と，右方から心房に横切開を加える右方からの手術とがある。Ⅱ型に対しては，心房内で心房中隔欠損を介して肺静脈血を左心房に還流するようにパッチをあてる。手術死亡率は手術前の状態に左右され，肺静脈狭窄を伴う新生児では20% 前後と高く，それ以外の例では約 5% である。

● **予後**　手術生存者のうち，5〜15% の症例に術式にかかわらず肺静脈に進行性の狭窄が発生するとされる。この病態の予後は不良で，再手術による救命率は低い。

# 9　その他の先天性心疾患

## 1　単心室 single ventricle/univentricular heart

　先天性心疾患の約 2% を占める。両側の心房からの血流が，1 つの大きな心室に流入する疾患である。房室弁の形態としては，2 つの房室弁を有するものが約 70%，共通房室弁を有するものが 30% にみとめられる。一側の房室弁閉鎖は，それぞれ三尖弁閉鎖，僧帽弁閉鎖と区別してよばれる。

　**単心室**は，①大きな左心室に痕跡的な右心室を伴う A 型，②大きな右心室に痕跡的な左心室を伴う B 型，③両心室構造を有する C 型，④心室構造が左心室とも右心室とも決めかねる D 型，に分けられる。D 型は無脾症・多脾症であることが多い。

　単心室は，ほかの心大血管の奇形を必ず伴うので，複雑多様な形態をとる。大血管転位が約 85% にみとめられ，肺動脈狭窄が約 70% にみとめられる。

● **診断**　おもに心エコー検査により病型を含めた確定診断を行うことができる。

● **治療**　乳児期にはまず姑息手術を行う。肺血流減少例には体肺動脈短絡術，肺血流増加例には肺動脈絞扼術を行う。しかし，肺動脈絞扼術によって大動脈弁の下に狭窄が進行することがあり，その場合は根治術の前に狭窄を解除する手術が必要となる。

　根治術としての中隔形成術は，ごく一部の症例に適応があるが難易度も高い。

　最近では，機能的根治術として**フォンタン** Fontan **手術❶**が広く応用されるようになり，成績の向上がみられている。フォンタン手術とは，上大静脈は直接，下大静脈は人工血管を介して肺動脈と吻合することにより，体静脈血を直接肺動脈に還流させる手術である（●図6-70）。フォンタン手術が成立するためには，血管抵抗が低くて流れやすい肺動脈をもつことが必要な条件である。そのためには，フォンタン手術までの段階的手術が重要であり，数回の手術ののちにフォンタン手術に到達する症例が多い。フォンタン手術の死

□NOTE
❶フォンタン手術は心室が1つしかない状態で左心と右心を分割する（右心系には心室がない）。二心室のある状態の根治術と異なるために「機能的根治術」といわれる。

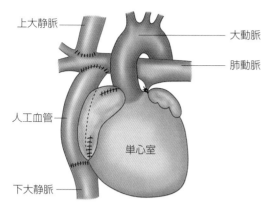

上大静脈

大動脈

肺動脈

人工血管

単心室

下大静脈

◉**図 6-70　人工血管を用いた
フォンタン手術**
上下大静脈は肺動脈に直接つな
げられる。

亡率は 3〜7% である。

## 2 無脾症候群 asplenia syndrome，多脾症候群 polysplenia syndrome

　まれな疾患ではあるが，ほとんどの場合は高度のチアノーゼを伴う複雑心
奇形を有する。内臓錯位❶を必ず合併しており，しばしば対称肝 symmetrical
liver を有し，胃泡は中央もしくは左側にみとめる。単心房であることが多く，
心房および肺の構造が左右対称である。
　**無脾症候群**では，通常，脾臓は欠損しており，心房・肺とも右型である。
無脾症に多い合併心奇形は，大血管転位・単心房・単心室・肺動脈閉鎖・総
肺静脈還流異常症などである。
　**多脾症候群**では，脾臓は分葉して複数みとめ，心房・肺とも左型である。
多脾症候群では，大血管転位を除いて無脾症候群と同様の疾患のほかに，大
静脈系の異常や心内膜床欠損症の合併が多い。
　症例ごとに種々の心奇形の組み合わせを呈するが，複雑な組み合わせで新
生児期から高度のチアノーゼや心不全を呈する場合の予後は，外科的治療を
行ったとしてもはなはだしく不良である。比較的生存しやすい組み合わせの
症例で，学童期まで手術を要しなかった場合には，根治的手術も可能で，そ
の成績は良好である。
● **診断**　心エコー検査，末梢血検査，胸部 X 線検査および CT により診断
される。
　①**心エコー検査**　さまざまな心疾患を呈することが多く，診断に重要であ
る。
　②**末梢血検査**　無脾症では，ハウエル–ジョリー小体 Howell-Jolly body❷が
みとめられる。
　③**胸部 X 線検査・CT**　心臓の位置はさまざまであるが，肺が左右対称で
ある。無脾症では両側とも右型，多脾症では両側とも左型である。肝臓は左
右対称のことが多い。胃泡は中央もしくは右にみとめる。
● **治療**　疾患の構成が多岐にわたるため一概にいえないが，肺動脈閉鎖症
と総肺静脈還流異常症の合併例は，新生児期に重篤となることが多く，とく

NOTE

❶**内臓錯位**
　左右非対称に発達するは
ずの胸腹部の臓器が，先天
的に左右対称に存在してい
る異常である。

NOTE

❷**ハウエル–ジョリー小体**
　赤血球または赤芽球内に
観察される直径 1〜2 μm
ほどの円形の小体で，核の
遺残物である。脾機能の低
下や赤芽球異形成がある場
合に観察される。

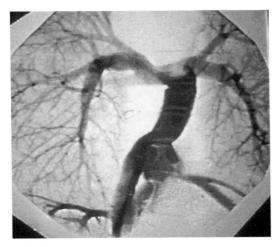

◉**図6-71 無脾症候群におけるフォンタン手術後の下大静脈造影像（内臓逆位）**

に成績不良である。フォンタン手術への到達率はまだ低い。◉図6-71に内臓逆位症例でのフォンタン手術の術後下大静脈造影を示した。

### 3 左心低形成症候群 hypoplastic left heart syndrome

　左心低形成症候群は，左心室・僧帽弁・大動脈弁低形成と上行大動脈および大動脈弓部の低形成を合併する症候群である。大動脈弁と僧帽弁の形態（狭窄または閉鎖）によりいくつか分類されるが，いずれの場合も左心室は極度に低形成であり，全身に十分な血液を送ることができない。そのため，右心室から動脈管を通して流れる血液に，全身への血流が依存している。心房間交通（心房中隔欠損）および動脈管は出生後の生存に必須であるが，ほかの心奇形を合併することは比較的まれである。

　左心低形成症候群の血行動態は，全身からの静脈血が右房に還流し，また肺静脈から左房に戻った動脈血も心房間交通を通ってほぼすべて右房に流入する。右房に集まった動脈血と静脈血の混じった血液は，三尖弁を通り右心室に流入し，右心室から肺動脈へ，さらに肺動脈から肺および動脈管を通して全身へと流れる。したがって，患児は通常チアノーゼをみとめる。

　右心室は肺循環と体循環の両方へと血液を送るため，生後肺血管抵抗が低下し肺へと血液が流れやすくなると，肺血流は増加するようになる。それに伴い，全身への血流は減少し，全身の状態が悪化することになる。したがって，このような状態になる前に肺血管抵抗を上げるような内科的治療（人工呼吸器管理や窒素吸入療法など）をすみやかに開始し，手術の予定をたてる必要がある。なお，全身へ血液を送る右心室の機能が低下していたり，高度の三尖弁逆流を伴っていたりする場合は，手術を施行したとしても予後不良である場合も多い。

●**診断**　おもに心エコー検査により確定診断を行う。

　①**心エコー検査**　胎児期より心エコー検査にて診断が可能である。疾患の

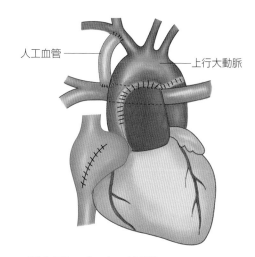

人工血管

上行大動脈

◉**図6-72　ノーウッド手術**

診断とともに，手術の際に有用な情報（大動脈の太さ，大動脈縮窄の有無，上行大動脈の血流方向，三尖弁の逆流の程度，心房間交通の大きさなど）を得ることができる。

②**CT検査**　心エコー検査にて，大動脈弓部分枝異常の有無や肺静脈還流などが十分診断できない場合に追加して行う場合もあるが，その頻度は低い。

● **治療**　以前は救命が不可能と考えられていたが，手術法や体外循環，周術期管理の進歩により，近年手術成績が向上している。広義には，単心室のなかの1つの疾患であり，最終的にはフォンタン手術を目ざすことになるが，新生児期あるいは乳児期早期に施行される**ノーウッド** Norwood **手術**を乗りこえることが最初で最大の関門である。ノーウッド手術は，肺動脈と低形成な大動脈を結合して1つの大動脈弓を再建するとともに，体肺動脈短絡術を行い肺への血流を確保する手術である（◉図6-72）。手術成績は向上しているものの，依然10%程度の術後早期死亡をみとめる。とはいえ2000年以前の手術成績は非常に不良であったことを考えると，手術成績が飛躍的に向上したといっても過言ではないだろう。

# E　脳・神経疾患

　脳神経外科のなかで，小児（通常15歳以下）領域の疾患には，先天性奇形から脳血管障害，頭部外傷，脳腫瘍などまであり，成人領域と比較してさらに幅広い。脳神経外科単独ではなく，産科・新生児科・小児科（とくに神経，内分泌）・形成外科・小児外科・眼科・耳鼻科・放射線科・麻酔科などとのチーム医療が重要となる。成人との最大の違いは，小児は成長することであり，身体的な成長・発達のほかに学習・知的発達，さらには心理面の発達も考慮しなければならない。

# 1 先天性奇形

脊髄髄膜瘤・脊髄脂肪腫・水頭症・頭蓋骨縫合早期癒合症などが代表的な疾患となる。

● **脊髄髄膜瘤**　**脊髄髄膜瘤**は，腰仙部に皮膚欠損と脊髄披裂を伴う脊髄を含んだ髄膜瘤をみとめる（◯図 6-73）。症状は下肢運動障害・膀胱直腸障害および治療前後の水頭症である。感染回避のため，生後 48 時間以内に手術を行う必要があり，妊娠中に胎児エコーや妊婦の MRI（◯図 6-74）で脊髄髄膜瘤をみとめた場合は，新生児科医・脳神経外科医・形成外科医が出産時に待機する。水頭症には脳室-腹腔短絡術（V-P シャント術）を行う。

● **脊髄脂肪腫**　**脊髄脂肪腫**も，脊髄髄膜瘤と同様に下肢運動障害・膀胱直腸障害による症状をきたすため，脂肪と脊髄を分離して脂肪腫摘出を行うが，脊髄と脂肪との位置関係から，手術の難易度は異なる。

● **水頭症**　小児の**水頭症**には，頭囲拡大を伴う場合と伴わない場合があり，頭痛や吐きけ，活動性の低下，意識障害などさまざまな症状をきたす。水頭症は緊急を要する場合も多い。治療には，V-P シャント術と神経内視鏡を用いた第三脳室底開窓術がある。病態に合わせた治療法の選択，異物の留置による将来的な閉塞や感染，成長に伴うチューブの腹腔外への逸脱などが問題となりえる。

● **頭蓋骨縫合早期癒合症**　**頭蓋骨縫合早期癒合症**は，縫合線の一部が早期に癒合してしまう疾患（◯図 6-75）で，形態の異常と頭蓋内圧亢進による発達への影響が問題となる。形成外科と合同で頭蓋拡大形成術や頭蓋延長術を行う。

# 2 小児脳腫瘍

小児期において，脳腫瘍は白血病についで頻度が高い腫瘍で，固形腫瘍としては最も多い。**小児脳腫瘍**の治療は，専門施設で集中的に行われることが

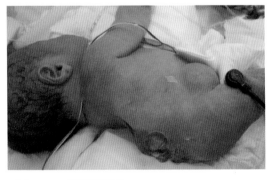

◯図 6-73　脊髄髄膜瘤

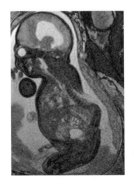

◯図 6-74　妊婦の MRI 像
胎児の脊髄髄膜瘤をみとめる。

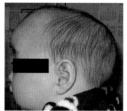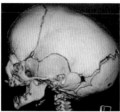

a. 矢状縫合早期癒合
頭蓋骨が前後に長い。

b. ラムダ縫合早期癒合
頭蓋骨の前後が短い。頭蓋内圧亢進で頭蓋骨が薄くなった部位が多発している。

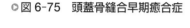

○**図 6-75　頭蓋骨縫合早期癒合症**

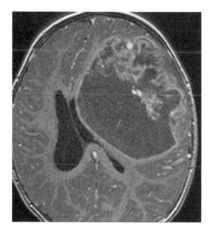

○**図 6-76　小児脳腫瘍（上衣腫）の頭部造影 MRI 像**

多い。良性脳腫瘍から難治性悪性脳腫瘍まで，その種類はさまざまであり，脳のいたる場所に発生する（○図 6-76）。成人同様，手術だけで根治がむずかしい場合が多く，手術・化学療法・放射線療法を組み合わせて治療するが，発育途上の脳に対する放射線療法の適応は，慎重に考慮しなければならない。

# 3　脳血管障害

　低出生体重児やビタミン K 欠乏症などの出血性素因，あるいは脳動静脈奇形を代表とする血管奇形を原因として脳出血が生じる。小児，とくに乳幼児の頭蓋は可塑性に富むので，頭蓋内圧の緩衝が期待できる。そのため，基本的には保存的に加療するが，進行性に頭蓋内圧が亢進する場合には血腫除去術の適応となる。
　脳梗塞の原因となる，内頸動脈終末部の狭窄閉塞ともやもや血管の新生を特徴とするもやもや病（○図 6-77）の典型的な症状としては，啼泣時などに過呼吸となって誘発される構音障害❶，麻痺，しびれがあり，直接あるいは間接バイパスの適応となる。

NOTE
❶鍵盤ハーモニカなど息を吹き込む楽器の演奏後や，スープに息を吹きかける動作でも過呼吸となって構音障害が誘発されるため，日常生活にも注意が必要である。

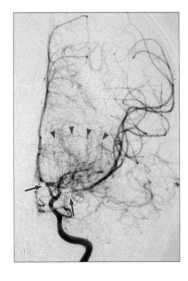

◉**図 6-77　もやもや病の DSA 像**
内頸動脈終末部の血管狭窄(→)ともやもや血管
(▶)の増生をみとめる。

# 4　頭部外傷

　小児は成人に比べて頭部の比率が身長に対して大きいため，重心が上方にあり，精神や運動活動の未熟さもあって頭部外傷が生じやすい❶。頭蓋骨は薄くて弾力に富んでいることから，衝撃を受けてゆがみ，へこみを生じやすいので，直撃脳損傷が発生しやすい。線状骨折よりも陥没骨折が生じやすく，骨折を伴わない急性硬膜外血腫をきたしやすい。軽い頭部外傷後に，意識清明期を経て，意識障害・頭痛・嘔吐・痙攣を発症する例が少なからずみられ，良性外傷後脳症あるいは外傷性拡延性抑制症候群とよばれる。高齢者に多いとされる慢性硬膜下血腫は，小児でも生後3〜9か月ごろをピークに，生後2年までに発生する場合がある。

┌─NOTE
❶**虐待の発見**
　小児の頭部外傷は虐待を見逃さないことも重要で，全身の観察や成長・発育の程度を慎重に観察する。

# II　小児の外科患者の看護

## A　新生児期手術患者の看護

　新生児外科手術の多くは緊急を要することが多い。子どもの全身状態は不良のことが多く，生理機能の未熟さも加わって迅速な処置が必要となる。また，ささいな医療ミスが致命的になることもある。

　この時期は母子間の愛着形成において重要な意味をもつため，その関係づくりへの看護介入が必要である。緊張や不安の大きい母親に十分なインフォームドコンセントを行うことが重要である。

# 1 手術前の看護

## ◆ アセスメント

　新生児は，熱産生の機能が未熟で皮下脂肪が薄く，体重あたりの体表面積も広い。さらに肝機能も未熟であるため，低体温になりやすい。低体温が全身へ及ぼす影響も大きいため，予防することが大切である。また，呼吸中枢が未熟である。呼吸筋も未発達で，肋骨が水平に走行しているため，深い呼吸をしにくい。加えて，気道が狭いため，気道閉塞をおこしやすい。手術後に呼吸障害をおこさないためにも，術前管理が重視される。さらに，新生児は不感蒸泄がきわめて大きく，多量の水分を不感蒸泄として失う。腎臓による水分の調節機能も未熟なことから，新生児は脱水に陥りやすいため，水・電解質バランスの管理が重要である。

　▶表6-5 に示した項目にそってアセスメントを行う。呼吸（▶表6-6），脈拍・血圧・尿（▶表6-7），**アプガースコア❶**（▶表6-8）を観察し，手術後の子どもの状態を予測して，適切な看護を提供する。

　緊急手術をやむなく受け入れることになった家族は，驚きと不安，心配などが入りまじって動揺する。ある日突然に緊急入院となる場合，あるいは出生直後から子どもの状態がわるい場合には母親は出産の喜びもつかの間で，不安と動揺は大きい。いずれの場合にも新生児のアセスメントと同時に，母親（家族）に対するアセスメントも重要である。

## ◆ 看護目標

（1）体温が 36.5〜37.5℃ に維持される。
（2）換気不全などの状態が改善される。
（3）水・電解質のバランスが改善される。
（4）家族の不安・心配などが緩和され，手術を受容することができる。

## ◆ 看護の実際（看護介入）

　**1 体温の管理**　新生児の腹壁に体温モニター用のプローブを装着して観察する。体温が 36.5〜37.5℃ のときは，酸素消費量が少ないといわれている。体温が低い場合には保育器に収容するなどして，頻繁に体温測定（直腸温）を行い，体温の維持に努める。保育器内の環境条件は新生児の体重によって異なるが，温度（約 30〜33℃ が至適温度❷である），湿度（約 60〜70％），酸素濃度（約 30〜40％）に維持する。

　**2 呼吸の管理**　新生児の状態に合わせて，体位を調整する。気管挿管や人工呼吸器装着時には気道内分泌物が増加するので，上半身を少し高くしてセミファウラー位にする。呼吸障害のある場合は，肩の下に枕を入れ，頭部を後屈させて顎部（あご）を挙上させた体位をとる。

　気道内分泌物の排泄を促すために，体位変換・排痰法を行う。呼吸数の増

□ NOTE
**❶アプガースコア**
　Apgar score
　児が出生したのち，仮死の重症度を評価するために用いられる指数である。5 項目に対して 3 段階に分けて指数評価を行う。

□ NOTE
**❷至適温度**
　体温を正常に保つことができ，酸素消費量が最小となる温度環境をいう。

○表6-5　新生児期手術患者の手術前のアセスメント

| アセスメント項目 | 判断の指標 | 看護上の問題 |
|---|---|---|
| 手術 | • 緊急手術または計画手術，姑息手術または根治手術 | ○手術方法によって予測される問題 |
| 呼吸の状態 | • 呼吸数（60回/分以上，30回/分未満），呼吸パターン，呼吸音<br>• 喘鳴の有無<br>• 異常呼吸の有無<br>• 気道内分泌物の量・性状<br>• 感染症の徴候の有無<br>• 呼吸性アシドーシス・アルカローシスの有無<br>• 検査時の鎮静薬の使用の有無 | ○生理的要因や気管内分泌物の増加，腹部膨満に関連した呼吸（換気）不全<br>○検査で鎮静薬を使用することによる呼吸抑制 |
| 循環動態 | • 体温<br>• 血圧（40mmHg以下），心拍数（180回/分以上，100回/分未満）と心音の強弱，心雑音の有無<br>• 四肢冷感の有無，体温の変化<br>• 尿量（0.5mL/kg/時以下）・尿比重（1.015以上） | ○生理的要因による低体温，循環不全 |
| 検査結果 | • Ht値，血漿タンパク質，血清電解質<br>• X線検査・MRI・超音波検査・シンチグラフィ<br>• 心電図・肝機能検査・尿検査 | ○検査結果から予測される問題 |
| 水・電解質のバランス | • 大泉門の状況（膨隆・陥没・緊張）<br>• 皮膚の弾力性・乾燥・湿潤状態，口腔粘膜の乾燥状態<br>• 下痢・嘔吐の回数<br>• 体重の変化，輸液量，水分出納<br>• ドレーン・胃管からの排液量 | ○生理的に余分なたくわえがなくなることに関連した脱水<br>○補給不足や下痢に伴う電解質の異常 |
| 消化・吸収の状態 | • 嘔吐の有無<br>• 腹部膨満・緊張，腸蠕動音の有無<br>• 消化管内のガスや消化液の貯留状況<br>• 排便の量・性状 | ○腸内ガスの停滞・貯留に伴う腹部膨満に関連した苦痛と呼吸困難 |
| 栄養状態 | • 栄養の摂取方法（経口栄養・経管栄養），哺乳状態と摂取量<br>• 体重の増減の有無 | ○哺乳量不足に関連した脱水・低栄養状態 |
| 出生の状況 | • 在胎週数，出生体重，アプガースコア（6点以下），分娩様式<br>• 妊娠・分娩異常の有無 | ○出生の状況によって予測される問題 |
| 家族の状況 | • 病気・手術に対する理解度<br>• 手術に対する受容と期待<br>• 子どもに対する反応<br>• 治療・処置・看護に対する反応<br>• 医師・看護師に対する反応<br>• 危機状況に対する対処行動<br>• 産褥期における母体回復の遅延 | ○手術に対する家族の不安 |

◉表6-6　新生児の呼吸

|  | 正常 | 異常 |
|---|---|---|
| 呼吸数 | 30～50 回/分 | 60 回/分以上→呼吸促迫<br>30 回/分未満→呼吸遅延 |
| 呼吸型 | 腹式呼吸 | 鼻翼呼吸・肩呼吸・無呼吸発作・陥凹呼吸・下顎呼吸 |

◉表6-7　新生児の脈拍・血圧・尿の異常

| 脈拍 | 180 回/分以上 }→循環状態の不良<br>100 回/分以下 |
|---|---|
| 血圧 | 40 mmHg 以下→低血圧 |
| 尿　比重<br>　　pH<br>　　量 | 1.010～1.015 以上<br>5.8 以下　　　　　}→循環状態の不良<br>0.5 mL/kg/時以下 |

◉表6-8　アプガースコア（生後1分・5分に測定）

| 徴候 ＼ 得点 | 0 | 1 | 2 |
|---|---|---|---|
| 心拍数 | なし | 100 回/分未満 | 100 回/分以上 |
| 呼吸 | なし | 弱い啼泣 | 強い啼泣 |
| 筋緊張（四肢） | 軟弱 | 軽度屈曲 | 十分な屈曲 |
| 下肢刺激に対する反応 | 反応なし | 軽度の動き | 啼泣 |
| 皮膚の色調 | 蒼白 | 体幹淡紅，<br>四肢蒼白 | 全身淡紅 |

0～2点：重症仮死，3～6点：軽症仮死

加や呼吸音の減弱などの症状がある場合には，気道内分泌物を除去するために吸引を行う。吸引時，1回の吸引時間を長くすると，無酸素発作や低酸素血症をきたすので手ばやく行う。

　酸素補給を適切に行うために，保育器内の酸素濃度と動脈血酸素分圧や酸素飽和度の値を確認し，酸素の過剰投与による未熟児網膜症の予防に努める。

　③ 輸液の管理　新生児は不感蒸泄の多さなどによって脱水に陥りやすいため，輸液の管理が重要である。輸液には，①水分の欠乏に対する輸液，②生体維持に必要な維持輸液，③胃内吸引，下痢，手術に伴う水・電解質の喪失に対する補正（補充）輸液などがある。

　開放型保育器（オープンクベース）で管理している新生児や光線療法を行っている新生児の場合は，とくに不感蒸泄が著しく増加するので，輸液管理によって水分を補うことが重要である。

　麻酔を行う場合は腸管運動が抑制されるため，経口摂取は禁止され経静脈栄養が行われる。新生児の輸液量は微量なため，小児用輸液セットを使用する。自動輸液ポンプを使用していても，注入量の観察・確認は必ず行う。

　消化器疾患をもつ新生児は，手術前に脱水状態が進行していることが多いので，輸液により循環血液量の不足を改善するとともに，貧血・低栄養状態の改善をはかる。

　④ 家族への援助　家族には，手術を承諾したが命は保証されるのか，手術後も後遺症が残るのではないかと心配が続く。さらに，母親は産褥期であるため，精神的にも不安定な状態にある。手術前にていねいにインフォームドコンセントを行うことが大切である。

家族は同じ質問を何度もする場合もあるが，納得できるまで誠実に対応し，不安をやわらげる必要がある。

# 2 手術後の看護

## ◆ アセスメント

手術後に予測される症状の変化を観察し，ささいな変化も見逃さないように注意する。わずかな変化であっても新生児にとっては重大なことが多い。

体熱が放散しやすい条件のもとで手術が行われるうえに，新生児は体温調節の未熟さなどによって低体温になりやすいため，注意が必要である。また，免疫機能が未熟であるため感染をおこしやすいので，とくに創部の清潔と保護に気をつける。出血や不感蒸泄の多さなどによって脱水に陥りやすいため，輸液の管理も重要である。

無事に手術が終わっても，小さなからだに装着されている人工呼吸器やドレーン・チューブ類を目にすると，家族の不安・緊張は増強する。状態が深刻な場合には，母親などに事実を告げる時期を考慮して，看護にあたる必要がある。

以上のことをふまえて，●表6-9 に示した項目にそってアセスメントを行い，適切な看護を提供する。

## ◆ 看護目標

(1) 麻酔から完全に覚醒し，呼吸・循環動態が安定する。
(2) 体温が維持され，体力(活力)が回復する。
(3) 創部が清潔に保護され，ドレーン・チューブ類などが正しく固定されて感染症の徴候がない。
(4) 家族の不安・心配が軽減される。

## ◆ 看護の実際(看護介入)

呼吸・心拍・体温・動脈血酸素飽和度は頻繁に測定するため，モニターを装着する。

**1 呼吸の管理**　呼吸の状態は変化が激しいため，医師の指示により15〜30分ごとにアセスメント項目を観察して，異常の有無を判断する。そのほかは，手術前の管理と同様に実施する。

**2 体温の管理**　低体温になると，呼吸抑制・循環不全をまねきやすいことを考慮して看護を行う。保育器使用の場合は，指示された環境条件が維持できるように確認する。その他の管理は，アセスメント項目を確認して術前管理と同様に実施する。

**3 輸液の管理**　輸液ルートをしっかりと固定し，滴下状況や点滴のもれがないかを観察して，指示どおりに輸液を管理する。消化管が正常なはたらきをするまでは，維持輸液が行われる。補正輸液は，胃内吸引やドレーンか

**表6-9 新生児期手術患者の手術後のアセスメント**

| アセスメント項目 | 判断の指標 | 看護上の問題 |
|---|---|---|
| 麻酔・手術 | • 麻酔の種類，術式，手術時間，体位 | ○全身麻酔の影響に関連した循環不全 |
| 呼吸の状態 | • 呼吸数（60回/分以上，30回/分未満）・呼吸パターン・呼吸音<br>• Spo₂（90%以下）<br>• 喘鳴の有無<br>• 異常呼吸・チアノーゼの有無<br>• 気道内分泌物の量・性状，腹部膨満の有無<br>• 人工呼吸器の装着の有無と設定条件 | ○麻酔による影響，気道内分泌物の貯留に関連した呼吸（換気）不全<br>○人工呼吸器の離脱困難 |
| 循環動態 | • 体温・血圧の変化<br>• 心拍数・リズムの変化と異常の有無<br>• 四肢冷感・蒼白・湿潤の有無<br>• 尿量（0.5 mL/kg/時以下）・尿比重（1.015以上）<br>• ドレーン・チューブからの排液量と性状，出血量<br>• 指示された輸液・輸血の注入量と滴下速度 | ○体温調節機能の未熟さや生理的要因に関連した低体温<br>○低体温・換気不全によるアシドーシスに関連した循環不全<br>○出血や体液喪失に関連した脱水 |
| 皮膚の状態 | • 創部の状態，ドレーン・チューブ挿入部の状態<br>• 色調 | ○創部，ドレーン・チューブ挿入部の感染リスク |
| 全身状態 | • きげん・活力・表情，不眠・不穏の有無<br>• 意識レベル | ○長時間の同一体位によるストレス<br>○検査や処置による疼痛 |
| 検査結果 | • Ht値・Hb濃度の変化<br>• X線検査・血液ガス分析<br>• 血清電解質の変化 | ○検査結果によって予測される問題 |
| 家族の状況 | • 医師・看護師の説明に対する反応<br>• 母親は事実をどこまで知らされているか，そのことに対する反応 | ○患児の手術後の結果および予後に関連した家族の不安<br>○母子が接触する機会が少ないことに関連した愛着障害<br>○母親のストレスに関連した母乳分泌量の減少 |

らの排液・尿量に対応して行われる。そのため，排液量を正確に測定する。輸液量が多すぎることによっておこる水中毒（低ナトリウム血症）に注意する。

**4 創部およびドレーン・チューブ類の清潔と保護** 創部はドレッシング材の上から出血の程度を観察する。ドレーン・チューブなどは清潔に取り扱い，必要時には滅菌手袋を装着して無菌的に操作する。固定時には皮膚の保護を考えて，適切なドレッシング材（創部の保護用フィルムなど），テープ類を選ぶ。気管チューブには目印をつけ，適切な挿入位置に固定されていることを確認する。

**5 家族への援助** 手術後，医師から家族に対して詳しい説明が行われる。看護師も説明に同席し，家族に質問を促したり，家族が後日疑問に思ったときに答えられるようにする。

産褥期にある母親が深刻な事実を告げられた場合は，大きな衝撃を受けるため，母親の支援体制を家族とともに考えておく。また，母子間の愛着形成

にとって，母子の接触が必要であることを父親（家族）にも理解してもらい，できる限り早く母親と接触する機会をつくるように心がける。

⑥**危機介入（危機管理）**　手術前から手術後の回復過程や，退院にいたるまでの過程に，家族は心理的な危機状態に陥ることがある。家族が危機状態を乗りこえるために専門家が行う援助が危機介入（危機管理）である。危機状態には段階があり，危機介入はその段階に応じて行うことが重要とされる。適切な危機介入を行うため，看護師は危機理論❶を理解し，患者や家族が傷つけられやすい状態とはなにか，危機を促進する因子とはなにかを分析する必要がある。また，家族がもつ防衛機制の能力が，一層高められるように支援することが求められる。

**NOTE**
❶**危機理論**
　心理的危機的状況を記述し，危機に陥っている人に対する援助について概念的方向性を示したものである。キャプランとリンデマン，フィンクなどによる危機理論がある。

# B 乳幼児期手術患者の看護

　乳幼児期の手術には，生命に直接かかわるような緊急性を要するものから，新生児期に実施された姑息的手術に対する根治手術などがある。

　手術を受ける乳幼児は訴えを十分に表現できず，生理機能も未熟である。また幼児期は，言語の発達や日常生活習慣の形成過程にある重要な時期でもある。これらの特性をふまえて看護にあたることが大切であり，同時に手術への家族の不安を軽減する援助も必要である。

## 1 手術前の看護

### ◆ アセスメント

　緊急入院で手術を行う場合には，短時間のうちにバイタルサインや体重の測定を行う必要がある。成人に比べて乳幼児では，麻酔・手術による侵襲の影響が大きいため，手術前の評価は慎重に行う。なお，乳児ではさほど著明ではないが，幼児ではとくに母子分離入院がもたらす心身への影響が大きい。日常生活習慣や成長・発達への影響，さらに家族への影響などについてのアセスメントも大切である。▶表6-10 に示した項目にそってアセスメントを行い，適切な看護を提供する。

### ◆ 看護目標

（1）手術による侵襲が最小限ですむための身体的・精神的準備が整う。
（2）家族が不安や心配などを表出し，手術を受容することができる。

### ◆ 看護の実際（看護介入）

　①**手術前の評価**　手術の前処置を進めてよいかどうかを判断するために，必要な観察を行う。検査データをそろえ，検査値に異常がないことを確認する。

◎表6-10　乳幼児期手術患者の手術前のアセスメント

| アセスメント項目 | 判断の指標 | 看護上の問題 |
|---|---|---|
| 麻酔・手術 | ・全身麻酔または局所麻酔，緊急手術または計画手術 | ○手術方法によって予測される問題 |
| 栄養状態 | ・食事の内容・回数・摂取量，食欲の有無，偏食の有無<br>・体重の変化 | ○治療環境への不適応に伴う拒食に関連した栄養摂取不足，脱水 |
| 痛みに対する反応 | ・泣き方・表情，手足の動き，体位，言語表現の仕方 | ○疼痛とそれに関連したストレス |
| 成長・発達 | ・生理機能の成熟の程度<br>・人見知りの有無，感情の発達<br>・運動機能(はいはい・おすわり・たっち・ひとり歩き)の成長・発達段階<br>・自己表現(表現の仕方)，言語の発達段階<br>・遊び(感覚・運動・模倣・受容・構成)の好み<br>・病気・入院・手術に対する理解力 | ○気管・気管支が細いことによる気管支粘膜の腫脹や分泌物の貯留に関連した呼吸(換気)不全<br>○環境の変化に関連した不穏状態<br>○母体由来の免疫能の低下に関連した感染リスク |
| 日常生活行動 | ・食事・排泄・睡眠・清潔・衣服着脱の自立度 | ○活動制限などに伴う一時的な成長・発達の退行 |
| 環境の変化 | ・家族との分離，治療環境への適応状態 | ○環境の変化に関連したストレス反応 |
| 全身状態 | ・きげん・活力・表情・顔色<br>・意識レベル | ○ベッドからの転落に関連した外傷のリスク |
| 一般状態 | ・呼吸・脈拍・体温・血圧の変化 | ○一般状態の変化によって予測される問題 |
| 水・電解質のバランス | ・食欲の有無，下痢・嘔吐の有無，体重の変化<br>・脱水傾向の有無(口渇，口腔粘膜・皮膚の乾燥状態) | ○嘔吐・下痢および水・電解質の喪失による電解質の異常<br>○経口摂取の制限に関連した脱水 |
| 検査結果 | ・X線検査・心電図・尿検査<br>・血液検査データ(血小板・CRP・出血時間・電解質・血液型・血糖値) | ○検査結果によって予測される問題 |
| 術前処置 | ・身体の清潔<br>・飲水・食事の制限，排尿・排便の有無と時間<br>・更衣はできたか，前投薬はすんでいるか<br>・一般状態・全身状態の変化についての確認 | ○経口摂取の制限やベッド上安静などの制限に関連したストレス反応<br>○手術前準備(術前処置)による不安 |
| 家族の状況 | ・病気・入院・治療に対する理解度<br>・緊急手術(計画手術)による手術への受けとめ方と期待<br>・不安・心配に対する表出の仕方<br>・医師・看護師に対する反応<br>・親としての自責の念の程度 | ○手術に関連した家族の不安 |

　上気道感染は麻酔を伴う気管挿管による呼吸器合併症(低酸素状態や肺炎など)，低栄養は術後の回復の遅れなどにつながる。手術を安全に行うために，発熱など上気道の感染症状がないこと，脱水症状・消化器症状がないこと，あるいは改善していることを確認する。また乳幼児では，家族の知らない間に転倒・転落し，頭部を打撲していることもある。麻酔時の意識レベル

の評価に影響する可能性があるため，そのような形跡がないことを，念のために確認する。

2 **オリエンテーション** 乳児の場合には家族に対して，また幼児の場合には本人に対しても年齢や理解力に合わせたオリエンテーション（**プレパレーション❶**）を行う。幼児へのオリエンテーションは手術の前日に行う。あまり早くに行うと，子どもによっては不安・恐怖心を長引かせることになるためである❷。

幼児には手術前から当日，手術後までがイメージできるように，視聴覚素材（パンフレットや絵本，写真・動画など）を活用して，順に説明する（●表6-11）。理解力に合わせたわかりやすい言葉で，子ども・家族の反応を確認しながら説明し，必要な事項が理解できるようにする。

家族に対しては，家族から子どもに説明ができるように支援することが必要である。また，手術室への入室は，子どもの不安軽減のため「親の付き添い入室」が行われることが多い。付き添い入室を希望する場合には，家族に必要なオリエンテーションを行う。

3 **術前処置** 次のことに留意して実施する。

①**剃毛と身体の清潔** 乳幼児は成人と異なって体毛が少ないため，剃毛（ていもう）は行われないことが多い❸。入浴・清拭による清潔は重要である。緊急手術の場合を除いて，前日に入浴・洗髪を行い，爪を切る。その際，皮膚に傷をつけないように注意する。

②**経口摂取** 乳幼児は体内水分のたくわえが少なく，脱水傾向になりやすいため，水分制限は医師の指示のもと，最小限にすることが大切である。

経口摂取は指示された範囲内で行う。乳児は多くの場合，手術の6時間前までは固形物と母乳・人工乳の飲用は可能であり，また水分は手術の2〜3時間前まで摂取可能である。幼児の場合は，手術当日は禁食とされるが，水分は手術の2〜3時間前まで許可される。

③**排泄** 日常生活のなかで排便のコントロールができていれば，通常は浣腸を行わない。手術前から毎朝排便するよう，習慣づけて誘導しておく。自然排便があるときには，消化管手術以外は浣腸が指示されない。開腹手術，直腸・肛門手術の場合は，腸管を空にするため浣腸を行う。

排尿については，幼児の場合には指示された時間までにトイレに連れていくなど，排尿誘導を行う。

●**表6-11 オリエンテーションで説明すること（一例）**

1. 手術前の身体の清潔とその必要性
2. 手術前の経口摂取制限の必要性
3. 手術当日の排泄について
4. 手術室へ行くまでの安静の指示
5. 手術前の訪問（麻酔医，手術室看護師など）
6. 麻酔の種類，術式・手術時間など手術の内容
7. 手術後に予測される処置
8. 家族の面会時間（親の付き添い入室の可否），待機場所

□ NOTE

❶**プレパレーション**
　病気や入院によって引きおこされる心理的混乱に対し，準備や配慮をすることによってその悪影響をやわらげ，子どもの対処能力を引き出すような環境を整えることである。わかりやすい説明をすることや，子どもが自分の気持ちを表現できるように援助することなどが含まれる。

❷**プレパレーションのタイミング**
　手術の種類や年齢によっては，外来受診時にプレパレーションを実施することもある。

❸**剃毛の指示**
　頭部・心臓および形成外科の手術では，指示されることがある。

④**麻酔前投薬**　全身麻酔や手術に対する子どもの不安を取り除き，気道分泌や，迷走神経を抑制し心拍数の増加を抑えるなどの目的で行う。ただし，近年，麻酔薬の性能向上により，麻酔前投薬は不要な場合が多い。与薬の前後にはバイタルサインの確認を行い，異常の有無を確認する。

④**家族への援助**　家族の不安は子どもに伝わり，それが子どもの不安の増大につながるため，家族の手術への受容が大切になる。ていねいなインフォームドコンセントを行い，不安や心配などを十分に聞くようにする。わからないことがあれば納得できるまで誠実に対応し，不安をやわらげる。

# 2　手術後の看護

## ◆ アセスメント

　乳幼児は身体の生理機能が未熟で，状態の変化が速く，また自分の体調を伝えることがむずかしいことから，十分な観察によって変化を見逃さないようにする。手術の前後には禁飲食となり輸液が行われるため，水分や電解質のバランスに注意が必要である。

　乳幼児期に行う手術には，異常がなければ朝入院して夕方に帰宅できるものから，数か月間入院するものまであり，術後から退院にいたるまでの期間はさまざまである。◐表6-12 に示した項目にそってアセスメントを行い，家族も安心して退院できるように適切な看護を提供する。

## ◆ 看護目標

（1）術後合併症の症状がみられない。
（2）必要な輸液が維持される。
（3）手術後の苦痛が少なく，きげんがよい。
（4）家族の不安や悩みが軽減され，家庭における看護・ケアに自信がもてる。

## ◆ 看護の実際（看護介入）

① **呼吸の管理**　長時間にわたり全身麻酔を受けた乳幼児は，気道内分泌物で気管支が閉鎖された状態になることによって，無気肺になりやすい。さらに無気肺と上気道感染が原因で，気管支炎などを併発しやすい。

　手術直後から呼吸が安定するまで，医師の指示やクリニカルパスに従って15〜30分ごとに経過を観察する。バイタルサインが異常値を示したときには医師に報告する。

　定期的に気道内分泌物の吸引を行い，気道を確保する。体動が許される範囲内で体位変換と排痰法を行う。咳嗽を促し，疼痛のため咳嗽をがまんすることがないよう支援する。超音波ネブライザーの使用や，必要に応じて酸素吸入を行う。

② **輸液の管理**　手術前後は禁飲食とするため，手術後2〜3日間程度輸液が行われる。乳幼児は麻酔覚醒時に暴れてルートを抜去してしまうことがあ

○ 表6-12　乳幼児期手術患者の手術後のアセスメント

| アセスメント項目 | 判断の指標 | 看護上の問題 |
| --- | --- | --- |
| 麻酔・手術 | ・麻酔の種類，術式，手術時間，体位 | ○全身麻酔の影響に関連した循環不全<br>○手術による出血や手術創部からの体液喪失に関連した脱水状態 |
| 呼吸の状態 | ・呼吸数・呼吸パターン<br>・喘鳴の有無<br>・異常呼吸の有無<br>・分泌物の量・性状，腹部膨満の有無<br>・人工呼吸器の装着の有無と設定条件 | ○麻酔による影響，気道内分泌物の貯留に関連した呼吸（換気）不全 |
| 循環動態 | ・体温・血圧の変化<br>・心拍数・リズムの変化と異常の有無<br>・四肢冷感の有無<br>・尿量・尿比重，ドレーン・カテーテルからの排液量と性状<br>・指示された輸液・輸血の注入量と滴下速度，出血量 | ○低体温などバイタルサインの変化に関連した循環不全<br>○出血や体液喪失に関連した脱水 |
| 消化・吸収の状態 | ・嘔吐の有無<br>・腹部膨満・緊張・腸蠕動音の有無<br>・消化管内のガスと消化液の貯留状況 | ○麻酔に関連した便秘<br>○嘔吐に関連した脱水 |
| 皮膚の状態 | ・ドレーン・カテーテル挿入部の状態<br>・創部の状態，皮膚の色 | ○創部，ドレーン・カテーテル挿入部や事故抜去に関連した感染リスク<br>○低タンパク血症，貧血，創部感染に関連した皮膚損傷のリスク<br>○創部の疼痛 |
| 全身状態 | ・きげん・活力・表情，不眠・不穏の有無<br>・意識レベル | ○長時間の同一体位によるストレス<br>○疾患による臓器機能不全や栄養低下，免疫機能低下に関連した感染リスク |
| 苦痛に対する反応 | ・処置・治療に対する反応<br>・創部痛，長時間の同一体位への反応<br>・心理的反応（母子分離，見慣れない環境） | ○検査や処置に伴う疼痛や苦痛に対するストレス反応<br>○疼痛とそれに関連したストレス反応<br>○環境の変化に適応できないことによる不穏 |
| 日常生活行動 | ・遊びへの影響，生活習慣への影響 | ○環境の変化と母子分離に関連したストレス反応<br>○長期間の入院に関連した成長・発達の遅れ |
| 検査結果 | ・胸部X線検査・心電図・心エコー<br>・血液検査（WBC・CRP・電解質）・血液ガス・尿検査 | ○検査結果によって予測される問題 |
| 家族の状況 | ・手術後の診断についての理解，手術結果の受容，今後の期待と不安<br>・患児のおかれている状況（カテーテルの挿入や人工呼吸器の装着）に対する反応 | ○患児の手術後の結果および予後に関連した家族の不安 |

るので適宜抑制（体動制限）などを行い，輸液が維持できるようにする（●538ページ，A「新生児期手術患者の看護」の「手術後の看護」の項）。

3 苦痛の緩和　乳児では，痛みに対する反応はそれほど強くあらわれないが，さまざまな原因により苦痛を感じている（●表6-13）。表情・活力・きげん・バイタルサイン・入眠状態から痛みをアセスメントし，鎮静薬の使用

**表6-13　乳幼児の苦痛の原因**

1. 創部痛, 検査・処置による痛み
2. 炎症に伴う疼痛
3. 長時間にわたる同一体位の保持
   ①カテーテル・チューブ・ドレーン類の挿入
   ②輸液のための抑制
   ③手術後の体位の維持
4. 心理的要因
   ①母子分離による不安
   ②見慣れない環境(人・部屋・物品)
   ③装具・医療器具に対する緊張

を検討する。幼児は, 強い痛みの訴えや表現があれば, 鎮静薬の使用が指示される。疼痛評価に顔の表情から判断するフェイススケール(3歳以上で使用可能)などを用いることもある。

　苦痛を緩和するために, 子どもに話しかける, 音の出る玩具での遊び, 音楽や物語を聞く時間をつくるなどして, 気分転換をはかる。

　痛みだけではなく, 長時間にわたる同一体位の保持(抑制や体動制限)も苦痛につながる。ベッド上安静や体位の指示がなければ, チューブ類に注意しながら, 抱っこをしてもよい。体位変換を行う際には, チューブ類の状態を点検する。

　乳幼児は母子分離や見慣れない環境に対する不安も大きい。可能であれば, 家族の付き添いを許可する。

　④家族への援助　入院期間中に, 家族が継続看護の必要性とその知識・技術を理解でき, 自信をもって在宅ケアを行えるように援助する。在宅で必要なケア技術(人工肛門・胃瘻・中心静脈栄養の管理など)がある場合は, 入院期間中に家族にケア技術の練習を行ってもらう必要がある。看護師はその指導・助言を行う。退院時には, 今後の治療計画や生活上の留意点などを具体的に説明し, 体調変化(悪化)時の受診方法を説明する。

# C　主要な手術を受ける小児の看護

## 1　口唇・口蓋形成術を受ける患児の看護

　口唇裂では, 口唇・外鼻の変形による整容的な問題が生じるため, 生後3か月から半年程度で**口唇形成術**が行われる。口蓋裂では, 哺乳障害や構音障害を呈するため, 1歳ごろに**口蓋形成術**が行われる。

　口唇裂・口蓋裂のある児は, 口腔内の陰圧をうまくつくることができず吸啜力が低いため, 哺乳障害が生じる。そのため, 口蓋裂をおおう口蓋床(ホッツ床)の装着や, 特殊な哺乳ボトルや乳首を用いて哺乳を補助する。また, 成長に応じて, 正常構音を獲得するための言語訓練や, 吻合獲得のため

の歯科矯正治療が必要となる。

　口唇裂・口蓋裂は，出生前診断でわかることも多く，家族は子どもの誕生に不安をかかえたまま出産にいたる。出産後はじめて子どもと対面した際には，ショックを受けたり，子どもに対する自責の念をかかえたりすることも多い。

## 1 手術前の看護

### ◆ アセスメント

　手術前のアセスメントでは，おもに全身状態の観察，家族や育児の状況の把握を行う（◐表6-14）。

　①全身状態の観察　適切な時期に手術を受けることができるように，体調を整えていく。創部が口腔内にあることから，上気道感染のリスクが高い。咳嗽や咽頭の発赤，発熱など，上気道感染の徴候がないか観察する。また，哺乳が困難なことから，哺乳量の不足に伴う体重増加不良が懸念される。適切な哺乳方法により，十分な哺乳量が確保され，体重が増加しているかアセスメントする。

　②家族や育児状況の把握　手術までの間に，家族の疾患に対する受容の状況，手術に対する理解の程度や，子どもの哺乳力や吸啜力に合わせた授乳方法の習得といった，育児ケアの状況を把握することが重要である。

### ◆ 看護目標

（1）上気道感染を予防することができ，手術を受けられるように全身状態を

◐表6-14　口唇・口蓋形成術を受ける患児の手術前のアセスメント

| アセスメント項目 | 判断の指標 | 看護上の問題 |
|---|---|---|
| 麻酔・手術 | ・全身麻酔<br>・合併奇形の有無や程度<br>・治療計画(一期的・二期的手術)<br>・体位 | ○術後合併症のリスク<br>○術式や術後の顔貌の変化に対する家族の不安 |
| 呼吸の状態 | ・咳嗽・咽頭発赤(かぜ症状)の有無<br>・呼吸数・呼吸パターン<br>・異常呼吸の有無 | ○呼吸器感染に伴う分泌物の増加による呼吸状態の悪化 |
| 循環動態 | ・体温・脈拍・血圧<br>・水分摂取量 | ○発熱・水分摂取不足による循環血液量の不足<br>○水分バランスの変化に伴う循環動態の悪化 |
| 栄養状態 | ・哺乳方法と哺乳量(摂取量)<br>・体重の変化 | ○哺乳量の不足に伴う体重増加不良 |
| 術前処置 | ・食事・水分摂取の制限<br>・排尿・排便の有無と時間<br>・前投薬の有無 | ○処置や検査に伴う苦痛<br>○処置に伴う活動耐性の低下 |
| 家族の状況 | ・疾患・手術に対する理解の程度<br>・疾患に対する受容の状況 | ○手術に対する不安と期待 |

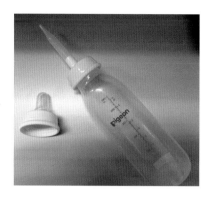

◎図 6-78　口唇口蓋裂児用の哺乳器

整える。

（2）家族の不安が軽減され，家族が自信をもって育児ケアができる。

### ◆ 看護の実際（看護介入）

　① **体調の管理**　手術に備えて，とくにリスクの高い上気道感染の予防に努める。室内の温度・湿度，衣服の調整など，周囲の環境調整を行い，感染徴候の有無を確認する。

　また，授乳や食事後は必ず水分を与え，食物残渣がないようにして口腔内の清潔を保つ。

　② **栄養の管理**　創部が口腔内となるため，栄養の管理においても，創部の清潔と安静保持に注意する必要がある。

　ふだんの哺乳量や時間を把握し，哺乳力・吸啜力・嚥下力の程度を観察する。また，細口乳首やボトル（◎図6-78）での哺乳状況を確認する。

　③ **家族への援助**　手術前のオリエンテーションについては，B「乳幼児期手術患者の看護」に準じる（◎542ページ）。

　疾患や手術に対する家族の受容の程度を確認し，寄り添うことが必要である。疾患や将来への不安に対する母親ら家族の思いを理解し，感情や思いを表出できるように支援する。

　医師の説明に対する理解の程度を確認し，子どもの疾患や治療について正しく理解できるよう援助する。また，治療や手術に対する不安を軽減できるように寄り添う。

## 2　手術後の看護

### ◆ アセスメント

　手術後の看護では，創部の安静と合併症の予防，また家族への援助を行う（◎表6-15）。

　① **創部の安静と合併症の予防**　術後は，創部が露出しているため，出血しやすく，創部の観察と安静が重要となる。また，口腔内の違和感や疼痛などにより，うまく嚥下ができず誤嚥しやすくなるため，呼吸状態の注意深い観察が必要である。

○ 表6-15 口唇・口蓋形成術を受けた患児の手術後のアセスメント

| アセスメント項目 | 判断の指標 | 看護上の問題 |
|---|---|---|
| 麻酔・手術 | ・手術・麻酔時間<br>・術式<br>・麻酔からの覚醒状態 | ○麻酔に伴う侵襲<br>○術後合併症・麻酔合併症<br>○気管チューブ抜去後の血液・唾液の流入による気道閉塞 |
| 呼吸の状態 | ・呼吸数・呼吸パターン<br>・喘鳴の有無<br>・酸素吸入の有無<br>・術後の出血の有無<br>・口腔内の血液汚染の有無<br>・努力呼吸の有無・程度<br>・チアノーゼの有無 | ○気管挿管に伴う気道粘膜の腫脹や分泌物の貯留に伴うガス交換障害<br>○上気道に血液・唾液が流入することによる呼吸状態の悪化 |
| 循環動態 | ・体温・脈拍・血圧の変化<br>・出血量<br>・輸液内容・管理<br>・尿量，尿の性状，尿比重<br>・口腔内の吸引量<br>・水分バランス | ○出血による心拍出量の減少<br>○体温コントロールの不良 |
| 創部の状態 | ・出血の有無<br>・創部の安静 | ○口腔内の開放創による易感染状態 |
| 全身状態 | ・きげん・活気<br>・抑制帯の使用の有無と適切さ<br>・意識レベル | ○啼泣による創部の治癒の遅延・創離解<br>○体位保持・点滴および創部保護のために抑制されることに伴う活動耐性の低下<br>○創部の安静保持に伴う活動制限 |
| 皮膚の状態 | ・抑制に伴う皮膚の状態<br>・点滴刺入部の状態 | ○抑制に伴う皮膚トラブル<br>○点滴固定に伴う皮膚トラブル |
| 苦痛の状況 | ・下肢の抑制に伴う子どもの反応<br>・経口摂取制限に伴う反応 | ○抑制に伴う苦痛<br>○空腹に伴う苦痛 |
| 家族の状況 | ・疾患・手術に対する理解の程度<br>・育児に対する姿勢<br>・家族のサポート体制 | ○手術に関連する家族の不安<br>○退院後の処置，経過に対する家族の不安<br>○子どもの将来への不安 |

② **家族への援助**　退院後も，成長に合わせた治療や通院が必要となる。
そのため，今後の治療計画についての家族の理解度をアセスメントし，それ
に合わせて継続的な支援が必要となる。

◆ **看護目標**

(1) 創部の安静と清潔が保持できる。
(2) 呼吸器合併症が予防できる。
(3) 家族が疾患を受容し，在宅ケアに必要な知識・技術を習得することがで
きる。

◆ **看護の実際（看護介入）**

① **創部の安静**　子どもは啼泣したり口腔内に手を入れたりすることが多

く，創部の安静が保ちにくい。気分転換を考えながら安静を保持する。必要時には適切に抑制を行う。

　創部に負担をかけないために，啼泣時にはできるだけ早期に不快を除去することで，創部の安静をはかる。口腔内に手が届かないよう，また指しゃぶりしたりしないように，抑制筒などを使用する（◯図6-79）。また，かたいものや先のとがった玩具などは与えないようにする。

　創部の安静のために，食事も経管栄養や加圧哺乳，やわらかい食べ物，きざみ食などから術式に応じて選択される。医師の指示に合わせた栄養管理を行う。食事には，金属製のスプーンやストローは使用せず，シリコンなどのやわらかい素材を用いる❶。食後に白湯などの水分を与えることで食物残渣を除去し，口腔内を清潔に保つ。

　②**合併症の予防**　口腔内の違和感や疼痛により，うまく嚥下ができず誤嚥しやすくなる。また，創部出血や腫脹，分泌物による呼吸困難や気道閉塞のおそれもあるため，注意深い観察が必要である。必要時，創部に触れないようにして吸引を行う。

また，指示された適切な輸液，服薬管理を行い，感染を予防する。

　③**ストレス緩和**　術後は，創部の安静保持のために抑制筒が使用され，自由に手を動かすことができない。また，輸液管理のためにも行動を制限されており，苦痛を感じやすく，ストレス状態となる。

　ストレスを緩和するため，安静を保ちながらでもできる遊びを工夫する。また，ケアや処置に伴う苦痛が最小限となるように工夫を行う。

　④**家族への援助**　退院後も，家庭でのケアや，治療・通院が必要となるため，継続的な支援が必要となる。治療・通院が継続できるように，多職種とともに子どもや家族を継続的に支援することが重要である。

　創部感染を予防するために，口腔内の清潔保持について指導する。創部を観察し，異常時（出血や口腔内の腐敗臭など）には，受診するように説明する。

　口唇形成術では，退院後も家庭での創部のケアが必要となる。絆創膏のはり方・はがし方など，その方法を家族に指導する。

　口蓋形成術では，食事の形態（やわらかい食材を使う，きざみ食にするなど）に注意が必要なため，家族の理解の程度を確認し，指導を行う。また，

**NOTE**
❶シリコンスプーン

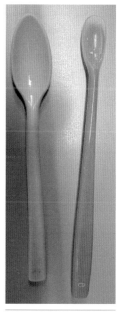

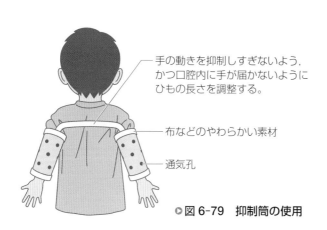

手の動きを抑制しすぎないよう，かつ口腔内に手が届かないようにひもの長さを調整する。

布などのやわらかい素材

通気孔

◯図 6-79　抑制筒の使用

構音障害・咬合不全などに対して，継続した治療や看護の必要があることを説明する。

# 2 口蓋扁桃摘出術を受ける患児の看護

口蓋扁桃とアデノイド（咽頭扁桃）の肥大は，幼児期から学童期にピークに達する。過度の肥大が呼吸の障害になる場合や炎症を繰り返す場合は，手術の適応となる。成長・発達や機能などを考慮し，手術は時期を逸しないように行われることが重要である。ここでは口蓋扁桃摘出術を受ける患児の看護について述べる。アデノイド切除術と同時に行われることも多く，看護もほぼ同様である。

## 1 手術前の看護

### ◆ アセスメント

ほとんどが予定された手術として行われる。手術を受ける時期は小学校低学年ごろが多いため，手術や手術後の注意点などについて家族だけでなく子ども本人にもわかりやすく説明し，理解を促すことが大切である。●表6-16 に示した項目にそってアセスメントを行い，適切な看護を提供する。

### ◆ 看護目標

(1) 上気道感染に罹患することなく，手術が受けられる。
(2) 手術や入院生活について発達段階に応じた説明により，理解することが

●表6-16　口蓋扁桃摘出術を受ける患児の手術前のアセスメント

| アセスメント項目 | 判断の指標 | 看護上の問題 |
|---|---|---|
| 麻酔・手術 | ・全身麻酔 | ○全身麻酔の影響に関連した循環不全 |
| 呼吸の状態 | ・咳嗽・咽頭発赤・気道内分泌物の有無<br>・異常呼吸の有無 | ○呼吸器感染に伴う気道内分泌物の貯留に関連した呼吸（換気）不全 |
| 循環動態 | ・体温・脈拍・血圧の変化 | ○全身麻酔の影響に関連した循環不全 |
| 全身状態 | ・きげん・活力・表情 | ○入院・手術に関連したストレス<br>○痛み・身体の固定などに関連した苦痛 |
| 検査結果 | ・胸部X線所見・心電図<br>・血液検査データ（WBC・CRP） | ○検査結果から予測される問題 |
| 心理状況 | ・検査・処置および医師・看護師に対する反応<br>・手術に対する理解度 | ○見慣れない場所・物品・人などに関連したストレス反応 |
| 術前処置 | ・食事・水分摂取の制限はまもられているか。<br>・排尿・排便の有無と時間<br>・入浴・更衣はすんでいるか。 | ○術前処置や食事などの制限に関連したストレス |
| 家族の状況 | ・手術に対する理解と期待<br>・患児に対する反応 | ○手術に関連した家族の不安 |

**○表 6-17　口蓋扁桃摘出術のクリニカルパス**

| | 入院日 | 手術当日/手術後 | | 1 病日 | 2 病日 | 3 病日 | 4·5 病日 | 6 病日 | 7 病日 |
|---|---|---|---|---|---|---|---|---|---|
| 診察 | 診察 | | | 耳鼻科の診察 ————————————————————————→ | | | | | |
| 処置 | | 点滴，抗菌薬投与 ————————————————→ | | | | | | | |
| 内服 | | | | 食事・診察・入眠前に痛みどめ<br>シロップ内服 | | | 抗菌薬内服 ————————————→ | | |
| 指導説明 | 入院説明 | 手術室での説明 | 手術経過説明 | 生活上の注意事項の再説明，内服・食事の説明 | | | | 退院指導 | |
| 注意点 | | | | 唾液は飲み込まない，大声を出さない，出血は知らせる，ぶくぶくうがい | | | | | |
| 食事 | 絶飲食（決められた時間以降） | 絶飲食 | | 流動食<br>（重湯） | 嚥下食<br>（五分がゆ） | 易消化食 | 全がゆ，軟食（かたいもの禁） | | |
| 安静 | 自由 | ベッド上安静 ——→ | | 自由 ———————————————————————————→ | | | | | |
| トイレ | 自由 | 手術 30分前 | ベッド上 | 自由 ———————————————————————————→ | | | | | |
| おふろ | 自由 | 手術前まで自由 | | 清拭 ————————————→ | | | シャワー・シャンプー可 ——→ | | |
| 痛いとき | | | | 必要時痛みどめ使用（口から食べられるまで坐薬，その後は内服）——→ | | | | | |
| ふつうの経過 | | | | 痛み・微量の出血 ————————————————→ | | | | 退院可 | |

できる。

### ◆ 看護の実際（看護介入）

口蓋扁桃摘出術のクリニカルパスを○表 6-17 に示す。

①上気道感染の予防　感染症の入院患児や，上気道感染症状のある面会者などとの接触は避ける。室内の温度など環境に留意し，必要があれば衣服の調整などで保温する。

②子どもと家族への援助　子どもと家族に対して，手術や手術後の生活上の注意点について，理解してもらう。手術前のオリエンテーションとして，子どもにもわかりやすいパンフレットや絵本，動画などを用いて，手術までと手術後の過ごし方についてイメージできるようにプレパレーション（○542ページ）を行う。また，外来での手術決定から入院まで時間があれば，手術後の創部の清潔を保つために齲歯（むし歯）の治療をすませておいてもらうようにする。手術後に創部の安静を保つ方法については，とくに具体的に説明する。

## 2 手術後の看護

### ◆ アセスメント

手術部位は血管の多い部分であるため，出血の防止と感染予防が重要なポイントである。○表 6-18 に示した項目にそってアセスメントを行い，適切

○**表6-18　口蓋扁桃摘出術を受けた患児の手術後のアセスメント**

| アセスメント項目 | 判断の指標 | 看護上の問題 |
|---|---|---|
| 麻酔・手術 | ・麻酔時間・手術時間 | ○全身麻酔の影響に関連した循環不全 |
| 呼吸の状態 | ・呼吸数・呼吸パターン・呼吸音<br>・努力呼吸・酸素吸入の有無<br>・気道・口腔内分泌物の量・性状 | ○創部出血や気道・口腔内の分泌物の貯留・誤嚥に関連した呼吸(換気)不全 |
| 循環動態 | ・体温・脈拍・血圧の変化<br>・出血量・尿量<br>・輸液の内容・滴下速度・量 | ○全身麻酔の影響に関連した循環不全<br>○出血などに関連した脱水 |
| 創部の状態 | ・出血の有無・性状，創部の安静 | ○口腔手術に関連した創出血・創感染<br>○創部に関連した疼痛 |
| 全身状態 | ・きげん・表情・活力<br>・意識レベル | ○輸液(点滴)に伴う行動制限に関連したストレス<br>○環境の変化に関連した不穏状態 |
| 苦痛の状態<br>(創部以外) | ・安静や輸液のための身体固定に対する反応 | ○体動制限に関連したストレス |
| 家族の状況 | ・手術後の状況に対する理解と反応 | ○手術後の再出血などに関連した家族の不安 |

な看護を提供する。

◆ **看護目標**

(1)創部の安静が維持でき，術後出血を予防できる。

(2)創部の清潔が維持でき，術後感染を予防できる。

◆ **看護の実際(看護介入)**

　子どもは啼泣して大声を出したり，激しく動いたりして創部の安静をまもりにくいことがあるので，注意して看護を行う。

　①創部の安静　創部の出血を防ぐため，創部の安静を保つ。手術当日はベッド上での安静となり，1病日以降もトイレ以外はあまり動かないで，なるべく静かに過ごすように促す。咳をしたり大声を出したりしないように説明する。

　食事は1病日より流動食から始め，数日で全がゆとなり退院まで続く。かたいもの・辛いもの・パサつくもの(クッキー・スナック菓子など)・柑橘類・炭酸飲料など，のどに刺激となるものは避ける❶。歯みがきを行う場合は，歯ブラシを口の奥に入れないように，うがいはのどを使う「がらがらうがい」ではなく，口の中だけで行う「ぶくぶくうがい」にするよう説明する。

　出血は手術後24時間と，7〜10日後の白斑(手術後の口蓋扁桃の創部にできる白いかさぶた)が取れはじめる時期におこりやすいので，十分に観察を行い，出血がみられたらすぐに伝えるよう，子ども・家族に説明する。唾液は飲み込んでしまうと出血がわからなくなるため飲み込まず，ティッシュペーパーでふきとる。入浴でからだがあたたまると出血につながることがあるので，医師の診察後の指示により清拭から始め，4病日ごろから退院まで

□NOTE
❶焼きのりは口腔内にはりつきやすいため禁止。

は短時間のシャワー（シャンプーも可）とする。

　②**薬物管理**　食事・診療・入眠前に鎮痛薬を使用する（経口摂取できるまでは坐薬，その後は内服）。痛みが強いときは追加する。

　③**輸液管理**　経口摂取が順調になるまで（2病日ぐらいまで）は，事故（自己）抜去に注意しながら輸液を行う。

　④**創部感染の予防**　手術直後は抗菌薬を静脈内に投与し，輸液の終了後は経口投与する。

　⑤**口腔ケア**　口の中をきれいにするよう，とくに食事のあとなどは出血に注意しながら歯みがき・うがいを促す。

　⑥**退院指導**　退院後数日は自宅療養とすること，登園・登校については外来受診時の創部の状態などによって決まることを説明する。口の中の清潔を保ち，のどに刺激になるような食べ物は退院後少なくとも1週間は避け，大声を出すことや激しい運動も避けるように伝える。創部の出血，発熱などが出現したときは受診するように説明する。

## 3　先天性食道閉鎖症（C型）で手術を受ける患児の看護

　出生直後より，口腔内や鼻腔から唾液が泡沫状に流出する。唾液の誤嚥や胃液の逆流による呼吸不全症状の出現や，蘇生の際に胃管が挿入できないことで発見される。発見や治療が遅れると，誤嚥による呼吸障害発生のリスクが高い。そのため，出生後早期に救命や診断のための検査や外科的治療が必要となる。

　先天性食道閉鎖症の半数近くは，出生前診断で発見されるため，家族は子どもの病気に対する不安をかかえながら妊娠期を過ごす。さらに，出生直後から検査や治療に伴い母子分離を余儀なくされる。

### 1　手術前の看護

#### ◆ アセスメント

　手術前は，呼吸や腹部の状態，合併症の有無などを把握する。また，家族の状況についても確認する（◐表6-19）。

　①**呼吸の状態**　唾液の誤嚥による無気肺や肺炎，胃液の逆流による誤嚥性肺炎のリスクが高い。異常を早期に発見するため，努力呼吸やチアノーゼの有無，肺炎症状の有無などを確認する。

　②**腹部の状態**　胃内に空気が貯留するため，腹部膨満の有無などを確認する。横隔膜挙上により，呼吸障害を生じることもある。また，哺乳時のむせや嘔吐がないか確認する。

　③**合併症の有無**　半数近くは合併奇形をみとめることから，合併症の有無についても観察が必要である。

　④**家族の状況**　出生直後から母子分離となることにより，愛着形成が阻

○表6-19　先天性食道閉鎖症(C型)で手術を受ける患児の手術前のアセスメント

| アセスメント項目 | 判断の指標 | 看護上の問題 |
|---|---|---|
| 麻酔・手術 | ・麻酔<br>・合併奇形の有無や程度<br>・治療計画(一期的・二期的手術) | ○術後合併症のリスク<br>○術式・手術時間に関連した予後への不安 |
| 呼吸の状態 | ・呼吸数・呼吸パターン<br>・努力呼吸の有無・程度<br>・チアノーゼの有無<br>・肺炎症状の有無<br>・気道分泌物貯留の有無 | ○気管と気道の交通に伴う易感染状態<br>○気道内分泌物の増加による呼吸状態の悪化 |
| 腹部の状態 | ・胸部X線所見(上部食道盲端と消化管内ガス像の有無)<br>・胃内への空気貯留の有無<br>・嘔吐の有無・回数・性状<br>・腹部膨満の有無<br>・胃瘻造設の有無 | ○腹部膨満，横隔膜挙上による呼吸障害 |
| 循環動態 | ・体温・脈拍・血圧<br>・発熱・低体温の有無<br>・尿量<br>・水分バランス<br>・脱水状態の有無<br>・心電図<br>・血液検査データ(CRP，血球など) | ○生理的要因に伴う低体温<br>○嘔吐の持続による体液量不足と電解質バランスの変化<br>○電解質喪失による心不全症状の出現 |
| 全身状態 | ・きげん・活気<br>・意識レベル | ○輸液管理に伴う活動制限<br>○検査による負荷に伴う全身状態の悪化 |
| 術前処置 | ・保育器を使用する児の保育器内での体温<br>・酸素・輸液の使用(注入量，速度など)<br>・唾液・胃液の気管内流入の有無 | ○低体温・気道分泌物の増加による呼吸状態の悪化 |
| 家族の状況 | ・疾患・手術に対する理解の程度<br>・患児のおかれている状況の理解と受容<br>・母親の産褥期の状態 | ○母子分離に伴う愛着形成の阻害<br>○予期しない事態による親役割の葛藤<br>○確定診断に伴う家族の衝撃・不安<br>○出生後間もなくの手術に対する不安と期待<br>○産褥期における母体回復の遅延 |

害されるおそれがある。また，そのようななか，子どものおかれている状況や手術を受けとめていかなければならない家族に寄り添いながら，家族の心理的状況を確認する。

## ◆ 看護目標

(1)肺合併症の症状がみられず，安定した全身状態で手術を受けることができる。
(2)家族が疾患や手術の必要性を理解し，手術を受容することができる。

## ◆ 看護の実際(看護介入)

　１ 呼吸の管理　異常の早期発見ができるように，呼吸状態や全身チアノーゼの程度など，呼吸状態の観察を行う。

　唾液の誤嚥を予防するため，唾液吸引チューブを経鼻的に上部食道盲端部に挿入して，−15〜−35 kpa（−110〜−260 mmHg）の低圧で持続吸引する。また，定期的に口腔内吸引をする。胃液の誤嚥に対しては，上体を 30 度挙上することで，胃液の気管への逆流を防ぐ。

　啼泣することで全身チアノーゼの増強をみとめるため，できるだけ泣かせないようにして，安静が保持できるようにする。

　② **全身状態の管理**　A「新生児期手術患者の看護」の「手術前の看護」に準じる（○535 ページ）。

　③ **家族への援助**　出生前診断をされている場合，家族，とくに母親は不安をかかえたまま出産にいたる。また，先天性食道閉鎖症は先天性疾患であることから，元気な身体に産んであげられなかったという自責の念をいだいていることも多い。子どもの病気や将来への不安をもち，出生直後から母子分離となる母親ら家族の思いを理解し，感情や思いを表出できるように支援する。

　また，そのようななか，治療や手術が必要となることは家族にとって大きな衝撃となる。医師の説明に対する理解の程度を確認し，子どもの疾患や治療について正しく理解できるように援助する。また，治療や手術に対する不安を軽減できるように寄り添う。

## 2 手術後の看護

### ◆ アセスメント

　術後の合併症に注意しながら全身状態をアセスメントする（○表 6-20）。

　① **術後合併症の予防・早期発見**　術後は，全身麻酔による術後肺合併症（肺炎・無気肺）や食道吻合部の縫合不全のリスクがある。注意深く観察を行い，予防と異常の早期発見に努める。

　② **栄養状態**　術後合併症の胃食道逆流（GER）に伴う頻回な嘔吐や，食道運動機能障害による嚥下障害があるため，長期的な栄養・発育状態のアセスメントが重要となる。経口摂取量や体重増加などを確認する。

　③ **家族の状況**　手術後も継続的なケアや長期間の治療が必要となることや疾患をかかえながらの育児への不安，子どもの成長に対する不安など，家族の心理的状況を把握する。

### ◆ 看護目標

（1）術後合併症の早期発見により，安楽に過ごすことができる。
（2）経口摂取開始に伴う腹部症状が予防できる。
（3）家族が疾患を正しく理解し，自信をもって育児ケアができる。

### ◆ 看護の実際（看護介入）

　① **全身状態の管理・観察**　全身状態の観察を注意深く行い，異常の早期発見に努める。術後早期には，無気肺や肺炎，気胸などの肺合併症，食道の

**◯表6-20　先天性食道閉鎖症（C型）で手術を受ける患児の手術後のアセスメント**

| アセスメント項目 | 判断の指標 | 看護上の問題 |
|---|---|---|
| 麻酔・手術 | • 麻酔<br>• 手術時間<br>• 術式（一期的ないし二期的根治手術）<br>• 術中の体位 | ◯麻酔に伴う侵襲<br>◯術後合併症・麻酔合併症<br>◯気管チューブ抜去による呼吸障害の出現<br>◯長時間手術による同一体位保持に伴う皮膚の循環障害の発生 |
| 呼吸の状態 | • 人工呼吸器の装着の有無と設定条件<br>• 呼吸補助の使用の有無<br>• 呼吸数・呼吸パターン<br>• 努力呼吸の有無・程度<br>• チアノーゼの有無<br>• 喘鳴の有無・程度<br>• 胃部膨満の有無<br>• 分泌物の量・性状<br>• 胸部X線所見（肺炎・無気肺の有無，胸腔ドレーンの位置確認） | ◯気管挿管に伴う気道粘膜の腫脹や分泌物の貯留に伴うガス交換障害<br>◯気管・食道の交通による肺合併症<br>◯生理機能の未熟さや麻酔による呼吸不全<br>◯ガス貯留による胃部膨満に伴う呼吸抑制 |
| 循環動態 | • 体温・血圧<br>• 心拍数・リズムの変化<br>• 四肢冷感の有無<br>• 中心静脈圧<br>• 輸液内容・管理<br>• 出血量<br>• 排尿の有無<br>• 尿量・尿比重<br>• ドレーン・カテーテルからの排液量と性状（唾液・気泡の有無）<br>• 水・電解質バランス<br>• 血液検査データ（WBC，CRP，電解質） | ◯食道盲端の血流のわるさや吻合部の緊張による創部離解の可能性<br>◯吻合部の血行障害や胃・食道逆流時の酸による吻合部の炎症による創治癒の遅延<br>◯循環血液量の不足による心不全症状の出現<br>◯水分出納バランスの変化による循環動態の悪化 |
| 消化・吸収の状態 | • 嘔吐，吐血の有無・回数・性状<br>• 腸蠕動音の有無<br>• 腹部膨満の有無 | ◯分泌物貯留による咳嗽反射および腹部膨満による呼吸抑制の出現 |
| 全身状態 | • きげん・活気<br>• 意識レベル<br>• 睡眠状態<br>• 体位・姿勢 | ◯創部痛・抑制による体動制限が及ぼす身体的な苦痛<br>◯行動抑制や身体的苦痛に伴う発達の遅延<br>◯頸部伸展による創部の離断，創治癒の遅延<br>◯創部の安静保持に伴う活動制限 |
| 皮膚の状態 | • 創部の状態<br>• 皮膚の湿潤の程度<br>• 抑制に伴う皮膚の状態<br>• 点滴刺入部の状態<br>• 固定・同一体位による発赤・うっ血の有無 | ◯輸液の刺入部，ドレーン・カテーテル（鼻腔・尿道・胃瘻）刺入部の易感染状態<br>◯滲出液の刺激による創部の治癒遅延状態の出現 |
| 苦痛の状況 | • 下肢の抑制に伴う子どもの反応<br>• 経口摂取制限に伴う反応 | ◯抑制に伴う苦痛<br>◯空腹に伴う苦痛<br>◯検査や処置による身体的苦痛 |
| 家族の状況 | • 疾患・手術に対する理解の程度<br>• 術後の継続的なケアに対する理解・受容の程度<br>• 治療・処置・患児の示す反応などに対応する家族の不安と対処行動<br>• 家族のサポート体制<br>• 育児不安 | ◯手術に関連する家族の不安<br>◯長期間の治療による心身と経済的負担の増大に伴う不安<br>◯継続的なケアに関連する不安<br>◯育児への負担と不安<br>◯成長・発達への不安 |

縫合不全などが生じることがあり，長期的には，吻合部狭窄，気管食道瘻の再開通，GER などが生じるリスクがある。

　人工呼吸器管理を行い，全身麻酔による術後肺合併症（肺炎・無気肺）などの有無を観察する。自発呼吸が確立すれば気管チューブは抜管となる。

　胸腔ドレーンからの排液の性状（量・色調，エアリークの有無など）などの観察を行う。また，尿量・脈拍・血圧の変化，四肢冷感，顔面・四肢のチアノーゼの有無，体温の低下，冷汗の有無などを確認して，手術後のショックの早期発見に努める。

　②**安静保持**　食道吻合部の安静を保つために，吻合部に緊張を与えないよう，体位交換やケア時には頸部の伸展を避け慎重に行う。また，吸引を行うときは，食道吻合部の縫合不全を予防するために，吸引チューブの挿入長や吸引圧を統一して実施する。

　侵襲を伴うケアはできるだけ避け，子どもの覚醒状態に合わせてケアのタイミングをはかり，安楽に過ごせる時間を確保する。

　③**胃瘻の管理・観察**　術後，胃内圧の減圧や食道吻合部の安静のため，胃瘻カテーテルが留置される。手術直後は減圧のためにチューブを開放し，持続吸引を行う。

　カテーテルの閉塞や体動による抜去に注意する。経口栄養が確立するまでは，母乳やミルクの注入を行う。滲出液やミルクなどによって胃瘻の周囲がよごれると，皮膚トラブルの原因となるため，清潔に保つ。

　④**栄養の管理・観察**　栄養剤の注入による腹部症状（腹部膨満，吐きけ・嘔吐）を観察する。注入前には胃内残渣を確認し，注入中と注入後は上体を挙上して嘔吐を予防する。

　食道造影検査で吻合部に問題がないことが確認されると，経口哺乳が開始される。経口開始時には，抱っこで上体を挙上してむせがないか，嚥下状態を観察しながら少量ずつ進めていく。継続して経口摂取量や体重増加の状況を確認していく。ただし，胃食道逆流症（GERD），食道運動機能障害による嚥下障害を合併している可能性もあるため，呼吸状態とむせなどの呼吸器症状，吐きけ・嘔吐などの腹部症状に注意が必要である。

　⑤**家族への援助**　出産直後から母子分離状態となるため，家族，とくに母親の思いに寄り添いながら，できるだけ早期から子どもと家族のふれあいがもてるように支援する。

　先天性食道閉鎖症は，長期的に合併症が生じる可能性が高く，定期的な外来受診が重要となる。合併症を早期に発見するために，体調管理や合併症出現時の症状と観察点について，母親ら家族に指導する。家族が正しく疾患や治療経過を理解し，段階的に手術や治療が必要となる子どもを支えられるように支援する。

# 4 肛門形成術を受ける患児の看護

　鎖肛は，直腸および肛門部の発生異常により，正常の肛門が形成されない

先天性の直腸肛門奇形の総称である。肛門が欠損しているもの，小さな穴（瘻孔）をみとめるものもあるが，出生時の観察で多くの場合は容易に診断される。また，出生数日後に胎便排泄遅延や腹部膨満，嘔吐などで発見されることもある。低位型では一期的に根治術を行い，中間位型や高位型では，新生児期に人工肛門を造設し，生後3か月以降に病型に応じて根治術（肛門形成）を行う。

## 1 手術前の看護

### ◆ アセスメント

腸閉塞による症状や合併症の有無をアセスメントする。また家族の状況を把握する（●表6-21）。

1 **腸閉塞症状** おもな症状として，胎便排泄遅延や腹部膨満，嘔吐などの腸閉塞症状をみとめる。腸閉塞症状は，消化・吸収の状態だけでなく，呼吸や循環動態にも影響する。腹部膨満による呼吸困難や，嘔吐による電解質バランス異常などを予防・早期発見できるようにアセスメントする。

2 **合併症の有無** 高位鎖肛の場合には，さまざまな合併奇形をみとめることが多いため，合併症の有無についても観察が必要である。

3 **家族の状況** 出生直後から母子分離となることもあり，愛着形成が阻害されるおそれがある。また，手術や障害を受けとめていかなければならな

●表6-21 肛門形成術を受ける患児の手術前のアセスメント

| アセスメント項目 | 判断の指標 | 看護上の問題 |
| --- | --- | --- |
| 麻酔・手術 | ・麻酔<br>・合併奇形の有無や程度<br>・X線所見（倒立位側面X線所見）<br>・視診<br>・造影検査<br>・治療計画（一期的・二期的手術） | ○術後合併症のリスク |
| 呼吸の状態 | ・呼吸数・呼吸パターン<br>・努力呼吸の有無・程度<br>・チアノーゼの有無 | ○イレウス症状に伴う嘔吐や腹部膨満による呼吸困難 |
| 循環動態 | ・体温・脈拍・血圧<br>・尿量<br>・水分バランス | ○嘔吐に伴う電解質バランス異常 |
| 消化・吸収の状態 | ・嘔吐の有無・回数・性状<br>・腹部膨満の有無<br>・栄養状態 | ○嘔吐に伴う体重増加不良<br>○腹部膨満感に伴う苦痛<br>○嘔吐による苦痛 |
| 全身状態 | ・きげん・活気<br>・意識レベル | ○輸液管理に伴う活動制限<br>○処置や検査に伴う苦痛 |
| 家族の状況 | ・疾患・手術に対する理解の程度<br>・障害に対する受容の状況 | ○母子分離に伴う愛着形成の阻害<br>○確定診断に伴う家族の衝撃・不安<br>○出生後間もなくの手術に対する不安と期待 |

い家族に寄り添いながら，家族の心理的状況を確認する。

### ◆ 看護目標

（1）腸閉塞症状による全身状態の増悪を防ぎ，手術が受けられる。
（2）家族が病気や手術の必要性を理解し，手術を受容することができる。

### ◆ 看護の実際（看護介入）

　[1] 胃管の管理および観察　診断後より絶飲食となり，胃内容物や腸管内のガスの排泄のために胃管が挿入されて，手術まで持続的な吸引が行われる。胃管からの排液の量・性状を観察し，適宜ミルキングを行って，排泄を促す。また，腹部膨満や嘔吐などの症状や脱水症状の有無，電解質バランスなどを観察する。

　[2] 輸液の管理　嘔吐に伴う電解質異常や脱水の予防のために輸液が行われる。子どもの皮膚や血管は脆弱であるため，点滴刺入部の観察や，点滴もれ，点滴の固定テープによる発赤や浸潤などの皮膚トラブルの有無についての観察が必要である。

　[3] 家族への援助　出生後すぐに診断され手術となる場合には，家族は大きな衝撃を受ける。子どもの病気や将来に対する不安や，出生直後から母子分離となる母親ら家族の思いを理解し，感情や思いを表出できるように支援する。

　医師の説明に対する理解の程度を確認し，子どもの疾患や治療について正しく理解できるように援助する。また，治療や手術に対する不安を軽減できるように寄り添う。

## 2　手術後の看護

### ◆ アセスメント

　創部は汚染しやすい部位であるため，清潔の保持に努め，術後合併症や皮膚トラブルを予防することが必要である。

　また，肛門形成部の狭窄を防ぐために，指またはヘガール拡張器による肛門ブジーの定期的な実施や，長期的な排便コントロールが必要となるため，家族，とくに母親への支援が重要である（◯表6-22）。

### ◆ 看護目標

（1）縫合不全・肛門狭窄・肛門周囲の皮膚障害などの術後合併症がみられない。
（2）肛門ドレーンや肛門ブジーによる苦痛を緩和できる。
（3）家族が肛門ブジーや排便コントロールの方法を習得し，継続してケアを行うことができる。

○表6-22 肛門形成術を受けた患児の手術後のアセスメント

| アセスメント項目 | 判断の指標 | 看護上の問題 |
|---|---|---|
| 麻酔・手術 | ・麻酔<br>・手術時間<br>・術式 | ○麻酔に伴う侵襲<br>○術後合併症 |
| 呼吸の状態 | ・呼吸補助の使用の有無<br>・呼吸数・呼吸パターン<br>・努力呼吸の有無・程度<br>・チアノーゼの有無 | ○気管挿管に伴う気道粘膜の腫脹や分泌物の貯留に伴うガス交換障害 |
| 循環動態 | ・体温・脈拍・血圧<br>・輸液内容・管理<br>・尿量<br>・水分バランス | ○体温コントロール |
| 消化・吸収の状態 | ・嘔吐の有無・回数・性状<br>・腹部膨満の有無<br>・栄養状態<br>・経口摂取の開始時期 | ○創部の縫合不全<br>○嘔吐に伴う電解質異常 |
| 全身状態 | ・きげん・活気<br>・意識レベル | ○創部の安静保持に伴う活動制限 |
| 皮膚の状態 | ・創部の状態<br>・抑制に伴う皮膚の状態<br>・点滴刺入部の状態 | ○便汚染に伴う創部の感染 |
| 苦痛の状況 | ・下肢の抑制に伴う子どもの反応<br>・経口摂取制限に伴う反応 | ○抑制に伴う苦痛<br>○空腹に伴う苦痛<br>○嘔吐に伴う苦痛 |
| 家族の状況 | ・疾患・手術に対する理解の程度<br>・継続的なケアに対する理解・受容の程度<br>・家族のサポート体制 | ○手術に関連する家族の不安<br>○継続的なケアに関連する不安<br>○排便障害に伴う子どもの将来への不安 |

## ◆ 看護の実際（看護介入）

[1] **創部の観察と安静保持**　創部の安静と汚染防止が大切であり，十分な観察を行う。創部の安静と縫合不全の予防のため，縫合部に負担がかからないよう，下肢を必要最小限に抑制する。

　肛門部の便による汚染を防止し，創部の感染を予防するため，肛門ドレーンが挿入される。肛門ドレーンからの排泄の量・性状を観察する。

　肛門括約筋のはたらきや腸管の吸収が不十分なことから，ゆるい便が頻回に出るため，肛門周囲に皮膚炎やびらんをきたしやすい。頻回なおむつ交換や被膜剤の使用など，予防的ケアを行う。

[2] **苦痛の緩和**　ケアや処置に伴う苦痛が最小限となるように工夫を行う。手術後は，創部の安静が必要なため下肢の抑制が行われる。自由に動けないことは苦痛であり，患児はストレス状態となる。苦痛を緩和するため，安静を保ちながらでもできる遊びを工夫する。

　また，出生直後から母子分離を余儀なくされることもあり，母子間の愛着

形成が阻害される可能性がある。母親や家族の面会の機会を保ち，母親とともにケアを行うことで愛着形成を促す。

③**家族への援助**　家族，とくに母親は，子どもの排便機能障害に対して自責の念や，将来についての不安をいだいていることが多い。母親ら家族への心理的な支援が重要となる。

定期的な肛門ブジーや排便機能に応じた長期的な排便コントロールが必要となることを家族に説明する。排便の状態や便の性状，肛門周囲の皮膚の観察について指導する。

肛門ブジーは，入院中から母親・父親ともに指導し，手技の習得を促す。ケアに伴う母親の負担を軽減するため，父親の協力も得られるように育児参加を促していく必要がある。

# 5 心室中隔欠損症で手術を受ける患児の看護

**心室中隔欠損症（VSD）**は，先天性心疾患のなかで最も多くみられ，チアノーゼを生じない疾患である。左心室から右心室に血液が流れ込むため（左→右短絡），肺血流が増加し左右の心室に容量負荷がかかる。

健診時に疾患を指摘される児，小欠損孔や無症状で自然閉鎖を待つ児，心不全症状が出現する児，大動脈弁閉鎖不全を合併する児など，疾患の発見にいたる経緯や重症度はさまざまである。経過観察しながら肺高血圧になる前に手術を行う（○517ページ）。

## 1 手術前の看護

### ◆ アセスメント

VSD の病態，乳幼児の解剖生理，発達の特徴をふまえて観察とアセスメントを行い，必要な看護を行う（○表6-23）。

①**循環動態**　欠損孔が大きい場合，2〜4週間くらいで，左室から右室への血流量が増加し，肺血流量が増加する。心不全症状として，多呼吸・呼吸困難・哺乳力低下・体重増加不良・多汗がみられる。また，心拍出量が低下し交感神経が亢進すると，頻脈となると同時に，末梢血管が収縮し，四肢冷感や網状チアノーゼが出現する。それらの症状がみられないか観察する。

乳児の体重増加は，心不全の悪化につながる。そのため，水分制限が行われ，利尿薬が投与される。水分出納バランス，体重の増加，肝腫大，大泉門の陥没❶，眼瞼浮腫などを観察する。利尿薬の使用や水分制限による便秘は呼吸状態に影響することがあるため注意する。

②**呼吸状態**　生後，徐々に肺血管抵抗が下がり，肺血流量が増加すると，気道圧迫，無気肺などの換気不全がみられる。肺うっ血があるときは，気道内分泌物の増加や，血管の収縮による腎臓や腸管の血流量の低下がおこる。腸蠕動低下による腹部膨満，水分制限による便秘は，呼吸状態に影響する。

呼吸数・呼吸音に加え哺乳力低下（1回の哺乳にかかる時間），哺乳時の脈

**NOTE**
❶1歳半ごろに閉鎖するまで脱水の観察の指標となる。

▶表6-23　心室中隔欠損症の手術を受ける患児の手術前のアセスメント

| アセスメント項目 | 判断の指標 | 看護上の問題 |
|---|---|---|
| 循環状態 | • 水分制限<br>• 水分出納のバランス，体重測定，肝腫大，大泉門の膨隆・陥没<br>• 四肢冷感，網状チアノーゼ<br>• 心拍数，動悸，血圧，発汗量，尿量<br>• 腹部膨満，腸蠕動音，排便回数・量<br>• 心臓カテーテル検査<br>• 心エコー，心電図<br>• 血液検査データ（BNP，電解質など） | ○肺血流量の増加による心不全症状の悪化<br>○水分出納のバランスの変化に伴う循環血液量の減少<br>○循環状態による腸血流や腎血流量低下<br>○心不全症状の悪化<br>○術前評価 |
| 呼吸状態 | • 呼吸数，呼吸音，喘鳴，努力呼吸，顔色<br>• Spo₂ 値・胸部 X 線検査（CTR・無気肺など）<br>• 哺乳力低下（1 回の哺乳時間），哺乳時の呼吸状態<br>• 気道内分泌物量・性状<br>• 気管内吸引時の呼吸状態 | ○心不全症状の悪化<br>○呼吸状態悪化のリスク<br>○肺高血圧クライシスのリスク<br>○上気道感染のリスク<br>○換気不全のリスク |
| 栄養状態 | • 体重増加不良<br>• 経管栄養<br>• 血液検査データ（血清総タンパク質，Hb など） | ○心不全症状や呼吸状態に伴う低栄養・易感染のリスク |
| 全身状態 | • 薬剤（利尿薬・強心薬・血管拡張薬・鎮静薬）<br>• 酸素投与<br>• きげん（ふきげん・不穏），表情，倦怠感（ぐったりしている・活動量の低下），不眠，啼泣，哺乳力低下<br>• 浮腫（眼瞼・下肢）<br>• 皮膚状態（アトピー性皮膚炎の有無・程度など）<br>• 上気道感染，中耳炎，齲歯の有無，程度<br>• 予防接種の有無と時期<br>• 血液検査（WBC，CRP など血液凝固） | ○薬剤使用の効果と副作用のリスク<br>○心不全症状や呼吸状態の悪化や苦痛<br>○感染性心内膜炎のリスク<br>○術前評価 |
| 発達状態 | • 発達段階（認知・言語・運動機能など）<br>• 日常生活習慣の獲得（感染予防行動など）<br>• 好きな遊び | ○発達・発育遅延 |
| 苦痛の状態 | • 呼吸困難<br>• 吸入<br>• 体動制限（モニター，カテーテル，ライン類など）<br>• 前処置（水分・食事制限，前投薬，浣腸） | ○症状や処置に伴う苦痛 |
| 家族の状態 | • 感染予防対策<br>• VSD の病状と手術についての理解や不安<br>• 手術に対する期待 | ○手術に向けた体調管理<br>○手術の必要性を理解し意思決定することの不安 |

拍数の増加や発汗など哺乳時の様子を観察する。

　③ **全身状態**　乳幼児は言語発達の途上にあるため，体調を適切な言葉で
あらわすことができない。そのため，きげん（ふきげん・不穏），活動量の低

下，倦怠感（ぐったりしている），表情，哺乳力低下などの全身状態も観察する必要がある。

　感染は，心不全状態を悪化させるリスクがある。肺うっ血による気道内分泌物の増加がみられるときは，上気道感染やそれに伴う中耳炎などのリスクの有無を観察する。また，VSD の合併症として感染性心内膜炎がある。乳歯は齲歯になりやすいため，齲歯の有無や程度を観察する。アトピー性皮膚炎も術後の感染に影響するため，症状の程度を観察する。

　④**栄養状態**　乳幼児は感染に対する抵抗力が弱い。哺乳量が低下すると，低栄養や貧血から易感染状態になるため，栄養状態を把握する。

　⑤**家族の状態**　家族は，児に生まれつき心臓病があることで精神的にショックを受け，死の不安をいだきやすい。VSD の自然閉鎖を期待しても，手術が必要になることもある。無事に手術を迎えるため，感染症を防止しながら心不全の悪化をおこさないように，育児のなかで疾患管理を行う家族の心身の負担は大きい。家族の心理状態をアセスメントする。

### ◆ 看護目標

（1）循環管理・呼吸管理・栄養管理・感染予防を行い，体調を整えて手術を受けることができる。
（2）児と家族の不安を軽減する。

### ◆ 看護の実際（看護介入）

　①**循環管理**　四肢の冷感は末梢血管の収縮を促し，後負荷を増大させる。靴下や手袋などで四肢の保温を行い，体温をコントロールする。

　②**呼吸管理**　呼吸困難があるときは，体位を工夫する。上体の挙上や安全に配慮しながらうつぶせにすることで，横隔膜が下がり呼吸面積が広がる。腹部膨満や便秘は，呼吸状態に影響するため，排便のコントロールやガス抜きを行う。

　児が啼泣しつづけることで，後負荷の増大や左右短絡の増加を生じやすい。また，肺うっ血があると，気道内分泌物が増加する。啼泣しつづけること，口鼻腔内の吸引，低酸素状態，代謝性アシドーシス，強いせき込みなどをきっかけに，肺高血圧クライシス❶をおこすことがある。予防のため，児の不きげんの原因を把握し，抱っこや人工乳首などの対応で安静を保ち，1 回の吸引を短時間で行う。呼吸状態が悪化したときは，酸素投与や鎮静を行う。

　児の呼吸への負担を軽減するため，1 回の哺乳量を減らし回数を増やしたり，術前の低栄養を予防するため，経管栄養を行ったりすることがある。

　③**感染予防**　肺うっ血がある場合には，とくに上気道感染や中耳炎などの感染に注意する。感染性心内膜炎を予防するため，歯科で口腔内の衛生管理を行う。外科治療や齲歯治療を受ける場合は，抗菌薬の予防投与を行う。

　子どものセルフケア能力に合わせて，手洗いやうがいなどを習慣づける。また，乳幼児は新陳代謝が活発であることや，心不全で代謝が亢進していることで，発汗量が多くなる。そのため全身の清潔を保つようにする。重症な

アトピー性皮膚炎がある場合は，皮膚からの感染を予防する。

　④**前処置(手術当日)**　麻酔処置や手術を安全に行うため，経口摂取制限，浣腸，前投薬が行われる。児のそばに飲み物や食べ物を置かないようにする。前投薬後に呼吸状態を観察し，ふらつきによる転倒を予防する。

　⑤**児のセルフケアと家族の看護**　前処置や手術を受けるのは児自身である。児のセルフケア能力に合わせて，主体的に手術や処置などに参加できる環境を整える。術前に，家族の同席のもと児の認知発達に合わせてプレパレーション(心理的準備)を行う。前処置，ICU入室と面会制限，術後の様子(ドレーン，カテーテル類の挿入，心電図，水分制限，内服，活動制限など)の説明と，ICUや手術室の見学を行い，児におきることや児ができることなどを説明する。説明しながらふだんの児の発達状態を直接見て観察するようにする。

　家族の援助を行うことも重要である。家族の心理状態を理解し寄り添いながら，家族が児の手術を理解し，決定できるよう支援する。また，家族が術前・術後に児を支える方法，家族が児にできることを説明する。

## 2　手術後の看護

### ◆ アセスメント

　手術は全身麻酔下で胸骨を正中切開し，人工心肺装置を用いて心臓を停止させて行われる。欠損孔の部位によって，右心房や肺動脈などを切開し，VSDを閉鎖する。▶**表6-24**の項目にそって観察とアセスメントを行い，必要な看護を行う。

　①**循環状態**　VSD閉鎖により血液の流れが変化し，左房・左室・右室の容量負荷が消失する。拡張していた左室が縮小し，一時的に左室の収縮率が低下する。左室の後負荷が増えるが，数日で新しい血行動態の環境に順応する。術前に肺うっ血や肺高血圧があると，心不全の影響が残存する。そのため，新しい循環動態への順応として血圧低下や四肢冷感などの心不全状態をアセスメントする。安静時，活動時，採血や吸引などの処置前後の心拍数の変動を観察し，心臓への負担の程度を観察する。

　電解質のバランスを血液検査の結果から確認し，不整脈の危険性をアセスメントする。刺激伝導系が存在する膜様中隔や流入部中隔の欠損にかかわる手術(▶518ページ)や，人工心肺装置の使用は，不整脈のリスクがある。発熱や脱水でも不整脈を誘発することがある。

　②**呼吸状態**　術後は，挿管したままICUに入室する。循環状態と呼吸状態が安定すれば，早期に人工呼吸器から離脱できる。自発呼吸が安定するまで，しばらく酸素を投与する。人工呼吸器のウィーニング中，激しい咳，気管吸引，ドレーン抜去や創部痛による啼泣，息こらえなどをきっかけに，肺の血管が攣縮し肺への血流量が減少する。術前と同様に肺高血圧クライシスのリスクがあるため，呼吸状態を注意深く観察し，予防する。

　③**出血**　術後24時間は，人工心肺装置の影響による凝固系の異常や手術

◉表6-24　心室中隔欠損症の手術を受けた患児の手術後のアセスメント

| アセスメント項目 | 判断の指標 | 看護上の問題 |
|---|---|---|
| 麻酔・手術 | ・麻酔の種類・麻酔持続時間<br>・術式：右房・肺動脈切開，VSDの閉鎖方法<br>・手術時間，大動脈遮断時間，人工心肺時間<br>・術後遺残短絡の有無 | ○術後の血行動態の変化に伴う心機能低下<br>○不整脈の出現 |
| 循環状態 | ・人工心肺離脱後の心機能の回復程度<br>・心拍数，不整脈，心雑音<br>・人工心肺離脱後の右室圧，肺動脈圧<br>・中心静脈圧，心拍出量，血圧<br>・手術時の出血量<br>・心囊・縦隔ドレーンからの排液量・性状<br>・四肢冷感，発熱<br>・尿量，水分制限，発汗量，肝腫大<br>・脱水症状（大泉門の陥没，体重，口渇，皮膚乾燥）<br>・腹部膨満，腸蠕動音，排便回数・量<br>・血液検査データ（BNP，電解質など） | ○術後の血行動態の変化に伴う心機能低下<br>○不整脈の出現<br>○水分制限による水分出納のバランスの異常<br>○術後出血<br>○心膜切開後症候群のリスク<br>○心不全悪化のリスク |
| 呼吸状態 | ・人工呼吸器設定条件<br>・鎮静<br>・気管チューブの位置・サイズ・種類<br>・呼吸数，呼吸音，喘鳴，努力呼吸，顔色<br>・SpO$_2$値<br>・気道内分泌物の量・性状 | ○肺高血圧クライシスのリスク<br>○換気不全や心不全のリスク<br>○呼吸状態悪化のリスク |
| 全身状態 | ・きげん（ふきげん・不穏），表情，倦怠感（ぐったりしている・活動量の低下），不眠，啼泣，哺乳力低下<br>・浮腫（眼瞼・下肢）<br>・食事開始時期，哺乳量，食事摂取量<br>・皮膚障害（創部・ドレーン挿入部の発赤，体位や点滴固定のための同一部位の皮膚圧迫による発赤）<br>・血液検査（WBC・CRP・Hb・Htなど） | ○心不全症状や呼吸状態に伴う随伴症状<br>○感染症のリスク（創部感染・心内膜炎・ルート類からの感染・褥瘡） |
| 神経状態 | ・瞳孔の大きさ，対光反射，意識レベル<br>・認知機能，言語発達，運動機能などの発達 | ○脳障害（低酸素脳症・血栓・空気塞栓・脳梗塞など）のリスク |
| 苦痛の状態 | ・創部・ドレーン挿入部・挿管に関連する痛み<br>・体動制限（モニター・ドレーン・ライン類など）<br>・口渇，吸入，内服<br>・ICUでの面会制限 | ○疼痛，口渇，安静・面会制限，内服などの苦痛<br>○ルート類の抜去のリスク<br>○ICUの環境や面会制限による苦痛 |
| 家族の状態 | ・手術内容と病状経過に関する理解<br>・ICUでの面会時の反応や言動<br>・児の反応や苦痛の理解とかかわり方 | ○術後の病状経過に対する不安<br>○ICU環境による緊張や児に挿入されている医療機器に対する不安<br>○児になにもしてやれない思い |

による出血のリスクがある。心囊・縦隔ドレーンからの出血量を観察し，採血データを把握する。

　④**栄養状態・皮膚の状態**　術前に心不全があると，哺乳量が低下するた

め，体重増加不良や低栄養の可能性がある。採血データから栄養状態を観察する。乳幼児の皮膚は脆弱であるうえに栄養状態がわるいと，創部の感染や褥瘡（じょくそう）のリスクが高まる。ドレーン・カテーテル挿入部，固定部の皮膚障害や圧迫がないかを確認する。

⑤**神経障害**　手術中から，低酸素血症や脳梗塞などの神経障害のリスクがあるため，鎮静を緩和する過程で覚醒状態や発達・運動機能を確認する。

⑥**心身の苦痛の状態**　鎮静薬が減量され，人工呼吸器から離脱することにより，創部痛，挿管に伴う咽頭痛を感じるようになる。カテーテル抜去を防ぐための抑制，酸素投与や水分制限による口渇などの症状も，苦痛につながる。さらにICUという特殊な環境下で，家族がそばに付き添っていないことで，さびしさを感じることもある。そのため，児のきげん・活気・訴え・セルフケア能力を観察する。

### ◆ 看護目標

（1）新たな血行動態に順応でき，心不全がみられない。
（2）術後合併症（肺合併症・出血・感染）をおこさず順調に回復する。
（3）児の苦痛を緩和し，家族の不安を軽減する。

### ◆ 看護の実際（看護介入）

①**循環管理**　利尿薬や水分制限により，水分出納をマイナスバランスに保つ。体温の上昇による酸素消費量の増加を予防するため，罨法や衣類などで四肢を保温し，頭部を冷やすことで体温を調節する。

②**呼吸管理**　人工心肺装置の影響や術前の肺うっ血によって，気道内分泌物が多くなり，無気肺をおこしやすい。そのため，吸入，気管内吸引や，体位変換などの理学療法を行う。抜管後の呼吸状態や安静度の拡大による心負荷を観察し，座位や歩行など活動を拡大する。

乳幼児が興奮して激しく泣くと，すぐに安静を保つことはむずかしい。肺高血圧クライシスを予防するため，乳首，動画，家族の面会などを活用し，安静を保てる遊びを工夫する。また，気道内分泌物の観察を行い，吸引回数や吸引にかける時間を最小限にする。安静を保つため鎮静薬で疼痛を緩和する。

③**感染の予防**　パッチや人工材料を用いた手術のあとは感染性心内膜炎の感染のリスクがあるため，予防として抗菌薬の投薬が行われる。感染要因となる静脈ラインやドレーン挿入部などを清潔に保つ。また，安静による同一部位の圧迫に注意し，褥瘡を予防する。

④**経口摂取の開始**　抜管後，腸蠕動を確認し，水分やミルクの摂取を経口や経鼻胃管から開始する。呼吸状態の悪化や嘔吐がなければ，術前の経口摂取の方法に戻し，月齢に応じて離乳食を開始する。離乳食は，鉄分の補給，感染に対する抵抗力，咀嚼・嚥下機能や味覚の発達に重要である。

術後の安静，水分制限，利尿薬投与のために便秘になりやすい。そのため，腹部のマッサージ，綿棒による肛門刺激，浣腸などで排便をコントロールし

ながら経口摂取を進める。

　⑤ **心身の苦痛の緩和**　児に安静や水分制限の必要性を説明し，抑制を最小限にする。術後はじめて利尿薬を内服する場合，苦みのために拒否することがある。退院後も継続して内服が必要になるため，児に必要性を説明し，不信感につながらないように黙って食べものに混ぜるなどでごまかさない。水分制限による口渇感を軽減するため，乳首の使用，離乳食や普通食の形態を工夫する。また，ICU 内でも早期から家族と面会できるように調整する。

　⑥ **家族の不安に対する援助**　ICU 入室後，医師から家族に手術内容や病状について説明される。家族は無事に手術が終了したことに安堵しながらも，人工呼吸器や多くのカテーテルなどが挿入され，鎮静されたわが子に対面し，ショックを受けることがある。ICU の環境に緊張していることもある。そのため，家族の気持ちや反応に合わせて，児への声かけ，タッチング，哺乳・食事介助，抱っこ，清潔などの方法を具体的に伝え，ケアへの参加を促す。また，家族はきげんがわるい児をみて，症状が悪化したのではないかという不安や，児とのかかわりに困難を感じているときがある。そのため，家族からふだんの児の様子を聞き，児の病状や児の反応の意味（痛み・環境・処置などに伴うストレス反応）と，児へのかかわり方を説明する。

　⑦ **ICU から一般病棟への転棟，退院**　呼吸状態が安定し，心囊・縦隔ドレーンやカテーテル類が抜去できれば，ICU から一般病棟に転棟する。術後心膜炎や心囊液の貯留がみられる場合には，アスピリンの投与と安静が必要になる（心膜切開後症候群）。

　術前に肺高血圧症があると回復に時間がかかるが，心不全が軽減し心膜切開後症候群や感染がなく，確実に内服できれば 1 週間〜10 日程度で退院となる。しばらくは手術の影響から免疫機能が低下し易感染であるため，次回受診ごろまで人込みへの外出を控え，感染を予防するように伝える。また，胸骨を切開しているため胸部に負担がかからないように指導する。

##  脳・神経外科手術を受ける患児の看護

### a シャント手術を受ける患児の看護

　シャント手術を受ける小児の代表的な疾患は，先天性水頭症・先天性奇形（脊椎破裂）・頭部外傷・脳腫瘍などである。シャント手術には，V-A シャント手術（脳室-心房短絡術），V-P シャント（脳室-腹腔短絡術），L-P シャント手術（腰椎クモ膜下腔-腹腔短絡術）などがある。

### 1 手術前の看護

#### ◆ アセスメント

　水頭症による頭蓋内圧亢進症状，頭部・全身状態，疾患や治療に対する患児・家族の理解と不安を経時的に観察することが重要である。◉表 6-25 に

○表6-25　シャント手術を受ける患児の手術前のアセスメント

| アセスメント項目 | 判断の指標 | 看護上の問題 |
|---|---|---|
| 頭蓋内圧亢進症状 | **＜バイタルサイン＞**<br>・血圧：収縮期血圧の上昇<br>・脈拍：徐脈(50〜60回/分以下)<br>・呼吸：不規則呼吸，呼吸数の減少<br>・体温：上昇および急激な下降，四肢の冷感<br>**＜その他の症状＞**<br>・瞳孔不同，散大，対光反射の減弱および左右差，眼球の下方偏位(落陽現象)，複視，視野狭窄，内斜視<br>・大泉門の膨隆と緊張，頭皮動脈の怒張，頭蓋縫合の離開<br>・後弓反張，易刺激性，痙攣<br>・嘔吐，哺乳力低下，食欲低下<br>・不穏状態，かん高い泣き方<br>・意識レベルの低下(傾眠)<br>・不きげん，頭痛，疲労感<br>・四肢の筋緊張低下，歩行障害 | ○水頭症に関連した頭蓋内圧亢進症状の増悪の可能性<br>○頭蓋内圧亢進に伴う嘔吐による水分・栄養摂取量の低下の可能性 |
| 頭部・全身・精神発達の変化 | ・頭囲の拡大，前頭部の突出<br>・頭皮が薄く，光沢が強い。<br>・発汗が多い。<br>・脱水，栄養不良<br>・眉毛や眼瞼が上方に引っぱられ，虹彩の上に強膜が見られる。<br>・頭部を支えにくく頸前傾姿勢<br>・精神運動発達の遅延(首がすわらない，座れないなど) | ○頭部と身体のバランスがわるいことに伴う転倒による身体外傷の危険性<br>○拡大した頭部の回転ができないこと，および頭皮が薄いことによる褥瘡発生の危険性 |
| 診断や治療に対する患児・家族の反応 | ・患児の疾患や治療，予後についての家族の理解度<br>・不眠，食欲低下，疲労感<br>・患児の手術に対する恐怖心<br>・患児の今後の成長・発達に対する不安 | ○診断・手術に対する患児・家族の恐怖心・不安 |

示した項目にそってアセスメントを行う。

　① **頭蓋内圧亢進症状，全身状態の観察**　水頭症の臨床症状は，患児の年齢，大泉門の閉鎖の有無，頭蓋骨の縫合線の閉鎖の有無，水頭症の種類(交通性・非交通性)により異なる。頭蓋骨の縫合が不完全な乳幼児では，頭囲がかなり大きくなるまで頭蓋内圧亢進症状があらわれないことが多い。発見が遅れ急激に症状が悪化する場合もあり，注意深い観察が必要である。また，感染症の徴候についても観察する。

　② **疾患や治療に対する患児・家族の理解と不安**　患児・家族が疾患や治療について理解しているかアセスメントする。また，家族の患児の成長・発達に対する不安も大きい。疾患や治療に対する理解の程度について把握し，不安に感じていることなどを確認する。

◆ **看護目標**

(1)頭蓋内圧亢進症状，全身状態の悪化がなく，手術が受けられる。

(2)皮膚が清潔で，感染症の徴候がみとめられない。

(3)患児・家族が水頭症および手術について理解し，医療従事者と話し合う

ことができる。

## ◆ 看護の実際（看護介入）

　□1 **異常の早期発見**　バイタルサインや頭蓋内圧亢進に伴う特有の症状の有無を観察し，頭蓋内圧亢進症状の増悪がみとめられた場合には，すぐに医師に報告する。乳幼児は言葉で十分に表現できないため，きげんや泣き方にも注意する。

　□2 **脱水や栄養不良の予防**　脱水状態や栄養不良であると，術中，術後の合併症を引きおこしやすい。頭蓋内圧亢進によって嘔吐が頻繁になると脱水状態に陥るため，水分の摂取に注意する。

　食事は少量ずつ数回に分け，ゆっくりと与える。髄液の流れをよくするために，乳児は抱いて，幼児以上は座位で食事をするのが望ましい。誤嚥を防ぐために，食後は頭部を高くし側臥位に保つ。

　経口的に十分な水分，栄養が補給できないときは輸液が行われるため，輸液の管理を行う。

　□3 **皮膚の清潔の保持と褥瘡の予防**　水頭症が進むと，頭部を持ち上げたり回転させたりするのが困難になる。自分で頭位変換が行えないことに加え，嘔吐によって頭部が汚染され湿潤な状態になりやすいことで，頭皮に褥瘡ができやすい。そのため，とくに頭皮は清潔にし，乾燥した状態にして，頭位変換を最低2時間おきに行う。頭位変換を行うときは，頸部の緊張を防ぐため頭部と体幹を一緒に動かす。

　□4 **四肢の関節拘縮の予防**　四肢，とくに下肢の他動的な関節可動域訓練を行う。

　□5 **患児・家族の不安の軽減**　患児・家族が疾患や治療，予後などについて理解して手術が受けられるように，医師との調整を行う。また，不安や心配ごとについて聞き，ていねいに納得できるまで説明を行い，不安の軽減に努める。

## ２ 手術後の看護

## ◆ アセスメント

　術後合併症，シャントの機能不全（頭蓋内圧亢進症状，低髄液圧症状）などについての観察を行う。また，患児や家族がみずから合併症の徴候を発見でき，シャントを管理できるようになることが重要である。患児や家族の術後の療養生活に必要な知識の理解や不安を把握する（◯表6-26）。

## ◆ 看護目標

（1）術後合併症（創部からの出血，創痛，感染）がない。

（2）シャント機能が維持でき，頭蓋内圧亢進症状，低髄液圧症状がない。

（3）患児と家族が合併症の徴候とシャントの管理方法を含めた療養生活管理について理解する。

◎表6-26 シャント手術を受けた患児の手術後のアセスメント

| アセスメント項目 | 判断の指標 | 看護上の問題 |
|---|---|---|
| 頭蓋内圧亢進症状とシャントの機能不全の徴候 | • バイタルサイン，その他の症状については「手術前の判断の指標」に準ずる（◎565ページ，表6-24）。<br>• 便秘 | ○シャントの閉鎖による頭蓋内圧亢進症状の出現の可能性<br>○吐きけ・嘔吐に伴う水分・栄養摂取量の不足の可能性 |
| シャントの感染徴候（髄膜炎） | • シャントチューブ周囲の発赤・腫脹・熱感・圧痛<br>• 発熱，吐きけ，嘔吐<br>• 胸痛，腹痛，腹部膨満<br>• 髄液検査データ（細胞数増加，髄液糖／血糖が0.4以下，タンパク上昇）<br>• 血液検査データ（白血球増多，CRP上昇） | ○シャントの挿入部からの細菌の侵入による感染の危険性 |
| 低髄液圧症状（頭蓋内から髄液が過剰に排出した場合の徴候） | • 大泉門の陥没，めまい<br>• 傾眠，易刺激性，顔面蒼白<br>• 意識レベルの低下（傾眠）<br>• 不穏状態・興奮状態<br>• 吐きけ・嘔吐・痙攣<br>• 皮下のシャントチューブ・シャントバルブの変調 | ○シャントバルブの調節不良による低髄液圧症状（意識低下・不穏状態・興奮状態）の出現の可能性 |
| 疾患や療養生活管理に対する患児・家族の受け入れ状態 | • 術後の注意点や管理方法についての患児・家族の理解度<br>• 不眠，食欲低下，疲労感<br>• 患児の手術に伴う不安<br>• 患児の今後の成長・発達に対する不安 | ○シャントの原理，機能不全時の緊急処置および感染症状・頭蓋内圧亢進症状に対する患児・家族の知識不足 |

## ◆ 看護の実際（看護介入）

　**① 異常の早期発見・対処**　術後合併症，シャントの機能不全（頭蓋内圧亢進症状，低髄液圧症状）などについての観察を行い，頭蓋内圧亢進症状が出現した場合には，シャントが閉鎖している可能性があるため，すぐに医師に報告する。低髄液圧症状による吐きけや嘔吐がみられる場合には，水分不足の可能性があるため，水分出納管理を行う。

　**② シャントを効果的に機能させるための援助**　医師の指示に従い，シャント機能が効果的になるように体位を整える。シャントから排液の流出を促すために，ベッドの頭部を30〜45度挙上する。

　シャントおよび弁の位置を圧迫しないように注意する。磁気で調整するシャントバルブを使用している場合は，磁気を避ける。また，便秘などで腹圧が上昇するとシャントチューブが閉鎖する危険があるため，便秘の予防に努める。

　**③ 感染予防**　創部に手を触れないように患児に説明する。乳幼児の場合は，必要があれば創部の感染予防のために抑制を行う。

　また，身体の清潔の保持に努める。とくに創部周囲の皮膚の清潔は大切である。創が頸部や腹部にある場合は，食事や哺乳時にこぼしたものや，嘔吐物，汗，便や尿によりドレッシング材が汚染されやすい。汚染したときには，ただちにドレッシング材を交換する必要がある。

　**④ 療養生活管理のための患児・家族への指導**　シャント手術を受けた患

児・家族は，療養生活に向けてシャントの特徴や合併症を理解し，感染予防行動をとれるようになる必要がある。そのため，頭蓋内圧亢進症状やシャント機能不全，感染・脱水などの合併症の徴候について説明するとともに，合併症の徴候を発見した際は，ただちに医師に報告するように説明する。説明後には，患児・家族が説明した内容を理解していることを確認することが重要である。また，シャント機能不全やシャント管理の方法については詳しく説明し，退院までにシャントチューブ挿入部位の観察とシャントの取り扱いを実際に行ってもらう。

　感染予防として，規則正しい生活を行うとともに，日ごろから食事前，排泄後，外出から帰宅した際に手洗いやうがいを実施するなど感染予防行動を行って感冒にかからないように注意することを説明する。また，頭部・全身の清潔を保つこと，便秘にならないようにすることが髄膜炎の予防につながることを説明する。シャントが入っている部位を洗うときは爪を立てて傷をつけないように注意する。

　さらに，成長に伴ってシャントチューブの入れかえが必要であることを説明し，定期的に受診するよう指導する。一方で，日常生活行動の制限はないため，できるだけ健康な小児と同じように行動し，成長・発達を促すことをすすめる。

## b　脳室ドレナージ術を受ける患児の看護

### ◆　アセスメント

　ドレーンの種類・数，および挿入部位と挿入の目的を十分に理解し，目的にそった髄液の流出が確実に行われていることを観察する。また，感染の有無や必要以上の行動制限が行われていないかについて確認することも大切である。

　脳室ドレナージにより，脳室と外界とが交通していることから，髄膜炎をおこす危険性がある。発熱，脈拍数・呼吸数の増加，頭痛・吐きけ・嘔吐，項部硬直，ケルニッヒ徴候などの髄膜炎症状を観察することが重要である。また，ドレーン挿入部位と周囲組織の発赤・腫脹・疼痛の有無とその程度，および滲出液の性状，排出液（髄液）の混濁・浮遊物を観察することとともに，髄液検査，血液検査の結果を確認することが必要である。

　患児は脳室ドレナージによって安静を必要とされる。乳幼児は行動制限に加えて痛みや不安があっても，それらを言語的に表現できない場合が多い。さらに免疫学的にも脆弱であるため，感染，体液バランスの異常などのリスクが大きい。そのため，看護師には注意深い観察が求められる（◯表6-27）。

### ◆　看護目標

（1）脳室ドレナージが適切に作動し，頭蓋内圧の亢進や低下，脳室内出血の徴候がみられない。

（2）ドレーン挿入部に発赤や滲出液（膿性）などの感染の徴候がみられない。

● 表6-27　脳室ドレナージ施行中の患児のアセスメント

| アセスメント項目 | 判断の指標 | 看護上の問題 |
|---|---|---|
| ドレナージの作動状態 | ・指示された圧になっているか。<br>・指示された頭部の高さが維持されているか。<br>・液面の呼吸性拍動の有無<br>・ドレーンの固定状態(屈曲，閉塞がないか，固定がはずれたり，引っぱられたりしていないか)<br>・髄液の排出量(多い・少ない)<br>・髄液の異常(脳室内出血があれば血性度が増強する)<br>・頭蓋内圧亢進症状(不穏状態，易刺激性，頭痛，吐きけ，嘔吐，脈拍・血圧，意識障害，呼吸停止)<br>・低髄液圧症状(意識レベルの低下，頭痛・吐きけ・嘔吐の出現，不きげん，瞳孔異常，麻痺，脈拍，血圧) | ○ドレーンの屈曲や閉塞による頭蓋内圧亢進症状出現の危険性<br>○不適切なドレナージ圧や体動による頭蓋内圧の低下や脳室内出血をおこす危険性 |
| 感染徴候 | ・髄膜炎症状(発熱，脈拍数・呼吸数の増加，頭痛・吐きけ・嘔吐，項部硬直，ケルニッヒ徴候)<br>・ドレーンの挿入部位と周囲組織の発赤・腫脹・疼痛，滲出液<br>・髄液の混濁・浮遊物<br>・髄液検査データ(細胞数増加，髄液糖／血糖が0.4以下，タンパク上昇)<br>・血液検査データ(白血球増多，CRP上昇) | ○脳室と外界とが交通していることによる髄膜炎の危険性 |
| 皮膚障害 | ・テープで固定している頭部から顔面，および背部の発赤・発疹・瘙痒感<br>・後頭部の褥瘡(とくに水頭症の乳児) | ○同一体位の保持による褥瘡や固定テープによるかぶれの危険性 |
| 安静に伴う患児のストレスの状態 | ・泣く，暴れる，不穏状態，不きげん<br>・食欲低下，哺乳量の低下<br>・行われている治療についての理解度 | ○チューブの誤抜去を防ぐための抑制によるストレス |
| 家族の疲労や不安の状態 | ・家族が無表情で，極端な疲れがみられる。<br>・医師や看護師に気持ちを表出しない。<br>・患児の病状や治療についての理解度<br>・患児に話しかけたり，あやしたりしない。 | ○患児の意識レベルの低下や理解力の不十分さに関連した家族の不安が生じる可能性がある。 |

　(3)褥瘡や固定テープによるかぶれがない。

　(4)経口摂取を安全に進め，栄養状態が改善する。

　(5)安静に伴う患児のストレスが軽減する。

　(6)患児の病状や治療について理解でき，家族の疲労や不安が軽減する。

## ◆ 看護の実際(看護介入)

　①異常の早期発見・対処のための観察　ドレーンの屈曲や閉鎖は頭蓋内圧亢進症状を，不適切なドレナージ圧は頭蓋内圧の低下や脳室内出血をおこす危険性がある。ドレナージが適切に作動していることを，下記の5点をポイントとして観察する。

　(1)0点および設定圧が指示されたとおりになっているか，指示された頭部の高さが維持されているかを観察する。

　(2)ドレーンの屈曲や閉塞の有無，ドレーンの固定状態を観察する。ねじれによっても閉塞がおこるので，処置時や移動後はドレーンを必ず確認す

る。

（3）ドレーン内の液面の呼吸性拍動の有無を観察する。液面の呼吸性拍動は，ドレーンが閉塞していないことを意味する。

（4）髄液の排出量・性状を観察する。急激な色調の変化がみられたときや指示された流出量に達したときには医師に報告し，新たな指示を受ける。脳室内出血があれば血性度が増強する。

（5）頭蓋内圧亢進症状がないか，低髄液圧症状や脳室内出血がないかを観察する。

さらに，同一体位の保持による褥瘡や固定テープによるかぶれなどの皮膚障害が発生する可能性がある。後頭部に褥瘡の徴候，テープで固定している頭部や顔面，および背部に発赤，発疹，瘙痒感がないかを観察する。

　**2 髄膜炎の予防**　感染を防ぐためにベッドの周囲は清潔を心がけ，ドレナージの取り扱いはすべて滅菌操作で行う。ドレナージセットとチューブの接続部は，定期的な消毒と滅菌ガーゼによる保護を行い，逆行性感染を防ぐ。ガーゼが髄液・血液・汗などで汚染したときには，ただちに交換する。排液バッグは，つねに挿入部より低い位置に設置し，排液バッグの交換時は必ずドレーンをクランプして，排液の逆流を防ぐ。

　髄膜炎の発症に注意し，髄膜炎症状を観察する。髄液検査や血液検査の結果も確認する。髄液検査の際には，髄液をチューブ接続部の三方活栓部位から採取するため，感染に注意する必要がある。

　感染を防ぐためには，ドレナージは短期間が望ましい。

　**3 指示圧の確保と誤抜去の予防**　乳幼児は体動が激しいため，指示された圧を保持することは困難である。ドレーンが急に抜けると，頭蓋内圧が亢進して患児の状態は悪化する。また，髄液の急激な流出は，低髄液圧症状や脳ヘルニア，硬膜下血腫を引きおこす。さらに再挿入のためには手術が必要であるため，患児の苦痛が大きい。そのため，ドレーンは確実に固定するとともに，以下のことに留意する。

（1）ドレナージセットは患児の手の届かないところに固定し，体動によって0点が変化しないように体幹・上肢の抑制を行う。その際，抑制部の皮膚の状態を2時間ごとに注意して観察する。

（2）体位変換や清拭・体重測定などの処置，授乳などを行う際には，必ずドレーンをクランプしてから行う。また，激しく啼泣しているときもクランプする。

（3）患児が興味をもっているおもちゃや絵本などを使って遊んだり，テレビやビデオ・DVDを取り入れたりして，気をまぎらわすようにする。また，乳幼児の場合は，家族の協力を得ながら，できるだけスキンシップをはかる。

　**4 栄養状態の改善と誤嚥の防止**　体液が体外に流出することによってタンパク質の喪失が生じる。可能な限り経口的にタンパク質を補い，栄養状態の改善に努める。また，仰臥位での食事摂取は誤嚥しやすいため，安全に経口摂取を進める必要がある。

　⑤ **子どものストレスの軽減に向けた援助**　抑制やドレナージに対する恐怖心，不安，痛みは，心的外傷体験となることがある。病状や行っている治療・看護についてていねいに説明したり，がんばりをねぎらう声かけを行ったりする。また，家族や保育士と連携しながら，患児が興味をもっている遊びを取り入れたり，発達段階に合わせた遊びを工夫したりして，精神的に落ち着くようにかかわる。

　⑥ **家族の疲労や不安の軽減に向けた援助**　治療により安静をしいられている患児のそばで付き添う家族は心身ともに疲労する。そのため，患児の状態，行っている治療や看護についてていねいに説明したり，家族のがんばりをねぎらう声かけを行ったりする。これにより，家族は患児の状態が理解でき，不安や心配を表現したり，質問したりしやすくなるため，不安や心配を軽減するのに役だつ。

# 7　小児悪性腫瘍（神経芽腫）で手術を受ける患児の看護

　神経芽腫は，小児がんの約80％を占め，小児悪性固形腫瘍のなかでは脳腫瘍についで頻度が高い疾患である。腫瘍が小さいうちは無症状である。乳幼児検診などで偶然発見されるものから，転移・進行し，骨痛，貧血，腹痛・腹部膨満などをきたす悪性度の高いものまでさまざまである。神経芽腫の治療は，病期分類のステージおよびリスク分類によって大きく異なり，リスク分類に応じて，手術や化学療法および放射線療法を併用した治療が行われる。

　診断による衝撃と，繰り返される検査や治療によって，子どもと家族はさまざまな不安やストレスをかかえる。子どもの発達段階に応じたプレパレーションや，家族の受容や理解の程度に応じた説明を行うことで，不安の軽減をはかる。

## 1　手術前の看護

### ◆ アセスメント

　手術に向けて全身状態を整えていく（●表6-28）。

　① **全身状態の観察**　腫瘍に伴う全身状態をアセスメントする。腫瘍の大きさや，腹痛・嘔吐，腹部膨満などの有無や程度を観察する。また，手術前から化学療法や放射線療法を行っている場合は，副作用による症状の有無や程度を観察する。倦怠感や食欲不振，嘔吐により，栄養状態は低下しやすい。さらには，免疫機能や骨髄機能が低下し，易感染状態となることもある。

　② **心理的な支援**　子どもや家族の治療に対する心理的な支援も重要となる。発育・発達状態をアセスメントし，子ども自身がその発達段階・年齢に応じて疾患や治療について理解できているか確認する。

◖表6-28　神経芽腫で手術を受ける患児の手術前のアセスメント

| アセスメント項目 | 判断の指標 | 看護上の問題 |
|---|---|---|
| 麻酔・手術 | ・麻酔<br>・予定術式 | ○術後合併症のリスク |
| 腫瘍の状態 | ・腫瘍の大きさ<br>・腹痛・嘔吐など腹部症状<br>・腹部膨満の有無・程度<br>・食欲の有無<br>・症状(貧血・下肢痛・眼球突出など)の有無・程度<br>・化学療法・放射線療法の有無<br>・胸腹部X線所見<br>・CT・MRI・超音波検査所見<br>・核医学検査所見 | ○食欲不振・嘔吐・下痢などによる栄養状態の低下<br>○栄養状態の低下による免疫機能・抵抗力の低下に伴う易感染状態<br>○腫瘍の圧迫による慢性疼痛<br>○抗がん薬治療や放射線療法を併用する場合の骨髄機能低下に伴う易感染状態 |
| 全身状態 | ・バイタルサイン<br>・きげん・活気・倦怠感の有無<br>・水分バランス<br>・栄養状態<br>・血液検査データ(WBC・CRP・電解質・腫瘍マーカー)<br>・尿検査データ(VMA・HVA) | ○脱水に伴う循環動態の変化<br>○治療や栄養状態の低下に伴う倦怠感の出現 |
| 発育状態 | ・体重の変化<br>・精神・運動・情緒・知的能力の発達状態<br>・発達レベル<br>・発症年齢<br>・子ども自身の検査や治療に対する理解 | ○長期入院や疾患の影響による成長・発達の遅延<br>○治療の副作用や二次障害の出現の可能性<br>○検査・処置に伴う身体的苦痛と不安 |
| 家族の状況 | ・疾患・手術に対する理解の程度<br>・疾患に対する受容の状況<br>・予後に対する不安 | ○手術に対する知識不足による不安<br>○確定診断に伴う家族の衝撃・不安<br>○手術に対する期待と不安 |

## ◆ 看護目標

（1）手術を受けられるように，全身状態を整えることができる。
（2）子どもや家族が疾患について正しく理解し，手術や治療を受容することができる。

## ◆ 看護の実際（看護介入）

　① 栄養状態の改善と全身状態の管理　症状や治療に伴い体重減少や食欲不振をきたすため，食べられるときに少量ずつ食べたり，子どもの好きなものにするなど食事内容を工夫したりして，栄養状態の改善をはかる。また，適切な時期に手術を受けられるように体調を整えていく。

　② 家族への援助　診断と同時に，早期治療や手術の必要性，化学療法の必要性など，医師から家族に対して説明が行われる。悪性腫瘍と診断され，治療や手術が必要となることは，家族にとって大きな衝撃となるため，家族の気持ちを理解し寄り添い，不安の軽減に努める。

## 2 手術後の看護

### ◆ アセスメント

　術後の全身状態を観察するとともに，治療の継続のためのアセスメントを行う（●表6-29）。

　**1 全身状態の観察**　手術後は，麻酔や手術による侵襲のため，合併症の有無など全身状態の注意深い観察が必要である。

　**2 治療に向けた支援**　手術後に継続して化学療法や放射線療法が行われる場合は，治療の副作用による身体的・精神的な苦痛が生じることから，子どもや家族に寄り添い，支援することが重要となる。副作用による苦痛も大きく，長期入院によって成長・発達に遅れがみられることもある。また，子どもを支える家族にとっても精神的・経済的な負担が大きい。手術後の治療への理解の程度をアセスメントし，継続して治療を受けられるよう支援する必要がある。

### ◆ 看護目標

（1）麻酔合併症や術後合併症を予防し，異常の早期発見ができる。
（2）身体的・精神的苦痛が緩和される。
（3）子どもや家族の不安が軽減される。
（4）化学療法や放射線療法を，継続して主体的に受けることができる。

### ◆ 看護の実際（看護介入）

　**1 全身状態の観察**　尿量，脈拍数や血圧の変化など，全身状態の観察を十分に行う。手術中，長時間にわたって気管挿管・麻酔下となっている。そのため，気道粘膜の浮腫や気道分泌物の増加などから，呼吸状態の悪化が生じる可能性があることから，呼吸状態を注意深く観察する。

　創部からの出血や痛み，腸管麻痺などの術後の合併症の有無を注意深く観察する。術後，ドレーンが挿入されることも多い。ドレーンからの排液量や性状の観察と，閉塞や事故抜去などのカテーテルトラブルがないように管理を行う。

　手術後の内科的治療を予定どおり進められるよう，感染予防にも十分に注意し，感染徴候がないか観察する。

　**2 手術後の内科的治療**　手術後に合併症が生じることで化学療法や放射線療法が遅れると，治療計画や予後に影響する。術後の内科的治療を進められるかアセスメントする。

　化学療法を行う場合，体力の回復が十分でないと，化学療法の副作用に伴う心身の苦痛がさらに大きくなる。手術後の体力の低下の回復状況を確認する。また，化学療法には中心静脈路の確保が必要であり，治療開始時や手術と同時に造設されることが多い。刺入部感染や破損などのカテーテルトラブルや固定テープによる皮膚トラブルの予防に努める。

○表6-29　神経芽腫で手術を受けた患児の手術後のアセスメント

| アセスメント項目 | 判断の指標 | 看護上の問題 |
|---|---|---|
| 麻酔・手術 | ・麻酔からの覚醒状態<br>・麻酔・手術時間<br>・術式<br>・腫瘍の摘出状況<br>・手術中の体位 | ○麻酔に伴う侵襲<br>○術後合併症 |
| 呼吸の状態 | ・人工呼吸器の装着の有無と設定条件<br>・呼吸補助の使用の有無<br>・呼吸数・呼吸パターン<br>・努力呼吸の有無・程度<br>・喘鳴の有無・程度<br>・分泌物の量・性状<br>・チアノーゼの有無 | ○気道内分泌物・気道閉塞による呼吸状態の悪化<br>○気管チューブの影響による分泌物増加に伴う気道閉塞の可能性<br>○気管挿管に伴う気道粘膜の腫脹や分泌物の貯留に伴うガス交換障害<br>○気管チューブ抜去に伴う呼吸障害の出現 |
| 循環動態 | ・体温・脈拍・血圧<br>・輸液内容・管理<br>・出血量，尿量，ドレーンからの排液量と性状<br>・水・電解質バランス<br>・心拍数・リズムの変化と異常の有無<br>・血液検査データ(WBC・CRP・電解質・Ht値・Hb濃度)<br>・尿検査データ | ○水分出納バランスの変化，発熱などによる体液量不足に伴う循環動態の変化(心拍出量減少)<br>○開腹術に伴う低体温の出現 |
| 皮膚の状態 | ・ドレーン・カテーテル挿入部の状態<br>・創部の状態<br>・点滴刺入部の状態 | ○ドレーン・カテーテル挿入による易感染状態<br>○創部の縫合不全 |
| 消化・吸収の状態 | ・嘔吐の有無・回数・性状<br>・腹痛・腸蠕動音の有無<br>・腹部膨満の有無<br>・食欲，体重の変化<br>・栄養状態<br>・経口摂取の開始時期 | ○食欲不振，嘔吐に伴う低栄養<br>○術後の免疫機能，抵抗力の低下による易感染状態<br>○嘔吐に伴う苦痛<br>○嘔吐に伴う電解質異常 |
| 全身状態 | ・きげん・活気<br>・意識レベル<br>・睡眠の状況<br>・不安状態や不穏な行動などの有無<br>・化学療法・放射線療法の有無<br>・全身倦怠感の有無<br>・めまい・頭痛の有無と程度 | ○開腹術後の易感染状態<br>○創部の安静保持に伴う活動制限<br>○創部痛・輸液，カテーテルの挿入に伴う行動抑制<br>○長期入院・治療に伴う成長・発達の遅延 |
| 苦痛の状況 | ・抑制などの行動制限に伴う子どもの反応<br>・経口摂取制限に伴う反応 | ○行動制限による苦痛<br>○空腹による苦痛<br>○検査による身体的苦痛と不安 |
| 家族の状況 | ・手術後の診断や予後に対する不安<br>・手術後の内科的治療に対する理解・受容の程度<br>・家族のサポート体制 | ○長期入院や経済的負担の増大に伴う精神的負担<br>○疾患の受容，治療や検査を受ける子どもの親役割としての葛藤 |

　放射線療法を行う場合は，身体の清潔，照射部位の皮膚保護を行い，感染を予防する。

　いずれの治療法も，食欲不振や腹部症状といった副作用があり，栄養状態が悪化しやすい。少しでも栄養を摂取できるように食事形態や食事内容を工夫する。

　③ **苦痛の緩和**　術後の疼痛や内科的治療に伴う症状により，さまざまな苦痛を体験する。治療や症状に伴う苦痛に対する子どもの気持ちに寄り添い，苦痛が軽減できるように気分転換などを行う。また，疼痛コントロールも積極的に行う。

　長期的に治療が必要となることもあるため，継続した支援が重要である。入院生活に伴うストレスを軽減し，子どもの成長・発達に応じた遊びや教育の機会を確保する。

　子どもの発達レベルに応じた検査や治療の説明を行い，子どもが自分の病気や治療を正しく理解し，主体的に参加できるように支援する。

　④ **家族への援助**　子どもにとって家族の存在が重要となる。長期間の療養生活を送る子どもを支えられるように，家族を支援する。

　家族は，手術後の苦痛だけでなく，内科的治療に伴う身体的苦痛や精神的苦痛が生じている子どもを支えなければならない。家族が子どもの症状や治療経過について正しく理解できるように，ていねいに繰り返し説明する。

　また，家族は，診断や手術，内科的治療に伴う不安だけでなく，子どもの予後や将来への不安をいだいており，心理的な負担が大きい。長期間の療養生活に伴う身体的・経済的な負担も考慮し，家族が休息できるようにする。

　長期の療養に伴う，きょうだいへのかかわり，家族の役割調整など，家族内に生じる問題に対して，多職種とともに支援することも大切である。

# 索引